# MANUAL OF CLINICAL PROCEDURES IN DENTISTRY

# 口腔临床操作
# 技术规程

主编

Nairn Wilson ［英］  Stephen Dunne ［英］

主译·孙健

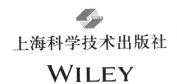

上海科学技术出版社

WILEY

**图书在版编目(CIP)数据**

口腔临床操作技术规程 /（英）奈恩·威尔逊（Nairn Wilson），
（英）斯蒂芬·邓恩（Stephen Dunne）主编；孙健主译. —上海：上
海科学技术出版社，2020.1
    ISBN 978 - 7 - 5478 - 4527 - 1

    Ⅰ.①口⋯  Ⅱ.①奈⋯②斯⋯③孙⋯  Ⅲ.①口腔疾病—诊疗—
技术操作规程  Ⅳ.①R78 - 65

中国版本图书馆 CIP 数据核字(2019)第 194219 号

Original title：Manual of Clinical Procedures in Dentistry by Nairn Wilson and Stephen Dunne，ISBN：9780470670521
This edition first published 2018 ⓒ 2018 by John Wiley and Sons，Ltd.
All Rights Reserved. Authorized translation from the English language edition published by John Wiley & Sons Limited.
Responsibility for the accuracy of the translation rests solely with Shanghai Scientific & Technical Publishers and is not the
responsibility of John Wiley & Sons Limited. No part of this book may be reproduced in any form without the written
permission of the original copyright holder，John Wiley & Sons Limited.

本书中文简体字版专有翻译出版权由 John Wiley & Sons，Ltd 公司授予上海科学技术出版社有限公司。未经许可，不得以任
何手段和形式复制或抄袭本书内容。

上海市版权局著作权合同登记号  图字：09 - 2018 - 833 号

**口腔临床操作技术规程**

主编  Nairn Wilson［英］  Stephen Dunne［英］
主译  孙　健

上海世纪出版（集团）有限公司
上 海 科 学 技 术 出 版 社  出版、发行
（上海钦州南路 71 号  邮政编码 200235  www. sstp. cn）

苏州望电印刷有限公司印刷

开本 889×1194  1/16  印张 29
字数：900 千字
2020 年 1 月第 1 版  2020 年 1 月第 1 次印刷
ISBN 978 - 7 - 5478 - 4527 - 1/R · 1887
定价：298.00 元

本书如有缺页、错装或坏损等严重质量问题，
请向工厂联系调换

# 内容提要

　　本书是由伦敦大学国王学院口腔医学院(KCLDI)具有丰富经验且高素质的临床教学团队编写的一本内容全面、理念先进的现代口腔治疗操作规程指导用书。该学院是欧洲最大的口腔临床学术中心,也是全球位列前五的口腔临床学术中心。

　　书中详细介绍了从患者接诊检查到口腔操作的所有临床亚专科的治疗流程,包括口腔影像、口腔疼痛管理、口腔修复、儿童口腔、口腔美学、口腔种植、正畸、牙髓学、牙体修复等。其特点是步步深入、通俗易懂,真正以临床为导向,清晰地阐明读者在临床最关心的"何时做、做什么、如何做"的问题。除了临床操作程序指导外,本书还针对有关诊疗环境、医患沟通、医疗投诉处理、医疗审核等问题进行了阐述。

# 译者名单

**主 译** 孙 健

**副主译** 钱姝娇　徐子卿　杨柳青

**译 者**（按姓氏笔画排序）

王晓旭　泰康拜博口腔医疗集团
卢境婷　泰康拜博口腔医疗集团
朱 凌　上海交通大学医学院附属第九人民医院
孙 健　上海交通大学医学院附属第九人民医院
杨柳青　宁波市健康口腔医学研究院
张琴琛　上海DDS缔诗齿科
胡颖恺　上海交通大学医学院附属第九人民医院
钱 超　上海交通大学医学院附属第九人民医院
钱姝娇　上海交通大学医学院附属第九人民医院
徐子卿　泰康拜博口腔医疗集团
蒋健羽　泰康拜博口腔医疗集团
薛姣姣　泰康拜博口腔医疗集团

# 编者名单

## 主　编

**Nairn Wilson**
Emeritus Professor of Dentistry
King's College London Dental Institute（KCLDI）
former Dean and Head of KCLDI

**Stephen Dunne**
Emeritus Maurice Wohl Foundation Professor of General
Dental Practice，Specialist in Restorative Dentistry
King's College London Dental Institute（KCLDI）

## 编　者

**Syedda Abbas**
Consultant in Oral and Maxillofacial Surgery
King's College Hospital
London

**Manjeet Ahlowalia**
Specialist Clinical Teacher，KCLDI

**Shariff Anwar**
General Medical Practice
London

**Koula Asimakopoulou**
Reader in Health Psychology
KCLDI

**Subir Banerji**
Programme Director MSc Aesthetic Dentistry，Senior
Clinical Teacher，KCLDI

**Justin Barnes**
Specialist in Endodontics
London

**Warren Birnbaum**
Former Consultant and Honorary Senior Lecturer in
Restorative Dentistry and Head of Acute Dental Care
KCLDI

**Igor Blum**
Director，King's College Maurice Wohl Dental Centre，
Head，Department of Primary Dental Care，Consultant
and Honorary Senior Lecturer in Restorative Dentistry
KCLDI

**Carole Boyle**
Consultant and Honorary Senior Lecturer in Special
Care Dentistry，KCLDI

**Edward Brady**
Specialist Clinical Teacher，KCLDI

**Jackie Brown**
Consultant and Honorary Senior Lecturer in Dental and
Maxillofacial Radiology，KCLDI

**Catherine Bryant**
Consultant in Oral Surgery，KCLDI

**Mary Burke**
Consultant in Special Care Dentistry，KCLDI

**Ravi Chauhan**
Specialty Registrar in Restorative Dentistry
King's College Hospital，London

**Martyn Cobourne**
Professor of Orthodontics，Honorary Consultant and
Academic Head of Orthodontics，KCLDI

**David Craig**
Consultant and Honorary Senior Lecturer in Special
Care Dentistry and Head of Sedation and Special
Care Dentistry, KCLDI

**Blánaid Daly**
Professor and Consultant in Special Care Dentistry
Dublin Dental University Hospital, Trinity College
Dublin, Ireland
Former Senior Clinical Lecturer, KCLDI, and KCLDI
Head of the Academic Unit and Discipline Lead in
Special Care Dentistry at King's College Hospital

**Jonathan Davies**
Consultant in Dental and Maxillofacial Radiology,
Birmingham Dental Hospital
Former Consultant in Dental and Maxillofacial
Radiology, KCLDI

**Serpil Djemal**
Consultant in Restorative Dentistry, King's College
Hospital and Honorary Senior Clinical Teacher
KCLDI

**Nikki Doyle**
Hosted Employee and Graduate Academy Manager,
Clinical Professionals, Berkshire, formerly Clinical
Research Administrator, Oral Clinical Research Unit
KCLDI

**Stephen Dunne**
Emeritus Maurice Wohl Foundation Professor of General
Dental Practice, Specialist in Restorative Dentistry
King's College London Dental Institute (KCLDI)

**Julie Edwards**
Consultant in Special Care Dentistry
KCLDI

**Michael Escudier**
Professor of Oral Medicine, Honorary Consultant,
Academic Head of Oral Medicine and Dean of
Education (Strategy)
KCLDI

**Kathleen Fan**
Consultant and Honorary Senior Lecturer in Oral and
Maxillofacial Surgery
KCLDI

**Nikolas Fanaras**
Medical Foundation Trainee
London

**Michael Fenlon**
Professor of Prosthodontics, Honorary Consultant in
Restorative Dentistry and Service Lead for Restorative
Dentistry
KCLDI

**Dominic Flanagan**
Clinical Teacher
KCLDI

**Richard Foxton**
Senior Lecturer and Specialist in Restorative Dentistry
KCLDI

**Jenny Gallagher**
Newland-Pedley Professor of Oral Health Strategy,
Honorary Consultant in Dental Public Health and Head
of Population and Patient Health
KCLDI

**Ellie Heidari**
Senior Specialist Clinical Teacher
KCLDI

**Mark Ide**
Reader and Honorary Consultant in Periodontology,
Academic Lead for Implant Dentistry and Postgraduate
Programme Lead for Periodontology
KCLDI

**Rahul Jayaram**
Sydney Head and Neck Cancer Institute Fellow
Chris O'Brien Lifehouse Hospital
Sydney，Australia

**Richard Johnson**
Associate Professor in the Institute of Vocational
Learning
South Bank University
London
Former Senior Clinical Teacher in Applied Dental
Science：Foundations of Dental Practice
KCLDI

**David Jones**
Specialist Clinical Teacher
KCLDI

**Suranjana Lahiri**
Former Senior House Officer in Oral and Maxillofacial
Surgery
King's College Hospital
London

**Joy Lewis**
Dental Hygienist/Therapist
KCLDI

**Francesco Mannocci**
Professor，Honorary Consultant and Head of
Endodontics
KCLDI

**Claire McCarthy**
Adjunct Professor，Department of Periodontology &
Implant Dentistry，NYU College of Dentistry
Former Course Coordinator and Senior Clinical
Teacher，Department of Periodontology
KCLDI

**Shamir Mehta**
Deputy Programme Director MSc Aesthetic Dentistry，
Senior Clinical Teacher
KCLDI

**Rebecca Moazzez**
Reader in Oral Clinical Research，Honorary Consultant
in Restorative Dentistry and Director of Oral Clinical
Research Unit
KCLDI

**Sukina Moosajee**
Consultant in Special Care Dentistry，KCLDI

**Tim Newton**
Professor of Psychology as Applied to Dentistry，KCLDI

**Najla Nizarali**
Consultant in Special Care Dentistry，KCLDI

**Richard Palmer**
Emeritus Professor of Implant Dentistry and
Periodontology，and Honorary Consultant and Head
of Restorative Dentistry，KCLDI

**Heather Pitt-Ford**
Former Associate Specialist and Honorary Senior
Lecturer in Paediatric Dentistry，KCLDI

**Barry Quinn**
Senior Specialist Clinical Teacher and Honorary
Consultant in Restorative Dentistry，KCLDI

**Lakshmi Rasaratnam**
Specialty Registrar in Restorative Dentistry
King's College Hospital
London

**Tara Renton**
Professor，Honorary Consultant and Head of Oral

Surgery，KCLDI
Lead for Orofacial Pain Services
Kings College Hospital
London

**Andrew Ross**
Speciality Trainee Paediatric Surgery
John Radcliffe Hospital
Oxford

**Sasha Scambler**
Senior Lecturer in Health Psychology
KCLDI

**Suzanne Scott**
Senior Lecturer in Health Psychology
KCLDI

**Malissa Sikun**
Specialist in Endodontics
London

**Sanjeev Sood**
Senior Specialist Teacher and Honorary Consultant
in Paediatric Dentistry
KCLDI

**Leandros Vassiliou**
Specialist Registrar in Oral and Maxillofacial Surgery
King's College Hospital
London

**Saman Warnakulasuriya**
Emeritus Professor of Oral Medicine
KCLDI
Former Professor and Honorary Consultant in Oral
Medicine
KCLDI

**Nairn Wilson**
Emeritus Professor of Dentistry
King's College London Dental Institute（KCLDI）
former Dean and Head of KCLDI

# 中文版序

为了满足大众对口腔疾病治疗和口腔卫生保健的需求,提升口腔医疗服务水准,国家制订了口腔科医师规范化培养计划,目标是培养一名合格的、能正确掌握口腔各个亚专科临床操作规程的高质量口腔全科医师。要达成这一目标,在医师成长培训期间,遵循标准化的临床诊疗操作规程至关重要。

目前,中华口腔医学会及各地方口腔医学会都在加快制订和完善相关临床标准和指南。同时,为了加快提升我国口腔医疗水平,近年来各出版社引进并出版了大量国外优秀的口腔临床医学方面的专著,然而大多数是有关口腔种植、正畸、美学等较为热门亚专科的图书。

我阅读了由孙健主任医师主译的《口腔临床操作技术规程》一书后,感到这是一部目前市场上为数不多的、全面涵盖口腔临床各个亚专科临床操作规程的著作。该书由在临床口腔领域享有较高声誉的伦敦大学国王学院的口腔医学院临床教学团队,根据多年教学经验的积累编写而成,具有权威性、系统性和实用性。全书紧扣临床,对于临床操作规程的讲述层层递进、环环相扣、图文并茂、通俗易懂,可读性强。因此,我相信,本书的引进对于提高和规范我国口腔科医师临床诊疗工作具有重要价值,也符合规范化口腔全科医师培养的需求。此书将成为口腔医学本科生、研究生以及规范化培养口腔科医师的良师益友,同时可作为口腔专科医师培训人员的参考教材。

我愿意向广大口腔科临床医务人员推荐此书。

张富强

上海市口腔医学会理事长

上海交通大学医学院附属第九人民医院终身教授

2019 年 7 月

# 中文版前言

　　近年来，随着人民生活水平的日益提高及对于口腔健康意识的提升，口腔医疗需求飞速增长。各级公立医院，特别是民营口腔医疗机构的数量与规模也随之不断扩大。一方面，对口腔医疗机构的硬件提出了要求；另一方面，对软件，也就是对口腔医疗从业人员的专业技术提出了更高的要求和标准。因为这不仅关乎大众的口腔健康保健，而且对于我国口腔医疗事业的长远发展至关重要。令人欣喜的是，不管是行业协会还是各口腔院校，都十分重视口腔科医师及口腔科医学生的规范化、标准化临床教学与实践。但是，我们也看到，由于存在各种问题，口腔医疗从业人员良莠不齐的情况还很普遍，在日常诊疗中缺乏标准化的临床操作流程，使得口腔病患的临床疗效无法得到保证。

　　因此，加强口腔医疗从业人员，特别是年轻医师临床操作的规范化、标准化乃是当务之急。那么，拥有一本具有鲜明针对性的专业著作必不可少。虽然近年来各出版社都引进了很多高质量的口腔临床著作，但是涵盖口腔临床各专科标准化、规范化的临床操作指南仍留有空白。当我读完上海科学技术出版社向我推荐的 *Manual of Clinical Procedures in Dentistry* 之后，便被它深深吸引。虽然它称不上目前所谓的"高大上"，但却非常接地气。全书共 25 章，几乎涵盖了所有口腔临床专业的标准操作流程。该书编写条理清晰、图文并茂、通俗易懂。更重要的是，它贴近临床，紧紧围绕临床日常的治疗环节和流程，把标准化、规范化的临床操作流程讲细、讲透，可读性强。我认为，本书将成为广大口腔科医师，特别是口腔全科医师、口腔科规范化培训医师、口腔科医学生的良师益友，也是现有教材与专著的良好补充。

　　本书由伦敦大学国王学院口腔医学院临床教学团队编写，和读者分享了他们多年的教学积累与经验，并配以大量高质量的临床图片。我组织了团队翻译此书，译者主要由主治医师和博士生担任，他们都拥有翻译专业著作（曾担任副主译、译者等）的经验；同时，他们的专业英语能力很强（参与同声传译、英语演讲等）。当然，由于时间仓促、水平有限，本书在翻译过程中难免会有很多不足之处和需要进一步完善的地方，敬请广大读者给予批评指正。

孙　健

2019 年 7 月

# 英文版前言

　　口腔医学是一门复杂的健康保健科学，口腔的健康对于全身健康来说至关重要。拥有健康的口腔，就可以通过面部表情（包括微笑）以及在人际交往中表现的其他形式（特别是亲吻）来传达一系列情感，更不用说在吃饭、品尝食物、吞咽以及说话时所能获得的舒适与信心了。

　　本书提供了口腔科基本治疗规程指南，与无数传统的详尽描述口腔医学特定方面的知识与科学的书不同，本书是全面、实用、理念先进的口腔治疗指南，即回答在临床实践中"做什么、什么时候做，以及如何做"的问题。

　　目前公认的是，令人满意的临床效果可以通过很多不同的手段与方法来获得。尽管一代又一代从事研究的临床学者与实践者付出了努力，但是某种治疗手段和技术优于另一种的相关循证基础在很多方面仍然是有限的。本书中采纳的治疗手段与技术反映了一个相当可观且具有高素质的临床团队目前的思维与教学。一直以来，因为他们卓越的专业特长，他们能够就职于伦敦大学国王学院口腔医学院（KCLDI）——欧洲最大的口腔科临床学术中心。KCLDI享誉国内外，是一个卓越的临床中心。事实上，无论采取何种方式和标准来进行排名，在世界范围内，KCLDI都是位列前五的口腔科临床学术中心。

　　鉴于上面所述，本书被认为是独特的著作，因而也是对现有口腔科文献新的补充。它的风格、涉及的范围及目的是无与伦比的。此外，口腔科基本治疗是高级与专科临床治疗的基石，因此本书针对口腔科每一个应用领域，是一本涉及所有口腔科相关临床环境的操作手册。

　　我要对所有为此书出版做出贡献的人表示感谢和祝贺。我们得到了强大的KCLDI团队的支持，同样得到了来自Wiley出版集团的支持。现在不可能列出一个图表来表明专家们在这本书所投入的时间和精力，包括开始的质量把关、即时的临床相关性、使用的便利等。最重要的是，我们始终将临床治疗的卓越性放在首位。没有什么能比知识更能给整个团队带来更多乐趣和专业满足感了。这种知识通过他们个人和集体的努力来促进对患者的治疗，以及提升不同国家间口腔临床实践中艺术与科学领域教育和培训的和谐性。

　　是不是要将本书从头读到尾呢？不需要！读者可以根据个人的需要和兴趣阅读。本书的设计旨在将口腔科团队中不同层级的人员聚集在同一个主题下，共同深入学习大量丰富的指南。也就是说，通过本书，可以从系统的工作中循序渐进地学到很多东西，从口腔科实践的属性变化以及口颌系统疾病模式和趋势概要开始，到最后的审计指导，以及在日常实践中对于患者关注与投诉管理的程序。在这里，我要向那些觉得本书中存在与他们实践操作相关领域的权重和细节分配不足的人表示歉意。我们做了巨大努力，尽可能地做到内容全面、均衡、无前后矛盾，并且前所未有地拓展了口腔临床实践的内容范围。

　　此处的介绍不能面面俱到，不妨一见其详。现在是你该进入这本书的时间了。希望你读得越多，越会感受到这本书的价值，并能分享一个观点：对于每一位口腔科医师，本书都值得拥有。

Nairn Wilson

Stephen Dunne

# 目　录

# 日新月异的口腔医学

## The Changing Nature of the Practice of Dentistry

*Nairn Wilson*

# 第1章

本章简要概括了口腔医学的变化特点,着重于当下的主要问题,同时对未来可能存在的难题和挑战展开预测。

## 蓝图

口腔医学是一门快速发展的生物医疗学科,被视为当下主流医疗中不可或缺的元素,而口腔健康已然成为身心健康以及总体幸福感的重要影响因素。多年来,口腔医学以经验主义为基础,通常采用机械方法治疗各种口腔以及牙体的疼痛、不适和疾病。而继经验主义之后,口腔医学正在逐步形成以患者为中心、以证据为基础、以预防为导向的医疗模式。不同于传统的疾病管理模式,新型的医疗模式旨在最大限度地减少医疗干预,从而建立并维护口腔健康。然而,这只适用于世界上在口腔医学领域极具前瞻性的发达国家。20世纪,在其他一些提供口腔卫生服务的国家,我们会发现,与发达国家相比,这些国家的口腔医学发展水平则大不相同,多以缓解疼痛为治疗要点,常采用修复干预、拔牙等传统的治疗方法,有些地方有假体置换技术。而在这个多元化又不平等的世界上,还存在着一些地方,那里数十亿的人根本没有机会或仅能通过有限的途径获得口腔卫生服务。

本章与本书其他部分相同,旨在综合考虑管理、程序和技术,为完善以患者为中心、以证据为基础、以预防为导向的新型口腔医疗体系提供参考。

## 口腔和口腔科疾病

口腔疾病的社会影响因素非常普遍:不健康的饮食、吸烟、过量饮酒、不良的口腔卫生都会对口腔健康造成不良的影响。另外,许多成年人缺乏自我管理意识,比如频繁摄入糖类、忘记刷牙、忽略齿间清洁,他们往往只在牙齿疼痛或者发生问题的时候才会注意口腔卫生,这些不良习惯大大提高了罹患口腔疾病的风险。

近些年,大多数发达国家口腔疾病的整体情况有所改善,其中儿童尤为显著。但在这个令人鼓舞的数据背后却掩藏着口腔健康两极化的发展趋势,这种不平等体现在社会低收入人群的子女,其口腔疾病的患病率在逐渐增加。而在年龄谱系的另一端,老年群体牙齿的使用寿命呈增长趋势,越来越多的牙齿可以保存使用直到老年阶段。然而老年人的口腔健康状况普遍较差,这主要与口干燥症和牙周病的发生密切相关。在青少年和年轻人中,病理性牙齿磨耗较为常见,同时,黏膜病,特别是口腔癌的发病率日益增加。尽管大力倡导口腔疾病预防目前已经卓有成效,但需要我们去做的还有很多。许多新型疾病不断涌现,如种植体周围炎,尽管有些幸运儿能够与种植牙"和睦相处",但它仍然像一颗"定时炸弹"埋在口腔之中。总体来说,生活中人们身边充斥着各种口腔疾病的致病因素,其中龋齿和牙周病相关的最为常见,所有年龄段的人群均可患病。此外,在很大程度上,由于个人口腔预防措施不到位,目前口腔疾病仍然是危害公共健康的主要问题之一,这部分内容将在第2章详细介绍。

口腔科团队可以在其行医的社区中有所作为,帮助社会解决口腔疾病问题,如寻找合适的方法改善口腔卫生资源不平等的现状、增强公众口腔卫生意识、探索达成目标以及有效保持的方式方法。如果所有口腔科团队都能够承担起这份责任,那么整个社会的口腔健康状况将会产生巨大的变化。

## 口腔科团队

现代口腔卫生服务最好由口腔科团队提供。像全科医生那样,单枪匹马地应对各种年龄段、各类人群不同口腔问题的诊疗模式已经成为过去。为了最大限度地提高治疗效率和增强治疗效果,口腔科团队中设置一名或多名领导者,由多名来自口腔不同领域的专业人员共同组成,其中应当包含:

- 口腔健康治疗师:要求具备口腔卫生专业知识

和技能，或同时配备口腔科治疗师和卫生员。

- 口腔科护士：要求与口腔科团队其他成员共同培训，具备角色意识和责任感，至少掌握以下临床操作——记录简单的口内放射线图片、预防措施的应用（如涂氟）以及口腔卫生宣教等。在现代的医疗环境中，口腔护士必须熟练掌握消毒和灭菌的步骤，或者至少具备良好的临床监管能力。
- 口腔科技师：包括临床口腔技师，协助椅旁口腔科团队制作简单的修复体、活动义齿以及其他一些装置。口腔技师对数字化口腔科发展至关重要，体现在数字化图像技术制作修复体，以及 CAD/CAM 技术（计算机辅助设计/计算机辅助制作）的应用等。不难预测，未来口腔技师的 IT 技术（信息技术）将不逊色于传统的手工技能。
- 业务经理：业务经理在工作中身兼数职，富有责任感，是业务得以安全、高效运作的重要保障。具备十分广泛的专业知识和技能，如商务拓展、市场营销、财会、后勤以及人力资源管理等。
- 口腔科接待员：在口腔科团队与患者的沟通过程中，接待员是与患者最先接触也是最频繁接触的角色。为了充分利用团队每位成员的时间和技能，接待员必须具备极佳的人际交往能力、沟通能力以及日常管理能力。另外，随着多媒体技术的发展，接待员还需要具备良好的电话沟通以及面对面沟通的能力。患者的就诊满意度以及初诊反馈与接待员的表现密切相关。

在众多挑战面前，口腔科医生作为整个团队的领导者，必须从团队建立初期就重视领导力的培养。而领导力的相关课程也有望成为口腔专业研究生课程的重要组成部分。

## 医疗环境

随着老式全科模式的逐渐消失，当前的医疗环境更趋向于多学科协作的模式，并且这种趋势将会持续下去。未来，口腔科医生将逐渐由"博而不精"的全科模式向"术业有专攻"的专科模式转变，从而以专科医生的身份任职于综合性牙科团队之中。口腔技术不断发展，不同规模和构成的口腔科团队应运而生，这使得不同口腔科专业人士之间信息共享成为可能。随着 IT 技术的革新、工作方式的高效化、新型设备和各类仪器的出现、新型材料的发明以及患者期望值的日益增高，这些改变将相互影响，共同塑造出未来口腔医疗环境。这种改变不只是为了给患者带来舒适

的就诊体验，最重要的是为患者和所有口腔相关从业者提供一个安全的港湾。

## 监管

口腔临床实践将受到现代化的、"点对点"的严格监管，具体要求如下。

- 适时适度：仅在必要的情况下经过评估后进行干预，有效地消除危险因素。
- 始终如一：贯彻落实相关的规则和标准。
- 有的放矢：根据目的做出有针对性的安排和处理。
- 公开透明：遵循公开、简单易懂的原则。
- 尽职尽责：服从并满足公众的监督。
- 灵活敏锐：具备前瞻性，不断改进以适应变化的需求。

良好的监管应当以保护公众为第一要务，并且设立相应措施支持和鼓励行业遵守相关的行为守则。

而口腔相关行为守则的主要内容应包含以下部分。

- 尊重患者和患者的自主权。
- 避免对患者造成任何伤害（无害）。
- 以患者的最大利益为先（做好事）。
- 诚实、诚信（真实性）。

本质上讲即为换位思考，"己所不欲，勿施于人"。

再认证是当前行业监管中不可或缺的部分，包括终身学习（即持续职业发展，简称 CPD）、自我评估和同行评审。随着口腔技术的飞速发展，口腔行业需要及时开展新技术的培训，并对现有口腔专科进行相应重整，包括新专业的出现以及现存专业的取缔。另外，口腔行业的监管模式也并非是一成不变的，它随着临床实践、其他医疗保健人员的监管、劳动力、相关技术以及大众的需求和期望等诸多因素的变化而改变。

靠"自律"来规范职业行为的日子已经成为过去，但这种模式并非一无是处：一方面个人的自我约束便于"管理层"的监管；另一方面大多数医务工作者都有着高尚的职业道德，他们时刻以患者的需求为重，处处以患者的利益为先，对他们来说"自律"即为最好的监管。

## 执业范围

越来越多的证据表明口腔健康对个体身心健康至关重要，与此同时，口腔健康的维护也面临着诸多方面的挑战，如患者的老龄化、愈发复杂的系统病史和牙科治疗史、日益繁杂的技术，以及再生技术和唾液诊断等新型技术的涌现、多学科协作的发展趋势、

患者不断提高的治疗要求等。因此,口腔科治疗的范围需要不断更新方能与时俱进。但按照这样的趋势,培养一名能熟练掌握各种治疗技术包括全部口腔基础治疗的口腔科医生是不现实的。因此,口腔医学需要寻找一种新型的发展模式,使不同成员能够各有所长、各司其职。长此以往,牙医将逐渐划分为口腔内科和口腔外科两个部分。

## 以患者为中心

在过去,医生有时会独断专行,更有甚者摆出家长作风:"我已经决定你应该这样……"但在以患者为中心的医疗模式下,患者必须亲自加入治疗计划的制订过程中。为了更好地实现这一点,患者必须理解自身所面临的问题,并且清楚地知晓不同治疗方案的优缺点。这个过程往往比较耗时,尤其当患者需要进行复杂的治疗时要花费更长的时间进行解释和沟通。但在一切治疗计划开始之前,这个过程是能否获得患者"知情同意"的关键。

现实情况中,达到最佳的临床疗效与满足患者的意愿有时无法两全。例如,有些病例需要通过手术和修复重建才能达到最佳的临床效果,但对于患者来说,除非经历病痛的折磨,否则他们往往仅希望随访监测,预防疾病的进一步恶化,并不关心义齿修复的外观如何。在这样的情况下,常规的临床记录不再是为了达到完美的治疗结果,而成为发生医患纠纷时的一份保障,更遑论查缺补漏。

## 以预防为导向

预防往往比治疗更重要。口腔医学中的预防不同于传染病的疫苗接种,并不能赋予患者免疫力;只能降低原发性和继发性疾病的易感性和患病风险。

口腔疾病预防指南中有大量证据支持这种观点,不过牙齿磨耗是个例外。口腔预防医学确实是口腔临床中证据基础最充足的学科。

在治疗中应用最佳的预防措施即为"以预防为导向的口腔护理",这与某些可能使患者更易致病的治疗措施形成了鲜明的对比。以𬌗面的早期龋损为例,如果采用窝沟封闭或是预防性树脂充填治疗,那么无论是牙体组织的保存还是牙体疾病的预防都是最好选择。但如果采用过激的修复治疗,无疑将会削弱剩余的牙体组织,修复体的存在还会带来继发龋的风险,这些负面影响可能很快就会超过治疗所带来的益处。

## 最小化干预原则

通常来讲,简单的口腔科治疗包括拔牙、全冠修复或者牙神经拔除等。而最小化干预原则提倡以患者益处为前提,采用更具挑战性、技巧性和专业性的做法,运用最少的干预手段有效地解决现有问题,同时建立并且维持良好的口腔健康。除非再生口腔科相关的研究进展能够运用于临床实践中,否则对于牙体和相关软组织来说,一旦失去或者去除则终身无法恢复。此外,牙体组织缺损将会削弱剩余的牙体,使之更易罹患疾病。因此在一般情况下,无论是着眼当下还是从长期来看,如果患者在有效的护理下能够保持着较为良好的口腔健康状态,那么干预措施越少,对患者来说越有利。近年来人们逐渐意识到那些伴随终身的口腔科替代品,如永久性修复体和假体等,往往会造成自身牙体组织不可避免的进一步缺失,因此愈来愈多的人们开始关注口腔预防的长期效果。口腔医学的最小化干预原则是口腔护理的关键所在,旨在实现"牙齿终身使用"的目标。综上所述,当不强求完美的临床效果的情况下,建议口腔科医生采取干预措施进行治疗,同时应当尽一切可能降低治疗所带来的短期或长期的医源性影响。

## 患者授权

对患者的口腔而言,医生只是偶尔的"访客",因此保持口腔健康是患者自身的责任。基于这样的前提,患者需要接受相关知识的培训并采取所有必要的措施预防口腔疾病的发生。通过风险评估能够更好地确定哪些措施和教育方式能够最好地满足患者的需求。患者授权的主要目的是改变患者的行为习惯,当患者的不良行为得到有效干预时意味着"患者授权"的成功。就像戒烟、减肥等最常见的行为改变一样,口腔健康维护的关键点在于改变患者固有的认知:即患者必须意识到如果想要保住自己的牙齿并且能够终身使用,那么他们必须主动维护好口腔健康。牙齿的终身使用也可以看作是口腔科团队和患者之间的协作,患者负责每天的风险管控,而口腔科团队则负责监督,并在必要时给予一些处方,根据情况对既定的口腔健康计划进行调整并解释。这就像是一份关于口腔健康维护的"合同",在医患双方的相互商议中不时地进行修改。

## 疼痛和焦虑

遗憾的是,对于疼痛和焦虑的恐惧仍然是许多人寻求和获得口腔科治疗的阻碍。从相关研究和革新中可以看出，口腔领域里疼痛控制和焦虑管理（焦虑症）的发展非常显著且处在前沿水平。尽管某些口腔治疗步骤可能会令人感到不适，但它们应当是无痛的，应在最大限度上减轻患者的不适感。对于焦虑的患者，治疗过程中应该配备不同的焦虑管理措施，包括清醒镇静术，以便治疗顺利进行。许多病例显示，患者对牙科操作的焦虑情绪和疼痛恐惧大多来源于童年就诊时留下的阴影，这更加强调了在儿童早期进行有效预防的价值和益处。着手解除患者的焦虑并且达成他们在社区医院未达成的治疗需求是目前最严峻的挑战之一。竭力完成这些挑战，不仅能改善定期口腔就诊的患者的预后，也会为医疗工作者带来一种巨大的专业满足感。

## 资金

用于口腔保健的第三方资金，一方面面临着不断增长的预算压力——大量可利用资金被直接投入社会弱势群体中，包括有特殊需求的人以及重症疾病患者；而另一方面，口腔卫生不平等的现状愈演愈烈——许多国家低收入家庭口腔健康状况较差，口腔疾病的患病率呈上升趋势。随着口腔医学的行业引力和魅力的升值，越来越多的人意识到口腔健康之于身心健康的重要性。因此，通过保险以及私人合同的形式获得的口腔医疗资金将会逐步增加，尤其是拥有"可支配收入"却苦于无处理财的人群。对于许多口腔诊所来说，融资的主要来源从第三方投资变更为保险以及私人合约将意味着一场变革，变革中口腔科团队的经营从提供服务转变为企业的管理。无论未来的资金筹备如何，人们期望一个物有所值的体验，这种价值将以健康为评价标准，而不是以治疗步骤的数量作为评价标准。

## 持续质量改进

随着社会在知识、理解以及技术层面上的不断进步，人们物质文化等各方面的需求势必日益提高，这是事物发展的必然规律。而口腔医学也不例外。因此，口腔行业需要不断制造出更加"快速、便捷、简单、低廉"的材料和装置，以满足大众的需求。而收益和效率则可以通过口腔科团队的审核、自我评估以及患者反馈来实现。另外，正确地对待患者的抱怨和担忧，并弄清楚其中的缘由，有助于帮助我们将事情做得更好。对于那些与口腔科团队建立长期联系的患者，比如几个月、1 年甚至更长，在他们眼中微小的量变会在日积月累中形成质变，从而对该企业产生一个"锐意进取"的好印象。

## 道德规范 *vs.* 美学需求

大众对口腔行业的兴趣日益增长，并不断从中发掘出新的价值点，这在很大程度上加速了口腔行业从服务业向商业化的转变。特别值得一提的是，人们日益增长的美学需求（不同于整容）亦推动了口腔行业的商业化发展进程。在改善患者微笑时，口腔科团队既要尽可能满足患者的需求，同时也要坚守专业原则和行为道德规范，在两者之间取得平衡，而不应该为了盈利忽略任何一方。从专业角度来看，价值、行为和关系决定了公众对口腔科团队的信任度，根据美容牙科学的相关规定，应当杜绝一切违反规定的不道德行为。原则上，任何增强口腔机构吸引力的行为均应当在不违背职业行为守则的前提下进行，尽管从严格意义上讲美容治疗并不属于口腔医学的治疗范围。

## 不可预测的未来

未来学并不是一门精准的学科。在口腔医学中，这种不可预测体现在很多方面，比如说，新型疾病的出现、再生口腔医学和牙科生物材料学的突破性进展，以及新证据的涌现对传统治疗方法提出质疑等。面对未知的挑战，口腔科团队能否做出妥善的应对，在很大程度上取决于其对于知识的理解和掌握，比如新方法的采纳和新技术的应用。每一位老牌口腔从业者都将清楚地意识到，在他们的职业生涯中，口腔临床经历了翻天覆地的变化。这个规律无疑将继续延续下去，为口腔医学带来更多的难题和挑战。

## 深入阅读

[ 1 ] Department of Health（UK）and British Association for the Study of Community Dentistry（2014）Delivering better oral health: an evidence-based toolkit for prevention, 3rd edn. https://www.gov.uk/government/uploads/system/uploads/attachment_data/file/367563/DBOHv32014OCTMainDocument_3.pdf（accessed 27th June, 2017）.

[ 2 ] Trathen, A. and Gallagher, J.E.（2009）Dental profes-sionalism: definitions and debate. British Dental Journal 206: 249-253.

[ 3 ] Wilson, N.H.F.（ed.）（2009）Clinical Dental Medicine 2020. London: Quintessence Publishing Co. Ltd.

[ 4 ] Wilson, N.H.F., Woolford, M.（2012）The future of dentistry. Faculty Dental Journal 3: 142-145.

# 口腔疾病的模式和趋势概述

## An Overview of Patterns and Trends in Oral and Dental Diseases

*Jenny Gallagher*

# 第2章

## 引言

世界上不同地区的人们有什么共同点呢?几乎所有人在生命的某些阶段都遭受着 1 种或多种疾病的折磨,并且这些疾病大多是可以预防的。因此,人们会寻求口腔科治疗。有些人非常幸运,能够及时地得到高质量的治疗;而其他人则没那么幸运,他们或将继续遭受疾病的折磨,或是被非专业人员施以不当的治疗。作为口腔科专业人士,我们应当竭尽所能去改善人们的口腔健康,确保世界上每一个人都能平等地获得口腔健康服务。掌握口腔健康的发展模式和流行趋势有助于我们更好地面对挑战,并且能够帮助我们深入思考自身的角色和职责。即使在口腔卫生服务十分发达的高收入国家,依然有许多成年人深受突发情况和疾病的困扰(框 2-1)。

---

**框 2-1　口腔疾病**

- 世界范围内,60%～90%的学龄儿童以及近 100%的成年人罹患龋齿
- 15%～20%的中年人(35～44 岁)罹患重度牙周病,严重者可致牙齿缺失
- 65～74 岁的人群中约 30%已无天然牙存在
- 贫困人群和弱势人群中儿童和成人的口腔疾病患病率更高

数据来自 2012 年世界卫生组织的统计

---

## 口腔健康检查的重要性

为什么主要关注个体身体健康的临床医生需要关注人群甚至全人类的健康状况呢?作为口腔科专业人士,我们大多数情况下接受的是关于疾病诊断与治疗的培训,那么为什么不跳过本章去了解更多专业相关的信息呢?原因如下,请允许我进行简要介绍。

首先,作为健康专业人士,我们有责任向公众以及前来就诊的患者宣传口腔保健意识。许多人想到口腔科会觉得商业化,正如任何商业都需要采取不同的方法去了解市场一样,对于口腔科来说,市场则包括了服务的对象、他们的健康趋势以及影响健康的因素等。充分了解市场的现状才能帮助我们更好地实现口腔健康的总体目标,这也是整个口腔医学的核心要务。

第二,人群的口腔健康状况就像一面镜子,直观地反映出我们职业行为的现况。作为口腔科医生,我们越来越关注于细枝末节,常常强调细节却忽略了对整体的回顾。当然,也许偶尔如此是有益处的。举个例子,这是一位流行病学家的故事,对我有着特别的影响,这位学者曾经走访了英格兰的许多学校,对处于口腔健康状况改善期的 12 岁学龄儿童的患龋情况进行调查。但调查团队发现该学校的龋齿患病率(龋失补牙数 DMFT=龋坏牙数/D,因龋缺失牙数/M,因龋充填治疗牙数/F)并没有减少,进而探索其中的原因。调查发现,当地的牙医还在使用过时的治疗方法,另外乳磨牙的充填材料中氟含量超标。而讽刺的是,一旦第一恒磨牙发生了龋坏,当地的所有牙医仍然会采用同样的治疗方法。随后调研团队与该口腔诊所进行了商讨,有趣的是,随着诊所治疗模式的改变,该学校的流行病学调查数据也发生了相应的变化。这个例子告诉我们,对人群进行口腔健康监测具有广泛的现实意义,比如能够推广适当的治疗方法从而更好地维护大众的口腔健康。

第三,人口的全球性流动使得临床医生将面临越来越多的来自世界各地的新型患者群体。与此同时,在他们的职业生涯中医生也将有机会到不同国家和地区工作。口腔健康数据在许多国家间甚至在全球均可共享。但分析得出即使在英国国内,不同地域之间的口腔健康状况也有着显著的差异。掌握口腔健康资讯有助于我们更好地了解不同区域的致病因素以及他们对口腔健康的影响。比如,中国人鼻咽癌的患病率较高(Yu and Yuan, 2002; Donaldson et al.,

2012),孟加拉国的口腔癌患病率较高(Efroymson et al.，2001；Donaldson et al.，2012),这分别与两国的病毒分布和文化卫生行为密切相关。

第四,也是最后一点,把握口腔健康的发展趋势和决定因素,能够帮助我们更加有的放矢地去改变文化、社会以及政治等相关的环境因素,完善个人口腔健康的规划。这是促进口腔健康、解决不平等医疗的最佳方式。本章明确指出了增强健康和预防疾病的重要性,后者与第7章联系紧密。

本章简要介绍了全球口腔健康模式和趋势,并指出了公共卫生和医疗专业人员之间的关系。在正式介绍之前,有必要先对全球人口的统计和组成进行分析。

## 全球人口

在我们的一生当中世界是如何变化的? 这是一个令人震撼的问题。在过去的50年中,全球人口数增长了1倍并将继续呈指数型上升。预计从2011年至2050年,世界人口将从70亿增加到93亿,净增长23亿(United Nations,2011)。有许多网站如 http://www. worldlife expectancy. com/world-population-pyramid 等指出,随着时间的变化,原本形如传统金字塔的年龄人口构成图正在逐渐向线性方向转变。

我们通常会以自己的国家为中心去观察世界地图,当然人口的分布与国土面积密不可分。然而全球人口的分布是不均匀的不同地区的人口规模,其分布情况令人震惊。

在世界上较发达的地区,人口主要分布在城市,而在欠发达的地区,人口则主要集中在农村,这种现状将发生如下改变。

城市人口将由2011年的36亿增长至2050年的63亿,净增长26亿人(United Nations,2011)。同期农村人口预计从31亿下降至29亿。因此,在未来40年内,城市地区将吸纳包括一部分农村人口在内的所有人口增长。目前世界上有23个特大城市(人口数>1 000万),预计至2025年特大城市将增加至37个。至2050年,特大城市的人口总数预计将达到全球总人口的8%,即每13人中就有1人居住在特大城市(United Nations,2011)。

根据联合国的报道,预测的人口增长量大部分来自发展中国家(United Nations,2011)。预测表明,2011—2050年,在较发达地区人口总数将保持在13亿左右,基本不变,而欠发达地区人口将从57亿增长至80亿左右。而同时期内,不发达国家的人口总数则至少增加2倍左右,从2011年的8.51亿增长至

2050年的17亿。因此,到2050年世界人口总数的90%将生活在欠发达地区,其中18.6%生活在最不发达地区,而只有14%生活在发达地区。

在地理层面上了解人口的数量和分布对于更好地解读健康趋势的意义是十分必要的。想要在人口众多的地区实现较低的患病率无疑是一项巨大的挑战,特别是一些国土面积较大但经济欠发达的国家,往往缺少良好的健康监管和医疗服务。

## 口腔健康

国际牙科联盟(FDI)在最新的定义中强调:"口腔健康是多方面的,包括发声、微笑、嗅觉、味觉、触觉、咀嚼、吞咽、情绪表达等功能的正常行使,并且无痛、无不适、无颅面复合体相关疾病。"(Glick et al.，2016)。

口腔健康不良会影响进食、发声以及社交的能力。但口腔疾病在很大程度上是能够预防的,并且常常伴随着人们的一生(WHO,2012a)。而口腔健康状况在不同年龄、性别、地域以及经济地位的人群中呈现多样性,且随着时间的推移而不断变化。许多疾病以及不良的环境严重威胁着人们的口腔健康,这种情况在社会弱势群体中尤为显著,这一现象被称为"无声的流行病学"(Benzian，Monse and Helderman,2011)。

## 口腔卫生需求

本章主要介绍全球口腔卫生需求,并通过一些当地的例子进行阐述,主要来自英国。"需求"是一个需要深入剖析的概念。Bradshaw分类学对这一概念进行了简要描述(Bradshaw,1972),并在近年来一直被视为卫生和社会保健的重要观点(Cookson,Sainsbury and Glendinning,2013)。Bradshaw将需求划分为不同的类型,如表2-1所示,分别为规范性的需求、表达性的需求和感觉性的需求等。

由临床医生或流行病学家制订的公众口腔卫生需求称为"规范性的需求"。在口腔卫生领域,当我们描述口腔健康状况和流行趋势时,我们一般会参考流行病学家的调查报告。在国家每10年1次的调查数据(The Information Centre for Health and Social Care，2011a)和英国公共卫生服务(Public Health England，2014)中都包含了大量的实例。而近年来,多样化的调查工具不断涌现,人们以"口腔卫生影响概况"为标准,评估口腔卫生对公众身心健康的影响,结果显示,公众越来越强调感觉性的卫生需求,而不

表 2-1　Bradshaw 的需求分类理论

| 需 求 类 型 | 定 义 | 衡 量 标 准 |
|---|---|---|
| 规范性的需求 | 需求的概念由专家定义。规范性需求并非绝对,不同的专家有不同的标准 | 流行病学调查 |
| 感觉性的需求 | 个人感觉性的需求是不同的。感觉性的需求可能受个人对事务的认知和知识的限制 | 生活质量指标 |
| 表达性的需求或要求性需求 | 感觉性需求发展为实际行动寻求帮助 | 寻求口腔科治疗(包括应急处理和日常处理) |
| 比较性的需求 | 同接受服务者有相似特征的个人(或群体) | 不同地区和人口之间的比较 |

注:Bradshaw 编写于 1972 年。

再局限于规范性需求的范围(Slade and Spencer,1994)。表达性的卫生需求指的是个人追求的口腔卫生水平,即口腔保健措施的应用。单独运用以上任何一个分类都无法完美地阐述口腔卫生,但它们共同构成了一种有助于制订发展目标的群体概况。比较性的需求是指两个种群之间的差异。此外,感觉性需求和表达性需求之间的区别在于"需求是否得到满足"。

在个体患者的层面上,同样的道理一样适用。患者们可能会有口腔卫生的需求,比如牙痛,并前往口腔科诊所,而另一些人则可能忍受痛苦或不适却不表达他们的需求(未满足的需求)。当我们作为医生在临床检查或放射检查中发现龋齿时,此时的治疗需求即属于"规范性的需求",而不是"感觉性的需求"。

同个体卫生服务一样,了解人群的卫生需求、理解公众的求治行为及其变化规律也非常重要。

## 本章目标

通过上文的阐述和铺垫,读者应该已经充分理解了人群以及大众健康需求的重要性,接下来让我们进入本章的主要内容:首先,以部分调查为例,简要概述口腔卫生的评定标准;第二,描述口腔疾病的主要流行趋势和模式;第三,突出强调当前社会健康和幸福的不平等现状;第四,探索这些口腔健康趋势对政策制定者和临床医生的影响。

## 口腔健康调查——流行病学

流行病学可以帮助我们回答一些重要的问题。比如,口腔健康的趋势和模式是什么?社会中哪些部分受影响最大?疾病或健康状况的危险因素有哪些?其中包括了社会、物理、行为和遗传因素等。流行病学是一门研究人群疾病和健康状况的科学,1985 年

Mausner,Kramer 和 Bahn 三位学者曾定义其为"出于某种目的而在人群中某个特定群组里对疾病或其他状况的有序研究"。

与一般的临床疾病不同的是,口腔疾病及其患病率是可以直接测量的。但是评估的过程往往耗时耗力,需要牙医以及经过标准培训的辅助人员共同合作进行流行病学调查。首先,流行病学家必须接受培训,要按照既定的标准来评估口腔疾病,只有这样,当我们纵向地分析疾病的发展趋势或者横向对比不同的调查研究时,才有理由相信结果具备可比性。口腔健康流行病学调查通常采用随机抽样的方式,对人群中有代表性的样本进行检查。我们大部分的数据来自横断面研究,从而反映出疾病或者某个病症的发生率。横断面研究为我们划定了一个时间节点,随着时间的推移,我们能够从定期大量的横断面研究中推断出疾病的流行趋势。当研究某种现象随时间流逝的变化时,纵向研究则显得尤为重要。但鉴于人口的流动性,纵向研究往往更加艰难且成本极高。然而,纵向研究能够得到关于疾病发病率的详尽数据,即在指定的时间段内暴露于某种危险因素的人群中某种疾病的新发人数。由全球口腔科协会提供的新西兰的达尼丁研究就是一个关于纵向研究的很好的例子,该研究对 1972—1973 年出生于新西兰达尼丁的人群进行了数十年的追踪(Dunedin Health and Multidisciplinary Research and Development Unit,2014)。调查人员竭尽所能追踪尽可能多的人,包括那些出国的人,研究结果意义重大且十分有趣。我们将在本章中概述研究要点。

一些研究常常采用问卷调查的形式,通过流行病学调查或规范性需求评估探索感觉性需求,从而更好地把握公众口腔健康的现况。条件允许的情况下,可以结合问卷调查进行研究,调查内容涵盖公众口腔卫生和幸福感、口腔疾病的不良影响以及口腔卫生行为。其中后者包括饮食、口腔卫生、吸烟、饮酒、氟化

物使用以及口腔护理。

通过流行病学调查，研究人员对一系列口腔疾病进行了评估，结果如表2-2所示。除此之外，调查数据亦反映出了一些其他方面的问题，比如无牙颌、口腔卫生良好以及功能性牙列等，这些将在本章的后半部分详细介绍。其他一些病症如肿瘤，可以通过卫生服务大数据进行评估，它包括了国家癌症登记处的数据（所有癌症信息必须与国家癌症登记处共享）以及含诊断信息在内的常规活动数据。

表2-2　口腔疾病和不良症状发病率的数据来源

| 流行病学调查 | 卫生服务登记处/活动数据 |
| --- | --- |
| 龋齿 | 癌症（口腔癌、口咽癌等） |
| 牙周病 | 唇裂和（或）腭裂 |
| 牙齿磨耗 | 坏疽性口炎（走马疳） |
| 氟斑牙 | HIV/AIDS |
| 牙外伤 | |
| 正畸需要 | |
| 其他，如软组织异常 | |

正如人们所料，调查最多的疾病也正是最为普遍的：龋齿和牙周病。世界卫生组织（WHO）全球口腔卫生数据库目前由马尔默大学管理，网址是：http://www. mah. se/CAPP/，另外WHO以及FDI的牙周病数据库目前由日本负责代管，网址是：http://www. dent. niigata-u. ac. jp/prevent/perio/contents. html。这些数据库为研究人员提供了极佳的信息来源，但遗憾的是，因为有些国际性调查未能开展，或者部分已完成的调查未能及时上报给WHO，从而导致有些时候数据库的信息滞后，无法得到实时更新。此外，FDI当前致力于研发一种新型口腔卫生观测平台，通过该款应用，人们将能轻松查询各国的数据，网址是：https://www. fdiworlddental. org。

由于国家口腔卫生统计数据并非是在同一时间段收录，因此在使用时需格外谨慎，此外，不同的数据其代表性可能不完全相同，有些来自全国范围的随机抽样调查，而有些则可能是特定地区的局部调查。年龄方面，它们可能涵盖了不同的年龄阶段，而非一个特定的年龄。此外我们还发现，无论是什么样的数据，即使是同一个国家的口腔卫生模式也有极大的变异性。所以代表全国性数据仅仅只是一个均值，而无法反映社会的变化。因此，临床医生会发现自己任职地的口腔卫生水平或高于或低于全国平均水平，但往往并不完全相同。

其他重大疾病如口腔癌，其发病率和患病率的数据大多来自高收入国家，如英国，在这些地方由国家

癌症登记机构提供数据，卫生服务部门提供信息作为补充。与之相类似，唇腭裂和人类免疫缺陷病毒（HIV）/获得性免疫缺陷综合征（AIDS）也需要出具正式的报告进行登记，从而能够在地方水平和国家水平上提供更为完善的信息。在低收入国家，重大疾病发病率评估只能依靠医疗活动记录以及市区登记管理机构采集的信息。诸多缺报漏报的存在导致这些国家或地区重大疾病的发病率和患病率看起来似乎比参考水平要好很多。例如在印度，只有在城市医院就诊的患者会进行口腔癌的信息登记，然而许多患者就诊于乡村医院，更有甚者并未接受任何治疗。因此全球数据不能一概而论，需要根据数据的质量具体问题具体分析，在后文会对此进行深入分析。

## 口腔疾病和口腔健康状况评估中的挑战

### 伦理学

流行病学调查通常情况下是针对整个人群开展的，并不能直接影响个体的利益。从社会集体利益出发，我们大力倡导人们参与流行病学的调查。从流行病学调查或问卷调查中获取的数据将为包括健康促进在内的口腔卫生服务计划的制订提供重要信息。从伦理学上思考，开展流行病学检查的同时，应当保障患有口腔重症的参与者能够得到适当的治疗。因此针对这方面，所有调查协议中均应明确指出急重症患者能够得到及时的处理或治疗。

### 抽样

人口研究因成本过高且必要性小而鲜少开展，通常会选取具有一定代表性的抽样调查取代人口研究。人口抽样要遵循科学的方法，同时需要考虑实际抽样的人群和地点。原则上我们希望通过随机抽样的方法，耗费最小的成本获得足以代表整体的样本。因此，我们常见的口腔疾病信息大多来自以随机抽样为方法的横断面研究。其中有两个问题值得注意，其一数据的来源如何，是来自全国或地方的随机样本，还是随意选取的样本。其二，样本容量是否充足，能否有效反映实际情况。这两个问题提供了数据的代表性。出生队列研究涉及以下几个特殊群组，如1972—1973年于新西兰开展的达尼丁研究（Dunedin Health and Multidisciplinary Research and Development Unit，2014），以及埃文亲子队列研究（ALSPAC，2014），两项研究均是以人群为基础的前瞻性队列研究，包含重要的口腔卫生信息。

## 索引/指数

表 2-3 列出了用于调查的口腔卫生指数,其中 dmft/DMFT 最为常用。流行病学家和临床医生通常采用龋损牙数(dt 或 DT)、因龋缺失牙数(mt 或 MT)以及因龋充填牙数(ft 或 FT)评估龋齿的情况,从而得到受龋患影响牙齿的综合得分或总体牙数。该指数由 Klein 和他的同事于 1938 年第一次提出,并于 1986 年由世界卫生组织进一步改进。目前该指数已广泛应用于口腔医学的调查当中,同时受到世界卫生组织在"调查方法"部分中的大力倡导(WHO,2013a)。

表 2-3　口腔疾病和症状的流行病学指标

| 疾病和症状 | 指数名称(缩写) | 参考文献 作者 | 年份 |
|---|---|---|---|
| 龋齿 | deft/defs:乳牙(常用于幼儿)<br>d,龋损<br>e,因龋具有拔牙指征<br>f,因龋充填治疗<br>t,牙数或 s,牙面数 | Gruebbel | 1944 |
| | dmft/dmfs:乳牙<br>d,龋损<br>m,因龋缺失<br>f,因龋充填治疗<br>t,牙数或 s,牙面数 | H. Klein、C. E. Palmer 和 J. W. Knutson<br>世界卫生组织修改 | 1938<br>1986 |
| | DMFT/DMFS:恒牙<br>D,龋齿<br>M,因龋缺失<br>T,因龋充填治疗<br>T,牙数或 S,牙面数 | H. Klein、C. E. Palmer 和 J. W. Knutson<br>世界卫生组织修改 | 1938<br>1986 |
| | 根面龋指数 | R. V. Ratz | 1979 |
| | 龋齿指数 | D. Bratthall | 2000 |
| | 护理指数=FT/DMFT% | n/a | n/a |
| | 国际龋病检测评估系统,即 ICDAS,是一个简单、逻辑清晰且以证据为基础的龋齿检测与分类系统,广泛应用于口腔医学教育、临床实践、调查研究和公共卫生等方面。网址是:https://www.icdas.org/ | Ismail 等 | 2007 |
| 牙周病 | 牙周指数 | A. L. Russell | 1956 |
| | 牙龈指数(GI) | J. Silness 和 H. Leo | 1963 |
| | 菌斑指数(PI) | H. Leo 和 J. Silness | 1964 |
| | 社区牙周治疗需要指数(CPITN) | WHO 和 FDI | 1978 |
| 正畸指数 | IOTN,正畸治疗需要指数 | P. H. Brook 和 W. C. Shaw | 1989 |
| | PAR 指数,同行评估等级指数 | S. Richmond 等 | 1992 |
| | ICON,正畸治疗难度、结果、需要指数 | C. Daniels 和 S. Richmond | 2000 |
| 牙齿磨耗 | Eccles 非化学性牙齿磨损指数 | J. D. Eccles | 1979 |
| | TWI,牙齿磨损指数 | B. G. Smith 和 J. K. Knight | 1984 |
| | Lussi 牙齿酸蚀指数 | A. Lussi | 1996 |
| | O'Sullivan 指数 | E. A. O'Sullivan | 2000 |
| | 简易 TWI 指数(牙齿磨耗指数) | P. F. Bardsley、S. Taylor 和 A. Milosevic | 2004 |
| | 基本酸蚀磨损实验(BEWE)网址:http://elearningerosion.com/en/elearning_erosion/scientificbackground/erosion-diagnosis/basic-erosive.html | Bartlett 等 | 2008 |

（续表）

| 疾病和症状 | 指数名称(缩写) | 参 考 文 献 | |
|---|---|---|---|
| | | 作 者 | 年 份 |
| 氟中毒 | Dean 指数 | H. T. Dean | 1934 |
| | TF 指数，Thylstrup 和 Fejerskov 氟中毒指数 | A. Thylstrup 和 O. Fejerskov | 1978 |
| | Horowitz 等氟中毒指数 | H. S. Horowitz, W. S. Driscoll, R. J. Meyers, S. B. Heifetz 和 A. Kingman | 1984 |
| 牙外伤 | 外伤指数：由英国儿童口腔科健康调查发展而来 | M. O'Brien | 1993 |

"dmft/DMFT"指口腔中发生龋齿的牙数或者牙面数，代表了龋齿的患病率，其中小写的"dmft"用于乳牙，大写的"DMFT"用于恒牙。若以牙面来计数，龋失补指数记录为 dmfs 或 DMFS，若以牙齿来计数，则记录为 dmft 或 DMFT。在龋齿流行率高的国家，简单测量 dmft/DMFT 就足够了。龋齿是一种进行性加重的疾病，这也导致了该指数在数值上具有一定的局限性，比如缺失牙的病因难以判断，因此相对于成人来讲龋失补指数更适用于儿童的龋齿评估。

龋齿检测的评估指数一直在不断地改进：在龋齿患病率低的国家，人们越来越重视于发展更加精确的检测指标去测量龋损的深度和范围，并将之与临床治疗联系起来。与之相反，在疾病控制程度差、急需加强预防和治疗服务的地区，需要应用更加精确复杂的临床调查指数。目前临床护理中 ICDAS 指数的使用日益增多，同时它是流行病学中常用的一项工具。ICDAS 全称国际龋齿检测评估系统（ICDAS Foundation，2014），用于口腔教育、临床、科研以及公共卫生中龋齿的检测、分类和评估。

回顾历史，世界上大多数口腔健康调查的对象都是小学生，原因如下：第一，大多数儿童需要按时上学，因此这部分人群最容易参与且最便于访问。第二，龋齿是儿童最常见的疾病之一，评估儿童在替牙前后的患龋情况意义重大（替牙前指 5 或 6 岁，替牙后指 12 或 14、15 岁）。第三，有必要在儿童时期开展口腔卫生宣教和口腔保健计划等活动，使之从小开始养成健康的生活习惯，远离龋患的滋扰。这一点尤为重要，因为大多数口腔疾病是日积月累的，而口腔健康习惯则是从小养成的。然而随着人口老龄化现象的加重，理解并反思如何能更好地处理不同的亚群体则显得十分重要，比如我们应当更加重视老年人口对口腔健康的需求（Petersen and Yamamoto，2005）。高收入国家的相关队列研究表明，老年人是龋齿高发群体，并且其新生疾病发病率≥青少年群体（Thomson，2004）。

## 训练和校准

为了能够更好地开展口腔健康调查我们付出了诸多努力。其中很重要的一点是为调查制订一个明确的书面协议，所有进行口腔流行病调查的人员都要遵守协议的规定进行诊断、疾病和健康状况记录等培训。经过培训，再以"金标准"为参照对研究人员进行校准，评估他们是否能够准确地应用相关的调查标准。一名合格的流行病学家需要在内部和外部兼具较高的可信度。在外部，调查结果应与"金标准"相符，证明其具备可信度；而内部的一致性则是通过对一个子样本（通常为 10%）进行重新检测，比较其两次检测的结果来判断一致性水平。

## 健康与幸福感调查

近年来关于人群口腔卫生和幸福感的感觉性需求的调查日益增多，其中包含了生活质量调查，并通常作为全身或口腔健康调查的一部分。调查中最受欢迎的指数是"口腔健康影响概况"；主要有 49 个测量项目，简化版有 14 项，即 OHIP-14（Slade，1997）。这是全国性调查中最常用的方法（Nuttall et al.，2006；The Information Centre for Health and Social Care，2011b）。

## 调查数据的应用

流行病学和生活质量的调查数据可以用来辅助制订口腔卫生服务和预防计划。20 世纪，流行病学最引人注目的应用之一是 Trendley Dean 对氟化物的研究。他对"21 个城市"水中的氟化物含量进行检测的研究，确定了利于龋齿控制以及降低氟化物中毒的最佳含氟量，该应用可谓是公共卫生倡议的典范，为口腔卫生的发展带来了极大的益处（Murray et al.，2003）。

通过人群中的流行病学调查获得口腔健康状况不良的相关证据，进而促进并完善口腔卫生保健的推行，如"英格兰儿童微笑计划"，在学校中倡导正确的刷牙方法以及氟化物的应用（NHS Scotland，2014）。但是在许多地方口腔卫生服务并没有国家资助，口腔行业的构成和运营主要是企业性质，因此流行病学调查的相关数据无法得到有效的应用。然而，正如简介中所说的，当决策人考虑要在哪些方面投入时间和资源时，流行病学调查和口腔卫生服务的相关数据能够提供很大的帮助，有时还会获得额外的资源用于解决现有的问题。

### 流行病学调查与筛查的区别

历史上口腔疾病的调查对象往往均以学龄儿童为主，因此筛查和流行病学调查有时易发生混淆。筛查是"公共卫生服务"的一种常用手段，研究对象为某一特定人群，不一定为某种疾病的高危、罹患或存在并发症的人群。筛查通常采用问卷或者测试的方式评估受试者的口腔健康状况，通过预防降低患病风险，减少并发症的发生，尽量避免有创性测试和治疗（UK National Screening Committee，2014）。从本质上看，流行病学调查的受益对象为整个人群，而筛查的受益对象为个人。若个体在筛查中检测到阳性指标，那么工作人员将会对其进行进一步检查和研究。

在口腔医学中，龋齿或口腔癌的筛查一般包括视诊来判断受试者是否有潜在患病指征，这使得筛查和流行病学调查更加难以区分。

### 全球口腔卫生

WHO 和 FDI 密切合作，在监测公共口腔卫生方面发挥着重要的作用。两者联合制作了指导手册——《口腔健康调查基本方法》，目前已更新至第五版（WHO，2013a）。这本手册为开创性调查提供一定的指导意见，在 WHO 出版网站上可以查阅到。WHO 手册倡导各国根据指南开展标准化的口腔健康调查，从而使得研究结果在国际上具备可比性。另外结合信息技术的发展和应用，调查数据的处理和分析将愈发便捷。目前，全国性的调查结果会录入"全球口腔卫生数据库"中，该数据库是国家/地区信息分析系统的重要组成部分。

人群中口腔健康状况的差异性较大，因此有必要按照关键年龄将人群进行分组研究，确保不同时间段以及不同国家间的数据具有可比性。WHO（2013a）给出的关键年龄分组建议如下。

- 5 岁：乳牙龋齿调查（对于规定入学年龄较大的地区可以适当推迟至 6 岁或 7 岁）。
- 12 岁：恒牙龋齿调查。
- 15 岁：恒牙龋齿调查。
- 35～44 岁/65～74 岁：恒牙龋齿以及牙周病调查。
- 65 岁以上：无牙颌调查。

"捷径调查方法"是世界卫生组织在 2013 年提出的一种调查方法，旨在帮助那些在特定国家开展流行病学调查的人员制订口腔保健服务计划以及进行深入调查工作，从而提供一种经济实用的抽样调查方法。"捷径调查"指按照关键年龄分组进行分层整群抽样的调查方法。研究范围以行政区进行划分，研究对象包括不同患病水平的主要群组。如框 2-2 所示，按照"年龄分组索引"为单个年龄段的全国捷径调查进行抽样设计，结果显示每组平均样本含量为 300 左右。

---

**框 2-2　根据 2013 年世界卫生组织推荐的年龄段和地点设计的全国捷径调查抽样**

**城镇：**
- 1 个首府城市或大都会区纳入 4 个抽样点（4×25 = 100）
- 2 个大型城镇，每个纳入 2 个抽样点（2×2×25 = 100）

**农村：**
- 4 个不同地区的村庄，每个村庄纳入 1 个抽样点（4×25 = 100）

每个年龄组总计抽样人数：
- 12 个抽样点×25 个样本 = 300

数据来自世界卫生组织，2013b

---

截至我撰写此书时，世界上共有 196 个国家。我们鼓励各国集中报道各自的流行病学发现。世界卫生组织口腔卫生数据库涵盖了许多国家某些特定疾病以及关键年龄组的口腔卫生信息。数据中最具共性的是 12 岁儿童龋齿患病情况，覆盖了全球范围内 90% 以上的国家，相关数据可从 http://www.mah.se/CAPP/ 获取。另外，成人牙周病相关数据获取网址为 http://www.dent.niigata-u.ac.jp/prevent/perio/contents.html，口腔癌相关数据可从"Cancer Today"的网站获得（http://gco.iarc.fr/today/home）。

### 各国口腔卫生调查启示

下文将采用口腔疾病以及口腔健康相关的一系列指征对口腔卫生状况进行检查。每个部分均会结合问题的严重性收集全球信息，同时回顾相关疾病的危险因素以及一些有趣的现象。每个部分将会总结口腔卫生相关的全球目标，从国家层面（Hobdell et al.，2003a）出发反映地方的疾病水平，但对个体不做统一要求。最后，分别总结在促进口腔卫生的进程中我们仍面临着哪些挑战。

最基本的口腔健康指征也是最容易检测的是是否还有自然牙齿存留,这也是首要考虑的一点。

## 无牙颌

口腔疾病的终极状态即是无牙颌,其对人类的身心健康意义重大。而有趣的是,对成年人的调查远远少于儿童,导致世界范围内关于无牙颌的调查数据非常有限。

### 问题的严重性

CAPP 数据库(WHO/FDI)有关于 65 岁及以上成年人的调查数据(CAPP, 2014a)。纵观全球口腔卫生数据,显而易见地很少有国家($n = 56$)开展针对成年人的调查,而且这些调查相隔数十年,已然丧失了可比性。此外,几乎没有指征可以表明现有的调查数据能够代表成年人这一整个群体。尽管如此,还是有一些有趣的发现,在不同洲际以及国家之间已报道的无牙颌水平存在着显著性差异。让我们看一下列表中出现以及缺失的国家,其中以欧洲的调查数据居多(列表中 57% 的国家来自欧洲)(CAPP, 2014b)且无牙颌程度较高,而非洲(CAPP, 2014c)极少有相关报道。

仔细观察无牙颌在全球范围的分布会发现,高收入国家全口牙列缺失似乎非常常见,这种现象可能与西方的饮食习惯以及口腔科医生数量较多有关(图 2-1)。然而美国是一个典型的例外,其无牙颌患病率较低,这可能与美国自来水普遍氟化有关,并且在一定程度上对所有年龄组人群均有益处。

### 无牙颌的发展趋势

有些国家对无牙颌开展长期追踪调查,丰富的流行病学调查数据呈现出了一个有趣的现象。他们发现,在 20 世纪后期无牙颌的患病率达到最高,而目前呈现下降趋势。例如英国,在短短的 30 年中无牙颌患病率从 29% 降至 6%(1978—2009);然而许多失去全口牙列的人仍然存活,所以我们会发现老年人的无牙颌比例很高(Kelly et al., 2000)。那么是谁拔掉了他们的牙齿?对大多数人来说,这主要是牙医的专业性干预措施造成的。在英国,无牙颌的发生与其获得的口腔科治疗的便捷性成反比,易获得口腔医疗的人群其无牙颌发生的概率是那些无法获得口腔科治疗的人群的 9 倍,是那些能够获得较低水平口腔科治疗人群的 4 倍。另外地理分布也是无牙颌发生的一个影响因素,英国北部无牙颌发生率高,并且其数值随着远离英国南部而呈上升趋势(Treasure et al., 2001)。

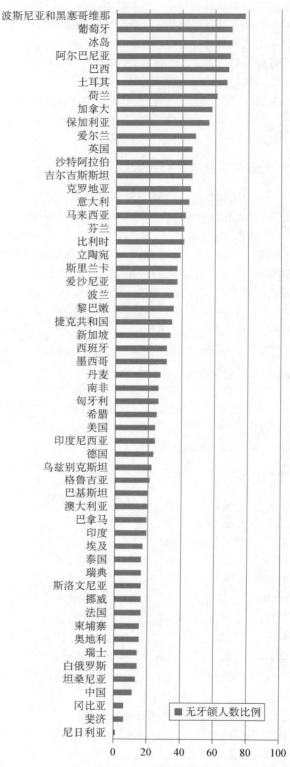

图 2-1 65 岁及以上成年人无牙颌分布数据。引自 CAPP. Oral Health Country Area Profile Project, 2014a

美国流行趋势调查显示,无牙颌在高收入家庭是一种罕见现象,但在一些重度贫苦的州则呈现不均衡的状态。并且,随着时代的变迁,从 20 世纪中叶开始,

"无牙症的下降率逐年减缓,截止到 2050 年将降至 2.6% 左右(95% 置信区间:2.1%,3.1%)。"(Slade et al.,2014)。Slade 等认为无牙症的下降率部分受人口增长以及老龄化的低效而呈现减缓趋势,据预测,至 2050 年(860 万人口;95% 置信区间:680 万,1 030 万),无牙症人数将比 2010 年(1 220 万人)降低 30%(Slade et al.,2014)。

回过头来看,很显然,过去口腔行业的治疗多以病灶性感染为焦点,认为拔除所有牙齿即可避免一切疼痛和炎症,但没有考虑到长期佩戴义齿所带来的疼痛、不适以及社交时的尴尬等问题。而当时,这一观点也得到了当地居民的认可。以英国的某些地区为例,其中英国北部无牙颌的发生率最高(Treasure et al.,2001;Steele et al.,2000),当地的女性在 21 岁生日或是婚礼时将会收到一副父母赠予的全口假牙作为礼物,以防将来丈夫无法承担口腔科治疗的相关费用。

### 无牙颌的危险因素

无牙颌的主要危险因素来自许多现有的口腔疾病,特别是龋齿,另外还有人口统计学相关因素(年龄、受教育程度、社会地位)、医疗水平以及公共口腔保健意识。全球调查结果显示,牙周病并非如人们所想的那样是造成无牙颌的主要原因。

当前口腔科医生的治疗规范以及现有的技术将促进口腔卫生的发展,对定期进行口腔检查或往往在疾病晚期遇到麻烦时才寻求治疗的患者来说均有一定的帮助作用。

### 关于无牙颌的有趣现象

- 据英国老年人国民膳食与营养调查结果显示,保持自然牙列和功能性牙列(指老年人拥有至少 20 颗牙齿)对维持健康的饮食、良好的营养状况以及正常的体重指数(BMI)至关重要(Marcenes et al.,2003)。
- 无牙颌人群大多缺乏口腔保健意识,因此很少寻求口腔科治疗(Kelly et al.,2000)。

### 全球目标

框 2-3 列出了关于无牙颌的口腔卫生建议目标。

| 框 2-3  无牙颌的全球目标 |
| --- |
| • 减少成年人中无牙颌的人数和比例 |
| • 增加成年人天然牙的平均数量 |
| • 减少无牙颌的不平等现象 |
| 改编自 Hobdell 等,2013b |

### 迎接挑战——我们该做些什么

随着口腔卫生的日益改善(The Information Centre for Health and Social Care,2011c),无牙颌将不再是评价口腔健康状况的重要指标,许多其他的阳性和阴性指标不断涌现,并经受着实践的检验。比如,阳性指标有"功能性牙列"和"良好的口腔卫生"等(The Information Centre for Health and Social Care,2011c),阴性指标有"PUFA"或"高复杂性"等。人群中这些指标在日益改善,也许有一天成年人能够保留部分或全部天然牙齿直至老年阶段,甚至是终身保留。

鉴于全球人口老龄化的发展趋势,为更好地了解无牙颌,在收集相关信息时应当按照年龄段进行数据的采集和报道,其中包括 65 岁及以上的老年人。英国等高收入国家的调查数据(The Information Centre for Health and Social Care,2011c)显示,成年人发生无牙颌的平均年龄正在逐渐增加,因此老年以及身体较差而足不出户的人可能会需要一些特殊的家庭义齿服务。

反思历史,作为口腔科专业人士,我们的治疗理念决定着患者的口腔卫生情况。因此我们需要摒弃过去以修复和手术为主的治疗模式,转向预防性和保守性治疗,力求龋齿类口腔疾病能够做到防患于未然(Baelum et al.,2007;Fejerskov et al.,2013)。

## 功能性牙列

对成年人的一生来说,保持进食、说话以及社交的能力至关重要。有证据表明,拥有 ≥20 个天然牙时个体能够舒适地进食,且不需要局部义齿修复,这就是所谓的"功能性牙列"(Gotfredson and Walls,2007)。在英国,对"短牙弓"患者来说,"功能性牙列"的标准有所不同,指 ≥21 颗天然牙或存留恒牙列的 2/3 以上。据报道,2009 年英格兰、威尔士以及北爱尔兰中 86% 的成年人符合"功能性牙列"的评价标准(至少 21 颗天然牙)。此外,几乎所有年轻人均拥有功能性牙列,人数随着年龄的增长而逐渐减少。

### 关于功能性牙列的有趣现象

一项国民饮食营养调查结果表明,以保留至少 20 颗天然牙为判断标准,保持天然的功能性牙列对维持富含蔬果的健康饮食、合理的营养状况以及正常的体重指数(BMI)至关重要(Marcenes et al.,2003)。

### 全球目标

框 2-4 列出了关于获得功能性牙列的全球

目标。

---

框 2-4　功能性牙列的全球目标

- 增加成年人中具有功能性牙列的人数和比例（即≥20/21 颗天然牙）

改编自 Hobdell 等，2003a

---

### 迎接挑战

理想情况下保留功能性牙列指保留对颌牙，医生和患者均应充分利用一切资源，尽可能将功能性牙列作为长期的追求目标。

## 良好的口腔卫生

2009 年"英国成年人口腔卫生调查"首次定义了"良好的口腔卫生"的意义，由五项判断标准构成（卫生和社会保健信息中心，2011c）。

- 牙齿数目：≥21 颗天然牙。
- 健康的和未经治疗的牙齿总数：≥18 颗。
- 龋齿：无任何龋损。
- 牙周附着丧失（LOA）≤4 mm。
- 没有牙龈出血和牙结石。

总体而言，据报道，10％的成年人有着"良好的口腔卫生"，其中 16～23 岁年龄里符合标准的占 23％，而 45～54 岁年龄段的人群中仅有 5％符合标准（The Information Centre for Health and Social Care，2011c）；而 55 岁以上的人群中仅有 1％符合标准。随着大众功能性牙列情况的日益改善，不同年龄段之间口腔卫生的显著区别可能与氟化物的应用有关，其中老年人在他们年幼时氟化物的应用尚未普及，因此恒牙萌出时未能受到良好的保护而易受龋齿的侵害。45 岁及以下的成年人则受益于多种氟化物的应用，如含氟的牙膏和水等，再加上龋齿控制的不断完善，其自然牙列得以更好地保存下来（Baelum et al.，2007；Fejerskov et al.，2013）。尽管在过去的几十年中口腔卫生取得了长足的进步，但我们应当认识到当前达到"良好的口腔卫生"的成年人数仍远远不够。

### 口腔卫生的全球目标

目前没有关于"良好的口腔卫生"的全球目标。然而口腔疾病，特别是龋齿，是进行性加重且可以累加的，因此仍然有许多地方需要医生和患者共同努力，从小抓起，积极维护口腔卫生。

### 迎接挑战

患者对于口腔卫生的期望值日益增加，尤其在一些高收入国家和社会富裕阶层中十分明显（Clow，Fischer and O'Bryan，1995）。正如上文所述，对于成年人来说，在人生的某个阶段达到"良好的口腔卫生"并非难事，但若要终生维持直至老年阶段则是一大挑战，这与个人的自我管理意识、社会心理状态以及生活环境等密不可分。

临床医生应当鼓励那些口腔卫生较好的患者努力保持住当前的状态。值得注意的是，在儿童和年轻成人中，往往是那些"低危"人群比"高危"人群更容易患病（Batchelor and Sheiham，2002，2006）。然而，复杂的环境因素对于口腔卫生有着正面或负面的影响，往往与我们的预期不完全一致。我们的行为深受环境、文化以及社会规范的影响。

## 急症

最近英国成年人口腔卫生调查中采用 PUFA 指数（框 2-5）对一些口腔急症进行报道。这项指数首次应用于菲律宾的一项关于学龄儿童未治疗龋齿的预后研究中（Benzian，2011a；Monse et al.，2011）。这项调查旨在为当地医疗保健计划的制订提供更多的信息。值得关注的是，受龋齿的影响，患牙及其伴随的急重病症往往在早期即可造成严重的问题，而 PUFA 指数（pulp，牙髓；ulceration，溃疡；fistula，瘘管；abscess，脓肿）为其提供了一套有效的评估方法。目前 FDI 大力倡导 PUFA 指数的应用，它可以作为一项诊断工具，帮助临床医生抓住重点，有效地解决龋患（Benzian et al.，2011b）。有趣的是，在英国，口腔健康状况有了很大的改善，大约 7％的成人（有牙齿的成年人）有以上 1 种或多种疾病。PUFA 评估中，男性在 1 项或多项指数的得分中普遍高于女性，类似的情况还有，来自社会较低层的成年人得分高于高收入人群，平均每天刷牙少于 1 次的人得分高于平均每天刷牙 1～2 次的人，吸烟者得分高于非吸烟者。这些发现与菲律宾的调查结果形成了鲜明的对比，后者对 12 岁青少年的调查结果显示，半数以上（56％）的人患有 PUFA 相关病变（Monse et al.，2011）（框 2-5）。英国成年人调查结果进一步证明，PUFA 的得分很大程度上代表着口腔卫生欠佳的事实（The Information Centre for Health and Social Care，2011b；Monse et al.，2011）。

如框 2-6 所示，许多与急症相关的治疗目标大多与疼痛有关，这是因为许多口腔疾病都伴随着疼痛的症状。

---

框 2-5 PUFA 指数细则

- P(牙髓得分)：肉眼可见穿髓或因龋损牙冠结构遭到破坏而仅残留牙根
- U(溃疡得分)：由异位牙的尖锐牙尖或残根造成的颊、舌等周围软组织的创伤性溃疡
- F(瘘管得分)：牙髓受累时脓液排出而形成瘘管
- A(脓肿)：因牙髓受累而形成脓肿

来源：Monse 等，2011；卫生和社会保健信息中心，2011c

---

框 2-6 疼痛的全球目标

- 减少牙源性和颅颌面来源的疼痛
- 减少与牙源性疼痛以及颅颌面源性疼痛相关的不均衡

改编自 Hobdell 等，2003a

---

### 迎接挑战

尽管有些国家建立了口腔服务并且为低收入家庭提供医疗补助，但仍然有一部分人仅仅在受疾病困扰时才寻求治疗，更有甚者一而再再而三地推迟治疗时间（The Information Centre for Health and Social Care，2011d）。这严重影响了疾病的病变程度和修复度。我们必须尽可能地重视保存功能性牙列的重要性，至少在有条件的地区，应当将其作为口腔科医生和患者共同追求的长期目标并为之努力。

### 复杂度

为了对成年人口腔卫生状况以及疾病维护和治疗的干扰因素有更清晰的了解，参与英国最新成人口腔卫生调查的研究人员创建了一套复杂度评分系统（The Information Centre for Health and Social Care，2011e）。这套体系包含了八项指标，从疾病控制的角度出发，综合成年人存在的所有问题，按照评分高低划分为不同的复杂程度。框 2-7 列出了该指数包含的影响因素。

---

框 2-7 复杂度指数

- 排名前 1/5 的修复牙面数（针对所有有牙的成人；修复牙面数≥32 个）
- 排名前 1/5 的冠修复数（针对所有有牙的成人；≥3 个冠修复体）
- 有任意义齿、桥或种植体
- 至少有一处牙周袋深度≥6 mm 或附着丧失≥9 mm
- 任意牙冠或牙根发生活性龋
- 排名达前 1/5 的活跃性龋
- PUFA 评分>0 或符合 PUFA 任意指征且无法修复的牙齿
- 在过去 12 个月内经常或频繁遭受至少一项"口腔健康影响程度量表"（OHIP-14）中所列疾病的困扰

来源：卫生和社会保健信息中心，2011c

---

在英国，1/3 的成年人并没有复杂的口腔状况，而 45％的人仅有一到两项，19％的人有三项及以上，而有 8％的人达到了四项及以上（The Information Centre for Health and Social Care，2011e）。不同年龄段之间的差异非常显著，16～24 岁年龄段的人群中有 6％的人有三项及以上的复杂情况，而与之相比，在 65～74 岁年龄段的人群中这项比例高达 32％。超过 25 万人达到了极度复杂的口腔卫生状态，占英国成年人口的 0.65％。这项措施是非常重要的，因为在一些已经建立了口腔卫生服务的高收入国家，50 岁以上有着大量充填体和牙冠的人正在逐渐增多，现在这些国家面临着大量的口腔维护和复杂治疗需求（Watt et al.，2013）。

### 生活质量相关的口腔健康

简化版的"口腔健康影响程度量表"（OHIP-14）是目前评估口腔健康与生活质量相关性最常用的方法。该量表旨在通过患者自述，对口腔疾病引发的功能障碍、不适以及残疾进行综合评估。原始的口腔健康影响程度量表（OHIP）是由 Slade 和 Spencer 两位学者于 1994 年设计提出的，包含了 49 条调查项目，用来评价个人与生活质量相关的口腔健康状况。该量表是 Locker 基于 WHO 伤残分类而制订的（Locker，1998）。初始版本的量表一共 49 个问题，分别从七个不同的方面评估人群现有口腔问题对其生活造成的影响。而简化版（OHIP-14）则是后来逐渐发展而成的，基于七个方面，每方面设置 2 个问题，共计 14 个问题（Slade，1997）。

作为一项十分有效的口腔卫生自我评估方式（Thomson et al.，2012），OHIP 受到了全球范围的广泛支持，为临床调查提供了有用的辅助和选择。目前这种方法已经应用于英国儿童和成人的口腔卫生调查中，以此来衡量民众的口腔健康意识（Nuttall et al.，2006；White et al.，2012）。

口腔健康问题在儿童中十分常见。以 1 年的时间为调查期限，结果显示，5 岁儿童组中 22％有至少一项口腔健康问题，8 岁年龄组为 26％，12 岁年龄组为 34％，15 岁年龄组为 28％（Nuttall et al.，2006）。

而在英国的成年人中（不包括苏格兰），39％的人在过去 1 年中经历过至少 1 个 OHIP-14 中所列出的口腔问题（The Information Centre for Health and Social Care，2011b）。其中 30％的成年人经受过身体的疼痛，而 19％的人则承受过心理的不适（The Information Centre for Health and Social Care，2011b）。这种现象与社会经济阶层显著有关，据报

道,社会底层人群往往伴随着较多的口腔问题。总体而言,自1998年调查开始,随着人群中患龋率的下降,口腔健康问题的影响也在逐渐减小(The Information Centre for Health and Social Care,2011b)。

### 生活质量相关的口腔健康全球目标

框2-8列出了建议的生活质量相关的口腔健康全球目标。

---

**框2-8　生活质量相关的口腔健康全球目标**

- 减少口腔来源和颅颌面部来源的疼痛发作
- 减少因为口腔和颅颌面部来源的疼痛造成旷课和旷工的天数
- 减少因牙齿或口腔问题给人们生活带来的困扰,如咀嚼、吞咽、社交以及说话交流等

改编自 Hobdell 等,2003b

---

### 迎接挑战

正如我们在临床中所接触到的那样,了解人们的口腔健康意识非常重要,因此我们用生活质量进行评估。有时条件并不允许我们进行临床口腔检查,这时以上介绍的那些调查方法就变得愈发重要,借助它们我们可以将口腔卫生作为身心健康调查的一部分进行评估。临床护理十分重要,在这个过程中患者希望自己的口腔卫生需求能够得到满足,希望生活质量得到提高,另外个人的口腔卫生维护亦不容忽视。

## 龋齿

### 问题的严重性

龋齿是世界上最流行的慢性疾病,是一种全球健康问题(Beaglehole et al.,2009)。尽管龋齿是可以预防的,但它仍然影响着世界上大多数人口(WHO,2012a)。当饮食中的糖分和细菌形成口腔生物膜覆盖在牙面上超过一定时间时就会发生龋齿(Selwitz,Ismail and Pitts,2007);结果会导致疼痛、不适,而不得不进行口腔科治疗(世界上很多人没有条件或者无法负担口腔疾病),甚至面临着牙齿脱落的可能。

世界上60%~90%的学龄儿童以及近100%的成年人都得过龋齿(WHO,2012a)。这种疾病给人们带来了很多痛苦和煎熬,有时还会造成旷课和旷工的情况。2010年全球疾病负担调查显示,未经治疗的恒牙龋齿是当前最常见的疾病(全球所有年龄段中龋齿患病率共计35%)。此外,未治疗的乳牙龋齿在全球疾病流行排行中位于第十位,累及全球人口的9%(Marcenes et al.,2013)。

12岁目前已经被定为龋齿研究年龄的全球指标,用于国际的对比和龋齿检测。之所以选择12岁,是因为它是恒牙列的起始点,同时大部分孩子可以通过学校进行调查。世界上几乎所有的国家均有12岁孩子的口腔卫生调查(2011年时,国家数目 $n=189$)(表2-4)。全球12岁儿童DMFT指数的平均值为1.67(WHO,2012b)。

表2-4　2004年和2015年世界卫生组织范围内龋齿的平均水平

| 世界卫生组织区域 | 12岁儿童的DMFT指数 | |
| --- | --- | --- |
| | 2004 | 2015 |
| 非洲 | 1.15 | 1.06 |
| 美洲 | 2.76 | 2.08 |
| 地中海东部 | 1.58 | 1.64 |
| 欧洲 | 2.57 | 1.81 |
| 东南亚 | 1.12 | 2.97 |
| 西太平洋 | 1.48 | 1.05 |
| 全球 | **1.61** | **1.67** |

注:数据来自 CAPP:http://www.mah.se/CAPP/Country-Oral-Health-Profiles/According-to-Alphabetical/Global-DMFT-for-12-year-olds-2011/。

尽管世界卫生组织全球口腔卫生数据库的数据被广泛认为是国家之间最新的数据,但它也许并不能代表口腔健康的平均水平。首先,并非所有的国家都有物力、人力和财力开展全国性的口腔卫生调查。第二,并不是所有调查都是同时进行的。第三,人们用来诊断龋齿的标准不完全相同。所有这些问题使得调查之间的对比非常困难。第四,也是最后一点,现在孩子们参与调查前,越来越强调要征得其父母的知情同意,这也意味着有一部分孩子将无法参加调查,另外有证据表明,那些来自社会较底层家庭的孩子更易患龋齿。

### 变化趋势

从全球范围来看,12岁年龄段龋齿的全球平均患病率从1980年的2.43(Leclercq et al.,1987)下降至2011年的1.67(Natarajan,2011)。大多数高收入国家的口腔卫生状况得到了极大的改善。比如瑞士苏黎世州12岁年龄段DMFT平均值就有明显的下降,从1964年的8.1减小为2009年的0.8(CAPP,2014b)。在欧洲如克罗地亚和塞尔维亚龋齿患病率最高(CAPP,2014b)。

世界上，一些极其贫穷的国家，尤其是非洲地区，其龋齿情况相对无明显变化，这可能是由于没能继续开展流行病学调查导致的。但是，一些中等收入的国家龋齿的患病率反而有所增加。美国地区 DMFT 平均指数最高，其中美国中部和南部最为显著（CAPP，2014d）。

21 世纪，人们发现氟化物可以作为预防龋齿的有效防御措施，来对抗膳食中糖分造成的威胁，被视为公共卫生的一大成就（疾病控制和预防中心，2013）。近年来龋齿不仅在如美国和英国等高收入国家的儿童中流行，还逐渐转向一些较不发达地区，并且所累及的年龄段有所增大。尽管弱势群体总是承受着更多的疾患（US Surgeon General，2000），但全球数据显示世界上几乎每个人在人生的不同阶段都会经历龋患。在菲律宾一项针对 11～12 岁年龄段的有代表性的调查显示，东南亚地区龋齿患病水平与体重指数显著相关，特别是"牙源性感染"与低于正常值的 BMI 有相关性（Benzian et al.，2011a）。

### 龋齿的危险因素

龋齿的危险因素包括：①社会因素，低收入、低教育程度和社会剥夺。②行为因素，高糖饮食、缺乏氟化物的定期维护以及菌斑清除不良。饮食是行为方面中最主要的危险因素，也是许多其他非传染性疾病的共同危险因素，包括肥胖、代谢综合征和心血管疾病。

### 关于龋齿的有趣现象

- Sheiham 和 Sabbah 在 2010 年提出在制订恒牙龋齿计划时建议参考龋齿的一般模式——患病率、发病率、频数分布和进展率，如下所示。
  - 龋齿的水平符合趋势图线的走向，因此当我们知道了一个年龄段的龋患水平，就可以通过查看该队列的趋势线来预测随年龄增长龋患水平的变化。
  - 一个群组的龋齿分布符合以下特点：当 DMFT 平均值增加时，无龋人数所占比例则下降，而龋齿分布的范围则变宽。
  - DMFT 均值和 DMFS 均值之间符合一定的数学关系。
  - 龋齿的易感性在牙齿的不同类型和不同部位上呈现出不同的等级；对于给定的 DMFT 或 DMFS，龋齿在口内不同牙齿之间遵循一定的模式。
  - 对于个体或群体来说，DMFT 均值的变化并不是线性的，而是阶梯状的；部分组牙或牙

齿位点对龋齿有着相似的抵抗力。
  - 随着 DMFT 均值的降低，随后进入龋齿增长的爆发期，同时釉质龋的进展减慢。
- 在大多数高收入国家，龋齿的发生与社会剥夺有关（Harris et al.，2004；Pitts and Harker，2004）。
- 儿童龋齿已被证明与母亲患龋的情况相关（Pitts and Harker，2004）。
- 在龋齿控制中，需要着重关注的是一些本来无龋的儿童如果变为多发龋齿（Batchelor and Sheiham，2002，2006），此后采用高风险策略预防龋齿时将面临更大的挑战。
- 有部分证据表明儿童早期龋与压力有关（Boyce et al.，2010）。这种社会心理的趋同性与应激相关的生物学过程共同作用促进了龋齿相关细菌的生长，增加发育中牙齿的物理脆弱性，使之更易患龋。
- 老年人逐渐变得对龋齿更加敏感，包括根面龋（Thomson，2004）。
- 养老院中的老年人龋齿患病水平较相同年龄、性别的社区团体中的老年人更高（Steele et al.，1998）。
- 良好的社会关系在老年时期非常重要。在瑞典国王岛老年人口腔卫生研究（KEOHS）中有一部分是对生活在社区环境中的非无牙颌的老年人展开调查，结果显示：老年人个体之间的社交关系与他们的口腔卫生状态相关。一直独居以及最近 7 年开始独居的老年人相较于一直与人合居者，其牙齿发生龋损的可能性更高；另外，那些在社交中格格不入的老年人相较于人际关系良好的人，其患根面龋的概率更高一些（Avlund et al.，2003）。
- 龋齿在童年和青春期之后仍然十分重要，一直被视为成年人的疾病之一，其患病率随着时间的推移相对恒定（Broadbent et al.，2013）。

### 迎接挑战——我们应该做些什么

首先应当避免仅采取一些单一和简单的方法去了解龋齿。作为口腔科专业人士，我们应该意识到影响口腔卫生的因素十分广泛，如社会心理因素、环境因素和生物学因素，它们共同作用产生了影响龋齿的可改变以及不可改变的危险因素。我们对龋齿的管理方法也发生了转变，从单纯的行为方式管理到现在针对影响健康的更为广泛的因素进行管理，这些一般都是可改变的危险因素。包括：

- 适当支持针对糖类的干预行为，来降低社会中

糖类的消费。

- 支持社区干预,如倡议健康校园等活动。
- 引导并支持氟化物在水、牙膏、清漆等中的应用。
- 确保准确评估龋齿的患病率,使用 ICDAS 作为工具引导龋齿的管理和控制。
- 在治疗患者期间评估龋齿的危险因素,指导患者降低患龋风险。

框 2-9 列出了所建议的目标。

---

**框 2-9 龋齿的全球目标**

- 增加关键年龄段无龋齿儿童的比例:特别是 5/6 岁和 12 岁
- 减少关键年龄段中龋齿情况的平均水平
- 减少龋齿情况分布的不平等性
- 减少龋齿的危险因素,例如降低糖类的消费和合理应用氟化物

改编自 Hobdell 等,2003a

---

## 牙周病

牙周病是一种流行度极高的疾病,影响了世界人口的 90%(Pihlstrom, Michalowicz and Johnson, 2005)。Hughes 估算在过去的 10 年里牙周病的流行性有显著的增长,像"新型龋齿"一般,成了口腔行业一大挑战(Hughes, 2014)。Dunedin 在研究中发现"牙周炎起始于成年早期,并且随着年龄的增长而不断加速,吸烟会更加促进牙周病的进展"(Thomson et al., 2013)。牙周病有许多不同的症状,1999 年 Armitage 分类如下。

- 牙龈疾病:菌斑性以及非菌斑性龈炎。
- 慢性牙周炎:对世界上大部分人口来说,牙周炎最常见的症状是附着丧失和牙齿脱落。
- 侵袭性牙周炎:患者一般健康,表现进行性破坏,并且有家族聚集性。
- 牙龈炎是全身性疾病的一种表现。
- 坏死性牙周病。
- 牙周脓肿。
- 牙周牙髓联合病变。
- 发育性或获得性畸形和病症。

牙龈炎是牙周病发展进程中最轻微的阶段,具有可逆性,是由积聚在牙龈周围牙面上的生物膜引起的,但还未影响到龈下组织,尚可及时治疗。与之相反的是,牙周病会导致附着组织和牙槽骨的丧失,是造成成年人牙齿脱落的原因(Pihlstrom, Michalowicz and Johnson, 2005)。

目前临床上已经发展出一套评估牙周病程度的指标,包括:出血、牙周袋深度、附着丧失、牙齿松动度和牙菌斑分度(表 2-3)。目前尚未有哪一种评分被广泛运用,而且当前使用的指标多样但缺少一致性,这使得不同评分之间的对比没有意义。

部分口述记录的方法通常用于流行病学;然而这种方法势在引导调查者能够更好地了解疾病,当回顾分析流行病学调查结果时便于抓住关键点。牙周流行病学数据库是国家区域概况分析的一部分(CAPP, 2014e)。令人震惊的地方在于数据库中大部分数据并不是当代的。不管原因如何,不可否认目前还存在着一些问题,比如调查人员并不重视口腔卫生数据的收集,开展的调查中有些并不能代表全国的情况,以及有些收集到的数据并未上报给 WHO。因此,我们应当努力保障充足的资源供给,使得国家检测能够保持定期更新。

### 问题的严重性

牙龈炎是世界上最常见的牙周病症,累及全球人口的 4/5(Pihlstrom, Michalowicz and Johnson, 2005)。并且越来越多的证据表明,一些重度牙周病开始出现在 34～44 岁的人群中,人数达到 5%～20%(WHO, 2012);而在英国境内,这个比例为 10%～15%。重症牙周病一般只出现在一些具有异常易感性的成年人群中(Genco and Borgnakke, 2000)。

GBD 研究在 2011 年将重度牙周病评定为世界第六大流行性疾病(Vos et al., 2012; Marcenes et al., 2013)。GBD 研究中列出了重度牙周病的三条定义。

- 社区牙周指数达到 4 mm。
- 临床附着丧失超过 6 mm。
- 龈沟袋深度大于 5 mm。

自 1990 年,受重度牙周炎影响,伤残调整生命年增加,主要是由人口增长和老龄化造成的(Murray et al., 2012)。

英国的一项全国性调查深入地总结了牙周病的概况和流行趋势(The Information Centre for Health and Social Care, 2011a, 2011f)。牙周病的检测项目有探针出血、牙结石和牙周袋深度。对 55 岁及以上的人群,还需要记录附着丧失(LOA)。以上这些发现概括了高收入国家牙周病的流行模式,这些国家的人们大多会定期或偶尔前往医疗结构进行护理(The Information Centre for Health and Social Care, 2011a, 2011f),其流行模式如下所示。

- 只有 17% 的成年人牙周健康良好,无任何牙龈出血、牙结石、≥4 mm 的牙周袋或≥4 mm 的附着丧失。

- 大部分成年人均有牙周疾病,一般处于较低或中等水平。
- 54%的人牙龈有探针出血。
- 45%的人附着丧失≥4 mm,且随着年龄的增长而加重。
- 37%的人患有轻度牙周病,即指牙周袋深 4～5.5 mm。
- 8%的人牙周袋深度≥6 mm,1%的人牙周袋深度≥9 mm。
- 附着丧失是永久性损伤的体现,导致牙龈退缩。55 岁以上的成年人中,66%的人附着丧失≥4 mm,21%的人附着丧失≥6 mm,4%的人附着丧失≥9 mm。
- 牙周健康与定期的口腔护理和规律的刷牙习惯(每天 2 次或以上)呈正相关。
- 牙周健康与吸烟呈负相关。
- 女性牙周健康普遍优于男性。
- 明显的社会阶层差别只体现在中、重度牙周炎。

进一步分析显示牙周病与生活治疗相关,不依赖于社会人口特征和口内的其他症状(Bernabé and Marcenes, 2010)。

2003 年英国儿童口腔卫生调查显示,过半数(52%)的 15 岁儿童有牙周炎症,而 63%有牙菌斑存在(White and Lader, 2004)。针对牙龈健康的调查指标包括牙菌斑和牙结石。研究结果表明,当前牙龈炎、牙菌斑和牙结石的水平要高于 10 年前,并且有证据表明这种改变与社会变化有关。

让我们将关注点从横向研究转移到纵向研究,以新西兰的"达尼丁研究"为例,其结果如下。

- 牙周炎开始于成年人早期,随着年龄的增长而逐渐加重,吸烟尤其能加速其发展进程(Thomson et al., 2007)。
- 年轻成人长期吸烟有害于牙周健康,但有时候戒烟会导致"戒断反应",反而会相对加速牙周组织的破坏(Thomson et al., 2007)。
- 三四十岁的成年人因龋齿以及修复体影响有时会出现特定部位的牙周组织附着丧失(Thomson et al., 2013)。

### 牙周病的危险因素

牙菌斑是牙周病的危险因素,其他还有烟草、全身感染、应激、遗传性疾病等,还有一些促进菌斑堆积的局部因素(Petersen and Ogawa, 2012)。局部因素包括结石、错位牙、局部义齿以及充填体悬突。

吸烟是最典型的危险因素,与牙龈病的发展有一定相关性。此外,吸烟会降低治疗成功的概率。女孩

或女性的激素变化会使得牙龈更加敏感,牙龈炎症更容易进展。糖尿病患者继发感染的风险较高,比如牙龈炎。癌症、AIDS 等及其治疗方法亦不利于牙龈的健康。

有些人在牙周方面具有遗传易感性,表现为较一般人更容易罹患重度的牙龈疾病。牙周组织与全身系统性疾病之间的关系也是人们日益重视的研究方向,目前两者的相关性已经得到了较好的确认(Petersen and Ogawa, 2005; Kinane and Bouchard, 2008; Petersen and Ogawa, 2012)。此外,一些药物的副作用也会增加牙周患病的风险,如药物直接作用于牙龈组织导致异常增生或是减少唾液量而间接影响了牙周健康。

研究结果中值得注意的是,35～44 岁年龄段人群中牙周炎患病率的差异约 50%与社会经济状态有关;改变行为模式和生活方式是改善个人健康状态的预防策略,也是唯一的方法(Hobdell et al., 2003b)。

"达尼丁研究"相关结果表明牙周病的发生与修复体有关。例如,在 26 岁之前,因龋齿而缺损或是修复治疗后的牙面更容易发生严重的附着丧失,该处出现≥3 mm 附着丧失的概率是无牙体缺损时的 2 倍(Broadbent et al., 2006)。而 26 岁以上的人群中,情况与之相似(Broadbent et al., 2006)。

### 关于牙周病的有趣现象

目前相关流行病学研究结果一致证实并强调,牙周病与全身性疾病如心血管疾病具有相关性;然而截至目前尚未有有力证据表明,牙周病的预防性维护和治疗性干预有利于全身性疾病(Kinane and Bouchard, 2008)。

### 面对挑战——我们应该做些什么

方法:世界卫生组织一直致力于新型牙周疾病检测方法的研究。目前的研究结果还比较薄弱,需要更加深入的探讨——牙周病作为一项口腔健康问题是否严重到值得花费大量时间、财力去进行检测,除此之外还有牙周病的预防该怎么做(Petersen and Ogawa, 2005)。考虑到牙周病的治疗费用,我们有理由这么做。队列研究有助于我们从不同方面更好地了解这种疾病,比如牙周病的发展进程、与其他系统性疾病之间的关系、基础发病机制以及干预机制等。

口腔科医生:对口腔科医生来说,进行彻底的口腔检查十分重要,包括牙周大表的记录。患者最好能够在牙周疾病发展的早期意识到自己的牙周健康状况,并且在医生的帮助下进行牙周维护(Public Health England et al., 2017)。

### 牙周病的全球目标

框 2-10 列出了牙周病的全球目标。

---

**框 2-10　牙周病的全球目标**

- 减少成年人牙周病患者平均失牙数
- 减少坏死性牙周病的患病率
- 降低牙龈健康的成人和儿童中牙周炎的患病率
- 减少牙周病的危险因素,如吸烟和不良的口腔卫生

改编自 Hobdell 等,2003a

---

# 牙齿磨耗

牙齿磨耗或牙齿表面缺损(TSL),即非龋源性的牙体组织缺失,它包括牙齿磨耗、牙齿磨损、牙齿酸蚀和缺损(Bartlett and Dugmore,2008)。近年来牙齿磨损成为越来越被人们重视的口腔健康问题,特别是病理性磨损。这是一种增龄性变化,包括物理性(例如刷牙)、化学性(例如饮食中的酸性物质和胃食管反流)以及机械性(例如对颌牙的咀嚼接触)因素各自或三者联合造成的牙齿硬组织磨损。因为指数的范围和检测方法的限制使得牙齿磨耗的患病率很难评估,这些方法一部分用于临床或流行病学研究,另外一些用于实验室的研究(Bardsley,2008)。牙齿酸蚀症与碳酸饮料的摄入有关,其患病率在许多国家都有所增加。Bartlett,Phillips 和 Smith 在 1999 年的研究中提出相对于北美,欧洲的一些国家对牙齿磨耗显得更加重视,其中酸蚀是最常见的病因。

英国针对牙齿磨耗开展了全国性的横断面研究,对收集到的数据进行分析,结论如下。英国(不包括苏格兰)成年人中累及牙本质的牙齿磨耗患病率很高,其中超过 77% 的成年人患有前牙的磨耗(The Information Centre for Health and Social Care,2011f)。总体而言,中度磨耗占 15%,重度磨耗占 2%。75～84 岁年龄段的人群中,几乎半数(44%)表现为中度磨耗;然而尽管年老,但重度牙齿磨耗人数仅占 6%(The Information Centre for Health and Social Care,2011f)。如果年轻人患牙齿磨耗,那将成为后期天然牙保存的潜在威胁;然而,对于非龋齿易患体质的成年人来说,牙齿磨耗主要是增龄性变化的表现特征。年轻成人中重度的牙齿磨耗是临床上的一大问题,需要尽早检测和治疗。经过多年对牙齿磨耗发展趋势的检测,结果表明老年人牙齿磨耗的水平同1998 年早期的调查无明显差别(White et al.,2010)。

对 1998—2009 年英国的牙齿磨耗情况进行分析,可以得出大概的发展趋势。其中 45 岁以下的成年人中度牙齿磨耗增长得最多。相较于每天刷牙 2 次或以上的成年人,刷牙少于 2 次者牙齿磨耗程度更重。牙齿磨耗的程度与个人健康行为有关:不常寻求口腔护理的成年人(指距离上次就医时隔≥5 年)更容易罹患牙齿磨耗(White et al.,2011)。

2003 年针对英国儿童开展的最后一次全国性调查显示,TSL 更好发于切牙舌面,颊面相对较少(Chadwick and Pendry,2004),其余结果如下。

- 5 岁儿童中,20% 的人有乳切牙颊面的 TSL,其中 2% 的牙面缺损累及牙本质或牙髓。
- 53% 的儿童有乳切牙舌面的 TSL;其中 22% 从舌面或切端累及牙本质或牙髓。
- 15 岁儿童的乳切牙中 14% 有颊面 TSL,33% 有舌面 TSL。
- 第一恒磨牙合面的 TSL 随着年龄的增长而加重,15 岁时 2% 的儿童有合面的 TSL;4% 累及牙本质,并且下磨牙较上磨牙更容易发生磨耗。

Kreulen 等于 2010 年对儿童和青少年牙齿磨耗患病率进行系统性回顾,结果表明 0～7 岁的儿童乳牙磨耗累及牙本质的患病率为 0～82%;回归性分析显示年龄与磨耗程度呈相关性。且随着年龄的增长乳牙磨耗导致牙本质暴露的患病率逐渐上升(Kreulen et al.,2010)。大多数研究显示恒牙较少有牙本质暴露,只有少数报道表明牙本质暴露的患病率较高,为0～54%;目前尚未有证据证明,18 岁以下的青少年恒牙磨耗随年龄的增大而增长(Kreulen et al.,2010)。

## 危险因素

牙齿酸蚀症的病因包括内源性酸(胃食管反流)和外源性酸,如酸性食物和饮料的摄入。

## 面对挑战——我们该做些什么

有些牙齿磨耗是增龄性的自然变化。一旦出现了病理性磨耗的迹象,那就有必要分析并检测出存在的危险因素,避免更加严重的磨耗的发生。牙齿磨耗对个人的影响有时候可能是毁灭性的,可导致牙齿敏感或者牙齿缺失。因此定期进行口腔检查非常重要,尽量做到早发现,危险管控,从而最大限度减小牙齿脱落的风险。

## 牙面缺损的有趣现象

正常的磨耗是与年龄相关的,而病理性磨耗则不然(Bartlett and Dugmore,2008)。有一些证据表明,可以通过如窝沟封闭等预防措施保护牙面,控制牙齿磨耗的发生发展(Bartlett et al.,2011)。

### 口腔卫生全球目标

由于牙齿磨耗尚未被公认为公众口腔卫生问题，因此目前尚无相关的全球目标。

## 牙颌畸形

英国有一项重要的评估工作即检查儿童和青少年是否需要正畸治疗（Brook and Shaw, 1989）。根据索引，这项检查分为两个部分：一个是临床医生根据正常的标准进行判断是否需要治疗，另外一个是美观需求，患者通过 10 张照片结合个人审美关注点进行分级。这项内容是 1993 年和 2003 年英国全国性儿童口腔健康调查的一个组成部分。

### 问题的严重性

英国口腔卫生调查为我们提供了民众正畸需求的概况，结果显示 35% 的 12 岁儿童急需正畸治疗的介入，且男女情况相似（Chestnutt et al., 2006）。15 岁年龄组中，21% 的孩子确定需要正畸治疗，然而男女生之间存在差异，男生（24%）中有正畸需求的人数比例高于女生（19%）。15 岁以上的年龄组中约 31% 的人已经接受了正畸治疗。总体上来看，约 1/3（32%）的人有过正畸经历。尽管不同社会阶层间正畸治疗需要没有明显差别，但到了 15 岁其中的不平等性就得以体现了。那些 15 岁就辍学的孩子其接受正畸治疗的概率小于学校中其他的同龄人群（10%：15%），但前者对治疗的个人需求意识较强（24%：20%）。

在美国有证据表明，正畸需求的水平与年龄、性别、社会阶层以及种族显著相关，12 岁以下的儿童中 17.2% 的人有明确的正畸需求（Christopherson, Briskie and Inglehart, 2009）。尽管报道显示白种人儿童正畸需求高于黑种人儿童，但两者相比较后者对自己的笑容往往不那么满意，更加迫切地想要通过托槽进行矫正（Christopherson, Briskie and Inglehart, 2009）。

而印度一项针对 12 岁儿童的调查则给出了非常不同的发现。根据世界卫生组织制定的标准评估儿童正畸需要，结果显示达到非常或极其需要治疗程度的儿童人数仅占 5% 左右，与美国相比这个数值非常低（Singh et al., 2011）。

### 影响正畸需求的危险因素

大多数的正畸需要是由基因遗传决定的。本质上来讲，吮吸奶嘴或吮指的习惯都会增加正畸需求，并且增加后牙反𬌗的风险。

### 关于牙颌畸形的有趣现象

一些证据表明不同人种之间正畸需求存在差异（Proffit et al., 1998；Singh et al., 2011）。

一些证据表明，对于接受过或正在进行正畸治疗的年轻人来说，治疗虽然与咬合相关但几乎对其日常生活没有影响，且会使人们的生活质量更上一层楼（Bernabe et al., 2008）。

在英国无论通过医保还是自费方式进行正畸治疗，得到的咬合和社会心理结果差别并不大，尽管年轻人通过医保治疗时结果可能不尽如人意（King et al., 2012）。

### 口腔卫生全球目标

框 2-11 列出了建议达到的口腔卫生全球目标。

| 框 2-11　正畸全球的目标 |
| --- |
| ● 加大重度错𬌗畸形检测和管理力度<br>● 减少正畸护理的不平等现象<br>改编自 Hobdel 等，2003a |

## 口腔癌

口腔癌是一种全球性的公共健康问题。位列影响人类健康的世界十大最常见癌症之一。口腔癌一般采用国际疾病分类（ICD10），被记录为 C00～C08，然而有些研究中使用的代码稍有不同，因此在比较不同研究及其数据时需要格外注意。口腔癌数据通过 WHO 收录在国际癌症研究机构中。

每年美国境内诊断出新发的口腔和口咽癌病例超过 30 000 例，其中死亡人数超过 8 000 人（http://www.cdc.gov/oralhealth/oral_cancer/index.htm）。

### 疾病的严重性

世界各地口腔癌的发病率各不相同。在亚洲中南部的一些国家（如印度），口腔癌发病率的年龄准化率为每 100 000 人中 12.5 人患病（即 0.125‰）。然而并非所有国家均有准确的口腔癌数据记录，这意味着目前得到的发病率低于实际水平，我们实则面临着更大的挑战。通常，在许多国家口腔癌均多发于男性，且与吸烟有关。另外社会内部的发病率存在显著的不平等现象；例如在美国，白种人和黑种人之间有着巨大的差异。更多信息敬请访问"Cancer Today"（http://gco.iarc.fr/today/home）。

### 口腔癌的危险因素

大多数头颈部癌症的危险因素包括烟草（Parkin,

2011a)、酒精(Parkin，2011b)、人乳头瘤病毒(Parkin，2011c)以及不良饮食习惯等(缺乏维生素C)(Parkin and Boyd，2011)。人口统计学方面危险因素有增长的年龄、男性以及较低的社会经济地位(Conway et al.，2010a，2010b)。有确凿证据表明，烟草与酒精这两种可改变的危险因素共同作用时显著增加了口腔癌的罹患风险。另外亦有证据表明，东南亚嚼烟和咀嚼槟榔也是口腔癌的主要危险因素，是包含了槟榔叶、石灰、槟榔和烟草多种成分的混合物。其他形式的无烟型烟草也是口腔癌的危险因素，如马萨拉嚼烟、咖特和口含烟。还有水烟，如阿拉伯水烟(shisha)，逐渐成为世界公认的口腔癌危险因素(WHO，2005；Jackson and Aveyard，2008)。

人乳头瘤病毒是一种新出现的危险因素，与口交有关，导致了口咽癌的发生率增加。饮食中维生素缺乏也是一个诱因。危险因素通常更加流行且有聚集性，在较低的社会经济群体中，人们常常会拖延就医时间延误治疗时机，因此多伴有并发症的出现。

### 关于口腔癌的有趣现象

Johnson等人曾出版过一部关于不平等现象的著作，可供有兴趣者阅读(2011)。其中风险因素如下所示。

- 英国影响癌症发生的主要危险因素很多，有生活方式、饮食和环境三大类，具体包括烟草、酒精、饮食的四要素(肉类、果蔬、膳食纤维和盐分的摄入)、超重、缺乏体育锻炼、职业、感染、辐射(电离和太阳能)、激素的使用和生育史(母乳喂养)等(Parkin et al.，2011)。
- 上消化道(包括口咽)恶性肿瘤中73%可归因于烟草和酒精的摄入(Anantharaman et al.，2011)。
- 值得注意的是，高收入国家一般有烟草管控，因此烟草公司多瞄准低收入国家进行销售(WHO，2011)。
- 随着全球化的发展，有证据表明，生活在伦敦的东南亚少数民族口腔癌患病率较高(Tataru et al.，2017)。

### 面对挑战——我们该做些什么

口腔癌和日益增多的口咽癌是我们目前所面临的最大的公共卫生方面挑战。口腔卫生的全球目标强调通过制订抗癌(口咽癌)战略降低癌症患病率、提高生存率的重要性。随着早期发现和快速检测技术的成熟，我们将危险因素的暴露最小化，同时开通多学科会诊的权限(Hobdell et al.，2003)。鉴于口腔癌有着社会心理的不良影响且长期预后往往不佳，因此医疗的重点必须放在预防上，降低可改变的危险因素。

口腔癌的治疗包括以下一种或多种方法：手术、放疗和化疗，具体方法取决于疾病当前所处的阶段。癌症的5年生存率与许多其他结果相比仍然很低，但随着早期检测的发展而逐渐改善。不幸的是，许多高危人群前来就诊时即已经处于疾病中晚期，预后往往较差。

口腔癌对身心健康有着极大的影响，主要归因于其对进食、说话以及社交等能力的影响。因此若想改善癌症患者的口腔健康和身心健康，那么预防至关重要。

### 口腔卫生的全球目标

口腔癌的全球目标如框2-12所示。

---

**框2-12　口腔癌的全球目标**

- 降低口腔癌患病率
- 增加早期检查
- 减少危险因素，如各种类型的烟草和酒精，加强营养
- 增加多学科治疗
- 提高生存率

改编自 Hobdell et al.，2003a

---

## 牙外伤

牙外伤因治疗成本高且影响生活幸福感而被列为公共卫生问题之一。外伤可造成任何形式的牙齿折裂，如牙脱位或撕裂，还有一些更加严重的创伤，后者往往处于治疗的低优先级。

### 问题的严重性

在一些高收入国家，综合性口腔卫生调查中有关于牙外伤患病率的记录。比如英国一项全国性的学龄儿童调查显示，12岁儿童中有11%以及15岁儿童中有13%的孩子前牙曾受过外伤(Nuttall et al.，2006)。然而这些数据并不足以代表全部，因为部分以替牙为结局的牙外伤病例并未包括在其中。牙外伤的发生随着年龄的增长而增加，且更多发于男孩。有趣的是，之前的调查结果显示牙外伤的患病率有所下降，15岁青少年中切牙外伤的患病率由1993年的14.7‰下降至2003年的5.9‰，这在某种意义上是一个好消息(Nuttall et al.，2006)。这一变化与加强防

护措施有关,例如在进行接触性体育项目时佩戴保护牙托;然而从公共卫生角度来看,现今大多数儿童和青少年均处于久坐的生活状态以及肥胖水平的提高,这在一定程度上减少了由于常规体育锻炼或是在操场上进行一些接触性体育运动时所造成的牙外伤。有趣的是,英国一项调查显示,73%～82% 外伤后的切牙处于未治疗状态,其中还包括牙本质暴露的情况(Nuttall et al.,2006)。

### 牙外伤的危险因素

牙外伤一般好发于接触性体育运动、跌落、事故或暴力事件中;覆盖大的个体前牙外伤的风险更高。牙齿的事故可能对幸福感和生活质量有着较大的影响,显然,严重的创伤有时会导致牙齿的撕脱(Viegas et al.,2014)。

### 面对挑战——我们该做些什么

预防措施包括:参加接触性体育运动时佩戴保护性牙托,对于覆盖较大的儿童和年轻人可以进行适当的正畸治疗。对于口腔科医生而言最重要的是关注儿童和年轻人的社交史,为涉及接触性体育运动的人群提供高质量的牙托进行防护。然而不管怎么样,我们不能阻止儿童进行体育运动,适当的运动有利于孩子的全身健康。实际上,除非确保每一位参与者能够佩戴保护牙托,否则随着运动和锻炼的水平提高,牙外伤的发生率也会随之增加。

### 牙外伤的全球目标

框 2-13 列出了牙外伤的全球目标。

---

框 2-13　牙外伤的全球目标

- 增加中重度牙外伤的早期处理
- 保障相关教育以及医护人员的培训,使之有能力诊断牙外伤并提供急诊处理

改编自 Hobdell et al.,2003a

---

## 坏疽性口炎

坏疽性口炎,又称走马疳,是世界四大感染性口腔疾病之一,被认定为严重的公共卫生问题(Challacombe et al.,2011)。坏疽性口炎是一种严重的腐败性病症,由营养不良、感染以及免疫力低下三者间复杂的相互作用而产生(Enwonwu,Falkler and Phillips,2006;Baratti-Mayer et al.,2013)。近期的研究发现,HIV 感染会引起坏疽性口炎的患病率增加。坏疽性口炎会在数天内破坏面部外形,软硬组织皆为攻击靶点。

### 坏疽性口炎的危险因素

在坏疽性口炎发生前,患者常常罹患有麻疹、疟疾、严重腹泻或坏死性溃疡性龈炎。关于这种疾病还有许多情况需要进一步调查研究,例如为何这种疾病常多发于临床医生稀少、研究员缺乏且卫生服务信息不易获取的地区。坏疽性口炎多从急性坏死性牙龈炎开始。尤其易累及幼年儿童,由于疾病造成可怕的面部畸形患儿常常隐藏起来,因此目前这种疾病的规模尚不确定。

### 疾病的严重性

坏疽性口炎最多发生于非洲撒哈拉以南,也常发生于亚洲最贫穷的地区以及南美洲。若不及时治疗,它通常是致命的。与本章前面概述的疾病相比,坏疽性口炎的患病率没有那么高(Beaglehole et al.,2009),然而它却是累及口腔最严重的疾病之一。医院的相关数据显示,每年有大约 14 万例患者罹患坏疽性口炎,然而实际人数应该大大多于报道的人数(Beaglehole et al.,2009)。WHO 数据显示,3～5 岁的坏疽性口炎患者中有 90% 因未及时治疗而死亡。那些存活下来的患者也必将生活在永久性的畸形和残疾中。因此对社区工作者的训练非常重要,使其能够准确判断疾病,早期应用抗生素,增加生存率,减少重大缺陷的风险。这种现象明显提醒着人们全球卫生不平等现象的存在,另外最重要的是,我们应该掌握影响健康的更为广泛的决定因素,从而做好预防措施。

### 面对挑战——我们应该做些什么

Challacombe 等人清晰地列出了当前口腔行业在研究中所面临的挑战(2011)。预防措施必须包括消除贫困和营养不良,这些超出了口腔行业的职业范围。最近有研究揭示了坏疽性口炎的病原体与牙周病有相关性,另外调查提出母亲良好的口腔卫生教育有助于预防坏疽性口炎的发生(Baratti-Mayer et al.,2013;Mullan,2013)。对于存活的患儿,若有条件开展专科治疗,可以通过颌面部的手术重建面容。全球有数家工作机构接收这类专业挑战并且为之寻求专业人员的支持。

### 坏疽性口炎的全球目标

框 2-14 中列出了坏疽性口炎的全球目标。

---

**框 2-14　坏疽性口炎的全球目标**

- 增加坏疽性口炎的早期检测和治疗
- 减少坏疽性口炎的危险因素,如营养不良、口腔卫生差和免疫力低下
- 改善医护人员关于坏疽性口炎管控的相关培训

改编自 Hobdell et al.，2003a

---

## HIV/AIDS

HIV/AIDS 的口腔症状对人们的生活质量影响重大。其在口腔中的症状分为三大类,包含七项红色病损(口腔念珠菌病、毛状白斑、卡波西肉瘤、线性牙龈红斑、坏死性溃疡性牙龈炎、坏死性溃疡性牙周炎以及非霍奇金淋巴瘤)均与 HIV 感染强烈相关(Coogan, Greenspan and Challacombe, 2005)。其他相关的症状还包括非典型溃疡,唾液腺疾病,病毒感染性疾病如巨细胞病毒(CMV)、单纯疱疹病毒(HSV)、人乳头瘤病毒(HPV)和带状疱疹病毒(HZV),甚至弥漫性骨髓炎和鳞状细胞癌(Leao et al.，2009)。

### 问题的严重性

HIV/AIDS 一直以来受到 WHO 的密切监测。当前数据显示,全球共有超过 3 500 万人为 HIV 携带者;2013 年新感染人数达 210 万,死亡人数为 150 万人,其中 13% 为儿童(WHO, 2014a)。全球大多数(71%)HIV 基金用于撒哈拉以南的非洲地区(WHO, 2014b)。

一些证据表明,AIDS 的口腔症状发生频率受多种因素的影响,如社会经济、文化背景、家庭结构以及收入,这些因素影响人们对于 AIDS 相关信息的关注,也影响着患者是否能够坚持治疗(Grando et al.，2003)。AIDS 的口腔表现很特别,可用于明确诊断,因此口腔科医生在 AIDS 的检出中扮演着重要的角色(Challacombe et al.，2011)。

### HIV/AIDS 的危险因素

危险因素包括无保护性行为和静脉注射药物的滥用,另外对儿童来说还有母婴传播。

### 面对挑战,我们应当如何做

最显著的挑战,主要包括感染发病率和疾病控制管理的不均衡。全球感染分布并不均衡,相对于撒哈拉以南的非洲地区,美洲和西欧患者可获得更好的治疗。现今越来越需要防止疾病的传播、对疾病进行早期诊断、行抗逆转录病毒治疗,该治疗可帮助 HIV/AIDS

转变为慢性的可控的疾病(Iyidogan and Anderson，2014)。

### HIV/AIDS 的全球目标

框 2-15 列出了建议目标。

---

**框 2-15　HIV 感染的口腔表现的全球目标**

- 降低 HIV 患者发生口腔机会感染的概率
- 在人群中提升 HIV 的早期诊断和疾病管理

改编自 Hobdell et al.，2003a

---

## 唇裂和(或)腭裂(CL&P)

### 问题的严重性

唇腭裂是颌面发育畸形中发病率最高的疾病,新生儿发病率在 1/700(Mossey et al.，2011)。在不同的地域、种族和社会经济状况中,其发病率并不相同,同时患儿获得的治疗及治疗质量也不尽相同(Mossey et al.，2011)。目前建立了颅颌面畸形国际数据库(International Database on Craniofacial Anomalies, ICDFA),监测疾病的发病率、疾病危险因素以及相关有效研究,以期提示可能的干预方法(Mossey, 2007)。数据库收集了欧洲、美国及世界其他区域的数据(Mostroiacovo et al.，2011)。目前,有 62 个注册机构每年为数据库新增 2 000 000 个新生儿病例,并为数据库提供该疾病或疾病相关综合征或其他相关畸形的研究数据和类型(Mossey, 2007)。目前未能获得非洲、亚洲及东亚某些区域的数据。唇裂发病率是 3.28/10 000,唇腭裂的发病率是 6.64/10 000(IPDTOC Working Group, 2011)。具有严重临床表征的唇裂或唇腭裂病例,往往与伴发其他综合征相关(Mostroiacovo et al.，2011)。

### 唇腭裂的危险因素

危险因素包括母体孕期吸烟,母体孕期饮酒史,母体由于患有糖尿病、肥胖症或过度消瘦而造成代谢和营养异常(Mossey et al.，2011)。其他可能的危险因素还包括维生素或叶酸的缺乏,以及某些特定营养元素如锌和维生素 $B_2$ 的缺乏。

### 面对挑战,我们应当如何做

Mossey 等研究者明确指出了其临床挑战在于疾病治疗质量的不均衡。相关手术修复费用高,未满足或部分满足的社会成本高(Mossey et al.，2011)。低收入国家的患者通常年纪较大后才接受治疗。

### 关于唇腭裂一些有趣的事实

互联网上有大量的资源可以帮助到唇腭裂患者及其家庭,同时也应鼓励临床医生及医疗卫生团体为他们提供更多的帮助。参加网站:http://www.clapa.com/以及http://www.nhs.uk/conditions/Cleft-lip-and-palate/Pages/Introduction.aspx。

## 口腔健康以及全身健康

全身健康与口腔健康的联系越来越密切,有研究证实口腔健康问题与早产、心脑血管疾病、糖尿病、吸入性肺炎和骨质疏松的发生相关(Peterson and Ogawa,2012)。这提示我们健康和群体疾病的发生与更多的因素相关。需要强调的是,这些因素和疾病的关系并不是病因和结果的关系,但也提示我们认识到人体是一个整体,这也是未来研究的重点方向。

### 人群的多样性:不同年龄段的影响因素

这部分讨论了人群不同年龄段对口腔健康的需求,发达国家相关的数据更丰富,可以更好地描绘国家健康事业的概貌。

#### 儿童和青少年

近年来西方以及高收入国家,儿童的口腔健康状况已大大改善,大龄儿童以及青少年的恒牙健康也在改善中。近几十年口腔健康状况的提升是令人瞩目的,这多归功于多种途径应用氟化物,比如饮水以及补牙材料的氟化。在一些儿童口腔健康较差的国家中,比如苏格兰,已经开始进行全国范围的调研,以获得资金和政策决策者的支持,从而开展全国范围的公共卫生服务。Childsmile(NHS Scotland,2014)正密切评估制订健康规划时间表,包括刷牙、氟化牙膏的应用、增加幼儿园和学前班儿童的口腔科就诊频率。

虽然口腔健康得到很大的提升,但需要注意的是,不同国家及地区之间仍存在不均衡。不幸的是,人口数量最多的国家,其计划性的口腔健康服务是最少的,因此其口腔健康也更糟糕(Mejia et al.,2014)。例子包括有HIV的儿童(Eldridge and Gallagher,2000)、有学习障碍的成年人(Tiller,Wilson and Gallagher,2001),以及老年人(National Working Group for Older People,2005)。这要求我们有责任帮助最需要的地方,找到预防口腔疾病的新方法,促进口腔预防工作。虽然专业工作范围应涉及全部群体,但已患疾病的儿童更易发生新的病变,其余的人群将会在数量上发生更多新的病损(Milsom and

Tickle,2010)。这就意味着口腔科医生应遵循Marmot提出的"proportionate universalism"原则(2010)(框2-16)。实际上这意味着什么?每个人都需要关于疾病预防的建议和措施,但疾病高危人群则需要额外的医疗救助来恢复健康。

---

**框 2-16　公平的社会健康 Marmot 原则**

- 为每一个孩子的人生提供最好的开始
- 使所有的儿童、青少年和成年人最大限度地发挥他们的能力,并可以支配自己的人生
- 为所有人创造平等的就业机会和良好的工作
- 为所有人保证一个生活健康标准
- 创造和开发可持续发展的场所和社区
- 加强疾病健康预防的作用和影响

数据来自 Marmot,2010

---

#### 成年人

多数成年人在人生的不同阶段会患龋齿、牙龈炎。在高收入国家,新的状况是年轻的成年人患龋率更低。形成鲜明对比的是,患有更多疾病并接受各种医疗治疗的中年人,少有完整的牙列。未接受过氟化物治疗,但接受过牙体充填治疗并有很多修复体的人群,更加希望在其年迈时能保留更多天然牙。这类人群在未来对口腔科医生提出了更多的挑战,对于他们的医疗管理,不仅需要好的治疗技术,还需要预防医学护理。

#### 老年人

有口腔科治疗史且缺失了大多数天然牙的老年人,最可能演变为无牙颌。若老年人口内仍有牙齿,可能修复体占多数,且缺牙并伴有更严重的牙周炎。老年人群身体状况欠佳、医疗不足、长期服药史、认知能力减退,且口内常存有大量修复体,这都使得老年人成为未来几十年口腔科治疗的重大挑战。现全球范围老龄化,WHO提出不良的口腔状况对老年人生活质量具有消极影响,政策制定者应将此作为重要的公众健康问题予以重视(Petersen and Yamamoto,2005)。尤其当人们寿命延长,并更希望留存天然牙,医生、公共卫生政策制定者更应共同研究,给患者终身提供最佳的医疗支持和保障。

## 口腔健康——全球最大的 24 个国家

当我们面临全球范围的口腔健康挑战时,我们应格外注意人口最多的国家其口腔状况如何(表2-5)。作为口腔科医生,我们所面临的并不是单一疾病。这个数据也提示了不同国家的人口增长和分布,以及口

表 2-5 世界 24 大国家：人口统计及口腔健康状况

| 国家 | 2016年人口[a] | 平均人口变化率[b] | 城市人口比例%[c] | 平均12岁 DMFT | 时间 | 6~19岁曾患龋齿（最大值）[d] | 时间 | 65岁及以上成年人缺牙率[d] | 时间 | 男性口腔癌患病率[e] (1/100 000)[e] | 女性口腔癌患病率 (1/100 000)[e] |
|---|---|---|---|---|---|---|---|---|---|---|---|
| 1 中国 | 1 378 665 | 0.5 | 57 | 0.5 | 2005 | 55% | 1995—1996 | 11% | 1995—1996 | 1.1 | 0.7 |
| 2 印度 | 1 324 171 | 1.1 | 33 | 1.6 | 2012 | 83% | 2003 | 19% | 2005 | 12.5 | 7.5 |
| 3 美国 | 323 128 | 0.7 | 82 | 1.2 | 1999—2004 | 78% | 1999—2004 | 24% | 1999—2002 | 7.9 | 3.4 |
| 4 印度尼西亚 | 261 115 | 1.1 | 55 | 0.9 | 2007 | 89% | 2005 | 24% | 1995 | 1.5 | 1 |
| 5 巴西 | 207 653 | 0.8 | 86 | 2.8 | 2002—2003 | 89% | 2002—2003 | 68% | 2002 | 8.3 | 1.7 |
| 6 巴基斯坦 | 193 203 | 2.0 | 39 | 1.4 | 2003 | 20% | 2003 | — | — | 14.7 | 14.7 |
| 7 尼日利亚 | 185 990 | 2.6 | 49 | 0.5 | 2003—2004 | 46% | 1990—1991 | 1% | 1998—1999 | 2.6 | 1 |
| 8 孟加拉国 | 162 952 | 1.1 | 35 | 1.0 | 2000 | 46% | 2000 | — | — | 13.4 | 16.8 |
| 9 俄罗斯联邦 | 144 342 | 0.2 | 74 | 2.5 | 2008 | — | — | — | — | 6.9 | 1.5 |
| 10 墨西哥 | 127 540 | 1.3 | 80 | 1.1 | 2010 | 81% | 1997 | 31% | 2002—2003 | 2.7 | 2 |
| 11 日本 | 126 995 | -0.1 | 94 | 1.4 | 2011 | 16% | 1995 | — | — | 2.8 | — |
| 12 菲律宾 | 103 320 | 1.6 | 44 | 3.3 | 2011 | 97% | 2005—2006 | — | — | 5.7 | 4.7 |
| 13 埃塞俄比亚 | 102 403 | 2.5 | 20 | 1.3 | 2012—2013 | 45% | 1990 | — | — | 7.7 | 2.9 |
| 14 埃及 | 95 689 | 2.0 | 43 | 0.4 | 2001—2002 | 37% | 2001—2002 | 17% | 1991 | 0.7 | 7.9 |
| 15 越南 | 92 701 | 1.1 | 34 | 1.9 | 2001 | 84% | 2001 | — | — | 3.8 | 2.8 |
| 16 德国 | 82 668 | 1.2 | 76 | 0.7 | 2005 | 54% | 2005 | 23% | 2005 | 11.1 | 0.2 |
| 17 伊朗 | 80 277 | 1.1 | 74 | 1.9 | 2004 | 48% | 2003 | — | — | 2.9 | 1.7 |
| 18 土耳其 | 79 512 | 1.6 | 74 | 1.9 | 2004/5 | 85% | 2001—2002 | 67% | 2007 | 3.2 | 1.7 |
| 19 刚果民主共和国 | 78 736 | 3.3 | 43 | 0.4~1.1 | 1987—1991 | 31% | 1982 | — | — | 2.3 | 4.2 |
| 20 泰国 | 68 864 | 0.3 | 52 | 1.3 | 2012 | 88% | 2000—2001 | 16% | 1994 | 4.5 | 2.7 |
| 21 法国 | 66 896 | 0.4 | 80 | 1.2 | 2006 | 81% | 1991 | 16% | 2000 | 14.8 | 2.7 |
| 22 英国 | 65 637 | 0.8 | 83 | 0.7 | 2008—2009 | 54% | 1997 | 46% | 1998 | 4.5 | 4.2 |
| 23 意大利 | 60 601 | -0.2 | 69 | 1.2 | 2012 | 59% | 2002 | 44% | 1995—1998 | 7.1 | 1.9 |
| 24 南非 | 55 909 | 1.6 | 65 | 1.1 | 1999—2002 | 60% | 1999—2000 | 26% | 1998 | 11.2 | 2.9 |

注：转载自。
[a] World Bank (2017) http://data.worldbank.org/data-catalog/Population-ranking-table (accessed 19th July，2017)。
[b] World Bank (2017) http://data.worldbank.org/indicator/SP.POP.GROW (accessed 19th July，2017)。
[c] World Bank (2017) http://data.worldbank.org/indicator/SP.URB.TOTL.IN.ZS (accessed 19th July，2017)。
[d] CAPP (2014) Oral Health Country Area Profile Project，2014. http://www.mah.se/capp/。
[e] WHO (2014) International Agency for Research on Cancer. http://gco.iarc.fr/today/home。

腔疾病所带来的困扰。

中国和印度由于人口规模最为突出，两个国家人口总和占世界人口的 1/3。根据表 2-5 的数据可以看出，印度面临着更严重的龋齿问题，且缺牙率更高，口腔癌在男性和女性中的发病率均更高（其中男性发病率较女性高）。此外，考虑到口腔保健方面，由于人口多数为农村人口，其医疗资源匮乏，口腔癌的实际发病率可能比数据中的更高。

在中国和印度其后的 8 个国家表现出不同的疾病类型。在这些国家中，巴西和俄罗斯 12 岁患龋率最高。

最后一组国家表现出不同的疾病情况，其中菲律宾患龋率最高，埃及患龋率最低。法国、南非、德国男性口腔癌发病率最高，埃塞俄比亚女性口腔癌发病率最高。在世界上，埃塞俄比亚和刚果共和国的口腔科人力资源最少，其所面临的挑战也最大。同时此表也指出南非地区口腔科人力资源匮乏，且缺少近些年的口腔健康数据，无法得知其口腔发展的相关策略。

## 全球口腔健康目标

对于口腔专家和政策制定者来说，必须明确 2020 年我们会面临的口腔健康挑战。框 2-17 中提出了 2 条最重要的目标。当然，我们还应采集相关必要数据来监控这些目标。

---

**框 2-17　口腔健康的全球目标，2020**

● 最小化口腔疾病及颅颌面来源疾病对健康和身体发育的影响，重视口腔健康问题，在口腔病发病率最高人群中降低其发病率
● 最小化系统性疾病中口腔及颅颌面临床表征对个体和社会的影响，并根据临床表征对系统性疾病做出早期诊断、预防和有效的管理

数据来自 Hobdell 等，2003a

---

## 总结

健康的口腔对全身健康大有裨益。绝大多数的口腔疾病是可以预防的。更多的扩展阅读可以参考 FDI 的口腔疾病的挑战：呼吁全世界行动（2015）［The Challenge of Oral Disease：a call for global action (FDI, 2015).］。为了完成维护口腔健康的目标，需要一个强有力的社会范围的健康促进，且需将健康护理方向重新定位于预防；对于一些类似于非洲的大洲来

说，则需要根据具体的目标和经济状况制订特殊的口腔健康促进方法。

## 结论

全球化使得沟通和知识分享更加便利，我们应更多地用全球化的视角解读口腔疾病，以及它们对健康的影响。WHO 通过推进各专业协会和国家政府的工作，对口腔健康促进具有举足轻重的作用。具体的工作包括通过研究和健康服务数据监控口腔健康状况，进一步探明人类健康需求。明确健康的具体需求，可以帮助政策制定者和有关专家更好地了解如何满足人群对健康的需求；明确健康的具体需求，还可以帮助口腔科专家根据不同的需求，大至国家保健政策，小至个体保健计划，制订适合人群的口腔保健方法。我们应从他人成败中学习成长。在西方国家，龋齿的流行率和发病率均已下降，但我们应清楚地知道，我们可能仅仅只是控制了疾病（通过人群低剂量氟化物暴露），并不是根除疾病，日常饮食中我们仍摄入过量的糖分。

## 牙医对口腔健康有什么影响

"没有投入就没有健康"（Campbell，2013）。牙医一直辩论的是，大量的口腔科治疗以修复为目的，而不是以预防为目的，而两者究竟谁对口腔健康贡献更多。重要的是现在有强有力证据支持口腔科医生根据全体人口不同的疾病水平进行预防治疗（Public Health England et al.，2017）。是否更规律地进行口腔科随访、更重视口腔健康，他们的口腔健康状况就会更好，还是这只是其中一个影响因素，但仍旧存在患病风险。

有趣的是，新西兰达尼丁的纵向研究表明，不论在哪个年龄层，研究中规律口腔科随访的组别，其口腔健康优于平均水平，龋齿造成的牙齿缺失更少，龋失补牙面数（DMFS）平均值更低（Thomson et al.，2010；Crocombe et al.，2012）。此外，32 岁年龄段中规律随访组别口腔状况自我评价（self-reported oral health）更高，牙缺失及龋齿更少。Thomson 等研究者发现越是长期进行口腔科随访，其影响越强。这项前瞻性的研究表明，长期的口腔科随访，其口腔健康状况更好。因此为了当下口腔健康考虑，应强力推进规律的牙科随访（Thomson et al.，2010），建议进行高质量、以预防为目的的医疗。考虑到人群中不规律的口腔科随访、较差的医疗条件和生活措施，建议低收入人群应更多地进行规律的口腔科随访，

这将很大程度改善其口腔健康状况（Crocombe et al.，2012）。

英国近期的健康论坛提出了"让每一次见面都对健康有益"的重要性，强调每天与卫生保健人员进行交流的重要性，其中包括 25 万次口腔科访问（NHS Future Forum，2012）。这与提出的要将医学重新定位于预防的概念相吻合，具体来说就是患者提供明确的诊断、支持和建议，使用药物治疗而不是外科手术方法，支付系统必须将这种医疗重新定位于预防的治疗方法。确保充分的投入是支持世界健康事业和促进普遍获得卫生保健的全球性挑战（Global Health Workforce Alliance，2014；WHO，2016）。

同时，我们应注意影响健康的方方面面因素，更应明确口腔科将引领世界人口健康。将来，我们应根据提高人群健康的需求，战略性制订口腔服务计划，而不仅是治疗疾病。我们应格外注意 Hayashi 等研究者（2014）在 21 世纪对口腔科医生提出挑战：高收入阶层需要以美学需求为主的昂贵的治疗，而不是对疾病的治疗；但是发展中国家数百万的贫困阶层却无法负担最基本的口腔科治疗甚至从未看过牙医。

我们应认识到中低收入国家促进健康和提供中等健康服务的能力，而不是将焦点只放在口腔科医生身上。这也引起未来医疗教育的探讨：到哪里培训，谁来培训，如何培训？我们是否应当将所有口腔科医生作为一整个口腔健康服务团体来培训？

我们仍需要探讨如何以及由谁筹备医疗经费，以利于与患者和大众的沟通，有效地为医疗策略向预防转变提供资助。

当你阅读本书其他部分，在提高口腔科专业临床水平时，不要忘记促进口腔健康对我们提出的挑战——正确的时间，正确的地点，请正确的人评估疾病风险。

## 参考文献

［1］ ALSPAC. (2014) Avon Longitudinal Study of Parents and Children: children of the 90's. University of Birmingham. Available from: http://www. bristol. ac. uk/alspac/(accessed 26th June, 2017).

［2］ Anantharaman, D., Marron, M., Lagiou, P., et al. (2011) Population attributable risk of tobacco and alcohol for upper aerodigestive tract cancer. Oral Oncology 47(8): 725-731.

［3］ Armitage, G.C. (1999) Development of a classification system for periodontal diseases and conditions. Annals of Periodontology 4(1): 1-6.

［4］ Avlund, K., Holm-Pedersen, P., Morse, D.E., et al. (2003) Social relations as determinants of oral health among persons over the age of 80 years. Community Dentistry and Oral Epidemiology 31(6): 454-452.

［5］ Baelum, V., Van Palenstein Helderman, W., Hugoson, A., et al. (2007) A global perspective on changes in the burden of caries and periodontitis: implications for dentistry. Journal of Oral Rehabilitation 34(12): 872-906.

［6］ Baratti-Mayer, D., Gayet-Ageron, A., Hugonnet, S., et al. (2013) Risk factors for noma disease: a 6-year, prospective, matched case-control study in Niger. The Lancet Global Health 1(2): e87-e96.

［7］ Bardsley, P. F. (2008) The evolution of tooth wear indices. Clinical Oral Investigations 12 Suppl 1: S15-S19.

［8］ Bartlett, D., Dugmore, C. (2008) Pathological or physiological erosion — is there a relationship to age? Clinical Oral Investigations 12: S27-S31.

［9］ Bartlett, D., Phillips, K., Smith, B. G. (1999). A difference in perspective — the North American and European interpretations of tooth wear. International Journal of Prosthodontics 12: 401-408.

［10］ Bartlett, D., Sundaram, G., Moazzez, R. (2011) Trial of protective effect of fissure sealants, in vivo, on the palatal surfaces of anterior teeth, in patients suffering from erosion. Journal of Dentistry 39(1): 26-29.

［11］ Batchelor, P. A, Sheiham, A. (2002) The limitations of a high risk approach for the prevention of dental caries. Community Dentistry Oral Epidemiology 30: 302-312.

［12］ Batchelor, P.A., Sheiham, A. (2006) The distribution of burden of dental caries in school children: a critique of the high caries prevention strategy for population. BMC Oral Health [Internet]. 2006 31. 05. 10; 6: [3 p.]. Available from: http://www. biomedcentral. com/1472-6831/6/3 (accessed 26th June, 2017).

［13］ Beaglehole, R., Benzian, H., Crail, J., Mackay, J. (2009) In: FDI World Dental Federation, ed. The Oral Health Atlas. Brighton: Myriad Publications.

［14］ Benzian, H., Monse, B., Helderman, WvP. (2011) A silent public health crisis: the burden of untreated caries and dental infections in the Philippines National Oral Health Survey 2006. Journal of Epidemiology and Community Health 65: A359-A.

［15］ Benzian, H., Monse, B., Heinrich-Weltzien, R., et al. (2011a) Untreated severe dental decay: a neglected determinant of low Body Mass Index in 12-year-old Filipino children. Bmc Public Health 11.

［16］ Benzian, H., Monse, B., Heinrich-Weltziehn, R., et al. (2011b) Dental indices must not be CAST in stone. International Dental Journal 61(4): 238-239.

［17］ Bernabé, E., Marcenes, W. (2010) Periodontal disease and quality of life in British adults. Journal of Clinical Periodontology 37(11): 968-972.

［18］ Bernabe, E., Sheiham, A., Tsakos, G., de Oliveira, C.M. (2008) The impact of orthodontic treatment on the quality of life in adolescents: a case-control study. European Journal of Orthodontics 30(5): 515-520.

［19］ Boyce, W. T., Den Besten, P.K., Stamperdahl, J., et al. (2010) Social inequalities in childhood dental caries: The convergent roles of stress, bacteria and disadvantage. Social Science & Medicine 71(9): 1644-1652.

［20］ Bradshaw, J. (1972) A taxonomy of social need. In: McLachlan G., ed. Problems and Progress in Medical Care. Maidenhead: NPHT/Open University Press.

［21］ Broadbent JM, Williams KB, Thomson WM, Williams SM. Dental restorations: a risk factor for periodontal attachment loss? Journal of Clinical Periodontology. 2006;33(11): 803-10.

［22］ Broadbent, J. M., Page, L. A. F., Thomson, W. M., Poulton, R. (2013) Permanent dentition caries through the first half of life. British Dental Journal 215(7): E12.

［23］ Brook, P. H., Shaw, W. C. (1989) The development of an index of orthodontic treatment priority. European

Journal of Orthodontics 11: 309-320.

[24] Campbell, J., Dussault, G., Buchan, J., et al. 0000A universal truth: no health without a workforce. Forum Report, Third Global Forum on Human Resources for Health, Recife, Brazil.

[25] CAPP. (2014a) Oral Health Country Area Profile Project 2014 [01.09.2014]. Available from: http://www. mah. se/CAPP/Country-Oral-Health-Profiles/ (accessed 26th June, 2017).

[26] CAPP. (2014b) Oral Health Country Area Profile Project: country oral health profile Euro 2014 [01.09. 2014]. Available from: http://www. mah. se/CAPP/Country-Oral-Health-Profiles/EURO/ (accessed 26th June, 2017).

[27] CAPP. (2014c) Oral Health Country Area Profile Project: country oral health profile AFRO 2014[01.09. 2014]. Available from: http://www. mah. se/CAPP/Country-Oral-Health-Profiles/AFRO/ (accessed 26th June, 2017).

[28] CAPP. (2014d) Oral Health Country Area Profile Project: country oral health profile AMRO 2014[01.09. 2014]. Available from: http://www. mah. se/CAPP/Country-Oral-Health-Profiles/AMRO/ (accessed 26th June, 2017).

[29] CAPP. (2014e) Periodontal Country Profiles Japan: Niigata University Graduate School of Medical and Dental Sciences: 2014[01.09.2014]. Available from: http://www. dent. niigata-u. ac. jp/prevent/perio/contents. html (accessed 26th June, 2017).

[30] Centers for Disease Control and Prevention. (2013) Ten Great Public Health Achievements in the 20th Century. Available from: https://www. cdc. gov/about/history/tengpha. htm (accessed 21st July, 2017).

[31] Chadwick, B., Pendry, L. (2004) Children's dental health in the United Kingdom, 2003: Non-carious dental conditions. London: Office for National Statistics.

[32] Challacombe, S., Chidzonga, M., Glick, M., et al. (2011) Global oral health inequalities: oral infections-challenges and approaches. Advances in Dental Research 23(2): 227-236.

[33] Chestnutt, I. G., Burden, D. J., Steele, J. G., et al. (2006) The orthodontic condition of children in the United Kingdom, 2003. British Dental Journal 200(11): 609-612.

[34] Christopherson, E. A., Briskie, D., Inglehart, M. R. (2009) Objective, subjective, and self-assessment of preadolescent orthodontic treatment need — a function of age, gender, and ethnic/racial background? Journal of Public Health Dentistry 69(1): 9-17.

[35] Clow, K. E., Fischer, A. K., O'Bryan, D. (1995) Patient expectations of dental services. Image affects expectations, and expectations affect perceived service quality. Journal of Health Care Marketing 15(3): 23-31.

[36] Conway, D. I., McMahon, A. D., Smith, K., et al. (2010a) Components of socioeconomic risk associated with head and neck cancer: A population-based case-control study in Scotland. British Journal of Oral & Maxillofacial Surgery 48(1): 11-17.

[37] Conway, D. I., McKinney, P. A., McMahon, A. D., et al. (2010b) Socioeconomic factors associated with risk of upper aerodigestive tract cancer in Europe. European Journal of Cancer 46(3): 588-598.

[38] Coogan, M. M., Greenspan, J., Challacombe, S. J. (2005) Oral lesions in infection with human immunodeficiency virus. Bulletin of the World Health Organization 83(9): 700-706.

[39] Cookson, R., Sainsbury, R., Glendinning, C. (2013) Jonathan Bradshaw on Social Policy, 1972-2011. York: York Publishing Services Ltd.

[40] Crocombe, L. A., Broadbent, J. M., Thomson, W. M., et al. (2012) Impact of dental visiting trajectory patterns on clinical oral health and oral health-related quality of life. Journal of Public Health Dentistry 72(1): 36-44.

[41] Donaldson, C. D., Jack, R. H., Moller, H., Luchtenborg, M. (2012) Oral cavity, pharyngeal and salivary gland cancer: Disparities in ethnicity-specific incidence among the London population. Oral Oncology 48(9): 799-802.

[42] Dunedin Health and Multidisciplinary Research and Development Unit. Dunedin Study 2014[25.10.2014]. Available from: http://dunedinstudy. otago. ac. nz/publications (accessed 26th June, 2017).

[43] Efroymson, D., Ahmed, S., Townsend, J., et al. (2001) Hungry for tobacco: an analysis of the economic impact of tobacco consumption on the poor in Bangladesh. Tobacco Control 10(3): 212-217.

[44] Eldridge, K., Gallagher, J.E. (2000) Caries experience and dental health behaviour in HIV infected children. International Journal of Paediatric Dentistry 10: 19-26.

[45] Enwonwu, C. O., Falkler, W. A. J., Phillips, R. S. (2006) Noma (cancrum oris). Lancet 8[368(9530)]: 147-156.

[46] FDI. (2015) The Challenge of Oral Disease: a call for global action, 2nd edn. Geneva: FDI World Dental Federation.

[47] Fejerskov, O., Escobar, G., Jøssing, M., Baelum, V. (2013) A functional natural dentition for all — and for life? The oral healthcare system needs revision. Journal of Oral Rehabilitation 40(9): 707-722.

[48] Genco, R.J., Borgnakke, W.S. (2013) Risk factors for periodontal disease. Periodontology 62(1): 59-94.

[49] Glick, M., Williams, D. M., Kleinman, D. V., et al. (2016) A new definition for oral health developed by the FDI World Dental Federation opens the door to a universal definition of oral health. The Journal of the American Dental Association 147(12): 915-917.

[50] Global Health Workforce Alliance. (2014) Health Workforce 2030. Geneva: WHO. Available from: http://www. who. int/workforcealliance/knowledge/resources/strategy_ brochure9-20-14. pdf? ua = 1 (accessed 26th June, 2017).

[51] Gotfredsen, K., Walls, A. W. G. (2007) What dentition assures oral function? Clinical Oral Implants Research 18: 34-45.

[52] Grando, L.J., Yurgel, L. S., Machado, D. C., et al. (2003) [The association between oral manifestations and the socioeconomic and cultural characteristics of HIV-infected children in Brazil and in the United States of America]. Revista Panamericana de Salud Publica 14(2): 112-118.

[53] Harris, R., Nicoll, A. D., Adair, P. M., Pine, C. M. (2004) Risk factors for dental caries in young children: a systematic review of the literature. Community Dental Health 21(1S): 71-85.

[54] Hayashi, M., Haapasalo, M., Imazato, S., et al. (2014) Dentistry in the 21st century: challenges of a globalising world. International Dental Journal 64: 333-342.

[55] Hobdell, M. H., Petersen, P. E., Clarkson, J., Johnson, N. W. (2003a) Global goals for oral health 2020. International Dental Journal 53: 285-288.

[56] Hobdell, M. H., Oliveira, E. R., Bautista, R., et al. (2003b) Oral diseases and socio-economic status (SES). British Dental Journal 194(2): 91-96.

[57] Hughes, F. (2014) Periodontitis — the new caries? British Dental Journal 217(8): 387.

[58] ICDAS Foundation. International Caries Detection and Assessment System 2014[25.10.2014]. Available from: https://www. icdas. org/ (accessed 26th June, 2017).

[59] IPDTOC Working Group. (2011) Prevalence at birth of cleft lip with or without cleft palate: Data From the International Perinatal Database of Typical Oral Clefts (IPDTOC). The Cleft Palate-Craniofacial Journal 48 (1): 66-81.

[60] Iyidogan, P., Anderson, K. S. (2014) Current perspectives on HIV-1 antiretroviral drug resistance. Viruses 6(10): 4095-4139.

[61] Jackson, D., Aveyard, P. (2008) Waterpipe smoking in students: Prevalence, risk factors, symptoms of addiction, and smoke intake. Evidence from one British university. Bmc Public Health 8(174).

[62] Johnson, N. W., Warnakulasuriya, S., Gupta, P. C., et al. (2011) Global oral health inequalities in incidence and outcomes for oral cancer: causes and solutions. Advances in Dental Research 23(2): 237-246.

[63] Kelly, M., Steele, J., Nuttall, N., et al. (2000) Adult Dental Health Survey, Oral Health in the United Kingdom, 1998. London: The Stationery Office.

[64] Kinane, D., Bouchard, P. (2008) Periodontal diseases and health: Consensus report of the Sixth European Workshop on Periodontology. Journal of Clinical Periodontology S8: 333-337.

[65] King, G. J., Kiyak, H. A., Greenlee, G. M., et al. (2012) Medicaid and privately financed orthodontic patients have similar occlusal and psychosocial outcomes. Journal of Public Health Dentistry 72(2): 94-103.

[66] Kreulen, C. M., Van't Spijker, A., Rodriguez, J. M., et al. (2010) Systematic review of the prevalence of tooth wear in children and adolescents. Caries Research 44(2): 151-159.

[67] Leao, J. C., Ribeiro, C. M., Carvalho, A. A., et al. (2009) Oral complications of HIV disease. Clinics (Sao Paulo, Brazil) 64(5): 459-470.

[68] Leclercq, M. H., Barmes, D. E., Sardo-Infirri, J., et al. (1987) Oral health: Global trends and projections. World Health Statistics Quarterly 40: 116-128.

[69] Locker, D. (1998) Measuring oral health: a conceptual framework. Community Dental Health 5: 5-13.

[70] Marcenes, W., Steele, J. G., Sheiham, A., Walls, A. W. G. (2003) The relationship between dental status, food selection, nutrient intake, nutritional status, and body mass index in older people. Cadernos de saude publica/Ministerio da Saude, Fundacao Oswaldo Cruz, Escola Nacional de Saude Publica 19(3): 809-816.

[71] Marcenes, W., Kassebaum, N. J., Bernabé, E., et al. (2013) Global burden of oral conditions in 1990-2010: a systematic analysis. Journal of Dental Research 92(7): 592-597.

[72] Marmot, M. (2010) Fair Society Health Lives: Strategic Review of Health Inequalities in England post-2010. London: UCL Institution of Health Equity.

[73] Mastroiacovo, P., Maraschini, A., Leoncini, E., et al. (2011) Prevalence at birth of cleft lip with or without cleft palate: data from the International Perinatal Database of Typical Oral Clefts (IPDTOC). Cleft Palate-Craniofacial Journal 48(1): 66-81.

[74] Mausner, J. S., Kramer, S., Bahn, A. K. (1985) Epidemiology, 2nd edn. Philadelphia: Saunders.

[75] Mejia, G., Jamieson, L. M., Ha, D., Spencer, A. J. (2014.) Greater inequalities in dental treatment than in disease experience. Journal of Dental Research 93: 966-971.

[76] Milsom, K. M., Tickle, M. (2010) Preventing decay in children: dare we risk the 'risk assessment' model in practice? British Dental Journal 209(4): 159-160.

[77] Monse, B., Benzian, H., Heinrich-Weltzien, R., et al. (2011) PUFA: an innovative index to measure the consequences of untreated dental decay. Journal of Epidemiology and Community Health 65: A135-A.

[78] Mossey, P. (2007) Epidemiology underpinning research in the aetiology of orofacial clefts. Orthodontics & Craniofacial Research 10(3): 114-120.

[79] Mossey, P. A., Shaw, W. C., Munger, R. G., et al. (2011) Global oral health inequalities: challenges in the prevention and management of orofacial clefts and potential solutions. Advances in Dental Research 23(2): 247-258.

[80] Mullan, Z. (2013) The good, the bad, and the neglected. The Lancet Global Health 1(2): e55.

[81] Murray, C. J. L., Vos, T., Lozano, R., et al. (2012) Disability-adjusted life years (DALYs) for 291 diseases and injuries in 21 regions, 1990-2010: a systematic analysis for the Global Burden of Disease Study 2010. Lancet 380(9859): 2197-2223.

[82] Murray, J. J., Nunn, J. H., Steele, J. G. (2003) Prevention of Oral Disease. Oxford: Oxford University Press.

[83] Natarajan, N. (2011) Cariogenicity: macrosocioeconomics vs saccharophagy. Role of socio-politicoeconomics and sugar consumption in tooth decay among 12 year olds. A global ecological crosssectional study. Lund University, Sweden.

[84] National Working Group for Older People. (2005) Meeting the challenges of oral health for older people: a strategic review. Gerodontology 22(SI.).

[85] NHS Future Forum. (2012) Summary report: second phase [07.07.2012]. Available from: http://www.dh.gov.uk/prod_consum_dh/groups/dh_digitalassets/documents/digitalasset/dh_132085.pdf (accessed 26th June, 2017).

[86] NHS Scotland. (2014) Childsmile-improving the oral health of children in Scotland 2014. Available from: http://www.child-smile.org.uk/(accessed 26th June, 2017).

[87] Nuttall, N. M., Steele, J. G., Evans, D., et al. (2006) The reported impact of oral condition on children in the United Kingdom, 2003. British Dental Journal 200(10): 551-555.

[88] Panwar, A., Batra, R., Lydiatt, W. M., Ganti, A. K. (2014) Human papilloma virus positive oropharyngeal squamous cell carcinoma: A growing epidemic. Cancer Treatment Reviews 40(2): 215-219.

[89] Parkin, D. M. (2011a) Tobacco-attributable cancer burden in the UK in 2010. British Journal of Cancer 105: S6-S13.

[90] Parkin, D. M. (2011b) Cancers attributable to consumption of alcohol in the UK in 2010. British Journal of Cancer 105: S14-S18.

[91] Parkin, D. M. (2011c) Cancers attributable to infection in the UK in 2010. British Journal of Cancer 105: S49-S56.

[92] Parkin, D. M., Boyd, L. (2011) Cancers attributable to dietary factors in the UK in 2010 I. Low consumption of fruit and vegetables. British Journal of Cancer 105: S19-S23.

[93] Parkin, D. M., Boyd, L., Walker, L. C. (2011) The fraction of cancer attributable to lifestyle and environmental factors in the UK in 2010 Summary and conclusions. British Journal of Cancer 105: S77-S81.

[94] Petersen, P. E., Ogawa, H. (2005) Strengthening the prevention of periodontal disease: the WHO approach. Journal of Periodontology 76(12): 2187-2193.

[95] Petersen, P. E., Ogawa, H. (2012) The global burden of periodontal disease: towards integration with chronic disease prevention and control. Periodontology 2000 60(1): 15-39.

[96] Petersen, P. E., Yamamoto, T. (2005) Improving the oral health of older people: the approach of the WHO Global Oral Health Programme. Community Dentistry and Oral Epidemiology 33(2): 81-92.

[97] Pihlstrom, B. L., Michalowicz, B. S., Johnson, N. W. (2005) Periodontal diseases. The Lancet 366(9499): 1809-1820.

[98] Pitts, N., Harker, R. (2004) Obvious decay experience. In: Children's Dental Health in the UK, 2003. London: The Stationery Office.

[99] Proffit, W. R., Fields, H. W. Jr., Moray, L. J. (1998) Prevalence of malocclusion and orthodontic treatment need in the United States: estimates from the NHANES III survey. The International Journal of Adult Orthodontics and Orthognathic Surgery 13(2): 97-106.

[100] Public Health England. (2014) Oral health survey of three-year-old children 2013: A report on the prevalence and severity of dental decay. London: Public Health England.

[101] Public Health England, Department of Health, NHS England, British Association for the Study of Community Dentistry. Delivering better oral health: An evidence-based toolkit for prevention. London: Public Health England, 2017.

[102] Selwitz, R. H., Ismail, A. I., Pitts, N. B. (2007) Dental caries. The Lancet 369(9555): 51-59.

[103] Sheiham, A., Sabbah, W. (2010) Using universal

patterns of caries for planning and evaluating dental care. Caries Research 44(2)：141-150.

[104] Singh, A., Purohit, B., Sequeira, P., et al. (2011) Malocclusion and orthodontic treatment need measured by the Dental Aesthetic Index and its association with dental caries in Indian schoolchildren. Community Dental Health 28(4)：313-316.

[105] Slade, G. D. (1997) Derivation and validation of a shortform oral health impact profile. Community Dentistry Oral Epidemiology 25：284-290.

[106] Slade, G. D., Spencer, A.J. (1994) Development and evaluation of the Oral Health Impact Profile. Community Dental Health 11(1)：3-11.

[107] Slade, G. D., Akinkugbe, A. A., Sanders, A. E. (2014) Projections of U. S. Edentulism prevalence following 5 decades of decline. Journal of Dental Research 93(10)：959-965.

[108] Steele, J., Sheiham, A., Marcenes, W., Walls, A. (1998) National Diet and Nutrition Survey: adults aged 65 and over. London: Office for National Statistics.

[109] Steele, J.G., Treasure, E., Pitts, N. B., et al. (2000) Total tooth loss in the United Kingdom in 1998 and implications for the future. British Dental Journal 189 (11)：598-603.

[110] Tataru, D., Mak, V., Simo, R., et al. (2017) Trends in the epidemiology of head and neck cancer in London. Clinical Otolaryngology 42：104-114.

[111] The Information Centre for Health and Social Care. (2011a) Executive Summary: Adult Dental Health Survey, 2009. London: The Health and Social Care Information Centre. Available from: http://content. digital. nhs. uk/pubs/dentalsurveyfullreport09 (accessed 21st July, 2017).

[112] The Information Centre for Health and Social Care. (2011b) Theme 7. Outcome and impact — a report from the Adult Dental Health Survey 2009. London: The Health and Social Care Information Centre. Available from: http://content. digital. nhs. uk/pubs/dentalsurveyfullreport09 (accessed 21st July, 2017).

[113] The Information Centre for Health and Social Care. (2011c) Theme 1. Oral health and function — a report from the Adult Dental Health Survey, 2009 London: The Health and Social Care Information Centre. Available from: http://content. digital. nhs. uk/pubs/dentalsurveyfullreport09 (accessed 21st July, 2017).

[114] The Information Centre for Health and Social Care. (2011d) Theme 8. Access and barriers to care — a report from the Adult Dental Health Survey, 2009. London: The Health and Social Care Information Centre. Available from: http://content. digital. nhs. uk/pubs/dentalsurveyfullreport09 (accessed 21st July, 2017).

[115] The Information Centre for Health and Social Care. (2011e) Theme 4. Complexity and maintenance — a report from the Adult Dental Health Survey, 2009. London: The Health and Social Care Information Centre. Available from: http://content. digital. nhs. uk/pubs/dentalsurveyfullreport09 (accessed 21st July, 2017).

[116] The Information Centre for Health and Social Care. (2011f) Theme 2. Disease and related disorders — a report from the Adult Dental Health Survey, 2009 London: The Health and Social Care Information Centre. Available from: http://content. digital. nhs. uk/pubs/dentalsurveyfullreport09 (accessed 21st July, 2017).

[117] Thomson, W. M. (2004) Dental caries experience in older people over time: what can the large cohort studies tell us? British Dental Journal 196(2)：89-92.

[118] Thomson, W. M., Broadbent, J. M., Welch, D., et al. (2007) Cigarette smoking and periodontal disease among 32-year-olds: a prospective study of a representative birth cohort. Journal of Clinical Periodontology 34 (10)：828-834.

[119] Thomson, W. M., Williams, S. M., Broadbent, J. M., et al. (2010) Long-term dental visiting patterns and adult oral health. Journal of Dental Research 89(3)：307-311.

[120] Thomson, W. M., Mejia, G. C., Broadbent, J. M., Poulton, R. (2012) Construct validity of Locker's Global Oral Health Item. Journal of Dental Research 91 (91)：1038-1042.

[121] Thomson, W. M., Shearer, D. M., Broadbent, J. M., et al. (2013) The natural history of periodontal attachment loss during the third and fourth decades of life. Journal of Clinical Periodontology 40(7)：672-680.

[122] Tiller, S., Wilson, K. I., Gallagher, J. E. (2001) Oral health status and dental service use of adults with learning disabilities living in residential institutions and in the community. Community Dental Health 18：167-171.

[123] Treasure, E., Kelly, M., Nuttall, N., et al. (2001) Factors associated with oral health: a multivariate analysis of results from the 1998 Adult Dental Health survey. British Dental Journal 190(2)：60-68.

[124] UK National Screening Committee. Welcome to the UK Screening Portal: The gateway to information on screening in the UK 2014 [25. 10. 2014]. Available from: http://www. screening. nhs. uk/(accessed 26th June, 2017).

[125] United Nations. (2011) World Population Prospects: The 2010 Revision. New York: United Nations.

[126] US Surgeon General. (2000) Oral Health In America. Atlanta: Centers for Disease Control.

[127] Viegas, C. M., Paiva, S. M., Carvalho, A. C., et al. (2014) Influence of traumatic dental injury on quality of life of Brazilian preschool children and their families. Dental Traumatology 30(5)：338-347.

[128] Vos, T., Flaxman, A. D., Naghavi, M., et al. (2012) Years lived with disability (YLDs) for 1160 sequelae of 289 diseases and injuries 1990-2010: a systematic analysis for the Global Burden of Disease Study 2010. Lancet 380(9859)：2163-2196.

[129] Watt, R. G., Steele, J. G., Treasure, E. T., et al. (2013) Adult Dental Health Survey 2009: implications of findings for clinical practice and oral health policy. British Dental Journal 214(2)：71-75.

[130] White, D., Lader, D. (2004) Periodontal Condition, Hygiene Behaviour and Attitudes to Oral Health. London: The Stationery Office.

[131] White, D., Pitts, N., Steele, J., et al. (2010) Chapter 2. In: Disease and Related Disorders — a Report from the Adult Dental Health Survey 2009. London: The Information Centre for Health and Social Care, NHS & National Statistics.

[132] White, D., Pitts, N., Steele, J., et al. (2011) 2: Disease and related disorders — a report from the Adult Dental Health Survey 2009. London: The Health and Social Care Information Centre. http://content. digital. nhs. uk/catalogue/PUB01086/adul-dent-heal-surv-summ-them-the2-2009-rep4. pdf (accessed 21st July, 2017).

[133] White, D.A., Tsakos, G., Pitts, N. B., et al. (2012) Adult Dental Health Survey 2009: common oral health conditions and their impact on the population. British Dental Journal 213(11)：567-572.

[134] World Health Organization. (2005) Waterpipe tobacco smoking: health effects, research needs and recommended actions by regulator: tobacco reg advisory note. Geneva: World Health Organization.

[135] World Health Organization. (2011) WHO report on the global tobacco epidemic, 2011: warning about the dangers of tobacco. Geneva: World Health Organization.

[136] World Health Organization. (2012a) Oral Health: key facts. Geneva: World Health Organization. Report No.: Contract No.: No 318.

[137] World Health Organization. (2012b) Oral Health Database: CAPP. In: Project OHCAP, ed. University of Malmo.

[138] World Health Organization. (2013a) Oral Health Surveys: Basic Methods, 5th edn. Geneva: World Health Organization.

[139] World Health Organization. (2013b) Pathfinder

Surveys (Section 1. 1. 5). In: Oral Health Surveys: Basic Methods. 5th edn. Geneva: World Health Organization; pp. 18-21.

[140] World Health Organization. (2014a) Global summary of the HIV/AIDS epidemic, 2013. Geneva: World Health Organization. Available from: http://www. who. int/hiv/data/epi_core_dec2014. png? ua=1 (accessed 27th June, 2017).

[141] World Health Organization. (2014b) Number of all people (of all ages) living with HIV by WHO region. Geneva: Global Health Observatory Data repository.

[142] World Health Organization. (2016) Global strategy on human resources for health: Workforce 2030. Geneva: World Health Organization; 2016. Available from: http://www. who. int/hrh/resources/pub_globstrathrh-2030/en/(accessed 27th June, 2017).

[143] Yu, M. C., Yuan, J-M. (2002) Epidemiology of nasopharyngeal carcinoma. Seminars in Cancer Biology 12(6): 421-429.

# 临床环境的要求
## Requirements in the Clinical Environment

*Barry Quinn and Richard Johnson*

## 感染控制的要求

### 手卫生

#### 介绍

所有医护人员都有责任照顾患者；防止双手成为交叉感染的传播媒介，避免将微生物传播给易感个体是医疗卫生的一个关键的组成部分。员工们经常不能严格遵守手卫生准则（Handwashing Liaison Group, 1999）。员工不洗手的原因包括缺乏可用的手部卫生产品、缺乏时间和自认为不会传播感染。有效的手消毒可以显著减少手部潜在病原体的携带。

在每一次直接接触/护理患者前后，或者任何可能导致手部污染的活动或接触之后，手部必须立即消毒。

手消毒前应考虑：
- 预先估计与患者接触的等级。
- 可能发生的污染的程度。
- 患者正在进行的医疗活动。
- 患者的易感性。

必须由医生评估是否清除过路菌群和（或）常驻菌群，以此选择消毒方法。

保证有效的手卫生和维护皮肤完整性的关键因素包括：
- 手消毒的持续时间。
- 准备过程中手部的每一个面充分暴露。
- 用力揉搓来产生摩擦。
- 彻底冲洗，确保手是完全干燥的。

#### 实现有效手卫生的基本要求
- 用防水敷料包遮盖住所有割伤和擦伤。
- 保持指甲短而干净。

不使用指甲油、人造指甲或甲片。人工指甲和甲片比天然指甲含有更高水平的微生物，这些微生物不易通过手卫生被清除。应该注意的是，人工指甲也可

能脱落，这在手术期间可能会造成额外的风险。
- 不戴手表、宝石、手镯或戒指（素戒除外）。
- 在手卫生第一、二级不要用指甲刷，因为用力擦洗会导致皮肤发炎，增加了聚藏微生物的风险。
- 长袖应该卷起，以确保手和手腕的有效手卫生。

#### 皮肤上发现的微生物
它们被称为：
- 常驻菌群：正常菌群或"共生生物体"，形成身体的正常防御机制的一部分，保护皮肤免受更有害微生物的入侵。它们很少引起疾病，在常规临床情况下起次要意义。然而，在手术或其他侵入性治疗时，常驻菌群可以进入深层组织造成感染。在这些情况下，遵循外科擦洗技术清除这类微生物是可取的。
- 过路菌群：是指那些通过触摸，如从环境、接触患者、洗衣设备等获得的菌群。它们位于皮肤表面，容易传播给下一次接触，是大部分医疗相关感染的原因。它们很容易通过手消毒被清除。

#### 手卫生的方法
有效的洗手技术包括三个步骤：准备、清洗、冲洗和干燥（图3-1）。准备是指在使用洗手液或抗微生物制剂之前，先用流动的温水把手润湿。

#### 设备要求
必须提供足够的设施让员工定期、适当清洗和干燥双手，使用酒精手凝胶和皮肤保湿霜。临床区域应该设有一个没有塞子且不会溢出的水槽，肘或脚容易操作的阀门（单独的清洗设备的专用水槽等）。

必须安装一个壁挂式皂液机提供充足的洗手液和一个壁挂式的自动出纸巾的装置。

每个临床区域也必须准备便捷的速干型手消毒剂/凝胶（包含润肤剂）和保湿霜用以保持皮肤的完整

**NHS**

使用洗手液和水的洗手方法

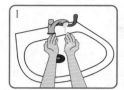
用水沾湿双手

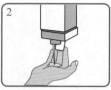
使用足够多的洗手液
覆盖整个手的表面

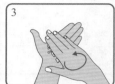
掌心相对,互相搓擦

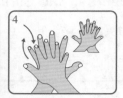
手心对手背,沿指缝
相互搓擦,交换进行

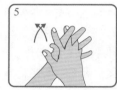
掌心相对,沿指缝
互相搓擦

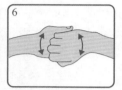
弯曲手指使指关节
在另一手掌心揉搓,
交替进行

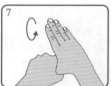
一手握住另一只拇指
旋转搓擦,交替进行

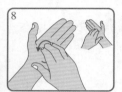
指尖并拢,在另一只
手掌心画圈搓擦,交
替进行

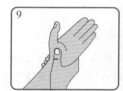
一手握住另一手腕
搓擦,交替进行

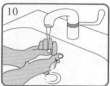
用水冲洗手部

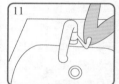
用肘部关掉水龙头

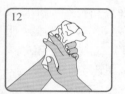
用一次性毛巾彻底擦干

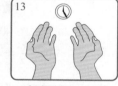
洗手要用15~30秒

**cleanyourhands®** campaign

**NHS**
National Patient
Safety Agency

© Crown copyright 2007 283373 tp 1k Sep 07
改编自 World Health Organization Guidelines on Hand Hygiene in Health Care
图 3-1　国家卫生服务洗手指南,开放的政府许可证(Open Government Licence,OGL)的翻印版

性。这些装置都应该是壁挂式的,安置在恰当的位置上。

### 洗手液

　　洗手液和流水可以清除过路菌群,使得双手"基本干净"。手必须大力地一起搓洗至少 15~20 秒,尤其要注意指尖、拇指和手指之间的部位。这对于一般的社交和大部分的临床医疗工作就足够了,当处理一些已知的艰难梭菌阳性患者时一定要这样洗手。手

在干燥前必须彻底清洗干净。

　　医务工作者在非临床环境下没办法洗手,但他们也应该被提供洗手液。

### 速干型手消毒剂

　　速干型手消毒剂(图 3-2)很实用,且在很多不同情况下都可用来洗手(尤其是设施较为局限时)。有效的消毒方法必须确保消毒剂覆盖整个手的表面,尤其要注意指尖、拇指和手指之间的部位。

**NHS**

速干型消毒剂的手卫生方法——用于看上去干净的手

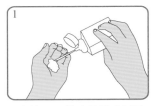

取约3 mL的少量消毒剂置于杯状掌心

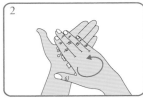

掌心相对，互相搓擦，使消毒剂涂满全手

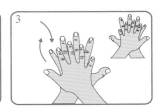

手心对手背，沿指缝相互搓擦，交换进行

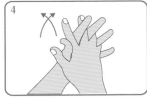

掌心相对，沿指缝互相搓擦

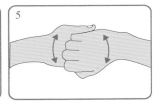

弯曲手指使指关节在另一手掌心揉搓，交替进行

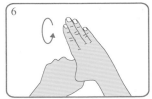

一手握住另一只拇指，旋转搓擦，交替进行

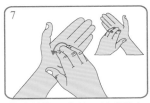

指尖并拢，在另一只手掌心画圈搓擦，交替进行

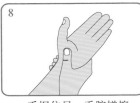

一手握住另一手腕搓擦，交替进行

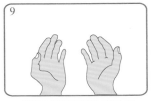

等待消毒剂挥发至手干（不能用纸巾）

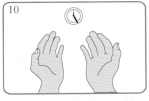

整个过程需持续15~30秒

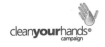

clean**your**hands® campaign

**NHS**
*National Patient Safety Agency*

© Crown copyright 2007 283373 tp 1k Sep 07
改编自 World Health Organization Guidelines on Hand Hygiene in Health Care
图 3-2　国家卫生服务指南规定的速干型消毒剂洗手方法，开放的政府许可证（Open Government Licence，OGL）的翻印版

　　需要注意的是，速干型手消毒剂在手部存在污垢和有机物污染时禁用。在接触患者前，消毒剂必须从皮肤表面完全蒸发，这需要至少 20 秒。对于看上去干净的手，用速干型消毒剂比重复洗手更快捷也更不容易刺激皮肤。建议使用速干型消毒剂洗手 5 次以后用肥皂和水清洗 1 次，否则润肤剂在皮肤表面堆积会使双手变黏。

　　当处理病毒性腹泻或其他传染病患者时，强制使用含有酒精的速干型消毒剂。因为洗手不能有效清除病毒，而速干型消毒剂可以杀死大部分病毒。当遇到艰难梭菌和诺如病毒感染时，必须采用肥皂和水洗手，因为酒精凝胶不能杀死这些微生物。

**抗微生物药物**

　　抗微生物药物（如氯己定、聚维酮碘）主要用于无菌身体部位的侵入性手术的二级医疗，尤其是特别易感个体如免疫功能低下的患者，减少过路微生物和部分常驻菌群。

**手部擦干**

　　手部擦干应选用质量好的纸巾。纸巾应该被扔在一个用脚操作的废弃物桶里，避免手部再污染。

### 皮肤护理

受损或干燥的皮肤会使皮肤表面不光滑，增加皮肤常驻菌群定植的风险，如耐甲氧西林金黄色葡萄球菌（meticillin-resistant staphylococcus aureus, MRSA）。员工应该使用质量好的、不含芳香的护手霜以免影响其他手卫生产品杀菌剂的性能，或者影响手套的完整性。不能使用公共盥洗室里的护手霜，因为它们在使用过程中可能已被污染。在手消毒过后应常规使用护手霜以免手部干燥。

任何皮肤破损必须由防水敷料覆盖。任何皮肤过敏必须报告给你的全科医生。员工的急、慢性皮肤病损/状态/反应都应该咨询他们的全科医生寻求建议。

## 个人防护设备

### 介绍

《工作规程（1992）》和它的后续修正案中规定，个人防护设备（personal protective equipment, PPE）的相关条款和使用由个人防护设备部门管理。

规程将 PPE 定义为："在工作过程中，劳动者穿戴或手持的保护他们健康和安全、免受 1 个或多个危险因素影响的所有设备（包括对抗天气的服装）。"PPE 的选择应由口腔医疗专业根据执行操作的潜在风险分析，包括微生物传播的可能性来决定。

只有携带欧洲 CE 标志的 PPE 才符合指定的性能标准，可以被使用，因为欧洲的法律将 PPE 归类为医疗设备。PPE 的监管要求是：

- 正确评估再使用，以确保适用性。
- 正确地维护和储存。
- 提供安全使用的说明。
- 员工正确的使用。

防护服通过以下方法来减少微生物获得和传播的风险：

- 保护皮肤、眼睛、嘴、呼吸系统和员工的衣服不受潜在性的排泄物、分泌物和化学物品的污染。
- 防止皮肤和衣服上的过路微生物传递给另一位患者。

### PPE 的使用

- PPE 在正常的服装和制服外使用。
- 标准的制服并不是 PPE。
- 防护设备的需求应依据医疗事件的相关方法而不是疾病的特异性。
- 防护设备的选择需要评估微生物传播给患者

的风险和医护人员皮肤、衣物被血液、体液、分泌物和排泄物污染的风险。

- PPE 用于保护完整的皮肤。割伤，擦伤，暴露的新鲜未愈合人体穿孔，如面部或暴露的未愈合文身，除了 PPE 之外还需用防水敷料或其他合适的服装覆盖。
- 使用 PPE 前后应洗手。
- 手臂必须"肘下裸"，防止衣物污染。
- PPE 不能防止锐器伤；尽量避免使用尖锐器械。
- 制造商将个人防护服定义为一次性物品不能重复使用。

### 衣服、制服和洗衣

- 消毒时的衣物和临床衣物不应在临床区域之外穿戴。员工最好穿短袖，可以戴长袖手套或穿长袖罩衣保护前臂。
- 衣服和制服很容易被微生物污染，因此每天应穿新洗过的制服。按照商家的使用说明，取适量的洗涤剂在最低 65 ℃ 条件下机洗会减少微生物污染。

### 穿上 PPE

*所需物品*

- 塑料围裙。
- 外科口罩。
- 防护眼镜。
- 手套——乳胶材质以防过敏反应。

*步骤*

（1）摘掉手表和戒指来帮助有效地洗手。

（2）用防水敷料遮盖住割伤和磨损等损伤的皮肤。

（3）戴上外科口罩。

（4）戴上防护眼镜。

（5）彻底清洗并用一次性纸巾擦干双手。

（6）拿住一只手套的袖口，把另一只手放入手套里，把手套拉到手上，另一只手套重复以上操作。手套必须合适且可提取的蛋白质量要少（<50 $\mu g/g$），化学物品残留要少，还要无粉。尽管有些人长期过敏，手套在口腔科仍被频繁使用。乙烯基或腈手套可能是一个令人满意的替代品。

### 脱下 PPE

*所需物品*

- 塑料围裙。
- 外科口罩。
- 防护眼镜。

● 手套。

**步骤**

（1）抓住手套的袖口向下拉脱下手套，这样手套会里面朝外。把手套放进临床废弃物箱。

（2）彻底清洗并干燥双手。

（3）手持未被污染的眼镜架摘掉护目镜。把护目镜放在一次性纸巾上，直到它能被清洗消毒为止。

（4）把双手的手指滑进耳前的弹性绷带下方移除面罩。把面具放进临床废弃物箱。

（5）脱掉塑料围裙，并且把它从里面翻过来，放进临床废弃物箱。

## 牙科仪器管理

### 英国的法律体制

#### 《职业卫生安全法(1974)》

本条例确立了雇主和雇员的健康和安全问题的责任，例如提供安全设备，如怎样处理污染的牙科仪器。

#### 《消费者保护法案(1987)》

消毒不彻底的牙科器械引起的患者感染可能导致民事责任诉讼，赔偿损失和缺陷产品带来的损伤。

#### 《工作设备的提供和使用章程(1998)》

本条例要求医疗设施，如消毒设备（高压釜、超声波清洗机、清洗机/消毒器）等适用于预期用途，安全地使用，维持安全状态并日常检验。员工应在训练之后使用这些设备。

#### 《职业健康和安全的管理章程(1999)》

本条例要求雇主对所有员工在工作活动中的健康和安全风险做出系统性的评估。

#### 《压力系统安全规则(2000)》

台式灭菌器必须遵守这些规定，这是为了防止压力系统损坏、存储能量造成损伤的风险。

#### 《控制有害健康物质章程(2002)》

《控制有害健康物质章程》与生物和化学风险相关。这些章程需要针对所有潜在的有害物质进行风险评估才能被执行。

#### 《医疗器械法规(2002)》

英国市面上销售的医疗设备必须携带 CE 标志和允许重复使用的进程信息，包括清洗、消毒、包装，必要情况下，设备的消毒方法和对重复使用次数的所有限制都需要标注。台式蒸汽灭菌器和清洗器/消毒剂属于这类规定的器械。

#### HTM 01-05：《初级护理的消毒和地方上的口腔科实践指导(2013)》

负责牙科仪器管理的口腔科护士应该参考卫生部（Department of Health, DH）的文件 HTM 01-05：《初级护理的消毒和地方上的口腔科实践指导(2013)》。

### 感染的风险评估

牙科设备可根据在治疗过程中被感染的风险归类（表 3-1）。

表 3-1　器械的感染风险评估

| 风 险 级 别 | 定 义 | 恰 当 的 流 程 | 举 例 |
| --- | --- | --- | --- |
| 低（未灭菌） | 接触完整皮肤或黏膜的器械 | 按照制造商的建议清洗 | 移液管 |
| 中 | 使用过程中可能破坏皮肤或黏膜完整性的器械 | 消毒灭菌或使用一次性物品 | 超声洁治器 |
| 高 | 渗透或接触破损的皮肤或黏膜，或进入无菌区的器械 | 消毒灭菌或使用一次性物品 | 手术刀的刀片和手柄 |

注：改编自 Medical Devices Agency（2002）Guidance in Decontamination from the Microbiology Advisory Committee to the Department of Health. London：Medical Devices Agency。

《消毒控制保证标准》要求建立一个系统，确保所有可重复使用的牙科器械在重复使用前先消毒，控制消毒进程和器械的风险。必须记录牙科器械的每次使用和消毒过程来提供证据证明在小概率不利事件发生时，设备能持续有效地运行。这些记录必须保留至牙科器械的寿命外加 5 年之后。

医疗和医疗产品法规机构（The Medical and Healthcare Products Regulations Agency, MHRA）定义了以下条款。

### 清洗

化学消毒灭菌前应进行手动或超声清洗牙科器

械。手工和超声清洗适用于非侵入性（低风险）设备，但不能用于中、高风险的牙科器械，中、高风险的设备需消毒灭菌。清除所有可见的污染可以减少相关微生物的数量，但不会破坏所有微生物。

减少微生物污染将取决于许多因素，包括清洗的效率和最初污染的情况。进一步减少污染需要干燥，因为一些微生物在干燥干净的表面不能繁殖。彻底清洗减少了所有微生物传播的可能性，包括异常朊蛋白导致的变异克雅脑病（variant Creutzfeldt-Jakob disease，vCJD）。

### 手工清洗

- 必须穿戴适当的个人防护装备（PPE）。
- 特定的"污染"区域必须使用清洁工具。应使用可以完全没过器械的深水槽。
- 使用干净的一次性布或刷子清洗。
- 使用热水和清洁剂。
- 必须使用一个单独的可以冲洗器械的水槽。
- 使用干净的一次性布或纸巾彻底干燥器械。
- 仪器必须用肉眼检查以确保所有有机材料已经被有效清除。

### 超声波清洗

超声波能量用于机械去除污染了牙科器械的废物和碎片。

- 超声波清洗器必须符合 HTM 01-05。
- 显而易见的污染应该手动清洗。
- 按照制造商的指示，尤其是器械，应该水浴多久才能被有效清洁，确保定期换水，定期消毒超声机器。
- 在水池中蓄满热水，倒入含有洗涤剂和消毒剂的溶液，而不是只有消毒剂。
- 将器械放入超声波浴。
- 按照制造商推荐的时间清洗。
- 拿出器械并用干净的水冲洗。
- 检查有无任何残渣。
- 超声波浴的水必须每天更换，一旦水明显变脏，也要更换。
- 一旦发现残渣，需手工清洁。

## 消毒

消毒减少微生物污染的效果不会达到灭菌的水平。消毒被定义为杀死或清除致病微生物的方法，但通常不能杀死细菌孢子。

### 热消毒

热力能杀死微生物的效应被用于消毒，例如，清洗机/消毒器循环加热至 80 ℃至少 1 分钟。

### 化学消毒

适当的化学物质可以灭活微生物消毒。化学消毒分为高水平和低水平。

- 高水平化学消毒，例如，过氧乙酸，专用于某些不能承受热消毒/灭菌法的器械。
- 低水平化学消毒，例如，释氯剂或乙醇。

## 维护

- 器械的维护需依照 HTM01-05。
- 所有器械的维护都要根据口腔科团队的协议来执行。

## 灭菌

灭菌是指"去除物体上一切活的微生物，包括细菌芽孢和病毒"。使用一次性的物品避免了再次灭菌，是一种很实用且安全的方式。预先把灭菌好的器械应按照制造商的说明储存在存货周转系统里。牙科器械的消毒必须按照制造商的说明执行。

### 台式灭菌器

理想条件下，无菌物品应在无菌服务部门（sterile services department，SSD）灭菌后获取。当没有 SSD 时，一台有效的台式蒸汽灭菌器可用于可重复使用的牙科器械的灭菌。

台式蒸汽灭菌器不适合处理：

- 多孔制品（手术巾单或衣物）。
- 空心或有腔隙的牙科器械（不论是否打开包装）。
- 包装好的牙科设备。

真空台式蒸汽灭菌器有一个活性空气去除（真空）的预先灭菌阶段，可以确保蒸汽充满整个灭菌器。它还有一个后期灭菌阶段，在打开阀门前将器械干燥，因为非干燥的牙科器械不能被认为是无菌的。

购买灭菌器后应根据现行标准定期检验和测试，证明灭菌器能有效使用。

## 检查

所有经过了消毒灭菌的器械必须经过检查，以确保它们是干净的，功能和状况良好。

应准备一个光照良好的、有照明放大镜的专用清洁区域，用来检查器械上有无残留的污染碎屑或损坏。所有消毒灭菌失败的案例都应该记录在错误日志上，并定期审查。钝的、弯曲、生锈、损坏或有任何点蚀或其他腐蚀迹象的器械都必须被丢弃在临床废物容器中。

### 患者单次使用的牙科器械

被指定为患者单次使用的再加工牙科器械存在一些法律问题，需要广泛的测试、验证和记录。对于为患者设计的单次使用的回收或再加工牙科器械，制造商要为器械的安全性和有效性负全责。根据医疗器械法规，一旦患者单次使用的器械被回收再使用，那原本制造商应承担的法律义务应由口腔科诊所承担。

再加工的单次使用的牙科器械的功能和（或）材料可能会受到影响。一次性器械不能承受消毒或灭菌。

### 一次性牙科器械

一次性牙科器械是指给一名患者使用 1 次即丢弃的器械。一次性器械是指使用 1 次，而不是给一名患者使用。

- 所有一次性器械被使用后都被归类为临床废弃物，需扔进临床废物容器中。
- 尖锐器械应扔进锐器盒内。
- 包装好的一次性器械应放入存货周转系统里，存放在无尘、清洁、干燥的存储环境。

难以有效清洁的牙科器械应该一次性使用。包括成型片、牙钻、吸引器尖端、三用枪头、吸唾管、塑料印模托盘和所有的牙髓锉等。

### 存储

所有器械在存储时必须完全干燥，因为潮湿会促进微生物的生长和器械的腐蚀。牙科器械不能松散地放在抽屉、开放的托盘、开放的货架或临床区域的工作面。

牙科器械应存放在清洁、有序、封闭的橱柜和带有盖子的工具盘的抽屉里，这样可以防止包装损坏、允许存货周转、确保灭菌器械在货架存放时间内都能被使用。存储区域必须清洁、干燥，远离阳光直射、热量、废弃物和水。将器械存储在远离临床区域的隔离环境下（可以是消毒室的清洁区）是最佳方式。

### 培训

口腔科团队中任何参与器械管理、使用和消毒的成员必须完成相关的能力培训并记录和更新。普通口腔科协会注册者必须在 5 年的持续职业发展周期内完成至少 5 小时的消毒训练。

## 临床废弃物处理

### 介绍

诊所应该有一份当地的废弃物处理政策和方法，以确保口腔科废弃物处理服务是安全、经济且符合法律要求的。

当地的政策应包含牙科材料的处理，包括银汞合金、尖锐器械和软（硬）临床废弃物，如：

- 局部麻醉针头。
- 汞合金分离器废弃物。
- 汞合金废弃物。
- 铅箔。
- 定影剂和显影剂。

所有临床垃圾都是有害废弃物，只有两个例外：

- 隔离的非危险药品。
- 非医疗活动产生的医疗废弃物。

临床废弃物由于存在危险化学品和药品，或导致感染的风险通常被归类为危险废弃物，非危险药品除外。

任何药物，只要具有以下 1 个或多个危险的属性就要被划为"细胞毒性和细胞抑制剂"，是危险废弃物：

- 有毒。
- 致癌。
- 诱变。
- 生殖毒性。

这类药物很广泛，社区药店和常规诊所即可见。

其他药物是非危险废弃物。出于医疗的义务，它们具有危险性的地方应被记录在文件中。

### 法律体制

作为医疗废弃物的生产者，口腔科诊所有义务确保临床和普通废弃物被管理和妥善处理。有三个独立的法律领域治理医疗活动产生的废弃物：

- 环境和废弃物。
- 运输。
- 健康和安全。

以下法规适用于医疗活动产生的废弃物：

- 《环境保护法案（1990）》（c. 43）。
- 《环境保护章程（护理义务）（1991）》（英格兰、苏格兰和威尔士）。
- 《危险品运输和便携式压力设备的使用章程（2004）》（运输法规）。
- 《控制有害健康物质章程（2002）》（附表 3）。
- 《职业卫生安全法（1974）》。

- 《健康和安全章程(1996)》(与员工协商)。
- 《危险废弃物章程(2005)》(英格兰和威尔士)。
- 《环境法案(1995)》。
- 《控制有害健康物质章程(2002)》。

- 《临床废弃物的安全处理》(健康服务咨询委员会)。
- 《废弃物管理章程(1994)》和所有相关立法。
- HTM07-01(2013)。

废弃物分类(表 3-2)

表 3-2 废弃物处理安排的总结

| 废弃物容器 | 描　述 | 举　例 |
|---|---|---|
| 黄色,有紫色条纹 | 被细胞毒性和(或)细胞抑制剂污染的传染性废弃物 | 细胞毒性和(或)细胞抑制剂的敷料或敷管。口腔科诊所用不到 |
| 黄色,有紫色盖子 | 细胞毒性和(或)细胞抑制剂感染的尖锐器械 | 用于管理细胞毒性产品的尖锐器械。口腔科诊所不适用 |
| 白色 | 汞合金废弃物 | 口腔科汞合金废弃物 |
| 黄色 | 传染性废弃物<br>A 类<br>黄色 | A 类——口腔科诊所不常用到。废弃物需要焚烧处理<br>传染性的或其他废弃物需要焚烧,包括解剖废弃物、诊断标本、试剂或测试瓶和包含化学物质的装备 |
| 橙色 | B 类<br>橙色 | B 类——大多数传染性临床废弃物属于这一类<br>废弃物可能是被"处理"过的<br>有传染性或潜在的传染性 |
| 橘黄色的盖子 | 非药物污染的尖锐器械 | 放血锐器<br>微小的口腔外科器械、牙钻、手术刀片等 |
| 黄色的盖子 | 药物污染的尖锐器械 | 安瓿,如咪达唑仑和局部麻醉注射器及针头 |
| 黄黑相间 | 令人纠结的废弃物 | 非污染的面罩、罩衣,非传染性的一次性装置,石膏牙模等 |

(续表)

| 废弃物容器 | 描　述 | 举　例 |
|---|---|---|
| <br>黑色或透明袋子均可 | 家庭废弃物 | 普通废弃物,包括花等 |
| <br>绿色/蓝色/透明 | 混合回收 | 纸、纸板、罐子、塑料、玻璃 |

口腔科产生的废弃物可分为临床或非临床废弃物。

### 临床废弃物

临床废弃物的概念历来被用于描述医疗或相关活动产生的废弃物,构成传染风险,可能有害。临床废弃物可分为:传染性的尖锐或非尖锐废弃物;非传染性的尖锐或非尖锐废弃物。

《废弃物控制章程(2012)》(英格兰和威尔士)定义的临床废弃物全部或部分由以下物质构成:

- 血液或其他体液。
- 药物或其他医药产品。
- 排泄物。
- 人类或动物组织。
- 拭子或敷料。

### 传染性废弃物

传染性废弃物包含人类或动物的致病微生物或其毒素。传染性废弃物可分为 A、B 两类。

A 类:这种传染性物质的传播可导致人或动物的永久性残疾、危及生命或造成不治之症,例如被传染风险最严重的病原体(如埃博拉)所污染的废弃物。这种废弃物在运输到处理设施前应进行高压灭菌。A 类废弃物应放入黄色的袋子里,尽管牙科设备一般不产生 A 类废弃物。

B 类:不符合 A 类标准的传染性物质。这类废弃物在运输到处理设施之前不需要预先处理。多数牙科设备产生的临床废弃物都属于 B 类,需放入橙色袋子里。

尖锐废弃物:尖锐废弃物可导致割伤或刺伤,包括针头、牙钻和手术刀片等。尖锐废弃物可为传染性或非传染性,药物污染或非药物污染。牙科设备中所有尖锐废弃物都应放入锐器盒内。

黄色的配有橙色盖子的锐器盒用于盛放非药物污染的废弃物,如手术刀或牙钻;黄色的配有黄色盖子的锐器盒用于盛放药物污染的废弃物,如局麻注射器或咪达唑仑安瓿。所有被细胞毒性/细胞抑制剂污染的锐器应放入紫色盖子的锐器盒内。然而这些药物通常不会用于口腔科手术。

组装锐器盒时必须小心以确保盖子位于安全的位置。锐器盒必须密封、贴标签,满 3/4 即更换。如果锐器盒很少使用,不管容纳了多少废弃物都应该至多 3 个月更换 1 次。锐器盒必须置于临床区域腰部高度水平(或放置在墙上托架上),防止受伤。

拔掉的牙　拔掉的不含汞合金的牙可以放置在锐器盒内。拔掉的包含汞合金的牙被认为是危险废弃物不能焚烧,所以禁止放入锐器盒内。含汞合金的牙应该用不含漂白剂或氯的消毒剂处理(如喷),空气干燥,随后存储在密封容器中。这种容器应由废弃物收集公司单独收集处理。

### 非尖锐废弃物

液体废弃物:所有放置在临床废液引流袋的液体废弃物,如抽吸的液体或尿液,必须与固化胶凝剂混合来防止泄漏和溢出,因此降低交叉污染的风险。有条件的话,需使用预胶化的废液收集袋。

射线定影剂和显影剂溶液属于危险废弃物,应由有执照的材料回收公司收集。如果不能回收,定影剂和显影剂溶液应在有许可的设施内焚烧。任何含有残留的或被危险物质污染的包装,如铅箔,都应被列为危险物品处理。

### 非传染性废弃物

令人纠结的废弃物　这种废弃物会让面对它的人感到不愉快,但它们属于非危险性的废弃物,可以包括未被体液污染过的外套和防护服,如面罩、罩袍和手套,以及热压处理过的实验室废弃物。

令人纠结的废弃物不包括以下几种:尖锐废弃物,身体部位如牙齿或补牙的银汞合金。这些属于危险废弃物。

令人纠结的废弃物应放置在"虎皮袋"中,有一条或多条黑色条纹的黄色袋子。这种废弃物不能放入临床废弃物或黑色废弃物袋里。

诊所必须确保废弃物的存储、处理、回收或处置是安全的,并且符合法律规定,因为这是一种责任。令人纠结的废弃物可以焚化处理,或作为非危险性废弃物被填埋。多数的临床废弃物处理站不被授权处理令人纠结的废弃物,因为它们是非传染性的。您必须确保接受您废弃物的站点有资格处理特定种类的废弃物。

**口腔科用汞合金** 任何形式的汞合金都属于危险性废弃物,包括含有汞合金的材料。汞合金废弃物应由有执照的或有许可的废弃物管理设施收集,在最终处置前需经历汞回收过程。

使用汞合金的口腔科诊所必须安装汞合金分离器,且确保收集的汞合金作为危险性废弃物被处理。分离器应达到《英国口腔科器械的标准》:汞合金分离器(BS ISO EN 11143:2000)。简单的过滤器和纱材料不符合法律规定。

### 必要的记录

#### 废弃物转运记录

废弃物的追踪是护理义务的一个重要部分。口腔科诊所有责任采取足够的措施确保废弃物被安全地管理,移送给另一位授权的或有许可的人。

当废弃物从一方转运给另一方时,把废弃物交上去的人,即"转运者"(诊所)需完成《废弃物转运记录》。转运者与接收者(废弃物处理公司)签署记录,双方各持有一份记录的复印件;相同转运者和接收者之间一年一度的转运记录需要包含同种废弃物的所有定期托运事件。转运者和接收者持有的转运记录复印件至少保存2年。转运记录需包含以下几点:

- 转运废弃物的数量(尽量按重量记录)。
- 包装方式。
- 容器类型。
- 废弃物的描述。

废弃物的描述需包含以下几点:

- 欧盟废弃物目录的代码。
- 废弃物来源于什么场所或什么事件。
- 物质或事物原材料的名称。
- 产生废弃物的过程。
- 化学和物理分析。

对废弃物的描述必须提供足够的信息,使其安全处理和处置。卫生部的指导,《医疗废物的安全管理》(HTM 07-01;2013a),提供了废弃物处理的最佳方式及所需信息。

**欧洲废弃物目录编码**

**危险废弃物**

- 09 01 03  溶剂型显影剂溶液。
- 09 01 04  定影剂溶液。
- 15 01 10  含有残留物或被危险物质污染的包装(如铅箔)。
- 18 01 03  临床废弃物。
- 18 01 08  细胞毒性和细胞抑制剂药物。
- 18 01 10  口腔科汞合金废弃物。

**非危险废弃物**

- 18 01 01  尖锐物(除了 18 01 03)。
- 18 01 02  身体部位或器官,包括血袋和血液防腐剂(除了 18 01 03)。
- 18 01 04  有害废弃物。
- 18 01 09  药物(除了 18 01 08)。

**标准工业分类代码**(Standard Industrial Classification, SIC) 危险废弃物运输须知还需要添加一个标准的工业分类代码。口腔科诊所活动的编码是 85.13。

**危险废弃物托运单** 每个危险废弃物的集合都必须有危险废弃物托运单。废弃物收集公司有权收取托运费。诊所从业人员可自行出具托运单,可以由废弃物承包商提供托运单,或者使用环境代理票据。托运单空白模板可以从环境署获得。

#### 在环境署注册

口腔科诊所在 12 个月内产生的危险废弃物总量少于 200 kg,则免于通知环境署,但危险废弃物总量一旦超过这个限额,诊所持有人必须通知环境署。当废弃物总重超过 200 kg 阈值时,还要考虑非医疗卫生相关的危险废弃物。可通过环境署网站注册:www.environmentagency.gov.uk。

#### 非临床废弃物

所有非临床废弃物按照 1990 年《环境保护法》和 1992 年《废弃物控制法规》中的规定分类控制。非临床废弃物可分为若干类别:

- 非临床生活废弃物放置在黑色袋中。
- 可回收材料如纸板或办公用纸。
- 破碎的家具或其他物品。
- 机密废弃物。

机密废弃物是包含了个人或组织的细节或识别它们的任何信息或信息的组合,例如姓名、地址、电话号码,包括书写在邮单上的信息。

诊所通常与机密废弃物处理公司签订合同来处理机密废弃物。每份合同都有一个时间表和废弃物处理的进程,必须严格遵守每个机构详述的进程。处理机密废弃物时,必须遵守以下规定:

- 所有机密废弃物都应放置在专用容器内。

- 容器一旦装满必须确保是安全的,避免数据丢失。
- 容器必须存放在安全的位置。

许多电子产品被归类为家庭废弃物,由废弃电子电气设备(waste electrical, electronic, equipment directive, WEEE Directive)指令管理。这意味着所有电器项目必须回收再利用或重复使用,而不在废弃物填埋场处理。处置此类物品必须与地方当局讨论。

### 废弃物管理——最佳方式

最好的做法是减少废弃物的产量。最好不要产生废弃物:

- 购买具有可回收利用包装的产品。
- 考虑移动数字成像:没有化学废物,曝光少。
- 选择有回收设施的供应商,要求"实时生产",避免无现货的情况发生。
- 双面用纸或使用废纸。
- 堆制肥料。可生物降解的废弃物可以堆肥(花园废弃物、纸板、纸张和小木材)。

回收再利用:

- 买可回收物品。
- 找到一个可以打包你的电脑回收再利用的供应商。
- 尝试获得回收银行委员会的许可或者提供网址。
- 从来源区分可回收物品:办公用纸、硬纸板、玻璃、危险废弃物。

禁忌(违反义务或许可条例):

- 不论是否经过同意,使用他人的垃圾桶。
- 将废弃物带回家回收或堆肥。
- 现场焚烧废物,特别是塑料、油类或化学制品。
- 把废弃物转运给没有执照的废弃物管理公司。

## 风险评估

### 介绍

《职业卫生安全法(1974)》中规定,所有雇主有义务确保员工受过适当培训,能安全地胜任工作。《控制有害健康物质章程(2002)》中规定,雇主有义务评估员工在工作活动中受到伤害或影响健康的危险物质的风险。《职业卫生安全法(1974)》中规定,雇主要采取措施控制风险。

#### 《职业卫生安全法(1974)》

《职业卫生安全法(1974)》有时被称为 HASAW 或 HSW,是英国职业健康与安全的主要部分。健康与安全执行委员会负责执行该法案和一些其他与工作环境相关的法定文件。

#### 《控制有害健康物质章程(2002)》

《控制有害健康物质章程(2002)》描述了一些危害健康的物质如下:

- 《化学品条例(2002)》(危险品、信息和包装)归类为危险品的物质或混合物。这些物质的危险标识需要被特殊标明(剧毒、有毒、有害的、腐蚀性的或刺激性的)。
- 根据工作环境暴露水平(workplace exposure level, WEL)被赋值的物质。
- 所有生物制剂。
- 《控制有害健康物质章程(2002)》指定的浓度范围内的所有灰尘;工作中使用的所有材料、混合物和化合物,或因工作活动而产生的危害人体健康的物质。

口腔科诊所中,以下类别的物质需通过 COSHH 评估才能使用:

- 普通清洁材料。
- 普通消毒剂。
- 戊二醛。
- 甲醛。
- 甲基丙烯酸甲酯。
- 口腔科汞合金。
- 实验室可燃物。
- 办公室材料(墨粉、胶水、糨糊)。
- 复印机材料(粉尘、臭氧)。
- 吸入性镇静气体。
- 低风险药物(抗生素/止痛药,例如对乙酰氨基酚)。
- 血液和体液。
- 实验室材料(牙膏、粘接剂)。
- 与工作有关的灰尘(石膏模型修整、义齿调磨)。
- 空调(军团菌)。

以下材料并非有害健康的物质,不在 COSHH 范围内:

- 石棉和铅(有它们专属的法律规定)。
- 在高压或高温下的放射性物质、窒息剂,或有易爆炸、易燃性的危险物质(其他法规可适用)。
- 不与工作直接相关的,不受雇主控制的生物因子,如同事传染的感冒。

健康与安全执行机构(HSE)已推出控制危险物质暴露的八项原则:

(1) 为了健康,设计、操作和医疗活动,最小化有害物质的排放、释放和扩散。

（2）全面考虑所有吸入的相关暴露途径，例如汞蒸气、皮肤吸收和控制吸入过程中的摄取。

（3）根据影响健康风险的比例采取措施控制危险物质的暴露。

（4）选择最有效和最可靠的控制方法，使危害健康的物质的逃逸和扩散最小化。

（5）当没有条件充分地控制危险物质的暴露时，需在控制暴露的同时提供个人防护设备。

（6）定期检查和评估所有控制方法的要素，保证它们持续效力。

（7）告知所有员工工作中的危险物质和风险，训练员工控制危险物质的暴露以降低风险。

（8）确保引进的控制措施不会增加危害健康和安全的风险。

遵守健康和安全法规是必要的，每一年或更短时间内要进行1次风险评估，若医疗团队或诊所发生变更，所有的风险评估必须在变更后重新回顾。

## 口腔科诊所的风险评估

口腔科团队在工作环境中面临着各种各样的风险，因此执行年度风险评估以保持健康和安全标准非常重要。危害分析是用于评估风险的一个方法，但让我们先定义一下危害。世界卫生组织（2007）将危害定义为"可导致或增加风险的环境、代理人或行为"。

风险管理是指识别、评估风险，优化风险次序，其次协调、使用最节约的资源减小风险，监控不幸事件发生的可能性和（或）影响。风险管理也被称为"根本原因分析"。

大多数事故可以追溯到以下四个事件中的1个或多个失败。

- 医疗团队的影响。
- 不安全的监管。
- 不安全事件的前提条件。
- 不安全事件本身。

这样的研究可以使人们了解，医疗错误可能来源于"系统缺陷，而非性格缺陷"，个人的贪婪、无知、恶意或懒惰不是造成错误的唯一原因。

### 风险评估步骤

在大多数情况下，这个过程包括几个要素，通常按以下顺序执行：

- 识别、描绘和评估威胁的特征。
- 评估员工和患者对特定威胁的易伤性。
- 确定风险[如某种危险对员工和（或）患者的预期后果]。

- 找出降低风险的方法。
- 优先选择有策略的降低风险的方法。

美国国防部将风险管理归类如下：

- 避免。
- 控制。
- 接受。
- 转移。

不是一切风险都可以消除，因此控制措施旨在降低风险到可接受的水平[最低合理可行原则（as low as reasonably practically，ALARP）]。

### 风控演示

鼓励口腔科团队中的个人或集体为风险评估负责，建立一个系统的工作任务，找出可能出错或可能有害之处，并检查是否有恰当的控制措施。持续的练习风险评估才能识别危害（所有可能造成伤害的事件），评估风险，采取行动和控制，使风险最小化（表3-3）。

表3-3 风险评估的例子

| 显著危害 | 处于风险中的人 | 现有的控制或行为要求 |
| --- | --- | --- |
| 未有效进行手消毒 | • 牙医<br>• 口腔科护士<br>• 口腔科卫生士<br>• 口腔科治疗师<br>• 临床口腔科技师 | 安排培训。确保相关技能的海报员工可见。洗手方法的审查 |
| 使用后未立即放入正确容器的尖锐物品 | • 牙医<br>• 口腔科护士<br>• 口腔科卫生士<br>• 口腔科治疗师<br>• 临床口腔科技师 | 安排培训。确保相关技能的海报员工可见。锐器盒使用的审查 |
| 基线评估中高风险操作的总数： | | 主动控制减少风险后，高风险操作的总数： |

### 口腔科团队的责任

资深牙医和（或）实习经理应负责诊所中的风险管理，并承担以下责任：

- 持有诊所中所有有害物质的清单。
- 确保进行适当和充分的评估，找出所有危险物质。
- 确保引入适当的控制措施，防止或控制任何有害健康物质的暴露。
- 确保同事接受训练，安全地使用危险物品。
- 确保化学品按照制造商的建议使用。
- 确保有害物质按照制造商的说明使用，存储在恰当的容器内。
- 确保"先进先出"原则（first in first out，FIFO）

的实施,使货架上的物品不会过期。

- 确保处理溢出和处理火的措施到位。
- 确保每次完成的风险评估都有详尽的书面记录以备再评估。

然而,每位员工在《职业卫生安全法(1974)》的监管下,必须为自己的行为和疏漏负责,员工的责任如下:

- 遵守与工作设备、危险物品、工作系统和安全装置的使用相关的所有规定。
- 向实习经理/资深口腔科护士汇报主管牙医在安全系统中任何的不足之处。
- 被选中时,需参加强制性培训。
- 汇报突发事件和侥幸脱险事件。
- 遵守 COSHH 评估后得出的所有指令(包括安全工作方法的声明)。
- 不将自己或他人暴露于危害健康的物质之中。
- 使用所提供的控制措施,穿戴个人防护设备(PPE),恰当地存放 PPE,在进食或饮水前先脱掉 PPE。
- 参加培训,学习如何争取使用 PPE。
- 发现控制措施或 PPE 的任何缺陷立即报告。

## 锐器伤害和易于暴露的操作

### 介绍

易暴露的操作(exposure prone procedure,EPP)被定义为"那些被忽略的、血液有可能倒流回患者开放组织的临床操作"。在口腔诊所里,根据人们的手可以被看到的程度和锐器划伤风险的大小,这些被分为三类(表 3-4)。

表 3-4　口腔易暴露操作的类别

| 类　别 | 相 关 风 险 | 口腔操作的例子 |
|---|---|---|
| 1 | 低水平风险,医护人员的手大多数情况下放在口外 | 局麻 |
| 2 | 中水平风险,医护人员的手部分可见,一旦出血必须迅速承认并采取行动 | 拔牙 |
| 3 | 高水平风险,重大伤害和未被发现的出血 | 截骨 |

### 背景

研究表明,英国每年大约出现 100 000 次锐器伤。另有许多锐器伤未被报道,所以这个数字远低于实际总数。

锐器伤的人身伤害索赔随着报道的改进而急剧增加。

绝大多数的锐器伤是可以避免的,当锐器以不安全的方式处理时,才易出现锐器伤。

### 什么是血液传播病毒

任何锐器伤都可能导致病毒的血液传播。在口腔医学中,这可能导致从患者到患者、从患者到口腔医护人员和口腔医护人员到患者之间的感染。口腔医学涉及的病毒主要有:

- 乙型肝炎病毒(HBV)。
- 丙型肝炎病毒(HCV)。
- HIV。

已知污染的血液传播概率约为:

- 乙型肝炎病毒(HBV)——1/3。
- 丙型肝炎病毒——1/30。
- HIV——1/300。

有些医护人员因为持续的锐器伤感染了血液传播病毒(HBV、HCV、HIV),有些人死亡,更多的人遭受了严重的健康问题。

#### 乙型肝炎病毒

HBV 比其他病毒感染的风险更大。任何暴露于血液的人都可以接种乙肝疫苗,即使该血液不确定是否含有 HBV。疫苗应在初次暴露时接种,随后 1 个月和 6 个月再各接种 1 次来全面预防感染。如果已知该血液含有乙肝病毒,则建议注射乙型肝炎免疫球蛋白(HBIG)。HBIG 含有抗体,可为感染提供临时保护,应在暴露于血液后尽快注射,最好 24 小时以内。同时也推荐注射乙肝疫苗。如果已经接种了乙肝疫苗,则不需再注射 HBIG。

#### 丙型肝炎病毒

丙型肝炎病毒可导致一种慢性肝病。暴露后尚没有已知的预防方法,必须立即验血化验肝功能、测试有无丙型肝炎病毒;验血需要 4～6 周后重复 1 次,随后 4～6 周再重复 1 次,或者一旦肝炎进展立即验血。

丙型肝炎的症状包括腹痛、食欲减退、恶心、尿色变暗、大便变白或黄疸(皮肤发黄或眼睛发白)。

#### 人类免疫缺陷病毒

预防性治疗可降低风险暴露后感染 HIV 的风险。

预防性治疗的益处(例如,减少感染风险)要和治疗的风险相互衡量(例如,治疗的副作用、与其他药物的相互作用、治疗费用)。所有育龄妇女在开始治疗前都应测试是否妊娠,但这并不代表妇女不能服用抗 HIV 药物。所有暴露于潜在感染的血液或体液中的人都应立即检测 HIV,在随后的 6 周、3 个月和 6 个月定期检测。

《英国国家卫生（2014）》规定："承担 EPP 的医护工作者（health care worker，HCW）一旦被告知他们可能暴露于工作引起的 HIV 感染，则有义务尽快寻求医疗帮助进行检测，一旦是阳性，则要获取并遵守相关临床和工作健康的建议。HIV 阳性或拒绝做 HIV 检测的非 EPP 医务工作者不影响雇佣或培训。"

### 什么降低了血液传播病毒感染的风险

口腔科预防锐器伤的标准、安全的操作被称为标准预防或普遍预防，所有的血液和体液都被当作含有传染性病原体来对待，一些建议包括：

- 每次接触患者和接触血液、体液后都要洗手。
- 使用 PPE。
- 做与血液、体液相关工作时应佩戴一次性手套。
- 应穿戴一次性塑料围裙/防渗罩衫防止血液、体液飞溅。
- 戴防护眼镜（面甲、护目镜或安全眼镜）防止飞溅的血液、体液或污垢、组织溅到面部。
- 用防水敷料遮盖住所有割伤和擦伤。
- 及时、安全地将锐器扔进防刺破的锐器盒内。
- 切勿过度填塞锐器盒。
- 切勿将针头重新盖上针帽。
- 牙科器械消毒。
- 使用一次性物品。

#### 一次性用品

一次性用品只能使用 1 次，随后丢弃。一次性用品不能给一位患者使用多次或者给多位患者使用。如果你重复使用一次性用品导致了伤害或损伤，那么你自己需要对此行为负责。

如果一件医疗设备被标记为单一患者使用，那么它可以被一位患者多次使用后丢弃。单一患者使用设备包括塑料注射器和吸管，同一位患者两次使用之间，需要根据制造商的说明进行不同程度的消毒。

应该仔细检查预包装的无菌一次性用品或单一患者使用的医疗器械包装是否完整，其中的器械是否在使用期限内。库存应放置在清洁区域的地面上，器械轮流使用，确保旧的器械在有效期内。

当条件允许，且不影响临床结果时，应尽量使用一次性器械。

### 锐器伤暴露于体液后应采取的行动

应立即采取以下行动：

- 停止治疗，处理伤口。
- 挤压伤口 2 分钟，使伤口流血（不能吮吸伤口）。
- 用肥皂水冲洗伤口，不需擦洗。
- 干燥伤口并用防水敷料覆盖。
- 酌情用大量的水冲洗黏膜，如嘴、鼻、耳、眼。
- 检查源患者的医疗史，确定感染的风险。
- 若源患者已知或疑似 HIV 携带者，则需联系当地医院指定的专家，如"传染病控制顾问""医学微生物学家顾问"*，在 1 小时内开始治疗。诊所的锐器伤政策中应包含联系电话。
- 应将伤害发生的经过和采取的处理措施登记在诊所事故记录簿中，向上级牙医及当地职业健康部门汇报。

## 口腔科诊疗室设计

### 介绍

口腔保健环境的设计首先要消除几点，如环境压力大、无法预防和控制感染等。支持性环境的一些特点和机会使其有着广泛前景，研究表明这种环境可以使患者平静下来，减小压力，强化应对资源和改善医疗卫生的过程（Ulrich，1999）。根据以下指南可创造支持性医疗卫生环境：

- 加强管理，包括隐私。
- 提供社会支持。
- 提供接触大自然的机会和其他积极的消遣。

当考虑到诊疗室的设计和布局时，口腔科团队须考虑以下几点：健康与安全、感染预防、患者的期望、上升的成本和口腔科医疗卫生制度性质的改变。

### 健康和安全

员工的身心健康可能会被环境影响。不良的口腔科工学设计会导致口腔科工作人员背部压力、疲劳和其他损伤。减少员工因人体工学干预产生的压力，并照看好其他问题，如空气质量、噪声和光等，会对员工的健康起到明显的帮助。

目前有很多调查正在探究医疗卫生环境设计会对患者造成的影响，然而越来越多的证据表明，改进的设计会对员工造成积极效应。

口腔医护人员面对经济和制度的约束，工作压力持续上升。物理环境可能会影响以下几处：

---

\* 医疗卫生专业人员如果想讨论或者获取一般健康保护或公共卫生事项的建议、报道当地需申报的疾病或感染的暴发、在非工作时间咨询疫苗接种的相关信息，都要联系当地的公共卫生保护团队。

- 通过改变环境设施改善员工的健康和安全（如室内空气质量、热环境）。
- 提高患者的安全性。
- 减轻员工的疲劳。
- 减小压力、改善结果。
- 减少噪声。
- 降低迷路风险。
- 提高整体医疗质量。

## 感染的预防

英国卫生部认为，控制感染的最佳方式是改进诊所的工作环境和诊疗器械，以及改变诊所的管理和文化。

口腔科诊所的布局应该是简单整洁的。诊疗室内应明确界定清洁区和污染区。器械使用后的清洗消毒应采用系统的方法，确保污染器械与清洁器械分开。

为了使诊室环境达到最佳诊所的感染控制目标，口腔科团队应谨记以下几点：

- 诊疗室的布局应包括牙医和护士的专用区域。
- 牙医需要便捷地使用涡轮机、三用枪头、慢机、托架工作台、手术灯、肘控或脚控洗手槽。
- 口腔科护士需要便捷地使用吸唾器、三用枪头、光固化灯、装牙科材料的橱柜和肘控或脚控洗手槽。
- 临床废物的指定区域。
- 这些工作区域的设计应尽量使工作流程从清洁到污染。
- 工作台表面应无缝，避免杂乱，末端需有覆盖，避免污染的材料堆积，方便打扫。
- 理想条件下，牙科器械的消毒应在诊所专用的房间内进行。当没有专用房间时，则需要一处远离诊疗室的隔离的清洁区域。消毒室/消毒区域应包含两个深水槽、超声波清洗机和（或）清洗机/消毒器、高压釜和机械手机维修系统。专用消毒室内应有一个独立的洗手池。
- 地板必须是可洗、防渗、防滑、无缝或有密封接缝的。地板必须延续至墙面来覆盖地板和墙面的相交处。地板不能允许液体积聚，也不能渗透液体。
- 诊疗室内良好的通风可以限制口腔诊疗过程中的气溶胶和环境污染，机械通风最佳。通风系统应在制造商的建议下定期清洁和维修，并登记每次的维修和保养。避免独立的风扇，因为它会导致诊疗室内的气溶胶循环流动。

## 房间大小

口腔科诊疗室应有足够尺寸，使得牙医和护士在操作时不会被牙椅妨碍。不论是患者还是医护工作者都不应该有被绊倒的风险。常规诊室大小约 17 m²。

## 治疗区

治疗区应达到最严格的清洁标准才能放置器械和材料。每间诊疗室的治疗区各不相同，但通常都会包括托架顶部、手推车顶部和（或）工作台表面附近。最好用胶带标记，突出治疗区。

治疗区的表面在每天开诊时、两患者之间和每天结束时都必须消毒。无菌材料和器械只能放置在这一区域。托架台或手推车顶部可用一个无菌的托盘覆盖器械，这样便于工作台的消毒或给每位患者更换消毒盖。

## 治疗边缘

每次更换患者都需要消毒的器械有：手机、X 线机、手术灯、吸唾软管、调节椅位的按钮、痰盂、调节椅子的按钮以及洗涤槽中的塞子，这些属于治疗边缘。

## 休息室

这是诊室里的非临床区域，不太可能接触到患者的体液。诊室内良好的通风即可减少气溶胶，从而减少这些区域的污染。

## 《卫生技术备忘录》

《卫生技术备忘录（HTM 01-05）——消毒》（DH，2009）的相关介绍对英国的口腔科诊所有着广泛影响。这项条例被《卫生技术备忘录（01-05）》（DH，2013b）取代，其中强调，为了患者的安全，牙科器械要储存在指定区域。

人们意识到，灭菌牙科器械的潜在污染是事件相关的，而非时间依赖性的。在口腔诊所内，常用器械会有快速的周转。牙科器械应用于人体内有菌部位。所有环境污染对于患者的危害都远小于血液和体液污染，后者会对患者造成巨大危害。

因此，相比较而言，重点是防止其他患者血液和体液的污染，而不是灭菌器械的环境污染。

在《健康和社会卫生法》（2012，DH，2013b）的规定下，指导 NHS 基础设施变化的文件已经更新。

这份文件指导地方层面上的口腔科诊所内部的消毒去污。在《医疗设施条例》（2002，DH，2013b）中，这一政策陈述了如何将器械和医疗设备转运至其他机构再加工。

## 最佳诊所的要求

要求包括：

- 安装现代化的洗涤机和消毒器，充分有效地去污，避免手洗。
- 使用专用的净化室，使其完全与工作活动隔离，加强清洁与污染工作流程的划分，只能允许专职去污的工作人员进入。
- 器械应存放于远离诊室处，减少暴露于空气，降低致病性污染的可能。
- 应建立一个存货周转系统，便于器械的识别和选择，在推荐时间段内应用"先进先出"原则。

## 参考文献

［1］ Department of Health（DH）.（2013a）Health Technical Memorandum 07-01（HTM 01-07）. Safe Management of Healthcare Waste. London：Department of Health. Available from：https://www. gov. uk/government/publications/guidance-on-the-safe-management-of-healthcare-waste（accessed 5th July，2017）.

［2］ Department of Health（DH）.（2013b）Health Technical Memorandum 01-05（HTM 01-05）. Decontamination in Primary Care Dental Practices. London：Department of Health. Available from：https://www. gov. uk/government/publications/decontamination-in-primary-care-dental-practices（accessed 5th July，2017）.

［3］ Department of Health（DH）.（2015）The Health and Social Care Act 2008：code of practice on the prevention and control of infections and related guidance. London：Department of Health. Available from：https://www. gov. uk/government/publications/the-health-and-social-care-act-2008-code-of-practice-on-the-prevention-and-control-of-infections-and-related-guidance（accessed 5th July，2017）.

［4］ Handwashing Liaison Group（1999）Handwashing：a modest measure — with big effects. British Medical Journal 318：686.

［5］ Health and Safety Executive（HSE）. Personal Protection Equipment. London：HSE. Available from：http://www. hse. gov. uk/toolbox/ppe. htm（accessed 5th July，2017）.

［6］ Medical Devices Agency.（2002）Guidance in Decontamination from the Microbiology Advisory Committee to the Department of Health. London：Medical Devices Agency.

［7］ Public Health England.（2014）The management of HIV infected healthcare workers who perform exposure prone procedures：updated guidance. Available from：https://www. gov. uk/government/uploads/system/uploads/attachment_data/file/333018/Management _ of _ HIV _ infected _ Healthcare_Workers_guidance_January_2014. pdf（accessed 5th July，2017）.

［8］ Ulrich, R. S.（1999）A theory of supportive design for healthcare facilities. Available from：https://www. researchgate. net/publication/12761803 _ A _ theory _ of _ supportive_design_for_healthcare_facilities（accessed 5th July，2017）.

［9］ World Health Organization.（2007）A safer future：global public health security in the 21st century. Geneva：World Health Organization.

## 深入阅读

［1］ British Dental Association.（2015）Infection Control （England，Northern Ireland，Scotland and Wales），London：British Dental Association.

［2］ Care Quality Commission.（2010）Essential Standards of Quality and Safety. London：CQC. https://services. cqc. org. uk/sites/default/files/gac_-_dec_2011_update. pdf（accessed 5th July，2017）.

# 医患沟通
## Communicating with Patients

*Koula Asimakopoulou*，*Tim Newton*，*Sasha Scambler and Suzanne Scott*

# 第4章

## 引言

本章将帮助您理解为什么良好的医患沟通对于口腔医疗很重要：

- 医患沟通和健康行为的理论模型解释了谁应为口腔行业的医患沟通负责，并阐述了沟通的目的。
- 描述了良好的临床沟通技能的基本原则。
- 打破了言语的、副语言的和非言语的沟通要素。
- 描述了一种用来评估口腔诊疗中医患沟通技能的工具。
- 描述了一种在日常医疗背景下改变患者态度的简单的沟通方法。

## 目的

当您读了本章之后，您应该能做到：

- 对医疗背景下的一些医患沟通的潜在特点做出解释。
- 描述一些健康的医患沟通的模式。
- 列出一些医患沟通中关键的言语、非言语、副语言沟通技能，以及它们的使用方式。
- 描述怎样告知患者坏消息。
- 概述动机性访谈对改善患者口腔健康习惯起到的作用。

## 什么是沟通

沟通是传授和分享信息的过程。一些沟通方面的理论家从信息的发送者（发送信息的人）、接收者（接收信息的人）和信息的传播渠道（例如咨询）三个方面描述了沟通这一概念。

我们通常会采用包括语言在内的多种沟通方式与患者交流，且常常同时有多位接收者。通常，我们告知的方式（失败的告知）会告诉患者我们在想什么，而不仅仅是我们所讲述的内容。手势、姿势、音高、目光接触和距离等因素会帮助接收者理解我们的语言描述。对别人开的玩笑开怀大笑说明你很喜欢听，这时候如果不笑，也会传达出一些信息。

沟通是发送者和接收者之间的信息传递方式，我们建议采用一种或多种渠道，言语的和非言语的，所有的方式都可能产生不同的沟通结果。

## 在医疗背景下沟通的目的

Ong 等人（2005）认为，医患沟通有以下三个目的：

- 建立良好的医患关系。
- 交换信息。
- 做出治疗相关的决策。

涉及治疗的咨询中，仅有 1/3 是成功的。Ong 等人认为，医疗工作者（healthcare practitioner，HCP）和患者之间的沟通是为了建立良好的医患关系并交换信息。有关治疗的沟通应以这两点为目的进行。换句话说，提供患者治疗方案和让他们参与治疗决策是毫无意义的，除非这种交流有助于建立良好的医患关系。以患者能够理解和参与的方式交换信息，也是成功沟通的一个重要因素。

必须指出，Ong 等人所描述的沟通是指临床医生-患者之间，而不是牙医与患者之间的沟通。在口腔环境下的医患沟通与临床环境完全不同。正如 Newton 和 Brenneman（1999）所说：

- 常规口腔科诊所中的治疗项目远多于临床医学交流中的内容。
- 在口腔检查时，言语交流会使信息泄露。
- 患者来看牙医时，往往比面对临床医生更紧张。

因此，临床医学相关文献中描述的内容不能直接转用于口腔医学。与此同时，我们强调口腔临床检查和咨询不是独立进行的；牙医主要治疗牙列问题，但口腔是人体的一部分，因此有必要从整体的角度进行沟通。从这个意义上来说，由于缺乏口腔医学的相关研究，我们采纳了临床医学交流中的观点，比如说Ong 等人关于医患沟通的建议。

## 医疗机构的沟通模式

根据 Ong 等人（1995）提出的观点，HCP 与患者沟通的深度通常取决于两者在医疗体系中各自占据的地位。这种地位与责任和权力有关，比如，谁在医疗咨询中有最多的责任和（或）权力。建议患者和HCP 遵循固有的模式："谁应该做什么。"换句话说，在诊室内患者和 HCP 角色的不同会影响沟通的内容和信息的传递方式。

Roter 和 Hall（2004）等研究人员划分了四种不同的医患沟通关系，用来解释医疗环境下，由谁、用什么样的方式沟通。根据诊所中沟通的负责人身份，四种相应的模式如下：

（1）"传统医学模式"。这种模式认为，只有牙医清楚什么是对患者最佳的治疗方案。患者是治疗中的被动接收者，需要倾听专业的 HCP 的意见，医生怎么说，患者就怎么做。牙医的角色是临床专家，他们知道治疗中什么对患者最好，他们有知识和技能来实施这些治疗方案，在医患关系中处于权威的主导地位。在这种模式下，患者几乎免责，而牙医要负全责。

（2）"患者是专家模式"。这种模式认为，尽管牙医有专业技能，但更重要的是个体对于某个健康问题的专业知识了解程度。在这种模式下，患者对自己的情况有更深入的体会。患者一直带着这种健康问题生活并承担治疗后的结果，因此会比医生更了解其中的专业知识。他们知晓自己正在经历的症状有多严重，也清楚这些症状对他们日常生活的影响。他们知道治疗的效果和副作用是否会改善生活质量。正因如此，只有患者拥有沟通的权力，患者要主导医疗咨询中的沟通交流，而临床医生承担少部分责任。

（3）"消费主义模式"。正如名称中所示，口腔科诊所和咨询可被视为消费场所，牙医收费提供服务，患者是这类服务的消费者。在这种模式中，口腔科治疗是患者出钱买来的服务，患者占据主导优势。如此一来，在这种商品和服务的消费中，患者-消费者需为口头交流负主要责任，而牙医处于被动地位。

（4）"转化医学模式"。这种模式中，尽管医生和患者在不同领域内，但都是专家。牙医拥有知识和技能，可以实施专业的治疗方案。另一方面，患者是他们自身生活中的专家，他们对自身症状及症状对口腔健康的影响更为了解。因此患者可以在沟通中根据自己的信息比如焦虑、情感和日常活动等提出意见，

以便医生根据每位患者不同的情况指定个性化治疗方案。在这种模式下，患者和牙医是平等的，两者需共享并将信息结合才能满足人们的社会心理和临床需求。这时，沟通的责任由 HCP 和患者共同承担。

显然，牙医并没有一种针对所有患者"一体使用"的模式，很多时候牙医一人不能掌控一切，比如医生花在患者身上的时间（和候诊室排队等候的人数）、治疗中的患者的群体（如中产阶级、中年人、工人阶级和与之相反的专业人士、受教育程度有限的人、患痴呆和口腔科焦虑症的老年人等）、治疗这些患者的原因（如患者因极度疼痛紧急转诊，或反之常规口腔检查）、患者的口腔就诊经历和他们对于医患关系的期望值，这些都（或在某些案例中）可能限制牙医对沟通模式的选择。实际上，医学领域的调查工作［Asimakopoulou（2007），Newton and Asimakopoulou（2008）］强调了所谓"一体使用"的单一模式应用于所有患者的危害。

口腔领域一些局限的但具备说明性的证据进一步证明，患者参与口腔诊疗并不像以上四种模式那样直截了当。近日荷兰有一项针对口腔急诊患者的研究，调查了患者在自然环境中参与口腔咨询的情况（Schouten, Hoogstraten and Eijkman, 2003）。83 位口腔急诊的患者接受咨询时录像。牙医的交流行为有很多变数（如牙医在沟通的开始阶段、检查和治疗中，以及结束交流阶段的语言表达），患者提问的数量与类型不同，患者描述信息的诉求和想参与沟通的愿望也不尽相同。这个发现很有趣，结果与临床研究相似。他们发现，尽管患者表达出他们想了解更多有关口腔科治疗的信息，但向牙医提出的问题却并未增多。医疗环境沟通课程讲述了类似的故事；多数患者希望得到一些问题的答案，但他们自己不能或不愿将问题问出口！Schouten 等人的研究发现，尽管患者自述希望参与制订治疗方案的过程，他们也更愿意将问题导向的治疗方案决策任务移交给他们的牙医。所以，患者希望参与部分决策，然而，对于一些治疗相关的重要决定权，他们仍然想移交回主治医生手中。

## 医患沟通：基本要素及评估

临床环境的工作有助于理解医患咨询中的沟通行为。从整体上看，Roter 和 Hall（1989）总结出，HCP 需完成两种任务才能沟通成功。他们将其描述为"工具性任务"和"社会-情绪任务"。要想达成医患之间有效的沟通，两者同等重要。

正如你所想，"工具性任务"与 HCP 沟通时采用的基本工具有关，比如说，给予患者信息，询问患者问

题并回答等。在 Roter 和 Hall 的模式中,设计沟通的内容是为了告诉患者,HCP 在技术上有能力胜任。这些研究者认为,除了工具性任务之外,沟通中还要有一些任务来照顾患者的心理。牙医要说一些话来建立良好的医患关系,比如在开始咨询前先聊一些日常对话,对于患者从上次见面以来做得好的事情给予积极的谈话,最后要让患者知道,牙医不仅是一位医生,通常也有很强的人际关系能力。Roter 和 Hall 认为,为确保沟通的成功,这些"社会-情绪任务"与"工具性任务"同等重要。

Roter 和 Hall 将沟通的内容一分为二,而对于这个主题也存在大量的其他研究。什么是咨询的基本目的这一问题引起了人们的广泛关注,尤其是在医学领域。例如,调查人员研究了 HCP 的统计学特征,如性别、年龄、经验等,以及这些特征会对咨询造成什么影响,使之成为协商式的(以患者为中心),或是命令式的(由医生主导)。他们还研究了 HCP 的沟通风格和患者性格的互相组合对咨询结果的影响。这些因素的组合会有几种结果,患者对咨询满意、患者遵循HCP 的建议等,这项研究也引起了广泛关注。不出意料,男医生和女医生的医疗咨询方式完全不同。这种差异会影响患者的满意度,以及是否遵医嘱。

Roter 和 Hall(2004)写了一份关于 HCP 的性别如何影响以患者为中心的咨询的综述。他们结合了两篇有关 HCP 性别对医疗咨询的影响的 meta 分析的结果,他们发现,女性 HCP 的咨询会比男性 HCP 长 2 分钟左右。在这段时间内,女性 HCP 的行为通常是以患者为中心的。她们提出了更多心理学上的问题,致力于建立更正向的医患关系(HCP 与患者是平等的伙伴),谈话更加积极,她们的咨询重点多数放在患者的感受上。因此,这些女性 HCP 的患者说的话比男医生的患者多,会提供更多关于自己的生物医学和社会心理学信息。

由此看来,可协商、以患者为中心、以社会-情绪为中心的咨询通常来源于女性 HCP,她们的患者更健谈,更愿意暴露自己的信息。但这并不意味着这种交流方式一定有着积极的结果。目前尚未有明确的证据指出,相比于命令式的咨询,患者更喜欢协商式的咨询。也没有明确的证据表明,患者在遇到过更满意的咨询后,会停止现在的咨询并遵从更有经验的医疗建议。例如,一些研究人员表示,一些医生的高命令式的咨询可提升患者的满意度(如 Savage and Armstrong,1990),另一些人(如 Bradley,Sparks and Nesdale,2001)提出了相反意见,认为可协商的沟通风格使患者更为满意。例如,Swenson 等人(2004)采访了 250 位成年患者,给他们观看了以患者为中心的

和以医生为主导的两种咨询的视频剪辑。其中 1/3 的患者喜欢医生为主导的咨询方式。其他研究者认为,年龄偏大的患者和那些将自己的医生描述为主导型的患者更倾向于医生主导的咨询风格。主导型的医生常被评价为更有主见,更加博学。目前,没有一种咨询方式普遍被大众接受,能使患者有更高的满意度和更好的依从性。

这些从口腔医疗环境下得到的研究结果仍不十分清楚。我们都知道,女性患者、老年患者和神经过敏症评分低(是一种焦虑的测量方式)的患者比其他患者更倾向于根据咨询的满意度来评价牙医(Newton and Brenneman,1999)。这两位作者也提供了证据说明患者更倾向于选择权威的、更有经验的患者。与此同时,调查工作表明,当患者得到一定程度的治疗方案的选择权时,会更加满意。

一些时间久远但仍有相关性的调查,如 Lefer、Pleasure 和 Rosenthal(1962)的研究,对比了两组口腔科患者。A 组可以选择定制的个性化义齿或符合大众标准的"平均化假牙"。B 组没有选择,但会为他们制作个性化义齿。A 组满意度更高,更少抱怨假牙,并且不会拒绝佩戴。尽管 A 组中的大多数患者选择了"平均化假牙"。

似乎没有明确的证据来帮助人们确定出一种在任何口腔环境下都能与患者沟通的最佳方式。然而,已经有研究阐明了,在牙医-患者沟通时,何种表达方式是典型的。如果我们清楚什么样的交流场景会出现,我们就可以评估它们出现的频率,观察、记录它们,并试图总结出在什么样的情境下采用什么样的交流方式最有效,而不是去规定沟通过程中应该发生什么。长此以往,我们就能预测出什么样的咨询方式会使患者满意且能使患者遵医嘱。Newton 和 Brenneman(1999)在这方面的工作尤为重要。

基于 Newton(1995)关于牙医-患者沟通的理论模型,Newton 和 Brenneman 提出了一种评估口腔科手术沟通的方法,该模型认为牙医-患者沟通包括三个广泛的阶段(开放阶段、检查/治疗和结束阶段)。被称为"口腔科诊所沟通量表"(CDSS),旨在评估 Newton(1995)确定的牙医-患者交流的三个咨询阶段中的每一个阶段。

一份问卷设计了 13 种不同的沟通行为,以 Likert 量表评分,"不可接受的"为 0 分,"较差"为 1 分,"可接受的"为 2 分,"良好"为 3 分。总分为 0~39 分,分数越高代表沟通越好。作者明确划分了沟通中的每个细节,为观察者如何评分做了详细的指导,并预测以患者为中心的沟通方式会更受欢迎。比如,当牙医讨论治疗方案和计划时,按照惯例而从不考虑患者个人

情况,也从不提供多样性的治疗方案时,评为 0 分。当牙医讨论治疗方案和计划时,考虑了各自的利弊,并积极引导患者参与最终的决策,评为最高得分 3 分。

CDSS 评估的行为列表如框 4-1。这些级别已经过测试,在口腔临床环境中可靠且有效。因此,它不仅将牙医-患者的咨询划分成了明确的任务,也为口腔医学中的沟通技能提供了有效的评估方式。

---

**框 4-1　CDSS 的组分,每个咨询阶段**

**开始阶段**
- 问候患者
- 与患者建立融洽的关系
- 识别患者的问题所在
- 识别相关问题

**检查和治疗**
- 让患者放松
- 弄清患者的问题
- 讨论治疗方案/计划
- 决定治疗方案
- 提供预防性建议/信息
- 核对患者对信息的理解

**结束阶段**
- 总结咨询结果
- 核实患者是否理解
- 结束咨询

---

### 言语的、副语言的和非言语的沟通

众所周知,医疗卫生方面的沟通不是一个可以直接明了地描述和评价的话题。为了更好地理解这个话题,对沟通感兴趣的研究人员常把它分为三个子主题,分别是:

（1）用语言交换信息,换言之,说什么。这通常被称为"言语沟通"。

（2）谈话中除了文字以外,能传递信息的部分,如语气、象声词等。沟通中的这些方面被称为"副语言"。

（3）沟通中的行为和环境因素,是除了言语和副语言之外,人们常常在无意识的情况下做出解释的行为。这些行为的术语叫做"非言语沟通"。

下一部分展示了一些言语的、副语言的和非言语的行为方式,能更有效地支持主导性的和可协商性的咨询方式。

### 言语沟通

言语沟通是指实际交流的词汇,可以被分为三种沟通亚型。

（1）寻求信息。

（2）提供信息。

（3）有助于牙医和患者的理解。

第一类语言是一些问题,旨在引出患者的信息。比如一些开放式问题(如"你怎么样?")、焦点问题(如"什么样的疼痛?")或封闭式问题(如"你每天刷牙吗?")。开放式问题最大限度地允许患者参与进 HCP 的交流,不用任何明显的方式限制患者传递的信息。另一方面,封闭式问题只能回答"是"或"不是",很有指向性;患者的参与有限,他们提供的信息已经被提问的人预先设定好了。焦点问题是一类愉快的过渡性的问题,给患者一定的空间自行提供信息,但牙医限定了对话的主题。很明显,每一种语言都有用武之地;不建议只询问开放式问题,这样患者不会受到指导。然而,一些问题(如开放式问题)比其他问题更适合在咨询的某一阶段(如开始阶段)提出。

有趣的是,还有三类问题与言语沟通相关,任何时候都要避免询问这三类问题。它们是:引导性的问题,例如,暗示一个明确的答案(你没有一天用两次牙线,对吗?);复合问题,一次询问多个问题,可能会混淆患者(甚至牙医自己)(你每天使用牙刷和牙线吗?这时回答"是"可以说适用于其中一个,但不适用于另一个);以及包含术语的问题(我认为你有慢性牙周炎的典型症状,你觉得呢?)。

第二类言语沟通是牙医提供信息。提供给患者一些牙医认为他们必须知道的信息不是一件简单的事。连珠炮般地用信息轰炸患者会使他们觉得不太可能实现双方合作式的协商。一些研究(如 Kessels,2003)告诉我们,多数患者会很快忘记 HCP 告诉他们的绝大多数信息。因此,为了更有效地提供信息,医生提供的信息要为患者量身定做,满足患者的个性化需求。

给予患者信息一般包括四个阶段。展示出同情/理解是第一阶段。通常情况下,人们会很快遗忘一些信息,除非信息来源于他们相信的、喜欢的和信任的人。当牙医展示出同情和对患者的理解,患者会更愿意倾听医生必须要说的话,而不是听一位冷漠的、没有时间留给他们的专业人士说的话。

给予患者信息的第二阶段是找出患者已经知道了什么。有关人类记忆的研究告诉我们,人们更容易记住对他们自己有意义的信息,和与他们所知相符的信息。找出患者已经知道的信息可以帮助 HCP 恰到好处地传递给患者新信息。第二个显著优势是避免HCP 重复告知患者他们已经知晓的信息(浪费了医生和患者的时间)。第三个优势是,不论患者的消息准确与否,先核实患者知道了什么,才能给牙医一次机会修正患者的错误观念。

碎片式地提供信息是另一种很实用的技能。一般来说,将需要同时告诉患者的整个消息打碎再告知是较为明智的,比如牙医正在做什么。在给予信息时,长叙事和解释通常不起作用。将需要告知的信息分类并做好标注("我有一些重要的注意事项要告知你,首先……"),精心调查的研究结果和充足的理论依据表明,人们比较容易一次记住有限的几条信息(这个数字通常不大于 5)。将信息分块描述可以帮助患者更好地回忆起这些信息。尽管这是一种很实用的策略,但必须强调,提供给患者的重要信息划分出的条项必须要满足每位患者的需求。显然,一位高学历的、专业的成年人会比蹒跚学步的孩子有更高的期望值;因此,信息的分块需要符合受众的需求。

给予患者信息的最后一个阶段是核实患者对信息的理解。这听起来容易,实际做起来却有难度;从本质上讲,牙医的任务是检查患者是否听懂了,但在某些时候(当患者完全听懂了)却表现得有点居高临下。这也是一种技巧,练习得越多,做得会越好。常使用的一种方法是让患者像在跟朋友讲话时一样,用自己的话复述医生提供的信息。随后牙医再根据患者的智力水平和他们对信息的需求对咨询内容做出调整。

本章要描述的最后一个沟通的策略可有助于牙医和其患者互相理解。文中提到的两种方法可以加强人们对谈话的理解。

改述是一种弄清或理解患者的话的有效方式。改述的做法是采用稍微不同的词重复患者说过的话,以此来核实传递出的信息是否是真实的。比如,当患者抱怨:"我知道我应该刷牙,但我没刷是因为刷牙时牙龈会出血。"牙医可以复述为:"你刷牙时遇到了困难,因为你发现刷牙时牙龈出血,这让你担心。"牙医的这种表述可以理解为:①牙医清楚了患者刷牙时牙龈会出血。②这是患者不刷牙的主要原因。③患者对此很担心。通过改述,牙医可以告诉患者,自己有认真听并确实理解了患者的话,也给了患者机会对医生复述的话做出更多评论(仅此提供更多有用的信息)。

有助于理解的第二种方法是帮助患者对谈话内容做出总结。好的总结是要有选择性的;重点不是客观地总结出所有内容,而是罗列出咨询中患者需要掌握的几个要点。

本文概述了一些有效言语沟通的基本原则,这些原则不是约定俗成的,也不是事无巨细的,但希望它可以提醒读者在某些方面提升沟通技巧。

### 副语言和非言语的沟通

这一部分概述了补充言语交流的一些沟通行为,它们可能帮助或者妨碍合作式的或协商式的沟通风格。牙医声音上的一些暗示(如,音调、音高、语速、音量、静默、效应和反应)和象声词(如,"嗯……""啊……")会向患者传递医患沟通中的重要信息。牙医的姿势(例如,患者平躺在牙椅上,牙医站立在一旁)、牙医的面部表情(如抬眉、微笑、皱眉)、眼神交流的数量、牙医和患者之间的距离,以及装修布置、照明等环境特征等,都会使患者认为,这位口腔科医生和自己期望中的医生一样好。

患者基于口腔科诊所的外观而对牙医技能做出的判断将会形成固有印象,长期存在。研究发现,受访者倾向于认为,当牙医的诊所是现代化且干净整洁时,这位牙医的临床能力会更强。当牙医比较年轻时,这种效应会更强。年长的牙医被认为是有经验的,这可以弥补他们在设备上的不足,但一位年轻牙医使用老旧的诊室会被视为最无能的。

看来患者不仅研究了很多医生讲的话,也会研究医生是通过何种方式传递信息。

## 沟通中的特殊问题:告知坏消息

在执业生涯中,医生总会面临某些情况,不得不告知患者坏消息。每位患者认为的坏消息不尽相同,但一般来说,告知他们可能会失去至少一颗牙齿,或他们需要做手术去除病变,或牙医发现了一些全身性疾病的口腔潜在表现,如口腔癌,这些可能有理由被归类为"坏消息"。显然,患者如何接受这些坏消息取决于他们的自身素质。然而,牙医如何表述这些坏消息所带来的影响也极为重要。

给予患者潜在"坏消息"的五个重要的沟通方法如下:
- 筛查疾病和沟通的风险。
- 传达一个阴性的诊断。
- 提供治疗和预处理方法。
- 关于后续治疗和复发风险的评估。
- 讨论一些疾病带来的生命终结,如头颈部恶性肿瘤。

在完成这些具体的沟通任务时,HCP 借鉴了一些适用于所有情况的关键沟通技巧,用他们的专业和经验来解决患者的需求。下一部分将以头颈部恶性肿瘤为例,简要概述每种不同情境下的沟通技巧。

### 核心沟通技巧

正如本章已经强调的,有效的医疗卫生沟通不仅要包含医疗信息,也要讨论患者的情绪和社会福利。前面也讨论过,考虑到患者的理解能力为其提供量身定做的信息也非常重要；这些要素包括文化敏感性的问题。每一位患者都应该确定一位核心的工作人员与其接触以便获得更多信息。这位工作者可以为患者辩护，比如说关注患者的重要选择和决定，并在治疗过程中提醒他们，因为有些患者在治疗中途很难坚持自己的主张。

### 疾病筛查和沟通的风险

对于罹患口腔疾病的高风险人群，不仅要鼓励他们改变口腔习惯，而且要向他们解释筛查的目的和保持警惕的必要性，以及可能会出现的后果（Kiviniemi et al.，2009）。在口腔癌的筛选过程中，HCP 似乎并不愿意告知患者他们正在筛查癌症，他们针对这种可能性的讨论经常十分含蓄（Scott et al.，2009）。医疗团队需要培养专业技能，且乐意从事这样的讨论。口腔癌传单可以在这方面为讨论提供帮助（Humphris et al.，1999）。患者的风险告知有时很困难，因为很多人很难理解风险的准确概念（Calman，1996）。近日，人们开始有兴趣设计更有效的风险告知方式，其中一篇系统性的综述提出，个性化的沟通比传统沟通方式更容易促进患者对筛查的理解（Edwards et al.，2006）。应鼓励医护人员解决口腔筛查的问题和头颈部恶性肿瘤的患病风险。为每一位患者提供个性化的、有可阅读的书面材料支持的信息，远比没有支持的传统信息要好得多。

### 诊断困难的沟通

给患者带来坏消息，尽管患者可能并不意外，但仍然不可避免地令人苦恼。告知坏消息的原则总结如下（McLauchlan，1990；Newton and Fiske，1999）：

- 准备。确保充足的沟通时间和沟通的隐私。
- 坏消息的沟通。
  - 陈述坏消息。
  - 引起患者或监护人或家庭成员的反应。
  - 解决情绪的反馈。
  - 确保随访。
  - 安排与患者或监护者或家庭成员的会面。
- 从两方面进行讨论和回顾，一是这种情况对团队的影响，二是有没有更好的处理沟通方式。怎么做才能进展得更好，哪里可以改进？

如前所述，患者对于最初的诊断只能回忆起一小部分，因此，第一次咨询应该集中于陈述消息并处理最初的情绪反馈，同时在 1 或 2 天后预约一次随访会面或电话讨论。不论对患者还是对 HCP 来说，告知坏消息都很困难。Faulkner（1998）概述了一系列专业技能来谨慎地告知坏消息，以及处理患者、监护人和

医疗团队情绪反馈的指南。

被告知坏消息的人可能需要三个领域的信息：医疗、心理学和社会学。医疗信息包括治疗的选择和预后的讨论。明显的情绪反应可能出现，甚至持久存在。一种简单的识别痛苦心理的方法可以与标准化的心理评估方式结合，通常是采用纸笔或计算机问卷调查的方式（De Boer et al.，1999；Verdonck-de Leeuw et al.，2009）。得出的结果必须与患者讨论。一旦存在心理上的痛苦，可以采取阶梯式的护理模式，最严重的情况下推荐使用强化心理治疗（Pilling et al.，2009）。

### 提供治疗信息和预处理信息

有证据表明，虽然患者对于他们接收的信息大体上满意，但某些方面的沟通可以进一步完善。更具体地说，这似乎涉及情感和社会学领域（Llewellyn，McGurk and Weinman，2006；Chen et al.，2009）。比如，Llewellyn 和她的同事（2006）建议，给予头颈部恶性肿瘤患者的信息应包括，治疗小组，财务建议和治疗对工作能力、身体功能及生活质量的影响。再重申一次，这种做法可以通过结构化评估工具推进（Rogers，El-Sheika and Lowe，2009）。

### 后续治疗的沟通和复发恐惧症的安抚

对于被诊断为头颈部癌症的患者，需要正面地讨论并规划出其从患者过渡到"幸存者"的过程（Houlihan，2009）。为了实现这一目标，医护人员可以提供一套详细的随访方案。对于复发的担忧很常见，一旦复发也令人痛心，通过认知技术的干涉与特定的策略相结合，可以引发患者向医疗团队寻求帮助和支持，借此有效防止患者反复想起复发的风险（Hodges and Humphris，2009；Humphris and Ozakinci，2006）。

### 讨论生命的终结

在讨论生命终结的选项时，必须要重点考虑患者对某些知识的认知水平，以及他们对这类消息的期望值，比如疾病的一般发展过程以及死亡的预测时间。Jacobsen 和 Jackson（2009）提供了一个框架来帮助理解如何沟通，并举例说明了如何讨论这种困难的主题。构成"安乐死"的要素为（Sciubba，2009）：

- 疼痛的处理。
- 做出明确决定/减少对于疼痛的恐惧。
- 死亡的准备（丧葬安排、医嘱等）。
- 圆满结束或心愿达成。
- 为他们做出贡献。

- 对整个人的肯定。

一旦知晓了患者的愿望,就必须与患者的家人、护理人和医疗团队中的其他人沟通。

## 特殊的沟通问题:激励行为上的变化

牙医常常会和患者聊起口腔保健行为,或他们不良的日常习惯,如吃零食,这样做的最终目的是为了带来改变。换句话说,牙医经常会为了维护患者的口腔健康而建议人们改变目前不利于口腔健康的习惯。如此一来,医生与患者间的交流内容会远远不只是提供患者信息。医生也希望患者能倾听、理解、记住并将这些从诊所学来的建议带回家且坚持下去。

医学界的研究告诉我们,大部分患者拜访了 HCP 后,听到了医生告知的必要建议后离开,却并不遵医嘱。研究人员将这种问题称作"依从性差"。一篇回顾过去 50 年发表的有关依从性的研究(Di Matteo, 2004)估计,在 2000 年,美国发生的 7.6 亿次医疗服务中,有大约 2 亿的患者没有遵医嘱。从更广泛的社会层面上来看,不能坚持治疗也不做预防措施的患者占用了稀缺的卫生资源,损害了他人受益于医疗保健的机会。

不遵医嘱可能是以下几种问题的结果。首先是坚持的动机。

以下部分将探索动机的两个方面:第一,改变患者对口腔健康和口腔健康习惯的信念和态度;第二,当患者将积极的信念和态度付诸行动时,要给他们鼓励。这篇文章的框架将借鉴 Philip Ley 的著作,他构建了一个模型,用来描述不同的心理结构与健康习惯的关系。模型如图 4-1。

这个模型提出,每个人做出的特定健康习惯都与以下三点有关:患者对于信息的记忆、患者对于信息的理解,以及他们对医护人员医疗行为的满意度。本文的其余部分将依次探讨这三个部分。对这三个部分中的每一条都提出实用性建议,帮助口腔科团队提高患者的积极性。

### 改善患者对健康习惯的理解

患者必须要先理解医护人员给出的建议,才能遵从医嘱。患者常常不理解临床医生的用词。此外,患者对疾病有着自己的想法,而这些想法通常与 HCP 提出的正统理念不符。患者对疾病的看法与医生不同,这时,他们会用自己理解的框架来解读医生的建议。因此,口腔科 HCP 必须确定患者对他们所患疾病的看法,并及时纠正会影响患者积极性的观念。例如,患者由于刷牙出血就避免刷牙,患者将出血视为不良信号。理解了患者错误观念的口腔科医生、卫生学者或团队其他成员需要帮助患者纠正他们的想法。这样做可以建立患者对疾病的积极态度,他们不会再觉得自己一直以来做的事情都是错的,同时也让患者知道,他们做得很好,仅需要再做些微小的调整使得健康行为更有效。

当给患者提供信息时,有两个主要原因会形成误解。一是信息里包含大量专业术语,或是信息内容过于复杂和深奥。患者为了提高刷牙技能真的有必要了解牙周组织的解剖结构吗? 二是患者不能理解常规使用的语言和句式结构。

每个行业都有自己的专业术语,口腔科也不例外。有一些词汇我们口腔专业的人觉得理所当然,但患者可能不理解,比如:

- 牙周病。
- 牙龈。
- 菌斑。
- 龋齿。

理解这些词汇的人口比例是多少? Guy 的医院数据库搜集的相关信息说明了这一问题。如图 4-2 所示,仅有一小部分患者理解这些常规词汇。

这样的混乱甚至会发生在用药说明书上。口腔科 HCP 应考虑采用最佳词汇来使消息更容易被理解,选择最简单的表达方式来解释专业术语。尽量选

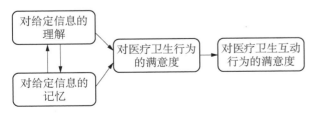

图 4-1　Ley 的健康习惯模型

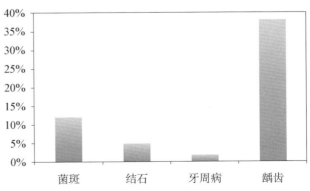

图 4-2　患者正确理解了常用口腔科术语的比例

择患者使用过的用来描述自身情况的词语,如:牙龈疾病、流脓、蛀牙、牙齿腐烂等。

除了术语之外,HCP采用更普遍的单词和句式会或多或少有助于理解。含有少音节词的短句比含有许多复音词的长句更容易理解。为了使信息更清楚,我们应该使用更容易被理解的句子。这可以通过以下几点来实现:

- 使用个人陈述,例如"我认为……""我想……"。
- 禁用被动语态。
- 保持句子简短。
- 避免在句子中使用从句。

提供建议的内容也很重要。公众对健康专家给出的建议越来越心存疑虑,因为有些建议存在冲突,或者目前已经改变。建议的内容要保持简单、科学合理、适用于患者独特的口腔健康问题。《口腔健康教育的科学依据》(Levine,2004)推荐了以下关键信息:

(1)减少进食含糖食物的频率和数量。

(2)一天用含氟牙膏刷两次牙。

(3)每年定期看牙医。

(4)要求当地自来水公司的饮水中氟含量控制在0.7~1 mg/h。

(5)戒烟。

健康教育这项技能和其他口腔技能一样,需要大量的学习和实践。一些口腔科HCP的健康教育比其他人做得好,这项技能是可以提升的。高质量的口腔健康教育需要时间和恰当的环境。提供健康教育的时间也很重要。大多数牙医在复诊期间对患者进行健康教育,但这不是患者接收建议的最佳时机。患者在诊室里闻到的气味和听到的声音都会使他们对将要进行的治疗心存焦虑。

书面信息可以作为医嘱的依据提供给患者,也可以确保患者对医嘱的理解。在编写书面材料时,要注意以下几点:

- 为患者编写的材料的可读性非常重要。编写易读的材料并不难——文本的可读性可在大多数文字处理软件包中进行检查。为了能被广泛传阅,材料必须易读,而不是高可读性。
- 应谨慎使用术语,避免复杂的细节。
- 字体大小也很重要,它也决定了书面材料是否容易理解。英国皇家盲人协会(The Royal National Institute for the Blind,RNIB)建议,所有书面材料最小字体是12号。均匀间距和未对齐的格式都是使文稿更易读的特征。这些排版问题很重要,因为一些年纪大的患者很难看清印刷出的小字。
- 书面材料的质量(颜色、应用图片和插画)。如果以高质量的形式给出患者信息,它将会更吸引患者的注意,也更容易被记住。
- 复制品的质量。一旦提供了好的书面材料,就必须维护它所有复制品的质量。
- 必须突出重点。
- 在传单的设计中参考患者和家属的意见是很有用的方法。因为患者和家属知道他们想要掌握什么信息,他们知道什么信息对自己更重要。当编写材料时,必须关注读者文化和种族的多样性。在任何时候,书面材料都必须科学健康,有年龄/条件限制。

## 增强患者对于健康相关信息的记忆力

当HCP向患者告知了健康习惯的信息,患者就应该严格遵循。如前所述,患者经常会忘记他们被告知的部分内容。但令人惊讶的是,告知后经历了多长时间和回忆出多少信息,这两者之间并没有相关性。也就是说,不管经过了多久,患者还是会记住他们乐意记住的信息。患者牢牢记住他们首先被告知的消息和他们认为最有用的消息。

下文提供了一些实用的方法,可以帮助患者增强对于医嘱的记忆力:

(1)先告知患者重要信息。患者对最先被告知的信息记得最牢。这就是首因效应。运用首因效应可以使健康相关信息的回忆率升至36%。

(2)告诉患者什么是重点。向患者强调最重要的信息是什么(这样做可以增加13%的回忆率)。

(3)使信息更容易理解。采用之前讲述的方法使信息更容易理解,这可以提高13%的回忆率。

(4)将信息明确分类来帮助患者回忆。

可以采用复杂的分类形式,如蜘蛛图或图解摘要等;或者你可以给患者提供记忆工具,如首字母缩略词。即使是简单的分类也可以提高患者的回忆率。例如:"你需要记住三点……"

(5)重复重要信息。

(6)采用特殊的陈述方式而不是一般陈述句。这样做可以将回忆率提升至35%。例如:"我希望你保持牙齿清洁。"是一般陈述句,其中包含的令患者改变行为习惯的信息很少。这个陈述句可以描述更多内容,告诉患者牙医究竟希望他们怎么做。例如:"我希望你做三件事来保持口腔卫生。第一,每天按照我教你的方法刷2次牙,每次2分钟。试着清洁牙齿的每一个部分,左下区30秒,右下区30秒,以此类推。第二,我希望你每周清洁牙缝2次,可以周日1次、周三1次。第三,我希望你每天早上刷好牙后,用漱口水漱口1次。"

（7）发送提醒。电话和邮件提醒可以提高患者复诊的出席率至 17%。打一个电话让患者知道他明天有预约，这样做可以减少突发的缺席率，进而减少时间和相关成本的损失。

### 提高患者与医护人员互动的满意度

提高患者对 HCP 团队满意度的关键在于患者与口腔科团队之间的互动。前文提到了检查患者是否理解了他们的健康状况和卫生保健相关知识，以及使用特殊的沟通技巧来增强患者对重要的卫生保健知识的记忆力。本文将会介绍更多良好的医患沟通技能。

一些文献描述了临床和口腔咨询的几个方面及它们带来的最佳结果。总结如下：

（1）积极的方面。

- 主动倾听。
- 同理心。
- 适当提出开放性的问题。
- 频繁地总结。
- 澄清。
- 协商治疗方案。
- 解释清楚。
- 核实患者的理解。
- 检查患者治疗中的依从性。

（2）消极的方面。

- 封闭性问题的不恰当使用。
- 过早的建议/保证。

积极的方面可以达成良好的医患沟通，患者会对口腔医疗工作者感到满意。消极的方面则会导致患者的不满。

#### 主动倾听

尽管人们通常认为自己听从了别人的话，但实际上我们只能回忆起其中的 25%。主动倾听是指人们在听的同时，试图辨别、理解和总结说话者说出的内容。这需要听者的大量关注。这种关注体现在听者的肢体语言和非言语的交流上。主动倾听包括试图理解说话者的观点，需要听者有一定程度上的同理心。主动倾听和同理心直接影响了患者对谈话的满意度。

#### 同理心

同理心是指听者能够努力理解患者的观点，体会患者的处境。同理心可以通过肢体语言和语调来传达，也可以通过口腔科 HCP 的沟通方式来体现。一个表达同理心的简单方法是尝试使用患者用来描述自己的问题和面临的困境的词语。例如，当患者提到他们很难有时间维护口腔卫生时，应该建议他们改善健康习惯。

#### 检查依从性

口腔医疗人员常常认为，患者能够遵循他们的建议。检查患者在改变不良习惯方面取得的进展是个不错的想法，这需要一个有利的环境来帮助患者发现自身的问题。在这种情况下，医生在谈话时要使用非评判性语句，比如："在……方面你是怎么做的"或"你对于……有没有什么特殊的问题"。

当患者不遵医嘱时，医生有时会觉得他们缺乏"积极性"。但除了这个简单的解释之外，医生应该更关注导致患者依从性差的真正原因。患者不遵医嘱主要有两大类原因：技能缺陷和缺乏自我管理能力。

"技能缺陷"是指患者想要遵循医嘱，但由于缺乏相关知识和技能没办法实践。为了解决这一问题，口腔科团队应提供信息和指导来帮助患者完善相关技能。在提供指导时，观察和反馈很重要，可以用书面材料辅助学习。

"缺乏自我管理能力"则较为复杂。这类患者掌握了必需的知识和技能。然而他们很难在日常生活中坚持对行为习惯做出改变。这就好比"新年计划"。通常，我们清楚地知道自己已经下定决心做出哪些改变，但实际坚持下来却很难。对于缺乏自我管理能力的患者，口腔科医护人员应该采取不同的方式；需要使用环境的力量来塑造患者的行为变化。

### 使用环境的力量

我们对这个主旨的讨论主要集中在改变患者对口腔健康习惯的认知和态度。这样做的目的是为患者提供信息来鼓励他们付诸行动。这是积极性的重要组分，被称作"认知"和"想法"。第二个部分是提供奖励，鼓励患者将这些想法付诸行动。为此，我们可以创造一个有利于做出行为习惯改变的环境。建议口腔科 HCP 对如何改变患者的行为做出计划。该计划应该包括：

- 一份详细的患者和牙医希望达成的目标规范。
- 一份改变行为习惯的计划。
- 何时开始。
- 实践新的行为习惯和正确技巧的机会，例如，刷牙和阅读食品饮料内容物的标签。
- 对与患者关系密切且能给予患者帮助的人提出建议，告诉他们患者需要做出的改变和明确的计划。
- 一份详细的计划，阐明患者的改变将从何时、怎样开始。
- 一系列改变的诱因。
- 一份审查进展情况和纠正问题的计划。

### 明确目标

规划行为改变的第一步应该是明确目标。与患者一起制订目标,建议设定的目标是:

- 短期的。
- 现实的。
- 渐增的。
- 定期检验。
- 患者要重视,这对于患者很重要。
- 旨在解决他们关心的问题和需求。

积极性很难维持,因此最好几周内设定一个目标而不是一年一个,并定期检验进度。劝患者戒烟的有效方法是每个月逐渐减量,定期复查,而不是直接计划第二年彻底戒烟。

目标应该是现实的。患者不太可能每天使用牙线,但每周用 1 次可以实现,这对于从未用过牙线的人来说也是一种进步。

随着时间的推移,目标不断修改,口腔科 HCP 便可以逐渐达成一个有重大意义的目标。

### 规划行为改变

仔细规划的所有行为改变都会带来回报,尤其是当这个改变不仅对患者本身有益,对周围的亲朋好友也有好处。比如,决定戒烟的患者需要家人和朋友的帮助。

行为习惯的改变应开始于一个重要的日期,这会提醒患者行为改变的重要性,使患者更有积极性。医生和患者共同讨论如何实施行为改变很重要。比如,如果牙医希望患者每周用两次牙线,那么医生如果考虑到了患者能使用牙线的空闲时间段将会很有帮助。最好建立一个提醒和督促患者的系统,比如写日记或在浴室橱柜里放一张图表。

奖金或者其他有形奖励可以帮助患者完成行为改变,即使这是由患者本人设计的。改变健康习惯的益处通常是长远的。如果患者牙齿刷得干净,他们很可能会在几年后受益而不是几周。口腔科团队提供的短期内改变行为习惯的奖励可以帮助患者提高积极性。这对孩子来说尤其容易,牙医已经习惯了给患者提供贴纸等奖励。然而成年人最好让他们自己决定奖励措施。

### 审查进展情况和纠正问题

定期回顾行为改变的进展可以提醒患者已经完成的改变,从而给自己一定的动力。回顾过程中也可以发现和解决问题。在行为改变中常见的问题有:

- 技能缺陷。
- 目标太难。
- 行为习惯太难戒除。

- "忘记了"。

技能缺陷很容易通过教育和指导纠正。常见的问题是期望在短时间内做出巨大改变。牙医或团队内的其他成员可能会与患者交流行为的改变,却发现这种改变并未发生。这会使牙医们放弃行为改变的想法,并认为这些患者"缺乏主动性"。但实际上问题可能出在患者需要做出的改变太大了。当患者行为改变失败时,最好将行为改变划分成更小的步骤。如果患者觉得很难用牙线,那么医生应该建议他们一周或几周内用一次,当他们已经掌握了这项技能并且可以应用在日常生活中时,再逐渐增加使用牙线的频率。重要的是注意到人们能做出改变的大小,每个人都是不同的。建议牙医根据患者的能力范围为他们量身定做一套方法。

尤其是对儿童来说,想得到刷牙等口腔卫生习惯的结果和反馈太不现实了。口腔健康习惯由于缺少即刻的反馈常常被忽略。可以鼓励家长设定一个更直接的结果,使新的口腔卫生习惯有更多的优惠(比如孩子刷好牙齿之后才能看电视和听睡前故事)。

据说,大部分人的习惯是由刺激、环境和声音形成的,这给了我们参考。人们常常注意不到它们。一个普遍的影响人类习惯的刺激就是时间,它告诉我们什么时候起床,什么时候吃饭,什么时候去工作等。忘记执行口腔健康行为可能是由于该行为未被纳入日常习惯。牙医必须和患者一起讨论执行这些改变的时间和地点。环境的暗示对于改变行为习惯起到很大的作用,包括准时引入新的刺激。例如,可以为儿童提供墙壁上的图表和贴纸。

## 本部分总结

我们可以为患者提供口腔健康相关行为的知识和技能,以此激励患者。但只有这样是不够的。我们也需要创造条件使患者能更容易地遵循医嘱。具体做法可以是鼓励患者制订改变习惯的计划,督促和提醒患者改变口腔卫生习惯,为他们的改变提供有形奖励(框 4-2)。

---

**框 4-2　重点**

- 沟通是一个涉及言语、非言语和副语言的过程。
- 我们得到的有关医疗沟通的研究大部分来自临床医学,仅有很少一部分来自口腔医学。
- 在口腔科诊所中,沟通中谁是主要决策人决定了沟通的种类。
- 告知患者坏消息有几个不同的阶段,每个阶段需要不同的沟通技巧。
- 鼓励式的谈话原则可适用于口腔医学中的卫生习惯指导。

## 参考文献

［1］Asimakopoulou，K. G. (2007) Empowerment in the self-management of diabetes: are we ready to test assumptions? European Diabetes Nursing 4(3): 94-97.

［2］Bradley，G.，Sparks，B.，Nesdale，D. (2001) Doctor communication style and patient outcomes: gender and age as moderators. Journal of Applied Social Psychology 31(8): 1749-1773.

［3］Calman，K. C. (1996) Cancer: Science and society and the communication of risk. British Medical Journal 313 (7060): 799-802.

［4］Chen，S. C.，Lai，Y. H.，Liao，C. T.，Chang，J. T.，Lin，C. C. (2009) Unmet information needs and preference in newly diagnosed and surgically treated oral cavity cancer patients. Oral Oncology 45(11): 946-952.

［5］De Boer，M. F.，McCormick，L. K.，Pruyn，J. F. A.，Ryckman，R. M.，van den Borne，B. W. (1999) Physical and psychosocial correlates of head and neck cancer: a review of the literature. Otolaryngology-Head and Neck Surgery 120(3): 427-436.

［6］DiMatteo，M. R. (2004) Variations in patients' adherence to medical recommendations: a quantitative review of 50 years of research. Medical Care 42(3): 200-209.

［7］Edwards，A. G. K.，Evans，R.，Dundon，J.，Haigh，S.，Hood，K.，Elwyn，G. J. (2006) Personalised risk communication for informed decision making about taking screening tests. Cochrane Database of Systematic Reviews (4): CD001865.

［8］Faulkner，A. (1998) ABC of palliative care: Communication with patients, families and other health care professionals. BMJ 316(7125): 130-132.

［9］Hodges，L. J.，Humphris，G. M. (2009) Fear of recurrence and psychological distress in head and neck cancer patients and their carers. Psycho-Oncology 18 (8): 841-848.

［10］Houlihan，N. G. (2009) Transitioning to cancer survivorship: plans of care. Oncology 23(8 Suppl): 42-48.

［11］Humphris，G. M.，Duncalf，M.，Holt，D.，Field，E. A. (1999) The experimental evaluation of an oral cancer information leaflet. Oral Oncology 35(6): 575-582.

［12］Humphris，G. M.，Ozakinci，G. (2006) Psychological responses and support needs of patients following head and neck cancer. International Journal of Surgery 4(1): 37-44.

［13］Jacobsen，J.，Jackson，V. A. (2009) A communication approach for oncologists: understanding patient coping and communicating about bad news, palliative care and hospice. Journal of the National Comprehensive Cancer Network 7(4): 475-480.

［14］Kessels，R. P. C. (2003) Patient's memory for medical information. Journal of the Royal Society of Medicine 96: 219-222.

［15］Kiviniemi，M. T.，Hay，J. L.，James，A. S.，et al. (2009) Decision making about cancer screening: An assessment of the state of the science and a suggested research agenda from the ASPO Behavioural Oncology and Cancer Communication Special Interest Group. Cancer Epidemiology, Biomarkers & Prevention 18: 3133-3137.

［16］Lefer，L.，Pleasure，M.，Rosenthal，L. (1962) A psychiatric approach to the denture patient. Psychosomatic Research 6: 199-207.

［17］Levine，R. (2004) The scientific basis of oral health education. Community Dental Health 21: 131-133.

［18］Llewellyn，C. D.，McGurk，M.，Weinman，J. (2006) How satisfied are head and neck cancer (HNC) patients with the information they receive pre-treatment? Results from the satisfaction with cancer information profile (SCIP). Oral Oncology 42(7): 726-734.

［19］McLauchlan，C. A. J. (1990) ABC of major trauma: Handling distressed relatives and breaking bad news. British Medical Journal 301(6761): 1145-1149.

［20］Newton，J. T. (1995) Dentist/patient communication: a review. Dental update. 22(3): 118-122.

［21］Newton，J. T.，Brenneman，D. L. (1999) Communication in Dental Settings Scale (CDSS): Preliminary development of a measure to assess communication in dental settings. British Journal of Health Psychology 4(3): 277-284.

［22］Newton，J. T.，Fiske，J. (1999) Patient care: Breaking bad news: a guide for dental healthcare professionals. British Dental Journal 186(6): 278-281.

［23］Newton，P.，Asimakopoulou，K. G. (2008) Response to Professor Anderson's commentary on Empowerment article by Asimakopoulou，K. European Diabetes Nursing 5 (1): 36.

［24］Ong，L. M.，de Haes，J. C.，Hoos，A. M.，Lammes，F. B. (1995) Doctor-patient communication: a review of the literature. Social Science & Medicine 40 (7): 903-918.

［25］Pilling，S.，Anderson，I.，Goldberg，D.，Meader，N.，Taylor，C. (2009) Depression in adults, including those with a chronic physical health problem: summary of NICE guidance. British Medical Journal 339: b4108.

［26］Rogers，S. N.，El-Sheika，J.，Lowe，D. (2009) The development of a Patients Concerns Inventory (PCI) to help reveal patients concerns in the head and neck clinic. Oral Oncology 45(7): 555-561.

［27］Roter，D. L.，Hall，J. A. (1989) Studies of doctor-patient interaction. Annual Reviews 10: 163-180.

［28］Roter，D. L.，Hall，J. A. (2004) Physician gender and patient-centered communication: a critical review of empirical research. Annual Review of Public Health 25 (1): 497-519.

［29］Savage，R.，Armstrong，D. (1990) Effect of a general practitioner's consulting style on patient satisfaction: a controlled study. British Medical Journal 301: 968-970.

［30］Schouten，B. C.，Hoogstraten，J.，Eijkman，M. A. J. (2003) Patient participation during dental consultations: the influence of patients' characteristics and dentists' behavior. Community Dentistry and Oral Epidemiology 31(5): 368-377.

［31］Sciubba，J. J. (2009) End of life considerations in the head and neck cancer patient. Oral Oncology 45(4-5): 431-434.

［32］Scott，S. E.，Grunfeld，E. A.，Auyeung，V.，McGurk，M. (2009) Barriers and triggers to seeking help for potentially malignant oral symptoms: implications for interventions. Journal of Public Health Dentistry 69(1): 34-40.

［33］Swenson，S. L.，Buell，S.，Zettler，P.，White，M.，Ruston，D. C.，Lo，B. (2004) Patient-centered communication. Journal of General Internal Medicine 19 (11): 1069-1079.

［34］Verdonck-de Leeuw，I. M.，de Bree，R.，Keizer，A. L.，et al. (2009) Computerized prospective screening for high levels of emotional distress in head and neck cancer patients and referral rate to psychosocial care. Oral Oncology 45(10): e129-e133.

## 深入阅读

［1］Candlin，C. N.，Hyland，K (2000) Writing: Texts, Processes and Practices. Taylor and Francis.

［2］ Ewles, L., Simnett, I. (1998) Promoting health: a practical guide. London: Scutari Press.

［3］ Humphris, G., Ling, M. (2000) Behavioural Sciences for Dentistry. Churchill Livingstone, Edinburgh.
*This text provides an excellent introduction to the place of behavioural sciences in dentistry, including information on motivating patients.*

［4］ Ley, P. (1988) Communicating with Patients. Croom Helm, London.
*A good guide to the literature exploring patients' adherence to advice given by healthcare professionals.*

［5］ Kent, G., Croucher, R. (1998) Achieving Oral Health. London: Wright.
*Excellent introductory guide to the place of psychology in dentistry.*

［6］ Miller, W. R., Rollnick, S. R. (2002) Motivational Interviewing. London: The Guildford Press.

［7］ Newton, T. (1995) Dentist/patient communication: A review. Dental Update 22: 118-122.
*An overview of the skills involved in dentist-patient communication and how these relate to patients' satisfaction with treatment as well as other health outcomes.*

［8］ Newton, T. (1995) The readability and utility of general dental practice patient information leaflets. British Dental Journal 178: 329-332.
*Provides guidelines on devising written materials for patients.*

［9］ Silverman, K., Kurtz, S., Draper, J. (1998) Skills for Communicating with Patients. Oxford: Radcliffe Medical Press.

［10］ Sondell, K., Solderfeldt, B. (1997) Dentist-patient communication: A review of relevant models. Acta Odontica Scandinavica 55: 116-126.

# 获得有效同意
## Obtaining Valid Consent

*Igor Blum，Rebecca Moazzez and Nikki Doyle*

# 第5章

## 引言

在给患者做任何口腔检查和治疗前要先征得同意，这是最基本的。如果没有充分了解"有效同意"的原则就开展了调查和（或）治疗，牙医、治疗师和卫生士可能会碰到法律纠纷，涉及侵犯人身罪和过失犯罪，最后导致刑事指控和（或）民事索赔。口腔科委员会（General Dental Council，GDC）近年来接到的投诉数量越来越多，GDC的调查发现，患者对牙医的指控主要集中在同意权被代为行使。然而，每位患者确实都有权力充分了解即将在他们身上发生的事，决定是否按照建议继续进行治疗，并提供必要的和恰当的同意书。如果这一点没有被合理地执行，那么就法律而言，患者不仅会对口腔科从业人员失去信任，也可能会对整个口腔专业失去信任。

本章着眼于近年来关于有效同意的判例法的变化，讲述同意书的重点指南，包括专业标准和临床标准（Royal College of Surgeons of England，2016）、《有效同意：患者与医生共同做决定》（General Medical Council，GMC，2008）、《检查和治疗的同意书参考指南》（Department of Health，2009）、《口腔科团队的标准》（GDC，2013）和《有效同意书》（Dental Protection，2015）。它旨在为牙医和口腔护理专业人员提供实用的建议，帮助他们在获得有效同意的过程中符合法律法规的要求，也告诉了他们如何维护患者选择治疗方式的权利。

另外，该指南也考虑到了一些值得注意的关键内容，将会提供实用的、现实的建议。本章将简要介绍与临床研究相关的有效同意。其目的并不是提供英国各地有效同意的全面信息，更谈不上世界上其他地方，只不过是帮助读者理解有效同意相关的原则、法律与道德。建议读者找到当地的规章制度，并充分了解相关的规章和他们的责任。

## 患者的自主性

有效同意法规尊重患者的自主性；不顾患者的意愿和自主权，强加给他们一些治疗和护理不仅不道德，而且违法。未经同意触碰他人被定义为"殴击罪"，因此，在开始患者的所有检查和治疗前应先获得有效同意。

## 有效同意相关法律的更新

随着法院对共同法和制定法的解释，法律也在不断地变化和发展。先例原则是指高级法院将约束下级法院。

### 蒙哥马利事件——口腔医学有效同意的新纪元

2015年3月，最高法院对蒙哥马利v拉纳克郡卫生委员会的案件做出了判决，这改变了有效同意的相关法律。蒙哥马利标准指出，在法律上，临床医生（包括牙医和口腔护理专业人员）必须合理地关注患者，确保他们意识到对他们来说很重要的风险，并告知患者治疗方法的多样性。尽管这个案子改变了法律，但它也只是令法律符合GDC标准（2013），而获得有效同意的要求早已得到了应用。

在蒙哥马利事件之后，英格兰和威尔士才有了牙医应当谨慎的观念。当遇到风险时，"审慎的牙医"会如何向患者解释？Bolam v Friern的答案是："在这种情况下，牙医要为需要相关信息的患者做出解释。"然而，蒙哥马利事件之后，Bolam原则不再适用于治疗前的风险告知。但值得注意的是，Bolam原则仍然适用于临床上有效同意之外的所有其他方面。

### 重大风险

"审慎的牙医"的观点首先要与"谨慎的患者"相平衡，也就是说，一个正常的、心智健全的患者在决定是否接受治疗前想要了解什么呢？蒙哥马利案件强调,在患者决定是否接受治疗前,要为患者量身订做一套个性化的信息,以此满足患者的愿望和需求。D'Cruz 和 Kaney(2015)的建议是:"……审慎的牙医会先了解患者,再告诉他一些每位患者都想知道的风险,以及牙医本人认为与该患者相关的特异性风险。"要把家长式的传统有效同意模式坚决地转变成以患者为中心的模式,需要医生在沟通时转变态度,因为他们不再能独自决定什么样的风险对患者最重要。在不给患者任何机会提问和(或)提出担忧或恐惧的情况下,不应进行任何治疗。不充分的有效同意会毁掉医患关系,引起法律纠纷和诉讼。

基于患者的外表、宗教信仰、口腔科就诊模式、残疾等做出假设,猜测患者明显无法描述自身的口腔问题,或是他们不会同意医生的决定,这是不明智的。你不应该对患者的愿望和他们可能的选择做出假设,这可能会限制治疗方案的选择。此外,你不应该假设患者在同样的情境下与你有相同的价值观、愿望和生活重心。应该承认,患者作为一个独立的个体有他自己的想法(Mills et al. , 2014)。

## 知情同意和有效同意

2009 年英国卫生部参考指南强调,在检查和治疗前征询同意,学名是"有效同意",而不是"知情同意"。

2013 年的 GDC 三项标准原则侧重于如何"获得有效同意"。

所以,知情同意和有效同意之间的区别是什么呢?

传统上,医护人员只需要告诉患者他们将要做什么,患者同意进行(即知情同意),这足以获得患者的批准。知情同意虽然告知了患者大部分的消息以征得其同意,但却不能满足所有的需求。知情同意和有效同意不能一概而论;知情同意是获得有效同意过程中的一个要素。

同意书:2016 年英国外科医师协会出版了一本优秀的实践指南——《做出支持性的决定》,其中指出,为了使同意书有效,必须做到:

- 由有能力在问题中做出决策的人提供。
- 自愿提供。
- 基于适当的信息(知情)和理解。

如果缺少这些因素中的任何一个,则认为患者没有提供有效同意,因此不能获准继续治疗。

评估患者是否有能力对他们的治疗做决定是主治医师的责任。因此,医生必须遵守 2005 年《心智能力法令》(英格兰和威尔士)、2000 年《无行为能力的成年人法案》(苏格兰)和 2016 年《心智能力法令》(北爱尔兰),这些内容包括了行业准则。

同意书必须延续检查或治疗的每个阶段,患者必须要理解,即使在治疗中,同意书也可以被保留或撤回。

当患者接收并充分理解了诊断和治疗的相关信息,且能根据自己的价值观和愿望做出决定时,医生一定会很满意。

## 获得有效同意失败

有相当一部分的临床过失索赔是由于获得有效同意失败。理论上,当伤害已经发生却没有有效同意时,可能会被起诉蓄意伤害罪和殴击罪,极端案例中,可以是刑事指控,但幸运的是,这是非常罕见的。牙医漠视 GDC 的标准可能会被起诉渎职,GDC 吊销牙医注册人的注册。

## 保存记录

患者签署了同意书并不代表同意书生效,在法庭上证据不充足。如果对同意书是否生效有任何争议,重点不应该放在患者是否在同意书上签字,而是患者是否被提供了他们需要的信息,充分理解、深思熟虑后做出决定。因此,将与患者的讨论要点记在临床记录中非常重要。

记录不必详尽无遗,但要注明建议或治疗的性质、做出决定的原因,并逐一列举治疗的风险、收益和选择,即使患者不接受手术和其他治疗,也需要记录。患者的恐惧和担忧也应记录在册。

## 能力

为了理解所提供的信息,给出必要的同意权,患者必须有能力。这种情况下,"能力"是指患者能理解医生给出的以下解释:

- 具体过程的性质和目的。
- 可能的结果和风险。
- 可选择的治疗方法和这些治疗方法之间的比较。

只有当患者有能力同意时,患者的同意书才可以被视为有效。

### 儿童

在英格兰和威尔士,1989 年《儿童法案》规定了谁有父母的责任,并有权同意儿童的治疗。谁肩负父母的职责并不明确,这取决于孩子的出生日期,父亲可以为一个孩子承担父母的责任,但不能负责他所有的哥哥姐姐。

所有的母亲自动拥有父母的责任。只要父母的名字登记在了出生证上，不论他们是否结婚，父母的责任就由父母双方承担，孩子们的出生登记如下：

- 2002 年 4 月 15 日在北爱尔兰。
- 2003 年 12 月 1 日在英格兰和威尔士。
- 2006 年 5 月 4 日在苏格兰。

英格兰和威尔士相关立法，1969 年《家庭法改革法案》界定了儿童能自己做决定的年龄。它允许一个 16 岁或以上的心智健全的孩子给出合法的、有效的口腔治疗同意书；不排除 16 岁以下的儿童也能给出同意书。

许多读者都熟悉英国的 Gillick 案 (1986)，它是一个与避孕措施有关的案例，与未满 16 周岁、未经家长同意的女孩有关。目前这个案件带来的普遍观点是，如果孩子们能够完全理解他们要做的治疗，也可自行签署同意书。医生一定要确保孩子和家长都理解治疗方案。即使有时候孩子有能力给出同意（根据 Gillick），看似不需要家长，但最好还是在讨论时得到孩子的同意和家长的支持。如果要给 16 岁以下的儿童做检查而父母不在身边，建议慎重。1991 年 Re-R 案例中，英国上诉法院规定，当 16 岁以下的儿童拒绝治疗时，可以从其父母那里获得同意。根据 1969 年《家庭法改革法案》，16、17 岁的孩子既可以自己本人同意治疗，也可以是家长同意；如果一个 16 岁或 17 岁的孩子同意治疗，家长也不能驳回。

## 同意书沟通流程

作为沟通过程的一部分，医生不仅应确认患者完全理解所提供的信息，更要对自己提出的治疗方案的利弊进行公正和准确的概述。同时，患者应充分理解医生提出的治疗程序或治疗过程，而这决定了他们是否会接受建议。

根据 GDC 的口腔科团队标准 (2013)，应向患者提供有关程序的信息包括：

- 治疗的选择、风险和潜在的好处。
- 为什么临床医生所认为的这种特定的治疗方法是必要且适合的。
- 建议的治疗方案。
- 建议治疗方法的后果、风险和益处。
- 治疗方法可能的预后。
- 最好能说明治疗的费用。
- 若建议的治疗方法没有实施，可能发生什么。
- 治疗是否有保证，保证的时效性以及何时失效。

需要向患者提供的额外信息包括：

- 接下来可能的治疗。

- 治疗中可能使用到的材料和成分。
- 参与治疗的医生。

因此，沟通的重点在于维持医生和患者之间持续有效的沟通渠道，让双方都满意，同意书不仅是知情的，而且需正当有效。

如果需要变更治疗方案或预估费用有变，医护人员必须征得患者的同意，并记录下所做的改变。

当获得同意书后，医护人员应当鼓励具有沟通障碍的患者，邀请其朋友或家人帮助他们向医生提问或回答问题。

## 卫生指导部门

2009 年 7 月，英国卫生部为医疗检查或治疗提供了参考指南（第二版）。这本指南为立法提供了框架，包括牙医和护理人员在内的所有的医疗卫生从业人员，在获得患者的有效同意时，都应该牢记这份指南。

指南中规定的有效的同意书必须由有效的知情人自愿签署，知情人需具备可以同意所涉干预的能力［可以是患者本人，或 18 岁以下患者的父母，或持有授权委托书 (Lasting Power of Attorney, LPA) 的其他人，或由法院任命的责任人］。指南还指出，16、17 岁的患者被认为有能力自愿接受自己的治疗。如果当事人不清楚所谓的干预是什么，那么就默认该"同意书"没有法律效力。

根据 2005 年《心智能力法令》(Mental Capacity Act)，我们必须假定：

- 必须假定一个人有能力，除非已被认定他能力缺陷。
- 因大脑功能受损被认定为能力缺陷的患者，无法独立做出决定。
- 这种缺陷可能被认为是长期的、暂时的或短期的，只要它会影响患者的决策，都属于认知能力缺陷。
- 专业人员在评估患者能力时，不应根据他们对日常事件的决定能力来进行判断，而应判断他们是否能在特定时间内做出特定决定。
- 一些迹象可能提示该患者无法独自做决定，比如无法思考、理解或记住适当的信息。
- 此外，如果患者不能通过口头或非口头方式表达他们的决定也属于能力缺陷。
- 始终确保所提供的任何信息都以公正的方式呈现，并且适合于患者及其同伴的理解水平。

《心智能力法令 (2005)》《心智能力法案：行为守则 (2016)》对理解、评估和记录个人能力提供了进一步的指导，参考网站 http://www.legislation.gov.

uk/nia/2016/18/part/1/crossheading/establishing-whether-a-person-has-capacity.

（1）患者是否自愿签署同意书？

- 正当有效的同意书应是患者自愿签署的，不应受压力或莫名的影响，也不应受到不正当的胁迫。
- 也就是说患者不应认为自己是受胁迫而做出的决定。
- 这不仅包括医疗团队的成员，还包括亲属、朋友或其他授权人士。

（2）为患者或其监护人提供的信息是否足够清楚和充分？

- 为了确保同意书正当有效，患者或其监护人需要知道治疗方案的全部范围和意图。
- 确保患者和患者监护人充分了解所有的替代疗法，以及其利弊。
- 在签署同意书前，理想情况是患者应有考虑选择的时间。
- 当与患者及其监护人探讨治疗方案的选择时，考虑到有些患者需要更多的支持来做决定，医务人员应花时间讨论患者的顾虑和特殊需求。
- 在极少数情况下，患者希望只要获得治疗流程相关的最少信息量。在这种情况下，医务人员应确保给患者提供足够的信息，以便其做出是否同意的决定。
- 与患者及患者监护人讨论的任何有关同意书的内容，都应当被记录下来。

（3）哪些治疗团队成员应寻求知情同意？

- 最终，负责提供治疗的小组成员应确保在实施任何程序之前，获得有效的同意。
- 如果委托治疗团队其他成员签署同意书，他们必须有适当的资格，并且对所提议的治疗或程序有足够的了解。
- 不仅如此，他们还应该对患者的病史有足够的了解来支持他们的决定。
- 在讨论治疗方案时，考虑到种族或社会价值观或个人原则和信仰，团队成员应该对所有患者表示尊重。
- 如果团队成员没有恰当的资格，并且对所提议的治疗或程序没有足够的了解，那么同意书可能是无效的。

（4）应何时签署同意书？

- 获得治疗同意应是一个持续的过程。
- 如果可能，在初诊时就应讨论同意书，在治疗执行时应再次进行讨论。
- 除非患者撤回，否则正当有效的同意书被认为是无限期适用的。
- 需要根据患者病情的变化增加额外的同意事项。
- 此外，如果有事件可能会影响治疗计划或程序，需要进一步讨论和获得同意书。

（5）同意书应采取何种形式？

- 在理想的情况下，应通过书面形式记录有关讨论和对话，可证明患者或其监护人已经被解释过。
- 可以通过各种方式获得、同意和记录。
- 任何关于能力评估的附加说明都应该输入患者的有关记录。
- 一个签名本身并不构成有效的同意。
- 记住，当要求他们签署同意书时，一定注意患者的阅读和书写能力。
- 患者的标记可作为他们充分理解时的证据。
- 另一些人可能无法口头表达同意，也无法留下任何物理形式的痕迹，因此必须小心谨慎地记录签署同意书的方法。
- 默认同意是指患者的非言语暗示的结果。

（6）同意书的拒绝和撤回。

- 尽管已考虑患者的情况和顾虑，就相关的治疗进行了全面和有益的说明，但无能力障碍的患者仍可能拒绝给予同意。
- 患者在签署同意书的时候应该得到保证，他们能够在任何时候改变他们的想法。
- 这种拒绝应该得到尊重，因为患者有权决定什么行动对他们是正确的。
- 同样，一个被认为有能力的患者在他们的权利范围内，只要他们愿意，就可以撤回他们对治疗的同意。
- 如果患者的担忧得到解决，他可能会很高兴继续下去，但如果没有，他们就有权中止治疗并撤回他们的同意。在这种情况下，医务人员必须按照患者的意愿行事。

## 口腔科委员会的原则

GDC 制定了 9 个明确的标准，专门供口腔科所有成员使用。从 2013 年 9 月 30 日开始生效，这些标准旨在明确规定所有口腔科保健专业人员在注册后应遵守的"行为、表现和道德标准"。该文件不仅列出了适用于口腔科所有成员的原则、标准和指导，它还列出了患者可以从他们的口腔科专业人员那里得到什么（GDC，2013）。

口腔科专业人员必须时刻遵守九项原则。GDC

注册人应当：

（1）把患者利益放在首位。

（2）和患者进行有效的沟通。

（3）签署正当有效的同意书。

（4）保护患者私人信息。

（5）有一个清晰有效的投诉程序。

（6）以符合患者最大利益的方式与同事一起工作。

（7）在工作中保持并进一步提升你的专业知识和技能。

（8）如果患者有风险，务必引起注意。

（9）确保你的个人行为能保持患者对你和口腔科行业的信心。

毫无疑问，为了确保患者得到最好的照顾，牙医、卫生士等口腔科团队的每位成员不仅要充分了解同意书相关的原则，还应铭记所有原则都与临床日常实践息息相关。

在有关有效同意的具体指导方面，GDC 广泛采纳了英国卫生部的建议，并根据口腔医学的情况进行了特殊的修改。

该指南首先指出："患者希望医生在治疗开始前寻求并得到他们的同意。"向患者表现出尊重并与他们分享知识，使他们有能力对自己的身体和所接受的治疗做出明智的决定。如前所述，在开始任何治疗之前，寻求有效同意是一种普遍的法律和伦理期望。

对于一个可对自己负责的，并对治疗方法具有完全理解能力的个人来说，医务人员有义务与患者讨论细节，并给他们留出时间来讨论，最后才获得他们的同意。你可以委托其他人来完成这个任务，但无论谁来取得患者的知情同意，他都必须充分了解预期治疗的全部内容，并且有资格资质来执行这一流程。在开始任何治疗之前，医护人员都有责任确保获得患者的有效同意。

本章对于良好的临床实践具有特别重要的意义的部分，即"获得有效同意的三原则"，其目的是补充和明确医生的法律义务，可分解成三个具体的标准：

（1）在开始治疗前获得有效的同意，解释所有相关的事项和可能的花费。

（2）确保患者（或其代理人）理解他们即将做出的决定。

（3）确保患者的有效同意在研究或治疗的每个阶段都是有效的。

## 医疗质量委员会

医疗质量委员会（Care Quality Commission，CQC）是英国健康和社会保健的一个独立监管机构。它的工作是确保英国的医院、全科医生、口腔科诊所和所有其他的医疗机构为患者提供高质量的医疗服务，为患者建立一个安全的、有同理心的环境。它同时也保护《心智能力法令（1983）》所限定的权利受限人的利益。2015 年修订了 CQC 关于质量和安全标准的部分，E6 部分题为"护理和治疗同意"，其中规定患者有权利在他们同意的地点签署知情同意，并理解怎样更改他们的决定，确信他们的人权得到尊重。

CQC 列出了相关要点，帮助医务工作者建立和使用有效的系统获得患者的有效同意。这些要点对卫生部门和 GDC 提供的指导意见进行了补充说明。最值得注意的是，他们简单明确地总结了在治疗儿童时的知情同意要求。

（1）如果一个患儿被认定为有能力独立做出决定，那么当患儿提出要求时，医疗团队应该尊重他们的意见并保密。

（2）在患儿无法决定的情况下，必须征得患儿父母或法定监护人的同意。

（3）医务工作者应确保制订了获得儿童知情同意的相关规定。

## 操作要点

（1）"护理方案"这个词比"治疗方案"更适用。对患者来说，他们更愿意听到自己是被护理关照的，况且方案并不总是涉及治疗。它可以由预防性的建议和（或）流程组成。

（2）在做任何事情之前，确保你自己了解护理计划，并且你已经考虑了该治疗方案的各项利弊以及替代方法，且你对这个计划是满意的。

（3）如果这个方案是由另一位医生提出的，你们应该讨论这个方案并确保你满意这个护理方案。如果有任何疑问，你应与同事通过协商达成一个双方都满意的护理计划。

（4）应考虑患者的精神状态和感觉。有时有些患者可能对接受口腔科治疗感到担忧，因此无法在治疗前获得同意。建议另选单独的时间或在远离牙科椅的地方使他们放松并再次进行讨论（确保私密性）。

（5）同样，一位受到剧烈疼痛困扰的患者可能接受你说的任何信息，或者要求拔掉这颗牙齿以便摆脱疼痛，但往往事后后悔。在某些情况下，可借助局部麻醉缓解痛苦后再解释相关情况，之后再获得有效的同意。

（6）可以用多种方式向患者提供信息：口头讨论、可视化的资料、书面说明等。根据具体的知情同意内容,可以帮助确定哪种方式更好,对此并没有明确的规则。提供信息的方法也需要根据患者的需要进行调整。例如,如果预约是为了紧急治疗,则简明的口头说明更适合。另外,对于复杂的修复或正畸治疗,在充分解释后,最好就相关内容给患者发送一封详信函来帮助解释。如果护理计划比较复杂,患者可能很难在一次治疗预约中充分地理解所有的信息。

(7)小细节可能带来大改变:

- 坐下来和患者交谈,与患者四目相对。不要站在患者身后进行解释。
- 使患者放松,并让他们知道你对他们的关心。
- 如果可以的话,与患者视线交流让他们感受到你的全心关注。
- 在解释治疗方法时,要清晰、温柔、缓慢地讲话。
- 让他们知道,他们可以问你任何可能有的问题,如果有必要,请他们多次提问。

(8)不要使用口腔科专业用语解释相关治疗。可以用患者利于理解的术语来解释,例如:

- 你可以说:"你有牙龈疾病。"而不是"你有牙周病。"
- 你可以说:"你右手边的2个磨牙,就是最后面的2个牙,虽然它们之前补过,但现在补牙的材料下面牙齿发生了新的蛀洞,需要把蛀洞去除干净后再用新的材料补起来。"而不是"你的右上6和右上7龋齿,需要牙体治疗。"
- "你的上切牙需要牙体治疗,因为牙髓坏死了。"这种说法并不明确,也不具体。为了明确治疗具体涉及哪些内容,你可以说:"你上颌右侧的前牙需要进行牙根的治疗。"同时,让患者看着镜子并指出具体牙位。"这是由于牙齿里的神经不幸坏死了,如果留着不处理可能引起牙齿发生感染。"你必须强调这是牙齿里的神经坏死了,而不是牙齿本身坏死了。"治疗包括将坏死神经以及牙齿里的通道清理干净,之后再补起来。"患者则需要更多的信息,了解这个过程需要什么,以及使用橡皮障的必要性等。
- 一旦你完成了解释的流程,你应该询问患者是否有任何问题。此外,询问他们是否需要一些时间来考虑这些问题,并在以后的预约中继续提问。

(9)你如何知道患者已理解了治疗计划?这并不容易。你可以问患者关于治疗的问题,并评估他们的答案,帮助你了解他们的理解情况。

(10)确保患者可以理解英文。如果有疑问,请确保有一个合适的翻译可以帮助你。如果你有疑问,你可能不得不推迟治疗,直到下一次就诊请翻译帮忙。

(11)如果你觉得患者做了错误的选择怎么办?不同的人有不同的观点、价值观和优先事项。最重要的是要确保你已经清楚地解释了所有的事情,并且患者做选择时清楚地知道所有的优点和缺点。最终,这是患者的选择和决定;如果他们拒绝同意(只要他们有同意的能力),就必须得到尊重。

(12)确保知情同意被记录在案。这并不仅仅意味着在同意书中写入"同意"二字。重要的是,记录与患者进行的谈话的细节以及利益、风险、利弊、副作用和其他相关细节。如果有任何变化,患者需要被告知并再次获得同意,并详细记录为什么需要更改,以及前面提到的所有其他信息。

(13)确保有一个明确的书面程序来获得同意。这将确保团队中的每个人都清楚自己需要做什么,尤其是经验较少的新员工。

(14)重要的是要确保患者对治疗所涉及的内容有正确的期望,这在进行美学治疗中尤其重要。患者对治疗的结果要有一个真实的理解,这样在解释相关治疗后,可以无误地获得患者的知情同意。另外,一些患者对牙齿的外观和牙齿对面部外观的影响抱有不切实际的期望。一旦治疗完成,他们就会对结果不满意,并且他们会认为在知情同意中并没有被告知结果是如何的。避免问题的一种方法是,确保彻底地完成诊断程序(如诊断蜡型、咬合分析、试戴和临时修复)来评估最终结果。通过这种方式,患者可以明确真实的治疗结果,而不会失望。

(15)注意风险管理,确保你已经做了所有可能的准备。确保任何有可能引起患者关注甚至诉讼的问题,充分地进行讨论和记录。比如说:

- 如果治疗不成功,牙齿的预后可能包括对患牙的拔除。
- 拔牙的风险。
- 治疗或不治疗带来的长期影响。
- 维护所需的时间和金钱成本。
- 治疗失败的风险;例如,有磨牙症的患者。
- 正畸治疗中牙创伤造成的根吸收风险。

(16)最重要的是,记住要像你希望被对待的那样去对待患者,并按照你希望被解释的方式向患者解释。就像你正在接受一个不熟悉的治疗,你也可能会感到紧张。

## 研究中的知情同意

在你的职业生涯中,你可能对一些研究感兴趣,或者是评估、改进医疗服务,或者测试产品或评估新程序。理所当然,获得知情同意也是这一过程的关键部分,在邀请患者和健康志愿者参与研究时,也应该遵循这一过程。

研究的具体文件应包括患者的信息表和同意表格,应经过仔细的构思和撰写,并得到伦理委员会的批准以确保研究是按照规定进行的。还应向参与者保证他们的利益得到了评估和优先考虑。应该向研究参与者解释潜在的利益、可能的风险和不良事件。确保参加者得到了研究的相关信息并有时间进行考虑是否同意参加,通常是 24 小时。只有个人对研究所涉及的所有内容有全面了解后,才能获得知情同意。

从监管和合规的角度来看,在临床实践中研究调查人员应始终努力遵循监管机构制订的指导方针,例如《研究管理条例》(Department of Health,2005)中详细阐述的原则和《世界医学协会赫尔辛基宣言》(2013),确保在开始研究活动之前所有必要的批准都已到位。

研究人员还应遵守《人体组织法案》(2004)的相关规定,该法案详细描述了人体组织使用和储存相应的要求,还应遵守国际医药法规协会提出的《药物临床试验质量管理规范》(Good Clinical Practice,GCP)。

《药物临床试验质量管理规范》(International Conference on Harmonisation,1996)是一种国际认可的标准,它确保了涉及人类的研究设计和实施是符合伦理的。GCP 由欧盟、美国和日本的监管机构共同提出,它确保参与者的隐私受到尊重,他们的权利和安全得到保护。此外,它还规定了研究数据报道的可靠性和准确性。

GCP 由 13 个原则组成,适用于可能影响参与者的健康或安全的临床研究。在临床试验,尤其是涉及医药产品临床试验(clinical trials of medicinal product,CTIMP)的试验研究中,应遵守《GCP EU 临床试验指南(2001)》和 2004 年的《人类使用药物(临床试验)条例》,遵守 GCP 是法律上的要求。为了获得持续良好的临床实践,应将此理念贯彻于所有类型的研究。

## 参考文献

[1] Adults with Incapacity(Scotland)Act 2000,asp 4,(2000). http://www. legislation. gov. uk/asp/2000/4/pdfs/asp_20000004_en. pdf(accessed 21st July,2017).

[2] Bolam v. Friern Barnet Hospital Management Committee,1WLR 5821990 SLT 444,(1957).

[3] Care Quality Commission. (CQC). The Care Quality Commission(Amendment)Regulations 2015. E6:Consent to care and treatment. Available from:https://www. cqc. org. uk/guidance-providers/nhs-trusts/consent-care-treatment(accessed 17th July,2017).

[4] Children Act 1989,Chapter 41,(1989). https://www. education. gov. uk/consultations/downloadableDocs/Children%20Act%201989%20Part%201%20s1. pdf(accessed 21st July,2017).

[5] D'Cruz,L.,Kaney,H.(2015)Consent — a new era begins. British Dental Journal 219:57-59.

[6] Dental Protection. (2015)Dental Advice Series. Consent UK excluding Scotland:Consent to Dental Treatment. The Principles and their Application. https://dentalprotection. org/docs/librariesprovider4/dental-advice-booklets/dental-advice-booklet-consent-uk-excl-scot. pdf?sfvrsn=36(accessed 17th July,2017).

[7] Department of Health. (2005)Research Governance Framework. Health Research Framework. Research Governance Framework for Health and Social Care. 2nd edn. Available from:https://www. gov. uk/government/uploads/system/uploads/attachment_data/file/139565/dh_4122427. pdf(accessed 5th July,2017).

[8] Department of Health. (2009)Reference guide to consent for examination or treatment. 2nd edn. Available from:https://www.gov.uk/government/publications/reference-guide-to-consent-for-examination-or-treatment-second-edition(accessed 18th July,2017).

[9] EU Clinical Trials Directive. (2001)Available from:http://ec. europa. eu/health/human-use/clinical-trials/index_en(accessed 5th July,2017).

[10] Family Law Reform Act 1969,Chapter 46,(1989). http://www. legislation. gov. uk/ukpga/1969/46/pdfs/ukpga_19690046_en. pdf(accessed 21st July,2017).

[11] General Dental Council(2013)Standards for the Dental Team. https://www. gdc-uk. org/api/files/Standards%20for%20the%20Dental%20Team. pdf(accessed 18th July,2017).

[12] General Medical Council(GMC). (2008)Consent:Patients and Doctors Making Decisions Together. Available from:www. gmc-uk. org/guidance(accessed 17th July,2017).

[13] Gillick v. West Norfolk and Wisbech Area Health Authority,AC 112,(1986).

[14] Human Tissue Act 2004,Chapter 30. Available from:http://www. legislation. gov. uk/ukpga/2004/30/contents(accessed 5th July,2017).

[15] International Conference on Harmonisation. (1996)Efficacy Guidelines. Good Clinical Practice E6. Available from:http://www. ich. org/products/guidelines/efficacy/article/efficacy-guidelines. html(accessed 5th July,2017).

[16] Mental Capacity Act(2005)http://www. legislation. gov. uk/ukpga/2005/9/pdfs/ukpga_20050009_en. pdf(accessed 17th July,2017).

[17] Mental Capacity Act Code of Practice. (2016)http://www. legislation. gov. uk/nia/2016/18/part/1/crossheading/establishing-whether-a-person-has-capacity(accessed 12th September,2017).

[18] Mills,I.,Frist,J.,Cooper,C.,et al. (2014)Patient-centred care in general dental practice — a systematic review of the literature. BMC Oral Health 14:64. Available from:https://bmcoralhealth. biomedcentral. com/articles/10. 1186/1472-6831-14-64(accessed 20th July,2017).

[19] Montgomery(Appellant)v. Lanarkshire Health Board(Respondent)(Scotland),UKSC 104,(2015).

[20] Re-R(A Minor),4 ALL ER,(1991).

[21] The Medicines for Human Use(Clinical Trials)Regulations 2004. No. 1031. Available from:http://www. legislation. gov. uk/uksi/2004/1031/contents/made

(accessed 5th July，2017).

[22] The Royal College of Surgeons of England. (2016) Consent：Supported Decision-Making — a good practice guide. Domain 3：Communication, partnership and teamwork. Available from：https://www. rcseng. ac. uk/library-and-publications/college-publications/docs/consent-good-practice-guide/(accessed 17th July，2017).

[23] World Medical Association. (2013) WMA Declaration of Helsinki — Ethical Principles for Medical Research Involving Human Subjects. Available from：https://www. wma. net/policies-post/wma-declaration-of-helsinki-ethical-principles-for-medical-research-involving-human-subjects/ (accessed 18th July，2017).

# 临床检查及评估程序
## Procedures in the Assessment and Examination of Patients

*Stephen Dunne and Warren Birnbaum*

# 第6章

## 引言

口腔疾病诊断和其他身体部位的疾病诊断一样复杂,原因如下。

| | |
|---|---|
| • 有很多疾病的症状是相似的。其中有些病例极其类似,如牙髓炎和非典型牙痛 | 症状的定义是患者所感知到的身体变化 |
| • 有很多疾病的体征相似。比如一个溃疡可能是由牙齿锐边引起的轻微创伤所致,也可能是潜在的鳞癌 | 体征是临床检查者发现的身体变化 |
| • 同一疾病的症状体征在不同患者身上的表现不同 | 比如,对于某位患者而言的剧痛可能对于另一位患者仅仅是不适。症状和体征可能因此而被隐藏 |
| • 牙医的任务是通过缜密的问诊和观察去发现问题。先入为主的想法可能会混淆那些患者,他们觉得自己的问题只是口腔问题,因此来求诊于牙医 | 必须反复充分问诊才不会遗漏细节,忽略口腔问题的非口腔病因 |
| • 在考虑罕见病时必须先排除常见病的可能(比如牙髓炎) | 然而罕见病也时有发生,因此医生必须学会预测各种可能发生的不测 |
| • 有些患者会提供一些他们认为医生想听的病史,这也是可以理解的 | 比如患者会低估他们对烟酒和糖类的摄取,会高估清洁牙齿花费的时间。此外,药物滥用、性病、饮食不规律、虐待儿童等问题一般不会向医生透露 |
| • 一些看似与口腔疾病不相关的相关因素会被患者误认为与牙医无关 | 比如全身系统性病史 |
| • 当患者进入诊疗室开始诊断过程时,一些表现可能具有欺骗性 | 体面的着装不代表这个人没有抽烟、酗酒以及不良口腔卫生等问题 |
| **系统性疾病的诊断包含三要素**<br>• 病史<br>• 检查<br>• 诊断学检测 | 一般考虑:<br>• 患者应被视为单独的个体,而不仅仅是一个需要治疗的疾病<br>• 采用系统性的方法,避免局限性的诊断 |
| 虽然有经验的医生看似对次要细节不甚重视,但这会使得没有经验的医生仅凭猜测进行诊断。经验的获得基于对所有细节的考虑。有了经验才能排除不相关的信息 | |
| • 在临床问诊过程中,必须有第三个人全程在场,如口腔科护士 | 该陪同者必须是专业人士,因为随时可能有紧急情况,需要其配合及操作设备 |
| • 心智不健全者需要征得家长或法定监护人的同意 | 见第5章 |
| • 在初步介绍后,陪同家属返回等待区,此时儿童往往更加合作和易沟通 | |
| • 与患者建立紧密联系是获得足够病史资料的前提 | |

资料记录

| | |
|---|---|
| ● 口腔科资料记录必须包括重要的事实 | 不要隐藏和忽视存在于不相关的信息中的事实 |
| ● 记录应当有日期、完整、清晰、无法涂抹，并由医生签名。记录应及时 | 及时即是指应在面诊时记录 |
| ● 记录可供其他医生或法律人士查阅 | |
| ● 不要写任何你不希望在法庭上被读出的言论 | |
| ● 尽量避免缩写，被公认的缩写除外 | |
| ● 删除错误记录时用单横线，并附上签名及日期 | 错误的信息必须可辨认 |
| ● 精确的影像有助于描述病变的部位、大小和形状 | |
| ● 在合适的地方使用标题 | 如"病史" |
| ● 如有标准化的模板，请使用 | |
| ● 如有翻页，请在每页开头写日期并在日期后写简写 Cont'd（接上页）以做标记 | |
| ● 资料必须遵照资料保护法（或其他相关法律）进行妥善保存 | |
| ● 精确完整的口腔科记录是对患者诊治的关键要素，有助于诊断和制订治疗计划 | |
| ● 患者有权利获取口腔科记录 | 不要发表任何侮辱性言论 |

建立良好医患关系

初诊包括一些言语和非言语的信息交换。医生的姿态和行为可以提升抑或毁掉医患关系：

| | |
|---|---|
| ● 医生应平视患者 | 不要平躺 |
| ● 有眼神交流，但不要盯着对方 | 凝视有时会吓到患者 |
| ● 患者应与医生保持合理距离，大约 1 m 远 | 距离太近则过于亲昵，太远则显得不够重视 |
| ● 同样，面对患者代表重视，背对代表无视 | |
| ● 微笑和同意性的点头代表温暖和关心 | |
| ● 记录与患者的家庭和即将发生的社会事件（如结婚、生育）相关的细节时，应遵循自愿原则 | 因此就需要建立良好的私人关系 |
| ● 初诊进行时不应佩戴护目镜和口罩 | 只有在开始体格检查时再佩戴护目镜。否则无法表达表情，发声也受抑制 |
| ● 在任何问诊和操作前，告知患者你要做什么，什么时候、为什么要这么做 | 患者可能会被一些行为惊吓转而害怕，导致信任感丧失 |

## 结论

放松的患者，专注、严谨、有条不紊的医生和一个友善专业的环境，是口腔诊断的基础。

## 病史

"倾听你的患者，他在告诉你诊断"（diagnosis：Greek，through knowledge）。

**目标**

- 建立良好的医患关系
- 为诊断提供足够信息
- 了解患者的诉求和预期

**病史**

- 是关于患者问题的个人档案
- 往往是临床诊断的最重要要素
- 有时是唯一的诊断因素
- 有些患者(如儿童或特殊人群)无法提供准确的病史
- 对于有语言障碍者,尽量鼓励患者去叙述

在极端情况下,需要向家长/监护人/护理者提问

然而最好还是坚持向患者本人询问病史,有时需要提出引导性的问题,但他们自己才是饱受疾病之苦的人。其他人往往会提供不同版本的问题描述

再次重申,尽管往往很困难,还是应该尽可能向患者本人采集病史

**病史包括三个主要部分**

- 简单的介绍
- 倾听患者的情况
- 有组织的提问

**第一步 介绍**

- 以姓名招呼患者
- 向患者介绍自己的姓名、角色

| | |
|---|---|
| - 破冰 | 以天气、患者的旅途、职业或赞美(避免过分恭维)作为问候 |
| - 很多患者不懂医学/口腔科术语 | 用平实的语言,不要用高人一等的语气。一个经验法则就是使用当下流行报刊上能看见的语言词汇 |
| - 记录患者的初始诉求 | 往往未必与患者求医的原因有直接关系,但能提供重要的信息。如"我害怕牙医,但疼痛难忍"这样的诉求对患者管理有很大启示 |
| - 记录或检查个人档案,包括:<br>　- 患者姓名<br>　- 性别 | |
| 　- 出生日期 | 年龄相关疾病:口腔癌大多发生在 40 岁以上人群 |
| 　- 地址 | 就诊方便程度,氟牙症与当地水源关系 |
| 　- 电话号码 | 手机、家庭电话 |
| 　- 职业 | 教育;社会经济地位;日晒程度:和皮肤、唇癌常相关;厨师:和龋齿相关 |
| 　- 主治医生和主治牙医的姓名、地址 | |

**第二步 倾听患者的情况**

**主诉(CO)**

这是患者求诊的原因

- 用开放式的问题,如:"我能帮你什么?"
- 如果患者有一系列问题,可以问:"你的主要问题是什么?"

注意:

- 鼓励患者说出他们的问题
- 尽量不打断患者
- 对表述困难者使用简单问题
- 以相关的信息引导健谈的患者

| | |
|---|---|
| 记录患者自述的诉求 | 在法医学案例中,患者的语言应加引号 |
| - 在描述患者的诉求时,患者应罗列症状 | |
| - 按严重程度依次记录症状 | |
| - 如果你无法准确形容症状,你可以让患者找一个该症状的反义词 | |
| - 将患者当前诉求和他的初始描述关联起来 | |

*第三步　有组织的提问*

可以分为 5 个小标题：

(1) 现病史

(2) 诊疗史

(3) 既往口腔病史

(4) 家族史

(5) 社会史

采用开放式问题,指不要简单地回答是或者否,这样可以给患者更多空间表达自己

*现病史（HPC）*

● 是按时间顺序记录疾病的进展

● 包括如下问题：

　－ 何时第一次发现该问题

| | |
|---|---|
| － 之后有什么变化 | 是好转、恶化还是维持不变 |
| － 有没有什么诱因或加重该问题的因素 | 比如发热、感冒或进食会导致牙痛加重 |
| － 有没有什么因素可以缓解该情况 | 如非处方止痛药也许可以缓解中重度牙痛 |

● 进一步询问是否有伴随症状,或之前治疗的效果

| | |
|---|---|
| ● 有些症状需要进一步阐明 | 疼痛与溃疡不同,是一种主观症状,无法肉眼评估。因此病史就举足轻重 |
| ● 避免诱导性提问 | 易受影响的患者有时会承认他们并没有的症状。不要这样提问："是否在进食冷热食物时感到疼痛?"应该这样问："什么原因会引起疼痛?" |

● 如果无法避免诱导性问题,尽量提供患者一个可选择的范围

*系统病史（MH）*

● 可以为诊断提供重要线索

● 会很大程度影响治疗方案

● 不足的系统性病史会错判患者的健康情况,亦会让牙医和护理支持人员面临风险

● 出于法医学原因,具有强制性

● 如果使用了自行服药史的调查问卷,口腔科医生必须随访

● 应当提问以下问题：

| | |
|---|---|
| － 是否患过重病或住院 | 住院往往提示严重疾病 |
| － 是否行过手术 | 手术可能提示严重疾病和患者对麻药的耐受性等 |
| － 如果有,您曾出现过什么问题 | 大量出血、药物反应等 |
| － 您现在是否有医生对您监护 | 提示严重疾病 |
| － 你现在是否使用药片、药膏等 | 提示潜在的问题。有时因口腔科问题而开的处方药可能与现行的治疗相互影响。如广谱抗生素可能减弱口服避孕药的效果,所以应使用屏障避孕法 |
| － 你是否在拔牙后过量出血 | 提示出血倾向 |
| － 你是否曾被拒绝献血 | 提示血液传播的病毒 |
| － 是否曾患黄疸、肝炎或肝疾病 | 药物延迟代谢风险、出血问题 |
| － 是否有心脏问题 | 心绞痛、心肌梗死、全麻风险 |
| － 是否有风湿热、心脏杂音、心脏瓣膜问题 | |

| | |
|---|---|
| － 是否有高血压 | 卒中、心脏停搏风险 |
| － 是否有哮喘或胸部、呼吸问题 | 全麻风险 |
| － 是否曾患肺结核 | 交叉感染风险 |
| － 是否有其他传染性疾病 | |
| － 是否患糖尿病 | 更高的感染风险、牙周病患病率高、低血糖风险和全麻风险 |
| － 是否曾患癫痫 | 癫痫发作风险 |
| － 是否在孕期或哺乳期 | 只需要问女性 |
| － 是否有过敏？比如弹力绷带或乳胶引起的发热、哮喘、湿疹 | 药物副反应、全麻风险 |
| － 是否对抗生素过敏，如青霉素 | 药物过敏反应，包括过敏性休克 |
| － 对药物是否存在不良反应，如阿司匹林 | 药物副反应 |
| － 口腔科麻醉或全身麻醉是否出现问题 | 药物副反应 |
| － 是否有其他医疗信息 | 总体涵盖 |
| • 每次复诊均应检查医疗史，有时会在就诊期间改变 | 如抗凝剂、心脏病等 |
| • 如有疑问，联系患者的主治医生/内科医生/手术医生 | |
| • 若患者对用药名称不确定，要求患者下次复诊将药物带来 | |

医学检查要求患者能承受全身麻醉或镇定，且患者曾在局部麻醉下进行过治疗

### 口腔科既往史（DH）

问如下问题：

| | |
|---|---|
| • 你之前的口腔科就诊频率是多少 | 就诊动机是否强烈，和之后复诊相关 |
| • 何时最后一次见你的牙医，并做了什么 | 提示现有的问题 |
| • 是否有正畸治疗史 | 提示动机强烈 |
| • 之前的治疗或麻醉是否出现过问题 | 焦虑程度、健康问题 |
| • 刷牙的频率和时间？是否使用牙线、氟化物 | 牙齿保护的动机和知识 |

### 家族史（FH）

• 如果诊断涉及遗传倾向，要调查父母、祖父母、兄弟姐妹和子女的健康情况、年龄和病史

• 有些疾病如血友病，具有显著遗传性，还有一些疾病有遗传倾向，包括：
　－ 非胰岛素依赖型糖尿病
　－ 高血压
　－ 癫痫的某些类型
　－ 心脏病
　－ 一些精神疾病
　－ 乳腺癌
　－ 其他恶性肿瘤

### 社会史（SH）

询问社会史的目的是获得患者生活方式的资料，它可对患者口腔和全身健康产生巨大影响，细节包括：

| | |
|---|---|
| • 饮食 | 素食者、高酸性饮食、易致龋性饮食等 |
| • 运动 | 不爱运动的患者麻醉风险较高 |

| | |
|---|---|
| ● 酗酒 | 牙周炎、急性坏死溃疡性牙龈炎（ANUG）、口腔癌、肝硬化、出血风险 |
| ● 身高、体重 | 饮食不规律 |
| ● 吸烟 | 牙周炎、麻醉风险、ANUG、口腔癌。同时酗酒和抽烟大大增加口腔癌的罹患风险 |
| ● 吸烟和嚼槟榔 | 口腔癌 |
| ● 家庭情况、家庭成员 | 孤单或压力过大 |
| ● 居住国外 | 热带疾病 |
| ● 工作 | 身心压力 |
| ● 压力 | 身心紊乱 |
| ● 服用非处方药 | 交叉感染风险、对口腔的忽视、可卡因引起的心血管风险、美沙酮致患龋风险增高 |
| 结论<br>病史往往提供临时的诊断，或提供一个不同的诊断。临时诊断和不同的诊断可以被临床检查和诊断学检测证实或推翻 | *注意：作为经验法则，若患者表明有吸烟、酗酒、爱吃糖或服用非处方药等情况，应当两次确认。而患者估测的口腔护理时间需要减半处理* |

## 检查

临床检查应包含三个步骤：

| | |
|---|---|
| （1）观察患者总体的健康状况和外貌<br>（2）对头颈部的口外检查<br>（3）口内组织的检查 | 注意：<br>● 患者进入诊室时就应该开始观察<br>● 检查时医生可以发现一些体征<br>● 和病史一样，检查必须彻底且有条理 |

### 第一步：总体观察

| 注意如下问题： | |
|---|---|
| ● 体重、衣服合身度 | 近期的体重减轻可能提示严重的病变，如癌症 |
| ● 体重过低可能提示进食不规律。超重可能提示心脏病和卒中的风险升高 | 尤其是全身麻醉时 |
| ● 轻度运动后的呼吸困难 | 提示心肺问题 |
| ● 生理残疾 | |
| ● 明显的疾病 | |
| ● 明显的年龄相关的慢性病 | |
| ● 面色 | 贫血引起的面色苍白，黄疸引起的面色发黄 |
| ● 头颈部、手、指甲等暴露的皮肤区域 | 一些可见的病变，如杵状指 |
| ● 面部瘢痕 | 先前手术和外伤 |

### 第二步：口外检查（EO）

- 头、面和颈部
- 眼部
- 嘴唇
- 淋巴结
- 涎腺
- 颞下颌关节
- 咀嚼肌

**1. 头、面、颈部**

| | |
|---|---|
| 面颈部正面观。观察是否有明显的肿块、缺陷、皮肤瑕疵、痣和总体的面部不对称或面瘫 | 大多数人存在面部轻度不对称 |
| 视诊颈部,让患者倾斜头部,稍微向后转动来拉伸颈部 | 观察该区域是否有肿胀或不正常。观察患者吞咽,甲状腺肿大会在吞咽时移动 |
| 患者转头,仍拉伸颈部,先左后右,观察双侧下颌下区域 | 除过度肥胖、舌下腺肿胀外,应能看到淋巴结及下颌下腺 |
| 之后应放松颈部,便于检查双侧腮腺区 | *注意:*<br>单侧腮腺肿胀提示:<br>● 导管阻塞<br>● 肿瘤<br>● 脓肿<br>● 腺体逆行性感染<br>双侧腮腺肿胀提示:<br>● 病毒感染,例如麻疹<br>● 退行性变化,例如涎腺肿大 |

**2. 眼部(若病史提及)**

| | |
|---|---|
| 观察:<br>● 眨眼频率 | 低眨眼频率心理疾病或帕金森病。高眨眼频率提示焦虑或者干眼症,如 Sjögren 综合征 |
| ● 动眼受限或斜视 | 颧骨骨折 |
| ● 眼球突出 | 眼部肿瘤或海绵窦血栓 |
| ● 双侧眼球突出 | 甲状腺功能亢进(甲亢)、Graves 病 |
| ● 结膜下出血 | 颧骨或鼻梁骨折 |
| ● 结膜溃疡 | 白塞病,黏膜类天疱疮 |
| ● 结膜苍白 | 贫血 |
| ● 蓝色巩膜 | 成骨不全 |
| ● 黄色巩膜 | 黄疸 |
| ● 角膜瘢痕 | 黏膜类天疱疮 |
| ● 干眼、结膜炎 | Sjögren 综合征 |

**3. 嘴唇**

| | |
|---|---|
| 视诊:注意肌肉张力 | 如 Bell 面瘫引起的口角下垂和无法鼓气 |

颜色和质地的改变,如溃疡、斑块、疱疹、传染性口角炎。同时注意是否有开唇露齿。
双合诊:用拇指和示指,一个在内一个在外,触诊肿块

**4. 淋巴结**

重点:正常的淋巴结不易察觉。如果淋巴结能被触诊,提示其异常

*淋巴结解剖*(图 6-1)
头颈部淋巴结可分两组:
A. 循环淋巴结
B. 颈部淋巴结

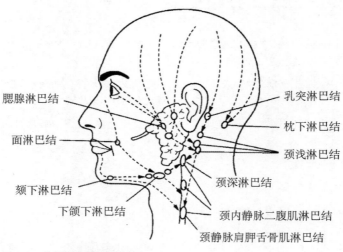

图 6-1　头部淋巴循环解剖图

| 循环组（分布在头颅周围）<br>分为内循环组和外循环组 | |
| --- | --- |
| ● 外循环：<br>　－ 颏下<br>　－ 下颌下<br>　－ 面（颊部）<br>　－ 乳突（耳后）<br>　－ 腮腺（耳前）<br>　－ 枕部 | 颏部下方，分布于下颌舌骨肌上部<br>下颌骨和下颌下腺之间<br>颊肌上，从咬肌前至咬肌深部<br>乳突上<br>耳屏前<br>枕动脉周围 |
| ● 内循环（未在图 6-1 中显示）。知名淋巴结包括：<br>　－ 咽后<br>　－ 气管前<br>　－ 气管周 | 循环组汇入颈深部淋巴链 |
| 颈部组 | |
| 颈浅淋巴结 | 在颈前和颈外静脉周围，汇入颈深部淋巴链 |
| 颈深部淋巴链 | 沿颈内静脉分布 |
| 重要的知名淋巴结包括：<br>● 颈内静脉二腹肌淋巴结<br>● 颈内静脉肩胛舌骨肌淋巴结 | <br>在下颌角和胸锁乳突肌前界之间<br>在颈内静脉后，肩胛舌骨肌前腹上，在胸锁乳突肌后界之下 |
| 引流（图 6-1） | |
| 下颌下淋巴结（单侧引流） | 引流额中、额窦、上颌窦、上唇、鼻、面颊、上下牙和牙龈、舌前 2/3（舌尖除外）以及口底区的淋巴结。下颌下淋巴结汇入颈内静脉二腹肌淋巴结和颈内静脉肩胛舌骨肌淋巴结 |
| 面（颊）淋巴结 | 引流部分颊和下眼睑区淋巴结。汇入颈深部淋巴链 |
| 腮腺（耳前）淋巴结 | 引流额、翼点、顶部、眼睑、眼球区域淋巴结。汇入颈前和颈深淋巴链 |
| 枕淋巴结和乳突淋巴结（耳后） | 引流头皮区淋巴结 |
| 咽后淋巴结 | 引流软腭区淋巴结，汇入颈深淋巴链 |
| 颏下淋巴结（引流双侧） | 引流舌尖、下唇、颏和切牙及牙龈区淋巴结。颏下淋巴结汇入下颌下淋巴结或颈静脉肩胛舌骨肌淋巴结 |

| 颈静脉肩胛舌骨肌淋巴结 | 引流舌后 1/3 淋巴结 |
|---|---|
| **淋巴结临床检查** | |
| 大多数淋巴结检查应在患者后方进行双合诊或口外检查 | 让患者松解颈部衣物暴露颈部。不要伸长颈部,让胸锁乳突肌放松。用指尖触诊,并尝试轻揉邻近于硬组织的腺体 |
| 颏下淋巴结 | 头倾向前,轻揉靠在下颌骨内侧的淋巴结 |
| 下颌下淋巴结 | 同上,但检查时让患者头偏向一侧(图 6-2) |
| 颈内静脉二腹肌淋巴结 | 将胸锁乳突肌的前界向后推 |
| 颈内静脉肩胛舌骨肌淋巴结 | 将胸锁乳突肌的后界向前推 |
| 如能触到淋巴结则记录: | |
| ● 位置 | |
| ● 大小 | 游标卡尺测量 |
| ● 质地 | 软(感染性),橡皮硬度(霍奇金淋巴瘤可能),石头一样硬(癌转移灶) |
| ● 触诊手感 | 感染 |
| ● 与周围组织粘连性 | 提示肿瘤转移灶 |
| ● 合并多个淋巴结 | 结核可能 |
| ● 淋巴结数量 | 多个——腺体引起的发热、白血病等 |
| 如发现多于一个淋巴结,请对身体其他部位进行淋巴结检查以及血液检测 | |
| **可触及的淋巴结特性**<br>急性感染 | 大、软、疼痛、可移动、分散、快速涨大 |
| 慢性感染 | 大、固定、欠软、可移动 |
| 淋巴瘤 | 橡胶质地、有毛、无痛、多个 |
| 转移癌 | 石头般坚硬、粘连于下方组织、无痛 |
| 如怀疑非口腔原因,建议紧急进行医学评估 | 除非被证实其他疾病,否则保留转移癌或淋巴瘤可能性 |

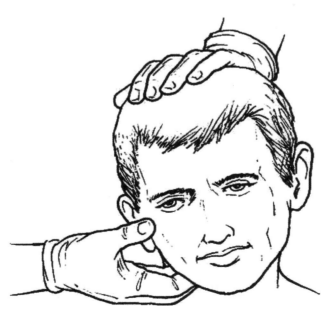

图 6-2　下颌下淋巴结触诊

**5. 唾液腺**

*腮腺*

从前方看。如果腺体肿胀，耳郭下部会向外翻转。初诊腺体检查大小和压痛

腺体大多位于下颌升支远端。有时需在患者后方才可以更好地观察腮腺

*下颌下腺*

双合诊（图6-3）。用一只手的示指和中指放在口内，另一只手的相同手指放在口外

触诊位于肩胛舌骨肌上下的腺体。不要忘了检查导管和腺体结石

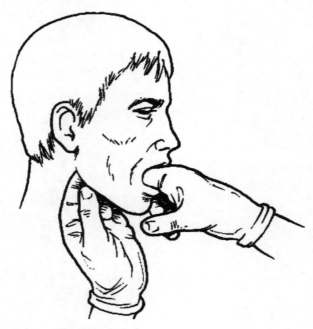

图 6-3　下颌下腺双合诊

**6. 关节系统检查（如果病史涉及）**

*颞下颌关节*

检查如下：

- 运动范围
- 压痛
- 弹响
- 绞锁
- 肌肉压痛
- 夜磨牙
- 头颈部疼痛
- 咬合

*运动范围*

测量最大无痛张口度，然后测量最大可能张口度，以中切牙顶点为准

注意：

- 任何张口偏斜一般向患侧偏斜
- 正常张口度下限是中切牙之间 35 mm（女性）、40 mm（男性）（大约是患者两指宽）
- 用尺或卡尺以厘米数测量相较于患者手指伸入口中更精确
- 牙关紧闭就是张口受限（本章后文可见）

之后测量在无痛和强迫状况下的侧方移动范围

确定限制是因疼痛还是物理阻挡引起。观察任何偏斜状况

| | |
|---|---|
| 注意:<br>• 正常侧方移动的下限是单边 8 mm<br>• 若左侧颞下颌关节疼痛,那右侧侧方移动通常也会减少 | 下颌运动会受以下限制:<br>• 创伤,如第三磨牙拔除术、局麻注射、下颌骨、面中 1/3 或颧弓骨折、咀嚼肌撕裂<br>• 感染,如冠周炎、咬肌间隙、翼下颌间隙、颏下间隙或咽旁间隙感染、扁桃体炎、流行性腮腺炎、骨髓炎<br>• 瘢痕形成,如辐射后、烧伤、黏膜下纤维性变、硬皮病等<br>• 颞下颌关节紊乱<br>• 中枢系统紊乱,如脑膜炎、破伤风、帕金森病<br>• 药物毒性,如苯噻嗪类<br>• 肿瘤,如鼻咽癌、上皮组织来源的癌、喙突增生<br>• 心理因素,如癔症 |
| 颞下颌关节压痛<br>• 用双合诊按压双侧关节。之后通过耳内关节触诊,将小指伸入耳道轻轻向前压(图 6-4) | |
| 颞下颌关节弹响<br>• 弹响由关节盘和髁突撞击产生 | 弹响可在开口早期、晚期(提示严重关节盘移位,往往声音更响),张闭口同时存在,单发(常见)、多发(关节盘穿孔,不稳定),声音可大可小,可疼痛或无疼痛,有时会有捻发音 |

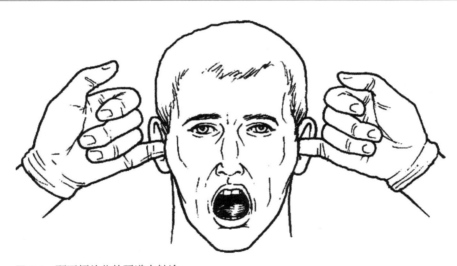

图 6-4　颞下颌关节外耳道内触诊

| | |
|---|---|
| 一半以上人群有关节弹响史,这种情况往往在一生中不定期出现,如不引起严重的问题,那么建议观察,无须治疗干预 | |
| 捻发音是长的、连续的响声 | 捻发音发生于退行性病变和急性炎症(如外伤后) |
| 关节绞锁<br>往往由关节盘移位、扭曲、穿孔引起,髁突可以旋转,不可以平移 | 下颌一般可张开至 20 mm,亦有张开后无法轻易闭口的情况,但较为少见 |
| 脱位<br>髁突脱位于关节隆起处 | 可由创伤引起(如复杂牙拔除术后),少见于打哈欠后。双侧关节脱位会导致前牙开𬌗(无原有开𬌗情况)。单侧脱位会导致反𬌗(无原有反𬌗情况) |
| 咀嚼肌<br>压痛点检查:<br>• 应检查肌肉附着点,肌肉体部通常无明显压痛 | |
| • 咬肌:起始于颧弓前 2/3,伸入下颌角外侧 | 运用双合诊,一只手的示指和中指在口内,另一只在颊部,触诊肌肉起止点和延伸 |
| • 颞肌:起始于颞线上部和下部,耳上,插入喙突和下颌升支前界 | 在口外触诊起始点,口内触诊延伸部分 |

| | |
|---|---|
| ● 翼外肌：起始于翼外板外侧面,伸入髁突和关节盘的前部。无法触诊 | 尝试从上颌突后方触诊不可靠。用手提供侧方移动力产生的患者翼外肌疼痛是一个更可靠的提示 |
| ● 翼内肌：起始于翼外板中份,插入下颌角中部表面 | 无法触诊 |

一般情况下,更广泛的检查还包括胸锁乳突肌、斜方肌和二腹肌

## 第三步　口内检查(IO)

| | |
|---|---|
| 系统的检查必须保证检查所有区域。很少有患者因为龋齿致死,但有很多口腔癌患者死于晚期发现 | 牙医有义务诊断一切良、恶性病变 |

*检查*
- 被覆黏膜
- 舌
- 口底和舌腹
- 硬软腭
- 喉
- 涎腺
- 唾液
- 牙周
- 牙体

*方法*
- 去掉所有义齿
- 戴手套后用手指牵拉软组织,条件有限时可使用两个口镜进行检查
- 对可疑病变采用视诊和触诊结合

*被覆黏膜*

黏膜病变术语：

| | |
|---|---|
| 糜烂 | 表皮部分缺失,下层结缔组织未暴露 |
| 溃疡 | 表皮全层缺损,下层结缔组织暴露 |
| 疱疹 | 表皮内或下层的组织液堆积,直径小于 5 mm |
| 大疱 | 表皮内或下层的组织液堆积,直径大于 5 mm |

(*注意*：口内疱疹和大疱往往见于溃疡等暴发性病损)

| | |
|---|---|
| 斑疹 | 大面积凸起区域 |
| 丘疹 | 小面积凸起区域 |
| 斑点 | 局限的、褪色的不凸起的区域 |
| 脓疱 | 包含脓液的凸起 |
| 窦道 | 一端是盲端,往往位于表皮的腔道。应尝试按压窦道看是否排脓。窦道深度需用探针或牙胶探查 |
| 瘘管 | 在表皮上,穿透两个层面的腔道,比如口腔上颌窦瘘 |

- 记录表面病损道位置、大小、形状、质地
- 在患者病历上绘制病损及其位置,最好有照片记录
- 触诊病变看病变软硬、边界是否清晰以及活动性
- 采用一个固定的顺序检查整个口腔黏膜

建议的顺序如下：

| | |
|---|---|
| (1) 上下唇：半张口时牵拉嘴唇(图 6-5) | |
| (2) 颊黏膜：大张口时牵拉颊黏膜(图 6-6) | |
| (3) 上下颊沟：半张口时牵拉颊部 | |
| (4) 在口腔另一边重复(2)(3) | 注意任何动度的减少 |
| (5) 舌背：分别在静息状态和伸舌时检查(图 6-7) | |
| (6) 舌侧缘：用纱布抓住舌尖将其推至一侧(图 6-8)。牵拉颊部观察舌侧,再重复检查另一边 | |

| | |
|---|---|
| （7）口底和舌腹（口腔癌最好发的部位） | 观察口底需要让患者舌尖上翘碰触腭部（图 6-9） |
| （8）腭（软腭和硬腭）：用压舌板压住舌体后检查腭部（图 6-10） | 视诊软腭和硬腭，观察软腭动度，让患者发"啊"音 |
| （9）喉：同样使用压舌板压住舌体 | 嘱发"啊"音，观察咽门柱、扁桃体、悬雍垂和口咽 |

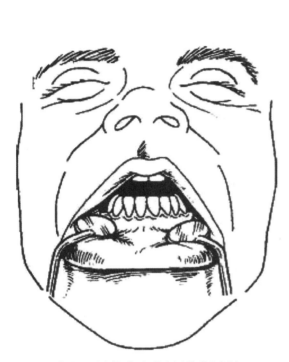

图 6-5　半张口时牵拉嘴唇，检查唇黏膜和颊沟

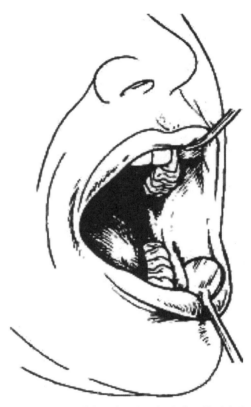

图 6-6　大张口时牵拉颊部，检查颊黏膜。然后半张口时检查上下颌颊沟，再重复以上操作检查对侧

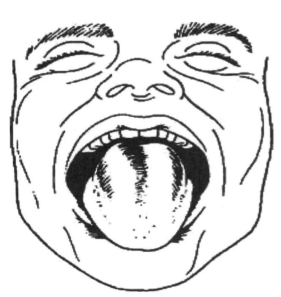

图 6-7　在休息状态和前伸状态观察舌体

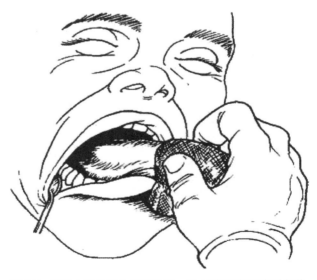

图 6-8　用纱布抓住舌尖将其推至一侧，牵拉颊部观察舌侧缘，再重复检查另一边

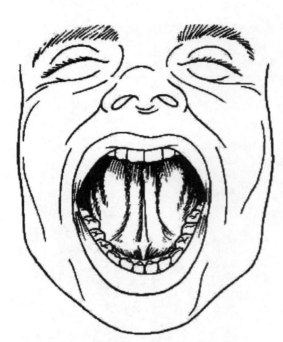

图 6-9　观察口底需要让患者舌尖碰触腭部

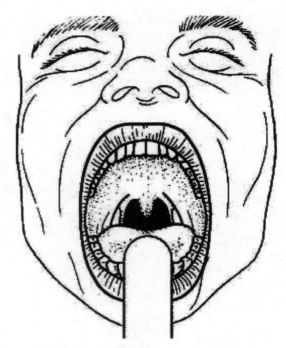

图 6-10　压舌观察软硬腭

| | |
|---|---|
| **唾液腺** | |
| 双合诊检查下颌下腺和导管，探查是否有肿胀、压痛和结石 | |
| **唾液流量和质量** | |
| 注意唾液分泌量 | 口镜与颊黏膜粘连提示唾液分泌减少。唾液中的气泡提示唾液量少。按摩唾液腺会引起导管口唾液流出 |
| 注意唾液质量和黏性 | 比如唾液黏稠可能包含排出的脓液 |
| **牙周检查** | |
| 注意牙龈颜色和质地 | 健康牙龈色粉红、坚韧、刀切样边缘且有点彩。不健康牙龈色红、质软、肿胀、光滑，有时有溃疡。不健康牙龈会轻探诊后出血，甚至自发性出血 |
| 用牙周探针判断牙周袋情况和严重程度 | BPE 记分法（牙周基础检查 BPE，请参见第 18 章） |
| **牙体** | |
| **牙松动度（Miller 分类）** | |
| 将两把口镜的手柄端置于牙的颊舌侧面测量牙齿的松动度（图 6-11） | |
| ● 1 类——生理性动度<br>● 2 类——1 mm 以内水平向移动量<br>● 3 类——大于 1 mm 的水平动度或任何垂直向和扭转向的非生理性动度 | 注意：<br>● 松动是对功能牙非生理性动度的描述<br>● 牙周炎、根尖脓肿、急慢性创伤和其他软硬组织的病理性变化都会引起牙松动 |
| **牙齿检查表** | 牙齿检查表：<br>● 记录当前状况 |

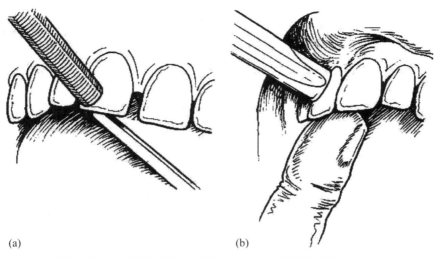

(a)                                        (b)

图 6-11  牙齿动度检查可以通过两个口镜柄(a)或一个口镜柄和手指(b)

| | |
|---|---|
| | ● 辅助治疗计划(若表中准确呈现了口腔情况,如病变的大小等) |
| | ● 方便与第三方交流 |
| | ● 用于法律用途<br>● 法医学要求 |
| 检查牙齿必须遵循顺序,永远从同一个位置开始,遵循同样的顺序。<br>缺牙也要检查(比如拔牙创、未萌出牙、缺失牙) | |
| 检查前必须清洁牙齿 | 如果必要,需行洁治、牙线、抛光 |
| 需在颊沟放棉卷隔湿,用牙线检查悬突、龋、牙接触点 | |
| *龋齿诊断* | |
| 牙面必须清洁、干燥,如上所述 | 好的光照很重要。可通过透光度(尤其怀疑前牙临面龋)、放大和正畸分牙诊断。探针主要用于移除腐质检查表面连续性。探针不应刺入可疑病损(可能产生不存在的洞腔),探针勾住裂隙大多数情况说明探针锋利尖锐而非裂隙龋坏 |
| 观察龋洞、牙釉质点隙窝沟边缘下白垩色,棕色、蓝色、灰色的脱色 | |
| *检查存在的修复体* | |
| 检查邻面悬突、边缘间隙、边缘裂缝、折裂、磨损、空虚、邻接关系、边缘嵴高度、继发龋和美观 | 表格应当准确反映修复体的大小、形状和病损的位置、类型 |
| 检查折裂的牙尖 | 见"诊断性测试" |
| 摩擦引起的牙面缺失(磨损磨耗) | |
| 咬合(静态/功能) | 包括检查磨耗面,折裂的修复体、松动牙、异位牙、倾斜牙 |
| 静态:牙尖交错位。Angle 分类: | |
| Ⅰ类 | 上颌第一磨牙近中颊尖咬在下颌第一磨牙颊沟 |
| Ⅱ类 | 上颌第一磨牙近中颊尖咬在下颌第一磨牙颊沟近中 |
| Ⅰ分类 | 上前牙唇倾 |
| Ⅱ分类 | 上前牙舌倾 |

| Ⅲ类 | 上颌第一磨牙近中颊尖咬在下颌第一磨牙颊沟远中 |
|---|---|
| 要注意中线是否对齐、覆𬌗(正常情况上切牙应覆盖下颌切牙的冠 1/3)、覆盖(正常 2～3 mm)、中线关系、𬌗平面、未萌出牙、过萌牙、埋伏牙等 | |
| 切牙关系 | |
| Ⅰ类 | 下切牙咬合于上切牙腭侧面上 1/3 |
| Ⅱ类 | 下切牙咬合于上切牙腭侧面颈 1/3 |
| Ⅲ类 | 下切牙咬合于上切牙切缘或唇面 |
| 动态咬合 | 牙尖交错位(ICP)、后退接触位(RCP)以及两者的不同 |
| | 前牙引导、尖牙引导、组牙功能𬌗、非组牙功能𬌗,如非工作侧的干扰 |
| 功能异常 | 舌/颊部的锯齿印、牙磨耗、修复体折裂、咀嚼肌亢进 |
| 牙槽嵴 | 注意吸收的程度、黏膜动度及残根 |
| 义齿 | Kennedy 分类、设计、年龄、贴合度、固位、咬合 |

## 病理学(诊断学/外科学)筛查

当有系统性的症状和体征时,可采集的数据应通过如下诊断学筛查:

先天的还是获得性的

先天的:

| | |
|---|---|
| ● 先天病变一般双侧发生 | 如下颌隆凸 |
| ● 获得性的病变往往单侧 | 扁平苔藓,典型的还是双侧 |

获得性的:

这种情况是:

- 传染性的
- 细菌、真菌还是病毒,或其他
- 急性还是慢性
- 肿瘤? 恶性、良性
- 原发? 继发
- 创伤性的? 物理性、化学性、与电相关的、温度性、电磁性
- 转移性
- 营养性
- 与药物相关
- 过敏性
- 医源性
- 心理性
- 退行性
- 特发性　　　　　　　　　　应当谨记,常见病发病多,先考虑常见病,后考虑罕见病

## 结论

| | |
|---|---|
| ● 根据病史和检查可形成一份及时的诊断<br>● 可能被之后的诊断学检验证实或否定 | 注意:<br>● 不要做你无法解释的检验。一定要解释你所要求的检验<br>● 任何溃疡、肿块、红斑或白斑若在 2 周内未愈,都应立即转诊专科医生 |
| 转诊专科医生(通过信件): | 必要时采用电话交流作为补充,若出现紧急情况,应及时电话转诊 |

转诊信应包括：

- 转诊人姓名、地址、电话号码
- 患者姓名、地址、电话号码、年龄和性别
- 转诊日期
- 转诊原因,包括病史、症状、体征、即时诊断
- 紧急转诊的建议
- 医疗史、口腔科病史、社会史
- 特殊检查结果(包括影像学检查)
- 要求提供建议或建议和治疗

| 转诊可通过传真发送 | 需注意保证有备份同时通过邮递发送。转诊不能通过电子邮件发送,除非有加密编码 |
| --- | --- |
| 不能仅仅给患者一封转诊信后打发去专科医生处 | 这对于患者和专科医生都是不尊重的 |

转诊信范本：

×××教授　　　　　　　　　　　　　　　Brown 医师
口腔颌面外科　　　　　　　　　　　　　口腔外科
国王大学伦敦口腔医学院　　　　　　　　35 Dane End
丹麦山校区　　　　　　　　　　　　　　伦敦 N1 3LP
伦敦 SE5 9RS　　　　　　　　　　　　　电话：020-87732433

2011 年 2 月 22 日

尊敬的××教授

Re：Charles White 先生,D. O. B 17/2/20 Elgin Court,London,N1 2JK　电话：020-72334455

紧急

　　White 先生于 2 月 10 日来我诊室做日常检查,没有任何口腔问题主诉。在检查左口底时发现一直径 5 mm 的溃疡,边缘锐利,基底出血。溃疡无明显疼痛,按压该区义齿时会有轻微不适。检查未发现淋巴结肿大。

　　我选磨下颌义齿并约他 1 周后复诊。

　　复诊时发现溃疡无变化,按压溃疡区下颌义齿仍然有不适。这次我去除了溃疡处的义齿约他再来复诊。

　　第二次复诊时溃疡仍无愈合迹象。我确定和义齿无关,溃疡可能是恶性的。

　　病史包括轻度心绞痛和慢性支气管炎。White 先生只服用 75 mg 的阿司匹林和硝酸甘油。

　　White 先生已经无牙殆多年,并戴全口义齿。吸烟 1 天 20 支,1 周喝 4～5 杯威士忌。

　　感谢您能为 White 先生提供紧急检查和相关治疗。

Steven Brown

敬上

# 诊断性检验

诊断学检验包含的部分如下：

(1) 常规口腔检查

- 牙活力：
  - 温度测试
  - 电活力测试
  - 诊断性备洞
- 叩诊：
  - 叩痛
  - 叩音
- 动度
- 透光度
- 放大镜
- 拍照
- 咬合
- 听诊
- 诊断性局部麻醉
- 温度测试
- 放射学检查
- 运用不透射材料的简单技术
  - 软探针
  - 可摘戴装置

(2) 常规医学检验

- 体温
- 血压
- 脉搏
- 呼吸频率
- 体重

(3) 附加测试

- 活检：
  - 切除活检
  - 切取活检
  - 解剖
  - 钻取活检
  - 针/环钻
  - 针细活检
- 微生物学（病毒学）
- 细胞学
- 血液：
  - 生化
  - 免疫学
- 脑神经测试
- 先进的成像技术：
  - 计算机断层扫描
  - 磁共振成像
  - 超声
- 运用阻射材料的新技术：
  - 关节造影术
  - 涎管造影术
  - 血管造影术
  - 窦道/瘘管探查
- 肤贴试验
- 尿检

## 引言

- 诊断学检验应在完善的病史采集和检查后进行（见早期部分）
- 检验用于证实或否定现有诊断，获得客观诊断

如果你不能解读检验结果，请不要做该检验

诊断学检验应从下述4点考虑：

(1) 常规口腔科检查

- 这是口腔科医生常规检查的一部分

(2) 常规医学检查

- 简单的医学检查可由护士或经过训练的牙医进行，且能解读结果

(3) 附加检查

- 若诊室设施足够且人员经过训练，可在诊室进行。若不行，患者应被转诊至合适的医疗中心。同样，医师必须能解读结果

(4) 转诊

- 对于通常无法在口腔科诊所内进行的检验需要转诊

### 1. 常规口腔科检查

*活力测试*

- 该检查用于检测牙髓活力
- 在分析完病史和检查结果后，牙髓活力检测可以对牙髓炎性病变的诊断提供指导意义
- 然而解读牙髓活力测试的结果时必须慎重。它只能检查髓腔内神经的完整性，然后是血供维持着牙髓的健康。同时，假阴性和假阳性结果很常见
- 检验的结果有时与牙髓内的组织学变化不完全相符
- 检测不应只限于患牙，邻牙和对侧同名牙也应当做对照测试
- 检测应当从正常、健康的牙开始，而不是疼痛牙或会产生强烈反应的牙，应避免患者产生恐惧感
- 测试时的刺激物应置于正常牙釉质，避免修复体和软组织；有些修复体有很好的导热性，并可以传导至软组织。还有一些则是绝热体

  若有两个不同种类的测试结果，则可以获得更可靠的结论（如冷热，或冷和电测试）

以下是活力检测：

- 温度活力检测
- 电活力检测
- 无麻醉状况下诊断性备洞

*温度活力测试*

- 健康无炎症有活力的牙髓在 20～50 ℃下不会有痛觉
- 牙髓有炎症的牙齿在上述温度范围内可能有严重的疼痛反应
- 有时温度活力测试也会采用极端温度：

  冷诊：将棉卷用镊子夹取放入氯乙烷中。氯乙烷挥发后，棉卷上会有冰晶。可用吹风机对该过程进行加速，或将棉卷在空气中挥舞。冰棉卷就可以用于冷诊检测了

  热诊：将牙胶加热至尖端软化。将热尖置于牙面，若先前牙面有轻微脱矿，软牙胶不会粘连在牙面上

| | |
|---|---|
| **电活力测试**<br>优势是相比于温度测试可以提供可控的分级的刺激。多数机器可显示刺激等级。虽然更精确,然而也会有误差。如电池电量不足 | 检查前牙面必须隔湿并干燥。任何水分都会将电传导至软组织。电极与牙面接触不应放置在修复体上。树脂修复体是绝缘体,金属可以导电至牙龈和邻牙。电极不能接触软组织。为获得可靠的结果,必须建立良好的电接触。电极尖端通常要求放一定电解液,一些机器要求操作者脱去手套握住仪器,提供接地。电压应逐渐增强直至产生反应 |
| **电活力测试结果有**<br>● 阳性(正常)<br>● 敏感,短暂<br>● 敏感,延迟性<br>● 阴性<br>● 假阳性<br>● 假阴性<br>● 无结果 | |
| 阳性(正常) | ● 检测牙对刺激的反应和健康牙相似<br>　说明牙髓有活力且无炎症 |
| 敏感,短暂 | ● 在相同或者更低的刺激下,检测牙反应较健康牙更强<br>● 移除刺激后疼痛感持续少于 15 秒<br>● 牙对冷刺激比热更敏感<br>● 结果说明牙髓有活力但有炎症<br>● 若病因去除,牙髓炎可能可逆<br>　还有可能是牙本质暴露,原因有牙折、龋齿、修复体微渗漏、牙根暴露和敏感 |
| 敏感,延迟性 | ● 在相同或者更低的刺激下,检测牙反应较健康牙更强<br>● 移除刺激后疼痛感持续多于 15 秒(有时数分钟或数小时)<br>● 对电和热的敏感性比对冷刺激强。冷刺激可以减轻疼痛<br>● 结果说明牙髓有活力且有炎症(急性牙髓炎),牙髓炎往往不可逆<br>　*注意*:是对逐渐增强的热刺激有反应,最终有强烈反应,对电和冷刺激无反应,提示慢性牙髓炎 |
| 阴性 | ● 受试牙对刺激无反应而健康牙有反应<br>● 结果提示牙髓无活性可能牙髓坏死或根管闭锁 |
| 假阳性 | ● 检测反应正常,但后续炎症牙髓状况异常<br>　在多根牙中:一个牙根牙髓活力正常,其他牙根牙髓坏死<br>　根管内充满脓液:传导刺激<br>　根管内充满气体:热膨胀 |
| | 受惊吓或痛阈低的患者可能在刺激物还未触碰牙面时就反应疼痛 |
| 假阴性 | ● 测试反应牙髓无反应,而后续证明该牙髓有活力<br>● 常见于:<br>　－ 牙髓与热电刺激隔离,如树脂修复体,继发性牙本质。后者说明假阴性常见于老龄牙<br>　－ 牙髓神经的通路被损坏,如创伤<br>　－ 患者有较高痛阈<br>　－ 用了错误的仪器设备 |
| 无结果 | ● 所有牙均有敏感或都无反应<br>● 不同的测试给出矛盾的结果或相同的测试重复给出了矛盾的结果<br>● 若两个测试结果无意义(如冷和热),那采用第三个测试(电测试)<br>　如果仍存疑,考虑在无麻醉状况下进行诊断性备洞 |

| | |
|---|---|
| **无局麻诊断性备洞** | • 在无局部麻醉下在可疑牙上备一小洞，这是最可靠的活力测试<br>• 如果牙髓有活力，往往会在碰到牙本质时出现反应<br>• 该测试是有创的，所以只能作为最终测试方式 |
| **叩诊** | • 用口镜柄尖轻轻敲击牙<br>• 要注意两点：叩痛和迟钝的叩击反应<br>• 两点都反映了牙周膜的炎症<br>• 根尖方向的强烈叩痛提示根尖周炎<br>• 侧方的强烈叩痛提示牙龈引起的急性牙周炎<br>• 和活力测试相同，除了患牙，应当测试多颗牙，测试应从健康牙开始<br>• 叩诊需小心，一些牙周炎患牙非常脆弱 |
| **动度** | • 检查动度时应用两个柄分别放在牙的颊面和舌面<br>• 或用一只手指代替一个器械<br>• 明显的松动度原因 |
| **骨支持减少** | • 牙周炎<br>• 骨囊肿<br>• 肿瘤 |
| **牙周膜脓肿和炎症** | • 根尖周炎<br>• 牙龈缘的牙周炎<br>• 咬合创伤<br>• 急性创伤<br>• 冠根折<br>• 牙槽骨骨折 |
| **透光度** | • 需要合适的光源<br>• 可以用复合治疗灯<br>• 若有口镜反射光效果不理想<br>透光度检查可以诊断：<br>• 牙折<br>• 前牙邻面龋<br>• 后牙邻面龋<br>上颌窦炎诊断可在暗室中采用口内透光度检查 |
| **放大镜** | • 用镜头，放大镜或摄像设备帮助肉眼进行口腔检查<br>• 对龋齿、牙及修复体折裂的诊断很有效，帮助对修复体边缘检查和根管探查 |
| **成像技术** | • 可以放大病变，便于诊断<br>• 病变保留记录，便于对比愈合或变化<br>• 可以有法医学效力 |
| **咬合** | • 让患者咬橡皮卷或者棉卷会出现橡皮或棉花的锥形尖，塑料器械可帮助诊断折裂牙 |
| **关节** | 将听诊器置于颞下颌关节可诊断弹响和捻发音 |
| **诊断性局部麻醉** | • 口腔疼痛，尤其牙髓炎，往往很难定牙位<br>• 有时患者甚至无法定位上下颌<br>• 若下颌阻滞麻醉可消除疼痛，则可证实在上颌或下颌，并能帮助病因学诊断<br>• 浸润麻醉可帮助定位病因牙 |

| 温度 | • 通常用临床温度计测量 |
| | • 然而,有时操作者未戴手套触摸患者的额头也可估测体温升高 |
| | • 有时脸部肿胀可用未戴手套的手指置于肿胀处估测温度(图 6-12) |

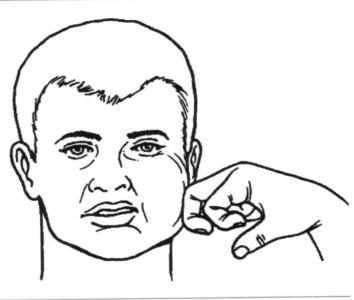

图 6-12　有时脸部肿胀可用未戴手套的手指置于肿胀处估测温度

| 放射影像学检查 | |
| --- | --- |
| 这些技术广泛运用于口腔临床中:咬合片 | 牙冠、龋(尤其邻间隙病变)、修复体、牙槽骨高度(如果有轻度骨吸收)。伸入牙本质的间隙龋只有病变非常大时才能看见 |
| 根尖片 | 牙根和周围骨 |
| 平行投影技术(图 6-13) | • 通过两个不同角度的根尖片,辅助诊断埋伏牙在腭侧还是颊侧,尤其是上颌尖牙 |
| | • 腭侧牙移动方向和球管移动方向相同 |
| | • 颊侧牙移动方向和球管移动方向相反 |
| 全景片 | 对牙、颌骨、颞下颌关节、上颌窦等的全景。颈椎的重叠导致中线附近细节不清 |
| 侧斜位片 | 上述总观。用于无法拍摄全景片时 |

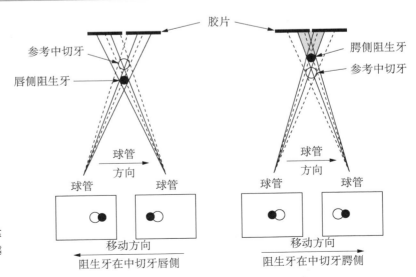

图 6-13　通过平行投影技术定位:越靠腭侧的物体和球管的运动方向越相同,越靠颊侧的物体和球管的运动方向则相反

| 上颌前牙咬合片 | 上前牙牙根 |
|---|---|
| 下颌咬合片 | 口底钙化,包括下颌下腺和导管,下颌骨骨折后的颊舌移位 |
| 经咽侧位片 | 颞下颌关节 |
| 枕颏位片 | 上颌窦、面和颅骨 |
| 后前位和侧位片 | 颅面部骨,正畸测量用 |
| 立体成像 | <ul><li>两张相同区域略微不同角度的 X 线片</li><li>调整镜面让两图像聚焦,产生三维效果</li></ul>对于骨折的细节检查特别有效 |
| **运用阻射材料的技术** | |
| 软探针 | <ul><li>软探针(包括口内牙胶尖)伸入窦腔,直达牙根尖,并拍片观察</li><li>同样,可将 1～2 根针插入组织定位异物</li></ul> |
| 可摘戴装置 | <ul><li>包含金属标记物的基底蜡放入牙槽骨前并拍片</li><li>可以定位残留牙根</li></ul> |

**2. 常规医学检查**

若诊室和人员条件允许,可在诊室内进行如下检测:

| 体温 | <ul><li>置于舌下的体温计测量体温(至少 3 分钟),范围应在 36.2～37.8 ℃</li><li>腋下温度应比舌下温度略低,直肠温度应比舌下略高</li><li>体温一天内浮动,晚上比早晨高</li><li>体温升高会有如下原因:<br>— 感染<br>— 手术</li><li>体温降低会有如下原因:<br>— 低体温症<br>— 炎症休克</li></ul> |
|---|---|
| 血压 | <ul><li>用血压计测量</li><li>不同人群变化很大</li><li>年龄增长,血压增高</li><li>正常范围是 120～140 mmHg(收缩压),60～90 mmHg(舒张压)</li><li>舒张压升高比收缩压升高更有显著意义</li><li>血压升高(高血压)有如下原因:<br>— 原发性高血压(80%)<br>— 肾病(19%)<br>— 罕见病(1%):<br>　○ Conn 综合征<br>　○ Cushing 综合征<br>　○ 嗜铬细胞瘤<br>　○ 主动脉狭窄<br>　○ 颅内压增高<br>— 血压升高的患者建议做完整的医学检查<br>— 血压降低(低血压)的原因有:<br>　○ 休克<br>　○ 出血<br>　○ 脑血管意外<br>　○ 心肌梗死</li></ul> |
| 脉搏 | 应在两侧腕部均测量,有时两侧会有略微不同 |

| 心率 | <ul><li>正常成年心率 60～80 次/分</li><li>婴儿更高（可达 140 次/分）</li><li>心率降低（心动过缓）见于：<ul><li>运动员</li><li>老年人</li><li>甲状腺功能减退（甲减）</li><li>心肌梗死</li><li>神经心源性晕厥</li></ul></li><li>心率升高（心动过速）见于：<ul><li>甲亢</li><li>感染</li><li>阵发性心动过速</li><li>运动</li><li>情绪愤怒</li></ul></li></ul> |
| --- | --- |
| 脉搏节律 | <ul><li>脉搏应规律</li><li>吸气时升高,呼气时下降</li><li>如果有可检测到的变化,称作窦性心律失常</li><li>通常运动时心律失常者的额外收缩消失,没有显著临床意义</li><li>房颤被称为不规律的心律失常,常伴严重问题如：<ul><li>甲状腺毒症</li><li>二尖瓣狭窄</li><li>心脏缺血</li></ul></li></ul> |
| 呼吸频率 | <ul><li>正常成年人呼吸频率在 12～20 次/分</li><li>婴儿快,老年人慢</li><li>呼吸频率升高的原因有：<ul><li>甲状腺毒症</li><li>感染,尤其是胸部感染</li><li>肺水肿</li><li>休克</li><li>运动</li><li>情绪愤怒</li></ul></li><li>下降的原因有：<ul><li>休息和睡眠时</li><li>神经性药品</li></ul></li></ul> |
| 潮式呼吸 | <ul><li>用来描述一种极度衰弱的呼吸循环,逐渐从无呼吸增至最大呼吸频率再逐渐降至无呼吸</li><li>潮式呼吸见于严重疾病：<ul><li>脑血管意外</li><li>脑膜炎</li><li>严重肾病</li></ul></li></ul> |
| 体重 | <ul><li>患者可高于或低于正常体重</li><li>体重突然升高或降低的患者需要完全的医学检查</li><li>各个国家的平均体重在增加</li><li>体重增加的原因有：<ul><li>进食过多</li><li>缺乏运动</li><li>妊娠</li><li>任何情况引起的液体潴留</li><li>药物副作用</li></ul></li><li>体重减轻的原因是：<ul><li>神经性厌食</li><li>神经性贪食</li></ul></li></ul> |

| | |
|---|---|
| | — 糖尿病 |
| | — 肺结核 |
| | — 甲状腺毒症 |
| | — 恶性肿瘤 |
| | — 节食 |

**3. 附加检查**

若诊室条件允许,可在诊室进行标本采集和如下检查。如果条件不满足,应将患者转诊至合适的医疗中心。同样,医生仍应对转诊患者负责

| 活检 | • 对象是可供检查(通常是组织学检查)的可移动的组织 |
|---|---|
| | • 应在可疑病变和无法确认时使用 |
| | • 所有口内红色病变和不可移动的白色病变都应活检(除非确诊无害,如阿司匹林灼伤) |
| | • 即便临床确诊,所有切下的组织应送组织学检查 |
| | • 若医生怀疑病变有恶性可能,应建议(紧急)活检。其他病例中标本也应送检 |
| | • 活检标本应满足组织学检查的大小,不应小于 1 cm×0.5 cm |
| | • 避免碰撞、撕扯、烧灼标本(电刀可能增加组织学检查的难度) |

| 活检方法 | |
|---|---|
| • 切除活检 | |
| • 切取活检 | |
| — 手术刀解剖 | |
| — 钻取 | |
| — 针/环钻 | |
| — 针吸 | |

| 切除活检 | • 通常用于直径小于 1 cm 且分离的病变 |
|---|---|
| | • 只用于临床基本确诊的良性病变 |
| | • 若良性病变的诊断有误,会有使癌细胞播散的风险。然而活检的价值远大于风险 |
| | • 若诊断证实是良性病变,则可作为一项完全的治疗手段 |

• 方法:行局部麻醉活区域阻滞麻醉。任何情况下,局麻进针点都不应该距离病变小于 2 cm。避免浸润标本。通过缝线将病变固定(图 6-14)(很多标本被组织镊损坏)

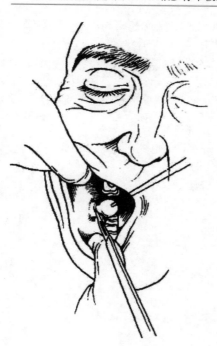

图 6-14 切除活检:通过缝线缝合将病变固定。很多标本可能被组织镊损坏

- 通过缝合给病变组织提供张力
- 在病变周围的黏膜做椭圆形切口
- 运用钝性和锐性的器械分离病变
- 将标本迅速放入带标签、瓶盖可拧紧的,并装有固定液体的合适容器中(通常 10 倍标本提及的 10％福尔马林溶液)
- 缝合关闭创口

| | |
|---|---|
| *切取活检* | <ul><li>适用于病变范围大或怀疑恶性的病变</li><li>有引起癌细胞脱落的风险</li><li>切口不应做在着色区或血管区(黑色素瘤有高度转移性,血管病变可能大量出血)</li><li>记录患者病变的位置、大小和形状</li></ul> |
| 方法:<ul><li>先行局部麻醉</li><li>确定病变和普通组织的界限。选择穿越两个区域的标本</li><li>通过缝线固定标本(组织镊可能损坏标本)</li><li>在病变组织边缘分离标本,应包括一部分正常组织</li><li>标本应包括具有代表性的病变区域。避免病变的坏死区域</li><li>若病变离骨组织近,避免在骨膜上穿孔(保留组织边界,以防临时的良性诊断有误)</li><li>将标本迅速放入带标签、瓶盖可拧紧的,并装有固定液体的合适容器中(通常 10 倍标本提及的 10％福尔马林溶液)</li><li>注意:若标本要做免疫荧光学检测,则不应固定。应立即放入−70 ℃的液氮中</li><li>缝合关闭创口</li></ul> | |
| *钻取活检* | <ul><li>通过外科器械在代表性组织上钻取</li><li>该过程往往会损坏标本,所以临床多用手术刀解剖切取活检</li></ul> |
| *针/钻活检* | <ul><li>该技术用于深层的骨纤维化病变的活检。活检标本小,可能不具有代表性且经常会在过程中损坏。运用较少</li></ul> |
| *针吸活检(方法细节见下文)* | <ul><li>适用于囊性和内含液体的病变</li><li>对于固态的病变无效</li><li>对于血管性病变(如血管瘤)优于切取活检,出血风险较小</li><li>若上颌磨牙区穿吸出空气,说明穿入上颌窦,可辨别窦腔和可能的囊肿</li><li>从囊性下颌骨病变吸入空气表明单发(出血性)骨囊肿</li><li>穿吸出血液提示血肿、血管瘤、血管</li><li>穿吸出脓液提示脓肿或感染等囊肿</li><li>穿吸出角化物,类似脓液且无异味,提示牙源性角化囊肿</li><li>穿吸出黄褐色带结晶(胆固醇)液体,提示牙周或含牙囊肿。镜检无角化上皮提示牙源性角化囊肿</li></ul> |
| *微生物学检查* | <ul><li>联系实验室获取拭子、标本瓶、要求表等,以及偏好的递交方法和包装</li><li>理想的标本应在抗生素治疗前提取</li><li>可确定引起感染的微生物</li><li>可确定微生物对各种抗生素的敏感度,便于用最有效的治疗</li><li>注意:对于口腔科急性感染在微生物学和抗生素敏感试验前就应采取治疗</li><li>若可能,可以通过穿吸获得脓液标本</li><li>若穿吸获得脓液不足,可用拭子</li><li>标本拭子应在外科引流后进行</li></ul> |

穿吸活检的方法：

- 清洁穿吸部位周围组织，用温和的消毒物
- 在病变周围（不是病变部位上）注射局部麻醉。选择宽针头 10 mL 注射器。刺入组织穿吸液体
- 将穿出液体转移至玻璃瓶中（不能超过瓶子的 2/3）

在引流时获得拭子标本的方法：

- 先行局部麻醉，避免注射入炎症组织，或在脓肿表面喷氯乙烷进行表面冷冻麻醉，或者表面麻醉或相对镇痛
- 用 11 号刀片向上切开做一引流切口（图 6-15）（在冷冻麻醉时，用 15 号刀片向下切可能引起脓肿压力增大和疼痛）
- 翻开引流切口，将组织钳插入（图 6-16）
- 助手应插入拭子，去脓液标本，然后不触碰软组织的情况下拿出
- 将拭子固定于容器中，确保拭子与容器外表面和手没有接触

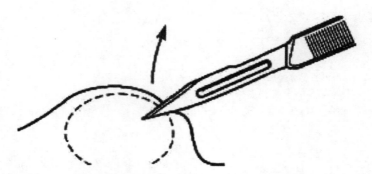

图 6-15　当使用冷冻麻醉时（氯乙烷喷雾），使用 11 号刀片向上做引流切口

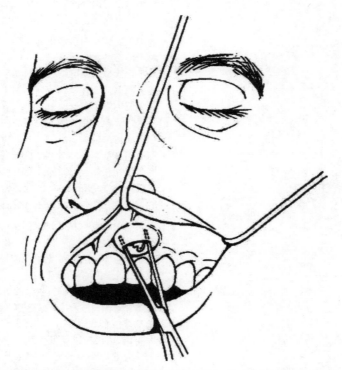

图 6-16　在外科引流时获取拭子标本的方法：用鼻窦钳撑开引流切口以获得拭子

| | |
|---|---|
| *注意：怀疑念珠菌病的患者,在病变表面或义齿相对应的位置取拭子* | |
| 病毒感染 | ● 拭子必须放在病毒运送培养液中培养或镜检。干拭子没有诊断学价值<br>● 血液标本(10 mL 盛于空容器)需做血清学检查<br>● 在采集转运危险的标本时需要特别小心,如肝炎病毒、HIV。标本容器外表面污染和针头刺伤必须避免 |
| 脱落细胞实验 | ● 是从病损表面脱落或刮出的细胞等显微镜检查<br>● 是活检的补充,不可替代活检<br>● 适用于患者不能或拒绝活检,多个病损或在一段时间内的一系列病损标本需检测<br>● 若组织学标本结论存疑,仍需进行活检<br>*注意：*<br>(1) 怀疑梅毒时,口腔病损应先用生理盐水冲洗后再涂抹切片做暗视野检查。一份血液样本也应立即送 PRP 和 TPHA 检测<br>(2) 若怀疑结核,必须报表声明 |

方法：
● 除了除去坏死物质,不要擦拭病损表面
● 确保病损表面湿润(不要让表面干燥)
● 用无菌的扁平塑料器械的边缘或湿润的压舌板搔刮病损表面
● 搔刮动作应在一个方向反复多次
● 搔刮物应立即转到带标签的显微玻片上,并用另一玻片边将表面铺开
● 立即用固定液(10%福尔马林溶液)固定标本

对标本瓶进行标签,填写申请表：
● 所有标本瓶都应标记患者信息
● 标本需有完整申请表
● 申请表需要包括即时诊断、抗生素治疗史和用药史
● 表格还需有充足的临床信息以获得准确的检验结果报告
● 需要包括：
　－ 标本图
　－ 临床描述(大小、位置、颜色、连续性、移动性、相关淋巴结等)

| | |
|---|---|
| 临床/病理标本的转运<br>应用三层包裹系统(初始容器、第二层容器、最外层包裹) | ● 样本必须放入合适的初始容器中<br>● 初始容器必须防漏<br>● 液体标本不能在 55 ℃时放入初始容器<br>● 初始容器必须正确标签<br>● 初始容器必须放入防水的第二层容器<br>● 液体标本,在第二层容器和第一层容器间必须放入足够吸收初始容器内所有内容物的溶质材料<br>● 初始容器和第二层容器必须放入外层包裹中<br>● 必须正确填写申请表<br>● 在第二层容器和外包裹之间需要：<br>　－ 内容物清单<br>　－ 申请表<br>　－ 收件方的姓名和地址<br>　－ 寄件人的姓名和地址<br>　－ 联系电话 |

- 在外层包裹上应有：
  - 收件方的姓名和地址
  - 寄件人的姓名和地址
  - 紧急联系人的姓名和号码
  - 一个"感染物质"的标签
- 如果可能，最好亲手将标本送到实验室。邮寄可能损坏、延误、丢失
- 邮寄标本要符合具体规定

*血液*

静脉穿刺

- 联系血液实验室获取报告单、血液标本瓶以及检测需要的血液量信息
- 用于制片、红细胞指数、白细胞、血小板计数的血液通常用EDTA管采集（EDTA防止标本凝块）
- 用于嗜异性凝集试验、血清铁和血液分组的血液通常用空试管采集
- 用于测红细胞沉降率、凝血酶原时间的血液通常用柠檬酸盐试管

方法：

- 穿刺点通常位于肘水平，肘前窝
- 最佳位置在肘前窝侧缘
- 肘前窝中段也可见明显血管，是肱动脉的表面分支，需要避免
- 贵要静脉和头静脉（图6-17）融合为肘正中静脉。若肘正中静脉为V形，则V的两臂分别为贵要中静脉和头中静脉
- 贵要中静脉通常是静脉穿刺点。但往往还是要选择可以看见的静脉
- 触诊静脉确定是静脉不是动脉。动脉会搏动，静脉不会
- 将患者手臂放在桌上或牙椅扶手上，伸直手臂
- 用压脉带或血压计绑带（充气至80 mmHg）包住上臂
- 嘱患者反复握拳使血管扩张。轻弹血管表面皮肤可让血管进一步扩张
- 用消毒棉清洁穿刺部位
- 用一只手的手指撑开血管表面皮肤，固定血管
- 穿刺的皮肤应当距离进入管腔1 cm
- 针头应尽可能斜入，与血管平行，和皮肤成30°角
- 管腔进入血管的证据是注射器回抽时有血
- 抽吸足量的血液
- 用消毒棉球按在穿刺点并抽回针头
- 按压穿刺点防止血肿形成。患者可通过收缩前臂肌肉来维持张力几分钟

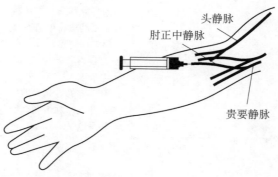

图 6-17　静脉穿刺点通常在肘前窝

完整的血液检测：
- 红细胞计数
- 血红蛋白
- 血细胞比容
- 平均细胞容积
- 平均细胞血红蛋白
- 平均细胞血红蛋白密度
- 白细胞计数
- 血小板计数

| 数据 | |
| --- | --- |
| 红细胞计数（RBC）：男性（4.5～5.8）×10¹²/L，女性（3.8～5.8）×10¹²/L | 红细胞增多症时上升，贫血时下降 |
| 血红蛋白（Hb）：男性 13.0～16.5 g/dL，女性 11.5～15.5 g/dL | 红细胞增多症时上升，贫血时和出血后下降 |
| 血细胞比容（PCV）：男性 0.4～5.4 L/L，女性 0.37～0.47 L/L | 红细胞增多症时上升，贫血时下降 |
| 平均细胞容积（MCV）：77～95 fL | 维生素 $B_{12}$ 和叶酸缺乏时或饮酒时升高，缺铁性贫血时降低 |
| 平均细胞血红蛋白（MCH）：25～34 pg，由红细胞计数及分离血红蛋白决定 | 在恶性贫血时升高，缺铁性贫血时降低 |
| 平均细胞血红蛋白密度（MCHC）：32～37 g/dL。由血细胞比容和分离血红蛋白决定 | 缺铁性贫血时降低（是诊断缺铁性贫血等最可靠检测） |
| 白细胞计数（WBC/WCC）：（4～11）×10⁹/L | 感染和白血病时上升，在免疫抑制、白血病、再生障碍性贫血和一些病毒感染时降低 |
| 中性粒细胞：（2.2～6.3）×10⁹/L | 在感染、创伤、恶性肿瘤时上升，在服用一些药物和骨髓疾病时下降 |
| 淋巴细胞：（1.3～4.0）×10⁹/L | 在白血病和腺源型发热时升高，在免疫缺陷时降低（如 HIV、AIDS） |
| 单核细胞：（0.2～1.0）×10⁹/L | 在单核细胞白血病和腺源型发热时升高，免疫缺陷时降低 |
| 嗜酸性粒细胞：近似（0.0～0.4）×10⁹/L | 在过敏和寄生虫病时上升，免疫缺陷时降低 |
| 血小板：（150～450）×10⁹/L | 在慢性炎症状态和骨髓增生性疾病时上升，在 HIV、白血病和结缔组织疾病时降低 |
| 红细胞沉降率（ESR）：男性 1～10 mm/h；女性 1～15 mm/h | ESR 升高是疾病等重要的非特异性指标，无论炎症还是恶性肿瘤 |
| 网织红细胞：占红细胞（儿童）的 6%，0.2%～20%（成人） | 随着骨髓活动增加（例如出血后） |
| 凝血检查<br>凝血酶原国际标准化比值（INR）：正常范围 0.9～1.2<br>凝血酶原时间（PT）：正常 10.3～13.3 秒<br>活化部分凝血活酶时间（APTT）：正常范围 0.85～1.15 秒<br>纤维蛋白原水平：正常范围 1.5～4.5 g/L<br>Ⅷ因子水平：正常范围 50～150 u/dL | 血液学报告会标记异常结果，降低（L）、升高（H）、危急（C） |
| 血液涂片检查<br>正常红细胞描述为正常红细胞大小及正常色素 | |
| 大小和形状异常 | |
| 巨红细胞 | 比正常红细胞大的红细胞（如缺乏维生素 $B_{12}$ 和叶酸） |
| 巨幼红细胞 | 比正常大的有核红细胞（如巨幼红细胞贫血） |
| 小红细胞 | 比正常要小的红细胞（如缺铁） |

| 红细胞大小不均 | 尺寸变化的红细胞（如缺铁） |
|---|---|
| 异形红细胞 | 形状变化的红细胞（如缺铁） |
| 镰状细胞 | 镰状红细胞（如镰状细胞贫血） |
| 棘红细胞 | 有针刺突起的红细胞（如溶血性贫血） |
| 球形红细胞 | 球状的红细胞（如遗传性球形红细胞症） |
| 颜色异常 | |
| 血红蛋白过少 | 苍白红细胞（如缺铁） |
| 色素不均 | 不规则染色（如严重贫血） |
| 色素变化 | 红细胞染色变化（如失血后） |
| 目标细胞 | 血红蛋白聚集在中心的苍白红细胞（类似箭靶）（如缺铁） |
| 形状和颜色异常 | |
| 薄红细胞 | 苍白细小的红细胞（地中海贫血） |
| 未成熟红细胞 | |
| 急性病 | 有核前体细胞消失（新生儿除外）提示重度贫血、白血病和多种骨髓瘤 |
| 骨髓细胞 | |
| 晚幼粒细胞 | 如恶性骨髓疾病 |
| 早幼粒细胞 | |
| 幼红细胞 | |
| 网织红细胞 | 如溶血 |

*血液生化*

- 联系实验室所需的血液量和合适的标本试管
- 大多数生化检测用血清检测，所以需要用空试管采集
- 用于研究电解质和蛋白质时，血浆和血液应收集于锂肝素试管中
- 测血糖时，血液应收集在荧光瓶中

| 碱性磷酸酶（30～130 IU/L） | 甲减时下降 |
|---|---|
| 钙（2.2～2.6 mmol/L） | 甲亢、骨恶性肿瘤时上升；甲状旁腺功能亢进（甲旁亢）和佝偻病时下降 |
| 磷酸酶（0.8～1.7 mmol/L） | 在骨疾病时上升，甲旁亢时下降 |
| 铁蛋白（血清铁）（男性 0～300 $\mu$g/L，女性 0～200 $\mu$g/L） | 白血病、淋巴瘤和其他恶性肿瘤时上升；缺铁性贫血时下降 |
| 叶酸（3～13 $\mu$g/L） | 节食、饮酒、出血性贫血和服用某些药物时下降 |
| 血清糖（3.0～7.0 mmol/L）（快速） | 糖尿病时上升 |
| 维生素 $B_{12}$（180～1 100 ng/L） | 白血病时上升，恶性贫血、节食时下降 |

*血液免疫学检测*

- 大多数用血清检测，血液应用空试管收集
- 然而，检测时血清有时需要特殊处理。细节需询问实验室
- 口腔科医生感兴趣的自身抗体有：

| • 上皮基底膜 | 类天疱疮 |
|---|---|
| • 上皮细胞间质 | 天疱疮 |
| • 类风湿因子 | • 类风湿性关节炎<br>• 系统性红斑狼疮 |
| • 唾液腺导管和抗体 | Sjögren 综合征 |

| | |
|---|---|
| ● 免疫球蛋白 | IgG——天疱疮、骨髓瘤、结缔组织疾病时上升<br>IgG、IgA、IgM——都在免疫缺陷时下降 |

*脑神经检查*

### Ⅰ. 嗅神经

| | |
|---|---|
| 支配嗅觉 | ● 嗅觉丧失常见于鼻黏膜炎症而不是嗅神经损伤<br>● 因此因先询问患者的鼻部是否正常<br>● 测试患者鼻通气可用手指按在鼻孔嘱患者擤鼻<br>● 嗅神经损伤通常见于筛骨骨折和颅前窝肿瘤<br>测试<br>要求患者(闭眼)通过气味辨别常见物质。可包括柠檬、胡椒等<br>每个鼻孔单独测试<br>● 嗅觉改变也可见于:<br>  － 苯妥英<br>  － 癫痫<br>  － 偏头痛<br>  － 抑郁(其他心理精神状况) |

### Ⅱ. 视神经

支配视力

视力

让患者站在 Snellan 视力表 6 m 开外进行视力测试

视野

视野测试一般用对照试验,将医生和患者的视野进行对比
(图 6-18)

*方法:*
医生和患者相对,大约 1 m,眼在同一平面高度
患者蒙住左眼用右眼盯着医生的左眼。同时医生蒙住右眼,
盯着患者的右眼
医生让其左手伸出一根手指到他视野之外,在患者和医生之间
之后医生慢慢将手指移回视野,询问患者何时能看见手指
两只眼均用该方法测试,测试包括鼻、颞、上下区域

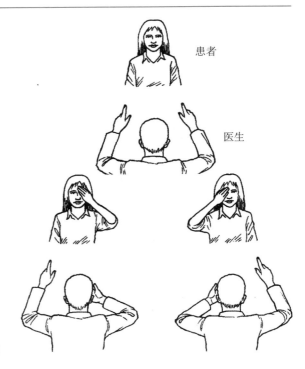

患者

医生

图 6-18　视野对照测试:对照试验

| | |
|---|---|
| 对光反射<br>• 将光线射入患者眼中测试对光反射 | 患者被光照的瞳孔应收缩（直接对光反射），另一侧未被光照的瞳孔也会收缩（间接对光反射）<br>　－ 瞳孔无法收缩的原因有：<br>　　○ 无法感光（视神经损伤）<br>　　○ 自主神经功能障碍<br>　　○ 药物<br>　　○ 头部受伤<br>　　○ 昏迷<br>　　○ 死亡<br>• 瞳孔一般圆、形态规则、等大<br>• 瞳孔根据光线不同有 3～5 mm 大小变化<br>• 瞳孔收缩至小于 3 mm 说明瞳孔缩小<br>• 放大至 5 mm 说明瞳孔放大 |

### Ⅲ. 动眼神经

| | |
|---|---|
| 支配除上斜肌和侧直肌外的所有眼周肌肉<br>动眼神经也包含控制眼睑提肌和瞳孔括约肌的神经纤维 | 动眼神经损伤会导致：<br>• 上眼睑下垂<br>• 上下内外动眼受限引起：<br>　－ 双重视野<br>　－ 瞳孔散大，无对光反射 |

*动眼试验*

医生在患者半米外要求患者头不动，眼跟随手指运动
医生手应移向中间两侧、上侧方、上中间、下中间，下侧方

### Ⅳ. 滑车神经

支配眼上斜肌肉

| | |
|---|---|
| 眼上斜肌在眼球向内移动时施加压力 | 滑车神经受伤会引起：<br>• 无法向下向内看<br>• 复视 |

### Ⅴ. 三叉神经

| | |
|---|---|
| 三叉神经有三个分支：<br>• 眼神经<br>• 上颌神经<br>• 下颌神经 | 每个分支均包含控制口面部组织的感觉神经，包括口腔、鼻、窦腔黏膜和部分鼓膜<br>下颌分支也包括控制咀嚼肌的运动神经 |

*感觉功能试验*

用镊子撕一小块棉尖
患者闭眼，用棉尖轻触患者皮肤，询问患者感觉
在另一侧重复该测试。如果发现感觉丧失，标出受影响的区域
用更锐利的器械（如探针尖）重复试验

*运动功能试验*

嘱患者大张口闭口，下颌骨向左右前后移动
医生用手抵抗患者下颌运动可以检查出患者下颌运动受限

检查三叉神经时会检查两个反射：
• 角膜反射
• 下颌反射

*角膜反射*

嘱患者看向一侧
轻轻用棉花触摸角膜
健康的患者会眨眼

下颌反射（图 6-19）

嘱患者张唇，放松下颌。在下唇下，颏上用拇指顶住
突然用肌腱锤敲击拇指或另一只手的手指
患者应闭口

### Ⅵ. 展神经

支配眼侧直肌运动。可使眼向侧方运动　　　　　　　　展神经损伤会引起眼球无法向两侧运动

测试
见动眼试验（Ⅲ. 动眼神经）

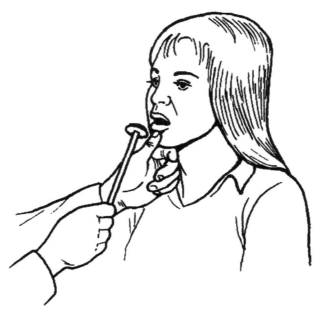

图 6-19　刺激下颌反射

### Ⅶ. 面神经

支配：
表情肌的运动神经
中耳镫骨肌肉的运动。舌前 2/3 的感觉神经
下颌下腺、舌下腺和泪腺的促分泌神经

- 下面部肌肉是单侧神经分布的，上面部则是双侧
- 面瘫体征一般视诊明显，包括：
  - 额纹消失
  - 口角下垂
  - 鼻唇沟变浅

面神经运动功能试验

嘱患者微笑、皱眉、吹口哨、吹气、紧闭眼、挤眉弄眼，然后嘱
患者分别抬眉

- 面神经受损会影响单侧面部动作

如果患者表现出单侧面部肌肉麻痹，而双侧都能抬眉，很可
能是上运动神经元病变

上运动神经元病变：
- 脑血管意外
- 肿瘤
- 髓鞘疾病

若麻痹侧抬眉也受影响，则可能是下运动神经元病变

下运动神经元病变：
- Bell 麻痹

味觉试验

准备 4 种味道的稀释溶液（甜、咸、酸、苦）。可包含的溶质有：

- 糖
- 盐
- 醋
- 奎宁

嘱患者伸舌用纱布抓住舌尖

将试验溶液分别置于患者舌前 2/3 的两侧，让患者确定味道（如甜、咸等）

患者漱口后再重复试验

## Ⅷ. 前庭蜗神经

由两部分组成：

（1）耳蜗部分——负责听力

（2）前庭部分——负责平衡感觉

前庭蜗神经的测试不在口腔科医生的业务范畴

正规的听力测试应该是在患者一侧耳语，捂住患者对侧耳，让患者重复听到的词语

平衡感觉的测试应嘱患者单腿站立或沿直线行走

## Ⅸ. 舌咽神经

支配：

舌后 1/3（包括味觉）、咽、中耳、咽鼓管的感觉

茎突咽肌运动神经

腮腺促分泌神经

### 试验

舌咽神经的测试主要基于咽反射，也会涉及部分迷走神经（输出通路）

咽反射：

嘱患者大张口

用压舌板轻触咽部软组织

正常人双侧软腭会抬起

该测试会引起不适，只在怀疑舌咽神经受损时使用

## Ⅹ. 迷走神经

支配：

腭部、喉、咽运动神经

从腹至喉部的内脏感觉

支气管、心脏、胃肠道的自主神经

舌咽神经测试时涉及部分迷走神经

| 嘱患者大张口并发长"啊"音 | 会引起正常人的软腭上抬<br>如果神经单侧受损，软腭会向健侧偏斜并引起上抬不对称<br>如果声音嘶哑，患者应做喉镜 |
| --- | --- |

## Ⅺ. 副神经

支配：

胸锁乳突肌和斜方肌的运动

胸锁乳突肌功能检查

| 先嘱患者低头并用手放在患者颏下抵抗<br>双侧胸锁乳突肌的界限和大小应近似相当<br>再嘱患者将头转向对侧并将手放在下颌给予抵抗 | 正常人对侧胸锁乳突肌应收缩并在皮下清晰可见<br>对侧重复 |
| --- | --- |

斜方肌功能检查

| 嘱患者耸肩并用双手按压肩部予以阻力 | |
|---|---|

### XII. 舌下神经

| 支配：<br>舌的表层和深层肌肉,舌腭肌除外 | |
|---|---|
| **试验** | |
| 嘱患者伸舌 | 正常应舌体伸出居中<br>若单侧舌下神经受损则舌偏向患侧 |
| 肌力测定可嘱患者伸舌顶颊,用手指置于颊部施加阻力 | |

### 4. 转诊

| 所述检查通常无法在口腔科诊室完成,患者应被转诊至合适的医学中心<br>同样,口腔科医生仍应对转诊患者负责,并能够解读检测结果 | |
|---|---|

*先进成像技术*

| CT | <ul><li>可进行三维图像重建</li><li>可精确看到病变的形状大小及和邻近组织的关系</li><li>可以用于大唾液腺的成像</li><li>对手术计划有很大帮助,尤其是种植体植入</li><li>然而 CT 辐射剂量较大</li></ul> |
|---|---|
| MRI | <ul><li>可用于大唾液腺的成像</li><li>对骨成像不如 CT</li></ul> |
| 超声 | <ul><li>尤其适合囊肿和占位性病变的检查</li><li>可用于观察颞下颌关节和主唾液腺</li></ul> |

*运用阻射材料的新技术*

| 关节造影术 | <ul><li>在颞下颌关节上、下腔注入造影剂</li><li>可结合 X 线片观察关节运动</li></ul> |
|---|---|
| 涎腺导管造影术 | <ul><li>在涎腺导管注入造影剂</li><li>之后进行传统 X 线片或 CT 检查</li><li>可显示：<br>－ 腺体结构(如腺体扩张)<br>－ 腺体内病变<br>－ 导管阻塞,如结石<br>－ 导管收缩<br>－ 导管扩张</li><li>在造影前应问诊是否碘过敏,一些造影剂含碘</li></ul> |
| 血管造影术 | <ul><li>向血管中注射阻射物</li><li>可显示动脉瘤和动静脉短路。后者少数在下颌骨呈现投射区域</li></ul> |
| 窦道/瘘管探查 | <ul><li>可在窦道或瘘管中注射造影剂观察走向</li></ul> |
| *斑贴试验* | <ul><li>皮肤斑贴试验用于试验皮肤对物质的敏感性</li><li>越来越多的患者对牙科材料的过敏性提出担忧</li><li>真正的对牙科材料过敏的情况很少,但也会发生</li><li>斑贴试验的结果应由皮肤科解读</li><li>口腔科用的试验装备和牙医的结果解读并不可靠</li></ul> |

| 尿检 | • 健康成年人每天排尿约 1 500 mL<br>• 手术和严重事故后排尿减少,通常在糖尿病尿崩症及使用利尿剂后增多<br>• 下述物质通常不会在健康人的尿液中检出,检出则提示疾病:<br>　－ 蛋白质<br>　－ 细胞<br>　－ 葡萄糖<br>　－ 脓<br>　－ 胆红素 |
|---|---|
| 蛋白质(蛋白尿) | • 原因可能有:<br>　－ 尿路感染(膀胱炎、肾盂肾炎)<br>　－ 多数肾病<br>　－ 多种骨肉瘤(本周蛋白)<br>注意:蛋白质经常能在尿液中检出 |
| 细胞 | • 如果进行尿液镜检,有时能看见细胞<br>• 然而每立方毫米尿液不应高于 1 个红细胞和 15 个白细胞<br>• 血液(血尿):<br>　－ 可因外伤和肾或输尿管病引起<br>　－ 应在所有事故病例后进行 |
| 葡萄糖(糖尿) | • 在糖尿病患者中检出(也可见丙酮) |
| 脓(脓尿) | • 可见于任何尿路感染 |
| 胆红素 | • 可见于黄疸 |

# 口腔与牙科疾病预防的步骤和规划

## Procedures and Arrangements for the Prevention of Oral and Dental Diseases

*Blánaid Daly and Koula Asimakopoulou*

# 第 7 章

## 引言

对患者口腔健康的维护及疾病预防的宣教是口腔科团队所提供护理的核心要素。本章将探讨口腔疾病预防的基本原理及其与健康促进的整体战略关系。接下来，我们将阐述依从性、椅旁口腔科健康宣教与预防的概念，然后就如何对患者进行风险评估、设计个人护理计划、选择合适的回访间隔及如何有效地传达风险做一概述。

## 口腔与牙科疾病预防的基本原理

口腔和牙科疾病非常常见，会对个体和社会造成实质性的影响，通常表现为疼痛、不适感，以致耽误学习和工作并造成其他影响。口腔科治疗是昂贵和耗时的，无论使用多有效的疼痛控制方法，且由非常富有经验的临床团队进行操作，有时从患者的角度来说

都是不舒服的。为了优化口腔科治疗的结果，并尽量减少失败，必须使患者养成良好的习惯来维持长期的口腔健康。因此，椅旁口腔科健康宣教和临床预防是口腔科团队的核心活动。然而，这些活动的认知和设定必须基于对健康的决定因素及促进健康策略的全面认识。这是因为口腔和口腔科疾病的许多病因从源头上来讲是基于社会和经济原因，无法仅通过改变一个人的习惯和生活方式来解决。

健康的决定因素包括个人、社会、经济和环境因素，并决定个人或人群的健康状况。这些决定因素是如何起作用的，如图 7-1 所示。在个人层面上，健康是由行为和生活方式的因素决定的，比如选择不吸烟、保持健康的体重和健康饮食。在社会和社区层面，社交网络和社会支持增加了对于疾病的抵抗力。在社会经济、文化和环境层面，健康受到一系列生活和工作条件的影响。这些包括住房质量和就业保障。健康的决定因素可以是多个的，并且经常相互作用。

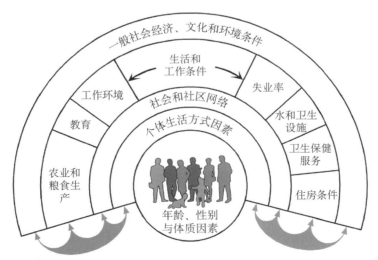

图 7-1　健康的主要决定因素。来源：Dahlgren，G.，Whitehead，M.（1993）. Tackling inequalities in health：what can we learn from what has been tried? Working paper prepared for the King's Fund International Seminar on Tackling Inequalities in Health, September 1993，Ditchley Park，Oxfordshire. London，King's Fund，accessible in：Dahlgren，G.，Whitehead，M.（2007）European strategies for tackling social inequities in health：Levelling up Part 2. Copenhagen：WHO Regional office for Europe：http://www. euro. who. int/__data/assets/pdf_file/0018/103824/E89384. pdf

行为是由相关的社会经济、文化和环境因素决定的，尽管这些因素也可以通过间接的行为方式来影响健康；例如，压力。因此，人们的健康差距不能简单地通过个人健康行为和生活方式的差异来解释。简单地说，社会结构和社会环境是大多数慢性非传染性疾病的真正原因，包括口腔和牙科疾病。

不能太过高估对患者个体的椅旁口腔宣教和临床预防的重要性，如果只侧重于个人行为和生活方式层面，只能有限地改善口腔健康。当代健康促进的方法表明，如要行之有效，需要在各个层面上处理健康的决定因素。由于健康的广泛决定因素被认为是源于社会的，必须在社会政策中嵌入健康促进方针，这使得人们更容易选择健康。

## 健康促进

健康促进旨在为健康创造有利的社会经济条件，使人们能够控制决定其健康的因素；亦包括所有健康和非健康部门为创造健康状态所采取的协调行动（WHO，1986）。

健康促进战略（WHO）提出了五个重点行动领域：

（1）通过立法、财政措施、税收和组织变革来建立健全的公共政策。

（2）创造支持性的环境，使选择健康成为更容易的选择。

（3）加强社区行动，使个人和社区能够控制和拥有改善他们健康所需的行动。

（4）将健康服务重新定位为预防性的，而不是恢复性和修复性的哲学。

（5）通过教育和信息交流来培养社区中的个人技能，以提供健康的选择并发展应对技巧来管理生活的紧张和压力。

因此，健康促进除了关注个体在改变他们的行为和生活方式方面可以采取的行动之外，还关注社会和环境决定因素。该策略侧重于上游和下游活动，如图7-2 所示。

上游活动主要集中在预防疾病的原因，而下游活动主要集中在管理疾病的早期后果，或改变与疾病相关的危险因素、习惯和行为。椅旁口腔科健康教育和临床预防被认为是下游活动，因为他们关注不健康的行为、习惯和危险因素，或控制口腔和牙齿疾病的早期后果。风险因素定义在框7-1 中。

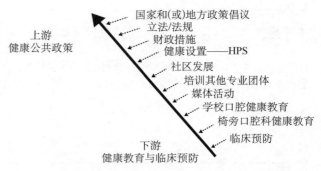

图 7-2　上游/下游：口腔疾病预防的选择。HPS，健康促进专家。来源：Watt, R. G. （2007）From victim blaming to upstream action：tackling the social determinants of oral health inequalities. Community Dentistry and Oral Epidemiology 35：1-11. 经 W. Murray Thomson 允许再版

---

**框 7-1　危险因素**

- 风险因素可以是环境因素、行为因素或生物因素。通常，在纵向研究中发现，危险因素的存在且缺乏降低概率的因素增加了疾病发生的概率
- 风险因素既可以是因果链的一部分，也可以使人接触并进入因果链
- 风险因素可以被修正和控制，但当疾病发生，去除危险因素可能仍无法治愈治病

改编自 Burt & Eklund 2005 Research Designs in Oral Epidemiology. In Dentistry, Dental Practice and the Community USA and Elsevier Saunders p173-202. Beck J 1998 Risk Revisited, Community Dentistry Oral

---

## 常见危险因素法

口腔和牙科疾病的具体口腔健康决定因素可概括为：

- 频繁摄入碳水化合物，也称为非奶源的外源性糖（NMES）。
- 菌斑控制。
- 氟化物接触。
- 吸烟。
- 酒精摄入。
- 恰当的高质量口腔护理。

许多慢性非传染性疾病与口腔和牙科疾病有着共同的危险因素。例如，吸烟是心脏病和癌症的危险因素，包括口腔癌，同时也是牙周病的危险因素。因此，在健康促进中采用一种共同的风险因素方法——CRFA（Sheiham and Watt，2000）是明智的，因为它提供了一次解决一个以上健康问题的潜力。这种方法允许对公众提供一致和准确的全身和口腔卫生信息，这也与预防一系列慢性非传染性疾病有关。因此，口

腔科团队也可以参与到预防包括口腔和牙科疾病在内的慢性非传染性疾病。其他在健康和社会护理机构中可接触到病患的卫生人员,如医生、护理人员、卫生观察员和护工等,也能广泛地进行口腔健康要素的传播。

## 维持行为变化与依从性

为了维持和控制对疾病危险因素的最小化,至关重要的是,口腔科团队需对行为改变涉及的过程有着明确的理解,以及如何使患者改变和维持新的健康行为。在这一部分中,将描述依从性的概念和关于行为如何发生改变的一些理论,以及它们对日常实践的影响。

### 依从性

循证临床口腔科预防已有显著的提升,例如《提供更好的口腔健康》(*Delivering Better Oral Health*)(Department of Health/British Association for the Study of Community Dentistry,2009)。这个"工具箱"为口腔和牙齿状况的临床预防提供了明确的、循证的指导方针。事实证明,更具挑战性的是帮助患者改变他们的行为。其中困难之一是口腔科团队并不是总能确定帮助患者行为变化的最佳方式。口腔健康宣教的有效性回顾,包括椅旁口腔健康宣教表明,缺乏心理理论支撑的干预措施是失败的。口腔科团队必须了解这些心理过程,以鼓励患者参与行为和生活方式的改变。

患者的依从性被定义为:"一个人的行为,即服药、饮食和(或)生活方式改变的程度,与医护人员同意的建议一致。"(WHO,2003)。这个概念很重要,因为如果患者不遵照医护人员的建议,他们的病情可能无法缓解或变得更糟,导致治疗失败和残疾。这在整个医疗保健领域都是个问题。不遵守治疗和预防方案的后果是浪费稀缺的卫生资源,剥夺了其他人获得医疗保健的机会。

口腔科团队需要关注一些长期和短期改变的行为。核心的口腔和牙齿健康要旨总结在框 7-2,但在这些要旨中所要求的行为变化其本质在各种情况下是不同的。

### 牙菌斑的控制和氟凝胶的使用

刷牙、使用牙线和其他口腔卫生辅助物,并补充使用含氟牙膏,是有助于控制牙菌斑、预防牙周疾病和龋齿的重要行为。这些行为的中心是对现有刷牙

---

**框 7-2　核心口腔科健康信息**

- 含糖的食物和饮料应限于用餐时间,每天不超过 4 次
- 每天刷牙 2 次,最好睡前 1 次和其他时间 1 次。使用小刷头的牙刷,当刷毛张开时更换。带有摆动/旋转头的电动牙刷是最有效的。使用适合邻间隙大小的牙间清洁辅助物
- 使用含氟 1 350 mg/L 或以上的家庭强效含氟牙膏(3 岁以下儿童使用含氟 1 000 mg/L 牙膏)
- 吐出多余的含氟牙膏,刷牙后不要漱口
- 含抗菌剂的牙膏可改善菌斑控制
- 不吸烟
- 饮酒适度,注意饮用量
- 定期看牙医

改编自 *Deliverinng Better Oral Health* (Department of Health,England,2009)

---

和相关口腔卫生技能的改正,学习新技能并将意识提高到需要检查所选择的牙膏是否含有适当剂量的氟化物以预防龋齿。大多数人可能早就学会了刷牙,但是需要检查并确保他们的技能有效。

牙线和其他口腔卫生辅助器具,如牙缝刷,并不是常见的口腔卫生措施,许多人觉得它们烦琐且困难。因此,虽然患者可能是有动力的,并且愿意学习如何改变他们刷牙和使用其他辅助物清洁牙齿的方式,但他们的手可能没有有效使用技能的灵巧度。通过对比,检查患者所喜好的品牌牙膏的氟含量,如果太低,即推荐替代的、容易记住的品牌,如此可迅捷提高患者对牙膏氟含量的意识。大多数知名品牌,包括超市品牌,都含有足够的氟化物来预防龋齿。这些以口腔为中心的行为,只需要短期的修正,直到习惯化。患者不再需要主动记住、检查他们的行为并强调变化。

## 膳食变化

改变饮食的行为是复杂的,例如减少糖消耗,且如果患者想要实现预期的行为改变并长期维持,通常需要高阶的帮助。减少糖的消耗是一个巨大的挑战,因为大多数糖在食物到达厨房之前已被添加到食物中。人们经常会发现食物的标签读起来既困难又令人困惑。饮食改变涉及时间、动机和能力,需要不断检查食品和饮料包装,保持动机和愿望,以避免含糖食品和饮料,并有购买健康替代品的资源。因此,改变饮食需要持续和长期生活方式的改变。患者必须不断地监控他们的行为并加固变化。口腔科团队还要记住,这种变化发生在患者的社会经济环境、教育和身体体型的背景下。因此,改变饮食结构的依从性是很有挑战性的。

## 烟草和酒精

口腔健康评估的部分细节会在第 6 章中详述,涉及询问和记录患者的吸烟行为及酒精的摄入情况。患者可能会诧异于口腔科团队对他们的吸烟和饮酒感兴趣,所以有必要解释烟草和酒精对口腔和全身健康的影响。目前最好的做法是,口腔科小组应负责将那些希望戒烟或对有关酒精问题想征求建议的患者进行转诊。

## 口腔科就诊

定期的口腔检查非常重要,口腔宣教及临床预防可使患者受益。随访的时间框架应基于对患者患有口腔和牙科疾病的风险评估和探讨、对口腔健康的价值认可和期望以及对健康行为的支持和强化(NICE,2004;SDCEP,2011)。口腔科团队必须认识到牙齿的护理存在许多障碍,包括费用、口腔科恐惧和焦虑。

临床口腔科的本质可能意味着口腔科医生很少有机会改变患者的行为。此外,除了刮治和抛光,患者可能觉得其他预防措施没什么意义。可以说,大多数人可能更希望牙医进行治疗而不是和他们谈话。

## 什么可以预测患者对医嘱的依从性

预测患者遵从医嘱的因素可以说涉及三个主题:①患者的特征,包括年龄、性别、信仰、个性、情绪和社会经济地位。②卫生专业人员的特点,包括年龄、性别和沟通技巧,尤其是与患者建立融洽关系的能力。③患者被要求执行的行为性质,特别是它的复杂性和愉悦性。

遵从医嘱是这三个因素之间复杂的相互作用。行为改变的三种心理模型可以来洞察口腔科团队如何帮助患者遵医嘱:①健康信念模型。②阶段变化模型。③计划行为理论。

### 健康信念模型

健康信念模型[The Health Belief Model,HBM(Rosenstock,1990)]——是一个被广泛使用的模型。如图 7-3 所示。

HBM 表明,依从性取决于患者是否感知到健康威胁,并认同治疗或建议将解决问题。为了说明关键点,用牙线的使用举例。如果患者第一次使用牙线,他们就需要相信牙龈疾病的存在(敏感性),认为牙龈疾病是一个严重的问题(严重性),并担心牙龈疾病的

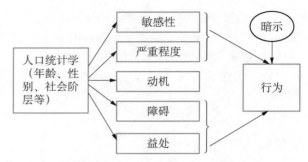

图 7-3 健康信念模型。改编自 Rosenstock, M. (1990)

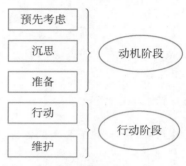

图 7-4 变更阶段模型。改编自 Prochaska, J. 和 Di Clemente, C. (1984)

发生(动机)。他们要相信,尽管使用牙线耗时费力(障碍),但可以帮助他们口气清新,从而避免牙龈疾病(好处)。暗示是否补充了他们的想法?外部的暗示例如其他人告诉他们有口臭,和(或)内部线索,他们注意到自己的口气——根据 HBM 模型表明,该患者比那些没有口气困扰的人,更容易开始使用牙线,那些非口气困扰的人无论是否患有牙龈疾病,都认为使用牙线太耗时(障碍物),且得不到任何好处。使用 HBM 模型来预测口腔卫生指导依从性的研究已经表明,只有该模型具备严重性、易感性和益处这三个方面,才可成功预测依从性(Kuhner and Raetzke, 1989;Barker, 1994)。该模型的批评者则认为它有局限性,因为它假设,即使是一个简单的行为,例如捡起一盒牙线,人们也需要处理诸如严肃性和易感性这样的问题。该模型的另一个显著问题是,它没有考虑到情绪和环境的因素,而实际是患者的信仰也可能因经验而改变。

### 变化模型的阶段

变化模型的阶段提出了一个想法,即遵循医疗保健建议的差异可能归因于人们准备如何接受建议的差异。这个模型如图 7-4 所示。

该模型表明,卫生专业人员应该评估患者改变他们健康行为的意愿准备。模型提出了五个阶段:

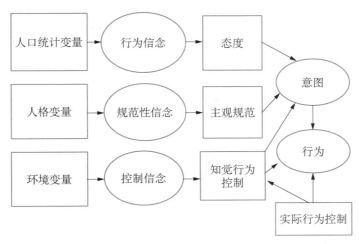

图 7-5　计划行为理论。改编自 Ajzen，I.（1985）

（1）预先考虑阶段，人们还没有考虑改变他们的行为。

（2）沉思阶段，人们正在考虑改变他们的行为。

（3）准备阶段，人们正在制订明确的计划来改变行为。

（4）行动阶段，人们积极地执行新的行为。

（5）维护阶段，人们执行了一段时间。

前三个阶段被描述为动机阶段。卫生专业人员的作用是提供适当的建议和支持，促使人们从早期阶段进阶到后期阶段（Prochaska and DiClemente，1984）。

## 计划行为理论

计划行为理论（TPB）如图 7-5 所示。

基础理论认为，行为变化将通过该模型所提出的阶段过渡发生。其中意图是一个关键的概念，因为人们不可能改变他们的行为，除非他们已经考虑改变并进阶形成意图去改变。在 TPB 模型中，意图是健康行为是否可被采纳和实施的中心。换句话说，人们的意图将决定他们是否执行行为。意图是由态度、主观规范和感知行为控制决定的。态度是由人们评价行为的可喜性和对行为的信念形成的，例如相信去看牙医是一种愉快的经历，检查牙齿会改善口腔健康。主观规范涉及他人对行为的态度和本人遵从他人的动机。例如，一个人可能认为他们的同龄人觉得看牙医很重要，从而想取悦他们的同辈群体。知觉行为控制是指一个人的信念，即他们可以执行的行为。根据内部因素（知道在哪里，且如何去看牙医）做出判断，权衡外部因素（口腔科是昂贵的，且需要花费宝贵的时间）。

根据 TPB 模型，这些变量反过来又受一个人的行为信念（去看牙医会改善口腔健康）、规范信念（通常认为看牙医是一种受鼓励的行为）和控制信念（持有行为障碍的信念）的影响。同时，这些变量又受人口统计学、个性和环境变量的影响。TPB 模型是有吸引力的，但意图的作用有其不确定性。人们可以拥有意图后无须行动直接改变行为。在此被称为"态度-行为鸿沟"。

## 意图实施

Gollwitzer（1993）建议，通过"行动意图"来架起态度-行为鸿沟的桥梁。人们在将好的意图转化为行为时，需要有人帮助他们识别新行为发生时的状况、发生的地点以及如何执行。他还建议，实施计划需要考虑人们在进行行为改变时会遇到的障碍，并在制订行为改变计划时做好安排应对这些可能的障碍。例如，在教患者使用牙线作为口腔卫生保健方案的一部分时，重要的是建议何时使用牙线，可能是晚上的最后一件事而不是在一早赶着上班或上学时，从而避免了缺乏足够时间的障碍。患者可以在早晨常规清洁口腔之后，将牙线放在牙刷旁边，以备在晚上使用。以此作为一个提示，帮助患者记住在晚上的常规口腔清洁中也需要使用牙线。标识出在何处使用牙线会很好。浴室是家里最可能有镜子的房间，人们把牙线和刷牙与在浴室里进行的个人卫生措施联系起来。利用浴室的私密性，练习使用牙线的技能。对一些人来说，使用牙线是一道烦琐的程序，很多人觉得站在镜子前很有帮助。有助于患者识别牙线使用的步骤（如何），让他们在脑海中记住每一步骤：选取适当长度的牙线，抓住牙线之间的手指，正确的张力，确定在口腔中从哪里开始，下一步去哪，什么时候在哪里停止。这有助于患者形成一套系统的牙线使用方法，并强化为行为中的"怎样"元素。

## 什么是有效的

虽然这些模型在理论上是合理的，但在实践中进行测试时，在解释依从性方面仅部分有效。这是因为（Asimakopoulou and Daly，2009）：

- 这些模型采取一刀切的做法，不适合不同类型的行为。
- 这些模型侧重于社会认知过程，该过程起到了一定的作用，但并未解释行为变化过程的所有方面。
- 这些模型不能区分是旧的已形成的习惯，还是新的行为习惯。

但是，模型确实识别了一些重要的方面来促进依从性。这些总结在框 7-3 中。

---

**框 7-3 在促进依从性中所考虑的因素**

- 评估患者是否准备或准备如何改变或采取新的行为
- 讨论患者的行为，并强调行为的后果（积极）和优势
- 探讨患者对行为采用和反对的因素、行为与他们的相关性、他们能执行该行为的信心和信念，以及取得积极成果和规范的可能性
- 与患者探讨在何处、何时以及如何采取新的行为；通过制订具体的计划和行为合同，支持他们将意向变为行动

来源：Asimakoupolou 和 Daly（2009）

---

借鉴这些理论模型，评估者对行为的思考以及他们对接受行为的准备情况显然非常重要。如果我们假设患者处于冥想阶段（考虑改变他们的行为），那么讨论所建议行为的重要性及后果对于口腔科团队的成员来说，是很重要的。还应讨论一些障碍和促进行为改变的因素，以便患者可以开始计划如何使这种新行为适合他们的日常生活。最后，如果患者表现为准备好执行新的行为，那么可以通过与他们一起计划在何处、何时以及如何执行行为从而进一步加强他们的依从性。

成功的关键在于口腔科团队在沟通和建立融洽关系方面的技巧。通过传授知识鼓励患者，提供选择并对他们所采取的健康行为进行管控，使他们能够对自己的健康做出明智的决定，并为他们的选择承担责任。最后，更好地利用口腔科专业人员的时间，去与那些已准备好并期待改变的人一起工作，而不是试图说服那些尚未准备好的人。只有那些自觉签署健康行为的人才有可能采纳它。

### 椅旁口腔科医学健康教育的意义

来自 NICE（2007）的证据表明，没有任何一种行为改变模式比另一种更有效。尽管如此，了解行为改变的心理学巩固原理可以帮助口腔科团队更好地支持患者采取或修改他们的行为。让人们因为没有改变自己的行为而感到内疚是一种无效的方法，并且可能会进一步阻止那些最需要改变的人。更确切地说，这种方法应该是教授和提供给患者改变所需的知识和工具，与他们探讨，并确定最合适的行为目标。行为改变是困难的，尤其当它要持续很长时间时。因此，在与寻求改变口腔健康行为的患者进行合作时，具有移情性、积极性、鼓励性和非评判性是非常重要的。

## 椅旁口腔科健康教育

健康教育是"任何有计划的学习经验的组合，旨在促进和加强个人、团体或社区中有益于健康的志愿行为"（Frazier，1992）。椅旁口腔科健康教育是指当患者参加口腔健康评估或治疗时提供给患者的口腔科健康教育（Sheiham and Croucher，1994）。它可以由口腔科小组的任何成员承担。总的来说，它以一对一的方式进行传递，并可能以多种方式产生影响，包括（Tones and Tilford，1994；Adair and Ashcroft，2007）：

- 改变有关健康问题的知识和理解。
- 探索、挑战并改善与健康相关的价值观。
- 影响对健康问题的信念或态度。
- 促进新技能的开发或改进现有技能以增强健康。
- 带来生活方式或个人健康行为的明显改变。

在椅旁口腔科健康教育期间，除了提供关键技能（如刷牙和牙线清洁技术或阅读和解读食品标签）的培训外，口腔科专业人员还应致力于帮助患者改变其健康行为。Steptoe 等人（1994）将健康行为定义为"人们为保护、促进或维持健康及预防疾病而进行的任何活动"。Adair 和 Ashcroft（2007）对健康相关行为和健康导向行为进行了重要区分。健康相关行为发生在一个人因非健康原因而采取健康行为时，例如减少饮食中的糖以改善体形。健康导向行为发生在个体采取行为时，相信它会改善他们健康的某些方面，例如采用牙线防止牙龈疾病。除了椅旁口腔科健康教育之外，亦可以针对患者给予信息广告，这些印刷品可提供有用的信息来加强和提醒患者有关口腔科健康教育阶段中涵盖的材料。

学习可以发生在三个领域（Jacob and Plamping，1989）：

- 一个涉及知识类型的认知领域，如事实、信息和想法。例如，教授患者在选择牙刷时寻找带

圆头细丝的小头刷，以及为什么要这样做。

- 一个涉及态度、价值观和信仰的情感领域。例如，改变患者认为自己有"脆弱的牙齿"而影响他们口腔健康的认知，并予以纠正。那就是虽然他们可能有较高的龋齿风险，且可能比其他人患有更多的龋齿，但他们仍然可以采取措施控制病情的轻重缓急。
- 一个涉及技能、行为和习惯的行为领域。例如，教患者如何清洁他们的假牙。

　　许多椅旁牙齿健康教育往往侧重于认知领域，假设知识的线性转移会引导态度的改变和新行为的发展。不幸的是，这种方法很少奏效。例如，大多数吸烟者都意识到吸烟对他们健康的危害，但仅仅掌握这些信息并不会改变他们的态度并说服他们戒烟。知识、态度和行为之间的关系是复杂的，很少是线性的。

新的知识不会出现在一张空白的画布上，它被预先存在的知识、思想、信念，以及人类的需要，其中之一就是对自我感觉良好的需要所同化。当新知识威胁到人们的"感觉良好"状态时，这种知识要么会被轻易抛弃，要么通过形成新的态度和吸收新的习惯来适应行为变化。此外，获取新知识、发展和形成新态度及学习新技能的方式也有所不同。使用一系列促进这三个领域学习的教学方法非常重要。卫生专业人员如果只倾向于专注知识领域和"与患者谈话"，就会惊讶地发现，患者失去主观能动性，或者只是按照提供的建议行动。

### 规划椅旁口腔科健康教育

　　口腔科团队的职责是为患者提供预防性的建议。框 7-4 列出了规划椅旁口腔科健康教育的步骤。

---

**框 7-4　规划椅旁口腔科健康教育**

- 保证口腔健康教育的循证依据
- 评估患者是否准备好改变或采取新的行为。强调新行为的优点和不改变行为的后果
- 讨论和评估患者对口腔健康行为的认知、态度和信念，以及改变的障碍
- 确定患者的需求和优先顺序
  - 识别患者的不同及其特征
  - 识别患者的需要
- 谈判商定目的(此阶段的总体目标)和目标(实现预期结果的详细步骤)
  - 患者应该知道什么
  - 患者应该相信什么
  - 患者应该做什么
- 评估和决定实现目标的最佳方式；为那些聪慧(SMART)

患者的改变设定积分并评估改变的信心
  - 具体的(Specific)
  - 可测量的(Measurable)
  - 适当的(Appropriate)
  - 现实(Realistic)
  - 时间相关(Time related)
- 识别资源
- 规划评价方法
- 制订行动计划；就何时、何地、何行为及如何发生行为达成共识；提高患者的信心
- 行动-实施计划，包括评估
- 评估
- 回顾

---

　　一个先决条件是确保所提供的口腔科健康教育是最新的，有一个合理的证据基础并且是一致的。口腔科机构、社会和政府机构提供的大量共识文件和指导方针极大地促进了循证医学的信息获取。例如，在英国，卫生部赞助了 *Delivering Better Oral Health*，一个循证医学的预防工具包(Department of Health and the British Association for the Study of Community Dentistry，2009)。它提供了由各种专业组织认可的研究证据支持的简单预防性建议。

　　为了促进口腔科健康教育建议的依从性，重要的是评估患者对变化的预备和筹备。如果患者处于沉思阶段，这是与其讨论行为与口腔健康相关性的适当时机，亦可同他们强调通过改变行为可获得的益处。

　　下一阶段是讨论和评估患者的口腔健康教育需求及优先事项。如果一个人认为他们易患口腔科疾病，并认识到其严重性，且维持这些习惯有直接的好处，他们就更有可能参与到口腔科健康教育中。需求评估必须考虑到个体患者及其特征。口腔科健康教育必须根据患者的年龄、性别、认知能力、社会背景、种族、文化背景和语言来定制。评估还必须确定患者的特殊需求；该需求应权衡口腔科团队确定的需求和患者表达的需求或担忧。例如，临床检查可以确定患者有显著的且与新局部义齿相关的菌斑累积，尽管患者可能更多地关注于口臭和新义齿的外观。

　　口腔健康教育的目的和现阶段的目标应与患者协商并达成一致。目的是口腔健康教育的总体目标或意图，而目标是实现目的的具体步骤。干预措施旨在实现的结果亦已被分类阐述。在三个学习领域内回顾总结结果是一种很好的做法(Jacob and Plamping，1989)：患者需要知道什么？患者需要相

信什么？患者需要做什么？一个好记的首字母缩略词——SMART，将有助于确定目标的关键特征。目标需要是具体的（S），并被患者和口腔科团队所了解。目标应该是可测量的（M）且易于评估。如果目标是易于观察的，患者可能会进一步参与。患者能对易于观察和测量的表现及时做出判断，并自我监测和改善，而无须等待下一次预约。目标应该是合适的（A），满足患者的需求并能解决特定问题或疑虑。目标也应该是现实的（R）且可实现的。将完美作为目标会导致患者失败。具有挑战性和可实现性的目标有助于患者积极追求最终结果。此外，目标应与时间相关（T）。为患者设定一个时间尺度，以评估所做改变达到的效果。在改变行为的早期阶段，重要的是经常给予患者反馈，以保持他们的动机和兴趣。

不仅要评估患者对完成任务的信心，还要评估他们的能力以及他们对行为改变的重视程度（Miller and Rollnick，2002）。例如，患者可能有信心使用牙线，但他们可能并不擅长。同样，患者可能被评估为有能力执行口腔科团队所规定的行为，但除非该行为对患者重要，并且他们自己对执行该行为有足够的信心，否则不太可能执行。

如果患者表示他们有信心，那么除了确定能够改变其行为的条件和支持机制之外，最好确定其信心来自哪里。记住强调这些支持机制。如果一个人不自信，当他们改变了行为时，与他们一起确定这个情节，鼓励他们思考那个情节的过程和支持机制，使他们能够改变他们的行为。鼓励患者利用这种经验，并考虑可以采取哪些支持来帮助他们这次取得成功。如果患者仍然缺乏信心，可能需要适当重新考虑设定的目标并进行调整以适应患者当前所感受的信心水平。

下一阶段是评估所需的必要资源。这些不一定非常昂贵，可以包括海报、传单、CD、演示和模型。详细规划口腔科健康教育的内容和方法很重要。例如，在尝试教授新技能时，让患者有机会看到并练习新技能。因此，考虑口腔科健康教育的地点和时间十分重要。规划患者在何时何地看到所展示的技能，给予他们自己练习的机会，然后规划时间让他们反馈新技能的表现。

评估是对干预的重要评价，以确定目的和目标是否得到满足，如果没有，为什么。这些方法不但取决于干预措施，也可能包括牙菌斑指数、牙龈出血和自我行为报告，如刷牙或吃零食的频率。至关重要的是，干预的评价（和方法）是整体口腔科健康教育干预计划的组成部分。确保测量结果的方法是稳健且有效的。

最后三个阶段是行动（实施干预）、评估干预、审查和反思结果。在准备行动阶段时，与患者协商行为的时间、地点、内容和方式。增强患者对自己承担新行为的能力的信心。当他们成功地改变了过去的行为时，突出并强化当时的场合。以行动阶段的经验为基础。

与患者一起检查干预结果是至关重要的。确定哪些方面进展顺利，哪些方面遇到了挑战。如何改善干预措施？重要的是要强调和赞扬每次复诊时所取得的变化，因为这可维持兴趣并降低复发的可能。

口腔健康教育的效果在框 7-5 中列出。

| 框 7-5　口腔健康教育的影响 |
| --- |
| ● 提高健康意识 |
| ● 提供健康信息 |
| ● 促进态度转变 |
| ● 帮助行为改变 |
| ● 支持行为改变 |
| ● 提高自我意识 |
| ● 帮助决策制定 |
| ● 影响社会变革 |
| 来源：Munday，B. P（2003） |

当然，健康教育不是一种中立的活动，它可能会给医疗保健专业人员带来一些道德困惑。对于临床实践的伦理要求需尊重一个人的自主权，医护人员要做好事，不能有伤害且要做到公平公正（Beauchamp and Childress，2008）。当人们坚持一种明显损害或长此以往可能损害他们健康的行为时，医护人员很难去退一步并尊重一个人的个人自主权，以及其决定自己生活的权利。口腔科健康教育会增加口腔健康方面的不平等，因为与资源较少的社会经济地位低的群体相比，社会经济地位高的群体有更大的能力和机会采纳口腔科健康教育建议（Watt，2007）。在社会经济层面无法支持健康生活的情况下，提高人们对健康问题的意识方面存在潜在的道德困境。在管理患者对疾病易感性的期望方面也存在潜在的伦理困惑。改变行为可能会降低患者疾病发展的严重性和可能性，但不能完全消除这种可能性。例如，患者可以改善他们的菌斑控制，但仍然发展为牙周病。

在口腔健康教育中可能出现的一些主要沟通问题总结在框 7-6 中。对于有效的口腔科健康教育，显而易见的是，口腔科团队需要获得倾听和谈判技巧，采取非判断性的方法，避免引起恐惧和受害者的指责并仔细规划对他们的干预。沟通技巧对于有效的口腔科健康教育至关重要。第 4 章对这些内容进行更详细的介绍。

## 口腔科健康教育的书面材料

　　书面材料是椅旁口腔科健康教育的重要辅助手段，是一种有力的支持；然而，单凭它们很少有持久的影响。传单和建议书可提供重复的作用，加强和补充在口腔科健康教育阶段中所涵盖的信息。框 7-7 列出了高质量书面材料的一些特点。

　　检查信息是否是最新的很重要，信息必须与患者口腔健康相关，与年龄、性别和背景相关，且具有文化敏感性。

　　健康教育资料应该概念清晰，并使用简单的信息。资料应是具有可读性的，避免使用不常见的单词和专业术语。使用简单的句子并检查语法和措辞是个好主意。长句可能使读者超负荷。可以使用一系列测试来评估可读性。通常的做法是结合句子中多音节词的数量来评估句子的长度。现在许多计算机程序包含了基于 Flesch 方法的可读性测试（Flesch，1948）。这些测试意味着可读性，但始终必不可少的是对于书面材料进行初步测试以确保目标受众能够理解这些材料，并在文化上敏感且无害。

　　格式有吸引力，布局的逻辑清晰，这一点很重要。文本应该用图表和视觉效果分解。要点和标题可用于强调重点。图表应该简单，易于解释，仅作为补充和加强文本，而不是与其竞争。有一个内置的活动，比如小测验来强化和帮助人们检查学习结果是一个很好的做法。

## 预防

　　在英国，国民健康服务（NHS）在口腔科服务上花费了 33 亿英镑，另外 24 亿英镑用于私人口腔科。这些费用大部分与治疗疾病的后果有关。治疗本身不会解决口腔和牙科疾病的病因。口腔和牙科疾病虽然很常见，但很易于预防。试图预防疾病只有在出现相关情况的风险时才有用。在任何人群中，患病的风险都呈正常的钟形分布。分布在左侧的那些风险较低，钟形曲线下的处于中等风险，分布在右侧的处于疾病的高风险之中。

　　虽然高风险的个体大多可能发展为一种疾病，并且会导致 1 例病例，但那些风险较低的人，因为有更多的患者人数，所以会导致更多的病例。例如，虽然 30 岁以上的母亲有高风险生育唐氏综合征的婴儿，而因有更多的年轻母亲分娩，30 岁以下低风险的母亲则会产生更多的病例。Rose（1985）确定了两种预防方法：一种基于个人层面（高风险方法），另一种基于人口层面（人群方式）。在高风险方法中，确定个人并给予特定的干预措施以降低其个人风险。临床口腔科预防是高风险方法的一个例子。例如，窝沟封闭和氟化物涂布给予个体对龋齿发病的额外保护。高风险方法非常适合于具有多个风险因素的个体。它不会干扰风险最小的那些个体，且是一种经济有效的资源利用。高风险方法的问题在于可能没有良好的筛查试验来确定疾病的早期阶段。我们也不能绝对相信高危人群会患上疾病。高风险方法只能为那些经常与口腔科团队接触并能够获得口腔科健康教育和临床预防程序的人提供口腔和牙科疾病的预防。英格兰和威尔士的成人牙齿健康调查（Steele and O'Sullivan，2011）报道，61％的成年人表示他们定期去看牙医。然而，39％的人没有，因此，对于这一比例的人群来说，预防龋齿的高风险方法是无效的，因为他们不与口腔科团队接触。

相比之下，人群方法旨在降低在整个人群中疾病风险因素的发生率，这将使那些不接受口腔科服务的人受益。例如，通过降低总糖消耗量，使整个人群中龋齿的风险降低并且将使所有人受益，包括那些患有龋齿的高风险的人。供水的氟化是人群方法的另一个例子，它可以为龋齿高风险和低风险的人带来益处。人群方法的优势在于它是激进的——它解决了口腔和牙齿疾病的决定因素，而且功能强大。在人口分布中，诸如糖消费等危险因素的微小变化可能对受影响的人群产生很大影响，使得在所有风险类别中龋齿患者的病例减少。

在预防任何疾病，包括口腔和牙科疾病时，重要的是联合使用人群方法和高风险方法，从而在人口和个人水平上降低疾病的风险因素。

一些较旧的方法将预防分为三类，尽管所有三种方法都针对个体而且是"高风险方法"。这三个类别是：

（1）一级预防：一种阻止疾病进程开始的干预措施，例如：饮食控制侧重于减少非乳外源糖（NMES）的频繁摄入。

（2）二级预防：在早期阶段阻止疾病的进展，例如：控制患者早期龋齿的危险因素（如菌斑累积）和氟化物的应用等。

（3）三级预防（康复）：去除龋齿、修复牙齿、恢复形态和功能。

这些都是高风险的方法，当一个阶段开始而另一个阶段结束时，可能难以使用单一方法解决。因此，当代预防方法有利于综合高风险和人群方法预防疾病。口腔科团队需要意识到，当他们使用"高风险"方法与个人合作时，还需要在人群/社区层面开展工作以预防口腔和口腔科疾病。

## 风险评估

为了规划适当的个体化预防，重要的是进行全面的口腔健康评估（oral health assessment，OHA），并评估患者未来所面临的口腔和牙科疾病风险——风险评估。OHA中涉及的阶段和程序以及患者的检查在第6章中有详细描述。风险评估是一种临床判断，它衡量一些因素，这些因素决定了个体在不久的将来会患上或发展为新疾病的风险。

在英国，OHA越来越多地被用作正式过程，并且成为口腔临床路径的第一个范例（Hally and Pitts，2004）。护理路径已经在世界许多地方流行起来，相信路径可以确保患者在指定时间的范围内接受针对诊断的标准护理包（Harris and Bridgeman，2010）。虽然文献中的术语和解释存在一些混淆，但可以确定两个关键要素：医疗团队给予的护理顺序和时间安排，以及患者在护理途径中的病程发展（Harris and Bridgeman，2010）。在英国，OHA被视为临床途径，作为NHS口腔科的入门。OHA的关键要素是：预防疾病、提供生活方式的建议、讨论治疗和预防需求，以及设定召回间隔（SDCEP，2011）。口腔健康评估如何作为临床途径如图7-6所示。该过程整合了来自患者和临床检查的信息，用以指导生成诊断和风险评估。这为个人护理计划提供了信息，理想地维持与口腔科团队的持续护理关系（NICE，2004；Steele，2009；SDCEP，2011）。这种持续的关系非常重要，因为纵向研究表明，与不规则的参与者相比，在一生当中定期参与护理的人，口腔健康状况更好。口腔健康

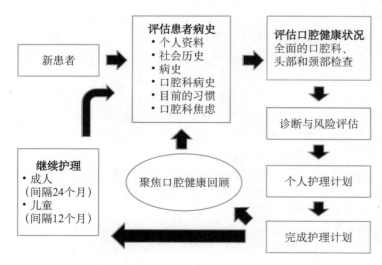

图7-6 口腔健康评估、风险评估和复诊间隔的整合。改编自 NICE（2004），Scottish Dental Clinical Effectiveness Programme（SDCEP，2011），Steele（2009）

需求评估和审查背后的基本原理被描述为促进"从恢复性方法转向患者护理,转向基于风险性预防的长期方法,并满足个体患者的特定需求"(SDCEP,2011)。为了实现从治疗到预防的重新定位,口腔科团队根据疾病的早期检测、未来风险预测、计划性的个人预防、控制口腔和牙科疾病的最小干预方法以及适当的回访原则,来制订个性化的护理计划(Banerjee and Watson,2011)。

口腔健康需求评估涉及对个人、口腔科、社会和医学史、当前习惯、疾病修饰因子的识别及其他详细的临床评估。修饰因子可以是保护性的,例如生活在饮水氟化的区域中;或者作为疾病的风险因素,例如糖尿病。在评估过程中,评估患者对先前预防性建议的依从性并估计未来的依从性。个人护理计划需要了解对于患者进一步发生口腔和牙科疾病风险的评估。方法见框 7-8。

---

**框 7-8　风险评估的步骤**

- 查看修饰因子。评估源自患者病史和临床检查的修饰因子,并检查对口腔健康评估中发现的口腔和牙科疾病与疾病病史的影响
- 预测未来疾病的风险。考虑龋齿、牙周病、牙体磨损和口腔癌以及其他黏膜疾病的个体风险,并评定风险等级(高、中、低)。必须通过以下考虑来平衡风险分配
  - 患者对自己的习惯和行为的自我报告可能不准确
  - 修饰因子可能会随时间而变化
  - 过去的疾病经历无法可靠地预测未来的疾病
  - 患者的依从性
- 评估患者口腔健康其他方面的风险,因为这也需要整合到整体护理计划中
- 给出总体风险评级(高、中、低)。高风险类别的任何疾

病都将高风险作为总体评级
- 如果需要,在成人(24 个月)和儿童(12 个月)的建议间隔内确定适当的重点口腔健康评估(FOHR)。根据总体风险评级和个人需求确定间隔。临床上不熟悉的新患者最初可能需要较短的复查间隔
- 告知并讨论患者的风险评级,解释预防需求和指定的复诊间隔。说明风险评级和复诊间隔将受到监控,并可能随着时间的推移而修改。为患者提供书面记录,总结与风险评级、预防建议和复诊间隔相关的主要决定
- 同意并设定下一次口腔健康评估的时间间隔,成人通常为 24 个月,儿童为 12 个月

改编自 Scottish Dental Clinical Effectiveness Programme (SDCEP,2011)

---

### 选择复诊的间隔

个人护理计划应确定适当的个性化预防计划、治疗的需要,以及适当的复诊间隔复查口腔健康。建议所有成年患者应在每 24 个月内接受 1 次 OHA。儿童应该在不迟于 3 岁,并且每隔 12 个月接受一次检查(NICE,2004;SDCEP,2011)。对于一些患者,可能需要稳定他们的口腔环境,控制疾病风险并在提供高级护理之前与口腔科团队建立持续的关系(Steele,2009)。建议的重点口腔健康回访(FOHR)应在推荐的复查时间间隔之间进行,具体取决于风险评估和在初始病情得到控制后重新评估患者的需要(SDCEP,2011)。

然而,这种方法不适合急诊患者(Steele,2009;SDCEP,2011)。在这些情况下,虽然临床医生被建议采集完整的病史,并完成口腔黏膜检查(SDCEP,2011),但建议先进行基本的评估告知然后即刻处理问题。一旦疼痛缓解和稳定,就应该鼓励患者参加详细的 OHA。

### 风险评估中的考量

文献中有许多方法建议如何进行风险评估和计

划。来自苏格兰(SDCEP,2011)的一个例子,其中患者的整体风险条件是沿着图 7-7 所示的一系列逻辑步骤来评估的。这种风格的观点说明了口腔科团队如何为发展中的口腔疾病评估风险。

在 SDCEP(2011)的例子中,该过程首先收集来自 OHA 和临床检查的所有信息。

根据样本算法(SDCEP,2011)所示,使用被识别为保护因素或风险因素的修饰因子将患者归类到不同的风险类别。那些没有风险因素的人在临床上评估是否患病。如果患者没有活动性疾病,并且有证据证明前 2～3 年都是这种情况,那么患者将被分配到低风险类别。如果存在疾病,则估计疾病的严重程度并给予相关的临床关注。如果该病症不会引起临床问题,则将患者分配到中度风险类别。但是,如果该患者的疾患具有临床症状,那么他们将被分配到高风险类别。

对于具有修饰因子的患者,再次对其临床关注度进行评估,并将具有临床表现的患者分配到高风险组。若修饰因子不是临床所关注的,那么将审查患者的临床状况。如果没有疾病,则将患者分配到中等风险类别。如果存在疾病并引起相关临床表现,则将患者分配到高风险组。如果疾病不引起相关临床表现,

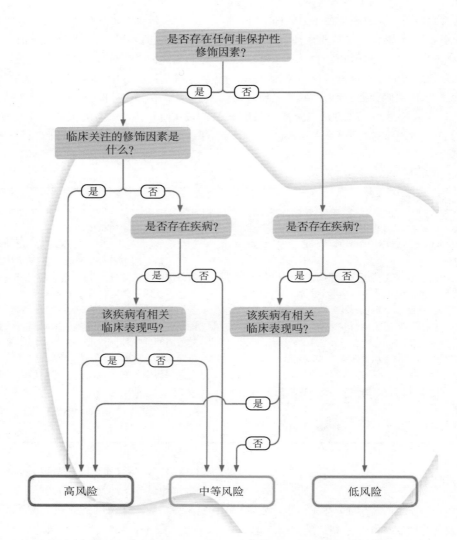

图 7-7 评估口腔疾病发展的风险水平。来源：SDCEP，2011 年。经 SDCEP，Dundee 许可转载

患者将被分配到中等风险组。

从"高风险、中等风险和低风险"的角度评估患者风险的概念仍然是一个新兴领域。有些人称之为直觉过程（NICE，2004）。然而，目前还没有明确的证据基础，最终确定风险水平。事实上，一些作者建议两个风险等级更合适：高风险和低风险。一个人有 1 颗龋齿而另一个人有 4 颗龋齿并不意味着龋齿过程本身在 4 颗龋齿的人身上发生得更快。存在龋坏的事实表明口腔中的条件有利于龋坏过程，因此必须尽快制订个体临床预防措施，而不是受龋坏牙齿数目的影响。

风险评估的目的是将患者与其口腔疾病相关的个人预防计划联系起来。关于如何将风险评估与循证医学预防方案联系起来的建议如图 7-8（龋齿）和图 7-9（牙周病）所示。

## 龋齿——个人护理计划

龋齿已被描述为一种饮食依赖性的微生物疾病，是可传染的（Shulman and Capelli，2018）。它是一种多因素疾病，需要时间、易感宿主（牙齿表面）、微生物和合适的底物（可发酵碳水化合物）。龋齿是一个动态的过程，伴随着牙齿的脱矿和再矿化的周期循环，这些周期依赖于保护和致病因素的存在。Featherstone（2006）描述了"龋齿平衡概念"，发生于保护因素（唾液流量、适量氟化物、低量 NMES 有利饮食）和病理因素（唾液减少、细菌生物膜、高糖及频繁摄入糖）的平衡之间。随着时间的推移，脱矿和再矿化循环可导致龋洞，病变逆转或保持静止（Shulman and Capelli，2008）。龋齿过程是无法预防的，虽然它是在牙齿的离子、代谢和微观水平上发生的功能性过

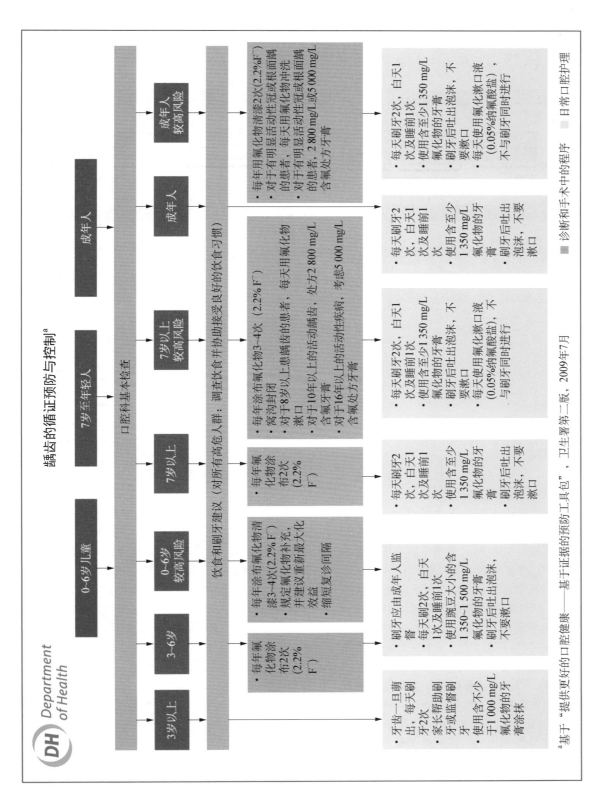

图 7-8　龋齿的循证预防与控制。来源：Public Health England (2014). Delivering better oral health: an evidence-based toolkit for prevention 3rd edition. 经 Public Health England 许可转载

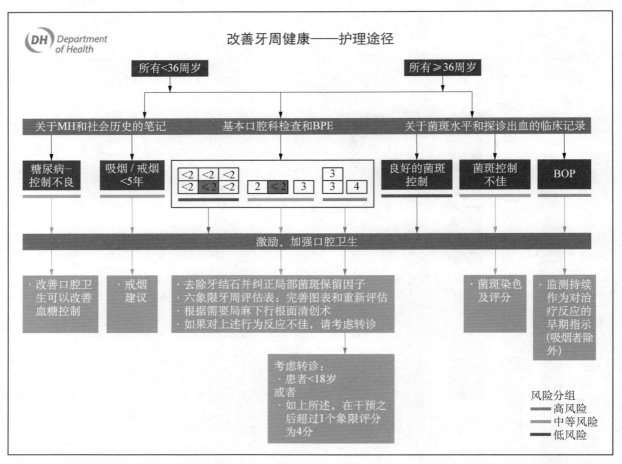

图 7-9　牙周健康的循证预防和管理。来源：Public Health England(2014)。Delivering better oral health：an evidence-based toolkit for prevention 3rd edition。经 Public Health England 许可转载

程,但是由其他因素造成的病理改变(Banerjee and Watson, 2011)。然而,有可能修改和控制这些因素并控制疾病。在龋齿预防中,优先考虑的是尽量减少外科干预并仅在去净腐质的范围内去除牙齿组织,其中洞型预备和材料选择应尽可能保留牙体组织结构(Pitts, 2011)。预防和治疗龋齿的护理计划如图7-8所示。年龄组和龋齿预防要求之间存在差异。这三组是：儿童(0~6岁),7岁以上儿童和年轻人以及成人。所有患者首先接受 OHA,并根据其年龄和存在的风险因素分类。当前的龋齿风险作为评估的要素之一。龋齿风险的各种阈值被称为"RAG"评级。在英国北部的一个例子中,在过去的 2~3 年中没有活动性龋齿和牙体修复病史的人被归类为低风险(G, green rating,绿色评级)(Harris and Bridgeman, 2010)。在同一个例子中,具有一个活动性龋病并且在过去的 2~3 年内没有牙体修复病史的个体被评为中度风险(A, amber rating,琥珀等级)和具有多于一个活动性病变的个体,其具有以下历史：在过去的

2~3 年内要求对活动性龋齿进行修复治疗,被确定为高风险(R, red rating,红色评级)。分类学家仍在讨论每个群体(低、中、高风险)的临界点和阈值。在图 7-8 所示的英格兰卫生部护理计划中,鼓励牙医根据患者的风险等级制订预防措施。预防的估算方法是循证的,虽然临床医生可能有不同的报告列表,但他们必须提供完整的临床记录。在英国的例子中,当对患者风险评级时,所有患者不管其风险等级,必须首先进入初始阶段以接受关于刷牙、饮食和菌斑控制的建议。需重点帮助那些患龋的高危人群,采取良好的饮食习惯,可能包括饮食摄入量的个体评估。然后根据龋齿风险和目前的循证指南对患者进行氟化物补充。例如,对患龋高风险的成人建议使用含 2 800~5 000 mg/L 的含氟牙膏,除去刷牙外,每天使用氟化物漱口液漱口,每年 2 次 2.2％涂布氟化物涂膜。

氟化物涂膜的应用已成为一种最有效的外用氟化物的补充方法。应用氟化物涂膜的关键考量见框 7-9。

| 框 7-9　氟化物涂膜的应用 |
| --- |
| <ul><li>评估患者的病史。溃疡性结肠炎、口腔黏膜炎患者以及有过敏史的儿童（包括哮喘）禁忌使用涂膜</li><li>建立适当的交叉感染控制程序</li><li>去除软垢菌斑</li><li>用棉卷或三用枪干燥牙面</li><li>使用 0.25 mL 涂膜并用迷你刷涂抹乳恒牙的点隙裂沟及邻面</li><li>建议患者在涂氟后 30 分钟内避免进食和饮水，接下来的 4 小时内仅食用软食</li></ul>改编自 Delivering Better Oral Health（Department of Health，2009） |

随着循证的补充积累，口腔科团队将完善针对所有年龄组和风险类别的龋齿预防和临床监控协议。表 7-1 详细列出了口腔科团队预防龋齿的口腔健康关键信息和临床干预措施。本书的其他部分介绍了早期龋齿的临床监控程序以及儿童和成人龋齿的临床监控。

### 牙周病——个人护理计划

近年来，牙龈炎和牙周病的病因和发展之间的相关联系概念发生了巨大变化。传统的"进行性"疾病模型现在已被"突发理论"所取代，意味着牙周病具有"短暂突发"活动，随后是静止期。牙龈炎不一定会导

表 7-1　龋齿的预防，基于《提供更好的口腔健康》（Department of Health，2009）

| 适用于 0～3 岁的儿童 | 临床预防 |
| --- | --- |
| <ul><li>鼓励母乳喂养作为婴儿的最佳营养</li><li>不鼓励 1 岁内使用奶瓶喂养</li><li>不要在断奶食物或任何饮料中加糖</li><li>含糖食品和饮料 1 天不得超过 4 次</li><li>使用无糖药物</li><li>将含糖食品和饮料的数量保持在最低水平，并在用餐时食用</li><li>一旦牙齿萌出即鼓励父母帮助婴儿刷牙并监督大龄儿童的刷牙</li><li>使用含氟量不超过 1 000 mg/L 的牙膏。每次使用量不要超过薄薄一层</li></ul> | |
| **适合 3～6 岁的所有儿童** | **临床预防** |
| <ul><li>每天睡前和其他时间刷牙（监督）各 1 次</li><li>使用豌豆大小的 1 350～1 500 氟化物的氟化牙膏</li><li>刷牙后不要漱口，鼓励孩子吐出泡沫</li><li>含糖食品和饮料应限制在用餐时间内，当天不得超过 4 次</li><li>使用无糖药物</li></ul> | <ul><li>建议使用 2.2％氟化物，在 1 年内 2 次涂氟</li></ul> |
| **对于所有被确定为高风险的儿童，包括有特殊需要的儿童** | **临床预防** |
| <ul><li>每天睡前和其他时间刷牙（监督）各 1 次</li><li>使用豌豆大小或涂抹量为 1 350～1 500 氟化物的氟化牙膏</li><li>刷牙后不要漱口，鼓励孩子吐出泡沫</li><li>含糖食品和饮料当天不得超过 4 次</li><li>如果需要含糖和葡萄糖聚合物的膳食补充剂，除非另有临床指导，否则尽可能在进餐时给予</li><li>告知父母补充剂和牙齿缺失潜在的相关风险</li><li>使用无糖药物</li></ul> | <ul><li>建议使用 2.2％氟化物，在 1 年中涂氟 3～4 次</li><li>建议补充氟化物</li><li>分析饮食，采取良好的饮食习惯</li><li>确保使用无糖药物，并确保服药的时间以尽量减少引起龋齿的可能性</li><li>缩短回访间隔</li></ul> |
| **适合所有 7 岁以上的儿童和年轻人** | **临床预防** |
| <ul><li>每天刷牙 2 次，早晚 1 次</li><li>使用含有 1 350 或以上的氟化牙膏</li><li>刷牙后不要冲洗，鼓励儿童和青少年吐掉泡沫</li><li>含糖食品和饮料应限制在用餐时间内，当天不得超过 4 次</li></ul> | <ul><li>建议使用 2.2％氟化物，在 1 年内 2 次涂氟</li></ul> |

（续表）

| 对于所有被确定为高风险的 7 岁以上儿童和年轻人，包括有特殊需要的儿童 | 临床预防 |
|---|---|
| <ul><li>每天刷牙 2 次，早晚 1 次</li><li>使用含有 1 350 或以上的氟化牙膏</li><li>刷牙后不要冲洗，鼓励儿童和青少年吐掉泡沫</li><li>每天使用氟化物漱口液（0.05％NaF），但需要另外刷牙</li><li>含糖食品和饮料应限制在用餐时间内，当天不得超过 4 次</li></ul> | <ul><li>建议使用 2.2％氟化物，在 1 年中涂氟 3～4 次</li><li>对于 8 岁及以上高危儿童，每天使用氟化物漱口水</li><li>对于 10 岁以上的儿童，如果是高风险儿童，可以使用含有 2 800 mg/L 的氟化牙膏</li><li>对于高风险的 16 岁及以上人士，使用 5 000 mg/L 的氟化牙膏</li><li>分析饮食，采用良好的饮食习惯</li><li>恒牙窝沟封闭</li></ul> |

| 适合所有成年人 | 临床预防 |
|---|---|
| <ul><li>每天刷牙 2 次，早晚 1 次</li><li>使用含有 1 350 或以上的含氟牙膏</li><li>刷牙后不要冲洗，吐掉</li><li>含糖食品和饮料应限制在用餐时间内，当天不得超过 4 次</li></ul> | |

| 对于被确定为高风险的成年人，包括有特殊需要保持口腔干燥、活动性衰退或其他易感因素的成年人 | 临床预防 |
|---|---|
| <ul><li>每天刷牙 2 次，早晚 1 次</li><li>使用含有 1 350 或以上的含氟牙膏</li><li>刷牙后不要冲洗，吐掉</li><li>含糖食品和饮料应限制在用餐时间内，当天不得超过 4 次</li><li>每天使用氟化物漱口液（0.05％NaF），与刷牙时间错开</li></ul> | <ul><li>建议使用 2.2％氟化物，1 年涂氟 3～4 次</li><li>对于高风险人士，每天使用氟化物漱口液</li><li>对于高风险可能的人，使用含有 2 800～5 000 mg/L 的氟化牙膏</li><li>分析饮食结构，采用良好的饮食习惯</li></ul> |

注：来源，Department of Health（2009）。

致牙周病和牙齿脱落。牙周病通常进展缓慢。牙龈炎是一种可逆性疾病，牙周病却不是。在人群水平上，虽然牙龈炎很普遍，但是只有较小比例的人群患有严重的破坏性牙周病。例如，在英格兰的成人牙齿健康调查中，大约 8％的人被发现患有严重的破坏性牙周病。许多风险因素和指标与牙周病的发展有关。Novak（2008）将这些因素分为四个领域：

（1）个体因素：细菌、宿主反应、牙齿形态和修复/菌斑保留因子。

（2）系统因素：年龄、性别、免疫缺陷、激素、基因型。

（3）环境因素：吸烟、营养、肥胖、压力。

（4）经济因素：有机会获得口腔科护理和社会经济环境。

预防和管理牙龈炎和牙周病的方法着重于采用有效的牙菌斑控制措施，改变菌斑保留因子以及有效控制和管理系统因素。应该在人口层面得到支持，重点放在有效的牙菌斑控制和戒烟干预措施上，同时更广泛地关注健康的社会决定因素。

参加口腔科检查的患者应筛选和监测牙周疾病的存在，包括任何必要的射线照片，以帮助诊断和决定护理计划。在图 7-9 中复制了一个使口腔科小组能

够预防和管理牙龈炎和牙周病的护理计划。使用基本牙周检查（BPE）评估临床状态的标准，详见框 7-10。

| 框 7-10　牙周基础检查（BPE） |
|---|
| 基本牙周检查需要使用标准化探针。用轻微压力检查牙周组织并评估出血、菌斑附着和牙周袋深度。以下标准适用于五个指数：<br>0，没有出血或牙周袋<br>1，牙周袋探针出血，但深度不超过 35 mm<br>2，存在附着性菌斑，但深度不超过 3.5 mm<br>3，牙周袋深度大于 3.5 mm 但小于 5.5 mm<br>4，有深牙周袋且深度大于 5.5 mm<br>来源：British Society of Periodontology（2011） |

同上文中的龋齿分级一样，根据 RAG 评级分配牙周病风险评估。在 BPE 上获得 3 分或以上的个体，或牙周袋探诊＞3.5 mm，被指定为高风险等级（R，红色）。菌斑控制不良或糖尿病未控制或在同一象限内出现探诊出血或有菌斑且测得牙周袋个体被指定为琥珀等级（A，琥珀色）。在 BPE 得分为 2 分或更低的且菌斑控制良好的个体被分配绿色等级（G，绿色）。所有患者均需获得改善其斑块控制的帮助支持。在

琥珀等级中,使用菌斑显示剂以增强菌斑控制,并去除或修改菌斑保留因子。在 BPE 为 3 分的人中,进行深刮和根面平整。如果干预后病情仍无法解决,可能需要转诊至专科医生。鼓励吸烟者寻求戒烟建议。对于高危人群,重点是菌斑控制,改变局部菌斑保留因子以及最小化激素因子的影响,附加根面平整。如果病情无法解决,则需要早期监测和转诊。

表 7-2 详细列出了口腔科团队预防牙周病的关键口腔健康信息和临床干预措施。牙龈炎和牙周病的临床管理程序将在第 18 章涉及。

表 7-2　牙周疾病的预防,基于《提供更好的口腔健康预防》(Department of Health,2009)

| 所有成人和青少年 | 临床预防 |
| --- | --- |
| ● 每天刷牙 2 次,睡前和其他时间各 1 次<br>● 使用小头的圆头细刷毛牙刷或带有摆动或旋转头的电动牙刷<br>● 不要吸烟<br>● 应考虑使用含有三氯生共聚物或三氯生柠檬酸锌的牙膏,以更有效地控制牙菌斑<br>● 含氟化亚锡的牙膏可减少牙龈炎<br>● 使用合适的邻间刷或牙线清洁邻间隙<br>● 接受并保持良好的饮食习惯 | ● 示教患者牙菌斑控制方法,帮助患者发现和接受牙菌斑控制技巧<br>● 探索提高或改善系统性因素控制的可能性<br>● 调查烟草使用情况,指导患者去戒烟中心<br>● 分析饮食,支持采纳良好的饮食习惯 |
| 对于有相关病史,或正在佩戴正畸矫治器或有明显菌斑积聚的儿童 | 临床预防 |
| ● 每天刷牙 2 次,睡前和其他时间各 1 次<br>● 使用小头的圆头细刷毛,或可以轻松握在手中的带有角度细刷毛的紧凑头牙刷或带有摆动或旋转头的电动牙刷<br>● 接受并保持良好的饮食习惯 | ● 示教患者牙菌斑控制方法,帮助患者发现和接受牙菌斑控制技巧<br>● 分析饮食,支持采纳良好的饮食习惯 |

注:来源,Department of Health(2009)。

## 口腔癌和其他黏膜病变

与龋齿和牙周疾病一样,口腔癌和其他口腔黏膜病变具有多因素病因。

表 7-3 详细列出了口腔科团队预防口腔癌的关键口腔健康信息和临床干预措施。口腔黏膜病变(包括口腔癌)的临床管理程序见第 13 章。

表 7-3　牙周疾病的预防,基于《提供更好的口腔健康预防》(Department of Health,2009)

| 所有成人和青少年 | 临床预防 |
| --- | --- |
| ● 不要使用无烟烟草,例如槟榔<br>● 不要吸烟<br>● 适度饮酒<br>● 保持良好的饮食习惯<br>● 每天至少食用五种水果和蔬菜 | ● 如果患者吸烟,记录吸烟史并建议去戒烟服务机构<br>● 如果患者嗜酒,记录饮酒史并建议去戒酒服务机构 |

注:来源,Department of Health(2009)。

## 牙齿磨损

与牙齿磨损有关的趋向尚不清楚。病因是多因素的,可包括磨牙症、刷牙习惯和应力疲劳、牙齿解剖、唾液成分和流动性,胃肠道反流的内源性酸或 NMES 的消耗以及引起脱矿的酸性食品和饮料。有关预防牙齿磨损的证据指南有限。目前最佳的具有实践性建议的是腐蚀性饮料应在进餐时饮用,且一次饮完。患者应避免直接饮用未稀释的浓缩果汁。在食用可能有腐蚀性的饮料后,30 分钟内避免刷牙。

## 风险沟通

进行了 OHA 和风险评估之后,显而易见的问题包括:评估应该向患者传达什么、传达多少? 沟通的目的是什么？口腔科医生应该用什么方式来传达这些信息？

隐瞒患者患病风险的信息是不道德的，需要准确、可靠和有效地假设存在此类风险。患者有权获得有关口腔健康的信息，OHA 和风险评估的结果也不例外。如果沟通的目的是支持行为改变，那么将风险有效地传达给患者是很重要的。

行为科学家已经表明，一般来说，患者难以理解风险相关信息，所以使用一些策略沟通风险比较好。因此，个性化的风险信息比通用的更好，用不同的方法沟通亦更好，例如，图形和图片。

正如早期口腔科健康教育的例子一样，风险信息其实并未真正触及人们。大多数人已经严格关注了健康风险。但不幸的是，这种广泛持有的信念通常是不准确的。诸如"不切实际的乐观主义"的现象，人们会认为他们不会像他人一样经历各种负面事件，从心脏病到离婚。这种现象背后的原因包括缺乏相关问题的经验，迷信如果事情尚未发生，则将来不太可能发生，且刚愎自用认为凡事与人控制事件的能力有关。另外，可能存在"不切实际的悲观主义"，认为有些疾病是可怕的，对其知之甚少，且不受个人控制，例如癌症。与此同时，错误的信念会影响人们对自身疾病风险的估计。例如，女性死于乳腺癌的概率高于心脏病，尽管女性患心脏病的死亡率是乳腺癌的 9 倍。人们低估了恐惧较少、更易理解且病因更可控的疾病（如心血管疾病）相关的健康风险。人们对健康风险的理解和评估主要取决于情绪而非事实。对一个人患病风险的情绪反应很重要，因为他们被假设与参与疾病预防行为的动机有关。例如，尽管有理由的是人们对疾病风险的关注可能会增加其参与保卫健康行为的动机，但无理由的恐惧和焦虑会导致人们忽视或忘记风险信息，并且放弃任何解决风险的尝试。因此，非常重要的是，将风险评估信息个体化、可靠和准确清楚地传达给患者，让患者确信这些风险的程度和准确性。

## 总结

需要有一个强有力的公共卫生协调系统，该系统承认口腔健康的常见风险因素，为口腔科团队提供支持，并向患者提供有关如何最大限度地减少和减轻疾病风险因素的信息。因此，预防是个性化的、适合患者的风险水平的、循证的，并向患者仔细解释并获得理解的，这些都包括在患者的整体护理计划中。口腔预防的设定还必须基于对 CRFA 和对健康总体决定因素的理解。

## 参考文献

［1］Adair，P.，Ashcroft，A.（2007）Theory-based approaches to the planning and evaluation of oral health education programmes. In：Pine，C.，Harris，R.，eds. Community Oral Health. 2nd edn. London：Quintessence Publishing Company Limited.

［2］Ajzen，I.（1985）From Intentions to actions：a theory of planned behaviour. In：Kuhland，J.，Beckman，J.，eds. Action-control：From Cognition to Behavior. Heidelberg：Springer；pp.11-39.

［3］Asimakopoulou，K.，Daly，B.（2009）Adherence in dental settings. Dental Update 36：626-630.

［4］Banerjee，A.，Watson，T.（2011）Pickard's Manual of Operative Dentistry. 9th edn. Oxford：Oxford University Press.

［5］Barker，T.（1994）Role of health beliefs in patient compliance with preventive dental advice. Community Dentistry and Oral Epidemiology 22：327-330.

［6］Beck，J.（1998）Risk revisited. Community Dentistry and Oral Epidemiology 26：220-225.

［7］Beauchamp，T.，Childress，J.（2008）Principles of Biomedical Ethics. 8th edn. New York：Oxford University Press.

［8］British Society of Peridontology.（2011）Referral Policy and Parameters of Care. Available from：http://www.bsperio.org.uk/publications/downloads/28_143801_parameters_of_care.pdf（accessed 21st July，2011）.

［9］Burt，B.A.，Eklund，S.A.（2005）Research designs in oral epidemiology. In：Burt，B.A.，Eklund，S.A.，eds. Dentistry，Dental Practice and the Community. Philadelphia：Saunders；pp.173-202.

［10］Department of Health and the British Association for the Study of Community Dentistry.（2009）Delivering Better Oral Health：An Evidence based Toolkit for Prevention. 2nd edn. London：Public Health England.

［11］Department of Health and the British Psychological Society.（2008）Improving Health：Changing Behaviour. NHS Health Trainer Handbook. London：Public Health England and Department of Health England.

［12］Featherstone，J.（2006）Caries prevention and reversal based on caries balance. Paediatric Dentistry 28：128-132.

［13］Flesch，R. 1948. A new readability yardstick. Journal of Applied Psychology 32：221-233.

［14］Frazier，P.J.（1992）Research on oral health education and promotion and social epidemiology. Journal of Public Health Dentistry 52：18-22.

［15］Gollwitzer，P.M.（1993）Goal achievement：the role of intentions. European Review of Social Psychology 4：141-185.

［16］Hally，J.D.，Pitts，N.B.（2004）Developing the first dental care pathway：the oral health assessment. Primary Dental Care 12：117-121.

［17］Harris，R.，Bridgman，C.（2010）Introducing care pathway commissioning to primary dental care：the concept. British Dental Journal 209：234-239.

［18］Jacob，M.C.，Plamping，D.（1989）The Practice of Primary Dental Care. London：Wright.

［19］Jones，D.，Rankin，K.V.（2008）Oral cancer and associated risk factors. In：Cappelli，D.P.，Mobley，C.C.，eds. Prevention in Clinical Oral Health Care. St Louis：Mosby；pp.68-77.

［20］Kuhner，M.K.，Raetzke，P.B.（1989）The effect of health beliefs on the compliance of periodontal patients with oral hygiene instructions. Journal of Periodontology

60：51-56.

[21] Miller，W. R.，Rollnick，S.（2002）Motivational Interviewing：Preparing People for Change. London：The Guildford Press.

[22] Munday，B. P.（2003）Dental health education in primary dental care. Department of Community Special Care Dentistry，King's College Hospital NHS Trust.

[23] Newton，J. T.（1995）The readability and utility of general dental practice patient information leaflets：an evaluation. British Dental Journal 178：329-332.

[24] NICE.（2004）Dental Recall：recall interval between routine dental examinations. Clinical Guideline 19，October 2004. London：National Institute for Clinical Excellence，Appendix D：NHS England clinical care pathways：overview of oral health assessment and oral health review；p. 22.

[25] NICE.（2007）Behaviour change at population，community and individual levels. NICE public health guidance 6. October 2007，London：National Institute for Clinical Excellence.

[26] Novak，K.（2008）Periodontal disease and associated risks. In：Cappelli，D. P.，Mobley，C. C.，eds. Prevention in Clinical Oral Health Care. St Louis：Mosby；pp. 56-65.

[27] Pitts，N. B.（2011）Modern perspectives on caries activity and control. Journal of the Americal Dental Association 142(7)：790-792.

[28] Prochaska，J.，Di Clemente，C.（1984）The Transtheoretical Approach：Crossing Traditional Boundaries of Therapy. Homewood，IL：Dow-Jones Irwin.

[29] Rose，G.（1985）Sick individuals and sick populations. International Journal Of Epidemiology 14：32-38.

[30] Rosenstock，M.（1990）. The health belief model：explaining behaviour through expectancies. In：Glanz，K.，Lewis，F. M.，Rimer，B. K.，eds. Health Behavior and Health Education：Theory，Research and Practice. San Francisco：Jossey-Bass；pp. 39-62.

[31] Scottish Dental Clinical Effectiveness Programme（2011）Oral Health Assessment and Review. Available from：http：//www. sdcep. org. uk/published-guidance/oral-health-assessment/（accessed 21st July，2017）.

[32] Sheiham，A.，Croucher，R.（1994）Perspectives on improving chair-side dental health education for adults. International Dental Journal 44：202-206.

[33] Sheiham，A.，Watt，R. G.（2000）The common risk factor approach — a rational basis for promoting oral health. Community Dentistry and Oral Epidemiology 28：399-406.

[34] Shulman，J. D.，Capelli，D. P.（2008）Epidemiology of dental caries. In：Cappelli，D. P.，Mobley，C. C.，eds. Prevention in Clinical Oral Health Care. St Louis：Mosby；pp. 1-13.

[35] Steele，J.（2009）NHS dental services in England. An independent review led by Professor Jimmy Steele. Available from：http：//dorsetldc. org/pdf/Independent%20Review%20of%20NHS%20Dentistry_Full%20Report. pdf（accessed 21st July，2017）.

[36] Steele，J.，O'Sullivan，I.（2011）Executive Summary：Dental Health Survey. London：The Health and Social Care Information Centre.

[37] Steptoe，A.，Wardle，J.，Vinck，J.，Tuomisto，M.，Holte，A.，Wichstrøm，L.（1994）Personality and attitudinal correlates of healthy and unhealthy lifestyles in young adults. Psychology and Health 9：331-343.

[38] Tones，K.，Green，J.（2004）Health Promotion：Planning and Strategies. London：Sage Publications.

[39] Tones，K.，Tilford，S.（1994）Health Education，Effectiveness，Efficiency and Equity. London：Chapman and Hall.

[40] Watt，R. G.（2007）From victim blaming to upstream action：tackling the social determinants of oral health inequalities. Community Dentistry and Oral Epidemiology 35：1-11.

[41] World Health Organization.（1986）The Ottawa charter for health promotion. Health Promotion 1. Geneva：World Health Organization；pp. i-v.

[42] World Health Organization.（2003）Adherence to longterm therapies：Evidence for action. Available from：http：//www. who. int/chp/knowledge/publications/adherence_report/en/（accessed 21st July，2017）.

# 口腔影像学规程
## Procedures in Dental Imaging

*Jackie Brown and Jonathan Davies*

# 第8章

## 引言

X线影像学是口腔科学中一种重要的诊断工具。与其他诊断工具不同，X线影像学涉及患者辐射照射伤害风险，因此，做X线检查前，需在获得有效诊断信息与成像时的辐射伤害风险两者间进行平衡。因此，辐射防护是X线影像学的核心原则，是立法、选择标准、权衡、质量保证和审查方案的基础。

## 口腔科成像辐射防护规程

用于诊断的放射检查中，患者在各种程度的X线中暴露，有可能对DNA和细胞结构造成损伤，最终导致肿瘤出现。该现象被称为体细胞随机效应，在阈值剂量下，这些效应不会发生。因此，任何电离辐射剂量都有可能诱发肿瘤，但风险水平与照射水平成正比，因此，照射应尽量保持低水平。合理获得图像前提下最低辐射暴露水平（ALARA）原理提倡坚持在满足诊断图像前提下，使用尽可能低电离辐射照射，以便将伤害风险降低到其最低可能水平。基于辐射对患者造成的伤害，决定做X线诊断时，其诊断意义必须高于辐射伤害。

通常拍摄口腔科X线片时，患者接受的辐射剂量较低，但必须注意的是，口腔科X线片的使用频率远远高于医学射片，且往往用于年轻患者群体，年轻患者群体受电离辐射伤害风险更高。因此，了解口腔科X线片的辐射防护措施非常重要，可以降低患者风险水平。

### 权衡和选择标准

辐射防护的基本原则为有临床需要，且在对患者的诊断意义大于摄片电离辐射的伤害时，认为有必要做X线检查。应始终考量检查目的，并且始终要权衡

能达到检查目的的任何其他可避免或减少X线辐射的成像方法。英国和欧洲指南（Faculty of General Dental Practitioners，2013；European Commission，2004）中要求该过程，即称为"权衡"。通常由提出摄片要求的牙医来负责权衡潜在利弊。

目前已制定选择标准来协助该决策过程。《口腔科X线影像学的选择标准》由口腔科全科医师学会（2013）出版，欧洲委员会口腔科放射学辐射防护指南，《口腔科操作中X线检查使用安全手册（2004）》，作为口腔科各亚专业选择X线检查的适应证，包括：牙体牙髓学、牙周病学、正畸学、种植学和正颌正畸。包括英国正畸学会在内的专业协会，也制定了针对正畸相关的成像选择标准（BOS，2015），美国口腔和颌面放射学会在北美实施了类似指南（Isaacson et al.，2008）。

在过去20年间，全景影像水平显著提高，全景并不仅仅只是作为"筛选"检查（Rushton，Horner and Worthington，2002a，b）。全景X线影像学的适应证包括：

- 超过牙槽骨范围的病理改变。
- 全身麻醉的口腔科手术前。
- 正畸评估。
- 第三磨牙的评估。
- 下颌牙骨折。
- 如牙周袋>5 mm且在>1象限中，当其他视图不可用时，进行牙周评估。
- 洁牙或多次拔牙前。
- 种植体植入前。

该选择标准也可用于正畸矫正X线影像学（Faculty of General Dental Practitioners，2013），也包括在正畸矫正诊断和治疗中使用，以及头颅侧位片的决策流程图。

## 患者辐射防护技术

| 措　施 | 理　由 |
| --- | --- |
| 仅在有临床证据时拍摄 X 线片 | 这是辐射防护的基本原则,也是国际辐射防护委员会(ICRP)制定的辐射防护首要原则 |
| 定期维护 X 线器械;理想情况下,每年需对 X 线器械进行维护 | 为确保运行正常;为检测管头 X 线是否泄漏,确保定时准确,X 线输出精准 |
| 应定期监测球管输出,对比相似器械的剂量 | 允许确定"剂量参考水平"(DRL)——特定 X 线片检查不应超出的剂量 |
| 应包括铝过滤,对于伏特最高 70 kV 口腔科 X 线球管总计为 1.5 mm,以在其离开 X 线组时过滤 X 线束 | 应确保在光束抵达患者前过滤,确保已从光束中移除了有危害的低能 X 线光子 |
| 使用 60 kV 和 70 kV 操作的现代口腔科口内 X 线器械,如有可能,应尽量使用直流(DC) | 与在 50 kV 电压操作机器相比,60～70 kV 区工作电压可减少辐射剂量,且由于照射时间较短,直流(DC)单元也能减少辐射剂量(National Radiological Protection Board/Department of Health, 2001) |
| 使用矩形瞄准仪进行口内 X 线影像成像 | 可降低 X 线暴射视野以匹配牙片大小,从而减少无关照射。患者剂量可减少 30%～50% |
| 焦距到皮肤距离为 200 mm | 该距离可确保较窄的平行束,从而消除管口处产生的散射 |
| 应用 ALARA | 实现诊断图像的最低辐射 |
| 口内根尖片使用平行投照技术 | 优点:<br>• 是最准确的技术,可避免重拍<br>• 穿过牙弓引导射线束,通常不能向下朝向身体的躯干<br>• 允许可重复成像,因此可更好地与以往的牙片进行对比 |
| 对于口内片:<br>• 使用最快的传统成像(F 速度),或<br>• 使用提供诊断图像的数字传感器 | 最敏感图像接收器减少了照射时间。与 E 速度牙片相比,F 速度牙片的照射时间缩短了 20%。数字口内传感器可能会减少照射时间(固态传感器,包括略多于 PSP 的 CCD/CMOS),但此种影响可通过已报告重拍增加以及 CCD/CMOS 传感器较小图像区相抵消,较小图像区需要更多图像才能覆盖所需区域(Wenzel and Møystad, 2010) |
| • 使用口内 X 线影像学专用牙片夹和光束瞄准器械 | 这有助于在照射过程中正确进行光束对准和图像接收器稳定,从而确保获得定位良好的 X 线片。也可避免患者需要用手指承托牙片 |
| 对于口外片:<br>• 使用适当匹配的传统牙片和增感屏 | 传统口外牙片具有指定的彩色灵敏度光谱,应与相同彩色发射光谱的增感屏匹配,以便进行适当的照射 |
| • 使用优化剂量以匹配或改进常规口外牙片的数字成像系统 | 口外数码 X 线片系统可能使用直接照射传感器 CCD/CMOS 或 PSP。当使用 PSP 时,可从暗盒取出增感屏,因此,可能会导致不再有剂量减少的优点 |
| 对于全景片:<br>• 使用配备恒定电位发电机的机器 | 与常规 AC(交流电)单元相比,恒定电位(DC)X 线机器可提供的辐射剂量较低 |
| • 尽可能使用现场限制设备 | 如仅可外露相关区域,可有效减少辐射剂量。选择"仅齿列"模式,最多可减少 50% 辐射照射(Lecomber et al., 2000) |
| 确保有相应的质量保证计划 | 此项可监测和帮助保持良好的质量 X 线片,减少重拍 |

（续）

| 措　施 | 理　由 |
|---|---|
| 尽可能避免最弱势群体进行 X 线检查；包括儿童和孕妇<br><br>如需对孕妇进行口腔科 X 线片检查，铅防护衣可以提供心理安慰；如 X 线束瞄准腹部，必须提供铅防护衣 | 对儿童伤害风险大于对成人的伤害风险： |

| 年龄组（年） | 癌症风险的倍增因子 |
|---|---|
| <10 | ×3 |
| 10～20 | ×2 |
| 20～30 | ×1.5 |
| 30 | ×1 |
| 30～50 | ×0.5 |
| 50～80 | ×0.3 |
| 80＋ | 可忽视风险 |

（Faculty of General Dental Practitioners，2013）

对孕妇的风险是可能会对腹中胎儿造成伤害。在第 1～3 个月孕期风险最大

| 措　施 | 理　由 |
|---|---|
| 确保对员工提供 X 线片技术、处理、QA 和辐射防护的充分培训，并进行定期更新 | 可确保保持质量，员工使用最佳 X 线片技术，以避免不必要的重拍和应用有效的辐射防护 |

注：CCD/CMOS，电荷耦合器件/互补金属氧化物半导体；PSP，光刺激磷光板；QA，质量保证。

## 员工辐射防护技术

| 措　施 | 理　由 |
|---|---|
| 确保口腔科 X 线器械安装正确且在合适的受保护环境中 | 保护员工和患者都非常重要。X 线隔间外的工作人员不应接受每年超过 1 mSv 的额外照射 |
| 除患者外，在操作过程中，任何人均不应靠近口腔科 X 线设备 1.5 m 范围内，以及基本束流范围的任何区域，除非必须行为（例如：母亲安慰孩子）。进入受控区域的任何人员，均应受妥善保护，即：安慰者应穿戴铅保护装置。应记录 X 线检查时协助人员的详细信息 | 口腔科 X 线球管头周围的区域包含基本和散射辐射 |
| 在曝光途中，在任何情况下，操作人员都坚决不应托住图像接收器，间隔锥或 X 线球管 | 可能会导致操作人员接触到不应接受的各种程度散射线 |
| 口腔科 X 线设备操作人员应远离基本光束，理想情况下，应在相当于至少 0.25 mm 铅的保护屏后方，在该范围操作人员可操作器械 | 可通过增加操作人员和 X 线球管之间的距离，避免接触基本和散射辐射，因为辐射遵循平方反比定律。如无法达到合适距离，应使用铅屏 |
| 避免对准光束，从而避免其进入相邻房间或相邻区域 | 墙壁可能阻止 X 线穿透相邻房间，因此，避免照射邻近区域是明智之举。应咨询辐射防护顾问（RPA）有关口腔科手术室墙壁可提供的保护 |
| 应在进入 X 线的入口处放置警告标志 | 实施 X 线照射，应避免人员进入相关区域 |
| 如在 X 线片拍摄期间，需要其他人与患者并排站立，以帮助或承托患者，该人员应穿戴铅防护服 | 帮助者无须接受 X 线片照射，因此，应尽量接受保护，避免辐射照射 |
| 牙片式射线计量器或热释光剂量计（TLD）形式的个人监测设备，可由从事口腔科 X 线检查的工作人员佩戴 | 如 X 线片工作负荷很高，例如：每周超过 100 个根尖周照片，每周超过 40 个全景照片或如实施了锥形束 CT 检查，可推荐佩戴个人监测设备 |

（续）

| 措　　施 | 理　　由 |
|---|---|
| 对于因职业关系会接触辐射的员工,应采用剂量限制,例如:年度照射限制 ＝ 20 mSv［Ionising Radiation（Medical Exposure），Regulations，2018］<br>进行良好的口腔科手术辐射防护演练,操作人员受辐射影响剂量不应超过 1 mSv | 可以保护员工,避免过量辐射照射,确定可能有风险的情况 |
| 确保在使用后关闭 X 线设备 | 可确保无意外辐射发生 |

## 口腔科 X 线检查程序

### 长锥根尖片

该检查方法是对 1 个或 2 个牙齿及其直接支撑结构进行成像,且通过优化成像几何图形对图像进行设计,以尽可能提供准确不失真图像。可用于检测根尖病变、龋齿和牙周骨质缺失。

在牙体牙髓成像中可使用类似方法,在口内片拍摄中,可使用专门的牙片夹,将牙齿内的牙体牙髓专用器械和橡皮障均置于其中。

将图像接收器长轴和需研究牙齿平行放置,同时 X 线束与两个物体成直角对齐,进行根尖周 X 线拍摄。

#### 设备
- 口内胶片(牙片尺寸 0～2)或使用制造商推荐袋进行屏障包裹的数码图像接收器。
- 根尖周牙片/传感器支架。
- 配置矩形瞄准仪的口内 X 线球管。

| 措　　施 | 理　　由 |
|---|---|
| 进行检查,确认患者数据,例如:姓名、出生日期或地址 | 可保证摄片患者的准确 |
| 患者准备:移除假牙,并告知患者保持不动 | 可避免因伪影和患者移动导致的图像质量下降 |
| 将图像接收器插入牙片夹 | 为确保 X 线影像学期间能够支撑图像接收器,并确保其与 X 线束对齐。检查以确保在放置过程中图像接收器没有滑动 |
| 将牙片夹插入患者口中,使其与牙齿腭侧/舌侧平行 | 为确保图像接收器与成像物体相邻。在上颌骨中,由于腭形状弯曲,图像接收器可置于中腭区。在下颌骨中,图像接收器可相对牙齿放置,置于舌沟中 |
| 要求患者轻轻靠近牙垫,并用棉绒卷支撑(图 8-1) | 棉绒卷可支撑牙垫,可用于填充缺牙的任何空间 |
| 将定位环面朝患者皮肤放置;定位环不应与患者脸部接触 | 为确保 X 线锥靠近需成像物体,以减少图像的放大倍数,有助于 X 线锥的正确对准 |
| 将 X 线锥与定位环靠近,可确保矩形瞄准仪与定位环上的定位辅助装置正确对齐,这样,X 线锥末端与定位环平行,牙片夹臂与 X 线锥平行 | 为有助于 X 线锥的平行对准,确保矩形瞄准仪相对图像接收器正确放置,X 线锥前缘与图像接收器平行,以避免任何锥形切割或倾斜定位图像 |
| 选择曝光参数和曝光图像 | 选择曝光参数,以最佳方式显示牙齿和根尖骨组织。通常选择 65～70 kV 电压,其照射时间较短 |
| 从口中取出牙片夹和图像接收器,并采用外部屏障包带擦拭,然后处理屏障包带 | 为防止唾液污染。牙片处理器/图像读取器械唾液污染,可能会有较高的感染传播风险 |
| 处理图像接收器 | 获得最终图像的显示 |
| 评估图像的最终图像质量 | 确保图像的密度和对比度正确,以区分牙釉质、牙本质、牙髓和支撑骨;正确定位,确保无锥形切口、图像断层、无图像明显伸长或缩短;整个图像接收器外露;并评估是否有处理/加工错误 |
| 在临床记录中书写图像报告 | 符合英国 IRMER 电离辐射(医疗照射)规例(2018) |

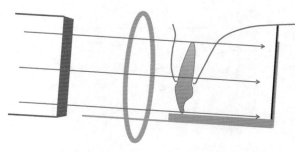

■ 配置矩形瞄准仪的X线球管　■ 牙和上颌牙槽骨
■ 配置定心器械的牙片支架　　━ X线束
■ 牙片

图 8-1　根尖片——平行投照技术

### 拍摄下颌阻生智齿的摄片技术

可使用组织钳将图像接收器插入后舌沟，并将其保持在适当位置。X线束位于下颌骨下边缘上方约1 cm 处，以及从眼睛外角落下的垂直线上。

用钳子夹住时，数字图像接收器，例如：光刺激磷光板（PSP）等很容易受损。可将透明管置于钳子上，或使用附加保护盖保护图像接收器，避免其受损。

### 图像质量标准

- 明确界定牙齿和周围牙周组织。
- 至少显示超出牙根尖 2 mm 的牙槽骨，虽然理想情况下，应是 4～5 mm。
- 相邻牙齿没有重叠。牙齿间牙槽骨边缘应清晰可见。
- 牙齿的伸长率/缩短率最小。
- 不应有因束角或图像接收器位置不当或图像接收器弯曲导致的图像几何失真。

- 对比度和密度应达到如下要求：应使牙釉质、牙本质和牙髓易于相互区分。

分角度投照技术是根尖片另一种投照方法。使用类似三角形原理，在接收器长轴和牙齿长轴之间有不可避免的角度，通过等分该角度进行牙齿成像。设想有一条线平分牙齿长轴和图像接收器，X线束垂直于该想象的平分平面。但本质问题是，由于 X 线束与二等分平面角度不当，可能会导致牙根缩短或伸长，且可能缺乏牙周和牙髓诊断所需细节信息，尤其是缺乏牙槽嵴界定。

## 咬翼片

该技术对牙冠、邻间隙、上颌后牙区和下颌前磨牙与磨牙的邻近支撑结构进行成像。不用于对单个牙齿的完整牙根和根尖组织进行成像。该项技术通过优化成像几何形式，提供精准且不失真的图像。它用于检测冠龋和邻面龋，也可用于评估牙周骨质缺失。使用该项技术时，应将牙片置于纵向（垂直）位置，但通常情况下，横向（水平）位置为常用。垂直咬翼技术在牙周诊断中更优先，因为该项技术可以展示的牙齿数量虽然较少，但牙槽骨深度较大；然而，更常用的技术是水平咬合。

拍摄时，将图像接收器与牙弓牙齿平行放置，将 X 线束与其双方呈直角放置。该项技术在患者的左右侧均可进行。

### 设备

- 使用制造商推荐包裹袋对数码图像接收器或口内胶片（牙片大小 0～2）进行屏障包裹。
- 咬翼牙片/传感器支架。
- 采用矩形瞄准仪的口内 X 线球管。

| 措　施 | 理　由 |
| --- | --- |
| 进行检查，确认患者数据，例如：姓名、出生日期或地址 | 可保证摄片患者的准确 |
| 患者准备：移除假牙，并告知患者保持不动 | 可避免因伪影和患者移动导致的图像质量下降 |
| 将牙片/图像接收器插入支架 | 为确保检查期间能够支撑图像接收器，并确保其与X线束对齐。检查以确保在放置过程中图像接收器没有滑动 |
| 将牙片夹插入患者嘴中，使其与上下牙齿的腭侧/舌侧平行，要求患者尽量贴紧 | 为确保足够覆盖，应放置图像接收器，以便可见前表面靠近尖牙远端。患者咬合时，检查该位置 |
| 将定位环面朝患者皮肤放置；定位环不应与患者脸部接触 | 为确保 X 线锥靠近成像物体，以减少图像的放大倍数，有助于 X 线锥的正确对准 |
| 将 X 线锥与定位环靠近，或使用牙片夹臂，确保矩形瞄准仪与牙片和任何定位辅助器的方向正确对齐，以及光锥末端与图像接收器垂直 | 为有助于 X 线锥的平行对准，确保矩形瞄准仪相对图像接收器正确放置，X 线锥前缘与图像接收器平行，以避免任何锥形切割或倾斜定位图像 |

（续）

| 措　施 | 理　由 |
|---|---|
| 选择曝光条件和曝光图像 | 妥善选择曝光条件很重要；当对咬翼图像进行成像时，可选择较低 kV（例如 60 kV，而不是 70 kV），以获得更高的图像对比度 |
| 从口中取出牙片夹和图像接收器，并采用外部屏障包带擦拭，然后处理屏障包带 | 为防止唾液污染。牙片处理器/图像读取器械唾液污染，可能会有较高的感染传播风险 |
| 对相对牙弓实施相同程序 | 启动左右侧成像 |
| 处理图像接收器或牙片 | 启动最终图像的显示 |
| 评估图像的最终图像质量 | 确保图像的密度和对比度正确，以区分牙釉质、牙本质、牙髓和支撑骨；正确定位，确保无锥形切口、图像断层、无图像明显伸长或缩短；整个图像接收器外露；并评估是否有处理/加工错误 |
| 在临床记录中书写图像报告 | 符合英国 IRMER 电离辐射（医疗照射）规例（2018） |

图像质量标准

- 应包括第一前磨牙的近中缘和第二磨牙的远端边缘。如智齿完全长出，应包括 7/8 的邻接触。
- 应显示上颌和下颌骨的牙槽嵴。
- 应无牙齿邻近表面的重叠。
- 所需密度和对比度，将取决于 X 线片用于诊断龋齿或诊断牙周病；通常情况下，对比度越大，检测龋齿越有利。
- 对于龋齿诊断，对比度和密度应使牙釉质、牙本质和牙髓易于区分。
- 对于牙周评估，可减少曝光条件，以避免牙槽嵴骨的曝光过度。

## 上颌标准咬合片

该技术对上切牙和其邻近支撑结构进行成像。该技术是对平分角技术的更改，使用类似三角形原理，我们可以优化几何形状，以尽量获得不失真图像。该技术可用于检测根尖病变，龋齿和牙周骨质缺失，以及阻生尖牙的定位，牙根骨折的识别以及任何折裂牙齿的定位，且可用于不能忍受该区域根尖片拍摄的患者。

设备

- 使用制造商推荐包裹袋对数码图像接收器或口内胶片（牙片大小 2～4）进行屏障包裹。
- 口内 X 线球管。

| 措　施 | 理　由 |
|---|---|
| 进行检查，确认患者数据，例如：姓名、出生日期或地址 | 可保证摄片患者的准确 |
| 患者准备：移除假牙/可移除正畸矫正装置，并告知患者保持不动 | 可避免因伪影和患者移动导致的图像质量下降 |
| 将牙片/图像接收器插入患者口中，使接收面朝上，在上下牙齿咬合面之间，要求患者轻轻贴紧，确保牙片水平放置 | 为确保检查期间能够支撑图像接收器，且图像接收器通常置于成人的牙弓中，对儿童则纵向放置 |
| 将 X 线锥与鼻梁靠近，使 X 线锥与水平放置牙片向下倾斜成 65°。将光管对准，以便外部标记通过鼻子处于中心位置，光锥瞄准尖牙的大致位置（图 8-2） | 上牙与硬腭成大约 115°。向下瞄准光管可能会确保中切牙的伸长率应该最小，以保持相似三角形的几何原理 |
| 选择曝光条件和曝光图像 | 始终通过照射与照射按钮相互接触，以避免照射提前终止 |
| 从口中取出牙片夹和图像接收器，并采用外部屏障包带擦拭，然后处理屏障包带 | 防止唾液污染。牙片处理器/图像读取器械唾液污染可能会有较高的感染传播风险 |
| 处理图像接收器 | 启动最终图像的显示 |

（续）

| 措　施 | 理　由 |
|---|---|
| 评估图像的最终图像质量 | 确保图像的密度和对比度正确，以区分牙釉质、牙本质、牙髓和支撑骨；正确定位，确保无锥形切口、图像断层，无图像明显伸长或缩短；整个图像接收器外露；并评估是否有处理/加工错误 |
| 在临床记录中书写图像报告 | 符合英国 IRMER 电离辐射（医疗照射）规例（2018） |

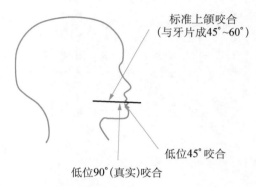

标准上颌咬合
（与牙片成45°~60°）

低位45°咬合

低位90°（真实）咬合

图 8-2　咬合 X 线片定位

图像质量标准

- 上切牙根尖明确显示。
- 图像上有上颌牙第一和第二磨牙。
- 上切牙伸长率/缩短率最小。
- 理想情况下，应包括未萌出上颌尖牙根尖。
- 不应有因束角不当或图像接收器弯曲导致的

图像几何失真。

- 对比度和密度应达到如下要求：应使牙釉质、牙本质和牙髓易于相互区分。
- 每侧前磨牙和磨牙外观应具有可比性。

## 低位 90°咬合片

该技术用于对下颌骨前部和口底部分进行成像，该视图与下切牙齿长轴平行，与牙片或图像接收器垂直。可用于检测由囊肿和肿瘤导致的下颌骨颊舌侧膨隆、颏部联合区骨折、未萌出的下颌前牙和下颌下腺导管前段任何区域内的结石。

可更改为低位 45°咬合（通过向上、向下 45°对准光束，通过下颌正中联合）或后倾斜咬合 X 线片（通过后下颌骨倾斜向上和向内倾斜成角度）。

设备

- 使用制造商推荐包裹袋对数码图像接收器或口内牙片（牙片大小 4）进行屏障包裹。
- 口内 X 线球管。

| 措　施 | 理　由 |
|---|---|
| 进行检查，确认患者数据，例如：姓名、出生日期或地址 | 可保证摄片患者的准确 |
| 患者准备：移除假牙，并告知患者保持不动 | 可避免因伪影和患者移动导致的图像质量下降 |
| 将牙片/图像接收器插入患者口中，使接收面朝上，在上下牙齿咬合面之间，要求患者轻轻贴紧 | 为确保 X 线影像学期间能够支撑图像接收器。图像接收器通常横向放置在成人患者的牙弓线上 |
| 要求患者抬起下巴，将 X 线锥置于下颌骨左右侧中间位置，X 线锥末端与图像接收器成 90°。将光管对准，以便外部标记通过口底中线位于中心位置，该区域包括下颌骨前部 | 下颌牙在下颌前段中成约 90°角。该视图可查看口底 |
| 选择曝光条件和图像接收器 | 通常应选择对下颌骨的骨结构进行成像。可能会降低口底软组织中较小钙化组织的显示 |
| 从口中取出牙片夹和图像接收器，并采用外部屏障包带擦拭，然后处理屏障包带 | 为防止唾液污染。牙片处理器/图像读取器械唾液污染，可能会有较高的感染传播风险 |
| 处理图像接收器 | 启动最终图像的显示 |

（续）

| 措　施 | 理　由 |
|---|---|
| 评估图像的最终图像质量 | 确保图像的密度和对比度正确，以区分支撑骨和任何软组织；正确定位，确保无锥形切口、图像断层、无图像明显伸长或缩短；整个图像接收器外露；并评估是否有处理/加工错误 |
| 在临床记录中书写图像报告 | 符合英国 IRMER 电离辐射（医疗照射）规例（2018） |

图像质量标准

- 图像接收器应足够向后，以包括第一磨牙。
- 不应有因束角不当或图像接收器弯曲导致的图像几何失真。
- 每侧下颌骨体部应与中线等距，并且应呈现对称。
- 所需的对比度和密度将取决于临床适应证。应使用软组织照射来检测唾液腺结石。
- 安装此牙片时应格外小心，以确保可识别图像上真正左右侧。

# 全景片

该技术是对下颌和上颌弓以及其直接支撑结构进行成像。图像中还包括上颌窦底部、髁突和关节隆突；部分眼眶、颈椎和舌骨也可以显示。该图像是口外片，图像接收器围绕口腔外侧旋转，且 X 线源围绕患者头部反向旋转。使用狭缝光束技术进行成像，该技术可逐渐构建下颌骨和上颌骨图像。由于图像获取方式，全景片存在固有放大和重叠的问题。

全景片可用于观察发展中的齿列、常规范围和更大区域的牙周骨缺失，较大病变区域，以及与下颌骨或上颌骨相关的骨折，也可观察颞下颌关节，以及在智齿拔除前，对其进行评估。也可用于在种植体植入前进行评估。不适用于任何口腔科治疗前患者筛查和龋齿评估。

设备

- 配置增感屏或数字传感器暗盒中的口外胶片（一般为 15 cm×30 cm），可以是直接接收图像的 CCD/CMOS 检测器，也可以是配置不包含增感屏暗盒的荧光板。
- 全景 X 线设备和光管。

| 措　施 | 理　由 |
|---|---|
| 进行检查，确认患者数据，例如：姓名、出生日期或地址 | 可保证摄片患者的准确 |
| 如适用，将含有牙片或荧光板的暗盒插入图像接收器托架中 | 获得需处理的图像 |
| 患者准备：移除假牙、耳环或项链。并告知患者在 X 线机架绕头部旋转时保持不动 | 可避免因伪影和患者移动导致的图像质量下降（图 8-3） |
| 让患者面朝全景机器，要求患者站直，用中切牙咬住咬钉 | 咬合钉的作用是保证中切牙在全景机器焦点槽中的大致位置 |
| 打开瞄准灯的光束并正确定位患者 | 通常情况下，通过面部中线将患者与矢状线中间对齐，并与地面水平的 Frankfort 平面（FFP）对齐（可从耳朵耳屏到眼眶下边界提取 FFP）。如需将患者定位于焦点槽内，请参阅相应制造商手册，虽然通常会使用尖牙引导灯或头灯进行 |
| 要求患者将嘴唇贴在大钉上，并将舌背贴近上腭 | 确保患者咬合，尽量减少嘴唇间或舌头和硬腭的任何空气阴影——全景 X 线影像学中固有，可能会与病变（伪影）混淆 |
| 选择曝光条件和曝光图像 | 通常应对下颌骨和上颌骨的骨结构和牙齿进行成像。通过全景曝光控制面板，可以对 kV 和 mA 进行调整。如患者较大，需要增加 kV 和 mA；但应遵守制造商的指导方针 |
| 如有必要，操作任何图像接收器，或在计算机屏幕上查看直接获取的图像 | 启动最终图像的显示 |

（续）

| 措　施 | 理　由 |
|---|---|
| 评估图像的最终图像质量 | 确保图像的密度和对比度正确，以区分牙釉质、牙本质、牙髓和支撑骨；正确定位，没有任何明显的图像失真或移动伪影；并评估是否有处理/加工错误 |
| 在临床记录中书写图像报告 | 符合英国 IRMER 电离辐射（医疗照射）规例（2018） |

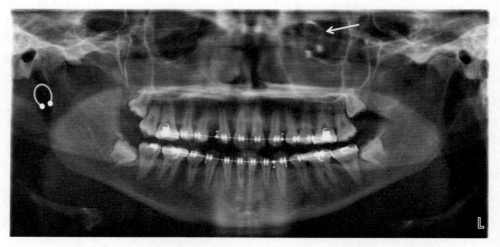

图 8-3　耳环导致全景图像上出现伪影。请注意，右耳耳环导致左侧上颌窦腔上方有伪影（箭头）

图像质量标准

- 所有牙齿和支撑骨都在焦点槽内，清晰显示。
- 包括整个下颌牙和上颌牙以及支撑结构。
- 垂直平面和水平平面放大倍数应相等——仅对牙弓位于焦点槽中间部位时实现。
- 右磨牙和左磨牙应宽度相等。
- X 线片上密度应均匀，在舌头上方没有空气，不然会导致上颌牙牙根过度穿透。
- 硬腭应在上颌牙根尖上方水平显示。
- 理想情况下，应仅可察觉对侧下颌骨和颈椎的最轻微伪影。
- 应无由于假牙、珠宝等原因产生的伪影。
- 图像明确标记有"右"和"左"。
- 图像明确标记有患者姓名和图像日期。

## 头颅侧位片

该技术用于对颌面骨骼进行成像，包括颅底、硬腭、上颌骨和下颌骨。拍摄头颅侧位片，以横向视角对面部骨骼进行成像，并测量颌面骨骼中的距离。通常情况下，球管位于距离患者约 180 cm 处，以尽量减少放大倍数，确保直线 X 线束。图像接收器应尽可能靠近患者放置，以尽量减少放大倍数。

设备

- 配置增感屏或数字传感器暗盒中的口外胶片（一般为 18 cm×24 cm），可以是直接接收图像的 CCD/CMOS 检测器，也可以是配置不包含增感屏暗盒的荧光板。
- 全景 X 线设备和配置头影测量附件的光管。

| 措　施 | 理　由 |
|---|---|
| 进行检查，确认患者数据，例如：姓名、出生日期或地址 | 可保证摄片患者的准确 |
| 如适用，将含有牙片或荧光板的暗盒以正确位置插入图像接收器托架中，以获得视图 | 获得需处理的图像 |
| 患者准备：移除任何可移除的畸齿矫正装置、耳环或项链。并告知患者在照射过程中保持不动 | 可避免因伪影和患者移动导致的图像质量下降 |

（续）

| 措　　施 | 理　　由 |
|---|---|
| 要求患者站直。将头部置于头颅固定器内，使面部左侧面向 X 线球管。X 线束与图像接收器成 90°方向 | 标准成像位置要求，头部正中矢状平面与图像接收器平行。X 线束与该平面成 90° |
| 如可用，打开束瞄准灯并正确定位患者；将耳塞和任何鼻根标记置于患者耳朵和鼻子中，使头部稳定在真正的侧位 | 通常情况下，通过面部中线将患者与矢状线中间对齐，并与地面水平的 Frankfort 平面（FFP）对齐（可从耳朵耳屏到眼眶下边界提取 FFP）。在"自然的头部位置"中，鼓励患者头部保持直视，以达到"自然"直立位置 |
| 要求患者自然咬合，轻贴嘴唇的软组织 | 要求患者自然咬合，但不要过度闭合、紧闭或未闭合，以模仿开口咬合。软组织在正畸测量中非常重要，因此应处于放松位置 |
| 选择曝光条件和曝光图像 | 通常应选择照射，对下颌骨和上颌骨的骨结构和牙齿进行成像。可在鼻子和嘴唇软组织上引入铝槽楔，以降低光束的强度，从而证明有结构以及更密集颌面骨架在基于暗盒的成像器械中。在使用直接数字捕捉的设备中，该功能可内置在成像软件中 |
| 如有必要，操作任何图像接收器或查看屏幕上直接成像的图像 | 启动最终图像的显示 |
| 评估图像的最终图像质量 | 正确定位，没有任何明显的图像失真或移动伪影；并评估是否有处理/加工错误 |
| 在临床记录中书写图像报告 | 符合英国 IRMER 电离辐射（医疗照射）规例（2018） |

**图像质量标准**

- 左耳塞应直接叠加在右耳塞上。
- 头部应处于真正的侧向位置。
- 图像应从鼻根上方延伸至下颌骨下方，包括下颌下软组织轮廓。从水平来看，应包括前面脸部和后面颈椎软组织轮廓（显示整个 $C_1$ 和 $C_2$）。
- 密度和对比度应达到如下要求：正畸需要测定的解剖特征应清晰可辨，且软组织轮廓应可见。
- 牙齿应处于正中咬合关系。
- 嘴唇应处于放松状态。

## CBCT 成像

锥形束 CT（CBCT）是最新口腔科成像技术之一，可在口腔科处理中应用。CBCT 使用的理由是，当单独使用二维（2D）（平片）成像时无法解决临床问题，且需要三维（3D）成像时。

术语"锥形光束"源自 X 线球管头发射的 X 线束形状。该机器外观与全景设备相似，通常围绕就座患者头部单次旋转。不同 CBCT 机器之间，且在部分设备中，不同成像程序之间的锥束区域大小不同。图像接收器捕获衰减 X 线束，衰减 X 线束从多个方向创建一系列投影图像。将该等投影图像整理成三维数据集，对三维数据集进行重新格式化处理，并在任何选定平面中查看，具体取决于 CBCT 设备软件。故意将口腔科 CBCT 的曝光条件减少至远低于常规 CT 的水平，以减少患者剂量；此项可以获得良好的骨骼和牙齿细节分辨率，但结果是，无法显示软组织结构。

尽管 CBCT 图像可提供的信息远比 2D 图像多，但与传统平面图像相比，CBCT 分辨率要低得多。二维平面图像具有优点和缺点；它们是投影图像，可在图像平面上创建解剖结构的叠加。在口腔科全景片（2D 断层扫描技术）中，患者对侧和软组织正常解剖结构会有叠加。全景和头颅侧位片都是放大的图像，通常情况下，采用特定放大系数放大直接测量。通过对比度，CBCT 图像可显示真实的"切片"图像，通常采用真实尺寸表示，因此不会出现相邻解剖结构的叠加。但是，由于屏幕上捕获和重建图像的方式，CBCT 成像技术可能存在固有图像伪影（即金属修复体的"星形"和射束硬化）。

当使用小于 5 cm×5 cm 视野对单个牙齿或一组邻牙成像时，可将 CBCT 描述为小视野成像。大视野扫描可能包括完整的下颌骨和上颌骨，或可以对完整的颌面部复合体进行成像。

CBCT 成像在复杂的种植体病例，当多颗种植体植入时，可用于骨骼形状和体积的评估。且 CBCT 有助于口腔科种植体在重要解剖学位置的定位,以便避开该重要区域,例如:上颌窦底和下颌神经管的上方。

在正畸中,CBCT 可用于移位牙齿定位,例如:阻生尖牙,平片无法显示的未萌牙齿导致相邻牙齿吸收。

牙体牙髓可采用 CBCT 3D 成像,其可用于显示根尖片及手术显微镜无法看见复杂的根管解剖结构,例如:第二根颊根管在上颌第一磨牙中的定位,并识别和量化外部和内部牙根吸收情况。

在口腔手术中,当平片显示智齿与下颌神经管关系密切时,CBCT 可有助于规划智齿的拔除手术,且可显示膨隆和破坏性骨病变的程度。

现在,CBCT 设备可包括全景和头颅侧位片功能,但通常仍以单独成像设备购买,且可包含不同扫描视野尺寸。辐射防护的 ICRP 原则——ALARA,鼓励使用与诊断任务契合的最小扫描视野,应注意:IRMER(2018)法定要求规定剂量需减少。

因此,CBCT 不应取代传统的 2D 成像,但当临床问题可能需要确认或协助诊断时,应用于补充 2D 成像。

与 2D 成像相比,CBCT 成像中患者辐射有效剂量通常较高,且操作 CBCT 设备的人员应能够充分证明附加剂量并报告所有扫描图像中的所有临床发现。CBCT 存在的一个问题是,特别是在大体积扫描中,对牙齿外部解剖结构进行成像,牙医可能几乎没有有关解读的实际训练。应小心谨慎,不要错过可能在 CBCT 中充分发现的某些重要病变;具体可能包括血管畸形、颅底病变、颞骨病变和窦道病变。

## 口腔科 X 线影像学的质量保证

X 线影像学的质量保证(QA)是确保 X 线片具有一致诊断质量的重要方法。重复 X 线片拍摄在口腔科实践中会增加成本,降低效率,导致患者接触不必要的进一步辐射。对于每个 X 线装置,都需要 QA 程序,该程序同样适用于传统的牙胶片和现代数字化牙片[电离辐射(医学照射)法规 2018]。建议记录程序要素,指定程序负责人,负责有关质量控制测试类型和频率以及审查的决定。

## 程序指南——制定口腔科 X 线影像学质量保证计划

### 设备和要求

(1)活页簿可分为如下几个部分:
- 个人和培训。
- 图像质量。
- 患者剂量和 X 线器械。
- 牙片和数字接收器。
- 图像处理。
- 审查。

(2)有权使用员工和员工培训、设备、设备维护和库存的所有实践记录。

(3)有权使用 X 线设备、牙片或图像接收器、处理设备。

### 个人和培训

| 措　施 | 理　由 |
| --- | --- |
| 员工培训记录 | 确定"受过充分培训"人员能够实施英国 IRMER 中规定的承担责任人角色。可由牙医、持口腔科 X 线影像学证书的口腔科专业人士(PCD)进行 X 线摄片操作 |
| 参与课程的记录 | 表明符合持续专业发展(CPD)要求——至少每 5 年对辐射防护进行更新[Ionising Radiation (Medical Exposure) Regulations, 2018; National Radiological Protection Board/Department of Health, 2001] |

### 图像质量

| 措　施 | 理　由 |
| --- | --- |
| 每天检查图像质量:<br>• 将优质参考牙片靠近图像查看区 | 可确保对当前图像清晰度、对比度和亮度进行简明清晰的对比 |

（续）

| 措　　施 | 理　　由 |
|---|---|
| • 如使用数码成像,应确保显示屏已清洁干净,且已根据标准测试对象实施了校准 | 可确保已清除指纹导致的任何"屏幕"伪影,确保已显示完整的灰度 |
| 不合规牙片分析:<br>定期分析不合规牙片 | 可拾取严重或频繁的错误,明确其原因。随后可纠正错误 |
| 正式图像质量审查:<br>至少对每 6 个月中的 1 个月前瞻性地实施审查 | 可定期对成像所有方面进行系统性审查,从而有利于患者护理改善 |
| 记录审查期间拍摄所有图像的日志,详细说明日期、操作员、成像区域、失真性质和原因 | 该处理也同样适用于胶片成像和数字成像 |
| 对所有图像进行分级:<br>－ 1＝没有定位、照射或处理错误<br>－ 2＝有些错误,但不会有损诊断<br>－ 3＝导致图像无诊断意义的错误 | 评分有助于识别和分类可能可以纠正的失真。应特别关注第 3 级错误,因为该类错误可能会导致需重新拍摄图像,从而导致患者接受不必要的辐射剂量。目标:<br>• 1 级＞70％<br>• 2 级＜20％<br>• 3 级＜10％<br>（Royal College of Radiologists and National Radiological Protection Board,1994） |

## 口内片常见错误

| 错　　误 | 纠正措施 |
|---|---|
| 患者准备:<br>• 图像上可见不透射线异物 | 如假牙、可移除正畸矫正装置、耳环和发夹在 X 线束范围内,应要求患者去除 |
| • 由于患者移动导致整个图像模糊 | 确保已告知患者保持静止不动 |
| 技术:<br>• 根尖周牙片上没有牙根尖 | 将牙片完全插入患者的口中(将牙片向下完全放入舌沟中,或向上完全放入腭侧中心位置),要求患者在牙片夹上完全咬合 |
| • 接触点在咬翼片上重叠,因此模糊不清 | 纠正 X 线束的水平角度,使其与牙片/传感器表面成 90°入射角 |
| • 牙片或 PSP 板在患者口中弯曲,导致扭曲(图 8-4) | 确保患者在牙片夹上咬合时,牙片/传感器平直,没有扭曲 |
| • 图像显示白点/线条伪影 | 这是 PSP 板常见问题,导致在使用过程中受损;接收器表面上划痕表现为白色伪影(图 8-5) |
| 发白图像(图 8-6)<br>由于以下原因,图像可能发白:<br>• 曝光不足 | 评估患者体型;如患者体形庞大或臃肿,应略微增加 X 线曝光条件 |
| • 显影不足(传统牙片成像) | 牙片显影是牙片处理的第一个阶段——是一个受时间、温度、pH 和浓度影响的化学过程。如牙片显影不足,溶液可能太冷,所以溶液应能达到所需温度;如因固定剂污染导致溶液太酸,可能需要更换;如溶液太弱,也需要更换。或者,浸泡时间可能太短,因此,需要遵守制造商说明并尽可能延长浸泡时间 |
| • 图像显示调整不佳(数码成像) | 调整查看软件以优化亮度和对比度。考虑查看显示器的校准,以确保图像可靠 |
| • 曝光 PSP 板的光污染(图 8-7) | 接触 X 线后,PSP 板对光污染很敏感。应避免在明亮光线下打开外露的 PSP 板 |

（续）

| 错　　误 | 纠正措施 |
|---|---|
| 暗像<br>由于以下原因，图像可能较暗<br>● 曝光过度（传统成像） | 评估患者体形；如患者体形较小，可能需要下调曝光条件。在图 8-8 的情况下，牙片意外曝光两次（双图像） |
| ● 曝光过度（数码成像） | 数字传感器的过度曝光，将导致传感器"晕染"——相邻像素也饱和且变全黑的现象，从而产生了错误的暗图像区。可通过选择正确的曝光系数进行规避（图 8-9） |
| ● 雾化：牙片接触较亮或过多背景辐射 | 避免使用旧牙片，避免任何偏离日光进入处理区或处理机器 |
| ● 过度显影（传统牙片成像） | 如上所述，牙片显影是牙片处理的第一个阶段——是一个受时间、温度、pH 和浓度影响的化学过程。如牙片显影过度，溶液可能过热，所以溶液应能达到所需温度；如溶液碱性过高（该情况非常少见）、太强，需要对溶液进行稀释。或者，浸泡时间可能太长，因此，需要遵守制造商说明并尽可能缩短浸泡时间 |
| ● 图像显示调整不佳（数码成像） | 调整查看软件以优化亮度和对比度。考虑查看显示器的校准，以确保图像可靠 |

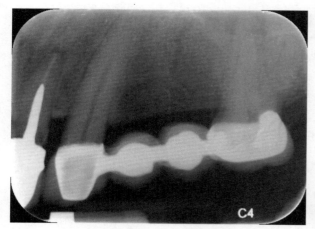

图 8-4　导致图像失真的图像接收器弯曲

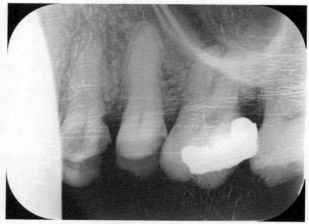

图 8-5　PSP 板表面刮擦伪影

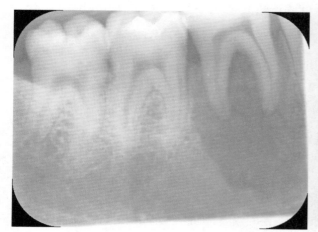

图 8-6　发白图像

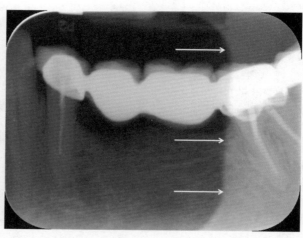

图 8-7　磷光板的光污染。请注意牙片右侧发白区域——到达光板的光在处理前已"漂白"了图像（箭头）

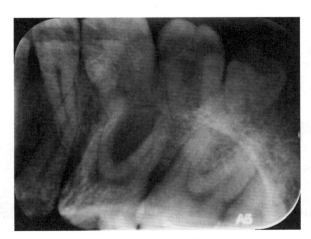

图 8-8 由于牙片双重照射造成的暗像

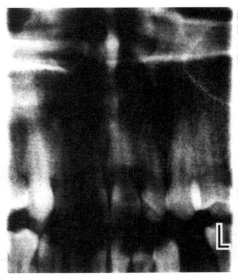

图 8-9 部分数字全景图像中,由于过度曝光导致的"漂白"

## 全景片中的常见错误

| 措　　施 | 理　　由 |
|---|---|
| 全景图像头位错误(图 8-10): | 所列各项患者定位错误均会导致全景图像失真。通常情况下,当发生失真时,通常在水平面比垂直平面明显。理想的患者定位,通常为焦点槽中的中心位置,会导致水平和垂直尺寸的同等放大 |
| ● 头部太靠前 | 如患者太靠前,成像物体在水平面会缩小,即牙齿(特别是前牙)看起来太窄,但仍然会保持大致正确的长度 |
| ● 头部太靠后 | 如患者太靠后,成像物体在水平面会放大。前牙可以向后滑出焦点槽,导致牙齿的横向放大,使其看起来更宽,但仍然会保持大致正确的长度 |
| ● 头部旋转 | 头部旋转将导致患者一侧牙齿变窄(靠近片子的牙齿)和另一侧牙齿变宽(远离片子的牙齿) |
| ● 下巴向下 | 下巴向下倾斜会导致咬合面重度弯曲,下颌骨向下 |
| ● 下巴向上 | 下巴向上倾斜会出现相反效果。两个位置都会导致牙齿正常外观和长度扭曲 |
| 患者移动:<br>● 图像模糊的垂直区域,影响图像的一部分 | 将导致与移动时刻相关的图像具体位置上发生的单个区域图像失真。应告知患者全景图像拍摄过程中会发生的事项,要求患者保持静止不动 |
| 空气阴影:<br>● 上颌牙根和前牙上的暗区 | 舌头和硬腭之间,嘴唇之间的空气,在全景图像上显示为暗区,会覆盖牙齿和上颌牙根。应要求患者在拍摄过程中紧闭双唇,舌背抵住腭部 |
| 伪影:<br>● 患者异物 | 应取下所有耳环、项链、唇钉、舌钉、假牙和正畸矫正器具,因为如果物体位于 X 线源和焦点槽之间,每个上述物品都会在图像上产生阴影,造成伪影(图 8-3) |
| ● 牙片、暗盒或成像传感器受损 | 图像接收器、暗盒或增强屏传感器上出现划痕或痕迹(传统成像),会导致图像出现伪影。请谨慎处理,避免受损。增感屏的定期表面清洁有助于避免痕迹(图片上出现白色) |

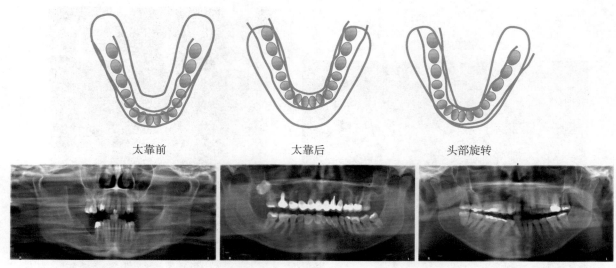

太靠前　　　　　　　太靠后　　　　　　　头部旋转

图 8-10　全景片的头位错误

## 患者剂量和 X 线器械

| 措　施 | 理　由 |
|---|---|
| 患者剂量：<br>• 记录 X 线设备发出的代表性图像剂量记录，如下颌磨牙根尖周片和全景片，作为由 RPA 提供的照射剂量年检 | 这可说明，你的口腔科 X 线设备发出的剂量低于作为诊断目的的口腔科 X 线影像学"诊断参考水平"（Health Protection Agency，2005） |
| 设备：<br>• 使用 HSE 注册新的 X 线设备<br>• 保存 X 线设备及其维护的日志 | 符合英国 2017 年电离辐射规则（IRR） |
| 安装时：<br>• 确保"关键检查"由安装人员执行<br>• 确保"验收测试"由法人执行 | 符合 IRR 2017。可确保安装人员已验证设备的正确安装和操作，且 X 线设备所有者已获得有关器械功能的独立评估 |
| 至少每三年 1 次：<br>• 对设备进行常规安全测试<br>• 如设备移动或更改，应执行新测试<br>• 针对设备的安全操作进行日常检查 | 符合 IRR 2017<br>确保及早发现故障 |

## 胶片和数字接收器

| 措　施 | 理　由 |
|---|---|
| 确保处理区/暗室清洁 | 避免伪像，例如，显影剂或定影剂划痕和图像接收器的污染 |
| 胶片成像：<br>• 存储胶片时应远离光源、热源、显影剂烟气和辐射 | 避免胶片乳液变质导致胶片雾化 |
| • 轮转库存 | 在库存到期前使用 |
| • 处理常规牙片时确保光密性，并使用合适的安全灯/观察窗过滤器 | 避免牙片"雾化"——由抵达未显影牙片的较暗光线导致曝光牙片上产生的暗区 |
| • 实施"硬币测试"（参见下文） | 该测试检查牙片雾化并度量"工作时间" |

（续）

| 措　施 | 理　由 |
|---|---|
| 数字传感器：<br>● 小心操作［尤其是光激发荧光粉（PSP）板的表面，避免 CCD/CMOS 传感器和电线受损］ | 避免划痕和传感器受损，导致图像质量退化（图 8-5） |
| ● 按制造商说明每天将 PSP 板清空 | 去除由环境暴露导致的刺激像素 |
| 暗盒（全景和头颅侧位片）<br>胶片暗盒：<br>● 采用温和肥皂溶液或专用清洁剂，每月 1 次擦拭增感屏表面 | 防止与阻射相似的人工表面划痕 |
| ● 通过检查图像边缘是否有暗影，检查暗盒的闭合和密封是否恰当 | 泄漏到暗盒的光会导致图像的边缘雾化，并引起牙片-屏幕接触无效（见图像定义的无效） |
| 数字暗盒（PSP 板）：<br>● 确保暗盒闭合恰当<br>● 检查板表面是否有划痕和损坏 | 如暗盒未能闭合，板可能受损，应妥善保护板，否则，结果图像可能会显示出伪影 |
| 数字传感器：<br>● 避免与其他设备撞伤/碰撞 | 避免可能导致成本高昂的置换 |

## 执行硬币测试

本测试旨在识别传统和数字牙片处理和加工过程中产生的光泄漏——会导致牙片雾化，从而影响图像质量。

| 措　施 | 理　由 |
|---|---|
| 确定处理牙片的区域，确定任何潜在的光源。这通常可以是自动处理器的牙片装载台或在数字板处理器周围 | 是硬币测试的位置 |
| 在正常牙片处理区域中，以绝对黑暗状态开始测试。可能涉及关闭观察窗或关闭所有顶灯 | 可实现无光污染的测试设置 |
| 将一个已接触"闪光照射"的牙片或 PSP 放入正常处理区域（例如：在牙片装载台地板上），并将 4 个硬币摆成表面有间隔的一条线 | 闪光照射可确保乳液敏化。硬币可在测试期间保护曝光牙片斑块免受光照射 |
| 用暗卡完全覆盖 4 个硬币和牙片。通过打开观察窗或打开数字板读取器周围照明灯开始进行测试 | 这是测试起点 |
| 将卡往回拉，露出第一枚硬币，持续 15 秒。将卡往回拉，以 15 秒时间间隔露出第二、第三和第四个硬币。最后更换卡，关闭观察窗或关闭暗室安全灯 | 每个硬币接收在牙片处理区域和环境光条件下接受不同的照射时间。第四枚硬币接收光照射时间最短 |
| 如有可能，请在完全黑暗环境下处理测试牙片 | 这有助于避免任何进一步的光污染 |
| 检查所得牙片是否有硬币阴影。理想情况下，第三和第四枚硬币阴影应不可见 | 硬币轮廓数量表示牙片雾化/光照射的快速程度，即表示进入牙片处理区的光量<br>如第三和第四个硬币不可见，表明在雾化开始影响牙片前有 30 秒的"牙片处理时间"<br>如所有硬币（包括第四枚硬币）可见，表示光泄漏过多，且"牙片处理时间"小于 15 秒 |
| 以指定间隔（例如每 6 个月）重复该测试，或如处理环境中条件发生变化，即换灯泡时，也应重复测试 | |

## 图像处理

| 措　　施 | 理　　由 |
|---|---|
| **胶片成像**<br>化学溶液应达到如下要求：<br>• 按制造商说明制备<br>• 始终保存在正确温度条件下<br>　－ 手动处理温度是 21 ℃<br>　－ 应按指示用于自动处理器<br>• 浓度正确 | 如在推荐温度和浓度，显影剂和固定剂溶液正确功能才会在指定时间内产生 |
| **数字成像**<br>PSP 板上的数字成像：<br>• 应立即或尽快处理 | 如不立即处理，图像将慢慢降级 |
| • 远离强光处理 | 处理区内光照强度不应超过 50 lux，以避免光污染导致区域发白 |
| CCD/CMOS 传感器上的数字图像：<br>• 会立即出现在计算机显示器上；因此，不会进入"处理"阶段 | |
| 应定期评估数字显示器是否有污物，还应使用测试对象评估图像分辨率、亮度和对比度，例如：标准显示器性能测试（SMPTE 测试模式） | 测量对象显示一系列灰度，不同图像分辨率和对比度的对象，这也有助于识别显示器是否妥善调整，或图像用于诊断时是否质量太差 |

## 审查

　　图像质量，以及辐射剂量和设备等其他方面的审查，是质量保证的重要组成部分。有关设计详情，请

参阅第 24 章。

　　牙片质量审查操作简单，且能有效识别故障发生区。应持续实施审查或实施一段时间。

### 牙片质量审查

| 措　　施 | 理　　由 |
|---|---|
| 在审查过程中对所有图像进行采集和分析，并确定图像的质量等级，共有三个等级（详见"图像质量"）：<br>• 1 级＝无失真<br>• 2 级＝一些小失真，但图像仍达到诊断质量要求<br>• 3 级＝由于重大失真（一个或多个），导致图像不适合诊断 | 通过图像分级，图像质量可与明确的目标或标准进行对比。有关明确目标，详见皇家放射学家学院和国家放射防护委员会准则（1994）：<br>• 1 级＞70％<br>• 2 级＜20％<br>• 3 级＜10％ |

## 参考文献

［1］European Commission. （2004）Radiation Protection 136. European guidelines on radiation protection in dental radiology 2004. Luxembourg：Office for Official Publications of the European Communities. Available from：https：//ec. europa. eu/energy/sites/ener/files/documents/136_0. pdf （accessed 6th July, 2017）

［2］Health Protection Agency. （2005）*Doses to patients from radiographic and fluoroscopic x-ray imaging procedures in the UK-2005 review*. London：Health Protection Agency （Radiation Protection Division）.

［3］Horner, K., Eaton, K.A. （2013）*Selection Criteria for Dental Radiography*. 2nd edn. London：Faculty of General Dental Practitioners （UK） and Royal College of Surgeons of England.

［4］Ionising Radiation （Medical Exposure） Regulations 2018. London：HMSO.

［5］Isaacson, K.G., Thom, A.R., Atack, N.E., Horner, K., Whaites, E. （2015）*Guidelines for the Use of Radiographs in Clinical Orthodontics*. 4th edn. London：British Orthodontic Society.

［6］Lecomber, A.R., Downes, S.L., Mokhtari, M., Faulkner, K. （2000）Optimisation of patient doses in programmable dental panoramic radiography. Dentomaxillofacial Radiology 29(2): 107-112.

[ 7 ] National Radiological Protection Board/Department of Health. (2001) *Guidance notes for dental practitioners on the safe use of X-ray equipment 2001*. London: NRPB/Department of Health.

[ 8 ] Royal College of Radiologists and National Radiological Protection Board (1994) Guidelines on radiology standards for primary dental care. Report by the Joint Working Party of the RCR and NRPB. Documents of the NRPB 5(3): 1-57.

[ 9 ] Rushton, V. E., Horner, K., Worthington, H. V. (2002a) Routine panoramic radiography of new adult patients in general dental practice: relevance of diagnostic yield to treatment and identification of radiographic selection criteria. Oral Surgery, Oral Medicine, Oral Pathology, Oral Radiology, and Endodontics 93 (4): 488-495.

[10] Rushton, V. E., Horner, K., Worthington, H. V. (2002b) Screening panoramic radiography of new adult patients: diagnostic yield when combined with bitewing radiography and identification of selection criteria. British Dental Journal 192(5): 275-279.

[11] The Ionising Radiations Regulations 2017. Statutory Instrument 2017.

[12] Wenzel, A., Møystad, A. (2010) Work flow with digital intraoral radiography: a systematic review. Acta Odontologica Scandinavica 68(2): 106-114. Review.

# 口腔疼痛控制的处理程序

## Procedures in the Management of Dental Pain

*Tara Renton*

第9章

## 什么是疼痛

国际疼痛研究协会（IASP）*将疼痛定义为"与实际或潜在组织损伤相关的或与此类损伤相关的令人不快的感觉和情绪体验"。

疼痛经验取决于：

- 年龄。
- 性别。
- 种族。
- 文化。
- 痛苦经历。
- 个性。
- 压力。
- 抑郁症。
- 焦虑。

疼痛：

- 可有一个机体和心理的原因。
- 是一个个体完全独立的反应。
- 可以通过心理问卷评估功能、残疾和行为。
- 外在方面可以用 Likert 量表做初步的评分（https://simplypsychology.org/likert-scale.html）。
- 由于每位患者疼痛经历的个性化，几乎无法测量。

## 评估

正如第 6 章所述，评估患者的疼痛需要特定的技能、知识和良好的沟通能力。沟通是从患者的疼痛感受中引出必要病史的关键。临床医生必须是一个好听众。然而，某些患者可能无法传达他们所经历的疼痛性质和严重程度。这极大地增加了完成有效评估的挑战。

临床医生有责任采集全面既往史，建立医患之间的信任，理解患者的主诉。急性疼痛可能在最近几天或数周内发作，但通常少于 3 个月。疼痛可能与典型炎症征象（肿瘤、白斑、灼热、红肿和功能丧失）有关，但如果由"冷细菌"引起，则可能没有传统的炎症征象（例如，干槽症）。急性疼痛是机体对抗炎症反应的炎性疼痛（例如对乙酰氨基酚和非甾体抗炎药——NSAID）。

## 口腔疼痛的处理

牙痛的处理包括：

- 对以疼痛为症状的患者处理。疼痛可能是急性疼痛（通常是突然或近期发作，可能持续＜3个月）或慢性三叉神经疼痛（持续＞3 个月）。疼痛通常是某些病理或创伤的症状，或牵涉性的疼痛（对于那些对正常干预没有反应且近期发作的疼痛，必须排除癌症的情况）症状。
- 对面部、颌骨、牙齿和口腔进行手术和操作的患者需要麻醉（局部或全身）。疼痛控制通常在术前，但也可能是术中。
- 术后疼痛的处理。

### 急性症状性疼痛的治疗

急性有症状的疼痛通常起源于牙髓，或由感染、创伤引起，且尤其易发生于治疗后。可能涉及拔牙、牙髓手术、脓肿切排或伤口的处理，或者各种控制感染的措施。

### 术中疼痛的处理

术中疼痛通常通过局部麻醉来控制，可辅助使用药物镇静（用于抗焦虑），在进行长时间或广泛的外科手术时也可行全身麻醉。

### 术后疼痛的处理

术后疼痛通常通过教育、安慰和止痛药来控管。

---

* 国际疼痛研究协会（IASP）是任何对疼痛感兴趣的临床医生或基础科学家所属的组织。https://www.iasp-pain.org/Taxonomy。

**慢性三叉神经痛的控管**

根据 Woda 等人的说法（2005），慢性三叉神经痛可归类为：

- 神经血管疼痛症状。
- 神经性疼痛症状。
- 特发性（现在更恰当地称为中枢性或功能失调）疼痛症状。

慢性三叉神经痛的治疗涉及一系列程序和疼痛管理方案。患有慢性三叉神经痛的患者可能需要专科护理。

## 治疗计划

对于疼痛患者治疗计划的基本，就如同口腔科的所有其他方面一样：

- 全面的病史。
- 细致的检查。
- 恰当的特殊测试。
- 明确的诊断。

在疼痛处理中，标准病史和检查中应加强具体的问题、观察和特殊检查（表 9-1）。

表 9-1　疼痛患者的具体观察和特殊测试

| 观察和特殊测试 | |
| --- | --- |
| 炎症的标志 | 发红、肿胀、发热和触痛 |
| 抗炎症反应 | 阳性反应表明疼痛是炎症来源；阴性反应表明疼痛可能是神经性或功能失调性疼痛和非炎症性疼痛 |
| 对抗生素的反应 | 阳性反应表明可能是感染原因；阴性反应表明感染原因可能性不大 |
| 叩痛 | 阳性反应提示根尖周炎 |
| 功能丧失 | 牙关紧闭、咬合无力、吞咽困难 |
| 牙髓测试，包含一种以上的牙髓测试 | <ul><li>缺乏反应并不代表牙髓坏死。多根牙的阳性反应可能不一定表明所有根管都存在活髓</li><li>对冷刺激的过度反应可能表明可复性牙髓炎</li><li>对热刺激的过度反应可能表明不可复性牙髓炎</li><li>由甜味刺激引起的疼痛可能表明不良修复体，微渗漏</li><li>间歇性过敏症，咬合时加剧，可能表明"牙隐裂综合征"</li></ul> |
| 神经症状 | <ul><li>机械异常性疼痛——触痛</li><li>痛觉过敏——非典型的、剧烈疼痛，或有伤害感刺激</li></ul> |
| 根尖 X 线片 | <ul><li>根尖周透射影是牙髓坏死的典型表现</li><li>冠折、隐裂纹和穿髓孔为可能的致病原因</li></ul> |
| 血液学研究 | <ul><li>ESR 和 CRP 水平升高表明急性感染扩散</li><li>排除贫血、甲状腺功能减退、糖尿病和结缔组织病是排除外周疼痛性神经病变的必要条件</li><li>对于慢性疼痛和原因不明的疼痛：<br>　— 补血剂 FBC（Fe、维生素 $B_{12}$、叶酸）<br>　— Zn、Fe 的吸收所需<br>　— 甲状腺功能测试<br>　— HbA1c<br>　— 自身抗体筛选（ENA 和 ANA）</li></ul> |
| 重疾的征兆 | <ul><li>近期突然发作的剧烈疼痛</li><li>无痛，牙关紧闭加重</li><li>神经症状</li><li>不对称性</li></ul> |

注：ANA，抗核抗体；CRP，C 反应蛋白；ENA，可提取的核抗原；ESR，红细胞沉降率；FBC，全血细胞计数。

没有绝对的疼痛测量方法，因为它是一种纯粹的主观体验。然而，疼痛评估对于诊断和监测患者对治疗的反应至关重要。疼痛评定量表通常用于评估疼痛强度。回忆疼痛史问题的有用工具是 SOCRATES——部位、发病、性格、辐射、相关特征、时机、加重和减轻因素、严重程度。

## 急性疼痛的处理

急性颌面疼痛是指从牙齿或其支持结构、黏膜、牙龈、上颌骨、下颌骨或牙周膜引发的疼痛。它是个人寻求口腔科护理的最常见原因之一。

### 病因

急性颌面疼痛的原因很多,包括:

- 最常见的是牙髓炎引起牙齿疼痛(牙痛)。
- 软组织感染,最常见的是冠周炎。
- 根尖周炎。
- 牙本质过敏。
- 干槽症。
- 急性创伤。

### 处理

导致急性颌面疼痛病症的处理将在本书的不同章节中讨论。不同处理策略的共同特征包括:

- 全面评估,包括临床特殊检验。
- 鉴别诊断。
- 病因的消除。
- 治疗或手术措施。
- 预防复发。

## 术中疼痛的处理

### 局部麻醉

局部麻醉被定义为将一种药物用于医疗或手术目的,引起可逆的部分或全部感觉丧失,可能是局部的、区域性的或全身的,取决于给药的方法和受影响的身体区域。

关键考虑因素包括:

- 局部麻醉始终是麻醉的首选,前提是无禁忌证。
- 可使用局部浸润注射麻醉或注射阻滞麻醉。
- 了解局部麻醉药物的药理学是局部麻醉管控的前提。
- 熟悉相关解剖学和各种局部麻醉方法是进一步的先决条件。
- 最简单的局部麻醉技术通常是最合适的。
- 所有患者必须根据当前的建议进行监测。
- 患者出院后,必须得到适当照料。
- 从医学法律学考虑,知情同意书、患者指导和详细的临床记录有助于保护患者,并最大限度地降低诉讼风险。
- 为口腔科和外科手术提供局部或区域性疼痛缓解,尽量减少患者的不适,同时减少并发症。
- 尽可能减少在常规口腔科手术中使用镇静或全身麻醉。

理想的局部麻醉剂尚不存在。与现有局麻药相比,理想局麻药的性质列于表9-2。

表 9-2　理想和当前局部麻醉剂的性质

| 理想局部麻醉剂的性能 | 现有局部麻醉剂 |
| --- | --- |
| 100%有效 | 否 |
| 有效的疼痛缓解 | 是 |
| 快速起效 | 是 |
| 只在治疗过程中持续 | 是 |
| 快速恢复 | 否 |
| 只缓解疼痛 | 否 |
| 价廉 | 否 |
| 无痛且易控制 | 否 |
| 良好的定位 | 否 |
| 安全且无副作用 | 是 |
| 无神经损伤风险 | 否 |
| 无全身影响 | 否 |
| 表面涂布/无须注射 | 否 |

局部麻醉在口腔科护理中较全身麻醉的优点包括:

- 便利性、管控速度快及良好的患者接受度。
- 显著降低死亡率。
- 患者满意度高。
- 肺部疾病患者耐受良好。
- 维持患者的气道。
- 选择性肌肉松弛。
- 减少失血。
- 静脉血栓形成和肺栓塞的发生率降低——全身麻醉和长期固定的并发症。

口腔科局部麻醉的缺点包括:

- 患者仍然清醒。
- 患者焦虑。
- 对于超过2小时才能完成的手术或操作来说不可靠。
- 心动过缓、低血压和昏厥的风险——血管迷走性晕厥。

口腔科局部麻醉的禁忌证包括:

- 患者:
  - 拒绝。
  - 无法协同治疗(精神或身体残疾,或<7岁)或成人患有严重焦虑。
- 手术:
  - 手术持续时间超过1~2小时。
  - 大面积手术领域——需要过量使用局部麻醉,且需要多次注射,以获得手术镇痛。
  - 之前有在局部麻醉下失败的尝试。
- 医疗:
  - 出血性呼吸困难导致额外的出血和相关并

发症。
- 低血容量可能会增加局部麻醉剂的毒性。
- 存在败血症/菌血症。
- 某些神经系统问题和疾病。
- 颅内压增高。
- 固定的心输出量状态。

### 患者评估

令人满意的首次就诊对于在局部麻醉下进行后续治疗的成功至关重要。请记住，对某些患者来说，即使讨论口腔科也是可怕的。评估应包括：

- 完整的病史。如有疑问，请咨询患者的全科医生或提供任何专科护理的人员。
- 基础血压记录，并将结果记录在患者的病例中。
- 为了明确手术风险，可根据美国麻醉医师协会（ASA）量表对患者进行分类（框 9-1）。分类为 ASA I 或 ASA II 的患者通常适用于初级口腔科护理中的治疗。应将 ASA III～IV 患者转诊至专科中心。
- 口腔科病史，包括许多不良经历的细节，特别是局部麻醉。
- 患者的焦虑程度。明显的焦虑可能是采取镇静措施的一项指征。
- 检查局部麻醉的部位，并评估是否有足够的通路。

| 框 9-1　美国麻醉医师协会（ASA）量表 |
| --- |
| I　适合需要直接手术的患者，预计可以完全和平稳地恢复 |
| II　患有系统性疾病的患者可能会使口腔的治疗复杂化，但不太可能影响预后（例如肝炎、凝血障碍、心内膜炎既往病史、类固醇使用、癫痫、精神障碍） |
| III　患者的医疗状况或手术史可能会进一步影响预后（复杂手术、未控制的糖尿病、免疫抑制） |
| IV　具有某些疾病（遗传性凝血障碍、不受控制的局部或全身性疾病）的患者，其手术并发症可能是严重的，有明显局部或全身并发症和（或）需要同期专门的医疗治疗（严重的免疫抑制、血友病） |
| V/VI　与口腔外科不相关 |

### 治疗方案

可以考虑以下治疗方案，如图 9-1 所示，并与患者讨论：

- 仅局部麻醉。
- 局部麻醉，吸入镇静（RA）。
- 局部麻醉，静脉注射镇静。
- 局部麻醉，口服镇静药物。
- 作为门诊患者全身麻醉。
- 作为住院患者全身麻醉。

用最简单的技术，将所提出的治疗安全有效地进行，通常是最好的。

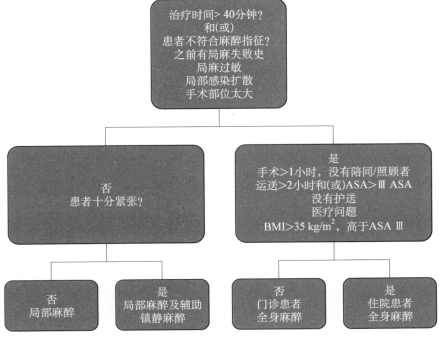

图 9-1　为口腔外科手术选择合适的麻醉方法

一旦与患者达成最合适的治疗选择,应提供术前和术后指导,与患者讨论并获得同意。

### 规章制度

有关于提供口腔科局部麻醉的从业者的具体规定。所有这些从业者必须进行复苏-基本生命支持(BLS)培训,在具有消毒注射器设施的环境中工作,并遵守有关锐器处理和交叉感染控制规定的健康和安全规定。

### 局部麻醉剂

可用于口腔科的常用麻醉剂系列(英国国家处方集——https://www.bnf.org/)包括:

- 利多卡因(利诺卡因)——最常用。
- 丙胺卡因。
- 苯佐卡因——表面麻醉。
- 马卡因。
- 阿替卡因。

有关这些麻醉剂的持续时间和最大剂量的信息列于表 9-3。

表 9-3　口腔科中使用的局部麻醉剂的持续时间和最大剂量

| 麻 醉 剂 | 不含肾上腺素持续时间(分钟) | 含肾上腺素持续时间(分钟) | 不含肾上腺素最大剂量(mg/kg) | 含肾上腺素最大剂量(mg/kg) |
|---|---|---|---|---|
| 酯类 | | | | |
| 可卡因 | 45 | — | 2.8 | — |
| 普鲁卡因 | 15～30 | 30～90 | 7.1 | 8.5 |
| 氯普鲁卡因 | 30～60 | — | 11.4 | 14.2 |
| 丁卡因 | 120～240 | 240～480 | 1.4 | — |
| 酰胺类 | | | | |
| 利多卡因 | 30～120 | 60～400 | 4.5 | 7 |
| 甲哌卡因 | 30～120 | 30～120 | 4.5 | 7 |
| 布比卡因 | 120～240 | 240～480 | 2.5 | 3.2 |
| 依地卡因 | 200 | 240～360 | 4.2 | 5.7 |
| 丙胺卡因 | 30～120 | 60～400 | 5.7 | 8.5 |

不包括:

- 罗哌卡因
- 苯佐卡因——表面麻醉
- 左旋布比卡因

首选的药物是利多卡因与肾上腺素[1∶80 000,英国;1∶100 000(肾上腺素),欧洲和美国]。肾上腺素作为血管收缩剂,可延长利多卡因作用的持续时间。

利多卡因具有以下性质:

- 对组织无刺激性。
- 通过组织有效快速传播。
- 几乎没有血管扩张作用。
- 麻醉比普鲁卡因更快。
- 麻醉持续时间长。
- 作为喷雾或凝胶有一些局部作用。
- 最大安全剂量200 mg(含血管收缩剂500 mg)。
- 无过敏性。
- 不含肾上腺素的话,口腔科使用无禁忌证。

### 局部麻醉的安全性

如果使用恰当并且在最大剂量水平内,局部麻醉被认为是非常安全的。但是,在使用之前,重要的是:

- 检查是否过敏。
- 检查高血压控制不良的病史。
- 检查极端年龄的剂量。
- 对于心律失常和严重高血压控制不良的患者,要慎用。
- 由于代谢受损,严重肝病患者应避免大剂量使用。
- 评估心理性副作用的风险。

### 药代动力学

局部麻醉药不能阻止轴突外的钠通道;只有无负载的局部麻醉剂才能穿过轴突膜。

#### pH

除苯佐卡因外,大多数局部麻醉药都是弱碱性(pKa 8～9)。pKa=局部麻醉剂50%带电/不带电时的pH。pKa和pH之间的差异越小,非电离的分子越多。非电离的分子越多,起效越快。非电离分子通过神经细胞膜的扩散速率取决于:

- 神经形态学。
- 麻醉剂溶液浓度。
- 脂溶性。

**作用开始**

pKa↓（＝电离↓）＝发病时间↓。

**效力**

脂溶性↑＝效力↑。

**行动持续时间**

蛋白质结合↑和脂质溶解度↑＝作用持续时间↑。

麻醉剂远离神经的扩散取决于：

- 蛋白质结合。
- 麻醉剂浓度。
- 脂溶性。

**持续时间**

将在表 9-4 中列出。

表 9-4　局部麻醉持续时间

|  | 牙髓（分钟） | 软组织（分钟） |
| --- | --- | --- |
| 利多卡因含肾上腺素 | 60 | 170 |
| 阿替卡因含肾上腺素 | 60 | 190 |
| 单纯丙胺卡因 | 20 | 105 |
| 马卡因含肾上腺素 | 40 | 340 |

**增加剂量[体积和（或）浓度]的影响**

- 起效时间↓。
- 行动持续时间↑。
- 更深度的麻木状态。
- 但是，中毒的风险↑。

## 辅助成分

最常用的麻醉溶液含有几个成分，例如：

**利多卡因® 2％含肾上腺素（1∶80 000）**

- 盐酸利多卡因 BP 21.4 mg——麻醉剂。
- 酒石酸肾上腺素 BP 22.7 mg——血管收缩剂。
- 氯化钠 6 mg——使溶液等渗。
- 偏亚硫酸氢钠 0.5 mg——用于防止暴露在光线下时肾上腺素的氧化。

**含有苯赖加压素（Octapressin®）的盐酸丙胺卡因（Citanest®）**

- 盐酸丙胺卡因 BP 30 mg——麻醉剂。
- 苯赖加压素 0.03 i.u.——血管收缩剂。
- 氯化钠 BP 6 mg——使溶液等渗。

**碳酸氢钠**

在利多卡因中加入碳酸氢钠和肾上腺素以中和溶液，减少注射疼痛并提高麻醉效果。1 周后应丢弃缓冲溶液，因为在此期间肾上腺素的有效性降低了近 25％。

**透明质酸酶**

透明质酸酶是一种牛源酶，可水解结缔组织中的透明质酸，促进局部麻醉剂的扩散。虽然这会增加麻醉的面积，但透明质酸酶会缩短作用时间并增加中毒反应的风险。

**偏亚硫酸氢钠**

加入偏亚硫酸氢钠作为稳定剂。它使溶液更加偏酸性，并可能导致注射时疼痛（"灼烧感"）。它也可能引起过敏反应。

**血管收缩剂**

麻醉剂溶液中血管收缩剂的功能是：

- 将作用持续时间延长 30％～50％，但仅与短效局部麻醉药（利多卡因、丙胺卡因和马卡因）联合使用。
- 增加麻醉深度。
- 减少血管内摄取。
- 通过血管收缩减少手术出血。
- 减少全身毒性。

血管收缩剂在阳光直射和高温下不稳定，因此含有血管收缩剂的局部麻醉剂应存放在避光、阴凉的地方。

### 肾上腺素

肾上腺素是口腔科中使用最广泛的血管收缩剂，因为：

- 它是一种非常有效的血管收缩剂。
- 浓度低于 1∶50 000（口腔科用 1∶80 000）时，全身毒性较低。
- 吸收缓慢，因此非常安全。

但是，肾上腺素不能注射入静脉，因为它可能引起心动过速、血压升高、心律失常或心室颤动。此外，肾上腺素的施用可能与甲亢患者和心血管疾病之间存在禁忌。它不能与一般的麻醉剂如氟烷一起使用。

### 苯赖加压素®

苯赖加压素®是：

- 相对较弱的血管收缩剂。
- 仅适用于剂量为 1∶200 000（0.3 i.u.）的丙胺卡因。
- 安全用于甲亢患者。
- 妊娠患者禁忌。

患有缺血性心脏病的患者必须只服用小剂量的苯赖加压素®，因为＞8 mL 含有苯赖加压素的盐酸丙胺卡因（Citanest®）可能会诱发冠状动脉血管收缩。

如果对末端动脉结构（如耳朵或手指）进行麻

醉,则应仅使用纯局部麻醉剂溶液(不含血管收缩剂的)。

### 患者相关因素

#### 年龄大小

在极端年龄(<1 岁和>70 岁)需要仔细监测剂量。在非常年轻和年长的患者中,可以降低 10%~20%使用剂量。

#### 体重

对于非常瘦弱的患者(<50 kg),局部麻醉的剂量应减少<30%。用于口腔科目的,体重较重的患者通常不需要更大的剂量。

#### 怀孕

在怀孕期间,激素对局部麻醉剂的敏感性增加,同时毒性风险增加。

#### 感染的存在

局部麻醉在感染的存在下是相对无效的,虽然可降低组织 pH 并扩张血管,但仍存在扩散感染的风险。

### 医学考量

- 局部麻醉非常安全。
- 最常见的问题是心理因素。
- 检查是否过敏。
- 检查心律失常的病史。
- 检查高血压病史。
- 检查肝肾功能不全。

这些医学并发症可能需要减少剂量,相对于功能障碍程度,大约<50%。

### 误区

常见的误区包括需要避免在以下情况下使用含肾上腺素的局部麻醉药:

- 服用单胺氧化酶(MAO)抑制剂的患者。
- 所有高血压患者。
- 所有患有心绞痛或有心肌梗死的患者。
- 所有肝病患者。

此外,双侧下部牙列同时阻滞麻醉不一定是危险的,且盐酸丙胺卡因可能会诱发怀孕女性分娩的证据有限。

### 抗伤害感受作用

局部麻醉的其他未经证实的影响包括:

- 抗心律失常。
- 改善肠道功能。
- 抗血栓形成。
- 减少炎症过程。
- 抗菌。
- 对伤口愈合的影响。

- 神经保护。
- 代谢物的积累——高铁血红蛋白血症的风险。

### 设备

#### 注射器

局部麻醉注射器是最常用的口腔科设备。这些注射器可以是可重复使用的,需要在患者之间进行清洗和消毒,或者使用一次性注射器,这使得交叉感染的风险最小化,并且使用整体护套的保护,减少针刺伤的发生率。作为注射器设计的一部分,可以通过回抽尖端活塞来实现回吸,或借助于局部麻醉剂盒中带有吸气虫的设计来实现。可重复使用的以及一次性使用的一次性注射器系统可以是:

- 自动回吸。
- 手动回吸。
- 无回吸。

在英国,进行阻滞麻醉期间回吸是法律要求。

传统的可重复使用的注射器仍然是口腔临床实践中最广泛使用的注射器形式。使用这种注射器时,有几种方法可以降低针刺伤的风险。包括:

- 立即取出用过的针头、使用动脉夹,并随手将针头放在锐器处理箱中。
- 针头使用后立即将其插入的泡沫块。
- 使用专门设计的针头安装座、护套和拆卸器。

#### 针

**长度和标准** 三种标准牙科针长度为:

- 长(约 35 mm)。
- 短(约 25 mm)。
- 超短(约 12 mm)。

一般来说,建议长针应用于深部注射,例如下牙槽神经阻滞,以提高准确性。短针用于口腔科中的大多数其他形式的局部麻醉剂注射。超短针倾向用于牙周韧带注射。

三种标准牙科注射针规格或厚度是:

- 25 号。
- 27 号。
- 30 号。

规格越高,针越细。

规格的选择取决于两个主要因素:

(1)需要坚硬的针头。针头越厚,越稳定,推入组织时的偏转越小。当计划对体重较重的患者进行注射时,临床医生可能要决定使用较粗的针。

(2)需要回抽。27 号针头和 30 号针头都无法可靠地回抽吸血。当医生注射到可能进入血管的区域时,应使用 25 号针头。患者无法辨别 25 号、27 号或 30 号针刺的差异。无论针头的规格如何,减少注射时

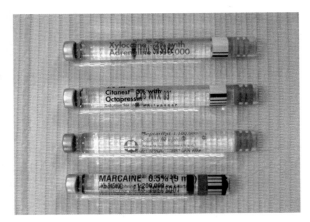

图 9-2　塞洛卡因、盐酸丙胺卡因、阿替卡因和马卡因

疼痛的关键是缓慢而稳定地注射。

#### 针——安全要点

- 切勿直接注入神经。
- 切勿将手或任何其他解剖结构放在针的尖端上。
- 务必立即处理用过的针头。
- 切勿弯曲针头。
- 切勿将针头插入注射器的针座。

#### 麻药注射管（图 9-2）

局部麻醉药注射管根据以下标签进行标记：

- 体积——英国 2.2 mL（美国和欧洲 2 mL）。
- 药物名称，有或无血管收缩剂。
- 有效期。

在使用之前，必须检查注射管的内容和有效期。还应检查注射剂是否有任何损坏。如果发现或仅仅怀疑注射管遭受损坏，则应予以丢弃。注射管的批号应记录在患者的病例中。

所有局部麻醉注射管应按照制造商的说明进行储存，以防止污染和变性。

#### 临床程序

局部麻醉的成功在于：

- 患者做好充分准备——知情同意，消除疑虑。
- 口腔科团队做好充分准备——对于焦虑的患者而言，没有什么比等待缺失物品归位更糟糕的了。
- 高效、有效、安全地执行程序。
- 口腔科团队具有处理手术过程中发生的任何不良事件的能力。

在开始任何临床手术操作之前，通常始于局部麻醉，对于患者的检查确认是非常重要的：

- 身份——姓名、出生日期、地址、病例号等。
- 病史。

- 血压。
- 预期程序。
- 知情同意书。
- 舒适度，包括术前如厕。

然后，必须检查：

- 装在注射器中的注射管——麻醉剂，血管收缩剂的存在与否以及到期日期。
- 针的适用性，并已正确安装到注射器上并准备使用。
- 在患者注释中记录药筒批号。

#### 应用路径

用于口腔科目的的局部麻醉剂的应用方式：

- 表面麻醉。
- 注射浸润麻醉。
- 神经阻滞麻醉。

##### 表面麻醉

用于：

- 渗透浸润注射前。
- 浅表脓肿切开引流。
- 麻醉插管前。

##### 药剂

- 苯佐卡因 20%。
- 塞罗卡因 4%。
- 氯乙烷喷雾。
- 利多卡因（2.5%）和丙胺卡因（2.5%）的共熔混合物——EMLA。

##### 配方

###### 皮肤

- EMLA 乳膏在闭塞绷带下局敷 45～60 分钟。含有 25 mg 利多卡因和 25 mg 丙胺卡因的 EMLA 贴剂用于在注射或麻醉插管之前对皮肤进行麻醉，如可用于清醒镇静（朦胧麻醉）。
- 利多卡因 5% Versatis ® 贴剂，可使用 12 小时，停用 2 小时，用于治疗慢性疼痛。
- 苯佐卡因粉剂是一种治疗慢性皮肤溃疡的缓慢、持久的好方法。

###### 黏膜

- 利多卡因 2%～4%/丁卡因 0.25%～1%溶液、乳膏或凝胶。
- 可卡因 4%溶液适用于鼻和咽部，特别是在需要血管收缩时。

##### 技术

- 干燥黏膜。
- 使用棉卷或棉签（图 9-3）。

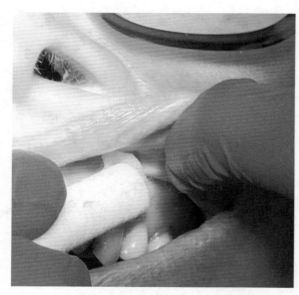

图 9-3 使用棉卷涂布局部麻醉剂的应用

- 告知患者不要舔触该区域。
- 停留时间根据使用说明书中建议——通常在注射局部麻醉剂前 2～3 分钟。
- 辅以"声音镇静"和安抚。

注射、插管或其他手术应在去除局部麻醉剂后 1～2 分钟内进行，以获得最大效果。

过量的局部麻醉通常会使麻醉面积过大，可能导致患者不适，并增加毒性风险。局部麻醉喷雾剂可能难以控制，通常不推荐用于穿刺、口内、黏膜麻醉。

**浸润和阻滞麻醉技术在口腔临床实践中的应用**
- 浸润麻醉：
  - 上颌。
  - 下颌。
- 经颊部浸润行舌/腭侧麻醉。
- 下牙槽神经（下颌）阻滞。
- 颏神经阻滞。
- 眶下阻滞。
- 腭侧注射：
  - 腭侧浸润。
  - 腭大神经阻滞。
  - 鼻腭神经阻滞。
- 髓腔内注射。
- 牙周韧带注射。
- 骨内。
- 辅助技术。

**浸润麻醉**

浸润麻醉是最常用的局部麻醉技术。麻醉剂直接渗入手术部位。局部浸润麻醉是实现软组织手术

麻醉的理想选择，对于上颌骨口腔科手术最为有效，因其具有相对较薄的皮质骨板。

渗透技术具有以下优点：
- 简洁。
- 注射后迅速起效。
- 注射深度越深，麻醉持续时间越长。
- 良好的患者接受度。

**技术要点**
- 将患者置于仰卧位或近仰卧位，以减少低血压和晕厥发作的可能性。
- 确保患者舒适，且牙医在合适的位置就座。
- 将盛有局部麻醉用品的托盘放置在患者视线之外，注射器应该被组装起来——已检查注射剂的成分和麻药针的适用性。
- 控制不必要的患者忧虑。
- 应用局部麻醉剂，必要时调整照明。
- 在大多数情况下，鼓励患者在注射期间闭上眼睛。
- 用手指而不是口镜拉开嘴唇和软组织，确保注射部位紧绷。
- 将注射器放入患者口腔，避开患者视野，最后检查注射管的内容物和针头的适用性。
- 告知患者他们可能会感到"捏痛"或"刺痛"。
- 穿透紧绷的组织，针头斜面面向骨，持续一次进入，避免与下面的骨头接触。
- 缓慢、稳定地注入所需的麻醉溶液量。麻醉剂溶液的沉积通常会使该部位的解剖标志发生变形。
- 将注射针头退出组织，从患者口内取出注射器，避开患者视野。
- 在放下注射器之前，请确保针头安全。
- 安抚患者。

浸润注射后，局部麻醉剂的扩散迅速，特别是在上前牙和前磨牙区域。麻醉约 2 分钟开始起效，个体差异约 15 秒。

**上颌浸润麻醉**（图 9-4）
**上牙槽前神经**
- 使用短针或长针，不小于 27 号。
- 患者微张开嘴，用左手拇指或示指牵开嘴唇，使注射部位紧绷。
- 保持针平行于侧切牙，并稍向牙齿的根部后方倾斜。
- 穿透黏膜，推进并注射 1～2 mL 溶液。
- 拔出并安全退出针头。

目标牙齿和两颗相邻的牙齿应在约 2 分钟内麻醉。

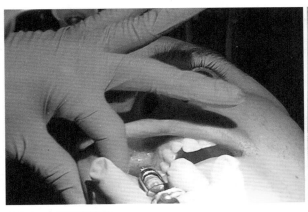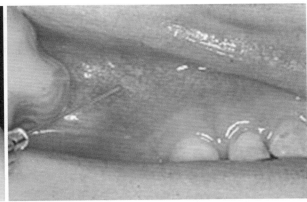

图 9-4　上颌浸润麻醉

**上牙槽中神经**　与上牙槽前神经的浸润非常相似，除了注射部位位于前磨牙之间。注射器的长轴应该与颊侧骨板平行。

**上牙槽后神经**　类似于上颌的其他浸润，但进针点位于第二磨牙的远端根部上方，在上颌颊沟的高度处穿过绷紧的黏膜。针头向后、向上和向内推进至 15 mm 的深度。回抽后，注射 1.5 mL 溶液。麻醉区域应包括所有的磨牙。

**下颌浸润麻醉**

下颌骨浸润适用于软组织手术，根据患者、局部因素和所选择的麻醉剂，对于某些口腔科手术，尤其是下前牙，可以是有效的。

下颌浸润的技术类似于上颌骨浸润。如图 9-5 所示，针以一定角度插入目标牙齿的根尖方向。

**经颊浸润的舌/腭侧麻醉**

如图 9-6 所示，下颌浸润可以通过附着龈的浸润来补充，其通常引起舌侧牙龈的发白，表明麻醉溶液的扩散和对舌侧的软组织的影响。在临床上，上颌浸润亦可以补充使用此技术，但可能导致腭部麻醉（图 9-7）。

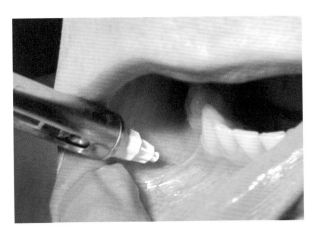

图 9-5　下颌浸润麻醉

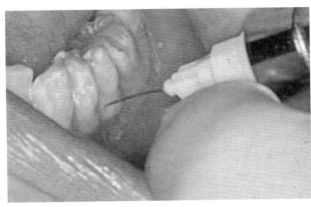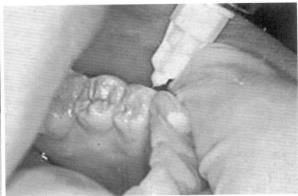

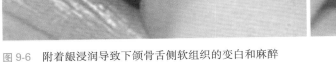

图 9-6　附着龈浸润导致下颌骨舌侧软组织的变白和麻醉

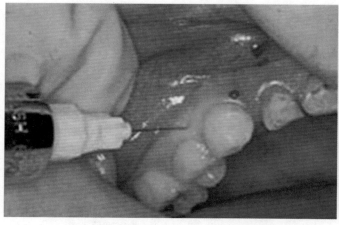
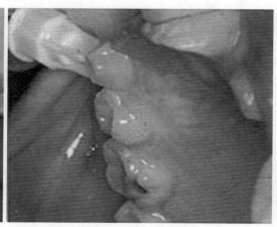

图 9-7 上颌浸润导致腭部变白和麻醉

#### 阻滞麻醉

当手术/介入治疗涉及口腔区域时,区域阻滞麻醉具有以下优于浸润麻醉技术的优点:

- 黏膜浸润较少,局部麻醉注射剂体积小。
- 深度牙髓及软组织麻醉。
- 无须依赖局部麻醉剂的骨扩散。
- 持续时间更长。
- 帮助患者适应更复杂和更长时间的治疗。

#### 下牙槽神经(下颌)阻滞麻醉

下牙槽神经阻滞麻醉是口腔科中应用最广泛的阻滞麻醉。其成功很大程度上取决于操作者。然而,一般而言,该技术在麻醉和患者接受方面都是成功的(表 9-5)。局部麻醉应在 3~4 分钟内完成。

表 9-5 下牙槽神经阻滞麻醉的利弊

| 优　　点 | 缺　　点 |
| --- | --- |
| • 良好的骨性标志<br>• 相对起效快<br>• 半侧下颌麻醉<br>• 深度牙髓麻醉<br>• 持续时间足以延长手术时间(<2~3 小时) | • 注射区域含有血管:回抽有血的概率为 10%～15%<br>• 不太可能麻醉侧支神经<br>• 不太可能麻醉颊长神经<br>• 部分患者解剖标志不明显<br>• 失败率 15%～20% |

#### 解剖标志

- 冠状突切迹。
- 外侧斜嵴。
- 内斜嵴。
- 翼突下颌缝。
- 翼突颞骨凹陷。
- 对侧下颌双尖牙。

#### 技术要点 (图 9-8)

- 直接——最可靠。

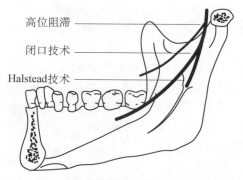

图 9-8 下牙槽神经组织麻醉的不同位置

- 间接——Halstead 技术。
- Akinosi——闭口技术。
- Gow-Gates——高位阻滞。

#### 直接方法 (图 9-9)

#### 程序要点

- 将患者置于仰卧位或近仰卧位,以减少低血压和晕厥发作的可能性。
- 确保患者舒适,且牙医适当就座。
- 将盛有局部麻醉用品的托盘放置在患者视线之外,注射器应该被组装起来——检查注射剂的成分和麻药针的适用性。
- 控制不必要的患者忧虑。
- 调整照明并在临床进针处涂布表面麻醉剂。
- 鼓励患者在注射期间闭上眼睛。
- 让患者张大嘴。
- 找到拇指和示指之间的支柱。
- 确定磨牙后窝。
- 通过形象化的 V 形来定位进针点,包括下颌骨伸支前缘和内侧的翼下颌韧带中部。可触及升支,韧带中部可见。
- 将注射器引入口腔,穿过对侧的下颌前磨牙,

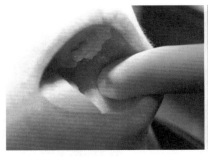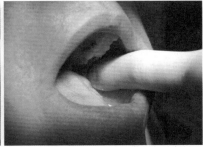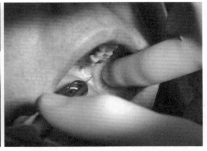

图 9-9　下牙槽阻滞的直接技术

平行于下颌面。

- 近下颌面上方 1 cm 处。
- 中途穿透虚拟的"V"，水平行至相邻的拇指指甲中间。
- 入针，注射器针筒置于另一侧的前磨牙上方。
- 将针穿过组织，触及骨面，通常深度为 20～30 mm；当与骨面接触时，应该仍可看到 1 cm 长的针。
- 后退 3～4 mm。
- 回抽。
- 在明确回抽无血的情况下，在＜60 秒的时间内缓慢注射 1.5 mL 麻药。
- 安全取出并丢弃针头。
- 松开拇指，用手指按住伸支。
- 让患者闭合并吞咽。

起效和持续时间
- 牙和牙槽骨（硬）麻醉的起效时间为 3～4 分钟。
- 硬组织的麻醉足以进行持续时间＜2～3 小时手术/治疗，具体取决于所用局部麻醉剂类型和血管收缩剂。
- 麻醉可能持续＜4 小时。

间接技术　该技术的适应证包括：
- 减少牙列下部的舌神经损伤。

这种方法类似于直接技术；然而：
- 插入针头，注射器平行于下咬合面，磨牙上方 1 cm——进针点与直接技术相同。
- 将针头插入 1.5 cm，注入 0.5 mL 麻醉剂溶液。
- 然后将针缩回 0.5～1.0 cm，朝向下颌骨内侧的舌侧重新倾斜并向前移动以接触骨面（对于一些从业者如此操作，但许多人避免这种情况）。
- 接着退后 1～2 mm，回抽阴性后，缓慢注入 1.5 mL 溶液。
- 然后拔出针头并安全处理。

麻醉区域与直接技术类似。

Vazirani-Akinosi 闭口技术（表 9-6）

表 9-6　Vazirani-Akinosi 下颌阻滞的优缺点

| 优　点 | 缺　点 |
| --- | --- |
| - 可用于牙关紧闭的患者<br>- 可用于具有强烈呕吐反射的患者<br>- 口腔闭合，因此注射可能对患者的威胁较小<br>- 可能减少疼痛，因为组织是放松的<br>- 有益于巨舌症患者 | - 难以可视化注射深度<br>- 对于有较宽且外倾伸支的患者很难操作<br>- 对于有明显颧脊或内斜脊的患者很困难 |

解剖标志
- 上颌颊侧膜龈线和上颌牙根尖。
- 冠状突切迹。
- 内斜脊。
- 咬合平面。

流程（图 9-10 和图 9-11）　在患者和注射器准备完成后：
- 牙齿轻度闭合，保护脸颊，在上颌前庭进针，注射器平行于黏膜龈连接处水平的咬合平面。

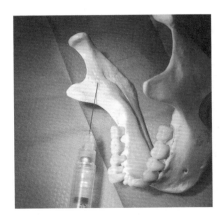

图 9-10　Vazirani-Akinosi 技术在干燥头骨上的视图

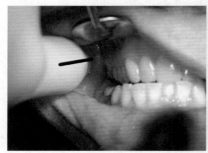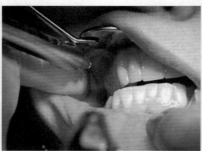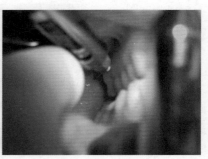

图 9-11　Vazirani-Akinosi 技术的临床视图

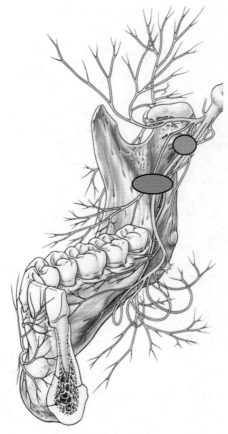

图 9-12　使用 Vazirani-Akinosi 技术（绿色）局部注射与直接和间接下牙槽阻滞注射（红色）的比较

- 将手指向上牵拉面颊约 1 cm。
- 在手指上颌颊侧黏膜线高度处之间进针。
- 保持注射针方向，使针看起来好像在注射侧的耳垂方向上横向移动。注射针保持平行于咬合面。
- 将针头插入 5 mm 后，移动手指牵拉脸颊以充分拉开唇部并增强视野。
- 将针穿过组织，触到骨面，通常在 25～30 mm 的深度，需要留下 5～10 mm 可见针长。

- 将针头退回 1～2 mm，目的是在靠近髁前部的位置注射局部麻醉剂。
- 回抽无血，在＜60 秒内缓慢注射＜1.5 mL 溶液。
- 拔除注射器并安全丢弃针头。
- 鼓励患者张开下颌并从一侧移动到另一侧，以帮助麻醉剂扩散。

**发作和持续时间**
- 硬组织麻醉起效时间为 3～4 分钟。
- 麻醉可能持续＜2 小时。

考虑到局部麻醉剂沉积的位置（图 9-12），与直接和间接下牙槽神经阻滞技术相比，使用 Vazirani-Akinosi 技术获得颊长神经麻醉的可能性更大。

**Gow-Gates 技术（表 9-7）**

表 9-7　Gow-Gates 下颌神经阻滞技术的优缺点

| 优　　点 | 缺　　点 |
| --- | --- |
| <ul><li>易感终点（骨骼）</li><li>注射位置的血管较少，因此回抽阳性的可能性较小</li><li>可能至颊长神经麻醉</li><li>可能需要更长的起效时间</li><li>较少机会麻醉侧支神经</li></ul> | <ul><li>需张大嘴</li><li>必须参考口外标志，这可能会增加操作的难度</li></ul> |

**解剖标志**
- 冠状突切迹。
- 内斜脊。
- 翼下颌韧带。
- 髁突颈。
- 对侧下颌双尖牙。
- 从嘴角到耳郭切迹的假想线（图 9-13）。

**流程**（图 9-14）　在患者和注射器准备好之后的程序：

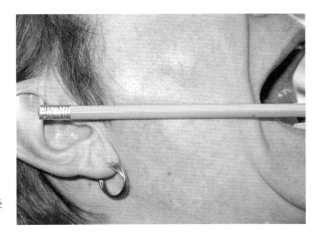

图 9-13　从嘴角到耳廓切迹的假想线是 Gow-Gates 下颌神经
阻滞的解剖标志

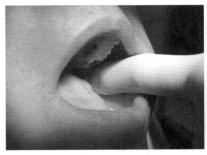 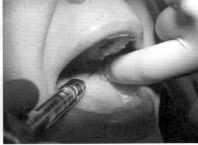 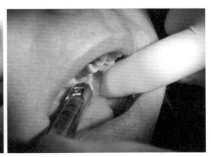

图 9-14　Gow-Gates 技术的临床示图

- 让患者向后倾斜并张开嘴。
- 当患者的头部向后倾斜并且嘴张开时,触诊冠状切迹,并用手指或拇指滑动以停留在内斜脊上——注射角度将平行于两个外部界标的交界处。
- 将手指或拇指向上移动约 10 mm。
- 旋转手指或拇指至平行于从同侧口角到耳廓切迹的想象线。
- 将针插入触诊指甲与翼下颌韧带之间的中点位置。
- 确保注射器的针筒位于对侧双尖牙上方。
- 将针头推进大约 25 mm,直至触及骨面——位于髁颈部。
- 将针头抽出 1 mm,以防止注入骨膜,并回抽。
- 如回抽无血,则缓慢注入约 1.5 mL 溶液。
- 随着注射的进行,确保注射器针头和针筒的角度保持平行于从口角到耳屏的假想线。
- 取出注射器并安全地丢弃针头。
- 鼓励患者打开并移动下颌从一侧到另一侧,以帮助扩散麻醉剂溶液。

**起效和持续时间**

- 硬组织麻醉起效时间为 4～12 分钟,前部区域最后麻醉。

- 颊长神经可能会被麻醉。

人们越来越认识到,下齿槽神经阻滞麻醉是相对低效的,导致大多数系统性和局部并发症,包括神经损伤。最好的证据表明,未来大多数的口腔科治疗将使用浸润麻醉。

**下颌颊侧阻滞**　当需要麻醉颊黏膜时,提示采用下颌颊侧阻滞。

**程序**　患者就位及准备好注射器后:

- 让患者张大嘴。
- 用示指牵拉开脸颊。
- 将针头插入咬合平面水平的最后一个下颌磨牙的侧面和远端。
- 将针头插入 2～3 mm 的深度,直到与下颌骨支的前缘接触。
- 针退回 1 mm。
- 慢慢注入 1.5 mL 麻醉剂溶液。
- 取出注射器并安全地丢弃针头。

**起效和持续时间**

- 软组织麻醉开始时间为 2～3 分钟。
- 麻醉可能持续<2 小时。

**颏神经阻滞**

无论是口内或口外皮肤的方法都可以用来阻滞颏神经。

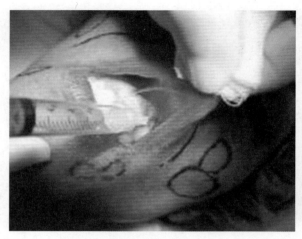

图 9-15　经口内注射给予眶下阻滞

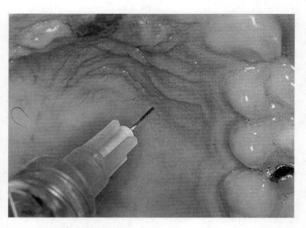

图 9-16　腭侧浸润麻醉

经口外皮肤注射阻滞神经,应触及颏孔,并在邻近注射麻醉注射液,不要进入孔中。

当采用口内入路时,程序如下:

- 患者就位,准备好注射器。
- 用一只手的中指触摸颏孔,用同一只手的拇指和示指抬起嘴唇。
- 将针头插入第一双尖牙根尖处的下唇沟。
- 推进针头直至与下颌骨接触。
- 退针 1 mm。
- 慢慢注入 1～3 mL 麻醉液。
- 取出注射器并安全地丢弃针头。

与所有其他阻滞技术一样,需要注意避免直接注射到神经中,因为这可能会导致神经损伤。

**起效和持续时间**

- 软组织麻醉发作迅速。
- 硬组织麻醉发作在 3～4 分钟内起效。
- 麻醉可能持续<2 小时。

**眶下阻滞(图 9-15)**

眶下阻滞的适应证包括:

- 上颌骨感染,无法应用局部浸润麻醉。
- 当手术涉及多个牙齿和相关骨骼时,希望限制黏膜的穿透次数。
- 需要在眶下神经控制的结构内进行深度麻醉。
- 在更复杂和更长时间的程序中促进患者麻醉控制。

眶下阻滞可以以两种方式进行——直接皮肤注射或口内注射。

**程序**　患者就位及准备好注射器后:

- 用一只手的中指触摸眶下孔,同时用同一只手的拇指和示指抬起唇。
- 在触及孔时,将针插入尖牙窝上方的上唇沟。
- 将针头靠近但不要进入管道。

- 如果回抽阴性,则在孔附近缓慢注入 2 mL 麻醉液。
- 取出注射器并安全地丢弃针头。
- 让患者闭合并吞咽。

眶下阻滞可能发生下眼睑肿胀和瘀斑。

如果将麻醉溶液注入眼眶,可能会出现巨大的疼痛、复视、眼球突出和失明。

**起效和持续时间**

- 软组织麻醉发作迅速。
- 硬组织麻醉发作在 3～4 分钟内发生。
- 麻醉可能持续<2 小时。

**腭部注射**

**腭部浸润**　腭部浸润的适应证包括:

- 局部活检。
- 作为颊部浸润无法完全起效的后磨牙牙髓治疗的额外局部麻醉。

**程序**(图 9-16)　患者就位及准备好注射器后:

- 让患者张大嘴。
- 定位腭大孔,位于注射部位的远端。
- 使用棉签对孔施加压力。这有助于标记点,并提供一些镇痛作用——局部麻醉剂几乎没有太大效果。
- 将注射器插入口中,注射器和针的长轴与上腭表面成直角。
- 在中线和目标牙齿之间的中点穿透黏膜,并使针头与骨骼接触。
- 退针 1～2 mm。
- 非常缓慢地回抽并注射(约 0.5 mL)。
- 监控发白的组织。
- 取出注射器并安全地丢弃针头。
- 让患者闭合并吞咽。

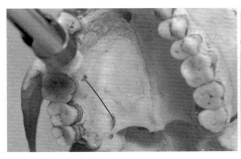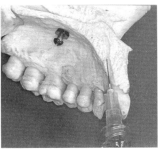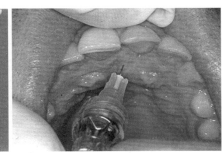

图 9-17　腭大孔和鼻腭阻滞

腭侧浸润是疼痛的,因为腭黏膜附着"弹性"较少。麻醉区域应为同侧。

第二磨牙远侧不应尝试腭侧浸润。

**起效和持续时间**

- 软组织麻醉发作迅速。
- 硬组织麻醉发作在 3~4 分钟内起效。
- 麻醉可能持续<2 小时。

**腭大孔和鼻腭阻滞**　鼻腭和腭大孔皆为补充阻滞麻醉。它们分别与其他的上颌骨浸润或阻滞相结合,用于前牙和后牙。在大多数情况下,技术的成功取决于对腭解剖的熟悉程度(图 9-17)。

**程序**　患者就位及准备注射器后:

- 让患者张大嘴。
- 找到腭大孔或鼻腭神经血管束。
- 使用局部麻醉剂,隔离舌面。
- 将针头放在结构附近并回吸,然后注射在神经附近——切勿直接注入神经组织。
- 监控发白的组织。
- 取出注射器并安全地丢弃针头。
- 让患者闭合并吞咽。

**髓内注射**　这种方法包括在压力下直接将局部麻醉剂溶液注射到髓腔中。这通常是在注射麻醉剂溶液后通过另一途径进行的给药。

**程序**

- 如果牙髓腔内存在较大穿髓点,则应将针头推入管道,直至卡住(图 9-18)。
- 用牙胶或棉卷堵住牙髓开口点可能有助于增加压力。
- 否则,使用小圆形钻头在牙髓中打开一个开口,以便能够紧密贴合针头。
- 注入的溶液量约为 0.2 mL(Malamed,1998)。

或者,暴露的牙髓可以在局部麻醉溶液中浸泡 30 秒;通常,在压力下注射更有效。在多根牙中,必须在每个牙根中进行注射。

**优点**

- 该方法提供了一种克服常规麻醉失败的方法。

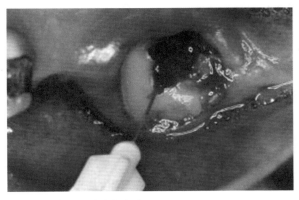

图 9-18　多根牙牙髓内麻醉

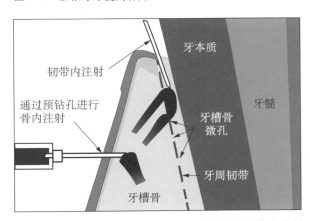

图 9-19　韧带内麻醉和骨内麻醉通过不同的途径将麻醉剂输送到松质空间

- 麻醉的全身反应几乎可以忽略不计。

**缺点**

- 通常很痛。
- 应用有限。

髓腔内注射技术不是麻醉的主要方法。

**韧带内(牙周韧带)麻醉**

在某种意义上,韧带内(牙周韧带)麻醉是一种误称。该方法是骨内麻醉的一种形式(图 9-19)。

可以使用常规或专用注射器进行注射。

**程序**(图 9-20)

- 通过浸润麻醉软组织,控制注射疼痛。

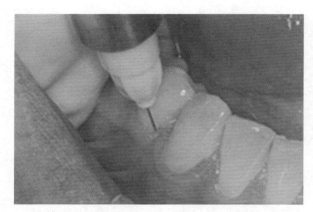

图 9-20 韧带内麻醉的临床图解

- 用抗菌溶液擦拭渗透部位。
- 将针头插入牙根的近中颊侧牙周膜间隙，与牙体长轴呈 30°夹角。
- 将针楔状插入牙齿和牙槽骨之间——通常不可能深入牙周韧带。
- 注射 0.2~0.3 mL 局部麻醉剂溶液。
- 需要 10 秒传导以允许反馈压消散并确保局部麻醉剂保持在原位。
- 取出注射器并安全地丢弃针头。

**起效和持续时间** 麻醉的开始是即刻的。牙髓麻醉的持续时间变化很大，有些不可预测。

**优缺点** 列于表 9-8。

表 9-8 韧带内麻醉的优缺点

| 优　点 | 缺　点 |
| --- | --- |
| - 立即开始麻醉<br>- 无软组织麻醉<br>- 适用于"热"牙齿（炎症性）<br>- 麻醉侧支神经支配的好方法<br>- 成功率高 | - 患者可能会出现术后疼痛<br>- 不能在有牙周病的情况下使用<br>- 需要高注射压力<br>- 多根牙齿需要多次注射——每根注射 1 次<br>- 可能不适用于长根牙齿 |

**骨内注射（表 9-9）**

表 9-9 骨内麻醉的利弊

| 优　点 | 缺　点 |
| --- | --- |
| - 麻醉立即生效<br>- 无软组织（唇或舌）麻醉<br>- 可帮助行下颌骨双侧手术<br>- 能麻醉"热"牙（炎症性牙）<br>- 麻醉辅助神经的好方法<br>- 成功率高 | - 麻醉时间短<br>- 必须鉴于松质骨的血管分布，限制用量<br>- 下颌骨后入路困难<br>- 解剖学局限性<br>- 一些患者会出现心悸<br>- 不能在有牙周病的情况下使用 |

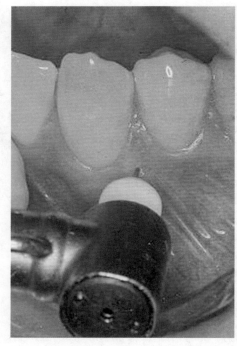

图 9-21 在颌骨内麻醉的初始阶段使用穿孔器进入松质骨空间

通过骨内注射，局部麻醉剂溶液直接沉积在待治疗牙齿周围的松质骨中。如果基础神经阻滞失败，可以考虑这些技术。临床医生必须意识到这些注射是有效的血管内注射，因此对于有潜在静脉注射肾上腺素和其他局部麻醉剂的医学禁忌证的患者应该避免。

**程序**

- 拍摄 X 线片以确保在预定的穿刺部位有足够的骨骼，以确保牙周韧带空间和牙根表面不会受到侵犯。
- 遵照注射系统提供的说明。
- 注入 0.2~0.3 mL 局部麻醉剂渗入要穿刺区域附近的颊侧褶皱。麻醉软组织并使皮质板的穿刺无痛。
- 使用选择的设备对骨骼进行穿刺（图 9-21）。穿刺部位必须位于附着龈上，大约位于膜龈线冠方 1~2 mm。
- 将针通过穿刺孔进入松质骨空间，并在大约 45 秒内注射 0.9 mL 局部麻醉剂溶液。

解剖学上的限制包括牙齿之间的骨间隙不足，皮质骨板太厚无法穿刺，低位的上颌窦和水平阻生的第三磨牙。此外，由于缺乏松质骨，该技术不适用于中切牙之间。

在一次就诊中，不要使用超过 1 支以上的麻醉剂行骨内麻醉。

该技术心脏病患者禁用。

### 起效和持续时间

- 麻醉起效迅速——10～20 秒。
- 如果使用血管收缩剂,牙髓麻醉的持续时间为 20～30 分钟。否则持续时间有限。

#### 辅助技巧

可包括使用:

- 经皮电子神经刺激(TENS)。
- 电子口腔科麻醉。
- 用于局部麻醉的喷射器。

### 局部麻醉的潜在问题

虽然局部麻醉在正确使用时相对安全,但出现的问题包括:

#### 在注射前

- 患者合作不佳。
- 局部麻醉的禁忌证。
- 难以获得同意。

#### 在注射中

- 麻醉途径受限。
- 血管内注射(参见"系统效应")。
- 注射时疼痛。
- 黏膜刺激。
- 焦虑反应。
- 设备破损。
- 针刺伤。

#### 注射之后

- 全身反应。
- 血管收缩效应。
- 中毒反应。
- 药物相互作用。
- 高铁血红蛋白血症。
- 过敏反应。
- 患者瘫痪。
- 心源性体征和症状。
- 未能达到麻醉效果。
- 预期外的神经阻滞。
- 面神经麻痹。
- 血肿。
- 感染。
- 麻醉时间延长。
- 软组织损伤。

#### 术后

- 神经病变。
- 牙关紧闭。

#### 系统效应

全身反应的症状包括:

#### 中枢神经系统

- 应激反应:
  - 不安、兴奋和健谈。
  - 口周感觉异常。
  - 舌感觉异常。
  - 头晕。
  - 视野模糊。
  - 耳鸣。
  - 不安。
  - 混乱/激动。
  - 肌肉抽搐。
  - 癫痫发作——语音含糊/阵挛。
- 抑郁症:
  - 意识丧失。
  - 呼吸骤停。
  - 死亡。

#### 心血管系统

- 心动过缓。
- 房室分离。
- 心肌缺血。
- 低血压。
- 心脏骤停。

#### 安全剂量

2.2 mL 含 2% 利多卡因和 1∶800 000 肾上腺素的药盒含有 44 mg 利多卡因。

2% 利多卡因与 1∶80 000 肾上腺素的安全剂量为 7 mg/kg 体重。

保证安全的经验法则是每 10 kg 体重使用 1×2.2 mL 2% 利多卡因和 1∶80 000 肾上腺素。

#### 最大剂量

列于表 9-10 中。

表 9-10　根据患者体重,2% 利多卡因和 1∶80 000 肾上腺素的最大剂量

| 患 者 体 重 | 剂 量 |
|---|---|
| 10 kg(22 lb) | 44 mg(2.2 mL)——1 支 |
| 20 kg(44 lb) | 88 mg(4.4 mL)——2 支 |
| 30 kg(66 lb) | 132 mg(6.6 mL)——3 支 |
| 40 kg(88 lb) | 176 mg(8.8 mL)——4 支 |
| 50 kg(110 lb) | 220 mg(11 mL)——5 支 |
| 60 kg(132 lb) | 264 mg(13.2 mL)——6 支 |
| 70 kg(154 lb) | 300 mg(15 mL)——6/7 支 |

#### 毒性

毒性与剂量有关(图 9-22)。

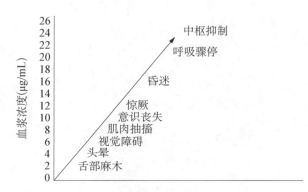

图 9-22 增加局部麻醉剂血浆浓度的毒性效应

**中毒剂量**

**成人**

- 利多卡因和肾上腺素 11 支。
- 丙胺卡因和苯赖加压素 4 支。
- 阿替卡因和肾上腺素 7 支。
- 布比卡因含肾上腺素 10 支。

**儿童（<5 岁，18~20 kg）**

- 利多卡因和肾上腺素 2 支。

**过敏反应**

对局部麻醉药的过敏反应非常罕见。对局部麻醉剂过敏反应的迹象可能包括：

- 皮疹。
- 荨麻疹。
- 血管神经性水肿。
- 黏膜充血。
- 哮喘的症状——支气管痉挛。
- 患者瘫痪。
- 心源性体征和症状。

**麻醉失败**

麻醉失败在牙髓治疗中最常见，而在进行牙齿外科手术时最少见。麻醉失败的原因包括：

**操作者**

- 对相关解剖学的了解不足。
- 技术差。
- 针头偏转。
- 未考虑所有可用信息。
- 未能意识到感染带来的影响。
- 未等待起效（4~12 分钟）。
- 使用过期的麻醉剂。

**患者因素**

- 患者体格。
- 下颌骨形态。
- 牙关紧闭。
- 注射针相对于颌骨大小的差异。

- 误导性的解剖标志。
- 侧支神经的存在。
- 心理因素。
- 存在感染。
- 痛觉过敏和神经生理改变。
- 不合作。

**局部麻醉失败的处理** 无法实现局部麻醉可通过以下 1 种或多种方法进行管理：

- 等待更长时间。
- 重新评估解剖结构。
- 检查可用的 X 线片确认是否有解剖异常。
- 用改良的技术重复注射。
- 改变局部麻醉剂的类型。
- 使用 1 种或多种补充技术。
- 延缓治疗程序，处理已有的感染。

**并发症**

**面神经麻痹** 如果局部麻醉剂到达腮腺内的面神经，则可能发生面神经麻痹。患者可能无法闭合眼睑并且在受影响的一侧口角下垂。瘫痪（麻痹）应仅持续于麻醉期间。应当安抚患者，并提供眼垫或眼贴，以保护眼睛因无法眨眼而开放的角膜。

**血肿** 血肿可由注射过程中的血管出血或在拔针时血管受损而形成。患者会意识到肿胀，可能伴有瘀青，主诉不适和僵硬或牙关紧闭。瘀伤往往持续长达 14 天。

**感染** 感染是麻醉剂使用的另一种局部并发症，通常在未使用适当的无菌技术时发生。在其他清洁或未感染的区域，用酒精清洁皮肤表面已足够。如果发现感染迹象，治疗则应包括适当的细菌培养研究和抗菌治疗。如果脓肿形成，也可能需要引流。

**长时间麻醉——神经损伤** 神经病变最常发生在下牙槽阻滞麻醉后。发病率为（1：20 000）~（1：30 000）。对于下牙槽或舌神经的损伤可能由针刺伤、化学损伤、出血、神经缺血或这四种情况的组合引起。注射诱发的神经病变可引起麻醉、感觉异常或更常见的麻痹和疼痛。神经病变应该在几天内处理。如果持续超过 2 个月，则可能是永久性的。治疗视症状而定。

不同局部麻醉剂引起神经病变的可能性是阿替卡因＞甲哌卡因＞利多卡因＞布比卡因。麻醉延长的神经病变是基于浓度的。

避免神经损伤的方法包括：

- 避免使用阿替卡因（4%）或其他高浓度局部麻醉剂行下颌阻滞。
- 避免多次尝试下颌阻滞麻醉。
- 使用阿替卡因浸润作为下颌阻滞的替代。

**针刺伤**　针刺伤所造成的主要风险是医务工作者接触血源性病毒（BBV）。主要病毒是：

- 乙型肝炎（HBV）。
- 丙型肝炎（HCV）。
- 人类免疫缺陷病毒（HIV）。

在医疗环境中经皮接触 HIV 感染的血液后，病毒感染的风险小于 1∶1 000。在 HBV 的病例中，可以使用有效的保护性疫苗，但是对于其他的 BBV 没有这类保护。

**针刺伤后的医疗方案**

- 鼓励出血。
- 彻底清洗伤口。
- 如果在患者中怀疑或已知 HIV，寻求紧急的抗 HIV 预防药物以减少感染的风险。
- 记录事件。
- 按照当地协议的规定报道伤害情况。
- 完成关键事件审核，确定防止再次发生的方法。

**牙关紧闭**　注射局部麻醉后牙关紧闭是相对常见的。往往是由于针插入了某一咀嚼肌，最常见的是翼内肌，导致出血、痉挛或两者兼而有之。

牙关紧闭可能在术后 1～6 天发作且严重程度不同。

在保守治疗之前，始终排除感染扩散。

### 患者指导

在局部麻醉下接受治疗的患者说明应包括：

- 在治疗当天，如常服用常规药物。
- 口腔科手术后麻木可能持续 4 小时。
- 在麻醉剂持续存在的情况下，需要注意避免损坏牙齿和组织。
- 当局部麻醉剂消失后，感受到针刺样时，开始服用镇痛药通常是明智的。
- 如果麻木没有消退，或有僵硬或肿胀感，请返回复查。

### 个人防护

口腔科局部麻醉药的个人防护包括：

- 每次接触患者后以及接触血液或体液后洗手。
- 使用防水胶布覆盖任何切口或擦伤。
- 常规使用适当的个人防护装备（PPE）。
- 立即更换刺破的手套。
- 穿着一次性塑料围裙。
- 眼部保护的常规使用——面罩、护目镜或安全眼镜。
- 切勿重新将针头插回针套。
- 立即安全地将针头和其他尖锐物放入适当的、防穿刺的锐器箱中。

- 切勿填满锐器箱。

### 结论

- 局部麻醉对口腔科手术至关重要。
- 局部麻醉剂有效、价格低廉、易于取用且相对安全。
- 熟悉口腔科解剖，运用适当的技术和适当的患者管控是口腔科局部麻醉成功的关键。

## 术后疼痛的管理

通常在口腔手术或其他手术后开具几天处方口服镇痛药，之后患者通常无疼痛或可以改用较低剂量的非处方药，如非甾体抗炎药（NSAID；例如布洛芬、阿司匹林）。

疼痛可能对心血管、肺、内分泌和胃肠系统产生深远影响。如果不能充分治疗急性疼痛，则可能会导致慢性疼痛。术后疼痛控制是必要的，而不仅仅是给患者提供舒适的措施。

### 术后疼痛管理协议

典型的推荐药物和剂量通常针对健康的 70 kg 成人。应根据患者的健康状况、药物史、年龄、过敏情况和体重进行调整。

#### 轻度/中度疼痛

在健康成人中，可以在 24 小时内每 6 小时给予 1 000 mg 对乙酰氨基酚至最多 4 g。此外，在 24 小时内，每 4～6 小时可服用 600 mg 布洛芬至最多 2 400 mg。应避免使用阿片类药物和类罂粟碱，因为它们会引起相当大的副作用，并且在 NSAID 和对乙酰氨基酚之上提供最小剂量的额外镇痛剂。

#### 中度/重度疼痛

在健康成人中，可以在 24 小时内每 6 小时给予 1 000 mg 对乙酰氨基酚至最多 4 g。此外，可在 24 小时内每 4～6 小时给予 600 mg 布洛芬至最大 2 400 mg。应避免使用阿片类药物和类罂粟碱，因为它们会引起相当大的副作用，并且在 NSAID 和对乙酰氨基酚之上提供最小的额外镇痛剂。

#### 剧烈疼痛

始终考虑如果患者在常规口腔科手术后抱怨非常严重的疼痛，可能会有神经损伤。加巴喷丁和三环类抗抑郁药应该用于神经损伤疼痛。如果手术范围广泛并且预期疼痛程度较高，则需要采用多模式方法。应该包括对乙酰氨基酚（每 4～6 小时 2 片

325 mg 片剂)、布洛芬(每 4~6 小时 600 mg，24 小时内最多 2 400 mg)和强效麻醉剂如曲马多(麻醉剂类药物)50 mg。如果术后疼痛可能很严重(例如关节手术)，通常需要患者入院以及自控镇痛。

如果严重的疼痛对多模式方法没有反应，可能表明继发性疼痛问题、药物成瘾、潜在的肌筋膜疼痛综合征、干槽症和交替疼痛源如牵涉性疼痛综合征。

## 治疗慢性疼痛

慢性疼痛患者的管理很复杂，反映出慢性疼痛对患者生活影响的复杂性。慢性疼痛引起的行为和痛苦是个体反应，并且通常基于患者的基因型和表型构成。行动上和心理上的技术是促进这些患者康复的主要途径。教育患者理解他们的诊断是核心。如果幸运的话，医疗管理是将疼痛水平降低 50% 的辅助手段，但这些药物的副作用通常会给患者带来额外的问题，并且依从性通常很差。

### 慢性颞下颌关节(TMJ)疼痛

第 15 章介绍了慢性颞下颌关节疼痛的处理。

### 颞动脉炎

颞动脉炎的特点是头皮扭曲的动脉，每天中度至重度的头痛、头皮敏感性、疲劳和各种非特异性疾病的一般症状。疼痛是连续的，具有叠加的尖锐射击痛，可延伸到舌头。大多数(95%)患者年龄超过 60 岁。红细胞沉降率(ESR)显著升高。管控的基础是将患者转诊至 A&E，以获得紧急肠外类固醇和高剂量类固醇处方以预防失明。

### 慢性神经性疼痛

包括几种情况：
- 三叉神经痛(典型或非典型)。
- 带状疱疹后神经痛(PHN)。
- 舌咽神经痛。
- 创伤后神经痛或慢性术后疼痛。
- 灼口综合征。
- 影响三叉神经系统的其他外周神经病。

#### 三叉神经痛(典型或非典型)

典型的三叉神经痛是指三叉神经 1 个或多个分支中发生突然的，刺伤、触电或烧灼(<2 分钟)样严重的阵痛。在发作之间，患者完全没有症状。疼痛可能是从触发区域或某些日常活动引起的，例如进食、说话、洗脸或刷牙。该综合征在 50 岁以上的患者中最

常见。该病程可能会多年波动。缓解几个月或几年的并不少见。

**管控** 控制的首选治疗方法是抗惊厥药物。尽管存在与面部感觉异常相关的长期发病率，但是诸如微血管减压或射频神经胶质细胞溶解的手术提供了良好的结果。

#### 带状疱疹后神经痛(PHN)

疱疹性皮疹是由感觉神经节中潜伏性水痘-带状疱疹病毒的再激活引起的。相关神经性疼痛，可能是严重的疼痛，在急性发作后可持续 2 个月或更长时间，称为带状疱疹后神经痛；它通常与异常性疼痛和痛觉过敏有关。

**管控** 高剂量抗病毒药、类固醇和阿米替林或普瑞巴林通常用于其他健康个体。局部使用 5% 利多卡因贴剂 12 小时和 12 小时休息可能有效。

#### 舌咽神经痛

舌咽神经痛是一种极其罕见的病症，其特征在于疼痛发作类似于三叉神经痛中的疼痛发作，但单侧位于舌咽神经的分布中。疼痛最常见于咽后部、软腭、舌根、耳、乳突或头部侧面。吞咽、打哈欠、咳嗽或发声可能引发疼痛。

管控类似于三叉神经痛。

#### 创伤后疼痛性神经病变、与感觉有关的慢性术后疼痛、神经损伤或疼痛性创伤后三叉神经病变(PPTTN)

舌和下牙槽神经的创伤性损伤可能诱发与神经瘤发展相关的疼痛综合征。疼痛通常在受伤后 2~6 个月持续，且通常可能是永久性的。

管控类似于其他慢性疼痛病症，包括安慰、解释、心理干预和医疗管理、遵循 NICE 指导成人神经性疼痛。

#### 灼口综合征(BMS)

必须首先排除与外周疼痛性神经病的局部和全身原因相关的灼烧性口腔疾病(念珠菌病、胃反流、糖尿病、血液缺乏症、结缔组织疾病等)。BMS 是一种排除性诊断，这种病症的原因仍未被发现，但它是一种公认的神经性疼痛病症。三环类抗抑郁药通常用于这些患者的医疗管理。

灼口综合征(BMS)被定义为慢性特发性口腔黏膜疼痛或不适，其中未发现临床病变或全身性疾病。在更年期绝经后年龄组的女性中存在偏向性。受折磨的患者报告持续的灼烧感，通常在舌的前部，硬腭的前部和唇黏膜是其他常见部位。

**管控** 安慰和氯硝西泮局部使用可能是有帮助

的,认知行为疗法亦是。

### 慢性特发性(功能性或集中性)三叉神经痛

这种情况很可能与多种疼痛情况有关。偏头痛、纤维肌痛、下背痛或肠易激综合征的患者可能具有慢性疼痛的基因型倾向。三叉神经系统的这些情况包括:

- 与颞下颌关节疼痛相关的耳前关节炎疼痛——见第 15 章。
- 持续性特发性面部疼痛。
- 持续性牙槽嵴疼痛。

### 持续性特发性面部疼痛(PIFP)

在诊断为持续性(>6 个月)特发性面部疼痛(PIFP)之前,必须首先排除面部偏头痛和三叉神经自主神经性头痛。PIFP 被称为非典型面部疼痛,并且指的是三叉神经区域中的"不明原因"疼痛,其不符合其他脑神经损伤的经典表现,即排除的诊断。疼痛通常是持久的,如果不是连续的,则是单侧的,没有自主神经体征或症状。

被描述为严重疼痛或碾压或烧灼感。

### 持续性牙周疼痛(PDAP)

以前称为非典型牙痛或幻痛,这是 PIFP 的一种变异,其中强烈的不适以牙齿或一组牙齿为中心,没有明显的疾病。PIFP 在女性中比在男性中更常见。在一些患者中,疼痛可能是显著的心理或精神疾病的可能后果之一。口腔科手术或干预后发生的 PDAP 必须被视为慢性术后神经性疼痛。

管控通常涉及多学科方法,包括心理咨询,但应避免任何侵入性治疗。抗惊厥药和抗抑郁药是药物治疗的主要方法。

## 参考文献

[1] Malamed, S. F. (1998) The management of pain and anxiety. In: Cohen S, Burns RC, eds. Pathways of the Pulp. 7th edn. St. Louis: Mosby; pp. 665-666.

[2] Woda, A., Tubert-Jeannin, S., Bouhassira, D., et al. (2005) Towards a new taxonomy of idiopathic orofacial pain. Pain 116: 396-406.

## 深入阅读

[1] Akinosi, J.O. (1977) A new approach to the mandibular nerve block. British Journal of Oral Surgery 15: 83-87.

[2] Afsar, A., Haas, D.A., Rossouw, P.E., Wood, R.E. (1998) Radiographic localization of mandibular anesthesia landmarks. Oral Surgery, Oral Medicine, Oral Pathology 86, 234-241.

[3] Aldous, J.A. (1968) Needle deflection: A factor in the administration of local anesthetics. Journal of the American Dental Association 77: 602-604.

[4] Antenucci, F., Giannoni, M., Baldi, M., Marci, M.C. (1990) Subcutaneous emphysema during intraligamental anesthesia. Dental Cadmos 15: 87-89.

[5] Bedi, R., King, N.M., Brook, A.H. (1984) Local anaesthesia for children: recent developments. Dental Update 11: 283-288.

[6] Birchfeld, J., Rosenberg, P.A. (1975) Role of the anesthetic solution in intrapulpal anesthesia. Journal of Endodontics 1: 26-27.

[7] Clark, M.S., Silverstone, L.M., Lindenmuth, J., et al. (1987) An evaluation of the clinical analgesia/anesthesia efficacy on acute pain using the high frequency neural modulator in various dental settings. Oral Surgery, OralMedicine, Oral Pathology 63: 501-505.

[8] Coggins, R., Reader, A., Nist, R., et al. (1996) Anesthetic efficacy of the intraosseous injection in maxillary and mandibular teeth. Oral Surgery, Oral Medicine, Oral Pathology 81: 634-641.

[9] Cohen, H.P., Cha, B.Y., Spangberg, L.S.W. (1993) Endodontic anesthesia in mandibular molars: a clinical study. Journal of Endodontics 19: 370-373.

[10] Cowan, A. (1986) A clinical assessment of the intraligamentary injection. British Dental Journal 161: 296-298.

[11] Davidson, L., Craig, S. (1987) The use of the periodontal ligament injection in children. Journal of Dentistry 15: 204-208.

[12] DeNunzio, M. (1998) Topical anesthetic as an adjunct to local anesthesia during pulpectomies. Journal of Endodontics 24: 202-203.

[13] D'Souza, J.E., Walton, R.E., Petersen, L.C. (1987) Periodontal ligament injection: an evaluation of the extent of anesthesia and post-injection discomfort. Journal of the American Dental Association 114: 341-344.

[14] Dunbar, D., Reader, A., Nist, R., et al. (1996) Anesthetic efficacy of the intraosseous injection after an inferior alveolar nerve block. Journal of Endodontics 22: 481-486.

[15] Friedman, M.J., Hochman, M.N. (1998) The AMSA injection: a new concept for local anesthesia of maxillary teeth using a computer-controlled injection system. Quintessence International 29: 297-303.

[16] Friedman, M.J., Hochman, M.N. (1999) P-ASA block injection: a new palatal technique to anesthetize maxillary anterior teeth. Journal of Esthetic Dentistry 11: 63-71.

[17] General Medical Council. (2007) Important note for doctors: Update to Serious Communicable Diseases guidance. Non-consensual testing following injuries to health care workers. London: GMC.

[18] Gow-Gates, G.A.E. (1973) Mandibular conduction anaesthesia: a new technique using extraoral landmarks. Oral Surgery, Oral Medicine, Oral Pathology 36: 321-328.

[19] Gray, R.J.M., Lomax, A.M., Rood, J.P. (1987) Periodontal ligament injection: with or without a vasoconstrictor? British Dental Journal 162: 263-265.

[20] Grundy, J.R. (1984) Intraligamental anaesthesia. Restorative Dentistry 1: 36-42.

[21] Gurney, B.F. (1967) Anesthesiology and pharmacology in endodontics. Dental Clinics of North America November: 615-631.

[22] Heasman, P.A., Beynon, A.D.G. (1986) Clinical anatomy of regional analgesia: an approach to failure. Dental Update 13: 469-476.

[23] Health and Safety Executive. (1992) Safe disposal of clinical waste. London: HMSO. ISBN 0 11 886355X.

［24］ Health Protection Agency. （2006） Eye of the Needle. London: Health Protection Agency.

［25］ Kaufman, E., Galili, D., Garfunkel, A. A. （1983） Intraligamental anaesthesia: a clinical study. Journal of Prosthetic Dentistry 49: 337-339.

［26］ Malamed, S. F. （2004） Handbook of Local Anesthesia. 5th edn. St. Louis: Mosby.

［27］ Meechan, J. G., Thomason, J. M. （1999） A comparison of two topical anesthetics on the discomfort of intraligamentary injections. Oral Surgery 87: 362-365.

［28］ Meechan, J. G., Donaldson, D., Kotlicki, A. （1995） The effect of storage temperature on the resistance to failure of dental local anesthetic cartridges. Journal of the Canadian Dental Association 61: 143-1458.

［29］ Meechan, J. G., Gowans, A. J., Welbury, R. R. （1998） The use of patient controlled transcutaneous electronic nerve stimulation （TENS） to decrease the discomfort of regional anaesthesia in dentistry: a randomized controlled trial. Journal of Dentistry 26: 417-420.

［30］ Miller, A. G. （1983） A clinical evaluation of the Ligmaject periodontal ligament injection syringe. Dental Update 10: 639-643.

［31］ Mollen, A. J., Ficara, A. J., Provant, D. R. （1981） Needles-25-gauge versus 27-gauge — can patients really tell? General Dentistry 29: 417-418.

［32］ Nusstein, J. M., Beck, M. （2003） Effectiveness of 20% benzocaine as a topical anesthetic for intraoral injections. Anesthesia Progress 50: 159-163.

［33］ Nusstein, J., Reader, A., Nist, R., et al. （1998） Anesthetic efficacy of the supplemental intraosseous injection of 2% lidocaine with 1 : 100,000 epinephrine in irreversible pulpitis. Journal of Endodontics 24: 487-491.

［34］ Parente, S. A., Anderson, R. W., Herman, W. W., et al. （1998） Anesthetic efficacy of the supplemental intraosseous injection for teeth with irreversible pulpitis. Journal of Endodontics 24: 826-828.

［35］ Pashley, D. H. （1986） Systemic effects of intraligamental injections. Journal of Endodontics 12: 501-504.

［36］ Pertot, W. J., Dejou, J. （1992） Bone and root resorption. Effects of the force developed during periodontal ligament injection in dogs. Oral Surgery 74: 357-365.

［37］ Peurach, J. C. （1985） Pulpal response to intraligamentary injection in the Cynomologus monkey. Anesthesia Progress 32: 73-75.

［38］ Plamondon, T. J., Walton, R. E., Graham, G. S., et al. （1990） Pulp response to the combined effects of cavity preparation and periodontal ligament injection. Operative Dentistry 15: 86-93.

［39］ Quarnstrom, F. （1992） Electronic dental analgesia. Anesthesia Progress 39: 162-177.

［40］ Rawson, R. D., Orr, D. L. （1985） Vascular penetration following intraligamental injection. Journal of Oral and Maxillofacial Surgery 43: 600-604.

［41］ Reisman, D., Reader, A., Nist, R., et al. （1997） Anesthetic efficacy of the supplemental intraosseous injection of 3% mepivacaine in irreversible pulpitis. Oral Surgery, Oral Medicine, Oral Pathology 84: 672-682.

［42］ Repogle, K., Reader, A., Nist, R., et al. （1997） Anesthetic efficacy of the intraosseous injection of 2% lidocaine （1 : 100,000 epinephrine） and 3% mepivacaine in mandibular first molars. Oral Surgery, Oral Medicine, Oral Pathology 83: 30-37.

［43］ Roahen, J. O., Marshall, F. J. （1990） The effects of periodontal ligament injections on pulpal and periodontal tissues. Journal of Endodontics 16: 28-33.

［44］ Roberts, G. J., Rosenbaum, N. L. （1991） A Colour Atlas of Dental Analgesia and Sedation. London: Wolfe; p. 50.

［45］ Roberts, G. J., Holzel, H. S., Sury, M. R. J., et al. （1997） Dental bacteremia in children. Pediatric Cardiology 18: 24-27.

［46］ Roda, R., Blanton, P. （1994） The anatomy of local anesthesia. Quintessence International 25: 27-38.

［47］ Saroff, S. A., Chasens, A. I., Doyle, J. L. （1986） External tooth resorption following periodontal ligament injection. Journal of Oral Medicine 41: 201-203.

［48］ Schleder, J. R., Reader, A., Beck, M., et al. （1988） The periodontal ligament injection: a comparison of 2% lidocaine, 3% mepivacaine and 1 : 100,000 epinephrine to 2% lidocaine with 1 : 100,000 epinephrine in human mandibular premolars. Journal of Endodontics 14: 397-404.

［49］ Sloss, D. （2001） Pain control and the apprehensive patient. Dentistry Today 20: 68-71.

［50］ Williams, W. （2001） A new perspective on local anaesthesia: Part 2. Dentistry March: 29-37.

# 清醒镇静麻醉操作步骤
## Procedures in Conscious Sedation

*David Craig*

# 第10章

## 引言

许多患者一想到口腔科治疗,尤其是口腔科手术过程,就感到压力和痛苦。其反应可表现为"正常"的不安、不同程度的焦虑、非理性的恐惧,甚至厌恶。这些心理反应导致的负面生理影响可能会增加治疗风险,因此需要疏导控制。这对因恐惧而疾患加重的患者来说尤为重要。国际上,清醒镇静麻醉越来越被认为是疼痛和焦虑控制的不可或缺的因素,也是现代口腔科治疗的重要方面[General Dental Council, 2002; Intercollegiate Advisory Committee for Sedation in Dentistry (IACSD), 2015]。

清醒镇静麻醉的定义是:应用1种或几种药物,使患者达到中枢神经系统被抑制,但仍可以进行语言交流的状态,从而完成临床操作。用于清醒镇静麻醉的药物必须足够安全,从而降低意识丧失的可能性。患者需保持清醒,保持防御反射,能够理解和回应口头命令(IACSD, 2015)。

在英国,最常用的口腔科镇静药物(静脉滴注咪达唑仑或滴定吸入氧化亚氮/氧气)具有良好的安全性。比起全身麻醉,清醒镇静麻醉与局部麻醉相结合更为患者所接受。确保患者了解局部麻醉、清醒镇静麻醉和全麻的益处和风险是知情同意的重要部分。尽管清醒镇静麻醉技术安全性、有效性好,成本低,但一些口腔科/外科手术和特殊的患者仍然需要全麻。

### 问题是什么

让患者填写问卷来了解他们的焦虑性质通常很有帮助。适合成人的量表为改良口腔科焦虑量表(Corah, Gale and Illig, 1978; Humphris, Morrison and Lindsay, 1995)(图10-1),儿童则用改良 Venham 焦虑量表(Venham, 1979)(图10-2)。填写问卷不仅可打破冷场,而且利于正

焦虑的典型体征和症状如下:

| 体　　征 | 症　　状 |
|---|---|
| 握拳/手心出汗 | 晕厥 |
| 脸色苍白 | 出汗 |
| 心不在焉 | 嘴干 |
| 无法完全背靠牙椅 | 想去洗手间 |
| 紧握手提包/纸巾 | 恶心呕吐感 |
| 清嗓 | 疲倦感 |
| 东张西望 | |
| 不笑 | |
| 触碰/摆弄物品 | |
| 舔唇 | |
| 极其安静或喋喋不休 | |
| 攻击行为 | |

本章旨在介绍口腔科手术的清醒镇静麻醉技术:包括患者评估和治疗计划、基本的药理学、镇静麻醉设备、临床镇静麻醉技术以及如何避免和处理相关并发症。口腔科治疗团队必须接受专业的指导和相关技术培训后,才可施行清醒镇静麻醉。

## 患者评估和治疗计划

首诊满意度对在清醒镇静麻醉下进行后续治疗的成功率至关重要。患者在提供大量信息的同时,也在对口腔科治疗团队进行评估。理想的首诊环境应该是脱离手术环境的非正式"闲谈",主要包括以下内容。

确的话题导向。值得注意的是,对一些患者来说,仅仅讨论口腔科治疗或者见牙医就可以使他们产生恐惧

了解患者焦虑的确切原因,可以使医生制订最合适的焦虑管理方案,包括药理学和(或)非药理学技术(例如认知行为疗法、催眠、针灸)

改良口腔科焦虑量表

请问您对于口腔科治疗的恐惧程度如何？请在合适的选项后的方框内打×
1. 如果您明天要去看牙医，您感觉如何？
不焦虑□　有一点焦虑□　相当焦虑□　非常焦虑□　极其焦虑□
2. 当您坐在候诊室等待治疗时，您感觉如何？
不焦虑□　有一点焦虑□　相当焦虑□　非常焦虑□　极其焦虑□
3. 如果医生要在您牙齿上钻孔，您感觉如何？
不焦虑□　有一点焦虑□　相当焦虑□　非常焦虑□　极其焦虑□
4. 如果医生要抛光您的牙齿，您感觉如何？
不焦虑□　有一点焦虑□　相当焦虑□　非常焦虑□　极其焦虑□
5. 如果医生要在您的牙龈上打麻药，您感觉如何？
不焦虑□　有一点焦虑□　相当焦虑□　非常焦虑□　极其焦虑□

图 10-1　改良口腔科焦虑量表。来源：Craig 和 Skelly（2004），经 Quintessence 授权再版

您现在感觉如何？

完全放松　　　　　　　　　　　　　　　　从来没有这么紧张过

图 10-2　改良 Venham 焦虑量表。来源：Craig 和 Skelly（2004），经 Quintessence 授权再版

## 病史

获取患者的详细病史十分重要。患有呼吸系统、心血管系统或肝肾疾病的患者要慎做镇静麻醉。患者服用的处方药物可提示其未告知的疾病，并使医生注意药物的交互作用，因为某些药物可增强镇静药物的药效。必要时可向患者的家庭医生或者医院顾问询问患者的病史。临床上还需要记录患者的血压、心率和血氧饱和度的基线资料

在给予任何药物之前进行的基线读数是必不可少的，以便能够比较单个患者的"正常"和术中值

值得注意的是，有些情况应用镇静麻醉很有帮助，而有时则需根据病患情况对镇静麻醉技术进行改良

### 镇静麻醉几乎肯定有利的情况

**心绞痛**
口腔科操作引发的焦虑或压力可诱发心绞痛，造成心动过速，增加心脏的工作压力

除了其他常规减轻焦虑的方法外，应用镇静麻醉可使患者免于焦虑，从而显著降低心绞痛相关症状发生的可能性

**控制性高血压**
大多数高血压患者都会服用降压药物，有些患者血压可控制在正常范围，而有一些患者血压仍高于正常水平。口腔科治疗中的紧张焦虑可使心率加快，导致血压升高

镇静麻醉则可减轻这些反应，保护患者

**哮喘**
弄清哮喘是否由压力引发非常重要

镇静麻醉减轻了压力造成的生理反应，从而降低哮喘发生的可能性

**癫痫**
当患者不可控时，咪达唑仑可有效降低痉挛的可能性

咪达唑仑含有抗癫痫成分，可用于治疗癫痫持续状态

**运动异常**
当患者无法控制自己肢体时，静脉镇静麻醉可以抑制或者至少减轻肌肉的异常活动

随着咪达唑仑的药效渐失，不可控的肢体运动又会恢复到原来的程度

镇静麻醉技术需要改良的情况

| | |
|---|---|
| **可控的心力衰竭**<br>患者仰卧时可能感到痛苦，从而造成肝脏灌注减少（因此药物代谢变慢） | 询问患者椅位的倾斜度是否舒适，并根据患者感受调整椅位和操作体位。另外也可询问患者睡觉时枕几个枕头作为操作体位的参考 |
| **慢性贫血（确诊并得到控制）**<br>麻醉时要注意血氧饱和度下降的潜在影响，出现问题时及时做出处理 | 未确诊或控制不佳的贫血可能导致错误的脉搏氧饱和度读数。患者出现低氧饱和度时的处理包括吸氧及其他相关措施（见镇静麻醉相关并发症的处理） |
| **慢性呼吸道疾病**<br>解释吸烟者和慢性阻塞性肺疾病（chronic obstructive pulmonary disease，COPD）的血氧饱和度水平比较困难。操作时必须考虑到这类患者的呼吸动力是氧气（而不是二氧化碳） | 给这些患者输氧有可能导致呼吸暂停 |
| **控制良好的糖尿病**<br>确保患者得到适当的治疗，如果可能的话，最好在治疗开始前做一个椅旁血糖测量，以免后续评估患者意识水平时出现困难 | 镇静麻醉前应避免患者不必要的禁食，并确保患者的陪同者充分了解其糖尿病体质。镇静麻醉可降低糖尿病患者出现术中和术后并发症的概率 |

需谨慎施行镇静麻醉的情况

遇到以下情况时要考虑转诊：

（1）严重心肺疾病：患者可能在休息时或稍微运动后就出现呼吸困难。

（2）肝脏疾病：如果有活动性肝病或者已知的肝功能损伤，可能无法进行药物代谢，镇静麻醉的时间会异常延长。

（3）严重心理疾病：如果患者使用抗精神病药物或"主要镇静剂"，则需转诊。

（4）滥用药物：患者阿片类药物和（或）苯二氮䓬类药物成瘾，或者经常吸毒时，需要转诊。吸食大麻者镇静麻醉非常困难，经常无法获得足够的镇静深度或者镇静时间。

（5）酒精：检查患者是否摄入大量酒精或者有酒精中毒。如果患者最近有饮酒，则不应进行镇静麻醉。

收集了上述病史后，就可以根据由美国麻醉医师协会（ASA；Kluger et al.，2002）制订的身体健康量表评估手术和（或）镇静麻醉的风险（框 9-1）。

ASA 分级为 I 级或 II 级的患者通常可以进行一般的口腔科操作或其他初级口腔护理。

ASA 分级为 III 级和 IV 级的患者则需转至专业的治疗中心，比如教学医院或镇静麻醉专科诊所。

有些患者可能有时属于 ASA II 级，有时属于 III 级，影响分级的因素包括疾病的严重程度、季节变化、所服药物等。这些分级会有波动的疾病包括控制不良的哮喘、糖尿病和癫痫。最好待这类患者病情控制稳定之后（ASA II 级），再在镇静麻醉下施行治疗。

如果患者有两种相关疾病，或者看上去属于 ASA II 级，但同时服用多种药物时，将这类患者归为 III 级比较合理。ASA 量表是记录患者医疗状况的有效"速记"方法，但需结合常识谨慎使用，以免产生不必要的担心或者盲目自信。

在评估老年患者时，必须牢记随着年龄增长，生理功能也会有所下降。因此即使是看上去非常健康，没有明显疾病的老年患者，也需要与健康的年轻患者区别对待。患有一个控制性疾病（例如心绞痛）的老年患者可施行初级护理治疗，而有两个明确疾病者（有些疾病可能存在但未被诊断）则应转至专科医院。

## 口腔科治疗史（Dental Sedation Teachers，Group/Society for the Advancement of Anaesthesia in Dentistry，2001）

患者的口腔科治疗史很重要。医生可能从下列问题中获得有价值的信息，从而有助于制订治疗计划。

有效的口腔科治疗史问卷

| | |
|---|---|
| 对口腔科治疗的恐惧心理是何时开始的 | 答案可能显示口腔科焦虑症或恐惧症是有"不良经历"引起的（通常在童年晚期） |
| 什么会引起恐惧 | 许多患者无法阐明具体的恐惧点。有些患者甚至试图回忆以前的痛苦就诊经历 |

| | |
|---|---|
| 有什么特别的触发因素吗 | 虽然有些患者说打局部麻醉针、使用牙钻和"嘴里的器械"会引起他们的恐惧,但更多患者说他们害怕口腔科的一切——以及所有牙医 |
| 患者上次就诊于口腔科是什么时候 | 这个问题不仅可以表明患者对自己牙齿健康的关注程度,同时也有利于后续更详细地询问口腔科治疗史 |
| 患者是否曾于全麻下或者清醒镇静麻醉下做过治疗 | 很多患者觉得这个问题难以回答——他们知道自己"睡着了",但却不清楚这是由全身麻醉还是由静脉注射咪达唑仑导致记忆丧失引起的 |
| 如果曾施行镇静麻醉,那么应用的是哪种技术 | 了解过去对患者成功实施的镇静麻醉技术,有助于确定目前情况下哪种技术最有效。但要注意的是患者的记忆以及对镇静麻醉的理解可能不够准确,例如,他们可能记得脸上有面罩,但这是全身麻醉还是吸入镇静麻醉 |
| 过去的治疗成功吗 | 成功是一个相对的概念——重要的是确定是否完成预期的口腔科治疗,而不仅仅是患者的就诊体验是否愉悦。如果治疗不成功,原因是什么?发生了什么?患者有转诊至他处吗 |
| 患者最关注自己牙齿的哪个方面 | 为了鼓励患者就诊,最好先施行口腔美学治疗(例如恢复难看的上前牙),再解决更严重(但不显眼)的后牙的问题 |
| 目前有什么症状吗(特别的疼痛) | 疼痛感必须解决,但如果可能,最好避免初诊时就拔牙 |

另外请注意,如果施行的口腔科手术有潜在的危险或者时间较长,即使不焦虑的患者,在镇静麻醉下也更有利于手术的操作。

## 社会因素

患者的家庭环境非常重要。所有预约静脉镇静麻醉的患者都需要有人陪同护送(而吸入镇静麻醉的成年患者一般无须护送)。另外,若患者家中有孩子或者老人需要照顾,则可能不利于患者在家里安全地休养康复。需要注意的是,由于患者希望施行镇静麻醉,他们可能隐瞒自己真实的家庭情况。例如,患者自己说有人陪同护送,却没说护送者是出租车司机,而司机会仅将患者放在门口了事。

## 口腔检查

虽然有些患者可以进行全面的口腔检查,但牙医可能仅仅只做视诊,因为许多患者惧怕牙科探针,所以医生只能在绝对必要的情况下,谨慎施行探诊。对极少数患者来说,拍摄口内 X 线片也可能引发恐惧或者呕吐,因而必须在镇静麻醉下拍摄。

## 讨论和制订治疗计划

选择最合适的疼痛和焦虑管理方法,需要仔细考虑各个方面,包括所需要的口腔科治疗、患者的健康和焦虑程度、医生所受的培训和经验,以及进行治疗的环境等。无论如何,设计一个包含所有影响因素的"治疗路径"或"流程"都是不可能的。正确的和最成功的做法是,整个相关治疗团队(牙医/镇静麻醉医师/护理人员)认真考虑一系列可能的方案,并为患者制订个性化的最佳选择。万能的疼痛和焦虑管理方法并不合适。

拟定初步的口腔科治疗计划后,就可以与患者讨论以下治疗方案:

| | |
|---|---|
| 仅局部麻醉(局麻) | 适用于大部分不焦虑的患者,或者一些虽然害怕,但对局麻或口腔科操作(比如刮治)不感到焦虑的患者 |
| 局麻配合吸入麻醉(氧化亚氮/氧气) | 适用于儿童和轻度焦虑的成年患者进行相对无危险的口腔科操作,例如充填 |
| 局麻配合静脉镇静(咪达唑仑) | 适用于焦虑更严重的成年患者和(或)需要手术的患者,或者手术时间较长并存在一定风险时应用。例如手术拔除第三磨牙(注意静脉注射咪达唑仑越来越多地应用于吸入镇静效果不佳的年轻患者) |

| | |
|---|---|
| 局麻配合经口或经鼻镇静（咪达唑仑）(IACSD, 2015) | 对有针头恐惧症的患者和残疾患者很有帮助，因为这类患者很难或者不可能施行静脉镇静（但注意施行经口或经鼻摄入咪达唑仑的术者必须有静脉注射咪达唑仑的经验） |
| 局麻配合"替代的"或"先进的"镇静技术(IACSD, 2015) | 适用于以上所有技术均无效的极少数患者。术者需要经过额外的培训，并具有一定经验 |
| 全身麻醉（全麻） | 有时是唯一的选择——适应证包括严重的口腔科恐惧症；需要进行大量的治疗；老年患者；有严重的残疾或者对局麻药物过敏 |

　　通常认为，最好的方案就是用最简单的麻醉技术即可进行治疗。然而并不是说必须要死板地遵守上述级联方案选择（通常为方案驱动），这些只是在最简单的方案无效时，给术者提供一个更合适的镇静方式。若严格遵照级联方案选择，这对患者（以及口腔科团队）来说是不必要的痛苦，只会增加患者的焦虑，并影响后续的治疗。比如说一个非常焦虑且有针头恐惧症的患者，并且需要大量的口腔科治疗，明显最适合经鼻咪达唑仑镇静。如果必须让患者先接受吸入麻醉，再让他忍受静脉镇静，证明这些方案无效，才施行经鼻镇静麻醉，不仅徒增患者的痛苦，而且也是对患者的不尊重，这是非常不合适的。

　　口腔科手术和任何形式的清醒镇静麻醉都需要书面的知情同意书，除紧急情况之外，在清醒镇静麻醉下进行口腔科治疗的同意书必须在评估预约患者时签署，而不是等治疗时才签。若需要拔除多颗牙或者治疗程序复杂时，必须每个牙的治疗都确认签字。然而，常规的修复性口腔科治疗比如多次充填、刮治和抛光等，则不需要逐个牙签署同意书。

　　最后，务必书面和口头告知患者术前术后注意事项，并解答患者的疑问。一些镇静医生（特别是麻醉医生）更喜欢让患者在清醒镇静麻醉术前禁食。但是，现行治疗指南指出，目前还没有令人信服的证据表明清醒麻醉术前禁食是必需的或者有益的。

### 口腔科治疗镇静麻醉注意事项

| 为了您的安全，请仔细阅读并遵守以下注意事项：<br>镇静麻醉术前——治疗当天<br>● 照常服用平日所服药物 | 停用关键药物可能威胁患者安全 |
|---|---|
| ● 手术当天饮食清淡，不要喝酒 | 没有令人信服的证据表明，按本章所述方法进行镇静麻醉时，禁食会提高安全性。反而改变患者的日常习惯会增加焦虑。对一些患者来说，比如糖尿病患者，禁食会有真正的风险 |
| ● 请一位负责的成年人陪同——他能够护送您回家并且当天可以照顾您（氧化亚氮/氧气镇静麻醉的成年患者不强制要求） | 静脉镇静麻醉的患者需要合适的成年人护送，以便在回家途中以及患者完全康复前照顾患者。在没有恰当护送下让患者出院可能会受纪律处分 |
| 镇静麻醉术后——术后 1 天之内<br>● 不要单独旅行——和您的陪同者一起回家<br>● 不要开车或者骑自行车<br>● 不要操作机器<br>● 不要饮酒<br>● 不要工作或者签署法律文书 | 镇静麻醉术后刚苏醒的患者通常判断力和记忆力下降，这可能会引发事故或不恰当行为 |

## 生理控制与监测

　　为了充分理解安全施行镇静麻醉的治疗原则，我们有必要回顾生理学的一些知识，特别是呼吸系统和心血管系统的相关知识。了解上呼吸道的解剖结构有助于气道管理。熟悉肘窝和手背静脉的结构对静脉镇静麻醉至关重要。

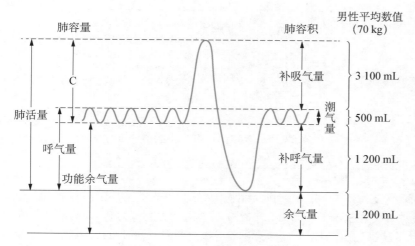

图 10-3　肺容积和肺容量。来源：Craig 和 Skelly（2004），经 Quintessence 授权再版

## 呼吸系统生理学

呼吸系统的主要功能是保持持续有效的气体交换，使氧气进入血液，同时排出二氧化碳。

平静呼吸的特征是肺和胸部有节律的扩张和收缩。横膈是最重要的呼吸肌，肋间肌有助于呼吸时增加胸腔体积。除横膈和肋间肌外，其余呼吸肌不参与平静呼吸运动。呼气通常是一个被动过程，由肺部的弹性回缩引起。主动呼气见于运动和过度换气时，主要由前壁腹肌和肋间肌参与。

胸腔和肺部的大小决定了肺容量，而肺容积则由吸气和呼气的程度决定（图 10-3）。

潮气量（tidal volume，TV）指平静呼吸时每次吸入的气体量。健康的成年人静息时潮气量约为 500 mL。每分钟通气量（minute volume，MV）为潮气量与呼吸频率的乘积。正常成年人静息状态下每分钟呼吸约 12 次。因此，成年人每分钟通气量约 6 L。这些数据是麻醉师估算吸入镇静时所需的初始新鲜气体量的生理基础。

无效腔气量是指气道中不进行气体交换的部分。无效腔随着年龄增大而增加，从而心输出量减少。肺泡通气量指每分钟进入肺泡参与气体交换的气体量。需要注意的是，浅呼吸的患者（潮气量小于无效腔气量）实际上根本没有有效呼吸。在使用中枢神经抑制药物如苯二氮䓬类药物后，常发生通气量不足。

肺泡的毛细血管膜仅有 2～3 个细胞将肺泡内气体与血液分隔，肺部的气体交换即发生于此。氧气和二氧化碳通过扩散作用穿过肺泡膜。大多数氧气与血红蛋白一起被运送到身体各处。氧气与血红蛋白的结合不紧密并且可逆，一分子血红蛋白可结合 4 个氧分子，但每结合 1 个氧分子都会影响血红蛋白结合氧分子的能力，因此，氧解离曲线为 S 形（图 10-4）。

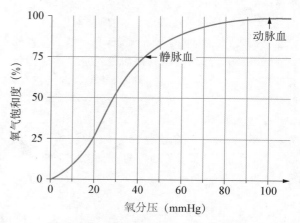

图 10-4　氧气-血红蛋白解离曲线。来源：Craig 和 Skelly（2004），经 Quintessence 授权再版

氧解离曲线 y 轴表示血红蛋白的氧饱和度，x 轴表示氧分压（氧张力）。曲线顶部的平台由血红蛋白结合氧气的位点饱和引起，当氧分压下降时，可以释放氧气。曲线中部陡峭垂直的部分表示氧气结合与分离的最佳条件。

在镇静麻醉期间，脉搏血氧仪用于检测患者的动脉血氧饱和度（氧解离曲线的 y 轴）。然而，各组织细胞对氧气源源不断的需求只能由持续且足够的氧分压提供。解离曲线的形状确定了横轴和纵轴的关系，从而显示了动脉血氧饱和度（$SaO_2$）和可用于细胞呼吸的氧气量之间的关系。仔细研究解离曲线的生物化学基础，即可认识到镇静过程中和恢复期 $SaO_2$ 必须保持在 90% 以上的重要性。

二氧化碳溶于血液，形成碳酸氢盐，以及附着于蛋白质形成氨基甲酸化合物。二氧化碳比氧气的溶解度大，所以血液中的二氧化碳量很大，且大部分以碳酸氢盐形式存在。

$$H_2O + CO_2 \rightleftharpoons H_2CO_3 \rightleftharpoons H^+ + HCO_3^-$$

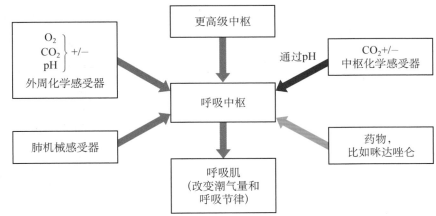

图 10-5 呼吸的调节。来源：Craig 和 Skelly（2004），经 Quintessence 授权再版

呼吸是由大脑呼吸中枢控制的一个自主过程（图 10-5）。呼吸中枢接收大量来自中枢和外周感受器、肺机械感受器以及高级中枢神经系统的信号刺激，通过控制呼吸肌的运动节律，调节呼吸速率和深度。

静息状态时，至少 60% 的呼吸刺激来自髓质的中枢化学感受器。中枢化学感受器可感应脑脊液（cerebrospinal fluid，CSF）pH（$H^+$ 浓度）的变化。当血液中 $CO_2$ 水平升高时，$CO_2$ 从脑血管扩散至 CSF 中，释放出 $H^+$，刺激中枢化学感受器。因此，血液中的 $CO_2$ 水平通过其对 CSF 的 pH 的影响来调节通气量。正常情况下，CSF 的 pH 保持在一个非常窄的范围内。

二氧化碳增加时，首先反应为潮气量增加，随后呼吸频率加快。也就是说，患者首先更深地呼吸，然后更快地呼吸。某些镇静剂（尤其是苯二氮䓬类和阿片类药物）会抑制呼吸，降低化学感受器的敏感性。这些药物会降低呼吸速度，减小呼吸深度（导致二氧化碳水平升高，氧气水平下降），并抑制对这些变化的正常呼吸调节。这就是静脉镇静和口服高剂量苯二氮䓬类药物镇静时，脉搏血氧仪的监测必不可少的原因所在。

## 心血管系统生理学

循环系统的主要功能是为组织细胞提供持续的氧气和营养供应，并带走细胞新陈代谢产物（二氧化碳和水）。

心脏受交感神经和副交感神经支配。交感神经刺激可增加心率，促进心肌收缩。机体感到恐惧和焦虑时，会增加交感神经的兴奋性。副交感神经刺激可降低心率。几乎所有血管系统（冠状动脉、脑、肺和肾除外）都受交感神经系统支配。

成年人平均血容量为 5～6 L，静息心输出量为每分钟 5.5 L。心输出量通常指心率和每搏输出量的乘积。

心率 → 心输出量 ← 每搏输出量

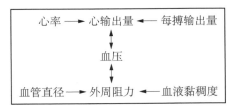

图 10-6 血压影响因素

心率（通常每分钟 60～80 次）由窦房结的冲动产生，但受自主神经调节，疼痛和焦虑刺激压力感受器，缺氧、高碳酸血症和循环激素（特别是儿茶酚）刺激化学感受器，都可提高心率。

自主神经张力取决于交感神经系统和副交感神经系统之间的平衡。静息时，心脏跳动的速率主要取决于迷走神经（副交感神经系统）的张力。高级中枢的信号输入，比如焦虑和疼痛的刺激，可增加交感神经张力，从而增加心率。

心脏和主要血管中有专门的牵张受体（压力感受器）可负反馈调节系统动脉压。动脉血压下降与压力感受器中的神经放电率降低有关，会引起心率的反射性增加，反之亦然。心脏输出的血液量（心输出量）与外周循环产生的血流阻力（外周阻力）相平衡，决定了主要血管的血压（图 10-6）。

血管的直径大小与小动脉张力有关，小动脉张力受交感神经系统和循环系统中的儿茶酚胺控制。交感神经兴奋，可导致血管收缩；交感神经抑制，则引起血管舒张。

## 成人与儿童差异

儿童，尤其是非常年幼的儿童，不应被视为小成年人。"儿科"和成年患者之间有许多重要的解剖和生理学差异。以下总结了儿童患者所用镇静剂的不同之处：

- 儿童的代谢率高于成人，因此消耗的氧气和产生的二氧化碳都会增多。年龄越小，新陈代谢率越高。

- 儿童头部和舌相对较大,颈部较短,喉部的位置比较高且更靠前。与成人相比,气管的直径较窄。儿童往往通过鼻子呼吸,而不是嘴呼吸。

- 儿童潮气量通常比成人小,但呼吸频率快。5～12 岁的儿童呼吸频率一般为每分钟 15～20 次。这意味着与单纯比较肺部体积相比,儿童和成人的每分钟通气量(潮气量与呼吸频率的乘积)会更加相近。因此,成人和儿童吸入镇静麻醉时,初始新鲜气流定为每分钟 6 L 比较合理。由于肋骨是水平的,限制了胸部的侧向扩张,因此呼吸运动吸气时往往更依靠膈肌。

- 5～12 岁的儿童尽管动脉血压较低(收缩压一般为 90～110 mmHg),但心率较快(每分钟 80～120 次),血红蛋白含量较高。浅表静脉比成人细,覆盖的脂肪组织更多,可能增加静脉穿刺难度。儿童肱动脉脉搏比桡动脉,甚至比颈动脉更容易触诊。成人和儿童的动脉血氧饱和度值相似。

## 监测

除了机器监测(如脉搏血氧仪),镇静师和护士必须时刻注意患者的呼吸(速率和深度),观察是否有气道阻塞、镇静的深度和皮肤颜色。对一些不太健康的患者,建议定期评估动脉血压,拍摄心电图(electrocardiogram,ECG)。

呼吸频率变化幅度很大(成人每分钟 12～20 次),但镇静期间频率几乎都是降低的,因此需要密切监测。麻醉期间,呼吸的深度也会减小,咪达唑仑使用过量(或发生特异性反应)时,可能会发生呼吸暂停。如果没有及时发现和处理,有可能会危及生命。所有患者在镇静期间都可能出现一定程度的呼吸抑制,但诱导刚开始的时候最容易发生严重问题。

脉搏血氧仪(图 10-7)的探头连接至患者手指或耳垂,即可测量动脉血氧饱和度和脉搏。该仪器可检测患者氧气供给、肺部氧气的吸收、循环系统向组织输送氧气的变化,是监测呼吸和心血管功能的极好方式。但是,含金属的指甲油、假指甲,以及探头上过多的光线都会影响仪器的准确性。当氧饱和度低于90%时,必须立刻查明原因并做出处理。咪达唑仑引起呼吸抑制时,请患者进行几次深呼吸,大多数情况下即可解决。如若失败,则必须开始间歇正压通气(intermittent positive pressure ventilation,IPPV),并考虑使用氟马西尼纠正呼吸抑制。

镇静期间若发生心动过缓或心动过速,必须查明原因。前者可能是由于缺氧或迷走神经受到刺激;后

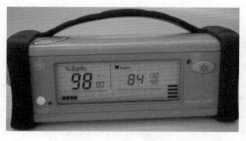

(a)

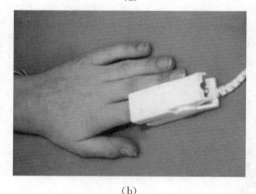

(b)

图 10-7　(a)脉搏血氧仪。(b)连接手指的探头。来源:Craig 和 Skelly(2004),经 Quintessence 授权再版

者通常是感到痛苦的应激反应。大多数脉搏监测仪器都会配有警报系统,当心率下降或者升高至超出临床正常水平时,可发出声音和可见提示。对于 ASA 分级为Ⅰ级或Ⅱ级的成年患者,通常心动过缓为低于50 次/分,心动过速为超过 150 次/分。

手动式血压计和听诊器测量系统动脉血压(图 10-8)

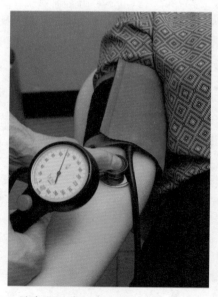

图 10-8　无液血压计和听诊器。来源:Craig 和 Skelly(2004),经 Quintessence 授权再版

| 血压计的袖带绑于上臂,袖带下端距肘窝 5 cm(2 in) | 正确放置袖带对于获得准确测量结果非常重要。如果袖带位置太低,则会影响听诊器的摆放 |
| --- | --- |
| 定位肱动脉脉搏(位于肘窝内侧),袖带充气至脉搏(手腕拇指侧)消失 | 这样可确保袖带压力高于患者收缩压 |
| 然后将听诊器头覆盖有膜的一面贴于肱动脉处,并缓慢降低袖带压力。为使压力稳定下降,需要不断松开阀门放气。在压力降到收缩压之前都不会听到声音,压力继续下降,可在听诊器中听到与心率同步的冲击音,记录第一声搏动时的压力,即为收缩压 | 收缩压为主动脉和大动脉的最大压力。患者焦虑时,收缩压通常会升高 |
| 随着袖带压力持续下降,声音逐渐变大,但降至舒张压时,声音会突然变调,变得沉闷,一点点逐渐消失。记录声音开始变低沉的压力,即为舒张压 | 舒张压为主动脉和大动脉的最小压力。与收缩压一样,患者焦虑时常升高。但是舒张压过高常意味着患者有潜在的心血管疾病 |

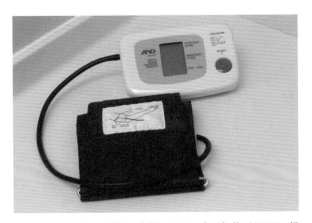

图 10-9　电子血压计。来源:Craig 和 Skelly(2004),经 Quintessence 授权再版

| 表 10-1　一氧化二氮的特征 | |
| --- | --- |
| 诱导特征 | 平稳 |
| 缓解焦虑 | 是 |
| 心肺稳定性 | 稳定 |
| 滴定容易程度 | 容易 |
| 诱导和苏醒速度 | 快速 |
| 代谢率 | <1% |
| 呼吸刺激 | 不刺鼻 |
| 效价(MAC) | 弱(105%) |
| 血液气体溶解度 | 低——0.47 |
| 镇静水平的变化速度 | 快速 |
| 系统毒性 | 是——长期使用时 |
| 环境影响 | 是 |
| 镇痛 | 是 |

"正常"血压为 120/80(mmHg)或 16/10(kPa)。然而血压常有小幅度的波动,在焦虑时,收缩压常常升高。虽然控制良好的中度高血压不是镇静麻醉的禁忌证,但在麻醉前,应仔细考察舒张压高于 100 mmHg 的患者。

自动血压计使用方便简单(图 10-9),但是有技术敏感性,越便宜的仪器,所得到的结果越不可靠。如果有怀疑,就应该用手动式血压计和听诊器重新测量血压。

## 使用一氧化二氮和氧气施行吸入镇静麻醉(Crawford,1990;Roberts,1990a,b;Shaw et al.,1996)

### 一氧化二氮的药理学(表 10-1)

一氧化二氮(nitrous oxide,$N_2O$)是一种无色且几乎无气味的麻醉气体,血液/气体溶解系数为 0.47,最低肺泡有效浓度(minimum alveolar concentration,MAC)为 105%。血液/气体溶解系数决定了气体在肺中的浓度达到平衡的速率,反过来又影响诱导和恢复的速度。$N_2O$ 在血液中溶解性差,因此诱导和苏醒速度很快。

MAC 与气体效价有关,决定了诱导镇静所需的浓度。$N_2O$ 效价较低,因此是一种非常安全的口腔科镇静气体,常按 800 lb/in²(43.5 bar)压缩成液体,并保存在蓝色气缸内。

在足够的浓度下(超过 100%),$N_2O$ 可用于诱导简单的外科手术麻醉,但必须保证有足够的氧气供应。浓度较低时,$N_2O$ 有优异的镇痛和镇静作用,对心血管系统和呼吸系统影响很小,且不会直接抑制心肌功能或减少通气。该药具有中枢系统镇痛和麻醉作用(确切机制尚不清楚),并在停药后可以非常迅速地通过肺排出。

$N_2O$ 抗焦虑、镇静和镇痛作用好,几乎不抑制心肌功能和通气,诱导和苏醒速度快,安全浓度范围大。

对有针头恐惧症的患者,还可应用 $N_2O$ 施行吸入镇静。

患者个体之间存在差异,有的用 20% 浓度的 $N_2O$ 即可充分镇静,有的却需要用超过 50% 的浓度才可。应用滴定技术可以避免过度镇静的风险。

由于 $N_2O$ 在血液和组织中的溶解度相对较差,当停止输入时,可迅速由肺泡膜排出。这会稀释摄入氧气的所占比例,可高达 50%。此现象称为扩散缺氧,在手术结束时需至少给予 100% 氧气 2 分钟来防止这种现象。

## 吸入镇静的优点

| | |
|---|---|
| 不需"打针" | 许多焦虑的患者都恐惧针头,然而,局麻通常是必需的——但仅在患者镇静状态下需要 |
| 镇静水平容易改变 | 镇静水平可以根据特定的治疗项目(如局麻、钻牙、刮治)和患者焦虑程度而升高或降低。注意患者个体差异很大——有些认为局麻是最不舒服的,其他人则可能认为刮治最难以忍受 |
| 反射损伤最小 | 保留了咽部反射和喉部反射,因此意外吸入液体或碎片的可能性极小 |
| 诱导和苏醒速度快 | 这有利于高效安排患者,快速周转。对患者来说,也可快速恢复正常生活 |
| 部分镇痛 | 但对有效局麻下的重大口腔科手术来说几乎无用 |
| 健康成年患者不需陪护 | $N_2O$ 的 MAC 高,且不会代谢,所以通常不到 30 分钟患者即可完全恢复(但每个患者必须单独评估) |

## 吸入镇静的缺点

| | |
|---|---|
| 镇静还需要良好的心理因素支持 | $N_2O$ 有利于心理暗示。若镇静仅依赖 $N_2O$,则吸入镇静麻醉通常会失败 |
| 面罩可能使口腔入路变得困难 | 特别是治疗上颌前牙时 |
| 可能有术后遗忘症 | 这反而不失为一个优势,因为患者回忆起治疗过程,不会像想象的那么可怕 |
| $N_2O$ 污染 | 长时间接触可能会损害医生的健康,若可有效地主动净化 $N_2O$,则几乎对健康无害 |

## 吸入镇静的禁忌证

| | |
|---|---|
| 鼻阻塞,如感冒、鼻息肉、鼻中隔偏曲 | 无法吸入气体,则该技术无法应用。但鼻阻塞可能不是永久性的 |
| 静息时发绀 | 静息时"发青"的患者必须转诊至专科门诊治疗 |
| 无法配合 | 患者必须可以遵循简单的指示,且可以耐受鼻罩和呼吸设备 |
| 妊娠前 3 个月(前 12 周) | 有证据表明,$N_2O$ 可对妊娠期前 3 个月的胎儿造成影响 |
| 对面罩感到恐惧 | 通常与以前气体诱导全麻的不适体验有关。有些患者也不喜欢"橡胶"面罩的气味 |

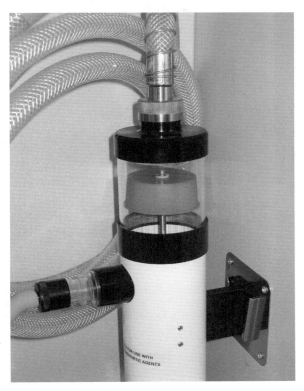

图 10-10　主动废气净化系统。来源：Craig 和 Skelly (2004)，经 Quintessence 授权再版

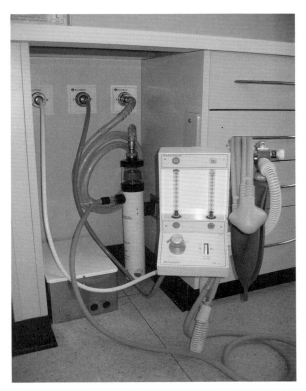

图 10-11　吸入镇静麻醉设备。来源：Craig 和 Skelly (2004)，经 Quintessence 授权再版

## 一氧化二氮污染与废气净化

　　长期接触 $N_2O$ 可能增加肝、肾和神经系统疾病的发病率。有证据表明，$N_2O$ 有骨髓毒性，且干扰维生素 $B_{12}$ 的合成，这会引起与恶性贫血相似的体征和症状。因此，卫生与安全管理局规定 8 小时内，$N_2O$ 的最高浓度为 100 mg/L（Skelly，1992）。为了达到此标准，将 $N_2O$ 污染降到最低，必须及时清除 $N_2O$（图 10-10）。

## 设备

　　现代吸入镇静（RA）设备与传统的 Boyle 麻醉设备相似，但经过改良后，可安全地用于口腔科镇静（图 10-11 和图 10-12）。

　　$N_2O$ 以气相和液相储存于蓝色气缸内；氧气压缩于带白边的黑色气缸内。大多数便携式吸入镇静设备都有两个 $N_2O$ 气缸和两个氧气气缸。两气体的一个气缸为"使用中"，一个气缸为储存之用并标记为"满"，只能打开"使用中"的气缸。针指度系统可确保不会混淆 $N_2O$ 和氧气气缸。

　　$N_2O$ 和氧气压力表可显示气缸内气体含量。但是，氧气压力表计数为线性下降，而 $N_2O$ 压力表计数

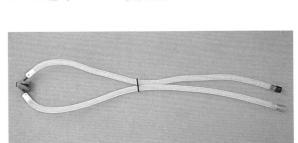

图 10-12　吸入镇静麻醉呼吸系统。来源：Craig 和 Skelly (2004)，经 Quintessence 授权再版

则在液相耗尽且气相压力减小时才开始下降。

　　广受欢迎的 MDM RA 设备"头部"配有 $N_2O$ 和氧气流量计、用于调节总气体流量的控制阀，以及调节氧气和 $N_2O$ 百分比的混合表盘。所有现代吸入镇静设备都无法输送含氧量低于 30% 的气体混合物，并且具有故障保护机制，当氧气停止输送时，会关闭 $N_2O$ 阀门。

　　连接呼吸设备的公共气体出口处的气体为混合气体。贮气囊不仅可个性化调节每分钟气体通量，还可用于监测治疗期间的呼吸情况。贮气囊为橡胶所制，易磨损，特别是在气囊安装处（气囊颈部）和"接缝"下方。

虽然设计各有差异，但所有现代吸入镇静设备的呼吸系统都包括吸气臂、鼻罩和呼气臂。"主动"废气净化系统与"被动"净化系统不同，是通过将呼吸系统的呼气臂与低功率吸引设备连接来实现主动净化。而被动净化一般仅将呼气管的开口端尽可能远地放置，最好远离手术区域。

鼻罩有多种款式和尺寸。旧式呼吸系统必须冷灭菌，而一些新式材料可以高压灭菌。现代鼻罩同时有新鲜气体和废气净化连接装置（图10-13）。

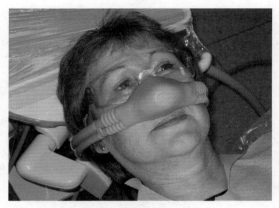

图 10-13　Porter 式净化鼻罩

### 吸入镇静设备检查

| | |
| --- | --- |
| 气缸："满"和"使用中" | 大部分吸入镇静设备有两个 $N_2O$ 和两个氧气气缸 |
| 压力表 | 当气体输送开始时，仪表的指针应该移动 |
| 仪器各连接处 | 气缸和管道连接处随着时间推移会逐渐松动。若听到气体溢出的声音，则提示连接松动 |
| "气流"和"混合"控制阀 | 这些阀门有时会变僵，需要维修 |
| 氧气流量控制阀 | 打开即会产生 25 L/min 的氧气流量，所以仅在呼吸系统未连接到患者时才可使用 |
| 贮气囊 | 随着时间推移，贮气囊接缝和颈部会磨损——这是吸入镇静设备最常见的故障。贮气囊不能含有乳胶 |
| 呼吸系统和面罩范围 | 必须可高压灭菌或者为一次性用品 |
| 净化系统 | 主动净化有连接呼吸系统呼气臂的吸引设备，比仅让呼气臂远离手术区域的被动净化系统更加有效 |

### 临床操作步骤

术者确认吸入镇静麻醉设备正常工作，并且有额外的气缸可用（或管道内有气体流动）之后，让患者仰卧于牙椅，解释治疗步骤。

MDM 吸入镇静麻醉设备检查流程：

* 打开所有氧气和 $N_2O$ 气缸。
* 打开"使用中"的氧气气缸。
* 将混合气体设定为 100% 氧气并将流量调节至 6 L/min。
* 检查 $N_2O$ 流量计读数是否仍然为"0"。
* 打开"使用中"的 $N_2O$ 气缸。
* 将混合气体改为 50% 氧气。
* 检查氧气和 $N_2O$ 流量计均显示流量为 3 L/min。
* 用手掌遮住普通气体输出口，按压氧气流阀门。
* 确保贮气囊为膨胀状态且没有漏气（接缝和颈部）。

* 关闭氧气气缸。
* 检查 $N_2O$ 流量计降至 0（需等待一段时间）。
* 重新打开"使用中"氧气气缸。
* 将混合气体设置为 100% 并将流量控制旋钮转至"关闭"。
* 设备准备就绪。

然后调节设备以 6 L/min 的流量输入 100% 氧气，并选择正确尺寸的鼻罩。一般患者喜欢自己把面罩放在鼻子上，而不是让别人放。与患者交谈、鼓励患者是非常重要的。通过观察贮气囊的运动，可以检查氧气通量（分钟体积）。如果通气不足或过度通气，则需要相应增加或减少气流量。

再加入 10% 的 $N_2O$（90% 氧气），告知患者他们可能会感到：

* 头晕。
* 视觉/听觉改变。
* 手脚刺痛。

- 感到温暖。
- 与周围环境隔绝。

该浓度持续 1 分钟,在此期间给予患者充分的语言安慰。然后将 $N_2O$ 浓度再增加 10%(总共 20% $N_2O$),再逐渐以 5% 的量递增,直至患者感到完全放松。

$N_2O$ 浓度在 20%~50% 通常可达到镇静和镇痛状态,但不会丧失意识、受到危害或者丧失喉部反射。在该水平浓度下,患者可以意识到手术操作,配合手术而不会感到恐惧。如果放松一段时间后,患者变得焦躁或忧虑,可能是由于 $N_2O$ 浓度过高。

当口腔科手术结束后,停止 $N_2O$ 气流并输送 100% 氧气 2 分钟(防止扩散缺氧)。一般 15~30 分钟内患者可完全苏醒。

## 咪达唑仑静脉镇静(National Patient Safety Agency,2008)

### 苯二氮䓬类药物的药理学(表 10-2)

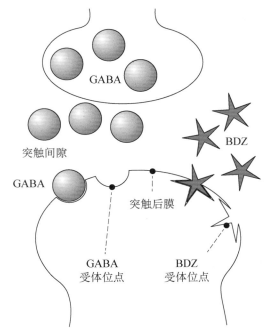

图 10-14　GABA 和苯二氮䓬(BDZ)受体。来源:Craig 和 Skelly(2004),经 Quintessence 授权再版

表 10-2　咪达唑仑特性

| | |
|---|---|
| 水溶性 | 是 |
| 溶剂 | 水 |
| 刺激性 | 无 |
| 用法 | 10 mg/5 mL 或 10 mg/2 mL 或 5 mg/5 mL |
| 分布半衰期 | 6~15 分钟 |
| 消除半衰期 | 1.5~2 小时 |
| 常规用量 | 2~7.5 mg |
| 晚期活性代谢产物 | 无 |
| 镇痛 | 无 |

苯二氮䓬类药物可作用于整个中枢神经系统。脑和脊髓的神经元细胞膜上有特定的苯二氮䓬受体,所有的苯二氮䓬类化合物都具有相同的核心结构,可以被受体识别。苯二氮䓬类药物与细胞膜受体结合后,可改变细胞膜正常的生理"过滤"作用。

GABA 系统可"抑制"或过滤感觉神经元向大脑传递信息。神经电刺激通过突触在神经元之间传递,GABA(γ-氨基丁酸)是从感觉神经末梢释放出的抑制性化学物质。释放后,GABA 即可与突触后膜上的受体结合(图 10-14)。突触后神经元的细胞膜对氯离子通透性增加,从而稳定神经元,提高兴奋阈值。在这个不应期内,突触不进一步传递电刺激。通过这种方式,可以减少或过滤从刺激来源到接收信号的大脑整条通路上的感觉信息。

苯二氮䓬受体位于 GABA 受体附近,当受体与苯二氮䓬结合,可延长神经元去极化到再极化的时间。这进一步减少了到达高级中枢系统的刺激,产生药理性镇静(抗焦虑、催眠)、遗忘、肌肉松弛和抗惊厥作用。

苯二氮䓬类药物是中枢神经系统抑制剂,具有相似的结构,每个分子的二氮䓬部分的相同位置上有一个环状结构。相比之下,苯二氮䓬的拮抗剂氟马西尼则没有该环状结构,对 GABA 系统有中性作用。氟马西尼是有效的拮抗剂,因为它与苯二氮䓬受体的亲和力比苯二氮䓬类药物更大,可以取代苯二氮䓬类药物与受体结合。氟马西尼的半衰期比咪达唑仑短,刚开始应用时,有人提出给镇静中的患者施用氟马西尼可引起短暂的苏醒,50~60 分钟后会"再镇静",但这没有实际临床意义。异位的咪达唑仑可以发生再分布和代谢,这与是否存在氟马西尼无关。

咪达唑仑产生的顺行性遗忘在减少患者对充满压力感的或时间较长的治疗过程的记忆方面效果理想。最显著的遗忘作用在诱导后即可发生,但药物对短期记忆的干扰可能持续数小时甚至直到术后第二天。因此,必须提醒患者和陪同人员格外注意。建议医生不要向患者保证会对治疗过程完全失忆,因为药效因患者个体而异,即使同一患者,不同情况下药效也会有差异。顺行性遗忘造成的影响常使患者误以为自己失去了意识。这可能对后续再在镇静状态下进行治疗造成困难,因为患者会认为自己未达到镇静状态,或者比之前治疗时"清醒"。

苯二氮䓬类药物的肌松作用会导致许多患者苏醒后站立、行走困难,难以保持平衡。

某些患者在应用苯二氮䓬类药物镇静时会出现相反或不寻常的效果。滥用 CNS 兴奋药物(特别是大麻和阿片类药物)的患者通常难以镇静,表现为镇静失败、异常短暂的有效镇静、多动或异常苏醒。

苯二氮䓬类药物过敏非常罕见。由于氟马西尼和苯二氮䓬类药物的核心结构几乎相同,因此发生苯二氮䓬类药物过敏反应的患者也不能应用氟马西尼治疗,这只会恶化过敏反应。

苯二氮䓬在肝脏代谢,一旦停止用药,就不会再产生有活性的代谢产物。这是咪达唑仑的主要优点之一,也是可以在门诊施行清醒镇静的主要原因。苯二氮䓬的水溶性代谢产物通过肾脏排泄。

所有苯二氮䓬类药物都会产生呼吸抑制。如果缓慢静脉注射,对健康患者的呼吸抑制作用通常很轻微。然而,对身体不适或者老年患者来说,这可能会导致严重后果。即使健康患者快速或者大量注射咪达唑仑,也有可能导致呼吸抑制,甚至呼吸暂停。苯二氮䓬类药物的任何给药途径,都会引起呼吸抑制。因此,临床上必须监测呼吸的速度和深度,由于呼吸功能的微小变化不易察觉,脉搏血氧仪的应用非常必要。有专家认为可使用二氧化碳图,但并不强制使用。

苯二氮䓬类药物对健康患者的心血管功能几乎没有影响。虽然平均动脉压、心输出量、每搏输出量和血管阻力均有所下降,从而表现为诱导镇静后患者马上出现动脉血压的小幅下降,但这通常可通过压力感受器反馈调节,除了心血管疾病的患者,其临床影响可忽略不计。

苯二氮䓬类药物用于口腔科手术清醒镇静麻醉,首选咪达唑仑。该药有多种浓度选择(例如 10 mg/5 mL、10 mg/2 mL、5 mg/5 mL)。浓度越小,越容易"滴定",即小幅度增加给药量,同时观察患者反映。美国国家患者安全局推荐使用 5 mg/mL(图 10-15)的浓度施行镇静麻醉(Society for the Advancement of Anaesthesia in Dentistry,1990)。无论何种浓度,都

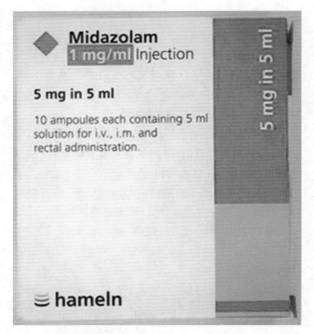

图 10-15　咪达唑仑 5 mg/mL。来源：Craig 和 Skelly (2004),经 Quintessence 授权再版

要应用滴定技术,降低过度镇静的风险。想通过患者的生理特征,比如年龄、体重、体重指数等,来确定咪达唑仑的正确使用剂量是不可能的。过量和(或)过快的"推注"可能导致严重的呼吸抑制甚至呼吸停止。咪达唑仑通常可维持 20～30 分钟的镇静状态(患者与周围环境急性脱离),以及后续 1 小时左右的放松状态。

"抗焦虑"与镇静不同。抗焦虑(字面意思为"消除焦虑")意为"将患者与所感知到的威胁相分离"。理想的镇静药物是抗焦虑药而不是镇静药,可以使患者充分保留意识,却不会紧张口腔科治疗。不幸的是,这种药物并不存在。在评估镇静水平时,更重要的是考虑抗焦虑的程度,而不仅仅是催眠(嗜睡)的程度。

顺行性遗忘指给药以后的记忆减少。应用咪达唑仑的大多数患者很少或根本没有手术过程的记忆。当然,出院前必须向患者及陪同者充分解释这种情况。

### 静脉注射咪达唑仑优点

| | |
|---|---|
| 起效快(3～4 分钟甚至更短) | 起效快有利于快速安排和安定患者(10 分钟可达到峰值效果) |
| 患者足够配合 | 虽无法完美协作,但更重要的是药效已足够让治疗安全进行 |
| 良好的遗忘效果 | 有助于患者忘记不愉快的一次性手术,例如第三磨牙拔除术。但患者不太可能回想起治疗过程实际上不如想象的那么可怕 |

## 静脉注射咪达唑仑缺点

| | |
|---|---|
| 临床上无法有效镇痛 | 有效的局麻至关重要。镇静剂无法弥补无效的疼痛控制。这可能是镇静"失败"最常见的原因 |
| 呼吸抑制 | 静脉注射咪达唑仑的所有患者由于呼吸中枢直接受到抑制，因此都会有一定程度的呼吸抑制，而且 CNS 的化学感受器敏感性也会降低。必须充分注意并及时处理 |
| 偶尔发生去抑制作用 | 与饮酒过量的人类似——对刺激过度反应。年轻的成年患者最常见 |
| 发生性幻想（罕见） | 这是苯二氮䓬类药物已知的副作用。良好的团队合作以及陪同者必不可少，以免出现问题 |
| 必须术后监测至少 8 小时 | 恢复时间与咪达唑仑的消除半衰期有关，而且并不是所有患者的反应都一样 |
| 老年患者很容易过度镇静 | 虽然这种现象的药理学基础未明，但它可能与老年患者的受体密度、药物结合和循环系统变化有关。较慢的滴定速度即可轻松避免此问题 |
| 年轻患者镇静效果较差 | 年纪小的患者不像成年患者那么容易镇静，但具体原因未明 |

## 咪达唑仑禁忌证

| | |
|---|---|
| 对任何一种苯二氮䓬类药物过敏的患者均绝对禁用咪达唑仑。苯二氮䓬类药物过敏非常罕见 | 如果对咪达唑仑发生过敏反应，则不得给予氟马西尼，因为它也是苯二氮䓬类药物，会加重过敏反应 |

以下患者需慎重应用咪达唑仑：

- 怀孕期间和哺乳期间。
- 严重的精神疾病。
- 酒精或药物滥用。
- 肝功能受损。
- 有针头和注射恐惧症。
- 静脉不畅。
- 需要照顾家庭或者负有专业责任。
- 怀疑没有适当的陪同者。

## 设备（应用 5 mg/5 mL 的咪达唑仑）

### 注射器

绝大多数成年患者（<65 岁）需要应用超过 5 mg 的咪达唑仑才能产生有效的镇静作用。因此最常用的用量为 10 mL，含有 2 安瓿 5 mg/mL 的咪达唑仑。

### 插管

所有静脉镇静的患者都需静脉放置弹性塑料套管，以确保手术过程有可靠、持续的静脉通路（Health and Safety Executive，1998）。最方便的尺寸为 20 G 和 22 G。Wallace 的"Y-CAN"系统（图 10-16）可防止血液从套管近端溢出，因为其内的金属探针可在静脉

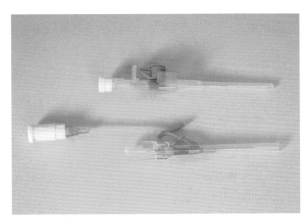

图 10-16　华莱士 Y-CAN

穿刺后血液回流时退出。安全套管（例如 BD Nexiva 安全套管系统，图 10-17）目前已广泛应用，应尽可能地使用安全套管。

常规不推荐使用头皮针，因为如果患者不小心移动，头皮针很可能穿透静脉壁，而且经常施用镇静药物 5～10 分钟后就被血凝块堵塞。头皮针也更容易发生针刺伤。安全套管则避免了上述缺点，而且刺入时也不会比头皮针更困难或更疼痛。然而，寻找适合

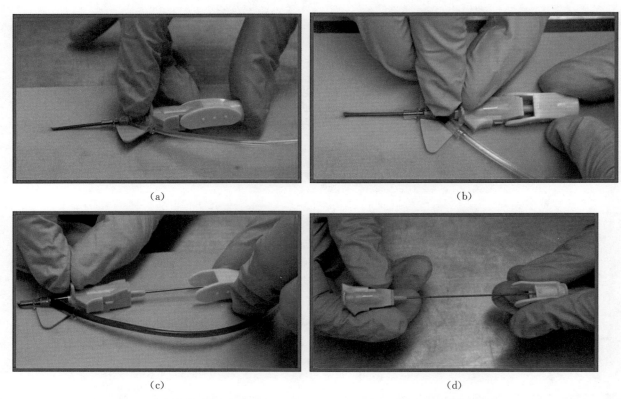

(a)

(b)

(c)

(d)

图 10-17 （a~d）BD Nexiva 安全套管系统。来源：Craig 和 Skelly（2004），经 Quintessence 授权再版

静脉穿刺的静脉有时可能很难，比如穿刺腕部屈肌表面的细小静脉，此时，小规格头皮针是成功的唯一可能。使用时必须非常小心，以防不锈钢针被意外"切断"。

### 其他设备

以下物品也是需要的：

- 掰断装药物的安瓿时用于固定瓶子的纱布（玻璃安瓿）。
- 直的用于抽取药物 21 G 皮下注射针。
- 一次性止血带（或经过训练的助手）。
- 用于静脉穿刺前清洁皮肤的氯己定棉球（例如 ChloraPrep®）。
- 用于药物增量时计时的秒表/带秒针的表。
- 固定插管的透明胶布（例如 Tegaderm®）。
- 用于覆盖静脉穿刺部位的膏药或小敷料。

### 临床操作步骤

确保患者为手术做好充分准备，并且口腔科治疗团队也为患者做好了充分准备很重要。所有必要的设备和药物都要随时可以取用。对焦虑的患者来说，物品缺失或更换有缺陷的设备时的等待是最令人不安的。当开始手术时，必须一切就绪，这样术者或镇静师就可以集中精力安抚患者。诱导镇静后，牙医可

以立即开始手术非常重要。

临床的操作环境对于患者放松也很重要。许多口腔科手术不仅无法让患者安心，坦白地说有些还会让人惊慌失措。在患者视线范围内避免出现复苏海报和解剖图解很重要，有威胁感的设备也不应在视线范围内，或者把设备遮盖起来。从手术开始，就要有一个人专门负责安抚患者，这样比依靠整个团队更好，因为有可能团队里每个人都认为这是别人的责任。

开始任何临床操作（包括静脉穿刺）之前，认真检查患者身份信息（姓名、住院号等）、病史和血压是很重要的。手术和镇静麻醉必须签署书面知情同意书。还必须确保患者有一个负责的成年陪同者，可以并且愿意在术后一天内照顾患者。如果没有陪同者，则不能施行镇静麻醉。要十分警惕那些说会"打电话给朋友"或者安排了出租车接送，以及有隔壁邻居照顾的患者，这种往往不会得到令人满意的结果，而且会将患者置于危险当中。如果有任何疑问，最好不要继续施行镇静麻醉。最后应确保患者已排空膀胱。

静脉注射咪达唑仑（10 mg/10 mL）适用于 16~65 岁大多数健康的成年患者。然而，即使在这个年龄段内，对镇静药物的反应也各不相同。

应将牙椅调整至患者感觉舒适的仰卧位。在镇静前，需要先用电子仪器监测患者生命体征，以获得基线数据。必须监测脉搏血氧饱和度（The Royal

College of Surgeons of England，1993)。对于严重不健康的患者，建议持续进行血压、心电图甚至二氧化碳图监测。如果提示需要补氧，则应插入鼻导管并打开氧气瓶（2 L/min 的流量即可）。

　　静脉插管若想成功，需要静脉通畅。手背和肘窝的静脉是较好的选择，但有时也需考虑其他部位的静脉，特别是以前接受过大量静脉注射的患者，这些注射可能来自医疗卫生人员，也有可能是患者自己注射。静脉形态差异很大，因此本章的图片和注释需谨慎解释。想从一本书中学会静脉穿刺不太现实，但一点解剖学知识会大大提高静脉穿刺成功的可能。

　　"最佳"静脉穿刺点并不存在。镇静师应该避免每位患者都在相同区域穿刺（手背、肘窝）。理想的穿刺静脉应大小中等（非常大的静脉有时小套管难以穿入）、肉眼可见、与下方组织附着良好。在最终决定之前，可仔细观察两只手背（图 10-18）和肘窝（图 10-19）。有些患者会表明自己喜欢在哪里穿刺，但遗憾的是，患者自己喜好的部位不一定是最容易穿刺成功的静脉。还有些患者似乎很享受他们"困难的"静脉穿刺带给医生的挑战。

　　肘窝部位，虽然贵要正中静脉很粗，看似非常适合穿刺，但它却很易移动，且容易滑出套管尖端。若按住贵要正中静脉使其稳定，则它可能变扁，穿入静脉腔内会变得困难。而且该静脉覆盖在肱动脉和正中神经上，若穿刺角度太陡或套管刺入过深，都可能会损伤到动脉或神经。头正中静脉虽然较细但活动性差，且不邻近任何重要解剖结构。头静脉肉眼可见，也是一个安全的选择。

　　手背穿刺几乎没有危险，但静脉有时会非常细且曲折。左手和右手的静脉经常差异很明显。若穿刺失败导致血肿会影响患者的工作，则明智的做法是不选择手背静脉穿刺。

　　当其他部位穿刺困难或无法穿刺时，可以选择手腕屈肌表面的静脉。这些静脉一般很细，但附着良好，因此静脉穿刺（用非常小规格的插管甚至头皮针）一般相对简单。与流行认知相反，手腕部的静脉穿刺不会比其他地方的穿刺更加（或更少）不适。另外也可考虑在脚踝内侧前方经过的大（长）隐静脉。

　　使用局部麻醉剂，如 Ametop™ 或 EMLA™，可减少静脉穿刺的不适感。但这些乳膏必须在静脉穿刺前一段时间使用，以达到良好镇痛效果。EMLA™ 可减少外周血管舒张，因此可能稍微增加了静脉穿刺的难度。

　　必须选择合适的消毒剂清洁皮肤，并且选择最容易看见和（或）最易触及的静脉进行穿刺。然后镇静师将套管穿入静脉并观察套管腔内的血液（"闪回"）。

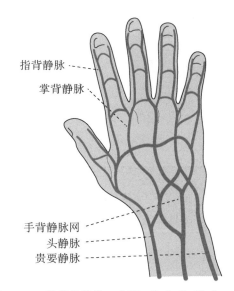

指背静脉
掌背静脉

手背静脉网
头静脉
贵要静脉

图 10-18　手背的静脉。来源：Craig 和 Skelly（2004)，经 Quintessence 授权再版

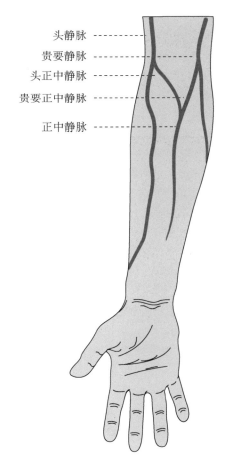

头静脉
贵要静脉
头正中静脉
贵要正中静脉
正中静脉

图 10-19　肘窝的静脉。来源：Craig 和 Skelly（2004)，经 Quintessence 授权再版

回吸确认套管位置正确，再用非过敏性透明敷料固定。

不言而喻,患者可能会感到相当不适,因此操作期间要给予足够的支持和鼓励,和患者保持良好的交流。在进入下一阶段之前,记得取下止血带或嘱助手停止按压。

将 10 mL 注射器中准备的药物连接至套管端口,并按下述方案缓慢注射。需要告知患者针头部位会有寒冷感并且会随药物传导至手臂。如果镇静师确认针头位置正确,则要跟患者保证冷感会很快消失。然而,如果患者感到向远端辐射的疼痛感,则必须立即停止注射,因为这意味着动脉注射。

完全或部分血管外注射通常会伴有注射部位的疼痛和肿胀。此时必须重新进行静脉穿刺,而且最好在另一侧肢体穿刺,同时要给予患者适当的同情和鼓励。

推荐的滴定方案(12～65 岁的健康患者)

| | |
| --- | --- |
| 在 30 秒内注射 2 mg(2 mL) | 开始时缓慢推注可让镇静师观察患者是否有任何不良反应(非常罕见) |
| 暂停 90 秒 | 暂停注射可使咪达唑仑有时间传递到 CNS 中的苯二氮䓬受体上 |
| 再每 30 秒注射 1 mg(1 mL),直至达到足够的镇静水平 | 缓慢滴定可确保每位患者摄入最佳剂量的咪达唑仑,避免过度镇静 |

与患者交谈并注意是否有不良反应,特别是呼吸抑制。

当患者出现说话含糊不清和(或)对指令反应变慢,并且表现出放松的状态时,表明已达到正确的给药剂量。眼睑下垂(Verrill 征)判断咪达唑仑是否足量并不可靠,因此不应用于判断是否镇静充分。

有些镇静师会要求患者闭上眼睛然后用示指触摸鼻尖,据此来估计镇静深度。但目前无法证明肢体协调水平与镇静水平相关。

65 岁以上的患者需减少咪达唑仑用量,这些患者的推荐给药方案为:

- 30 秒内注射 1 mg(1 mL)。
- 暂停 4 分钟。
- 每 2 分钟增加 0.5 mg(0.5 mL),直到充分镇静。
- 该年龄段患者用量通常不超过 1～2 mg,就可有超过 1 小时的镇静作用。

在达到足够镇静水平后不久就应进行局部麻醉。通常来说 30～40 分钟的镇静时间,足够完成大多数手术。如果手术时间长,可以定期追加镇静剂,但开始的 20 分钟内很少需要加注药物。额外追加的咪达唑仑用量应该很小,一般 1 mg 就足够了(老年人 0.5 mg)。

手术结束时,镇静师或者经过培训的康复人员应继续直接监护患者。在患者可以自行站立和行走之前,不允许出院。尽管大多数患者在注入最后一剂咪达唑仑之后至少 1 小时才适合出院,但并没有固定的时间限制,也不鼓励康复人员"看表计时"。

患者应有陪同者护送出院,而且医生也必须书面和口头告知陪同者注意事项。患者应在家安静休息一天,且至少 8 小时内不要饮酒、不要驾驶和操作机器。重要的是要告知陪同者在出院后最初几小时要仔细观察患者情况,而不仅仅是简单地让患者处于视线之内就万事大吉。要求患者必须乘坐私人交通工具而不是公共交通工具回家是不合理的,也没有必要。

氟马西尼(Anexate ®,图 10-20)可拮抗咪达唑仑的作用,反转镇静状态、心血管和呼吸抑制作用(但遗忘症不行)。虽然通常建议仅在紧急情况下才使用氟马西尼(比如苯二氮䓬类药物过量),但选择性的反转镇静状态对某些患者可能有利。这种情况下,必须告知并让患者遵循常规静脉镇静术后注意事项。虽然氟马西尼半衰期比咪达唑仑短,但较短的临床手术应用咪达唑仑不会发生显著的"再镇静"现象。

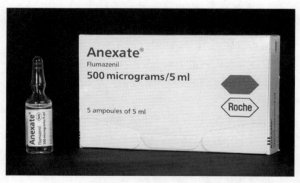

图 10-20　氟马西尼。来源:Craig 和 Skelly(2004),经 Quintessence 授权再版

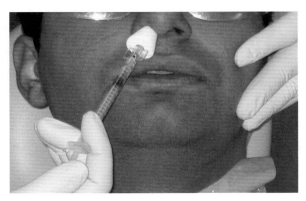

图 10-21　使用黏膜雾化装置（MAD）施行鼻内镇静

## 咪达唑仑口服和鼻内镇静（Boyle，Manley and Fleming，2000；Manley，Skelly and Hamilton，2000）

当患者有针头恐惧症，不接受静脉穿刺时，可施行口服或鼻内镇静。产生的镇静效果可能足以进行口腔科相关手术，也可能还需要正常的静脉镇静。

最常用的药物是咪达唑仑。成人的"标准"口服剂量为 20 mg，"标准"鼻内剂量为 10 mg。注意这两种途径都不允许滴定药物，所以不如静脉镇静安全。咪达唑仑有苦味，因此需加入浓味果汁口服。咪达唑仑鼻内镇静比口服吸收更快，但可能发生鼻腔刺激、打喷嚏，偶尔会有轻度鼻出血。

鼻内镇静需要使用高浓度的咪达唑仑（40 mg/mL）才有效。这种无法通过商业途径买到，只在有相关设备的医院才有。图 10-21 展示了使用带有黏膜雾化装置（mucosal atomization device，MAD）的 1 mL 注射器施行咪达唑仑鼻内镇静。

咪达唑仑口服或鼻内镇静的患者术前和术后的管理与静脉注射非常相似。镇静深度接近（但不太可能预测），必须使用脉搏血氧仪进行监测，并且出院和护送的要求都是相同的。建议口服或鼻内镇静的患者在充分镇静后立即插入套管。

虽然口服和鼻内应用的咪达唑仑没有产品许可证，但这两种途径也经常用于其他医疗领域的镇静麻醉，例如事故和急诊医学。但若没有适当的训练和临床经验，术者不应选用这两种途径。具有插管和静脉镇静的经验至关重要（IACSD，2015）。

## 年轻患者镇静麻醉

目前推荐用于幼儿的唯一经过充分实践的清醒镇静技术是在氧气中滴定加入氧化亚氮施行吸入镇静。

对 16 岁以下患者施行咪达唑仑静脉镇静麻醉的效果是"可靠的不可预测"，且 12 岁以下是"可预测的不可靠"。有些年轻患者镇静效果满意，但有些却会更加焦虑甚至有攻击性行为。尽管目前已有一些研究，但仍然无法明确可用于预测镇静是否成功的因素。因此，在有更进一步研究结果之前，只有排除其他所有方案后，才考虑给予儿童咪达唑仑静脉镇静麻醉。任何情况下，这些技术只能由经验丰富的镇静师在合适的环境中应用（IACSD，2015）。静脉注射咪达唑仑后出现去抑制想象的年轻患者，不推荐使用氟马西尼治疗，因为目前证据表明这往往会使结果更加恶化，而不是改善。

口服苯二氮䓬类药物（如咪达唑仑）似乎对该年龄组更有效。然而，由于胃的吸收效率、首关代谢和蛋白质结合差异，药物起效时间比静脉注射更加不可预测。大多数患者口服给药 10～30 分钟内起效。口服苯二氮䓬类药物在口腔科和其他医学领域已广泛应用，是一种安全、合适和有效的技术。多年来儿科镇静麻醉一直使用口服抗组胺药，但口腔科中组胺药仅局限于特殊护理患者。

苯二氮䓬类药物也可经鼻给药，虽然这种技术对某些患者来说很有优势，特别是幼小患者、针头恐惧症患者和残疾患者，但这种技术需要专业的培训和临床经验。

无论应用何种技术镇静麻醉儿童，都要求术者和治疗团队在药物使用和给药途径方面具有丰富的经验。重要的是要牢记口服和鼻内镇静产生的效果与静脉注射咪达唑仑相似，因此术前、术后对患者的指导、监测和出院安排必须与静脉镇静相同。不应认为口服镇静比静脉镇静"更安全"或"更容易"。由于起效时间、镇静深度和恢复的可预测性差，口服镇静可能反而不太安全。

关于儿童和青少年清醒镇静的详细指导可遵循 2010 年发布的指南（NICE，2010；IACSD，2015）。

## 镇静麻醉相关并发症的处理

精心管理下的清醒镇静麻醉很少出现严重并发症。小问题虽然常见，但准备充分的团队可轻松处理这些问题。根据详细的病史、口腔科治疗史和社会史认真选择病患，通常可以使口腔科治疗团队预测潜在的问题并采取适当的行动。

### 呼吸抑制

静脉镇静最严重的潜在并发症是呼吸抑制。通常镇静开始的前 10 分钟内,抑制作用最明显。暂停临床操作之后,有时也可出现呼吸抑制。识别轻度或中度呼吸抑制很难,因此除了仔细的临床监测,持续的脉搏血氧测量也十分必要。

咪达唑仑引起的呼吸抑制的处理包括以下步骤:

| | |
|---|---|
| 检查脉搏血氧仪探头位置是否正确 | 这是最常见的问题 |
| 让患者深呼吸几次,大多数情况下可解决呼吸抑制 | 患者通过 CNS 较高神经中枢刺激呼吸,优于依靠中枢化学感受器"自动"调节呼吸 |
| 如果失败: | |
| 开放气道(倾斜头部/抬头举颏或双手托颌)并使用通气囊间歇性正压通气,最好配合持续给氧 | 倾斜头部/抬头举颏或双手托颌可将舌前拉,远离咽后壁,从而开放上呼吸道 |
| 如果仍然失败: | |
| 给予氟马西尼(缓慢静脉注射 500 μg)。继续通气并鼓励患者呼吸 | 氟马西尼可反转所有苯二氮䓬类药物的呼吸抑制作用 |

## 气道阻塞

任何形式的镇静过程中都可能发生气道阻塞。拔除磨牙时没给下颌足够的支持力,而产生过度向下的压力也是气道阻塞的常见原因。口水和牙齿碎屑的积累也是一个问题,可以通过使用高容量吸引器轻松解决。

## 注射问题

血管外注射咪达唑仑常有不适感。如果发生,必须重新定位静脉,再次插管。动脉内注射很少见,可引起注射部位远端疼痛。若怀疑发生动脉内注射,应停止注射并重新穿刺。尽管会有疼痛,动脉内注射不太会引发长期后遗症。

静脉注射后经常会有少量瘀青。在穿刺部位保持稳定的压力,同时使肢体高于心脏水平,可最大限度地减少与拔除套管相关的瘀青。

## 过度镇静或镇静不足

静脉注射咪达唑仑的轻微过度镇静通常不是一个严重问题。最常见的影响是患者合作不佳——无法张嘴导致治疗延迟。严重过度镇静可能导致严重的呼吸抑制甚至呼吸暂停,需要及时有效的处理。

$N_2O$ 轻微过度镇静通常更麻烦,因为患者会感觉恐慌并拒绝进一步治疗。幼儿过度镇静尤其不可取。

故意降低镇静水平来"提高安全性"是不好的,可能会加重口腔科恐惧症。镇静深度不够是缺乏经验的镇静师的常见失败之一。

## 去抑制

许多患者在用咪达唑仑镇静时会出现轻度去抑制现象,比如轻笑、哭闹、健谈或惊恐发作,这些可能严重影响口腔科治疗。口腔科治疗团队的强硬处理可使患者恢复平静,但之后可能再次发作。侵略性或辱骂行为可能是去抑制的另一种表现形式。

## 反常效果

静脉注射咪达唑仑有时会发生"反常效果"。患者变得更加焦虑,而不是焦虑减少,使得治疗无法进行。这在儿童和青少年中尤为常见。增加咪达唑仑的量往往会使事情变得更糟,氟马西尼的作用也无法预测。最好的做法是放弃治疗,让患者安静休息一段时间。

## 恢复时间延长

由于咪达唑仑从受体开始再分布(短期恢复)和之后代谢与排泄(长期恢复)有差异,因此静脉注射咪达唑仑的恢复时间不定。众所周知,有些患者(特别是服用或使用 CNS 抑制药物的患者)恢复时间不可预测。对于这类患者,只需要耐心和仔细的监控即可。氟马西尼可能有所帮助,但若患者有精神疾病或有强效 CNS 抑制剂或兴奋剂治疗史(特别是苯二氮䓬类药物),通常不应使用。

## 低血压

大多数静脉镇静药物都会引起系统动脉压降低。与呼吸抑制不同,血压下降通常有自限性,不需要积极处理。先天低血压的患者应该从仰卧位缓慢变为坐立位,以减少体位性低血压发生的可能。

## 呃逆

少数患者在咪达唑仑静脉镇静后会出现呃逆。

大多数似乎与咪达唑仑过量或注射速度过快有关（或两者都相关）。咪达唑仑诱发的呃逆非常难治。

## 恶心和呕吐

许多焦虑的口腔科患者在想到要去手术会感到"难受"。然而，恶心和呕吐罕见，术前让患者安心，告知咪达唑仑和 $N_2O$ 不会引起问题可能有助于防止出现恶心呕吐。在镇静后经常呕吐的患者可在诱导期间使用抗呕吐药物。

## 性幻想

已有许多文章表明咪达唑仑静脉镇静的患者会发生性幻想。该问题的严重程度尚不清楚。最好的方法是确保镇静（或恢复）期间不要只有一名口腔科治疗团队成员与患者独处。

## 镇静失败

清醒镇静麻醉并不总是成功。尽早识别即将发生的失败，避免开始却无法完成口腔科手术非常重要。与患者和陪同者开诚布公的交流可以减少其对镇静失败的失望感。如果失败，应考虑其他可替代镇静麻醉的技术或全身麻醉。

## 鼻部瘙痒

许多应用咪达唑仑镇静的患者想要挠鼻尖。可以允许患者自己挠（或者替他们挠），这是唯一已知的解决办法。

## 参考文献

[1] Boyle, C. A., Manley, M. C. G., Fleming, G. J. P. (2000) Oral midazolam for adults with learning disabilities. Dental Update 27: 190-192.

[2] Corah, N., Gale, E., Illig, S. (1978) Assessment of a dental anxiety scale. Journal of Dental Research 97: 816-819.

[3] Craig, D., Skelly, M. (2004) Practical Conscious Sedation. Vol 15, Quintessentials of Dental Practice Series. London: Quintessence.

[4] Crawford, A.N. (1990) The use of nitrous oxide-oxygen inhalation sedation with local anaesthesia as an alternative to general anaesthesia for dental extractions in children. British Dental Journal 168: 395-398.

[5] Dental Sedation Teachers' Group/Society for the Advancement of Anaesthesia in Dentistry. (2001) Conscious Sedation: A Referral Guide for Dental Practitioners. London: Society for the Advancement of Anaesthesia in Dentistry.

[6] General Dental Council. (2002) The First Five Years. London: GDC.

[7] Health and Safety Executive. (1998) Occupational exposure limits. London: HMSO.

[8] Humphris, G., Morrison, T., Lindsay, S. (1995) The Modified Dental Anxiety Scale: Validation and United Kingdom Norms. Community Dental Health 12: 143-150.

[9] Intercollegiate Advisory Committee for Sedation in Dentistry (IACSD). (2015) Standards for Conscious Sedation in the Provision of Dental Care. London: Intercollegiate Advisory Committee for Sedation in Dentistry.

[10] Kluger, M. T., Tham, E. J., Coleman, N. A., et al. (2002) American Society of Anesthesiologists task force on preanesthesia evaluation. Anesthesiology 96: 485-496.

[11] Manley, M. C. G., Ransford, N. J., Lewis, D. A., et al. (2008) Retrospective audit of the efficacy and safety of the combined intranasal/intravenous midazolam sedation technique for the dental treatment of adults with learning disability. British Dental Journal 205: 523.

[12] Manley, M. C. G., Skelly, A. M., Hamilton, A. G. (2000) Dental treatment for people with challenging behaviour: general anaesthesia or sedation? British Dental Journal 188: 358-360.

[13] National Institute for Clinical Excellence. (2010) Sedation in under 19s: using sedation for diagnostic and therapeutic procedures. London: NICE.

[14] National Patient Safety Agency. (2008) Rapid Response Report (NPSA/2008/RRR011): Reducing risk of overdose with midazolam injection in adults. London: National Patient Safety Agency.

[15] Roberts, G. J. (1990a) Inhalation sedation (relative analgesia) with oxygen/nitrous oxide gas mixtures. 1. Principles. Dental Update 17: 139-146.

[16] Roberts, G. J. (1990b) Inhalation Sedation (Relative Analgesia) with Oxygen/Nitrous Oxide Gas Mixtures. 2. Practical Techniques. Dental Update 17: 190-196.

[17] Scottish Dental Clinical Effectiveness Programme. (2006) Conscious Sedation in Dentistry: Dental Clinical Guidance. National Dental Advisory Committee. Dundee Dental Education Centre, Frankland Building, Small's Wynd, Dundee DD1 4HN: Scottish Dental Clinical Effectiveness Programme.

[18] Shaw, A. J., Meechan, J. G., Kilpatrick, N. M., Welbury, R. R. (1996) The use of inhalation sedation and local anaesthesia instead of general anaesthesia for extractions and minor oral surgery in children: a prospective study. International Journal of Paediatric Dentistry 6: 7-11.

[19] Skelly, A. M. (1992) Sedation in dental practice. Dental Update 19: 61-67.

[20] Society for the Advancement of Anaesthesia in Dentistry. (1990) Guidelines for physiological monitoring of patients during dental anaesthesia or sedation. London: Society for the Advancement of Anaesthesia in Dentistry.

[21] The Royal College of Surgeons of England. (1993) Guidelines for sedation by non-anaesthetists. Report of a Commission on the Provision of Surgical Services working party. London: The Royal College of Surgeons of England.

[22] Venham, L. (1979) The effect of mother's presence on child's response to dental treatment. Journal of Dentistry for Children 46: 219-225.

# 牙体手术操作步骤
## Procedures in Operative Dentistry

*Richard Foxton*

# 第11章

## 引言

本章的目的是描述遭受不同程度结构损伤的牙齿恢复其功能和外观的操作步骤。釉质和牙本质可以由于以下原因而损伤：

- 龋齿。
- 牙齿磨耗。
- 创伤。
- 牙根吸收。
- 牙釉质/本质形成阶段发育不良。
- 医源性损伤。

在患者进行任何牙体手术操作治疗前，应该要进行一个全面的病史询问和检查。这应该包括确定患者的期望是什么，完整的医疗和牙科病史以及口外/口内检查。应检查牙周组织、牙齿和患者的静态与动态咬合。修复体可能已经折裂，仔细检查患者的咬合可能检测到有干扰或过萌的牙齿。

然后应该进行专科测试。这些可能包括敏感性测试和放射学检查。咬合翼片和长锥根尖片可以比全景片显示更多的细节。进行叩诊试验也是合适的。

应做出诊断和给患者呈现符合他们的可能的治疗方案。给予患者足够的信息，以便他们能做出明智的决定。临床医生应该能够有效地与患者及其随行人员沟通，并能够用通俗术语讨论每种治疗方案的优缺点。

以一种无痛技术进行有效的局部麻醉很重要，因为这将帮助患者获得良好的体验。熟练地放置橡皮障也会让患者对医生有信心。

本章将讨论以下主题：

（1）龋齿的处理。
（2）正确使用牙科粘接剂。
（3）复合树脂。
（4）玻璃离子水门汀。
（5）银汞合金。
（6）牙齿磨损的手术治疗。
（7）折裂修复体的修复。
（8）根管治疗后牙齿的修复。

## 龋齿

| 需要考虑以下问题：<br>（1）是否有龋齿 | |
| --- | --- |
| （2）如何检测出龋坏 | 使用以下方式检测龋坏：<br>• 良好的视野<br>• 良好的光线<br>• 咬合翼片<br>• 透照法 |
| （3）龋坏的位置 | 龋齿外观如何<br>龋齿有多种外观 |
| （4）龋坏是否仅侵犯牙釉质 | 早期龋损可能在釉质层表现为白色病损，没有形成龋洞，然而病损持续一段时间后会引起釉质和牙本质严重损坏 |

（5）龋坏侵犯牙本质吗

如图 11-1 和图 11-2 所示，有着白色斑块的釉质龋损没有形成龋洞，但是可能在牙本质内已有了较深的进展

（6）病损会形成空洞吗

（7）可以用非手术方式治疗病损吗

（8）是否需要手术治疗

（9）患龋齿的风险如何
　　应该决定患者是否处于：
- 龋病发生率低
- 龋病中等风险
- 龋病高危险性

评估患龋风险很重要

如果患者为低患龋风险，应该决定不对患者进行手术介入治疗

如果患者为高风险患龋率，并且龋齿已经进展到牙本质，应该尽快进行手术介入

患者的病史将给出任何药物的不良反应或者医疗状况（能引起口干症状）。唾液是重要的缓冲剂，缺乏唾液将导致患者处于患龋的高风险状态。应该询问患者的饮食习惯来判断任何酸性或含糖食物和饮料的摄入频率。应该评估他们的菌斑控制水平以及使用含氟牙膏和漱口液的频率

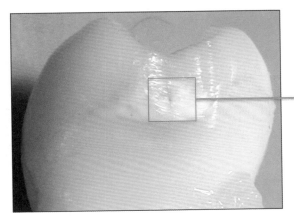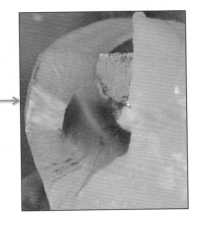

图 11-1　早期的"白色斑块"病损在釉质层并没有形成龋洞，但是可能在牙本质内已有了较深的进展

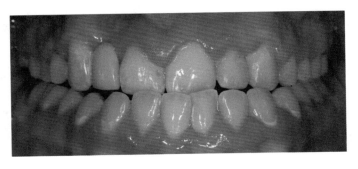

图 11-2　牙齿颈部的"白色斑块"病损

## 非手术方式治疗龋齿

如果发现龋齿，则首先进行记录并判断是否进行手术治疗

我们已经进入到医疗和牙科的微创治疗时代。对于龋齿治疗，这就是非手术治疗与手术干预之间的对比

非手术治疗包括：
(1) 菌斑清除
(2) 表面涂氟
(3) 表面应用再矿化制剂

(1) 菌斑的存在是龋病发生的必要因素，因此通过加强口腔卫生来去除菌斑/生物膜，并避免摄入糖类，这样能预防龋病的发生和进展
(2) 氟化物起以下作用：
- 增加釉质对酸的抵抗力
- 早期病损的再矿化
- 干扰生物膜中的微生物
(3) 再矿化制剂：
- 新的制剂如酪蛋白磷酸肽-无定形磷酸钙（CPP-ACP）用于让龋损周围唾液中钙和磷酸离子过饱和，这将阻止脱矿并促进再矿化
- 将能促进钙和磷酸离子在牙面反应的生物活性玻璃结合到牙膏中

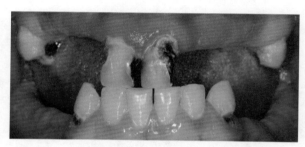

图 11-3 前牙区大范围严重龋齿的患者，没有主观症状，患牙为活髓

## 龋病的手术治疗

一旦龋齿的损害已经形成龋洞，是一个"斑块陷阱"，或者已经从咬合翼片上观察到龋齿进展超过釉牙本质界（EDJ）进入牙本质内，必须考虑手术干预。需要考虑的重要问题是，龋损是否要去除，应该从哪里去除，以及应该去除多少，同时仍然保持尽可能多的釉质和牙本质。严重的龋齿可能没有症状并且是活髓牙（图 11-3）。

### 循证医学告诉我们如何手术治疗龋齿

到目前为止，只有一个使用复合树脂粘接到龋损周围的牙釉质上以封闭龋坏的临床试验。

Mertz-Fairhurst 等（1998）治疗在 EDJ 和髓腔之间不超过牙本质一半的明显龋洞，或在 EDJ 和最近的髓角之间，通过在明显龋洞周围釉质制备 45°～60°斜面。龋齿的深部软化组织不触碰。将斜面和相邻釉质酸蚀 60 秒，然后应用粘接剂。使用手用器械，放置自固化树脂复合材料。然后将所有咬合面、颊面和舌面点隙窝沟都酸蚀 60 秒，彻底冲洗并用窝沟封闭剂覆盖。令人惊讶的是，在大多数病例中，龋齿在密封的粘接树脂下停止进展。在 10 年的研究中，没有牙髓失活。这项研究现已被证明是现代龋齿治疗的一

个关键性研究。

到目前为止，不管这项研究的结果如何，在临床医生中不认为龋齿的软化牙本质是可以不去除的。然而，这种情况在未来几年可能会改变。

### 目前关于去除软化牙本质的观点有什么

做出去除龋损组织的决定是复杂的，因为它是不可逆的过程。通常的做法是推迟手术治疗，直到在牙本质上可清晰分辨龋损。一旦病变累及外部第三牙本质，如 X 线片所示，则应将其去除。当去除龋损时，重要的是要考虑龋病的过程以何种方式改变了牙本质，因为这将决定应该去除什么和应该留下什么。这就需要了解牙本质发生龋损时其组织学的改变。

图 11-4 显示龋损从 EDJ 到牙髓逐渐进展的一系列颜色变化。在 EDJ，病变呈深褐色、深琥珀色，然后近髓则为半透明。这些颜色变化反映了龋齿过程中牙本质所经历的组织学变化。

牙本质龋病进程有三个阶段：羟基磷灰石钙、无机成分溶解脱矿；有机物质降解和细菌侵袭（Deery，2013）。

病变在 EDJ 形成空洞，在病变的外侧，胶原的分子间交联被打破，胶原纤维失去交联结构，该交联结构作为羟基磷灰石晶体附着的基础而存在。结果，磷灰石晶体被剥离并散布成小颗粒。在牙本质小管内，成牙本质细胞突被细菌取代。该区域不能再矿化，对疼痛不敏感。这个区域被命名为"龋感染牙本质"（Fusayama，1979；Ogawa et al.，1983）。

在牙本质龋的内部，胶原纤维的酸蚀是可逆的。酸可使管周和管状牙本质周围的羟基磷灰石晶体溶解。溶解的磷酸钙扩散到牙本质小管中并开始沉淀成新的辉石晶体。由于折射率的原因，在光学显微镜下该层看起来是透明的。这样的内部牙本质未被细菌感染，是可以再矿化的，因此应该保留。这个区域被命名为"受龋影响牙本质"（Fusayama，1979）。

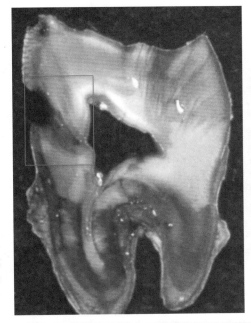
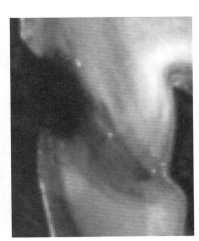

图 11-4　从龋齿病变区域纵向切片,显示了龋损已经进展到牙本质。在 EDJ,病变呈深褐色、深琥珀色,然后近髓则为半透明。来源:Dr Masatoshi Nakajima, Tokyo Medical and Dental University

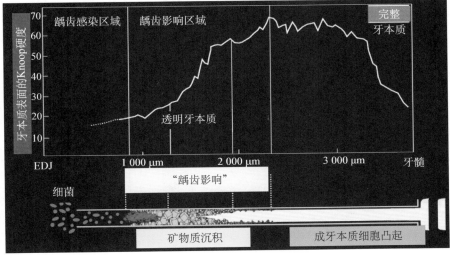

图 11-5　简图显示了"龋病感染区域","龋病影响区域"以及近牙髓的健康完整牙本质这三个不同区域中牙本质表面硬度["y"轴表示牙本质表面的 Knoop 硬度,"x"轴表示从 EDJ(左)到牙髓(左)的距离]。来源:Professor Tagami, Tokyo Medical and Dental University

　　当决定去除龋损的牙本质时,目标必须是去除"被龋感染"的牙本质并留下"受龋齿影响"的牙本质。这需要考虑很多,因为临床情况下必须通过观察颜色和评估牙本质的软硬度来进行主观判断。龋损牙本质的硬度可以使用金刚石探头的 Knoop 硬度检测器测量,并可以显示龋损病灶上的变化(Ogawa et al., 1983)。

　　在图 11-5 中,"y"轴表示牙本质表面的 Knoop 硬度,"x"轴表示从 EDJ(左)到牙髓(左)的距离。在细菌侵入的 EDJ 附近,由于羟基磷灰石晶体溶解和胶原纤维的变性,病损非常软(Mattos et al., 2013)。这种软的"龋感染"牙本质应该被去除。然而,当到达受龋影响的牙本质时,应该停止去除。这两个区域之间没有明确的界限,临床医生只能通过对区域硬度增加的主观评价来区分。从图 11-5 可以看出,在更深的"龋"

影响区域中表面硬度有所增加(图 11-6)。图下方是一个牙本质小管的图示,显示出小管内充满矿物质沉积。

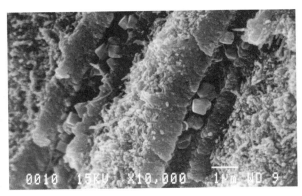

图 11-6　"龋病影响区域"牙本质小管内的矿物质沉积电镜图片。来源:Dr Masatoshi Nakajima, Tokyo Medical and Dental University

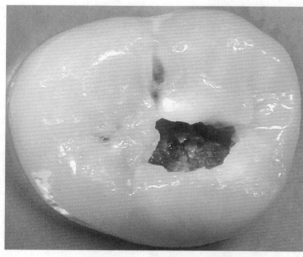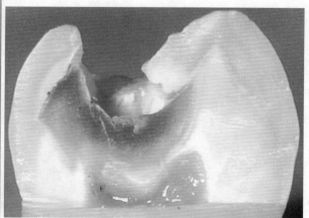

图 11-7 颌面窝沟龋进展到牙本质的磨牙拔除后图片。龋病病变区域的完整范围并不可见,因而首先需要获得到达龋损的通路

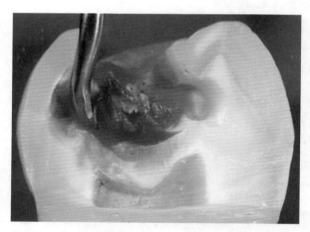

图 11-8 采用手工器械去除软性龋病感染牙本质,这能够获得龋病底部直接的"软"或"硬"的触觉反馈

如果决定进行手术治疗,应在局部麻醉前进行敏感性测试。结果应记录在案。参考 X 线片粗略地判断龋齿病变的程度。如果患者可以接受,建议在制备牙齿之前放置橡皮障,因为可以防止唾液进入龋洞内。

在去除龋齿感染牙本质时应采取系统的方法。这是由四个步骤组成的。

（1）建立到达龋感染牙本质的通路。

（2）清除外周龋损。

（3）牙髓深龋的处理。

（4）根据所使用的充填材料设计制备龋洞。

### 建立到达龋坏感染的牙本质的通路

必须能接触龋损。这可能需要去除𬌗面的坚固釉质或是去除已有的修复体。用金刚石或碳化钨车针在高速手机和喷水中进行切割是最好的。脱矿和无支撑的釉质应该去除,但应该尽可能地保存完整的釉质和牙本质(图 11-7)。

### 清除外周龋损

一旦获得牙本质龋的通路,任何软性龋感染的牙本质的去除应从邻近 EDJ 的病变周边开始。所有软性龋感染牙本质都应该被去除(图 11-8)。近年来,龋病学家一直在争论 EDJ 应该如何清洁或不发生龋坏。实验室研究表明,粘接剂与无龋损的牙本质的粘接力比与受龋影响的牙本质的粘接力更强。因此,毗邻龋洞周边的牙本质必须没有龋损,这样才能实现最佳的粘接。理想情况下,这将包括釉质边缘和牙本质相邻的 EDJ。这将允许口腔科粘接剂与牙釉质和牙本质达到最佳结合。最佳的粘接会在牙本质中形成混合层,并将粘接剂渗透到牙釉质中,从而抵抗细菌的渗透。

### 牙髓深龋的处理

在对靠近 EDJ 的龋损治疗做出决定之后,可以开始病变底部的手术治疗。为确保从龋洞底部去除龋损不会过度,最需要注意的是,当去除龋感染牙本质之后,在可能接触到受龋影响的牙本质时,应慎重操作。这只能通过使用器械的触觉反馈来实现,例如挖匙。如果龋损没有扩散到牙本质深处,当不再感觉龋损柔软而感觉更硬、有搔刮感时,就可以停止去除(图11-9)。

### 牙本质-牙髓复合体

任何需要手术治疗的牙齿都应该在给予局部麻醉剂之前评估其活力,使用如电活力和乙基氯化物的反应的敏感性试验。对乙基氯或电活力试验的阳性反应并不表明活力,而是指牙髓内神经纤维的状态。活力测试包括使用多普勒评估评估进入牙髓的血流,但目前这在临床上不实用。

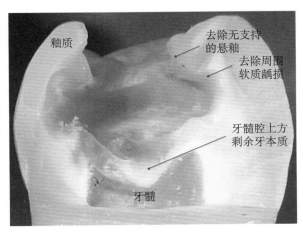

釉质

去除无支持的悬釉

去除周围软质龋损

牙髓腔上方剩余牙本质

牙髓

图 11-9　软性感性牙本质去除后

如果牙齿在治疗前的敏感性测试为阳性结果，并且没有引起患者不适，那么需要尽可能不要伤及牙髓。正如之前所讨论的，在一个临床试验中进行牙本质龋损封闭，牙齿在超过 10 年的周期中没有丧失活力。因此，在对 EDJ 和周围龋损进行处理之后，试图对靠近牙髓的龋损进行处置是不应该的。间接盖髓应该是留下深部龋损，因为进一步去除龋损会导致牙髓暴露。Mertz-Fairhurst 等人（1998）的研究结果支持保留深部龋损，使用粘接良好的修复体放置其上。

现已经提出了分阶段去龋，在余留的龋损上放置一层氢氧化钙衬底并修复龋洞。数月后沿着龋损将修复体去除。在临床实践中，再次打开龋洞的操作没有常规开展。Mertz-Fairhusrt 的研究也提示出再次打开龋洞是不必要的。

如果牙髓不慎暴露，可以放置盖髓剂直接盖髓。牙髓组织的反应将取决于是否具有良好的血液供应。当年轻患者的恒牙遭受创伤和复杂的釉质-牙本质折裂时，一旦牙髓组织停止出血，就可以进行牙髓切断术，并将氢氧化钙粉末置于牙髓组织上。然后将一层玻璃离子放置在未固定的氢氧化钙垫底剂之上，接下来用复合树脂修复缺失的釉质和牙本质。一旦牙根完成形成则牙髓切断术难以成功。氢氧化钙粉末的替代材料为三氧化矿物凝聚体（MTA）。MTA 用于直接盖髓材料是很有前景的，但是它需要 20 分钟才能凝固，并且报道会导致牙体变色。如果牙髓暴露是"针尖"大小，那么放置橡皮障来屏蔽唾液中的微生物是必需的，并且使用氢氧化钙垫底剂进行直接盖髓。一种基于硅酸三钙、硅酸二钙和氯化钙的新型生物活性基底可以在固化时形成氢氧化钙。

**治疗深龋时需要进行的步骤**

（1）确保放置橡皮障，并且牙齿处于麻醉状态。

（2）在去除 EDJ 的软化龋感染牙本质之后，应该

对硬质的受龋影响牙本质的处理做出决定。如果釉质存在，并且不考虑美学影响，那么硬质、变色的牙本质可以保留，如果考虑美学影响则需要去除。

（3）如果周围无釉质存在，那么达到牙本质的良好封闭是较难的，因为牙本质粘接在不受龋影响的牙本质上更为牢固。

（4）如果牙髓可能暴露，那么需要考虑保留软化牙本质。在年轻患者中，髓角更容易暴露。需要放置粘接剂并使用最终修复材料（如复合树脂就行龋洞修复）。

（5）如果发生牙髓暴露，并且是"针尖"大小，通过轻柔放置含氯己定的棉棒进行牙髓消毒，然后放置氢氧化钙垫底剂或生物牙本质。

（6）如果牙髓暴露范围较大，并且牙根有着足够的血液供应，也就是未形成的单根牙齿，则可以进行 Cvek 牙髓切断术。

（7）在老年患者和多根牙中，进行牙髓切断术和牙髓治疗必须考虑到血供可能不足。

**龋洞修复**

一旦去除龋损，就需要决定使用什么材料来修复龋洞。理想状态下，患者应该对可能的修复材料的优缺点有着足够的信息来帮助他们做出决定。然而，需要考虑的因素太多，导致选择出合适的材料非常复杂。应该选择最持久的修复并能保存尽可能多的牙体。如果在美学区域，应该有着良好的外观。

需要考虑的因素如下：

（1）告知可能的选择后，患者的意愿。

（2）余留的釉质和牙本质。

（3）能达到足够的控制湿度的能力。

（4）口腔中龋洞的位置。是否位于美学区域或者在后牙区，也就是有着负载和副功能性活动的需求？

（5）术者对如何正确使用材料及调整咬合的技巧和知识。

复合树脂和牙科粘接剂的发展使得复合树脂在更具有挑战情况下能够直接放入牙齿中。因为复合树脂通过粘接机制包括树脂渗透来固位，所以不需要磨除牙齿来制备机械固位结构。然而，这仅仅适用于术者熟知如何正确使用粘接剂的情况下，应该使用哪种粘接剂以及哪种牙齿结构的组织学更可能进行黏结。如果正确使用粘接剂，可以直接将树脂粘接到牙体上，并在数年内行使功能，即使只有少量残留的釉质和牙本质。如果使用不正确，则效果相反。

其他材料可以通过纯化学方式粘接到牙齿结构上，如使用玻璃离子水门汀和生物活性水门汀进行修复；然而，这些材料在咬合负载的情况下会磨损，如果是长期功能负载下应该使用复合树脂覆盖。

牙科银汞合金是一种经过时间考验的材料，有着

许多优点，能在良好隔湿的情况下修复近龈缘位置，并且能负载咬合。如果将银汞合金粘接到牙齿结构上——一个不可预控的步骤，则不需要更多的牙体制备来获得固位力。如果银汞合金不粘接到牙齿结构上，那么制备的龋洞需要具有足够的抗力形和固位形。患者可能关心银汞修复体的外观和合金中包含的汞材料。

对牙科粘接剂和应该如何遵守临床操作步骤来确保最佳的临床表现进行检验。

## 牙科粘接剂

牙科粘接剂由溶剂组成，主要是水溶性的，如乙醇、丙酮或类似的材料。这些溶剂将化学物质带入釉质和牙本质中，其中一些将替代牙齿表面的水分和有机液体。溶剂中包含树脂材料，能形成树脂表面，作为底漆复合树脂可以与其结合。

底漆是一种双功能单体，能够与疏水性树脂结合并具有亲水端，该亲水端与牙本质中发现的有机流体具有亲和力。磷酸单体和 HEMA 是底漆化合物。磷酸单体也是酸性的。这就是自酸蚀粘接剂的工作原理。底漆溶液是酸性的，因此它同时对牙釉质/牙本质脱矿并预备表面以允许树脂同时渗透（单步骤自酸蚀粘接剂）或再次应用疏水性粘接树脂。磷酸单体的一个例子是 MDP（图 11-10）。

一旦粘接剂已经渗透到釉质/牙本质表面，必须聚合树脂，因此也存在光活化的光引发剂如茨醌。在粘接剂中还含有微米和亚微米尺寸的填料颗粒，以改进粘接剂聚合后的力学性能。

粘接剂需要或不需要在牙釉质和牙本质上应用磷酸，这是对不同类型进行分类的方法（图 11-11）。

釉质可以使用磷酸酸蚀（图 11-12）。然而，釉质的结构在患者之间具有差异。釉质可能受到"氟"影响或是受到遗传缺陷的影响，如釉质发育不全。因此，应用磷酸的确切时间不定，但 20～30 秒的酸蚀时间很可能足够对表面进行酸蚀。然而，需要进一步的研究来证实釉质发育不全对釉质的影响。临床上，酸蚀后的"霜白色"外观表明酸蚀时间足够。延迟酸蚀时间似乎对釉质的结构没有负面影响。

磷酸单体的行为——MDP

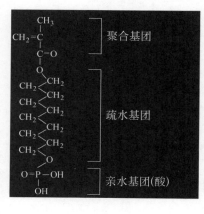

1. 亲水性与疏水性的平衡
2. 表面活性效应
3. 由于酸蚀（磷酸）脱矿
4. 通过钙离子或者氨基酸基团形成化学联结

图 11-10　MDP 的化学结构可见亲水和疏水端

黏结系统的种类

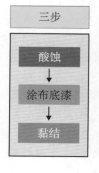
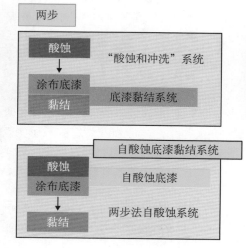
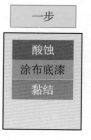

图 11-11　粘接系统的种类。来源：Dr Ogata of Tokyo Medical and Dental University

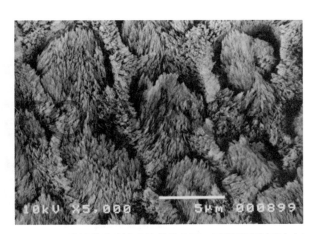

图 11-12 采用磷酸酸蚀后的釉质表面。可以看到树脂如何进入釉柱间隙并且在聚合作用后通过微机械作用锁铪其中。来源：Dr Shimada，Tokyo Medical and Dental University

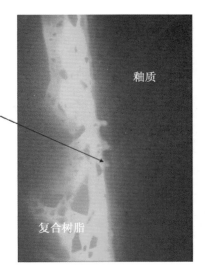

釉质

黏结界面显示进入釉质的树脂突

复合树脂

图 11-13 全酸蚀系统中釉质表面聚合的树脂突(One-Up Bond F Plus，Tokuyama Dental Corporation，Tokyo，Japan)

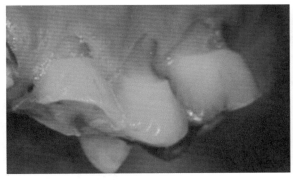

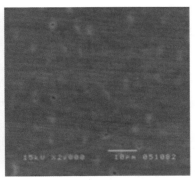

图 11-14 重度牙齿磨耗患者的典型颈部龋损。使用三用枪头吹气过程中患者没有疼痛不适。这意味着几乎没有牙本质小管是开放的(右图)。如果牙本质小管开放，那么患者会因为枪头的吹气而感受到疼痛。对龋损表面的牙本质评估认为这些表面高度矿化，需要增加磷酸酸蚀时间或者采用不锈钢钻针去除表面结构然后进行酸蚀以获得理想的粘接强度(Tay and Pashley，2004)。显微镜图片来源：Quintessence International and *Journal of Dentistry*

在冲洗和干燥釉质表面后，按照说明将粘接剂涂布。通常情况下，轻轻涂布，气枪轻吹形成薄层，在光固化前需要进行多层涂布，因为釉质在干燥后可以保持干燥，粘接剂的涂布十分简单。

在成功应用树脂并进行聚合后，可以在显微镜上观察到树脂凸起(图 11-13)。

牙本质的粘接更具有挑战性，因为其含有有机流体，是一个亲水环境，而树脂是疏水性的。多年来，制造商试图生成能渗透牙本质表面的粘接剂。如果牙面被预备或切割，会形成一个"钻污层"。这个污层必须被去除或通过磷酸去除或应用自酸蚀底漆进行改建，然后再应用树脂到牙本质表面。

磷酸会去除管间牙本质的羟基磷灰石矿化物并溶解牙本质小管内的"污层栓子"，暴露胶原基质。没有矿化物的支撑，胶原基质将崩解。如果基质保持扩张的状态，树脂将流入胶原纤维周围并在聚合后形成微机械固位结构。在年轻牙本质中，磷酸具有侵蚀性，可能过度酸蚀牙本质。在老年硬化牙本质中，酸蚀更有难度。Tay 和 Pashley(2004)指出牙本质硬化病损是高度矿化到 15 $\mu m$ 的。Perdigão 和 Lopes(2001)的关于磷酸在牙本质酸蚀效果深度的研究中发现，在 2 分钟的酸蚀后(图 11-14)，平均脱矿深度为 8.1 $\mu m$。

因此，仔细评估牙本质的状态是非常重要的。年轻患者的牙本质倾向于有着非常多的开放小管。如果是这样，倾向于更短的酸蚀时间，例如 20 秒。如果是老年患者的牙本质并且有磨耗，大多数情况下小管是由沉积的矿化物封闭，会抵抗酸蚀。需要更长的酸蚀时间。

两步自酸蚀粘接剂不需要应用磷酸，所以对表面

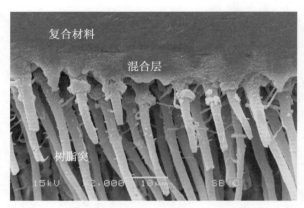

图 11-15 牙本质粘接。来源：Dr Andrea Cavalcanti，UFBA，Brazil

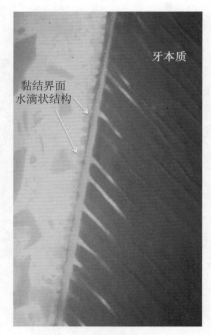

图 11-16 粘接界面树脂和牙本质之间的水滴（One Up Bond F Plus，Tokuyama Dental Corporation，Tokyo，Japan）

脱矿具有更小的侵蚀性，因此随后的树脂渗透的距离更短。然而，在磨耗的硬化牙本质上，作者发现在两步自酸蚀之外，额外使用磷酸酸蚀有着更好的长期粘接成功率。

牙本质粘接的目的是建立一个聚合树脂埋入牙本质表面的"复合"区域。东京医科齿科大学的Nakabayashi教授是成功粘接牙本质的先驱者，并提出了"复合层"的术语。复合层是树脂-牙本质交叉区域，也能封闭牙本质小管，抵抗细菌，是在粘接剂聚合后产生的。

这种粘接的强度不仅仅依靠树脂凸起，也就是你可以看到的脱矿部分（图 11-15），而且是在管间区域。随着树脂良好的渗透到脱矿表面，高质量的复合层的形成是成功的关键。

实验室检测中使用的粘接剂的金标准是三步系统，首先应用磷酸，然后涂布底漆，最后是疏水粘接树脂。

蚀刻和冲洗粘接剂需要应用磷酸，然后是粘接剂本身。这些粘接剂有着技术敏感性，所以严格遵守厂商说明是非常重要的。因为在冲洗掉磷酸后，牙本质应该保持轻微湿润，这很难评估。

两步自酸蚀粘接剂不需要磷酸蚀刻牙本质表面，除非牙本质是磨耗并且硬化的。牙本质酸蚀对比磷酸酸蚀深度较浅，使得树脂完全渗透更容易。因为不需要冲洗，就不需要考虑保持湿润。然而，临床研究表明酸蚀-冲洗和自酸蚀粘接剂都有着良好的效果。

近年来，牙医想要粘接剂能简单快速地使用。鉴于此，厂商开发了一步法粘接剂。这些粘接剂是中度亲水的，并可能有水渗透和如图 11-16 所示的粘接剂界面结构失败。

作者认为随着直接树脂修复后牙较大龋洞的趋

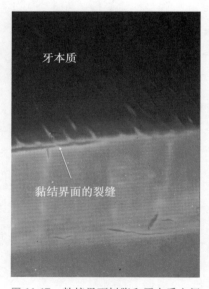

图 11-17 粘接界面树脂和牙本质之间的裂缝（I Bond）

势盛行，在粘接剂和复合树脂之间存在的水滴或复合层的裂痕（图 11-17），并不能支持后牙咀嚼负载情况下树脂修复的长期存活率。

制造商们目前正在研发不存在上述问题的一步式粘接剂。然而，目前这类粘接剂的长期临床证据并不充足。

## 应用粘接剂是考虑的因素

| | |
|---|---|
| (1) 考虑粘接剂应用的表面是:<br>● 是釉质<br>● 是牙本质? | |
| (2) 是否气枪吹牙本质表面造成疼痛 | 这提示了牙本质小管开放<br>倾向使用自酸蚀类型的粘接剂来避免牙本质过度酸蚀 |
| (3) 龋洞底部是否为受到龋影响的牙本质 | 在这个基底上只测试了少数的粘接剂 |
| (4) 牙本质是否为陈旧、磨耗的硬化牙本质 | 必须考虑延长酸蚀时间或在使用自酸蚀粘接剂之前进行酸蚀 |
| (5) 遵守厂商说明 | 不同的粘接剂使用不同的溶剂。更易挥发的溶剂如丙酮需要额外的应用 |
| (6) 如果使用两步自酸蚀粘接剂,则需对周围釉质进行酸蚀 | 两步自酸蚀粘接剂有着可靠的牙本质粘接效果,但是对周围釉质额外酸蚀能减少修复边缘的污染 |

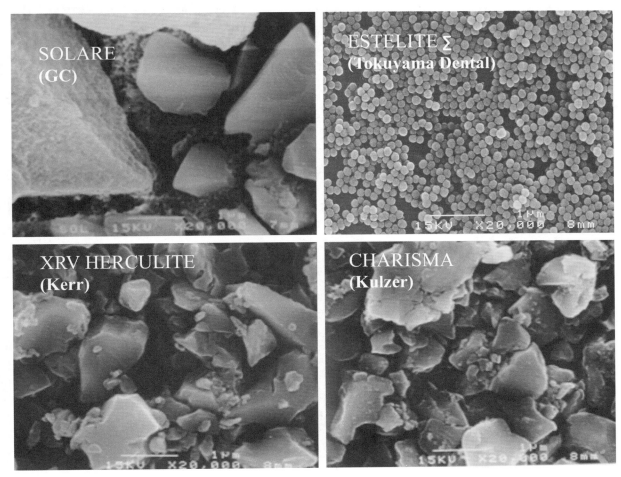

图 11-18 四种不同复合树脂的 SEM 图像

## 放置复合树脂

厂商在持续开发复合树脂,趋势是整合小于 1 $\mu$m 大小的填充颗粒和材料,这将具有更小的聚合收缩性(图 11-18)。不幸的是,由于成本和研发时间,一直缺乏临床试验和证据,这就没办法选择最合适的材料。

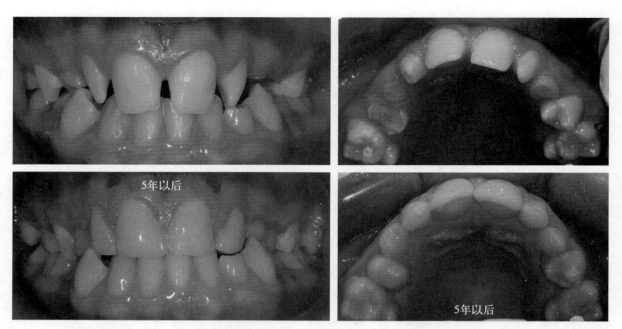

图 11-19　复合树脂修复5年。治疗时间为患者13岁时。尽管前牙区出现了崩脱,患者对于外观十分满意并且不想要接受更多的修补。后牙区乳牙的牙体结构只有少量留存,而树脂修复仍完整在位。这显示了通过适宜的材料选择(Clearfil SE Bond, Kuraray Noritake；Palfique Estelite Sigma composite resin, Tokuyama Dental Corporation, Tokyo, Japan)和留存牙本质的组织学认识可以获得的临床效果

　　这是极其相关的,因为复合树脂正越来越多地用于修复较大的龋齿或重建缺损或磨耗的牙齿。在这些苛刻的临床微环境中,放置的复合树脂的每个增量都应聚合到其最大可能状态,并且不留空隙。聚合收缩将或多或少地发生,并且可以通过在龋洞内以薄层和角度放置来最小化聚合收缩。作者每次放置厚度为1 mm左右薄层。虽然这意味着可能需要几分钟来重建牙齿或填充一个大的龋洞,但聚合收缩的影响将最小化,空隙的发生将会减少。

　　使用薄层复合树脂逐次增加能确保光聚合作用不仅仅发生在增量上,也发生在下层表面的分子中,下层分子因为氧的抑制而不能进行聚合。这将确保复合树脂具有最佳的机械性能以承受口腔内的力(图11-19)。

　　此外,如果选择非黏性直接复合树脂,则可以迅速且容易地放置薄层增量。一些复合树脂也可以用20秒光固化时间聚合,这将缩短增量放置所需的时间。如果复合树脂是黏性的,则存在材料从龋洞底部拉出并黏附到器械上的趋势,这可能将空隙引入树脂层。这些空隙在理论上可以成为修复中的薄弱环节。

　　当需要修复邻面时,必须使用成型片来限制树脂放置,并使用楔子来防止树脂聚合时超过龋洞边缘。去除聚合的过量复合树脂有时可能会耗费时间。图11-20显示了牙模上邻面龋洞的修复。

　　现在可以使用各种成型和楔子系统,可以根据术者的喜好来选择。在抛光复合树脂修复体的时候需要当心。复合树脂最后的薄层增量可能没有聚合,因为表面分子可能因为氧交联而没有聚合,因此可以放置试剂来使这些表面分子在光聚合后交联。

　　较大的多余树脂的去除可以使用高速手机和抛光金刚砂车针来完成,需注意建立正确的外形。从不同的角度观测修复体和从患者视角观察有助于建立正确的外形。抛光车针应该仔细地与修复体不同平面呈角度操作,以避免不必要的削平修复体。使用白石和带有金刚砂抛光膏橡胶尖能建立表面,可能不完全光滑但是表面不规则更像天然牙。

　　图11-21显示一个巨大的龈汞合金修复体,有着明显的邻面悬突,这引起患者不适。颊侧龈乳头肿胀并变色。在使用具有良好外形的后牙复合树脂修复体替代之后,龈乳头颜色与邻近黏膜颜色相匹配了,肿胀消退。

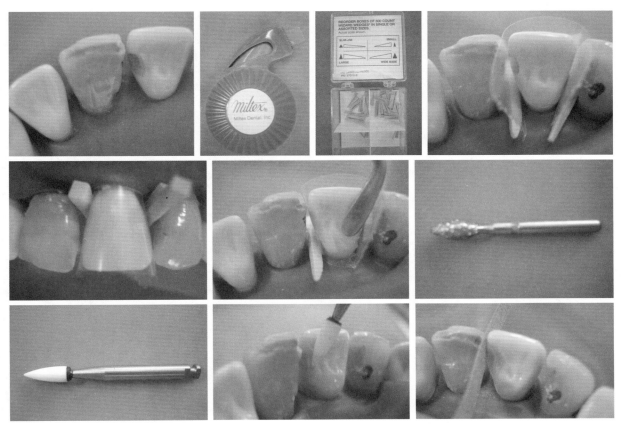

图 11-20 模型上邻面龋洞的充填

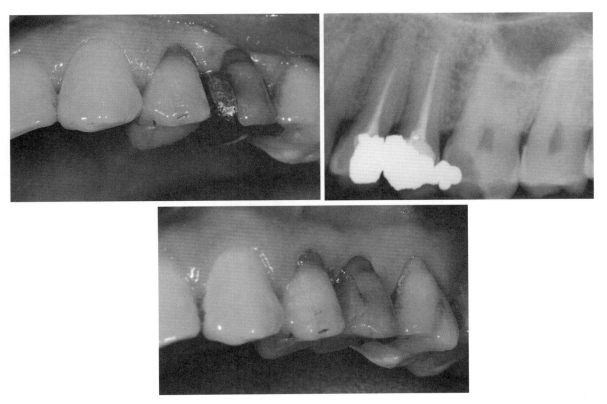

图 11-21 采用复合树脂替代银汞合金的明显邻面悬突

下文概括了正确放置复合树脂的临床步骤。

| | |
|---|---|
| (1) 确保牙齿麻醉良好并使用橡皮障隔离 | 避免唾液污染龋洞边缘可以确保应用粘接剂和复合树脂的最佳条件 |
| (2) 在去除适量的龋损后确保龋洞边缘光滑。龋洞边缘斜面化不是必须的,除非修复前牙的唇侧面,这时则需要制备长斜面 | 抛光龋洞边缘将去除破损的釉柱,确保其更加适应复合树脂。前牙唇侧釉质上弯曲的长斜面使复合树脂更好地与邻接的釉质粘接 |
| (3) 如果放置一个修复体,预先使用硅橡胶重体对牙齿进行印模,这样能对基底进行切割,对于重建外形来说会更简单。如果需要重建几颗磨耗的牙齿,需要建立一个诊断蜡型,并复制到硅橡胶重体印模上 | 硅橡胶重体导板使用不同颜色多层复合树脂修复时几乎是必须的。牙本质可以用牙本质色修复。有时不透明的遮色可以防止修复体过度透明。导板将显示切端区域的剩余空间,如果过于透明,可以使用釉质色或彩色树脂 |
| (4) 如果需要修复邻面,使用基底条/带和楔子将能给予最佳的外形适配。需要注意基底与正确适配邻牙,防止接触点丧失,因为这将导致食物嵌塞的问题<br>(5) 对于前牙来说,PTFE(生料带)比聚酯薄膜基底带更加柔软,尽管并没有在口内应用中市场化<br>(6) 对于后牙来说,可以选择不同的区段基底系统,特制的环,可以紧密地适配牙齿,保持住常规绑带薄层的基底<br>(7) 楔子可以传到光线,确保复合树脂更好地聚合<br>(8) 如之前所述的应用粘接剂 | |
| (9) 仔细地分层放置树脂。特别需要注意的是确保树脂适配龋洞底部。第一层也必须薄。推荐小于1mm的厚度 | 当粘接剂光固化时,表面分子不会聚合,因为周围空气中的氧气抑制其聚合。如果复合树脂的第一层足够薄,光可以通过该薄层并聚合底层未固化的粘接剂表面分子<br>这就确保了粘接剂具有最佳的机械性能,能承受复合树脂收缩时对粘接剂的拉力。这也是为什么第一层树脂应该是一薄层的原因。有时,一薄层可流动树脂可以用在后牙龋洞。一薄层流动树脂能更好地适应龋洞底部 |
| (10) 连续增加复合树脂,同时确保每次增加都能完全光聚合。光固化灯的尖端应该是干净的,并且检查光固化灯的功率输出正常 | 复合树脂应该不是太具有黏性,这样会更好操作。已经开发出质量好的复合树脂,不太黏,容易操作<br>如果没有在光固化灯上套塑料套,树脂就会黏在光固化尖端上,并减少从尖端发生的光线强度。检查光线的功率密度将确保照射到复合树脂上的光线最充足 |
| (11) 在光聚合之前尽可能多地完成塑形。特别推荐在后牙区放置最后一次复合树脂时 | 由于复合树脂在光固化时即刻固化,因此不可能使用手用器械再次对其塑形<br>过量的固化树脂需要使用金刚砂车针高速磨除。如果在固化前对𬌗面形态进行塑形,将极大地减少完成修复的时间<br>已经有不同步骤使𬌗面塑形更简单<br>包括:<br>使用塑料薄膜覆盖复合树脂,然后进行咬合,使对颌牙尖深入到咬合面。这项技术需要拆除橡皮障<br>可以在修复前使用透明硅酮来制取印模。然后可以用来对未固化的树脂拓印表面 |

## 玻璃离子/树脂改良玻璃离子粘接剂

玻璃离子粘接剂已经应用了数十年了。含氟使其适用于作为治疗龋齿的临时材料,并可以作为不考虑美学效果的颈部龋损最终修复材料。玻璃离子粘接剂的就位是基于酸基反应,这将需要数天来完成。

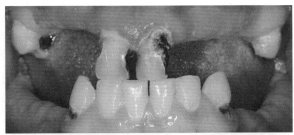

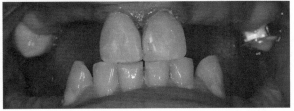

图 11-22　龋齿使用玻璃离子粘接剂的过渡充填

修复体的表面应该在数小时内避免口腔液体接触。在就位的玻璃离子粘接剂的表面应用粘接剂将使其

隔绝多余的液体。

树脂改良玻璃离子水门汀的开发是试图结合玻璃离子技术和复合树脂技术。因为它们的外观与复合树脂不匹配，所以不常用于前牙区域。据报道，它们释放的氟离子浓度低于常规的玻璃离子水门汀，也就不推荐作为临时材料的玻璃离子的替代物。树脂改良玻璃离子水门汀的机械特性高于常规玻璃离子水门汀，所以其适合于不需要美学效果的颈部龋损的修复。还不清楚其是否在作为三明治修复时牙本质修复材料的替代物时优于常规玻璃离子水门汀，因为其将经历光固化而发生一些收缩。然而，这也有着加快就位的优势。

图 11-22 所示的医疗健康不佳的患者多颗牙齿龋坏。在下图中可以看到，右上第一磨牙已经使用树脂改良玻璃离子进行临时修复，两颗上颌中切牙在玻璃离子临时修复后进行了复合树脂修复，下颌两颗尖牙使用临时玻璃离子修复。

下表中列出了采用玻璃离子修复的临床步骤。

| | |
|---|---|
| （1）在龋洞预备后，根据厂商说明使用牙本质处理剂 | |
| （2）混合并应用玻璃离子材料。作者倾向于使用较低黏性的修复颈部龋损，较高黏性的用于后牙区牙本质垫底。在其开始就位之前进行塑形。就位反应进展很快。使用牙本质粘接剂将增加粘接树脂改良玻璃离子水门汀的粘接强度。然而，作者的观点是如果使用牙本质粘接剂，然后仔细地放置复合树脂是最终修复的材料选择 | 在助手开始混合玻璃离子水门汀时，所有的机械都应该准备好。更稀薄的混合物放置在颈部龋洞更加容易，但这比稠厚的混合物的机械性能要低。稠厚的混合物容易放置但是其并不如稀薄的混合物易流动。预先混合的胶囊可以避免手动混合的不便，以及对粉末和液体的浪费。然而，固化反应更快，所以要尽可能快地放置到龋洞中。当调拌机离术者很近时放置很容易，但是在大型教育诊所中可能是个问题，因为助手必须离开治疗室 |
| （3）最初的 24 小时内需要避免水门汀接触周围的液体。在就位的玻璃离子水门汀表面涂布一层牙科粘接剂可以满足需求。并不需要蚀刻玻璃离子表面，因为其足够粗糙，满足微机械固位需求 | 玻璃离子需要几天的时间来完成固化反应，所以避免其接触过多的周围液体是获得最佳机械性能的关键。达到最佳机械性能有助于获得更长的留存时间 |

## 牙科银汞合金

牙科银汞合金正在从修复材料的选择中逐渐消失，特别是患者对后牙修复的需求越来越多地像前牙一样要求美观。两步自酸蚀和三步酸蚀并冲洗粘接系统在操作正确的情况下，有着非常强的粘接到牙齿结构上的能力。因此，直接放置复合树脂修复体将有着最佳的粘接强度。没有其他类型的修复可以与之媲美。然而，如果隔湿或入路有困难，在后牙区放置银汞合金可能是个好选择，因为粘接不良的复合树脂将会产生微渗漏，从而其长期表现比常规银汞合金要差。较大复合树脂重建，特别是后牙，需要时间，因为良好的入路和合作是必须的。一些患者拒绝在口内放置银汞合金，这种情况下可能需要间接修复。

传统银汞合金需要龋洞制备具有抗力形和固位形。釉质应该具有支撑，因此健康的釉质和牙本质可能需要去除。如果在银汞合金填入龋洞之前应用树脂粘接剂，那么银汞合金能"粘接"到釉质和牙本质上。粘接剂将会粘接到釉质和牙本质上，也黏附到银汞合金颗粒上，因为它们填入龋洞中了。复合树脂即使在全𬌗面覆盖修复中也有着良好的长期存活率，所以如果需要"粘接"银汞合金的都可以用复合树脂替代。

银汞合金被制成车床切削，"球形"颗粒或"需要混合"的样子。合金组成中应该有较高的铜成分，以消除"锡汞"伽马 2 相，也就是会引起长期蠕变和腐蚀。

图 11-23 展示了一名 Sjögren 综合征患者，口腔非常干燥，有患龋风险。三颗后牙已经使用较大银汞合

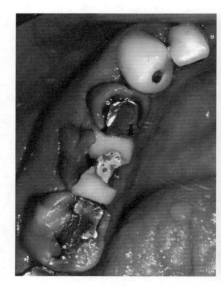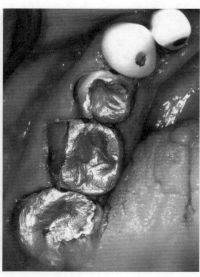

图 11-23 采用大范围银汞替代修复

金修复体进行重建。临床困境是还可以再做些什么？对这些牙齿冠修复将会去除仅有的周围釉质，只剩中间的银汞合金。放任不管这些修复体使得剩余的周围釉质处于易折断的风险。较大后牙复合树脂修复也可以尝试。

放置银汞合金修复体的临床步骤如下。

（1）龋洞预备前检查咬合，记录治疗牙齿的咬合接触点。

（2）完成龋损清除和龋洞制备。去除严重无支持的釉质。

（3）正确处理牙本质-牙髓复合体。

（4）如果龋洞底部的牙本质小管可能暴露，应该用粘接剂封闭。厚层材料如玻璃离子粘接剂将余留较少的银汞合金空间。随着牙齿增龄，牙本质小管将会硬化，所以不再需要小管封闭。

（5）如果对银汞粘接，预备好化学树脂粘接剂。如果使用 PanaviaEX 或 Panavia21，需要对釉质和牙本质预处理。对于银汞粘接，任何粘固到牙齿结构的化学制剂都可以使用。也包括磷酸锌和玻璃离子水门汀，同样也包括化学固化的树脂粘接剂。

（6）如果需要楔子的话，放置一条基底带。确保基底带与邻牙适配良好，形成接触点。如果使用树脂粘接剂粘接银汞，使用凡士林涂布基底带。

（7）调拌银汞并填塞到龋洞中。填塞应该是增量进行的，需要注意紧密压实到龋洞的所有面。银汞需要超充填。

（8）去除基底带需要格外当心，因为任何边缘嵴都容易被破坏。区段基底可以横向去除，周围带需要小心地垂直向去除或者切割。

（9）银汞合金应该进行窝沟牙尖和边缘嵴的塑形。所有多余的材料要仔细去除。

（10）使用咬合纸检查咬合，如果采用一致法，咬合接触点应该与龋洞制备前相同。

（11）现在已经不需要对银汞修复体进行抛光。

## 使用粘接技术和最小化牙体组织丧失来重建磨耗的牙列

接下来的病例展示了如何了解粘接剂材料，粘接的基底结合直接与间接技术能重建严重磨耗的牙列，而最大化地保存牙体组织。这名男性患者近 70 岁，对自己的牙齿外观不满意，食物总是嵌入牙齿中或牙齿之间。他的病史提示牙齿的磨耗是由于酸性元素引起的。他的医疗状况适合医疗，并了解完全重建牙列需要多次复诊。他没有很高的患龋风险并且口腔卫生保持良好。制取上下颌藻酸盐印模，用面弓记录正中𬌗关系。

将模型安装到半可调𬌗架上。如果不大量磨除牙齿则没有足够的颌间距离来放置修复材料。最后决定通过抬高咬合来修复牙列。测量牙齿缺损量，在𬌗架上根据建立的空间来降低切导针的位置。与患者进行讨论后同意进行后牙的修复治疗。磨损的后牙银汞合金修复发生变色，从边缘处去除银汞并制取藻酸盐印模，评估牙体组织总的剩余量，从而设计合适的修复体。增加垂直距离后制作新咬合方案的诊断蜡型，然后展示给患者。

复制诊断蜡型用来制作硅橡胶重体导板，可以用来辅助放置复合树脂。左侧上颌尖牙使用纤维桩修复，并决定使用复合树脂直接修复所有上颌和下颌前牙。前磨牙使用间接复合树脂高嵌体进行修复，因为患者不想要有黄金面暴露。磨牙的修复则使用粘接固位的金嵌体（图 11-24）。

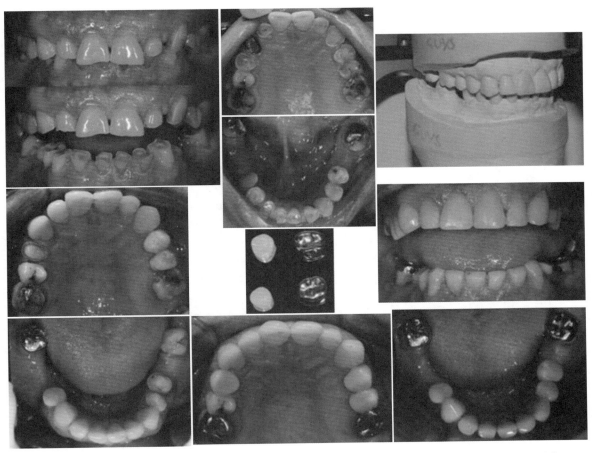

图 11-24　采用复合树脂（Clearfil SE Bond，Kuraray Dental，Okayama，Japan；Tokuyama Estelite Sigma，Tokuyama Dental Corporation，Tokyo，Japan）对磨耗前牙进行直接修复，用复合树脂高嵌体（onlay）和贵金属高嵌体（onlay）间接修复磨耗的前磨牙和磨牙

　　下文列出了临床步骤。

| | |
|---|---|
| （1）进行病史询问，找出牙齿磨耗的病因 | |
| （2）开始预防、饮食建议、应用氟化物和再矿化治疗 | 复杂手术治疗应该小心谨慎，给予一个预防处方将会有助于进一步地激励患者坚持更长的治疗 |
| （3）再次评估并与患者讨论治疗方案。在开始治疗前确保患者了解任何修复治疗都需要"终身"维护 | 此病例有几种治疗方案，从不治疗、粘接性重建或使用冠延长的传统方案到全殆面覆盖修复体。在严重磨耗的牙齿中，覆盖义齿也是一种选择<br>粘接性"添加"方案最大化保存了余留的牙体组织 |
| （4）如果需要手术治疗：<br>　●　使用托盘制取上、下颌藻酸盐印模<br>　●　获得面弓记录<br>　●　在牙齿位置记录正中关系位<br>　●　评估需要修复体检查的牙齿的可修复性<br>　●　在去除修复体和龋损后制取藻酸盐印模 | |
| （5）评估需要多少颌间距离来修复。通过以下方式建立空间：<br>　一致性方法，可能包括冠延长<br>　当模型正中关系位时评估是否空间足够<br>　通过抬高垂直距离来建立空间<br>　因为前后牙的殆面都有磨耗，需要重建咬合 | Dahl 方案不适合，因为牙齿磨耗是整体的，后牙殆面需要修复 |

| | |
|---|---|
| (6) 考虑制作诊断蜡型,用于指导前牙和双侧咬合接触 | 新的重组咬合方案通过诊断蜡型来设计 |
| (7) 使用石膏复制诊断蜡型 | 实际手术治疗变成一致性,因为治疗与蜡型一致。硅橡胶重体导板和软性聚丙烯酸可以放置到复制的石膏模型上。这将指导复合树脂的放置 |
| (8) 从前牙开始治疗。选择复合树脂颜色。需要良好隔离。放置橡皮障或使用其他隔湿装置 | |
| (9) 评估暴露的牙本质。这里牙本质是陈旧和硬化的。在釉质和牙本质都需要1~2分钟长时间的磷酸酸蚀时间。选择粘接剂。在这例病例中,选择了两步自酸蚀底漆粘接剂(Clearfil SE Bond, Kurary Dental, Okayama, Japan)。这些粘接剂在实验室研究中经常表现良好,临床应用证明是好的 | 使用磷酸酸蚀和两步自酸蚀底漆,也就是三步法 |
| (10) 如前所述的成对重建前牙。需要时间在后牙放置复合树脂停止器,以防过度前伸,因为需要修复牙齿的殆面如果粘接仔细,后牙复合树脂停止器将作为殆面嵌体的桩核材料 | 不太可能一次治疗6颗前牙,所以成对进行;上颌中切牙和侧切牙首要对称<br>粘接殆面复合树脂停止器,如果是最终修复,那么就可以作为"核",因为已经提高了咬合距离 |
| (11) 确保在前牙建立切导,并引导侧向运动 | 在开始后牙修复之前完成前牙修复体(Tokuyama Estelite Sigma composite resin, Tokuyama Dental Corporation, Tokyo, Japan) |
| (12) 预备后牙嵌体时每次一个牙弓或一个象限。接触区域需要被清除,并抛光颊侧、舌侧和邻面的边缘 | |
| (13) 使用如额外聚合硅橡胶来制取印模,并用适合的材料直接制作修复体 | |
| (14) 使用喜好的材料获得咬合记录,记录牙尖之间的位置 | |
| (15) 制作修复体。使用橡皮障并评估是否就位 | 间接树脂嵌体容易调整。陶瓷嵌体机械强度好,但是难以调整和修补。殆面至少需要2 mm厚度 |
| (16) 单独放置条带和楔子 | |
| (17) 使用金属底漆涂布贵金属嵌体粘接面。硅烷化间接树脂的粘接面 | 复合树脂、金属和陶瓷修复体表面应该分布处理<br>间接复合树脂可以硅烷化<br>可以使用氢氟酸酸蚀陶瓷并硅烷化<br>贵金属应该使用金属底漆处理,然后再应用树脂粘接剂 |
| (18) 使用化学固化或双固化树脂粘接剂来适应修复体表并粘接到位。使用手用器械和牙刷仔细去除多余的树脂粘接剂 | 树脂粘接剂应该与牙齿结构结合良好<br>厂商已经开发出"自酸蚀"树脂粘接剂,但是关于这些材料的临床数据缺乏 |
| (19) 在修复体边缘放置空气抑制剂,如果是双固化粘接剂,在粘接剂暴露的位置放置光源 | |
| (20) 确保牙线可以通过接触点 | |
| (21) 使用咬合纸检查咬合并调整 | |

## 修补折裂的修复体

| | |
|---|---|
| (1) 诊断出失败的原因 | 引起失败的因素如继发龋、机械失败、牙齿折裂、微渗漏、牙髓综合征和咬合因素 |
| (2) 修复体失败不是意味着自动替换。研究表明,去除复合树脂通常导致龋洞增大。特别是复合树脂放置后与周围牙齿结构十分匹配的情况下 | |

（3）在已有复合树脂修复体上添加树脂是有难度的,因为没有游离单体来结合新的复合树脂,当复合树脂第一次聚合时已经达到最大化的聚合了

（4）修补折裂复合树脂的建议技巧为:
- 如果可能暴露牙本质则需要麻醉牙齿
- 放置橡皮障
- 对要用复合树脂的粘接面用气枪吹干
- 使用磷酸酸蚀复合树脂以及周围的牙齿结构
- 使用粘接剂并光固化
- 使用新的复合树脂

多数发表的研究表明粘接到"老化"复合树脂,使用氧化铝颗粒空气喷砂似乎对一薄层粘接树脂的微机械固位有效

理论上,玻璃填料颗粒可以用硅烷偶联剂硅烷化以促进其与复合树脂的化学结合,但已发表的研究显示对比空气喷砂没有显著的改善

空气喷砂使表面粗糙,从而确保树脂的微机械固位

（5）如果需要修补银汞合金,或是需要粘接牙尖折裂的病例,可以制备固位沟,然后使用化学固化的不透明粘接树脂应用到银汞合金表面

树脂结合到水门汀上

不透明的树脂粘接剂会遮盖银汞合金的灰色,并可以结合复合树脂

树脂粘接剂表面受空气抑制的游离单体可以使第一次添加的复合树脂化学结合

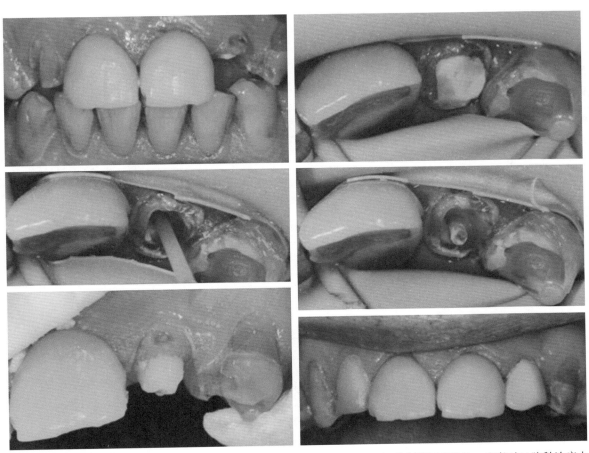

图 11-25　磨耗的双侧上颌侧切牙修复。采用直接复合树脂(UR2)和纤维桩/间接树脂冠(UL2)。患者对口腔科治疗十分紧张,想要最大限度保留自体组织。他也对夜间使用保护性颌垫十分抗拒

## 修复牙髓治疗后的牙齿

尽管进行了大量的临床和实验室研究,但仍然没有修复牙髓治疗后对牙齿确切的建议。如果后牙根管治疗的牙齿已经失去了一个或多个边缘嵴,那么其根折的风险显著增加。直接复合树脂的强粘接性和

耐磨性提高了其应用范围。

前牙受到的力为剪切力,为了抵抗这些力,通常需要在牙根中放置桩核来固位。然而,在去除部分根管充填后仔细用粘接复合树脂到根管中是足够抵抗这些力的(图 11-25)。桩核可以是直接或间接的,可以是碳/玻璃纤维或金属。金属桩核对比玻璃纤维桩

核被证实增加根折的风险。

冠部牙本质剩余量也决定了牙齿的可修复性。最小需要 2 mm 形成一个牙本质肩领来辅助冠外修复

体固位。如果需要,可以有足够的根长和患者同意,通过牙冠延长术来实现。牙尖保护用于防止根管充填后的后牙根折。

---

对于前牙来说:

(1) 考虑余留的牙齿冠部结构。如果高度小于 2 mm,那么牙齿的修复需要包括使用复合树脂直接粘接堆核

---

(2) 从根尖片上评价牙根长度。桩核预备需要确保余留至少 5 mm 的根充材料以避免损坏根尖封闭

---

(3) 使用橡皮障

---

(4) 使用 Gates-Glidden 钻来去除根管内的牙胶尖

---

(5) 选择纤维桩,并选用匹配的钻头来进行根管预备

纤维桩应该使用树脂粘接剂进行粘接。近期出现的自酸蚀粘接剂比较容易使用

纤维桩比金属桩有几点优势:

纤维桩失败的牙齿比金属桩较好治疗

纤维桩可以通过扩大去除并使用新桩核替代

---

(6) 确保桩核足够长并延长到𬌗面

---

(7) 使用磷酸酸蚀根管。根据厂商说明粘接纤维桩

---

(8) 使用复合树脂堆核

---

对于后牙来说:

(1) 如果经过牙髓治疗,桩核的冠内固位力可以通过去除根管内 2~3 mm 深度的牙胶尖来获得。通过使用 Gates-Glidden 钻逐渐增号预备

(2) 使用复合树脂或银汞合金填充空间。然后使用复合树脂或银汞完成堆核

在根管系统内固位的桩核叫做 Nayyar 核。因为直接复活树脂可以粘接到余留的牙齿结构上,是否必须将桩放入后牙中还是不清楚的。可以确定的是需要足够的冠部牙齿结构(最小 2~3 mm)来建立套圈固位冠外修复体,这是影响牙齿长期留存率的关键因素

---

## 参考文献

[1] Deery, C. (2013) Caries detection and diagnosis, sealants and management of the possibly carious fissure. British Dental Journal 214: 551-557.

[2] Fusayama, T. (1979) Two layers of carious dentin: diagnosis and treatment. Operative Dentistry 4: 63-70.

[3] Mattos, J., Soares, G., Ribeiro, A. (2014) Current status of conservative treatment of deep carious lesions. Dental Update 41: 452-456.

[4] Ogawa, K., Yamashita, Y., Inchijo, T., Fusayama, T. (1983) The ultrastructure and hardness of the transparent layer of human carious dentin. Journal of Dental Research 62: 7-10.

[5] Perdigão, J., Lopes, M. (2001) The effect of etching time on dentin demineralization. Quintessence International 32: 19-25.

[6] Tay, F., Pashley, D. (2004) Resin bonding to sclerotic dentin: a review. Journal of Dentistry 32: 173-196.

# 牙体牙髓病学程序
## Procedures in Endodontics

# 第 12 章

Francesco Mannocci，Justin Barnes，David Jones，Edward Brady，Malissa Sikun and Manjeet Ahlowalia

## 诊断

诊断过程分为三个阶段：病史记录、检查和特殊测试。这些程序已在第 6 章中充分论述。本章仅考虑与牙体牙髓病诊断直接相关的方面。

### 主诉

牙体牙髓病的常见主诉通常包括疼痛/不适、肿胀、溢脓、异味和(或)牙齿变色。

### 现病史

疼痛史(表 12-1)对于明确诊断以及确定治疗迫切性都是必要条件。热刺激疼痛加重提示牙髓炎,剧烈疼痛则通常提示不可逆性牙髓炎或根尖脓肿。

表 12-1 疼痛病史问题

| 类 别 | 问 题 |
|---|---|
| 性质 | 描述一下疼痛 |
| 严重性 | 从 1 到 10 选择,10 为你经历过的最疼痛数值,你如何选择 |
| 时间顺序(发作、频率、持续时间) | 什么时候开始的<br>什么时候疼痛<br>是否一直醒着或被疼痛唤醒<br>疼痛持续时间<br>多久会有疼痛 |
| 位置和相关 | 什么地方感觉到疼痛<br>能否定位某颗牙齿? 或是整个区域<br>疼痛是否放射到别的区域 |
| 加剧因素 | 是否有什么会引起或加剧疼痛<br>是否冷或热加剧疼痛 |
| 缓解因素 | 是否有什么会缓解疼痛<br>是否服用止痛药或抗生素 |

## 特殊试验/检查

特殊试验/检查是诊断的辅助手段。临床医生不应只依赖于单项测试/检查结果来做出诊断;而应该进行多项检查综合判断。

### 触诊

**程序:** 移动示指,在根尖区域的颊/唇和舌/腭黏膜施加轻压力。指示患者在感到不适时发出信号。与对侧反应进行比较。

**分析:** 触诊疼痛通常提示根尖组织炎症。

### 牙叩诊

**方法:** 使用口镜手柄轻轻敲击牙齿。于咬合面,颊/唇和舌/腭面重复操作。对牙位进行随机检查并指示患者在感到不适时发出信号。比较对侧和明显不受影响的同侧牙齿是必要的。

**分析:** 叩诊疼痛通常指示牙周膜炎症。这可能是牙髓来源,或较少情况下,非牙髓起源(例如创伤、口腔副功能)。

### 咬合试验

咬合试验使用塑料咬合棒(例如 Tooth Slooth 咬合检查器)来确定是否有折裂牙尖。

**程序:**
- 在牙尖上放置塑料咬合棒。
- 指示患者用力闭紧牙齿,在咬合或松开感到疼痛时发出信号。
- 在每个牙尖上进行重复。

**分析:** 疼痛的反应,通常是咬合棒松开时的疼痛反应,提示牙齿折裂。

### 牙髓敏感性试验

敏感性试验评估牙髓神经对各种刺激的反应,例如冷、热和电。这些试验的结果可以用来推断牙髓是否失活。

- 敏感性试验的结果是主观和定性的。应仔细解读结果,因为测试不一定 100% 准确。
- 应注意识别错误结果。
- 假阳性结果可能更多地出现在牙髓部分坏死

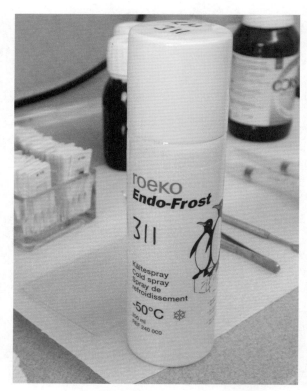

图 12-1 冷敏感试验的制冷喷雾

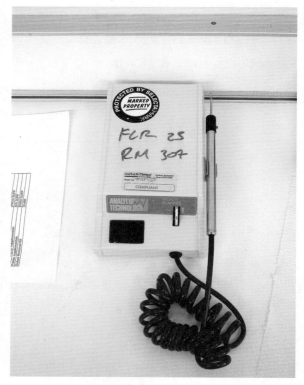

图 12-2 电活力测试仪

的多根牙、焦虑患者,或由于邻牙的传导。

- 假阴性结果可能出现于年轻恒牙、冠部牙髓腔钙化、外伤牙,或大范围冠修复的牙齿。

### 冷敏感试验

可以使用多种材料进行冷敏感试验。

- 冰。
- 橡皮障隔离下可采用冰水。
- 使用乙基氯或制冷喷雾剂在泡沫颗粒或棉絮上形成的冰晶(例如 Endo-Frost,图 12-1)。
- 干冰棒($CO_2$ 雪)。

普遍认为,刺激温度越冷,测试就越可靠。

**程序:**

- 隔湿患牙。
- 指示患者感觉到刺激时发出信号。对牙齿表面施加冷刺激。
- 与对侧同名牙及邻牙进行比较。
- 可能需要多次测试以保证结果的可重复性。

**分析:** 普遍认为,一过性的刺激提示健康牙髓,持续疼痛或跳动提示不可逆性的发炎牙髓状态。没有反应可能提示牙髓坏死。

### 热敏感试验

热试验只在患者遇热疼痛加重,并且采用冷敏感测试无法明确诊断的情况。热试验可以使用多种材料和设备进行。

- 加热的牙胶尖(牙齿表面应涂以凡士林)。
- 橡皮障隔离下可采用热水。
- 加热探针(如 Elements obturation unit 热牙胶充填系统)。
- 抛光杯摩擦生热。

**程序:** 类似于冷敏感试验。

**分析:** 类似于冷敏感试验。

### 电活力测试

使用电池控制的电活力测试仪进行牙髓活力测试(图 12-2)。

**程序:**

- 隔湿患牙。
- 指示患者在感觉到刺痛感时发出信号。
- 将导电介质(例如抛光膏)涂抹于牙髓测试仪探头上。在髓角对应的牙齿表面应用探针。
- 带唇钩或患者自持探头末端以保证回路完整。
- 缓慢增加电流直到患者发出信号。
- 与对侧牙及邻牙比较。
- 记录引起患者反映的最低电流记录读数。

**分析:** 存在反应通常提示健康牙髓。没有反应通常提示牙髓坏死。

### 生理学测试

生理学测试评估牙髓血供,因此是真正的活力测试,例如激光多普勒血流计、脉搏血氧饱和度仪。这些测试具有技术敏感,需要时间来评估数据,并且不常应用于日常临床实践中。

### 局部麻醉试验

当患者无法将疼痛定位到特定的牙齿或区域时,局部麻醉剂的使用可能有用。

**程序**: 局部浸润麻醉或牙周膜内注射麻醉。

**分析**: 如果选择性的局部麻醉使疑似患牙停止疼痛,则该牙就是疼痛的根源。如果局部麻醉不能止痛,那么临床医生可能需要查看其他部位的疼痛来源。这可能包括考虑非牙源性疼痛的病因。

### 试验窝洞制备

只有当所有其他特殊测试结果都不明确时,才考虑进行试验性窝洞制备。

**程序**: 与任何有创操作一样,需要对患者说明试验的性质并获得患者的同意。在橡皮障隔离和局部麻醉下,采用高速机头上的金刚砂车针从釉质(或修复体)备孔,充填备孔。

**分析**: 备孔有反应是牙髓有活力的重要指标,而牙髓的炎症状态不明确。没有反应通常提示牙髓坏死。

### 充填体去除

去除整个冠部修复体以评估牙体状态并明确下方的折裂或者龋损也是有用的方式。唯一的例外是,明确该修复体是新近完成且就位良好的。

### 摄影

现在采用高质量的照片记录治疗前状态已是常规。

### 影像学检查

根尖周 X 线片为牙髓病的诊断提供了有用的信息。

- 有时候平行投照提供了附加的信息。
- 如果出现窦道,则应将牙胶尖从窦道口顺势推到窦道,拍摄 X 线片以便更容易地识别感染的起源。

**程序**:

- 采用平行投照方式。
- 将薄膜、荧光板或电荷耦合器件传感器放置在与牙齿长轴平行的位置。
- 用定位装置对准 X 射线管。
- 在最佳条件下,例如在无外光的灯箱中查看胶片上的影像。采用成像软件在计算机屏幕上查看数字化影像。

**分析**:

- 增宽的牙周膜间隙,不连续的板层状骨以及根尖透射影都是根尖周炎的指征。
- 牙根的非对称缺损和根管的"球状膨胀"都是牙根吸收的表现。而治疗计划的制订需要评估牙根的数量、牙根的完全程度,以及现有根管充填和冠修复的质量。

临床医生应该记住传统 X 线片的局限性,即二维影像中的结构叠加。锥束计算机断层扫描(CBCT)可适用于:

- 获得更准确的外部吸收程度的评估。
- 评估与内吸收或复杂解剖相关的穿孔风险。
- 当根尖周透射影由于邻近的解剖结构如上颌窦或病变周围存在厚皮质骨板而难以确定时(图 12-3)。

## 结论

牙髓病的诊断通常是基于一系列复杂测试后的有理猜测;只有在收集所有的信息后,才能做出可靠的诊断。

## 根管治疗的准备

患者的准备包括:

- 治疗过程和预期治疗时间的说明。
- 关于成功/治疗结果可能性的讨论。
- 根管治疗的替代方案以及并发症(拔除患牙、种植牙、不做处理)的讨论。
- 完成治疗后,如需要,就建议患者进行冠修复。
- 需要患者理解,可能由于某些不利情况的出现而无法修复患牙(例如折裂)。

这包括知情同意。

牙体根管治疗的制备可以被分成两个不同的部分:

- 促进牙髓治疗的程序。
- 用橡胶障隔离患牙。

### 利于牙髓治疗的程序

在开始窝洞预备之前:

- 从患牙清除龋损。
- 此外,从患牙去除所有修复体也是正常做法,这有利于对剩余牙体的质量和完整性进行评估。

在有足够坚实的牙本质和牙釉质的情况下,可以开始窝洞预备。在其他情况下,则可能需要更多的准

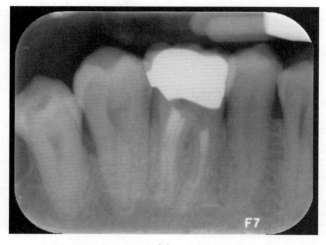

(a)

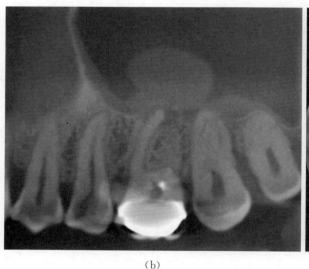

(b)

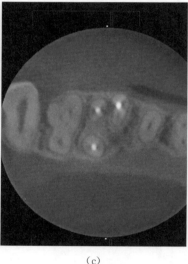

(c)

图 12-3 （a）上颌第一磨牙经过根管治疗后显示健康的根尖组织。（b）近中根尖透射影和窦内黏膜的显著增厚。（c）近中颊根呈现出未治疗的腭根根管

备工作。

准备程序可能包括：

- 采用充填材料完全牙体外形以便于隔湿。
- 铜带或者正畸带的粘接。
- 手术牙冠延长术。
- 正畸牵引。

在某些情况下，有必要使用复合材料或玻璃离子来堆塑牙体的一个或两个壁。这对于避免窝洞边缘的唾液和冲洗剂渗漏或者为治疗期间的冲洗创造空间十分必要。

在治疗过程中，若担心牙本质的裂纹扩展或薄弱牙的折裂，粘固铜带或正畸带可能是有益的。正畸带适用于窝洞边缘为龈上，选择合适大小的正畸带以磷酸锌或玻璃离子水门汀快速粘接。一旦粘接剂凝固，就可应用橡皮障正常备洞。

当窝洞边缘为龈下，或边缘深度不齐时，铜带更有用。因为铜带可以被修整和抛光以适应这种差异。

使用磨砂条去除患牙的邻面接触，并降低咬合。选择尺寸合适的铜带，并认真修建后粘接抛光。采用这种方式放置条带有利于隔离患牙，对窝洞边缘在龈下的患牙进行牙髓病治疗和修复，同时也能在治疗期间增强易受损伤的牙齿。

治疗结束后，需要尽快去除这些带圈。若患者可以维持较好的口腔卫生，也可以将其留置原位，直到对牙冠进行牙备冠修复时。

在去除所有龋损和冠内修复体后，如果没有足够的冠状组织可用于修复或没有足够的牙本质肩领，那么牙齿的可修复性就存在质疑。

- 在某些情况下，可以进行手术牙冠延长术以增加冠状组织的可用量。
- 术后，特别对于后牙，应在最终修复前 2～3 个月内提供合适的临时冠。
- 在这种情况下的另一种选择是寻求矫正的治疗意见，采用快速正畸牵引。

在某些情况下,临床医生可以选择开始牙髓治疗之前不去掉牙齿上的所有修复物。这样的情况包括:

- 最近粘接的牙冠。
- 最近接受的大范围填充物。
- 贴面。

在这些情况下,患者必须意识到治疗有可能对这些修复体造成损害,必要情况下需要相应的成本进行更换。

通过牙冠或现有填充物入路进行根管治疗通常是禁忌的,因为这种情况有可能遗留未检测到的龋损,同时存在细菌向根管间隙渗漏的途径。如果试图通过牙冠进行牙髓治疗,临床医生必须意识到修复体的存在将阻止光线进入牙齿,从而减少内部解剖的可视性,使得治疗更耗时。在这些情况下,采用一定放大率和轴向光线的显微镜十分重要。

## 橡皮障

出于对牙髓病治疗的生物学目的(即从根管系统内清除所有细菌)的考虑,要获得理想的治疗效果,避免唾液和其他液体对于术区的污染是非常必要的。最简单和实用的方式就是采用橡皮障隔离。

橡皮障的使用简单,通过练习后操作很快。它可利于:

- 防止细菌污染。
- 软组织牵拉。
- 提高术区的可视化。
- 放置吸入/吞入手术器械。

橡皮障在牙髓病治疗中的重要性显著。很多维权组织都强制要求使用橡皮障,如果牙医在牙髓治疗中没有采用橡皮障,将丧失维权的机会。

橡皮障的使用增加了患者的容忍度,其原因是患者认为橡皮障更加微创。而对牙医来说,橡皮障可以牵拉分离唇舌,使得治疗流程更加简便和快捷。术区和橡皮障的颜色对比则提高了牙体的可视性。

橡皮障工具通常包括橡皮障夹、支架、钳子、打孔器和橡皮障膜。橡皮障膜有多种厚度和款式可供选择,材料分有无乳胶。需要在橡皮障膜附近为将要隔离的患牙打孔。多数打孔器可以提供不同尺寸的孔径,采用滑动配合座选择患牙最合适的孔径(图 12-4)。

橡皮障夹有不同形状和尺寸,不同制造商也存在差异。整体而言,橡皮障夹可以分为带翼和无翼。带翼夹适用于夹子和橡皮障单次就位于患牙上,而无翼夹使用时直接安置于患牙上,橡皮障从夹子穿过就位于患牙上。橡皮障钳可用于安置橡皮障夹。

橡皮障夹可以根据与牙接触的钳口进行区分。"固位型"夹有相当锋利、尖锐的钳口,其钳口朝向根

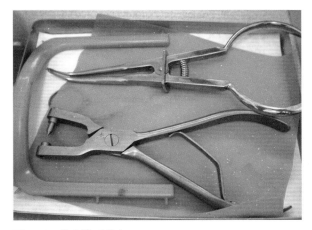

图 12-4　橡皮障工具盒

方夹紧患牙并分离牙龈组织。这些夹适用于缺损严重的患牙或者无倒凹形态而不适用"普通型"夹的患牙。"普通型"夹的钳口朝向对侧,利于固位存在自然倒凹的患牙。"虎型"夹有锯齿状钳口,可紧固地夹持磨牙。

橡皮障夹也可以根据适用的牙齿进行分类:

- 前牙。
- 前磨牙。
- 磨牙。

当患牙无法夹紧(不论何种原因)时,可以尝试使用分隔橡皮障的方式,尤其对于上前牙更是如此。操作方式包括:

- 将患牙的邻牙分别进行隔离。
- 从中分离橡皮障,以暴露患牙。

遗憾的是,这个技术并不能获得理想的隔离,即使是采用例如 Ora-Seal 辅助性封闭剂的情况下。

Oral-Seal(和类似产品)是非固化纤维素基质或复合物基质材料,能够有效避免隔离存在缺损情况下唾液对术区的污染。Wedjets 也是橡皮障的另一个有效补充。Wedjets 是与牙线类似的橡胶材料,能够伸展进入牙面邻间隙,从而将橡皮障固位于原位。安装支架前,开口器在对侧口腔的使用对于部分患者来说也很有用,特别是对于不能保持长时间开口的患者。

## 髓腔预备

良好的髓腔入路是成功、可预期牙髓病治疗的关键。对于每颗患牙,髓腔预备的目的是相同的。

- 去除整个髓室顶壁。
- 确认所有根管口。
- 建立初始根管弯曲的直线入路。

术前根尖片能提供关于髓腔大小和深度的信息，以及帮助预判的根管口位置。

- 使用长锥形金刚石钻，小心地沿其长轴钻入牙齿深处。将最高髓角作为开髓的初始部位是明智的。同时，要注意钻头的深度和方向——如果钻头钻入更深，仍没有进入髓腔，可以拍摄放射线来确保髓腔的正确定位并评估穿孔的风险。
- 一旦突破髓腔，需要去除整个髓室顶。这个步骤可以采用圆形低速车针向上提拉切割完成。
- 或者，采用安全的碳化钨钻，如 Endo-Z（DENTSPLY Maillefer），在开髓同时保护髓室底。
- 在去除髓室顶时，也应去除髓石或顶壁和侧壁内面的牙本质悬突。

超声波仪器十分有用，并可以迅速清洁和确定髓腔边界。同样，良好的照明和放大在这个阶段提供了显著改善的效果。在这个阶段可以确定主根管的入路，并且通常能够发现额外的根管，例如 MB2。

- 一旦确认根管入口，需要将根管冠部直线成形，以获得根管根尖部分的充足入路。
- 采用 2、3 和 4 号 Gates-Glidden 车针或旋转镍钛锉来扩大根管口。这些车针的使用适于采用相对于髓室壁的后退式拉刷动作。去除的碎屑应该采用次氯酸钠或乙二胺四乙酸（EDTA）冲洗。避免强行进入根管成形，以避免台阶形成。
- 确定根管口后，需要对开髓形态进行修正以保证根管的直线入路。在这个阶段，根管口的扩大可以采用 Gates-Glidden 车针或者旋转镍钛锉来完成。直线入路实现后，可以继续预备根管的其他部分。

掌握牙齿的内部和外部解剖结构对于开髓洞型的设计至关重要。

## 上颌切牙

上颌切牙通常只有一个根管，但通常有两个髓角。最大的髓角位于牙冠体部，近远中向较颊舌向狭窄。另一髓角位于舌隆突之下，在中切牙中比侧切牙大。为防止牙冠变色，从牙冠中去除所有牙髓组织是非常重要的，因此开髓入路应该从舌隆突进入。因而开髓孔形状呈三角形。重要的是要确保开髓口的舌侧通过 Gates-Glidden 车针的侧壁刷除动作而朝向根方。如果开髓口并没有正确导向，无法获得直线入路，也就会存在唇侧穿孔或台阶的形成。

## 上颌尖牙

上尖牙只有一个与切尖牙相对应的髓角。

牙髓腔舌腭侧径宽于近远中径，因此呈椭圆形。开髓孔应该遵循这个形状。开髓口的腭侧应该朝向根方定路。

## 上颌第一前磨牙

该牙的髓腔通常是椭圆形，近远中径窄于颊舌侧。有两个髓角，对应于上方牙尖。颊侧髓角通常大于腭部。由此开髓孔应该呈颊腭侧椭圆形。有时可识别颊侧第二根管，在这种情况下开髓孔需要修整成更偏向于三角形。

## 上颌第二前磨牙

该牙髓腔和上颌第一前磨牙类似，尽管其开髓口不需要进行颊舌侧的扩展。

## 上颌第一磨牙

这颗大牙有非常复杂的内部解剖。髓腔通常有四个髓角（近中颊、远中颊、近中舌、远中舌），因而开髓口呈菱形，颊侧宽于舌侧，更靠近近中的中央。腭侧髓角通常是最大的，因而最易突破。一旦牙髓腔顶壁去除后，可以清楚地找到三个主要的根管口（近中颊、远中颊和腭侧）。

很大一部分上颌第一磨牙有第二近中颊侧根管（MB2）（图 12-3）。其大致位置可以通过腭侧根管口和近中颊侧根管口相连接的想象线和过远中根管口的垂线的两者的交汇点来确定。超声器械用于去除悬突的牙本质以暴露根管口十分有用。一旦找到 MB2，只有当根管探通才可以进行充分的预备。很大一部分的 MB1 和 MB2 呈融合状态，过早的 MB2 预备可能造成主根管的阻塞或台阶形成，同时也可能造成根管的不必要扩大。

## 上颌第二磨牙

上颌第二磨牙的髓腔解剖与上颌第一磨牙十分类似。主要的区别在于尺寸。上颌第二磨牙的髓腔更小，两颊侧根管间的距离更近。该牙也可能有 MB2，甚至少数情况有 DB2。

## 上颌第三磨牙

该牙的解剖高度变异，这使得开髓孔设计不可预期。需要采用标准的流程评估髓腔形态，揭去髓室顶，确认根管口然后获得直线入路。

### 下颌中切牙和侧切牙

与上切牙类似,这些牙齿的开髓孔呈窄三角形,三角形的底边朝向切缘,而三角形的尖朝向舌隆突。开髓范围达到舌隆突非常重要,以确保完全的髓室顶揭除,并获得直线入路。如果舌侧髓室顶未充分去除,通常会发生唇侧穿孔。这些牙齿的牙髓腔颊舌侧径宽于近远中径。很大一部分牙有两个根管,第二根管位于主根管舌侧,因为充分的开髓范围是找到第二根管的必要条件。

### 下颌尖牙

下颌尖牙通常只有一个髓角,但是可能有两个根管。开髓孔应该呈卵圆形,需要仔细朝舌侧扩展开髓范围以评估舌侧壁或舌侧根管。髓室颊舌侧径宽于近远中径。

### 下颌第一前磨牙

下颌第一前磨牙有较大的颊侧髓角和较小的舌侧髓角,髓腔颊舌侧径宽于近远中径,位于颌面中央。开髓孔呈卵圆形,更多地朝向颊侧牙尖扩展。该牙可有两个或以上根管,因此需要认真寻找其他根管口。牙冠通常舌侧倾斜,因此需要将开髓口向颊侧扩展以获得直线入路发现其他开髓口。

### 下颌第二前磨牙

下颌第二前磨牙与第一下颌前磨牙类似,但是其舌侧髓角更大。根管数目变异大,而多数病例中只有一个根管;在8%～10%的病例中存在两个根管(图12-5)。牙冠舌侧倾斜程度小于第一前磨牙,所以根管口的颊侧倾斜需要较少。因此,与下颌第一前磨牙相比,开髓口朝向舌侧牙尖扩展。

### 下颌第一磨牙

下颌第一磨牙有较大的髓腔,通常有3～4个根管。髓室大致呈长方形,并位于牙齿中部。其远中径小于近中径,开髓孔需要反映这个特点。通常该牙有两个近中(颊侧近中和舌侧近中)和一个远中根管。远中根管平分两个近中根管。然而,常会出现两个远中根管。如果远中根管位于牙齿中线的偏颊侧或者舌侧,那么需要找寻是否有第二个根管口。远中双根管通常存在交通,并且在根尖处融合。少数下颌磨牙有近中第三根管,位于MB和ML根管之间的凹槽中。显微镜和超声器械对于寻找这个根管十分有用。

### 下颌第二磨牙

这颗牙齿的髓腔与下颌第一磨牙的形状相似,但形状较小。这颗牙齿可能存在2～4个根管。其根管的"C"形根管发生率最高(图12-6)。

### 下颌第三磨牙

这颗牙齿具有高度可变的解剖结构,这使得开髓孔设计不可预测。需要采用标准的流程评估髓腔形态,揭去髓室顶,确认根管口然后获得直线入路。

## 根管预备

根管治疗的目的是去除根管内不可逆的炎性或感染坏死牙髓组织,并用根管充填材料封闭根管间隙,以防止细菌和细菌产物从根管渗漏到根尖组织中。治疗的目的是恢复和(或)维持根尖周健康。

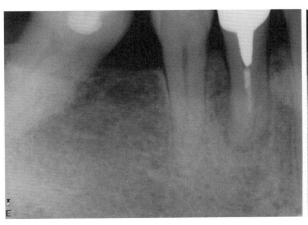
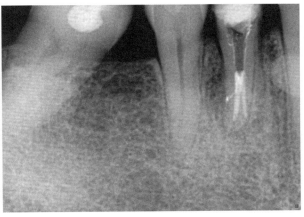

(a)　　　　　　　　　　　　　　(b)

图12-5　(a)曾接受根管治疗的下颌前磨牙再次治疗前的影像学表现。图片显示前磨牙存在遗漏的第二根管。(b)充填第二根管后的最终影像学表现

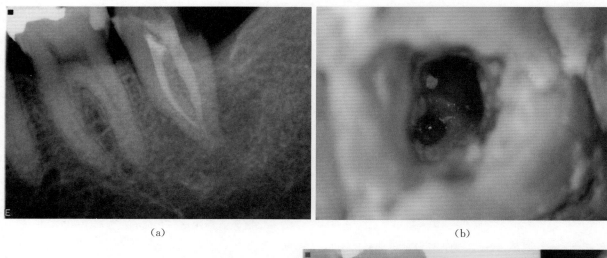

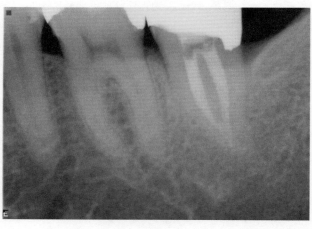

图 12-6 （a）下颌第二磨牙"C"形根管的失败治疗。（b）下颌第二磨牙"C"形根管的再治疗。（c）1 年的影像学随访显示完善的愈合

根管治疗分两个阶段进行：
- 根管预备。
- 根管充填。

根管预备包括：
- 根管间隙的化学机械清创术，以除去牙髓组织和微生物的残余物。
- 制备能有效封闭的根管形态。

### 根管预备器械

根管预备是使用专门的器械来完成的，这些器械可分为手用和机用。

#### 不锈钢仪器

传统的根管器械由不锈钢制成。当它们的横截面小时，这些仪器可灵活弯曲，但是随着器械直径的增加，其刚度显著增加。这是一个缺点，因为当预备弯曲根管时，所用器械尺寸受到限制。

##### 手用根管锉

不锈钢手用根管锉是按照 ISO 尺寸制造的，通常为 2％锥度（0.2 mm/mm 的递增）。器械直径（从尖端测量 1 mm）范围从 04（0.04 mm）到 140（1.4 mm）。器械以标准序列的不同编码。器械有各种长度是可用的，最常见的是 18 mm、21 mm、25 mm 和 31 mm。

K 型扩孔锉 K 型扩孔锉是使用最广泛的手用器械。它们通过扭曲一个方形的、三角形的或菱形的不锈钢丝坯料形成带有锋利切割凹槽的器械。它们可以用于推拉运动或使用"平衡力量"技术。

Hedstroem 扩孔锉 Hedstroem 扩孔锉是通过在圆形不锈钢毛坯上机械研磨螺旋槽，产生锋利的切削刃。它们在推拉动作中用来平整根管侧壁，并通过抽出动作发挥积极的切割作用。它们不可以在根管内旋转，因为其易于折裂。对于再治疗病例中去除原有的根充材料有用。

##### Gates-Glidden 钻

Gates-Glidden 钻被用来扩大根管冠部的直线部位。它们通过非切割尖端发挥边缘切割效果。在使用 Gates-Glidden 钻时必须小心，因为它们具有积极的切割作用，过大的力会导致管壁穿孔或器械断裂。Gates-Glidden 钻有 6 个尺寸可用，由器械柄上的数量

指示。

### 镍钛器械

镍钛(NiTi)器械在最近几年的根管预备具有革命性应用。NiTi 合金非常灵活,在变形后恢复到原来的形状。这些特性使得开发比不锈钢更大锥度的器械(通常为 4% 或 6%)成为可能。因而镍钛器械可以以 150～500 转速在手机上连续工作,当然有些镍钛是手用的。NiTi 器械具有简化根管预备和制备锥度适宜的优点。然而,必须非常小心地操作镍钛器械,只有在离体牙上反复练习后才可以应用于临床,因为没有经验的医生容易将镍钛器械弄断。

## 手用扩孔锉操作

### Watch-Winding

这是最初连接根管牙冠段和根尖段预备的一种有用技术。该技术包括:

- 顺时针和逆时针交替,大约 30°,轻轻旋转扩孔锉,同时保持轻柔的根尖方压力。
- 当扩孔锉进入困难时,应撤回扩孔锉,清除碎屑。
- 使用大量的冲洗剂和润滑剂以利于扩孔锉的根方深入。

### 平衡力技术

平衡力技术是手用预备技术。该技术有助于切割牙本质,并允许扩孔锉的根方深入,同时保持中心位置,减少错误的发生。该技术操作如下。

- 将锉插入根管内,直到感觉到阻力,然后转动 1/4 圈,使牙本质卡于扩孔锉的切割槽。
- 然后将锉针逆时针旋转一圈,同时保持根尖方压力(以防止锉针从根管内倒出)。这个动作将牙本质从根管壁切削,产生特征性的"咔咔"声。
- 将手机锉针顺时针旋转 1/4 收集切割碎屑,然后将锉从根管中抽出。

### 初始根管畅通

- 采用 08、10 或 15 号 K 锉连同根管冠方和根方,施加轻压力以 watch-winding 动作确保根管的畅通性。如果根管过于细小或者完全,应该使用 06 或 08 号锉。
- 采用大量冲洗液清理髓室,并使用润滑剂以助根管畅通。
- 千万不可对器械施加强力,否则会出现台阶和阻塞。
- 按照逐步增大的扩孔锉直到 20 号 K 锉,在根管的冠部形成直线滑行通路。

## 冠部扩展

在根管根尖段预备之前,需要对根管的牙冠段进行扩展。其优点在于:

- 去除大部分感染的牙髓组织和碎屑,防止冠状细菌和碎屑被推入根管的根尖部分。
- 清除根管牙冠段的阻碍以保证直线进入根管跟尖端。这样可以最小化根尖阻塞的风险,并且在预备根尖段根管获得更好的入路和触觉反馈。

通过术前影像片测量工作长度后,根管冠部延伸可以通过联合使用不锈钢扩孔锉和 Gates-Glidden 钻或 NiTi 手/机用锉完成。

- 从冠部往根方预备时,逐次使用直径更小的器械;每个器械的使用为更小号器械创造预备空间,以利于深入根管。
- 必须谨慎使用 Gates-Glidden 钻针,尤其是 4 号及以上钻,因为如果使用不当可能会导致穿孔。
- 如果使用 NiTi 器械,应遵循制造商的要求。一些系统有特殊扩孔锉(根管口塑形器),其设计用冠方根管的扩展,而在其他系统中,则推荐采用锥形或直径减小的扩孔锉从冠部向下预备。
- 反复的冲洗和 10 或 15 号手用扩孔锉进行预备是冲洗碎片和预防根管阻塞的关键。

## 工作长度测定

工作长度是从咬合基准点到根管预备终点所测得的根管长度。冠状扩展常常会造成根管入路变直,而根管长度略微减小;因此建议在冠方扩展后再确定工作长度。工作长度可以由放射线片或者根尖定位仪来确定。根尖定位仪对于快速确定根管长度十分有效,而 X 线片则可以提供根管长度、位置和弯曲等定位仪所不能提供的多重信息。为了获得最佳的精度,建议组合使用上述方法。

### 根尖定位仪的使用

- 从准确的术前 X 线片评估根管长度。
- 确保髓腔或上半段根管内无液体(如有必要,应加强隔离)。
- 将唇夹置入患者口腔内。
- 将锉夹放置于已进入根管内的扩孔锉上。
- 轻轻地将锉移至根方,直到仪表上的顶点定位标记显示锉针位于根尖。这是零读数,指示到达根尖孔。

- 确保锉针上的橡胶止停标记与可重复的冠部参照点接触。
- 测量记录的长度。工作长度将短于记录长度的 0.5～1 mm。
- 如果不能获得可靠的读数,可考虑使用根尖片。根尖定位器可能在下列情况下出现不可靠的读数。
- 如果锉针接触金属修复体(例如金属冠或汞合金修复体)。
- 如果锉针接触到有活力的牙髓。
- 低电量电池。
- 在液体过多的情况下(例如橡皮障渗漏)。
- 根尖孔粗大。

### 工作长度 X 线片

- 从准确的术前 X 线片评估根管长度。
- 将一个锉针(理想情况下至少是 10 号,以便在 X 线片上显影)放入根管至预估的工作长度。
- 识别可重复的冠部参考点(如牙尖),并确保拍摄前后,锉针上的橡胶止停标记均与参照点接触。
- 采用牙体放射片把持器(Dentsply Maillefer)进行平行投照拍摄 X 线片。
- 如果射线照片显示该锉距离正确长度的 2 mm 以内,则可以对锉针长度进行必要的调整,进行后续的预备。如果锉针距离正确长度超过 2 mm,则应调整长度,重新拍摄工作长度 X 线片。

## 根管根尖段预备

完成冠部扩展后,需要进行根管全长预备。如果根管较窄,应该采用细小锉针进行预备。可以对不锈钢手锉进行预处理,以连接尖锐的根管弯曲。

工作长度确定后,可以使用不锈钢手锉或 NiTi (机用或手用)锉和不锈钢锉的配合使用完成根管根尖段的预备。其目的是成形根管根尖段形状,使之逐渐平滑地与冠部段相延续。

### 用不锈钢手锉进行根尖段预备(改良双扩展技术)

根尖段预备分两个阶段进行。

- 根尖扩大。
- 形成根尖锥度。

#### 根尖扩大

- 在所建立的工作长度上使用逐次增大的锉针来进行根尖段的预备。
- 通常,根尖应扩大至比确定工作长度时初始锉

针大两个号码的锉针大小。

- 全工作长度所用的最大锉针是主尖锉。主尖锉的直径取决于初始根管的尺寸和弯曲度,而最小的根尖预备直径是 25 号锉。
- 充分的冲洗的灌溉和重复预备是防止堵塞的必要条件。

#### 根尖锥度

- 逐次使用直径增大的锉针,并以 1 mm 的步长从根方往冠方退回。这个方式可以产生根尖锥度,并与冠部扩展相连续。

### 镍钛锉进行根尖段预备

通常根据制造商的推荐,使用 NiTi 锉系统进行根管冠部扩大和根尖预备。NiTi 锉的优点是,相比使用不锈钢手工锉能够更容易地进行锥形预备。大多数 NiTi 系统采用从冠至根(冠下)的方法,使用相同锥度而尖端直径减小的锉或使用相同尖端直径而锥度减小的锉。

- 在根管根尖段使用 NiTi 锉之前,需要采用 20 号手用锉预备工作长度全长的引导路线。
- 需要采用手用锉评估根尖孔的直径。
- 直到适宜直径和锥度的 NiTi 锉达到工作长度全长方可结束预备。
- 需要注意不要强行推 NiTi 锉向根方或者长时间进行旋转,因为 NiTi 锉可能会折断,尤其是在弯曲根管中。
- 一旦发现有阻力,需要去除锉,并清理碎屑。
- 需要进行充分冲洗以免阻塞和锉针折断。

### 开放充填

开放充填指的是置入小型手用锉,比如 8 号的 0.5 mm 手用锉置于根尖孔区以避免根管根尖段被碎屑堵塞。

## 冲洗

在根管预备过程中,需要采用 NaOCL 溶液对根管进行持续冲洗,以去除碎屑和微生物,并清理机械预备无法达到的根管部分。预备时的频繁冲洗对于避免根管堵塞十分必要。

- 采用 Luer-lock 注射器和带针尖的针头。
- 采用示指而非拇指对注射器进行轻柔施压,以避免冲洗液根向溢出。
- 测量渗透深度,理想深度应该小于工作长度 2 mm。这样可以减少冲洗液根向溢出。
- 操作过程中反复冲洗,并确保预备过程中牙髓腔内始终有冲洗液剩余。

### 根管荡洗

对根管内的冲洗液进行荡洗(比如采用与主尖挫对应的牙胶尖或者超声锉)以保证有机物的溶解和细菌的去除。

- 冲洗后采用小号锉在根管内搅动以促进根尖方冲洗液的交换,避免根尖的碎屑堵塞。
- 预备完成后,采用大小适宜的牙胶尖在根管内以推拉形式上下移动 3～5 mm 搅动冲洗剂。
- 被动超声冲洗是根管荡洗最为有效的方式。它主要以超声激活锉针来加热和搅动冲洗剂。这种方式有助于冲洗液进入器械无法达到的根管内部,并且有助于去除邮寄碎屑和细菌生物膜。

### 冲洗剂

#### 次氯酸钠

用于根管冲洗的次氯酸钠浓度是 0.5%～5%。次氯酸钠是高效的抗菌剂,并且可以溶解牙髓组织残留物。规律的补充和搅动对于维持冲洗剂在根管内的循环从而发挥抗菌性有重要作用。

#### EDTA

EDTA 是一个螯合剂,能够去除牙本质的无机矿化成分。EDTA 可被用于去除玷污层,该玷污层是由预备后堆积于根管壁的碎屑所造成的。EDTA 并没有溶解有机物质,因为需要和次氯酸钠配合使用。

#### 氯己定

氯己定溶液是高效的抗菌剂,但是它并不能溶解有机物。氯己定在牙体牙髓病治疗中的应用尚存在疑问。

#### 根管内封药

氢氧化钙是常用的根管封药。氢氧化钙不易溶解,具有高 pH,并且是长时效的广谱抗菌剂。它的作用包括:

- 抑制细菌增殖。
- 进一步减少细菌量。
- 降解残余坏死组织。
- 控制根尖浆液性渗出。

根管封药:

- 在封药前采用纸尖干燥根管并去除冲洗剂。
- 采用小尺寸手用锉或者螺旋充填器进行根管封药。
- 可采用特制的注射器制剂或者单次用量包装的氢氧化钙以简化操作。
- 髓室底放置棉球,上方置入封闭性良好的临时充填物。
- 理想的临时充填材料是氧化锌丁香油水门汀

(例如 IRM)或者玻璃离子水门汀,因为这些材料能够封闭根管直至下次复诊以避免唾液中的细菌污染。

## 根管充填技术

在对根管系统施以完善的清洁和成形后,可以进行根管充填。其目的在于充填空虚的根管。

- 防止根管系统内残余细菌进入根尖周组织。
- 防止口腔内细菌通过冠部微渗漏进入根管系统。
- 通过限制微生物所需的根管内部空间以防止根管系统内残余细菌繁殖。
- 防止根尖周组织液通过根尖孔或者侧支根管进入根管系统。

根管充填并不是根管治疗的最后步骤,因为临床牙冠的修复对于避免冠部微渗漏的发生、保障长期留存率有重要作用(Saunders and Saunders,1994)。

种类繁多的各种材料被建议可用于根管充填,其中包括橙木棒、贵金属(例如银)以及牙科水门汀。然而,牙胶尖配合封闭剂的使用始终被认为是根管充填的金标准,因为牙胶尖用途广泛,几乎可以被用于所有具备根尖止点的病例当中。

牙胶尖主要通过三种方式用于根管充填:

(1) 冷牙胶充填。
(2) 热牙胶充填:根管内加热技术、根管外加热技术。
(3) 溶剂软化牙胶尖充填。

### 冷侧压

采用冷牙胶充填根管最常用的方式是侧压充填。这个技术来源于早期的单尖充填,因为医生逐渐意识到单尖并不能完全充满整个根管间隙。

#### 概述

根据最终根管扩大工具也即主尖锉的 ISO 型号选择主牙胶尖。将主尖(以及根管封闭剂)置入根管,采用侧压器进行垂直方向挤压。侧压后的空间采用额外的牙胶尖充填,直到整个根管完全充填。

成功的侧压需要满足以下条件:

- 具备根尖止点的通畅根管预备。
- 就位良好的标准尺寸 0.02 锥度主胶尖;0.04 或者 0.06 锥度的牙胶尖会阻挡进入深度。
- 不同尺寸和形态的系列侧压工具。
- 与侧压工具匹配的辅尖。
- 合适的封闭剂。

### 技术步骤

#### 主尖选择

按照主尖锉相同的直径选择主尖。采用镊子将主尖置于根管,应在距离工作长度 0.5～1.0 mm 处感觉到(回抽)阻力。拍摄 X 线片确认影像学根尖与主尖位置。

> 如果牙胶尖顶端处于根管内正确的位置,并且主尖侧方有可用间隙(影像学检查),则可以继续进行侧压。
>
> 如果牙胶尖顶端处于根管内正确的位置,而主尖侧方没有可用间隙,则需要进一步预备根管至更大的锥度。这样可以让侧压器更有效地进入工作长度稍短深度。
>
> 如果牙胶尖顶端处于根管内正确的位置,但是就位松弛,影像学显示弯曲或者"S"形,说明主尖太小。同一包装的牙胶尖可能存在尖端直径的差距(±0.05 mm)。因而,可以在根管内试用相同直径的主尖,直到选择最为合适的那一根主尖。也可以采用例如 EndoGauge(Dentsply Maillefer)这样的测量工具。另外,也可以对主尖尖端剪去 1 mm 直到达到工作长度全长时有回抽阻力。如果需要对尖端进行修剪,要注意主尖进入根管前保持尖端没有拉平。推荐采用锋利的剪刀。
>
> 如果主尖并不能达到理想的长度,那么可能存在以下情况。
>
> (1)牙本质碎屑可能在预备过程中堆积在根管的根尖部分。通过采用小直径手用锉开放充填的方式以及预备过程中充分的冲洗可以避免发生这样的情况。
>
> (2)根管预备可能存在台阶。必须绕开并且去除台阶之后才可以继续根管充填。
>
> (3)根管可能存在影像学上不可见的颊舌向弯曲。需要仔细评估之前的影像学检查(拍摄于不同角度的更为理想),并且熟练掌握根管形态的解剖。
>
> (4)主尖可能过大。同一包装内牙胶尖存在的差异可能导致所选择的主尖比预定的直径大。可以重新选择主尖。并采用测量工具确定主尖型号。
>
> (5)根管的根尖段宽度预备不充分或者根管锥度预备不充分。与牙胶尖一样,相同 ISO 型号的根管锉也存在一定程度的差异。需要确认主尖锉能够畅通到达预备的重点而没有根尖阻力。必要时候可以采用新的根管锉进行反复预备以达到

> 工作长度全长,指导根管锉进入畅通。
>
> 如果牙胶尖进入深度超过工作长度,可以于尖端剪去 1 mm 直到在工作长度感受到回抽拉力。另外,可以采用较大的主尖锉进行重新预备,然后用更大号的主尖进行充填。

#### 侧压器和辅尖的选择

选择好主尖后,需要选择相应的侧压器,使之可以深入根管预备终点的 1 mm 范围。需要用橡皮止停器确定进入深度。

用纸尖完全干燥根管。混合根管封闭剂,将主牙胶尖涂布封闭剂。以反复进-出的动作移动主尖,使得其表面的封闭剂涂布于根管壁,然后将主尖就位于工作长度(通常在牙胶尖上用镊子做标记以控制主尖进入长度)。

#### 完成侧压

将侧压器靠着主尖施加根向压力,直到大致达到根尖止点 1 mm 范围。轻柔施加根向压力持续 10 秒,然后慢慢撤回侧压器。

选择和侧压器相同型号的第一根辅尖,并在其尖端蘸上封闭剂,置入根管间隙中。再次用侧压器在牙胶尖和根管侧壁间进行侧压。此时,侧压器并不能进入之前相同的长度。再选择第二根辅尖,然后继续侧压直到根管充填完毕。

采用加热的挖匙去除根管外多余的牙胶尖,并在根管口施加垂直向压力。如果需要即刻植入根管桩,那么需要去除更多的冠部牙胶尖,而保留根方至少 4 mm 的牙胶尖。最后,需要进行平行投照根尖片的拍摄,以确认根充到位且致密。

### 热牙胶充填技术:根管内加热

#### 加热垂直加压技术

根管内置入冷牙胶尖,然后加热牙胶尖使之变软并可进行挤压。可以采用多种技术进行根管内加热。

比如采用手持驱动加压器进行牙胶尖的加热加压。它利用旋转加压器产生的摩擦热来塑化牙胶尖,并在压力下将软化材料挤压到根管中。这种技术的问题是,对根尖孔牙胶尖的控制有限,可能使牙胶尖在塑化状态下被无意地挤出根尖孔。

另一项涉及热牙胶使用的方法是,使用不同尺寸的填塞器将牙胶多层次压入根管内。System B Heat Source 系统的引入使得这项技术变得更加简单,因为它允许在单个连续波中垂直压实牙胶。

#### 连续波的填压技术

这项技术的前提条件是根管应该预备为根尖孔

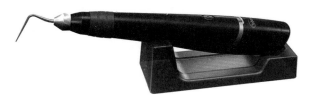

图 12-7　System B 填压器

处直径最小的连续锥度。这样可以提供一种阻力形式,并防止填压过程中牙胶的溢出。根管充填分两个阶段进行:向下充填和回填。

在向下充填阶段,热波沿着主牙胶尖冠根方向传导,从而填充根管的顶端部分。热塑性牙胶在填充根管时的移动被称为连续填压。在回填中,根管内剩余的中间和冠状间隙通过注入的热塑性牙胶填充。

#### 技术步骤

- 主尖选择:根据冷压技术中所描述的方法选择主尖。
- 向下填充:选择可自由进入工作长度 5~7 mm 范围内的 System B 填压器。用橡胶止点来标记参考点的长度。如 Machtou plugger 的手持填压器也可用橡胶止点标记相同长度。

将密封剂轻涂在管壁和主尖上,然后将主尖就位。将 System B 工作尖(图 12-7)设置在 200 ℃,全功率档,通过指尖微开关激活加热器。然后将激活的工作端根向推入大体积的牙胶尖中直到橡胶止点比参考点短约 3 mm。停用加热器,采用冷却填压器进一步推进牙胶尖直到橡胶止点到达参考点为止。在该位置保持 10 秒,以代偿牙胶尖的冷却收缩。然后在保持根向压力并撤回 System B 工作尖的同时施加短暂的热量。将冷却的 Machtou 填压器插入根管内,施加根向压力 20 秒以压紧根尖段牙胶尖。

- 回填:采用热塑牙胶充填根管内剩余的中间和冠部部分。这通常采用例如 Obtura Ⅱ 等系统完成。充填工作头需要插入根管内,并进入向下充填部分的牙胶尖中。另外,回填也可以通过将加热的牙胶填充进根管并以手持冷压工作头压实来完成。回填的冠部水平应该到牙髓室底。

### 热牙胶技术:根管外加热

牙胶的加热和软化在口外完成。根管外加热技术有多种形式。

- 热塑填压系统比如 Obtura Ⅱ。这个系统常和 System B 联用于加热垂直填压。Obtura Ⅱ 也

可以用于充填根管的内吸收。

- 预涂层载体。
- 操作者涂覆载体充填体。

#### 预涂层载体

这项技术涉及使用的核心载体叫作阻塞器。最初,核心载体充填系统设计为表面涂布牙胶的金属核载体。技术的进步推进了塑料核心载体的发展,其用途已取代金属载体。第一个和广受欢迎的牙胶预涂载体是 Thermafill(Dentsply-Maillefer)。市场上可利用的其他核心载体充填系统包括 Dens-Fil(Dentsply Canada)、Soft-Core(Soft-Core Texas,USA)、树脂基充填剂(Real Seal One,Sybron Endo,USA)和交叉联结的牙胶充填器(Gutta-Core,Dentsply)。

所有预涂覆载体系统由一系列称为验证器的未涂层载体、充填器和专门设计的烤箱组成。

#### 技术步骤

在充填之前,将预估大小的验证器小心地插入根管中,无阻力地达到完全工作长度。然后拍摄一张 X 线片,以确认根尖止点与影像学根尖点的相对位置。

选择好验证器后,依此选择相同尺寸的充填器,并用橡胶止点标记工作长度。然后将充填器放置在烤箱的加热室中达特定的时长。在充填器被加热的同时,对根管进行干燥,并用少量封闭剂涂布。加热完成后,将充填器从烤箱中取出,并按照工作长度立即就位于根管内。去除多余的牙胶尖,其余部分垂直压入根管口(特别是在椭圆形或"C"形根管中)。接下来,用坚实的根向压力把持手柄,同时在根管口上方 1~2 mm 水平用车针去除载体的塑料轴。然后弃除手柄。

#### 操作者涂覆载体充填体

这种技术的例子是 AlphaSeal 系统和 MicroSeal 系统。在这种技术中,NiTi 旋转填压器由操作者涂覆上热软化牙胶,然后插入根管内。填压器的转动将使软化的充填材料朝着根尖方向进入根管。

### 溶剂软化牙胶技术

最常用的溶剂是氯仿和桉叶醇。现在,溶剂软化牙胶充填由于其高度挥发性和毒性而很少被使用。它的用途主要限于以氯仿浸渍技术来定制与根管适合的主尖。

#### 氯仿浸渍法

选择一个稍大的牙胶尖,其尖端 2~5 mm 部分用氯仿或其他合适的溶剂浸泡几秒。以轻柔的压力将软化的牙胶尖插入根管中达工作长度。氯仿起到软化牙胶尖浅层的作用,能够使其适应预备后根管的根

尖段形态。标记该点,并重复尝试,直到获得令人满意的契合程度。去除个性化的根尖点,并使其干燥。接下来用冷侧压技术将牙胶尖和封闭剂充填根管。

## 根尖手术

### 定义

根尖手术包括所有常规根管治疗/再治疗无效或无法实施情况下对持续性根尖病变进行的所有手术治疗方式。

初次根管治疗的失败常与迁延不愈的根内感染有关,有时也可能与根管外部的感染相关,例如异物或者囊肿。在多数情况下,可进行根管再治疗。如果完善的根管再治疗并没有改善病情或者手术的优势明显超过根管再治疗,那么建议进行微创根尖手术。

### 适应证

- 完善的根管充填伴发持续的根尖炎症。
- 不可拆除的根管充填伴发持续的根尖炎症。
- 根管内存在不可拆除的桩伴发持续的根尖炎症。
- 根管难以畅通(例如钙化或穿孔)(图 12-8 和图 12-9)。

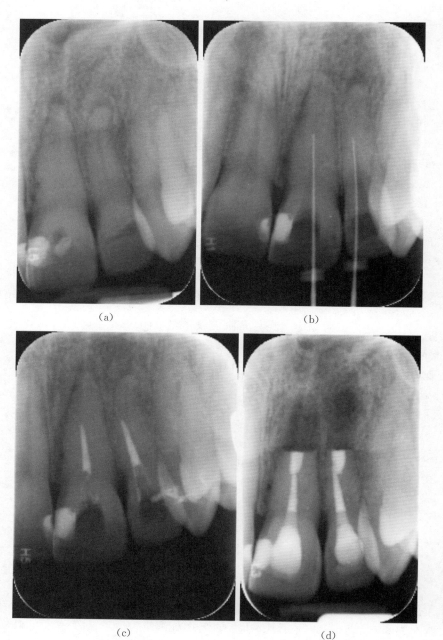

(a)  (b)

(c)  (d)

图 12-8 左上中切牙和侧切牙由于根尖段钙化造成根管畅通失败。(a~c)显示对预后不确定的两患牙进行根尖切除术。(d)根尖 3 mm 被切除,剩余根管的根尖 3 mm 进行逆向根管预备并用 MTA 充填封闭

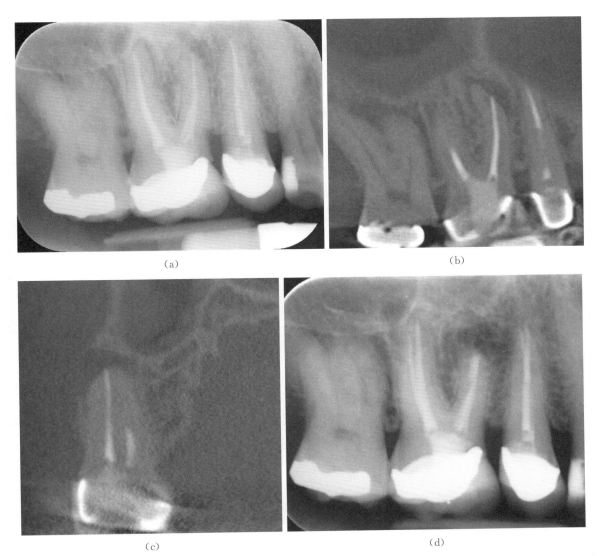

图 12-9 （a）近中颊根显示根尖透射影。根尖止点相对于根管充填止点的位置并不清晰。CBCT 的冠状（b）和矢状（c）切面探测到第二近中颊侧的根尖穿孔和不完善充填。（d）根尖切除术后影像学表现

- 用于探查是否存在折裂。
- 活检。
- 引流。
- 囊肿摘除。
- 从根尖组织中取出异物。
- 分根，根半切术。

### 禁忌证

- 全身系统疾病禁忌。
- 修复预后差。
- 牙周情况差。
- 折裂牙根。
- 患者依从性差。
- 手术视野差。
- 术者经验不足。

### 手术操作显微镜

根尖手术中显微镜的使用对于手术结果有重要的帮助。它能够为术者提供更大程度的自信和精准度，顺利完成高难度的复杂病例。在采用手术显微镜（SOM）时，预备范围可以控制到较小，以利于快速愈合。放大功能对于发现折裂牙根、狭窄根管、欠充根管、区别牙根和周围的皮质骨有重要作用。而光强于普通牙科头灯 10 倍的光源进一步增强了视觉效果。同时，SOM 不存在阴影，其光束与操作者的视线始终保持同轴。

### 治疗计划

患牙的术前影像学记录对于治疗计划的定制十分必要。可以在同一水平面内（平行投照原则）的不

同角度拍摄 2～3 张 X 线片，以最小化解剖结构的干扰和成像的变形。

CBCT 对于根尖手术的治疗方案制订很有帮助。通过 CBCT 可以准确判断牙根与周围解剖结构的关系（例如，与下牙槽神经管的距离），同时也能评估病损大小。CBCT 与传统的根尖片相比探查根尖病变的敏感度更高（图 12-9）。

### 知情同意

需对患者进行完整的告知。患者应该充分理解治疗的好处以及可能的风险，包括术后疼痛、肿胀、痉挛、颊舌侧组织麻木或口腔上颌窦腔瘘。

### 口腔卫生

手术之前，患者需要接受口腔卫生宣教，以确保手术当天菌斑指数尽可能低。术前采用氯己定漱口能够帮助术区消毒。

### 局部麻醉

在排除禁忌证前提下，采用肾上腺素类局麻药可以帮助止血，改善术前视野。甲哌卡因可作为无肾上腺素的替代药。局部麻醉至少需要在治疗开始前 15 分钟进行，以确保足够的麻醉效果。

### 翻瓣设计

翻瓣设计应该为术者提供良好的视野和术区的通路。因为骨膜上血管呈垂直走向，减张切口应该为垂直方向以减少受损的血管数目。翻瓣后，建议采用潮湿的纱布覆盖软组织瓣，以避免组织脱水。

翻瓣时涉及的软组织包括：牙槽黏膜，相对较薄的非角化组织，疏松贴附于下方的骨组织；附着龈，较厚的角化组织，牢固贴附于下方骨组织；边缘龈。

#### 半月形瓣

半月形瓣只包含牙槽嵴黏膜。半月形瓣提供的手术视野较差。由于组织高度血管化，控制出血有难度，同时软组织的复位技术难度也高，易形成瘢痕组织愈合。

#### 垂直瓣

垂直瓣能够提供充足的手术入路，尤其是治疗牙根较长的患牙。切口边缘复位较为简单。但是垂直瓣并不常规使用，因为切口复位于骨切除区，可能因为激发感染而影响愈合。

#### 龈缘瓣

龈缘瓣的切口常位于结合上皮下至少 3 mm，以防止牙龈边缘缺血。常应用于避免软组织退缩的病例。然而，这种切口愈合常出现瘢痕。

#### 沟内切口

沟内切口提供了良好的手术入路和手术视野。然而，术后常见软组织退缩。沟内切口可以联合一侧或双侧的减张切口。

#### 龈乳头保留切口（Velvart）

龈乳头保留切口已经被证实能够有效保存牙间龈乳头。软组织复位需要应用显微镜和小于 5/0 的缝线。

### 软组织瓣牵拉

软组织瓣的牵拉对于保持术区的入路和视野十分必要。这个任务可以由护士或者术者来完成。同时有多种牵拉工具可供选择。术后肿胀的一个重要原因是牵拉器的移位。同时，牵拉器对颏孔区域的损伤可能引起一过性的颏神经麻木。为了避免此类损伤，可以在骨面成形沟槽，为牵拉器提供坚实的锚固。

### 吸唾

准确而灵敏的吸唾配合是保证术区视野必不可少的要素。手术用吸唾工作头具有直径较小的管口，以保证精确就位而避免影响术者的视野。需要特别注意术区的吸唾细节，同时控制口腔内积聚的唾液。

### 控制出血

在排除禁忌前提下，应当使用含肾上腺素的局麻药物，因为肾上腺素具有止血的性质，可以改善术区视野。将浸有 1：1 000 肾上腺素溶液中的棉纱置入骨切除区域能够进一步止血。硫酸铁、硫酸钙、Surgical 和 Gel Foam 也能够被用于增强止血作用，但是在关闭窗口前需要彻底将其清除干净。因为这些药物会抑制血凝块形成，从而减慢组织愈合，并可能增加术后疼痛。

### 皮质骨去除和刮治

采用圆形手术钻去除皮质骨以获得根尖和周围病变组织的入路。仔细去除肉芽组织，并避免样本的污染，将其放入甲醛以备病理检查。

### 上颌窦保护

在治疗上后牙时，去骨范围可能涉及上颌窦。为了避免材料和试剂进入上颌窦，建议采用棉纱堵塞可能的通道。保证棉纱布够大，能够充填整个入口，并且用牙线捆住以便于去除。其余可用材料包括碘仿纱条。

## 牙根切除、预备和封闭

### 牙根切除

传统的做法是对牙根进行斜形切除。这样的做法好处在于简化预备和封闭。但是其缺点是暴露了大量的牙本质小管。根尖手术失败的主要原因是细菌从根管系统的迁出,因而需要保证根尖部牙本质小管的暴露最小化。

采用长锥形金刚砂车针对根尖进行水平向横切,其方向与牙齿长轴垂直,以保证暴露的牙本质小管数目最小。至少去除 3 mm 的根尖长度,以保证清除大部分的副根管和侧支根管;并且包括根尖三角和分叉。根尖通常是逐步磨除,少数时候是在一个预先标记的定点切除。使用反向排气手机以减少术区气肿。

### 根尖预备

根尖末端应该以亚甲基蓝染色,在高度放大倍率下检查是否有遗漏的根管、根管狭部、卵圆形根管和折裂。

根据传统做法,在斜向切除根尖后,采用小球钻预备根尖,其预备结果是固位较差的浅凹形态。同时其于舌腭侧穿孔的风险较高。目前球钻预备已经被超声微创手术器械预备取代。超声器械可以允许在水平预备的根尖末端进行深达 3 mm 的平行预备,并且保证高度的准确性、可控性和一致性。

### 根尖封闭

需要才用生物相容的材料对根尖进行封闭以避免细菌迁出至根尖周组织,从而促使根尖周病变愈合。传统做法是使用银汞合金进行封闭,但是研究已经证实银汞合金的封闭性差,并且因其具有毒性,导致预后较差。目前银汞合金已经被三氧化矿物凝聚体(MTA)取代。MTA 是生物相容性材料,能够提供良好的根尖封闭,并有较高的成功率(Chong and Pitt Ford, 2005)。同时,组织学分析显示该材料具有生物诱导性,能够促进 MTA 表面牙骨质的形成。除了 MTA 以外,其他可用材料还包括 IRM、Super EBA 和如 Retroplast 的复合体。采用特制的直角器械用于置入和填充 MTA、IRM 和 Super EBA。复合体的应用需要控制湿度,同时将牙根预备成蝶状。然后将复合体在牙根堆积成圆顶状。软组织复位之前,需要仔细检查以确保获得根尖封闭,并拍摄根尖片来评估根端充填的效果。

### 复位

冲洗术区以排除异物留存。必要时可以对骨制备以促进血供。此后,将软组织瓣复位并缝合。采用单股纤维丝,因为与多股编织线相比其不易于集聚菌斑,并且可以促进快速愈合。对软组织瓣施以轻压力以促进上皮化和愈合。

## 术后医嘱和护理

应该对患者进行口腔卫生宣教,并在术后 3～5 天使用氯己定漱口。48～72 小时内拆除缝线,之后患者可以对软组织进行正常清洁。1 年后,对患者进行复查并摄根尖片以评估治疗效果。图 12-10 显示了上颌中切牙和侧切牙根尖手术的临床和影像学记录。

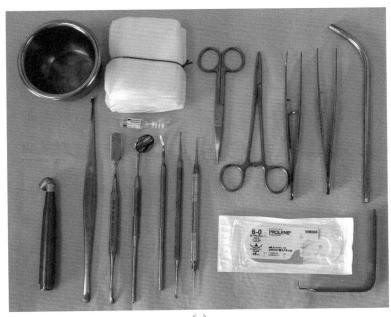

(a)

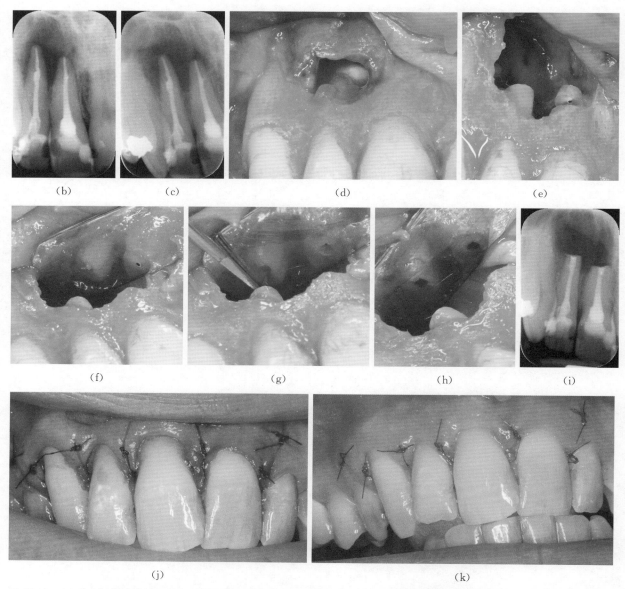

图 12-10 （a)手术根管治疗的器械。(b，c)术前和术后 1 年的 X 线片显示根尖透射影范围增加。(d)在皮瓣抬高后，顶端重新显影。(e，f)根尖切除。(g，h)采用超声工具尖进行逆向预备，以 MTA 倒充填。(i)术后 X 线片。(j)缝线在位。(k)术后 72 小时缝线拆除之前临床表现

## 参考文献

［1］ Chong，B. S.，Pitt Ford，T. R. （2005) Root-end filling material：rationale and tissue response. Endodontic Topics 11：114-130.

［2］ Saunders，W. P.，Saunders，E. M. （1994) Coronal leakage as a cause of failure in root canal therapy：a review. Dental Traumatology 10：105-108.

# 种植牙科学诊疗流程
## Procedures in Implant Dentistry

*Richard Palmer*

# 第13章

## 引言

牙种植体被用于修复单牙缺失或用于支持修复多个牙缺失的固定和可摘义齿。种植体有非常高的成功率和相对较少的并发症。种植成功的标准集中于临床/影像学因素，如无松动、无透射影和稳定的边缘骨水平。同时需要满足以患者为中心的标准，如无疼痛和神经损伤以及提供功能和美学功能的临时修复。

成功的治疗高度依赖于有效的诊断、治疗计划、手术和修复方面的具体执行以及长期的维护。必须要考虑患者的所有治疗选择，并且在详细的规划中有可能发现替代方案更有优势。在详细的临床和影像学检查后可以向患者呈现不同治疗方式的优劣。治疗计划应以书面形式概述，并且征得患者的书面同意。

患者通常对牙科植入物有很高的期望，因此患者的期待有必要被理解，而临床医生需要确信这些期待是否能够达到。种植失败和并发症的危险因素包括菌斑引起的炎症、牙周炎的病史、相关的牙髓病变、吸烟和口腔副功能。植入物治疗最重要的禁忌之一是未完成生长发育的儿童。随着邻牙生长和萌出后，骨结合的种植体低于咬合的情况将越来越明显。

## 临床和影像学检查与方案设计

对患者必须进行全面的问诊和检查十分重要。由此可以确定他们的主诉，并避免错过重要的诊断，这将有助于他们的整体治疗，尤其是龋齿、牙髓问题和牙周状况。作为整体治疗计划的一部分，确定牙齿脱落的原因，并且处理好所有牙齿的状况是非常重要的。

在进行前牙种植方案设计时，应仔细评估前牙和牙龈在正常功能和微笑期间的唇部对牙齿的覆盖高度。前牙区修复体应提供良好的美学和足够的唇部支撑。可通过提供诊断模型或临时义齿，例如可摘局部义齿来判断修复体设计的外观。这可以作为外科手术导板的模型，以确保种植体的理想植入放置，并作为治疗过程中的过渡修复。

无牙颌牙槽嵴的高度、宽度和轮廓应通过视觉观察和触诊以评价软组织和下方的骨轮廓。平片可以提供足够的信息来评估可用的骨高度，但可能需要3D断层扫描来评估牙槽嵴的轮廓。临床医生需要收集足够的信息，以确定是否有足够的骨量保证种植体植入或是否需要建议患者接受植骨。

应测量无牙颌嵴顶与对颌牙列之间的距离，以确保种植体修复体有足够的空间。需要测录无牙颌间隙的长度，并与诊断模型/义齿和X线片相联系。在存在邻牙的缺牙间隙中，必须评估相邻牙齿的接近程度和倾斜角度。仔细评估咬合，尤其是在侧方运动中。用现有义齿或临时义齿检查咬合可能有助于评估未来种植体修复的负荷类型。总体目的是在缺失牙的理想替代位置上提供适当数目而位点骨量充足的种植体。

采用研究模型能够进行详细的测量。此外，技师采用人工牙或者蜡牙的方式定位所要修复缺牙。因此，诊断蜡型有助于确定被修复牙齿的数量和位置以及它们与对颌牙列的咬合关系。

最方便的影像学检查是牙科全景片。使用平行技术的根尖片在单颗缺牙修复中通常是足够的，并且也适用于所有相邻/对颌的牙齿存在重度充填、已知的或可疑的牙髓问题和中度至晚期牙周炎的情况。随着锥形束CT的引入，观察断层扫描图像的横截面和三维图像变得越来越普遍。患者通常佩戴有阻射牙齿或标志物的放射线导板，将未来修复缺牙位置与下方骨量信息相关联。放射导板随后可用于制作手术导板，以帮助在外科手术中正确植入种植体。所有的图像都应该是已知的放大倍数，以便可以进行精确的测量。基于计算机的图像软件程序可以生成种植体及其修复部件的图像，然后将其导入CT图像。这可以发展到更加复杂的程度,即使用阻射诊断模型、CT 扫描和激光立体模型制作的组合来制作手术钻针导板和预制修复体。

## 种植体植入

应采用无菌外科技术植入种植体。手术成功很大程度上有赖于对手术产热的避免。缓慢的备孔速度、采用连续递增的大钻头和大量盐水冲洗的目的是保持温度低于骨组织损伤的温度(约 47 ℃,1 分钟)。颌骨内种植最理想的骨质是一个形成良好的骨皮质和具有良好血供的密集骨小梁髓腔,具有良好的血液供应。皮质骨可以为种植体提供良好的初始稳定性,但更容易在备孔过程中因为过热而损坏。

种植体必须放置在正确的位置、深度和角度,以制作兼具功能和美学的修复体。外科导板可以提供大量的帮助。定位不良或倾斜的种植体将影响修复体的制作。需要足够数量的种植体来支持修复体,通过增加种植体的数量和尺寸(直径、表面形貌、长度)可以改善力在支撑骨内的分布。

相反,同样重要的是不要在给定的空间中放置太多的种植体以避免植体过于接近。这将损害中间的骨组织和软组织的健康以及义齿的制作。通常建议在相邻种植体之间至少需要 3 mm 的间隙,而在种植体和相邻牙齿之间至少需要 1 mm。种植体的平均直径约为 4 mm,长度为 8~15 mm。

应选择合适的种植体以确保良好的初级稳定性,可通过植入扭矩或共振频率分析来测量。种植体的长度也受到限制,因而需要避免损坏重要的解剖结构,如下牙槽神经。植体长度的评估应该考虑足够的安全距离,特别是因为大多数钻头被设计成备孔长度比选定种植体稍长。

在传统的治疗流程中,种植体植入后,将覆盖螺丝或愈合基台连接到种植体冠部。黏液骨膜瓣用缝合线封闭,植入物在 6~12 周的时间内愈合。在此期间,种植体不接受负载,植体周围形成骨结合。在快速治疗流程中,术后当天或者几周内就接受修复体安装。如果种植体早期负载,那么其动度需要控制在低于 100 $\mu$m 以避免产生纤维性包绕而不是骨整合。

治疗程序指南(表 13-1)描述了一个单颗种植体植入的常规流程。

表 13-1 单颗牙种植的手术流程

| **术前准备** | |
|---|---|
| 治疗计划 | 检查初步治疗已经完成 |
| 签署知情同意书 | 确保知情同意有效 |
| 放射学检查 | 提供关于可用骨高度、不同水平下的宽度、重要解剖结构、邻牙牙根位置和角度的信息。如果仍有疑问,可考虑行 CBCT 以提供骨厚度信息 |
| 研究模型 | 可能用于检测诊断蜡型和手术导板的适应性 |
| 将手术导板在氯己定溶液中消毒 | 手术导板有助于确定近远中向和颊舌侧位置、角度和种植体植入的垂直距离 |
| 直柄手机和树脂修整钻 | 如果需要,可用于调整手术导板和临时修复体 |
| 符合计划中设计、长度和直径种植体以及恰当的备选 | 预定合适的种植体并再次检查治疗方案。更短/更长/更宽/更窄的替换植体方案 |
| 愈合基台或覆盖螺丝 | 为了保护种植体内部机械性能。埋入式愈合可使用覆盖螺丝,非埋入式愈合可使用愈合基台 |
| 灭菌种植手术器械 | 与计划植入种植体类型相匹配的器械套装。这也可能包括一次性灭菌钻头 |
| 灭菌手术套装 | 基础手术套装用于剥离黏骨膜瓣和缝合创口 |
| 灭菌冲洗系统 | 在备洞过程中持续冲洗,避免骨产热过多 |
| 灭菌铺巾 | 维持清洁的手术环境,覆盖患者的衣服和头发 |
| 镇痛 | 1 g 对乙酰氨基酚或 400 mg 布洛芬在手术开始前给予患者,是局部麻醉消退后镇痛的第一道防线 |
| 抗生素 | 有证据显示术前抗生素可能减少种植早期失败。然而,失败率非常低并且证据不是特别充足。抗生素更推荐用于有着系统疾病的患者,如控制不佳的糖尿病患者或之前感染而导致需要开展复杂步骤的患者 |
| 氯己定含漱 | 0.2% 浓度含漱 1 分钟可减少口腔内细菌。一些临床医生也使用口周皮肤消毒的方式。一些国家采用更严格的屏障方法如黏性铺巾 |

（续表）

| | |
|---|---|
| 局部麻醉 | 通常含有肾上腺素可以产生更深的麻醉效果并止血。通常使用利多卡因。在下颌区域使用阿替卡因的渗透效果更佳 |
| **手术步骤** | |
| 15 号刀片进行切开操作 | 通常嵴顶中部切口能沿着愈合基台周围形成良好的愈合，并在颊侧和舌侧形成足够的角化组织 |
| | 附加切口可以使操作更方便——一种是沿着邻牙颈部延伸，另一种是避免邻牙根面凸起的位置进行垂直减张切口 |
| 翻开颊侧和舌侧的全厚瓣（图 13-1） | 骨膜下清洁能最小化创伤并提供良好的骨嵴直观视野，看到任何凹陷或重要解剖结构如颏神经。骨嵴轮廓的可视化能最小化减少种植体植入位置偏差 |
| 生理盐水冷却状态下在种植位点进行钻孔（图 13-2） | 较低转速备洞（1 500 转/min），较低压力并时刻清除钻头上的碎屑能防止骨过热（图 13-2a）。更多发生在密质骨上。在备洞早期确定了位点的深度。使用引导指针检查预备洞的位置和角度（图 13-2b，c） |
| 调整钻孔位置和角度 | 按照种植系统推荐的备洞顺序进行备洞。确保最佳位置需要在早期阶段进行校正和微调。位点直径逐渐增加，直到钻头直径稍小于计划植入的种植体直径 |
| 预备位点的冠向区域 | 多数种植体冠方的尺寸有着不同的直径或形状。最终钻用于匹配这个冠方并保证种植体冠方位于正确的垂直位置 |
| 对位点进行冲洗 | 用于去除松动的骨碎片 |
| 使用测长器检查预备深度 | 确认计划的种植体可以进行植入 |
| 将种植体装入植入设备上并保持无菌 | 仔细将种植体装入植入设备。在这个过程中不应该触碰到种植体或将种植体触碰除了骨预备点以外的任何组织表面 |
| 植入种植体 | 多数种植体是旋入到位的（自攻型），使用低转速手机或手动旋入（低于 30 转/min） |
| 将种植体植入计划中的位置和扭力 | 在这个时间点植入扭力应该在 0.1 Nom 以上以保证种植体有着足够的初期稳定性。扭力可以在转速设置或植入设备上设置。种植体的垂直水平是很重要的，需要有足够的空间来满足基台和修复体形成一个良好的穿龈轮廓 |
| 安装覆盖螺丝或愈合基台（图 13-3） | 如果对种植体的初期稳定性有所疑虑，临床医生可以考虑安装覆盖螺丝，然后将种植体埋入黏膜下（埋入式愈合），而不是按照计划地安装愈合基台（非埋入式愈合） |
| 缝合牙龈瓣（图 13-4） | 使用 4-0 Vicryl 缝线常规间断缝合 |
| 使用湿纱布压迫 | 确保牙龈瓣被动适应并止血 |
| 调整临时修复体 | 允许其适应骨嵴形态、突出的愈合基台与术后肿胀 |
| **给予术后指导** | |
| | 接下来的 24/48 小时内，每 4～6 小时服用止痛药。每天 2 次使用 10 mL，0.2% 浓度的氯己定含漱 1 分钟。接下来的几小时冷敷以减轻肿胀，并指导患者如有出血使用无菌敷料进行按压止血 |
| 安排复诊时间 | 安排患者 1 周后复诊拆线，检查愈合情况并调整修复体，如果需要，进行修复治疗的预约 |

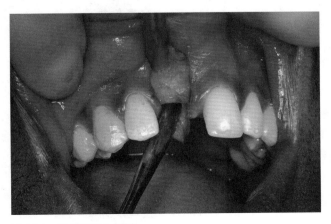

图 13-1　翻颊舌侧全厚瓣

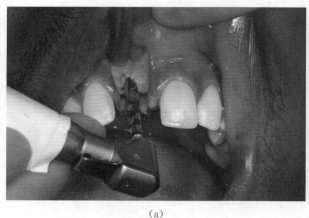

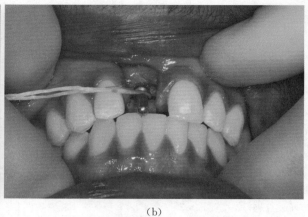

(a)

(b)

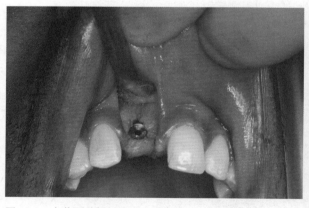

图 13-2 （a～c）种植位点备孔并采用生理盐水冲洗,用导向杆(b)以及导板(c)检查植体角度

(c)

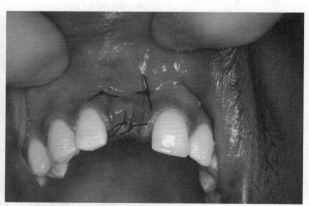

图 13-3　安装覆盖螺丝或愈合基台

图 13-4　缝合

## 修复治疗

　　种植体上部修复与传统修复很相似,但是种植体修复利用更多预制的精准部件。治疗的第一阶段是采用印模技术记录种植体的位置。这可以通过两种方式完成。

　　(1)采用转移帽连接至种植体颈部,对种植体位置和相邻牙槽嵴与天然牙进行印模。将种植体替代体连接至转移帽,制作模型并选择基台种类制作修复体。

　　(2)选择合适的基台并连接至种植体上。在基台水平上安装基台转移帽,并对基台水平和相邻的牙槽嵴和牙齿进行印模。将基台替代体连接至印模帽,制作模型以及修复体。

　　治疗程序指南(表13-2)将遵循选项1,因为这是最常见的通用程序,唯一的区别是在程序1之前将预选基台连接到种植体上。

表 13-2　使用开口托盘技术和指示基台/种植体连接技术记录单颗种植牙印模

**操作前准备**

| | |
|---|---|
| 植入的种植体和愈合基台型号记录 | 确保有相匹配的印模转移帽 |
| 选择合适的印模转移杆 | 与种植体冠部匹配并有足够的长度能从印模托盘上穿出 |
| 坚固塑料托盘或定制印模托盘和印模材料 | 使制取的印模形变最小 |
| 直柄手机和树脂修整钻 | 用于调整托盘并在其上制备孔洞以允许转移杆穿出 |
| 种植体修复套装 | 包括合适的螺丝刀来去除或连接部件 |
| 放射胶片和夹持器 | 用于检查转移杆在种植体中的适配性并评估种植体冠部的骨形态,有助于基台的选择 |
| 比色板 | 记录牙冠的颜色。这可以在操作开始或结束后进行 |

**步骤**

| | |
|---|---|
| 检查种植体周围组织健康状况 | 确保无发炎/肿胀 |
| 检查邻牙表面清洁程度 | 使邻牙牙面印模更精确 |
| 使用适配的螺丝刀去除愈合基台(图 13-5) | 获得种植体冠部的通路。如果这项操作过于不适,可给予适量局部麻醉 |
| 连接转移杆(图 13-6) | 仔细将转移杆连接到种植体冠部,确保没有任何软组织嵌入。确认不可旋转。确保连接的螺丝旋紧不会脱位 |
| 可选项——使用夹持器和平行投照技术进行放射学拍摄 | 这项可供选择。在种植系统没有直观可视的机械锁𬌗的情况下更重要——放射学影像可以验证是否就位,并能显示出干扰的骨形态 |
| 检查印模托盘的适配性(图 13-7) | 检查转移杆是否可以从托盘开孔处穿出,这样在印模材料固化后可以旋出转移杆 |
| 印模记录 | 确保位点清洁干燥。轻体材料包绕印模帽和邻牙。放入填好重体材料的托盘,使转移杆从托盘开孔处穿出。如果印模材料流动迅速,那么托盘开孔可能需要蜡片来限制材料流动 |
| 检查印模材料固化,旋松转移杆固位螺丝并取出印模 | 检查印模是否有足够的细节,转移杆牢固地位于材料之中(图 13-8) |
| 重新安装愈合基台 | 种植体冠部的通路保留,软组织轮廓维持直到下次复诊戴牙 |
| 记录对颌牙列印模,并对两个印模都消毒 | 在送往技工室之前 |
| 开始咬合记录 | 如果模型需要上𬌗架 |
| 确认牙冠颜色 | 确认患者对颜色认可。与技师沟通更多细节 |
| 重新安装临时修复体并预约下次戴冠时间 | |
| 填写制作要求(给技工室) | 这包括种植体型号、基台与牙冠的材料和设计等细节,以及固位形式是粘接还是螺丝 |
| 可选项——一些临床医生倾向于在送实验室灌注模型之前将替代体连接到印模上以确保就位精确 | |

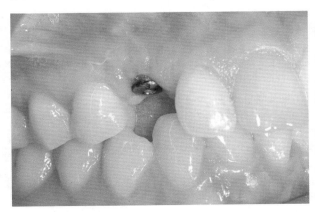

图 13-5　采用匹配螺丝刀去除愈合基台

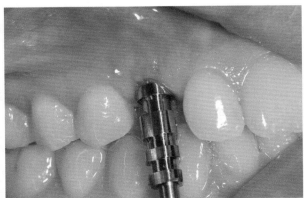

图 13-6　连接转移杆

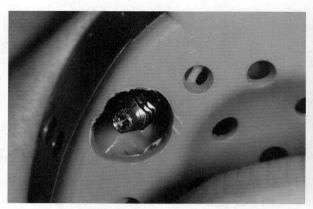

图 13-7　检查印模托盘的适配性

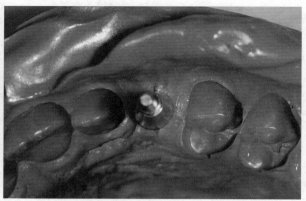

图 13-8　检查印模是否准确反映细节，以及转移杆是否稳定在位

种植体基台有多种设计，以配合可摘或者固定修复体的制作，这些修复体可以通过螺丝或者粘接固位。基台通常用钛、金合金或锆构成。冠和修复体是由包括丙烯酸、复合材料、钛、金和瓷在内的材料组合制作而成的。

根据病例的复杂程度，治疗流程遵循传统的修复流程，包括以下治疗成形：记录咬合、部件试戴和修复体的最终戴入。精心设计的功能性咬合负荷将有助于维持骨结合和边缘骨水平。相反，过度负荷可能导致骨丢失和部件失效。种植体支持固定修复的稳定性要求侧方咬合中较平坦的齿尖倾斜度和合理的载荷分布。在单牙种植修复中，恢复与天然牙列的接触并谨慎控制侧方咬合的引导是非常重要的。

治疗程序指南（表 13-3）描述了单个粘接固位牙冠的戴入。

表 13-3　在替代抗旋基台上进行单冠修复体的适配性检查

| **操作前准备** | |
| --- | --- |
| 前次就诊记录和技工室制作要求 | 确认制作的是正确的基台和牙冠 |
| 工作模型、基台和牙冠（图 13-9） | 在试戴前评估其外形、适配性、边缘位置和接触点等细节 |
| 在工作模型上检查基台的旋转位置（图 13-10） | 这样这个位置就可以转移到患者口内的种植体上。转移器或定位器有助于减少失误 |
| 所有系统的种植修复套件 | 包含正确的螺丝刀，用于取出和安装组件 |
| 放射学胶片和夹持器 | 检查基台与牙冠的就位情况，记录基线期边缘骨水平 |
| 咬合纸、精细咬合纸、手机和车针 | 用于调整咬合接触 |
| **操作步骤** | |
| 确保基台和牙冠清洁并消毒 | 所有修复设备在进入患者口内前都应该清洁消毒 |
| 检查种植体周围软组织健康状况 | 确认没有发炎/肿胀 |
| 检查邻牙表面清洁程度 | 有助于就位，检查基台/牙冠 |
| 使用对应的螺丝刀取出愈合基台（图 13-11） | 种植体冠部通路。如果患者不适可给予适量局部麻醉 |
| 将基台安装到种植体上（图 13-12） | 仔细将基台安装到种植体头部，确认两者之间无软组织嵌顿，完美匹配。紧实的软组织颈袖或者植入较深的种植体的基台就位可能有些困难。一些基台可能需要夹持器来辅助就位。检查部件之间无旋转。确保部件的螺丝旋紧扭力足够不会脱落 |
| 试戴牙冠 | 检查边缘适配性、接触点和外观 |
| 检查咬合接触 | 在这个阶段的咬合检查更倾向于粘接后的牙冠是否就位。如果咬合误差较大，并且基台和牙冠就位良好——可能是放射影像问题。如果需要调合很多，那么可能是印模不准确。考虑重新制取印模或者在粘接前送到技工室重新抛光 |
| 在良好光线下给患者展示口内牙冠在位样子 | 粘接前确保患者对牙齿外形满意 |

（续表）

| | |
|---|---|
| 取下牙冠，根据厂商说明使用扭力扳手旋紧基台螺丝特定数值 | 避免将来螺丝松动的可能性 |
| 在基台螺丝顶部放置一个小棉球 | 避免粘接剂进入螺丝头部导致的将来难以旋松螺丝 |
| 清洁并干燥基台和牙冠内表面 | 清洁表面用于粘接。避免唾液接触 |
| 根据厂商说明调匀粘接剂，并在牙冠内表面涂抹少量 | 最小化粘接剂的溢出 |
| 放入牙冠并保持固定压力直到粘接剂固化（图 13-13） | 需要用力按压的原因是软组织颈袖有着阻止就位的倾向 |
| 使用探针和牙线去除多余的粘接剂 | 使边缘无粘接剂残留，防止菌斑堆积 |
| 使用夹持器和平行投照技术拍摄放射影像（图 13-14） | 检查基台和牙冠的精确就位，无多余粘接剂，比较骨水平的位置，如基线期骨水平 |
| 检查并调整咬合 | 单颗种植牙冠和邻牙应该能稳定咬住精细咬合纸。这就允许天然牙在骨结合种植体接触之前先接触。侧向接触应该主要位于天然牙上或轻轻位于种植牙冠上 |
| 对调整过的殆面进行抛光 | 确保避免对对颌牙造成磨耗 |
| 确认患者是否舒适。给予口腔卫生指导。如若需要复诊，安排好时间，并安排好每年的复查 | 种植牙冠的清洁和患者对天然牙的清洁方式一样。螺丝固位修复体通常在数周后复诊检查螺丝是否仍然维持在合适的扭力。这对于粘接固位来说不适用 |

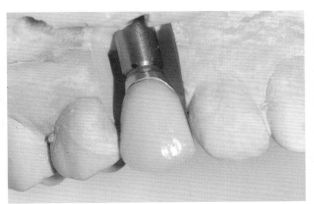

图 13-9　工作模型、基台和牙冠

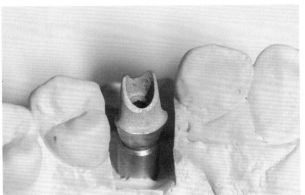

图 13-10　模型上检查基台的就位

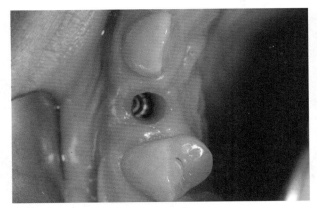

图 13-11　采用匹配螺丝刀去除愈合基台

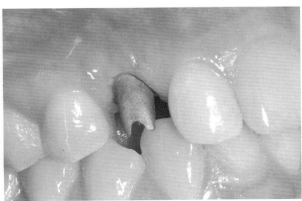

图 13-12　安装基台

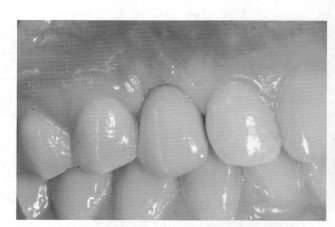

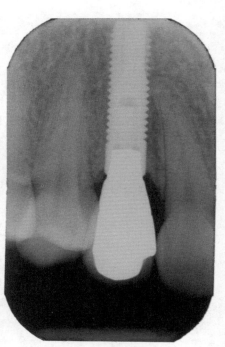

图 13-13 戴冠并保持稳定的就位压力，直到粘接剂硬固

图 13-14 采用平行投照拍摄 X 线片

螺丝固位种植牙桥的戴入过程见表 13-4。

表 13-4 安装两颗种植体支持的螺丝固位修复桥（固定桥）

**操作前准备**

| | |
|---|---|
| 前次就诊记录和技工室加工说明 | 确保制作的基台和修复体正确 |
| 工作模型、基台和修复桥以及连接螺丝 | 放到患者口内之前评估其外形、被动就位性、边缘位置和接触点。桥体支架可以在之前的阶段在口内试戴，但是后期的技工室烤瓷可能会产生误差 |
| 检查修复桥在基台上的被动就位 | 被动就位是避免修复体应力的主要方式。可以在基台上检查桥体的稳定性——应该是非常稳定没有晃动。一颗螺丝可以旋入并拧紧。另一个基台上桥体的适配也非常完美。第二颗螺丝的旋入和拧紧应该没有任何困难 |
| 所使用系统的种植修复套装 | 包含合适的螺丝刀来去除和安装部件 |
| 放射胶片和夹持器 | 检查基台和桥体的适配性，并记录基线期边缘骨水平 |
| 咬合纸、精细咬合纸、手机和车针 | 对咬合进行调整 |

**操作步骤**

| | |
|---|---|
| 确保基台和修复桥清洁并消毒 | 在放入患者口腔之前，所有的修复器械都要清洁并消毒 |
| 检查种植体周围软组织健康状况 | 确保没有炎症/肿胀 |
| 检查邻牙牙面清洁程度 | 有助于基台/桥体的就位 |
| 使用螺丝刀去除愈合基台 | 获得种植体头部的通路。如果患者不适，可考虑给予少量局部麻醉 |
| 在种植体上安装基台 | 仔细将基台安装到种植体头部，确认两者之间无软组织嵌顿，完美匹配。紧实的软组织颈袖或者植入较深的种植体的基台就位可能有些困难。一些基台可能需要夹持器来辅助就位。检查基台是否完美就位。当确认基台完美就位后按照厂商推荐的扭力旋紧螺丝 |
| 试戴修复桥 | 将修复桥安装到基台上。在技工室模型上置入固位螺丝并首先旋紧一颗螺丝来检查被动就位的情况。检查边缘匹配、接触点和外观 |
| 检查咬合接触 | 在旋紧最后的螺丝前最后检查并调整好咬合。如果误差较大，检查基台和修复桥是否完全就位——如果是则进行放射影像学检查。如果是调合需求较大可能是印模误差或技工室加工误差（如果在之前的支架试戴就诊时完美就位的话则可能性不大）。考虑重新制取印模或调整咬合后在口内安装前再次抛光 |

（续表）

| | |
|---|---|
| 在良好光线下给患者观看口内修复桥形态颜色 | 在最终旋紧螺丝前确认患者对修复体满意 |
| 根据厂商说明使用扭力扳手旋紧基台螺丝到特定扭力值 | 防止将来螺丝松动 |
| 清洁并干燥桥体的螺丝孔 | 确认修复体表面干净 |
| 在螺丝头部放置小棉球 | 防止修复树脂材料进入螺丝头部 |
| 在螺丝孔处填入修复树脂 | 封闭螺丝开孔,防止食物残渣进入。如果计划在几周后再次旋紧螺丝可以使用临时修复材料,或是使用永久性光固化复合树脂 |
| 使用夹持器和平行投照技术拍摄放射学影像 | 用于检查基台和修复桥的精确就位,骨水平的位置用于后期的对比,如基线期骨水平 |
| 检查并调整咬合 | 短跨度桥体与邻牙应该在患者咬紧时轻轻咬住精细咬合纸。允许骨结合种植咬合接触之前先由天然牙进行咬合接触。侧向运动咬合接触主要位于天然牙 |
| 对调整过的𬌗面进行抛光 | 避免对对颌牙造成磨耗 |
| 检查患者是否舒适。给予口腔卫生指导。安排数周后的复诊和每年的复诊 | 种植桥的清洁与天然牙和桥体的清洁方法一致。需要小的间隙刷或牙线穿引器来清洁桥体。螺丝固位修复体需要在数周后复诊检查螺丝是否仍然紧固在一定的扭力上 |

## 再评估与维护

一般认为患者至少需要每年复诊 1 次,但在许多情况下会根据患者个体的差异,在 3、4 或 6 个月的时间间隔内进行常规的口腔卫生维护治疗。

应注意任何临床症状或体征。软组织评估应考虑种植体周围黏膜的健康状况。可以记录探诊深度、临床附着丢失和探诊出血。无骨丢失的软组织炎症被称为种植体周围黏膜炎。炎症伴随探诊深度 ≥ 5 mm,探诊出血(或脓液渗出)和骨丢失被称为种植体周围炎。这两种情况都需要治疗。前者可能对简单的菌斑控制措施即会有所反应,而后者则需要使用非手术或开放手术方法对受影响的植体表面进行专业清创。如果不治疗,它可能会导致渐进性骨吸收和种植体失败。

应评估修复体是否有任何制作技术或机械并发症。最常见的是牙冠崩瓷。固定冠或修复体的松动表明粘接的失效或者将修复体连接到基台或将基台连接至种植体的螺丝松动。需要重新拧紧螺丝,或者清洁冠/桥修复体重新粘固。在此之前,需要移除修复体以检查是否有其他并发症。如果需要,应该检查并调整咬合接触。在极少的情况下,种植体松动可能是由于骨丢失和骨整合失败最终导致种植体失败。

## 影像学评价

在最终修复体戴入时需要拍摄基线 X 线片,以显示边缘骨水平和种植体周围骨状态,以作为正规治疗记录的一部分。影像学检查在最初的 2～3 年需要每年重复一次以确定骨水平是稳定的。需要注意的是,种植体负载后第一年内会发生一些初始骨丢失,但随后应该建立一个稳定的状态。如果骨水平在负载的最初几年内表现稳定,则可以延长影像学检查的间隔。

## 结论

口腔种植治疗包括了非常全面认真的临床和影像学评价以及详细的计划治疗。应向患者交待治疗选择的利弊。完成成功的种植治疗需要许多技巧,包括将种植体植入于理想位置的外科手术和制作满足美学和功能并与剩余牙列和谐的修复体的修复技术。明确危险因素和长期维护要求同样重要。

# 口腔内科学诊疗步骤
## Procedures in Oral Medicine

*Michael Escudier and Saman Warnakulasuriya*

# 第14章

## 引言

| | |
|---|---|
| • 临床医生基于病史和口腔检查做出不同的诊断 | 包括一系列可能的诊断 |
| • 对某些带有临床特殊病征表现的口腔状态可以做出最终诊断(表14-1) | 特殊病征意味着一种特殊疾病的特征表现 |
| • 其他病理学变化可能以肿块、溃疡、疱、白色变、红色变或色素斑块呈现,需要进一步检查 | 疱意思是一个较大的腔,与水疱相似,含有浆液性或浆液脓性的液体 |
| • 检查的目的是:<br>  — 确定最终诊断<br>  — 为选择合适的介入方法找出信息<br>  — 检测对介入的反应 | 选择合适的检测方式是由临床医生的经验和判断决定的 |
| • 检查方式包括:活检、影像学、血液学检查、血清学检查或免疫学检查和微生物培养 | |
| • 任何检查都需要患者的知情同意 | |

表 14-1  不需要活检就可能确诊的状况

| 状况 | 描述 |
|---|---|
| 地图舌 | 有斑块迁移病史和浅黄色边缘去乳头化斑块的典型外观 |
| 摩擦性角化病与颊白线 | 沿着咬合线的白色斑块;有明显的咬合创伤痕迹 |
| 白色斑块 | 双侧颊黏膜白/灰样外观,摩擦后消失 |
| 义齿性口炎 | 义齿支持区域红色斑块 |
| 汞合金纹 | 与汞合金修复体相邻的色素区域 |
| 乳头炎;舌扁桃体增大 | 位于舌后侧边缘是一种解剖性变异 |
| 舌乳头中央萎缩( * 中位菱形舌) | 舌背块状去乳头化 |
| 网状扁平苔藓 | 细纹状临床表现常常足以确诊 |

注: * 这个术语已经废用。

## 活检

| | |
|---|---|
| • 诊断失误是牙科医疗事故诉讼的主要原因(Melrose,2011) | |
| • 当临床症状有一系列表现时尤其需要活检 | 活检是取出组织样本进行病理检查 |
| • 活检有助于组织病理学家的显微分析 | |
| • 口腔软组织病损通常需要活检来确诊 | 当单独影像学不足以诊断骨紊乱时,活检也可以辅助确诊 |

**活检技术**

- 有几种不同的活检技术（表14-2）

使用手术刀进行切取或切除技术的标准活检工具套装见图14-1

- 活检套装：口镜、Mitchell修剪器、手术刀柄、组织钳、持针器、线剪、弯式蚊夹、Lac和Kilner牵拉器、海松树脂、无菌纱布、无菌薄膜、无菌铺巾
- 活检辅助工具：15号刀片、4-0缝线、注射器柄、局部麻醉药筒、针头、活检标本罐、吸管、吸嘴

- 该技术应该适用于获取组织并最小化地减少患者不适与并发症的发生

- 适用于软组织活检的技术包括：
  - 切除
  - 切取
  - 打孔切取
  - 刷取
  - 细针抽吸

表 14-2　选择合适的活检技术的条件和基本原理

| 条　件 | 活 检 类 型 | 原　理 | 特 殊 考 虑 |
|---|---|---|---|
| 白斑<br>红斑 | 切取 | • 排除 SCC<br>• 排除其他状况<br>• 评估上皮发育不良<br>• 念珠菌染色 | 代表性样本<br>溃疡性红色区域——单独活检 |
| 持续新生物或溃疡 | 切取 | 排除/确认 SCC | 包括正常边缘组织<br>足够深入到肌肉 |
| 息肉、疣、黏液囊肿 | 切除 | 通过切除来治疗 | 任何邻近的重要结构 |
| 肉芽肿 | 切取 | 诊断 | 足够深入，因为肉芽肿通常位置较深 |
| 唇和腭侧肿块 | 倾向 FNA | 应该避免活检以防肿物破损溢出 | 转诊到头颈部专家 |
| 色素斑疹 | 切取或切除 | 排除黑色素瘤 | 如果小，可以切除<br>避开重要结构 |
| 泡状大疱 | 环形切取 | 判断上皮内或上皮下疱 | • 倾向选择围病组织<br>• 即刻或在 Michel 培养基中运送 |

注：SCC，鳞状细胞癌。

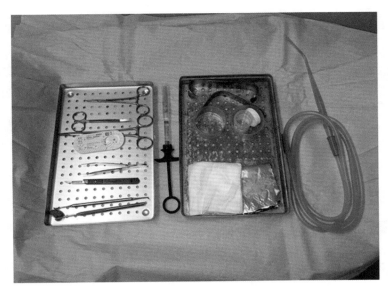

图 14-1　标准的活检工具包

### 切除活检

| | |
|---|---|
| • 通常较小病损(例如,最大直径<2 cm)可以切除,因此在提供组织诊断的同时完成治疗 | 举例包括：纤维上皮息肉、良性鳞状乳头状瘤、黏液囊肿和义齿导致的肉芽肿 |
| • 切除的样本必须运送到病理实验室,不能自行处置 | 为什么？有时,可能会出现意外的组织诊断,需要修改原来的临床诊断 |
| • 当怀疑恶性肿瘤时,无论病损如何小都不要进行切除活检 | 为什么？这可能导致边缘不清,消除原发病灶位点,从而使外科医生之后的手术困难 |

### 切取活检

| | |
|---|---|
| • 在黏膜病损较大时开展 | 什么形状最佳？最具有代表性区域的楔形或椭圆形组织,伤口能通过缝合关闭 |
| • 样本运送到病理学实验室进行分析 | |
| • 手术活检时无明显的禁忌证。然而,一些情况下需要谨慎决定进行活检 | 什么时候？由于抗凝导致易于出血,病损位置靠近重要结构可能会损伤(例如,靠近下颌下腺导管口,靠近颏神经出颏孔的区域) |
| • 一些病损,例如,上唇和腭部怀疑小唾液腺肿瘤应该不进行切取活检,除非由专科医生进行这些区域的活检 | 为什么？避免任何肿瘤细胞接种可能导致预后不佳(Kusukawa et al.，2000) |

**位点选择**

| | |
|---|---|
| • 关键要包括病损的最典型区域,特别是当病损缺少一致性外观时 | 为什么？在白/红混合斑块与临床诊断红白斑一致下,红色区域的组织学比白色区域(单纯角化)可能显示为更高度的发育不良,甚至为早期癌变 |
| • 切取活检应该包括正常组织边缘 | 为什么？一个疑似鳞状细胞癌,其卷曲的边缘延伸到"正常"黏膜可能会显示侵入性的恶性肿瘤岛,可能由于侵袭性癌的易碎性而在中心缺失 |
| • 如果疾病牵涉了较大的黏膜区域,并且临床外观变化较大,获取多个活检样本有助于病理医生报告 | 在这种情况下,最好选择使用环形刀活检,取至少两个样本。此技术在后面详述 |
| • 不正确的取样是错失恶性诊断主要原因,例如,未能做出全面性诊断的口腔上皮发育异常 | 经验不足的医生应该在选择位点切开活检之前咨询经验丰富的同事 |

**活检步骤和技术** | 如图 14-2 所示

| | |
|---|---|
| • 知情同意书是进行活检的首要步骤 | |
| • 给予足够的局部麻醉后,应确保患者在整个操作步骤中的疼痛控制 | 一些焦虑的患者可能倾向于静脉镇静(见第 10 章)来配合这些操作 |
| • 一些术者倾向使用激光机型组织取样 | 为什么？主要的优势是无血手术,创口愈合好。$CO_2$ 激光推荐用于切除良性口腔病损,例如,纤维瘤、乳头瘤。然而,当用于白斑或红斑的切取活检时,边缘的热损伤可能会导致有价值的微观信息的丧失,建议采用脉冲无焦模式 |
| • 重要的是获取足够深度和广度的组织量 | 为什么？病理医生需要一个足够大的标本,小的活检标本在固定液中可能会缩小 1/3<br>表浅口腔活检样本的深度是很重要的,特别是在缺乏任何结缔组织的情况下,在报告时很难解读,例如,肉芽肿病条件下：肉芽肿通常在固有层的深度才能发现 |
| • 用针迹和标记图对活检组织进行标记可帮助病理医生阐释其解剖位置 | |

- 任何表面上的血液渗出物都应通过将样品放置在湿纱布上以减少血液污染

- 有关免疫测试样本的运输问题将在后面描述

### 唇腺活检

- 此步骤包括在下唇的小唾液腺取样

- 开展唇腺活检的三个主要指征为：
  - 检查口干症以确诊 Sjögren 综合征
  - 评估结缔组织浸润性疾病，例如，结节病和淀粉样变性
  - 诊断慢性移植物抗宿主病(cGVHD)

  很少有 IgG4 相关的疾病可以通过唇腺活检被证实

- 此技术最初在 1968 年由 Chisholm 和 Mason 提出

- 一项系统综述(Colella et al.，2010)中发现 21 篇文献描述不同的手术技术用于唇腺活检，并有着不同的并发症

  最常使用的技术(Greenspan et al.，1974)为在下唇正常黏膜做一个平行于唇缘的 1.5～2 cm 长线性切口，位于唇缘和前庭中间，中线一侧。获取 4～6 个小唾液腺，用可吸收缝线 2～3 个间断缝合关闭创口，不要折叠黏膜边缘

- 并发症少于 10%，最常报道的为由于损伤颏神经唇支而导致的唇部分感觉丧失

- 术后即刻并发症为疼痛、唇肿胀和黏膜或皮肤瘀青。可能发生取样错误

  由此产生的感觉下降可能需要 1 年多的时间来恢复

- 唇活检目前作为确诊 Sjögren 综合征的三个最小诊断标准之一，表现为局部淋巴细胞涎腺炎存在于>1 个单元，4 mm$^2$ 唇腺组织活检中大于 1 个病灶(Shiboski, Shiboski and Criswell，2012)

### 细针吸取活检

- 细针抽吸活检(FNAB)为乳腺、甲状腺和前列腺等部位肿块和肿瘤样肿块的早期诊断提供了一种新的技术

  FNAB 的优点是可以避免在这些部位开放活检引起的并发症

- 口内和口外的肿块可以通过 FNAB 进行检测，包括怀疑为腮腺腺瘤的肿块与慢性涎腺炎鉴别，可触诊淋巴结以排除淋巴瘤，怀疑血管源性的肿胀以避免出血的并发症

  虽然 FNAB 在这些情况下是有价值的，但它不像组织样本那样精确，因为在细胞学制剂中丢失了结构，并且它不适于评估能用手术刀安全活检或可触及的病变

### 环形刀切取活检

- 确保获取一个 3～6 mm 直径的口腔黏膜活检标本

  该技术对于腭部活检特别有用

- 在局部麻醉后将环形刀垂直旋转深入 3 mm 组织，使用手术剪或手术刀将基底部锐性分离。可能需要缝合活检位点

- 环形刀尤其适用于获取邻近正常黏膜组织，直接用于免疫荧光检查以诊断泡状大疱疾病

- 完整的上皮和结缔组织是直接免疫荧光检查评估的关键

  活检新鲜的完整囊泡或大疱是困难的，因为它在活检过程中会迅速破裂。因此，对于泡状大疱病的活检部位应该是邻近大疱/溃疡(病灶周围)完整的上皮

- 样本运送应该遵循液氮快速冷冻方式或在商用 Michel 培养基中运送

- 固态骨病损活检也可以通过环形锯器械获取

*刷取活检*

- 刷取活检用于获得怀疑为上皮癌或上皮不典型增生的黏膜病变的完整跨上皮样本

  它允许细胞病理学检查来决定手术刀活检的指征，并不是之前切取活检取样技术的替代

- 将圆形刷头末端放置在黏膜上，旋转 8～10 次，同时保持压力使刷头穿透整个上皮，直到该位点出现明显的出血点

- 收集刷子上的细胞材料并涂抹到载玻片上，然后进入到固定剂中，避免空气干燥

- 细胞病理学家可以读取用巴氏法染色的切片来判断整体上皮细胞异常性（细胞异型性）

  在美国，标本被转移到口腔 CDx 实验室，以获得细胞非典型性的计算机化报告。一项美国的多中心研究报道了该技术具有良好敏感性（Sciubba，1999）

*前哨淋巴结活检*

- 前哨淋巴结（SLN）活检有助于检测潜在的恶性肿瘤淋巴结

  从肿瘤接收淋巴引流区域中的第一淋巴结被指定为前哨淋巴结

- 在手术过程中，使用放射性胶体和蓝色染料鉴定 SLN。切除该淋巴结并使用系列切片通过显微镜检查。肿瘤阴性的 SLN 可排除局部淋巴结转移

  该步骤旨在通过识别隐匿性颈部疾病患者来避免对临床颈部阴性患者的不必要治疗

- 在评估口腔鳞状细胞癌患者前哨淋巴结活检的诊断可靠性的 mata 分析中，研究中包含的 631 个肿瘤的整体敏感性为 94%（95% *CI* 为 89%～98%）

  SLN 活检是一种有效的诊断头颈部鳞状细胞癌区域转移的技术

- 早期的调查结果表明，100% 的口咽（*n*＝72）肿瘤前哨淋巴活检结果与随后的颈淋巴清扫术为阴性的预测值为 100%

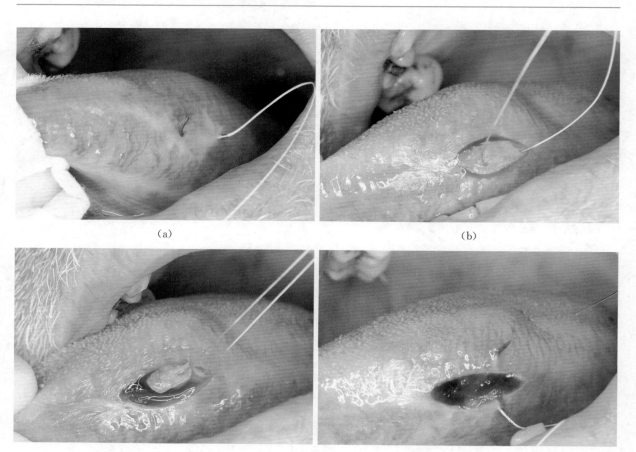

(a)

(b)

(c)

(d)

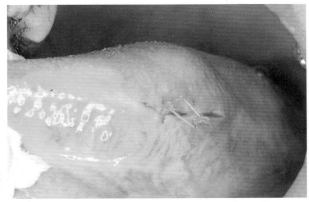

（e）

图 14-2 （a)缝线穿过活检区域。(b)活检的范围。(c)活检组织从下方游离。(d)近活检区域缝合。(e)关闭活检创口

## 黏膜疾病的椅旁诊断试验

- 辅助传统方式检测口腔癌和癌前病变包括：
  - 甲苯胺蓝试验
  - 自体荧光
  - 化学发光

### 甲苯胺蓝试验

- 甲苯胺蓝染料作为漱口剂或局部应用已被用于辅助诊断口腔癌和潜在的恶性病变

FDI 委员会支持经验丰富的医生在适当的时候使用甲苯胺蓝，同时敦促进一步研究其在初级保健中的临床应用。虽然 100％的鳞状细胞癌染色阳性，但接近 75％的口腔潜在恶性疾病可能染色，此外许多良性疾病也显示明显的染色

- 经过适当的培训，活体染色可以帮助筛选高风险人群和帮助确定活检部位

- 对于初级护理机构的临床医生，需要具体训练如何正确地检测和正确地解释结果

推荐专家和经验丰富的医生使用甲苯胺蓝：
- 监测可疑病变的变化
- 筛查高危人群和人群中的口腔黏膜恶性肿瘤和潜在的恶性病变
- 上消化道癌患者治疗后随访
- 有可疑病变或情况时帮助确定活检的最佳部位
- 上消化道恶性肿瘤手术中的手术治疗

### 光学设备（Vizilite™ and Vizilite plus™，Microlux/DL™，VELscope）

- 光-检测系统是当暴露于不同的光的波长或能量，假设结构和代谢的变化发生在黏膜上皮癌变过程中产生吸收和反射明显不同

### 自体荧光

- 视觉增强病变镜(VELscope)是基于组织荧光的直接可视化的手持设备

- 临床医生能够通过视镜检测在出现异常时发生的荧光的任何变化（或独特病损）

技术背后的原理是细胞变化的存在会改变荧光基团的浓度，从而影响组织中光的吸收和散射，导致颜色的变化，可以直观地观察

- VEL 视镜手机发出蓝色光线到口腔中，刺激上皮表面组织到基底黏膜和基质，引起荧光

| | |
|---|---|
| • 通常,健康组织表现为明亮的苹果绿色辉光,而可疑区域由于失去荧光,从而显得暗淡 | 虽然对任何口腔黏膜疾病检测敏感性高,但对于特定的高风险病损则低,如发育不良（Awan, Morgan and Warnakulasuriya，2011a） |

### 化学发光

| | |
|---|---|
| • 两种手持设备系统（ViziLite™ & MicroLux/DL™ 系统）可用于口腔 | 化学发光最初是用于检测子宫颈异常的 |
| • ViziLit 系统用 1‰乙酸溶液口服冲洗 1 分钟,以帮助去除表面碎屑并轻微干燥口腔黏膜。然后使用化学发光蓝-白光棒,平均波长为 490～510 nm,直接对口腔进行视觉检查。正常细胞吸收光照并呈现轻微的蓝色,而异常细胞具有较高的核胞质比例反映光照,并呈现"明亮的、更清晰的、更明显的边缘"的"白色"。在作者的经验中,该技术确认口腔白斑是有用的,但红色病变(红斑)往往给出假阴性结果（Awan et al.，2011b） | 这些装置在假设当暴露于各种形式的光源时,经历异常代谢或结构改变的黏膜组织具有不同的吸光度和反射轮廓时,从而增强口腔黏膜异常的识别<br>光学测试的明显优势在于它加速了进行活检的决定。它们在初级保健中的效用是不确定的 |

## 唾液流量

| | |
|---|---|
| • 唾液是由三对主要唾液腺(腮腺、颌下腺和舌下腺)和口咽中的许多小唾液腺共同产生的 | 日常唾液总量为 500 mL 左右,产生速度约为 0.35 mL/min,在进食时增加到 2.0 mL/min,睡眠时下降为 0.1 mL/min（Dawes，1972） |
| • 除了在消化和味觉中的作用外,唾液还产生一层覆盖牙齿和黏膜的膜,有助于口腔的清洁和润滑（Falcão et al.，2013） | 其中的缓冲液也有助于维持最佳的 pH,保持唾液淀粉酶的活性,帮助维持牙齿的结构（Falcão et al.，2013） |
| • 唾液还可以防止口腔黏膜的干燥,并从物理上和抗菌活性上作为微生物的屏障（Altarawneh et al.，2013）。因此,如果唾液流量下降,将有几个并发症,其中之一将是口干的感觉 | |

#### 评估唾液流量
##### 临床检查

| | |
|---|---|
| • Challacombe 口干量表有助于评估口干程度,评分为 7 或者更高提示需要转诊进一步评估 | Challacombe 口干量表（每个项目 1 分,最大分数为 10 分）：<br>• 口镜黏到一侧颊黏膜<br>• 口镜黏到双侧颊黏膜<br>• 口镜黏到舌头<br>• 唾液泡沫状<br>• 口内无唾液池<br>• 舌体表现为乳头缺失<br>• 牙龈结构(光滑)改变<br>• 口腔黏膜呈玻璃样外观<br>• 颈部龋(多于 2 颗牙齿)<br>• 舌体高度裂隙<br>• 舌分叶状<br>• 腭部有残渣 |

#### 量化

| | |
|---|---|
| • 唾液功能良好可以通过测量 10 分钟静息(无刺激)下唾液流量来判断 | 在口干药物或潜在条件存在,唾液量将减少,低于 0.2 mL/min 需要进一步的检查,低于 0.1 mL/min 提示有潜在的病征或病程 |

- 刺激的腮腺分泌液流速也可以确定

设备和材料(图 14-3):

- 2% 柠檬酸溶液
- 100 mL 螺纹管/通用(预称重)标记用于收集右侧或左侧腮腺流量——NB,如果预称重无标签,不得标签后收集称重
- 10 mL Luer 锁式注射器(用于产生吸力的注射器)
- 2.5 mL 注射器(用于配置 2 mL 柠檬酸)
- 动脉夹(与注射器一起用于产生吸力)
- 腮腺抽吸杯和吸管,通过注射器连接在吸管外侧边缘
- 塑料杯×2(一只装 $H_2O$ 供患者收集后漱口,另一只存储"多余"的 10 mL 柠檬酸)
- 患者用眼镜
- 患者用围兜
- 计时器或时钟

---

- 腮腺导管的开口位于双侧上颌第二磨牙相对的颊黏膜上

如果你难以看到开孔,使用纱布干燥这个区域

---

- 将腮腺收集器放置在黏膜上,使得内环围绕导管口,并通过从外环抽吸而保持在位置上,通过向后拉注射器产生抽吸压力并使压力达到平衡。将一个动脉夹连接到从收集器到注射器的管子上,以"锁定"管道中的空气

然后可以将注射器放置于患者胸部/肩膀,并用胶带固定患者应该避免不必要的头部或颌骨移动,以防唾液收集杯移位

---

- 腮腺的唾液可以被动地流入内环并通过附着的管子流动

如果等待 2~3 分钟周期后没有看到唾液,去除唾液收集装置,确保放置于正确的导管口位置(腮腺导管开口的颊侧黏膜有两个同心圆,内侧圆中心为正确的放置位置)

---

- 将 2 mL 2% 柠檬酸装入 2.5 mL 注射器中,每 30~60 秒滴 1~2 滴到舌头上。2 mL 应该能均匀滴超过 10 分钟

---

- 10 分钟后将动脉夹松开以去除抽吸杯并停止收集

注意收集管道内任何残留的唾液:最好是通用收集器仍然位于患者的胸部/肩膀时保持吸引杯在其上

---

- 将盖子放在通用容器上并旋紧,这样在运送中不会有唾液泄漏

---

- 然后可以评估流速

无论是整体未刺激还是刺激的腮腺流速都不是特别可靠的,因此两者都应该只被视为指示性而非诊断性

---

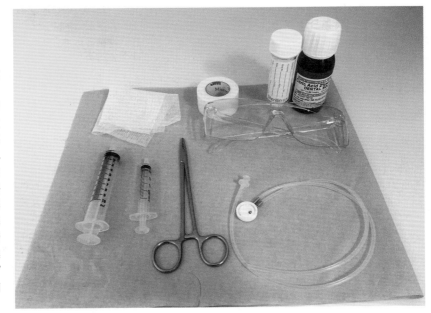

图 14-3　刺激的腮腺唾液分泌量收集和流速。材料:2% 柠檬酸溶液;100 mL 顶部螺纹管/通用(称重)标记用于右侧或左侧腮腺唾液的收集——NB,如果没有标记的重量,不要用标签称量收集后的重量;10 mL Luer 锁式注射器(用于产生抽吸的注射器);2.5 mL 注射器(用于制备 2 mL 柠檬酸);动脉夹(配合注射器产生抽吸);注射器用来产生抽吸;腮腺抽吸杯和带有注射器连接器的管子;两个塑料杯(一个用于患者收集后冲洗的 $H_2O$,一个用于装"多余"10 mL 柠檬酸);患者用眼镜;患者用围嘴;定时器或时钟)

## 眼科评估

- 一些患者,如 Sjögren 综合征患者可能诉说眼干。在这种情况下,一些特定的测试可能有助于判断病情的严重程度。最常用的测试为:
  - Schirmer 试验
  - 泪膜破裂时间
  - Rose Bengal 染色法

这些测试对确定干眼症的严重程度有着良好的敏感性(Paschides et al., 1989; Vitali, Moutsopoulos and Bombardieri, 1994; Gomes et al., 2012)

### Schirmer 试验

- 在双侧下眼睑(结膜囊)内放置一小片滤纸

本试验测量基本泪液功能

- 然后闭上眼睛 5 分钟,随后去除滤纸并测量水分的量

- 健康成人通常会每张纸带润湿 15 mm,而与年龄相关的泪液减少可能意味着年龄较大的患者更接近 10 mm。在干燥综合征患者中,可能在 5 分钟内小于 5 mm

以下是 5 分钟后通常润湿指南,与泪液分泌过少的程度有关联:
- 正常:≥15 mm
- 轻度:9~14 mm
- 中度:4~8 mm
- 重度:<4 mm

### 泪液破裂时间(TBUT)

- 将荧光素钠引入眼睛,用裂隙灯观察泪膜,同时避免患者眨眼,直到发展出微小的干斑

- 需要的时间越长,泪膜越稳定,同时一个较短的 TBUT 意味着不良的泪膜,并且与干眼症高度相关

通常:
- 正常:>10 秒
- 边缘:5~10 秒
- 较低:<5 秒

### Rose Bengal 染色法

- 将玫瑰孟加拉染色滴入眼睛,判断是否被结膜吸收

这种染色可能损害人类角膜上皮细胞的活力,导致出现一些建议为应优先使用 lissamine green

## 念珠菌试验

- 为了检测念珠菌和其他病原的存在,可以使用下面的方式:
  - 将唾液收集到无菌容器中
  - 唾液拭子
  - 涂抹
  - 唾液印迹

念珠菌起源于拉丁文,意思为白

最常见的口腔念珠菌种为白色念珠菌,超过 80%。其他种逐级增加为:光滑念珠菌、Krusei 念珠菌、dubliniensis 念珠菌和热带念珠菌

因为念珠菌的存在与口腔干燥感觉有关,念珠菌计数大于 1 700 定植单元/mL 的情况最好进行标准的抗真菌治疗,并再次检测以确保清除

### 唾液检测

- 要求患者将 1~2 mL 唾液收集到无菌容器中

大约 60% 的人群正常口腔菌群的一部分为念珠菌

- 然后将样本送去微生物学检查:
  - 直接镜检
  - 培养
  - 敏感性测试

直接镜检能发现真菌菌落形成(芽殖酵母或菌丝),当微生物数量较高时最有可能引起疾病

种属鉴定需要其他选择性媒介或生物化学制剂,例如沙保罗培养基添加(SABC)或不添加(SAB)氯霉素和 CHROMagar 念珠菌对鉴别有帮助。后者用于不同种属产生不同颜色的菌落(特别是白色念珠菌和光滑念珠菌)

为什么? 对普通抗真菌药物抗药性的增加可能需要靶向治疗以获得更好的效果

### 浓缩口腔含漱液

- 患者口含 10 mL 无菌磷酸缓冲生理盐水(0.01M，pH 7.2)1 分钟
- 患者吐出溶液到无菌容器中转送到微生物学科
- 通过离心机将溶液浓缩(10 倍)到已知量，通常为 50 $\mu$L，使用螺旋电镀系统在琼脂培养基上接种
- 在 37 ℃下孵化 24～48 小时后，通过菌落计数来评估生长，并以念珠菌菌落形成单位/mL 漱口液为单位计算(Williams and Lewis，2000)

为什么？对于口干严重的患者获取唾液样本很困难

### 唾液拭子

- 使用标准无菌医用棉棒拭子(图 14-4)轻轻在病损组织上擦拭(Axel et al.，1985)

- 然后将拭子放置到转运基质中

- 样本送到微生物学实验室进行培养和敏感性测试

培养方式描述如上

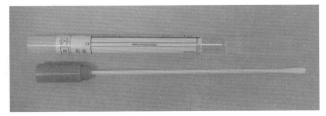

图 14-4　唾液拭纸

### 涂抹

- 用一个金属压舌板从病损位点刮取样本并涂抹到一个干燥的载玻片上(图 14-5)

- 然后固定载玻片或干燥到微生物实验室检查

- 用革兰染色或周期性酸-希夫(PAS)技术对涂片进行染色

使用这些方法,念珠菌菌丝和酵母出现深蓝色(革兰染色)或红色/紫色(PAS)

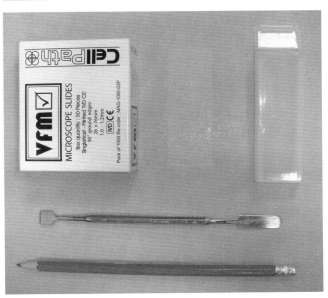

图 14-5　涂片工具

**唾液印迹**

| | |
|---|---|
| 印迹方法为使用一个已知尺寸（通常为 2.5 cm²）无菌的泡沫垫，使用前浸入合适的液体基质中，如沙保罗培养基（Williams and Lewis，2000） | |
| 然后将垫子放置为目标位点（黏膜或口内修复体）30 秒，转送到琼脂中进行培养 | 培养方式描述如上 |

## 尿液分析

| | |
|---|---|
| 这是一个简单的检测，可以识别出明显的病理变化，如糖尿病 | 通常使用商业化的"蘸棍"来评估尿液 |

## 静脉穿刺

| | |
|---|---|
| • 这是一项基本技能，许多疾病可以使用特定的血液学进行诊断（如贫血）、血清学（例如感染）或免疫学（如免疫性大疱病），需要合适的测试样本 | 所需的器械如图 14-6 所示：<br>• 蓝色或绿色蝴蝶针<br>• 绿色真空适配器<br>• 一次性止血带<br>• 酒精擦拭<br>• 各种各样的血瓶——按 EPR 要求<br>• 棉球<br>• 微孔胶带 |
| • 许多机构中，需要以电子化方式进行，并且给出患者个性化标签 | 一些机构可能使用手写需求表格 |
| • 操作者应该确保要求和标签一致 | |
| • 患者的确认要核对姓名和出生日期 | |
| • 必须的器械（图 14-6）应该在一个托盘中备好 | |
| • 询问患者有何问题或疑问，评估出最合适的静脉 | 通常位于肘前窝，但也可能使用手背的静脉 |
| • 在合适的上臂放置止血带，在要开展静脉穿刺的区域使用酒精进行擦拭 | 通常是非主导手 |
| • 开展静脉穿刺，等待蝴蝶处回血以确定穿刺正确 | |
| • 连接对应的血瓶，旋转到适配器并使之充盈到合适的水平 | |
| • 去除所有的血瓶和止血带，将棉球放置于穿刺位点，去除针并施压止血 | 最佳的样本需求容量通常在瓶身上以线标识 |
| • 即刻将利器弃置于利器盒中 | 如果患者没有报告敏感，一旦止血，可以贴止血胶带，以解决任何毛细血管渗出 |
| • 确保血瓶标记正确，使用标签或手写后放置到标本袋中 | |
| • 完成患者标注，以表明采血完成 | |

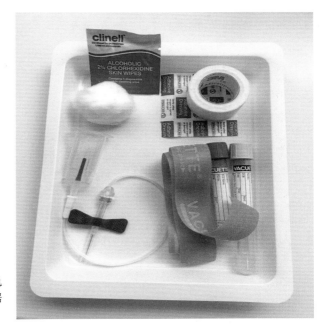

图 14-6　静脉穿侧工具包。设置：蓝色或绿色蝴蝶针；绿色真空适配器；一次性止血带；酒精棉球；各种血瓶——根据 EPR 要求而定；棉球；micropore 或胶布

## 过敏原试验

- 最常见的牙科相关过敏原包括：
  - 局部麻醉药
  - 药物（包括牙膏和漱口水）
  - 乳胶
  - 牙科材料

过敏定义为免疫介导的敏感
它的特征为：
- 对过敏原的特异性反应
- 不是剂量相关的
反应的变化取决于后续暴露

- 这些敏感性相关最常用特异性检查为：
  - 局麻药物过敏测试
  - 皮肤斑块试验

### 局麻药物过敏测试

- 有着局麻不良反应病史的患者有时被错误地标识为"过敏"(Simon，1984)
- 通过麻醉药过敏测试能确认是有效过敏还是其他情况
- 这一过程可以由知识渊博的执业者安全地、准确地进行
- 其目的是找到一种局麻药，可以为患者提供安全舒适的牙科治疗(Patterson and Anderson，1982)

对局麻药物的真正过敏反应罕见，占所有不良反应不到 1%(Bennett，1984)

#### 患者评估

- 需要获得"过敏"事件发生时的详细过程

应该包括什么
- 药物名称
- 给予剂量
- 任何血管收缩剂或其他添加剂的存在
- 给药时的反应
- 反应的细节
- 患者在牙椅上的位置
- 给予的治疗

- 可能时，需要识别食物过敏

为什么？食品通常含有亚硫酸盐防腐剂，因此，它们的摄入可能引起过敏反应

- 应该记录目前的药物及其剂量

为什么？现有的医疗状态可能是疑似"过敏事件"的原因，例如继发于糖尿病的体位性低血压或低血糖症

- 应该开展系统性回顾

*患者准备与处理*

- 获取知情同意书

- 测量基线期血压、脉搏和呼吸

- 用一个 16 或 18 号套管获得静脉开放

为什么？在发生反应事件时提供给予药物或输液的条件

- 一个完整的急救盒应该包括氧气

*准备测试溶液*

- 制备用于未来口腔科治疗的安全麻醉剂的推荐制剂

使用哪种麻醉剂
- 2％盐酸利多卡因添加 1：80 000 肾上腺素
- 2％盐酸利多卡因
- 盐酸丙胺卡因添加 1：200 000 八肽加压素
- 3％盐酸丙胺卡因
- 盐酸甲哌卡因
- 其他,如阿替卡因

- 局部麻醉剂测试溶液是通过使用 25 或 27 号针将完整的牙科药筒选择的药剂装入无菌的 1 mL 结核菌素注射器中制备的

- 对照组(0.9％氯化钠)和组胺注射器准备方法相似

- 排空注射器中的空气

- 对每只注射器给予标记

*注射步骤*

- 具体注射区域(通常是在前臂)标记相距约 3 cm,用无菌酒精棉清洁并干燥
- 测试试剂在注射时患者未知试剂名称
- 测试分三个阶段进行
- 皮肤针刺(图 14-7)
- 皮内
- 口腔颊黏膜内

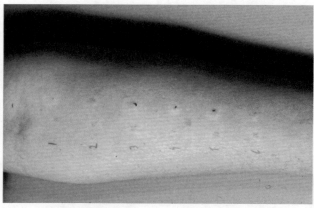

图 14-7　皮肤针刺试验

**皮肤针刺试验**

- 每个试剂轮流进行
- 将 1/5 mL 整只试剂置于清洁的皮肤上
- 30 号针用于通过试剂表浅地刺穿皮肤 4 次,确保不回血
- 在开展皮内注射前留 10 分钟间隔用以评估

反应以皮肤变化或风疹的直径来测量。常用指南为(Aldrete and Johnson,1970):

- 注射点无可见变化
- ＋1～2 cm 直径变化,风疹或红斑
- ＋＋2～3 cm 直径变化,风疹或红斑
- ＋＋＋3 cm 或以上直径风疹和红斑

所有观测都需要与对照组进行对比并记录

*皮下试验*

- 针尖倾斜插入,刚好位于皮肤表面下
- 注射 0.1 mL 试剂
- 如果注射良好,应该形成一个"水疱"
- 开展口腔颊黏膜注射前有一个 15 分钟的评估间隔

*口腔颊黏膜下注射*

- 如果之前的注射都无反应,将 1 mL 试剂注射到上颌颊沟中
- 等待 45 分钟用于评估
- 在最后注射后应该继续观察患者 1～1.5 小时来判断没有延迟反应发生,确保患者安全
- 如果发生反应,需要检测患者并给予合适的治疗

**皮肤斑贴试验**

- 皮肤斑贴试验可能对疑似患者有用:
  - 与牙科材料相关的苔藓样反应
  - 与饮食或其他过敏原相关的口腔颌面部肉芽肿样变

然而,从皮肤斑贴试验结果外推至口腔黏膜的可靠性受到质疑为什么

- 阳性反应(报道为 8%～78.9%)确认诊断
- 阴性反应提示选择另一种材料

为什么? 肉桂醛和苯甲酸已被认为是发病的条件

*测试系列*

- 对患者进行欧洲系列测试,确保其包含牙科系列,特别是与银汞合金有关的(图 14-8)

表 14-3 给出欧洲系列详细目录

对于汞合金在世界范围没有共识,但其通常由以下成分组成:

- 5%汞合金
- 1%氨基氯化汞

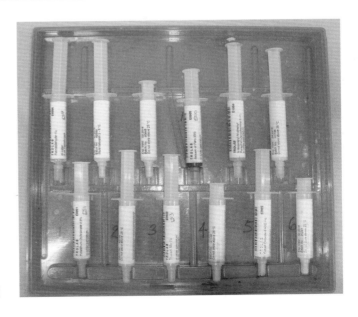

图 14-8　斑贴试验试剂

表 14-3　添加 2 000 mg/L 甲基异噻唑啉酮欧洲基线系列

| 化　合　物 | 除了在水中的[a]，在凡士林中的浓度%（w/w） | 以 mg/cm²[a] 计算的浓度 |
|---|---|---|
| 重铬酸钾 | 0.5 | 0.2 |
| 对苯二胺 | 1.0 | 0.4 |
| 秋兰姆混合物 | 1.0 | 0.4 |
| TMTM | 0.25 | 0.1 |
| TMTD | 0.25 | 0.1 |
| TETD | 0.25 | 0.1 |
| PTD | 0.25 | 0.1 |
| 硫酸新霉素 | 20.0 | 8.0 |
| 氯化钴 | 1.0 | 0.4 |
| 苯佐卡因 | 5.0 | 2.0 |
| 硫酸镍 | 5.0 | 2.0 |
| 氯喹啉[b] | 5.0 | 2.0 |
| 松脂[c] | 20.0 | 8.0 |
| 对羟基苯甲酸酯类 | 16.0 | 6.4 |
| 尼泊金甲酯 | 4.0 | 1.6 |
| 尼泊金乙酯 | 4.0 | 1.6 |
| 尼泊金丙酯 | 4.0 | 1.6 |
| 尼泊金丁酯 | 4.0 | 1.6 |
| N-异丙基-N-苯基-4-对苯二胺 | 0.1 | 0.04 |
| 羊毛醇（羊毛脂醇） | 30.0 | 12.0 |
| 巯基混合物 | 2.0 | 0.8 |
| N-环己基苯并噻唑基磺酰胺巯基苯并噻唑二苯并噻唑二硫代吗啉基巯基苯并噻唑 | 0.5 | 0.2 |
| | 0.5 | 0.2 |
| | 0.5 | 0.2 |
| | 0.5 | 0.2 |
| 环氧树脂 | 1.0 | 0.4 |
| *秘鲁香树[d]* | 25.0 | 10.0 |
| 4-叔丁基酚醛树脂（PTBP 树脂） | 1.0 | 0.4 |
| 巯基苯并噻唑 | 2.0 | 0.8 |
| 甲醛 | 2.0[a] | 0.6 |
| 对芳香混合物 I | 8.0[e] | 3.2 |
| 肉桂醇 | 1.0 | 0.4 |
| 肉桂醛 | 1.0 | 0.4 |
| 羟基香茅醛 | 1.0 | 0.4 |
| α-戊基肉桂醛 | 1.0 | 0.4 |
| 香叶醇 | 1.0 | 0.4 |
| 丁香酚 | 1.0 | 0.4 |
| 异丁香酚 | 1.0 | 0.4 |
| 扁枝衣（橡苔） | 1.0 | 0.4 |
| 倍半萜烯内酯混合物 | 0.1 | 0.04 |
| 土木香内酯 | 0.033 | 0.013 |
| 去氢木香内酯和木香烃内酯 | 0.067 | 0.027 |
| 季铵盐-15 | 1.0 | 0.4 |
| 樱草素 | 0.01 | 0.004 |

（续表）

| 化　合　物 | 除了在水中的[a],在凡士林中的浓度%(w/w) | 以 mg/cm$^2$[*] 计算的浓度 |
|---|---|---|
| 甲基氯异噻唑啉酮(150 mg/L)和甲基异噻唑啉酮(50 mg/L) | 0.02[a] | 0.006 |
| 布地奈德 | 0.01 | 0.004 |
| 新戊托醇酯 | 0.1 | 0.04 |
| 甲基二溴戊腈 | 0.5 | 0.2 |
| 对芳香混合物Ⅱ | 14.0 | 5.6 |
| 　羟基异己基-3-环己烯 | 2.5 | 1.0 |
| 　吡咯甲醛 | 1.0 | 0.4 |
| 　柠檬醛 | 2.5 | 1.0 |
| 　法尼醇 | 2.5 | 1.0 |
| 　香豆素 | 0.5 | 0.2 |
| 　香茅醇 | 5.0 | 2.0 |
| 　肉桂醛 | | |
| 羟基异己基-3-环己烯羧醛 | 5.0 | 2.0 |
| 甲基异噻唑啉酮 | 0.20[a] | 0.06 |

注：PTD,二戊亚甲基秋兰姆二硫化物；TETD,四氢呋喃四乙基秋兰姆；TMTD,四甲基秋兰姆二硫；TMTM,四甲基秋兰姆单硫化物。
[*] 计算是基于使用 Finn 室 ®（直径 0.8 cm）与 20 mg 凡士林制剂或适当的（水）15 mL 水的测试解决方案。
[a] 在水中。
[b] 也被称为奎诺仿和氯碘喹。
[c] 也被称为松香。
[d] 也被称为秘鲁香脂。
[e] 乳化剂：山梨糖醇倍半酸酯 5%。

*测试步骤*

| | |
|---|---|
| ● 患者不应该在测试中采取任何激素或药物试验以改变免疫系统,避免洗澡,避免后背暴露在阳光下 | |
| ● 如果可能的话,将测试补片贴在上背部 | 也可贴于患者上臂上部 |
| ● 标记,从左侧开始,第一和第五空间 | 为什么？当测试补片被移除时,它有助于识别半抗原 |
| ● 测试补片不能贴在中线和肩胛骨上 | 测试单元不能放置在胸罩肩带下,因为可能会导致其移位 |
| ● 当开始几项测试,每行 4~5 单元,共两个水平行可以贯穿背部 | 测试单元不能放置在胸罩肩带下,因为可能会导致其移位 |
| ● 测试补片使用手掌按压大约 5 秒 | 为什么？按压和温度会增加黏附力 |
| ● 除非患者皮肤非常干燥或油腻,不需要再附加胶带来固定测试补片 | 如果患者皮肤油性,可以用乙醇清洁 |
| ● 完成患者表格记录 | 为什么？这有助于追踪患者的测试结果 |

*结果解读*

| | |
|---|---|
| ● 斑贴测试的结果通常在测试补片开始刺激皮肤 2 天后消退时阅读（图 14-9） | 反应分级为：<br>T：黄斑反应<br>＋：丘疹反应<br>＋＋：丘疹囊泡反应<br>根据国际接触性皮炎研究组标准（Fregert, 1981） |

- 在第 3 天需要再次阅读结果，特别是皮肤敏感的人群可能会出现浅的红斑

- 可能在第 7 天再次阅读半抗原结果，因为可能会出现延迟反应

- 患者告知表格中提供所有阳性反应　　为什么？这解释了如果有已知物质的同类能在哪里找到

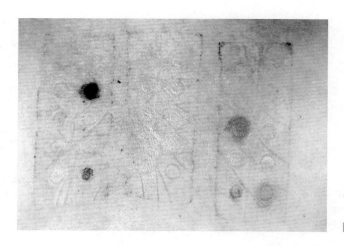

图 14-9　表皮斑贴测试结果

## 参考文献

[1] Aldrete, J. A., Johnson, D. A. (1970) Evaluation of intracutaneous testing for investigation of allergy to local anesthetic agents. Anesthesia and Analgesis 49: 173-181.

[2] Altarawneh, S., Bencharit, S., Mendoza, L., et al. (2013) Clinical and histological findings of denture stomatitis as related to intraoral colonization patterns of Candida albicans, salivary flow, and dry mouth. Journal of Prosthodontics 22: 13-22.

[3] Atkinson, J. C. (1993) The role of salivary measurements in the diagnosis of salivary autoimmune diseases. Annals of the New York Academy of Sciences 694: 238-251.

[4] Awan, K., Morgan, P., Warnakulasuriya, S. (2011) Evaluation of an autofluorscence based imaging system (VELscope™) in the detection of oral potentially malignant disorders and benign keratoses. Oral Oncology 47: 274-277.

[5] Awan, K., Morgan, P., Warnakulasuriya, S. (2011) Utility of chemiluminescence (ViziLite) in the detection of oral potentially malignant disorders and benign keratoses. Journal of Oral Pathology and Medicine 40: 541-544.

[6] Axéll, T., Simonsson, T., Birkhed, D., et al. (1985) Evaluation of a simplified diagnostic aid (Oricult-N) for detection of oral candidoses. Scandinavian Journal of Dental Research 93: 52-55.

[7] Bennett, C. R. (1984) Monheim's Local Anesthesia and Pain Control in Dental Practice, 7th edn. St Louis: Mosby; p.225.

[8] Chisholm, D. M., Mason, D. K. (1968) Labial salivary gland biopsy in Sjogren's disease. Journal of Clinical Pathology 21: 656-660.

[9] Colella, G., Cannavale, R., Vicidomini, A., Itro, A. (2010) Salivary gland biopsy: a comprehensive review of techniques and related complications. Rheumatology 49: 2117-2121.

[10] Dawes, C. (1972) Circadian rhythms in human salivary flow rate and composition. Journal of Physiology 220: 529-545.

[11] Falcão, D. P., da Mota, L. M., Pires, A. L., Bezerra, A. C. (2013) Sialometry: aspects of clinical interest. Revista Brasiliera de Reumatologia 53: 525-531.

[12] Fregert, S. (1981) Manual of Contact Dermatitis, 2nd edn. Copenhagen: Munksgaard; pp.71-76.

[13] Gomes, P. D., Juodzbalys, G., Fernandes, M. H., Guobis, Z. (2012) Diagnostic approaches to Sjögren's syndrome: a literature review and own clinical experience. Journal of Oral and Maxillofacial Research 3: e3. eCollection.

[14] Greenspan, J.S., Daniels, T.E., Talal, N., Sylvester, R.A. (1974) The histopathology of Sjogren's syndrome in labial gland salivary biopsies. Oral Surgery 37: 217-229.

[15] Kusukawa, J., Suefuji, Y., Ryu, F., et al. (2000) Dissemination of cancer cells into circulation occurs by incisional biopsy of oral squamous cell carcinoma. Journal of Oral Pathology and Medicine 29: 303-307.

[16] Melrose, R.J. (2011) Failure to diagnose pathology: an avoidable complication in oral and maxillofacial surgery. Oral and Maxillofacial Surgical Clinics of North America 23: 465-473.

[17] Paschides, C.A., Kitsios, G., Karakostas, K.X., et al. (1989) Evaluation of tear break-up time, Schirmer's-I test and rose bengal staining as confirmatory tests for keratoconjunctivitis sicca. Clinical and Experimental Rheumatology 7: 155-157.

[18] Patterson, R., Anderson, J. (1982) Allergic reactions to drugs and biologic agents. Journal of the American Medical Association 248: 2637-2645.

[19] Sciubba, J.J. (1999) Improving detection of precancerous and cancerous oral lesions, computer-assisted analysis of the Oral Brush Biopsy. Journal of the American Dental Association 10: 1445-1457.

[20] Shiboski, S.C., Shiboski, C.H., Criswell, L., et al. (2012), American College of Rheumatology classification criteria for Sjögren's syndrome: a data-driven, expert consensus approach in the Sjögren's International

Collaborative Clinical Alliance cohort. Arthritis Care Research 64：475-487.

[21] Simon，R. A. （1984） Adverse reactions to drug additives. Journal of Allergy and Clinical Immunology 74：623-630.

[22] Suter，V.，Altermatt，H. J.，Sendi，P.，et al. （2010） $CO_2$ and diode laser for excisional biopsies of oral mucosal lesions. Schweizer Monatsschrift fur Zahnmedezin 120：8.

[23] Vitali，C.，Moutsopoulos，H. M.，Bombardieri，S. （1994） The European Community Study Group on diagnostic criteria for Sjögren's syndrome. Sensitivity and specificity of tests for ocular and oral involvement in Sjögren's syndrome. Annals of the Rheumatic Diseases 53：637-647.

[24] Williams，D. W.，Lewis，M. A. O. （2000） Isolation and identification of Candida from the oral cavity. Oral Diseases 6：3-11.

# 口腔外科手术步骤
## Procedures in Oral Surgery

*Tara Renton*

# 第15章

## 引言

口腔外科手术是治疗面部、颌骨、颈部和口腔等疾病的口腔科专业。它提供了影响这些区域疾病的诊断和治疗。患者可能是健康、良好的，或者有显著的社会和医学复合体的共性疾病，或者难以处理其自身的焦虑并在治疗中有恐惧感。本章从以下几个部分进行阐述：

- 第一部分：医疗的复杂性及其管理，通过局部麻醉(LA)、清醒镇静或全身麻醉(GA)对患者进行管理的评估。非医疗和医疗方式治疗焦虑症将在单独的章节中介绍。根据患者的病情，可能需要额外的临床试验，并强调有效知情同意的重要性。
- 第二部分：牙槽外科手术包括常规拔牙治疗，或是以手术方式去除 1 颗或多颗牙齿。
- 第三部分：阻生牙或折裂牙的手术治疗。手术入路最常见于第三磨牙(智齿)去除或截冠术，有着神经损伤的高风险。
- 第四部分：应用医疗和外科技术治疗急性和慢性口腔颌面部感染。
- 第五部分：颞下颌关节(TMJ)紊乱的治疗，包括功能障碍、关节炎和肌肉疼痛。
- 第六部分：手术并发症的预防和处理，包括疼痛、感染、神经损伤等常见并发症。

口腔外科手术在简单的患者中可以是常规的简单操作，在极其缺乏抵抗力的患者(心理、社会或医学上)中可能涉及延长手术并有高风险的并发症。

其他相关步骤在以下章节中详述：

- 应用药物、手术和相关技术治疗有急、慢性口腔颌面部疼痛的患者(第 9 章)。
- 需要种植口腔科治疗患者的手术治疗，作为修复重建多学科团队的一部分(第 12 章)。
- 通过行为干预(第 4 章)和药理学技术(第 10 章)治疗焦虑症。
- 在种植体植入(第 12 章)和牙槽骨骨折的治疗中，处理窦腔病理和进行窦腔内植入物。
- 急性牙外伤与牙槽突骨折的手术治疗。
- 牙体牙髓治疗中根尖周病理的手术治疗(第 16 章)。

本书中还包括以下手术处理步骤：

- 口腔颌面部创伤处理。
- TMJ 手术。
- 唾液腺疾病的手术治疗。
- 口腔及颌面部软组织和硬组织良性囊性和实性病变的手术治疗。
- 上颌窦治疗。
- 修复前外科手术。
- 复杂种植外科手术。
- 正畸患者的口腔外科手术。
- 肿瘤的手术治疗。

## 第一部分：检查、医疗复杂性和考虑、同意

为了给每一位患者提供最合适的治疗计划，以满足个人的需要，重要的是发现和记录尽可能多的信息，每位患者过去的经历、态度、期望、全身和口腔情况，以及健康。在第 6 章中详细讨论了患者检查和评估的程序，对于口腔外科手术，标准的病史和检查应该通过检查(表 15-1)和特殊的测试(表 15-2)来扩充，根据美国麻醉医师协会表格(表 15-3)中口腔外科手术和患者的医疗状况相关分类。必须对医疗不耐受患者的治疗做出决定(表 15-4)。此外，还需要做出关于选择最适合手术步骤的麻醉的决定(图 15-1)。

表 15-1　与口腔外科特别相关的检查

**口外检查**

- TMJ 及其动度的触诊和评估

  颌骨运动对张口非常重要（手术入路），也对 TMJ 紊乱的评估很重要（弹响、摩擦音、开口偏、关节和肌肉触诊疼痛）

- 淋巴结触诊

  肿大的淋巴结可能与感染和肿瘤相关

- 面部对称性评估

  病理学（先天、生长畸形、感染或肿瘤）、创伤和神经病变可能表现为面部或口腔不对称

- 脑神经评估

  脑神经评估对肿瘤、疼痛或神经病变的任何患者都是非常重要的

- 唾液腺触诊

  对于口干或复发性进食时间综合征的患者，评估唾液腺肿大和可能的阻塞是很重要的

**口内检查**

- 口腔黏膜检查

  口腔黏膜的状况可能是某种形式的溃疡或外观和质地的改变，可能是局部或潜在的全身性问题的表现。检查必须包括口腔癌的筛查

- 牙槽突触诊

  如果牙槽骨或牙槽嵴对触诊敏感，可能提示局部感染或创伤。肿胀可能与未萌出的牙齿、囊性病变或肿瘤有关

- 双唇触诊唾液腺和任何软组织肿块以评估活动性、发白状况和波动

**牙列状况**

- 咬合——分类Ⅰ、Ⅱ或Ⅲ，伴或不伴有开𬌗或反𬌗
- 未萌或部分萌出的牙齿
- 大范围修复的牙齿
- 口腔卫生、牙结石、牙龈炎和牙周炎
- 牙齿损耗——磨损、磨耗和腐蚀
- 副功能证据
- 创伤证据

注：TMJ，颞下颌关节。

表 15-2　与口腔外科手术特别相关的特异性试验

| 步　骤 | 附加临床检查 | 血液学检查 | 放射学检查 |
| --- | --- | --- | --- |
| 常规牙齿拔除 | | 相关病史 | 根尖片（图 15-2） |
| M3M 拔除 | | 相关病史 | • 根尖片，如果可能，拍摄区域全景片（图 15-3）<br>• 如果为高风险 M3M 使用 CBCT 扫描 |
| 取出或暴露阻生牙齿 | | 相关病史 | • 阻生尖牙平行投照<br>• 低剂量 CBCT 扫描 |
| 感染处理 | • 评估感染扩散到局部间隙<br>• 测试体温评估发热<br>• 脓液培养和敏感性检测辅助抗生素的选择 | 检查感染扩散（白细胞升高，菌血症） | • LCPA 或分段 DPT 以评估脓肿和隔离物的存在<br>• 当出现难以诊断的慢性骨感染时使用 PET 扫描的情况很罕见 |
| TMJ 检查 | 3 分钟检查法（表 15-12） | 如果怀疑关节炎或有慢性疼痛 | • 分段 DPT<br>• 有时，可用 MRI 检查开口或闭口时关节盘移位，罕见使用 CT 评估髁突或颅底病变 |
| 神经病变、面肌无力或感觉神经病变的评估 | 脑神经检查 | 如果怀疑系统性病变引起神经病变，例如糖尿病 | |

（续表）

| 步　骤 | 附加临床检查 | 血液学检查 | 放射学检查 |
|---|---|---|---|
| 唾液腺检查 | 唾液池测试，评估 Wharton 导管和 Stenson 导管唾液腺分泌物清亮无脓液。腺体触诊（通常双手口内外合诊） | 表现为口干患者需排除结缔组织疾病和干燥综合征 | 如果怀疑有阻塞性涎腺疾病，可以通过涎腺造影排除 |
| 软组织病变/肿块检查 | • 持续时间<br>• 位置、尺寸、形状、表面<br>• 连续性、轮廓、颜色<br>• 动度、硬度、排出物<br>• 细针穿刺吸引或活检 | 相关病史 | 更深的唾液腺或淋巴结病变可采用放射导向细针穿刺 |
| 硬组织病变/肿块检查 | 囊性病损吸引：<br>• 用细胞学鉴定任何恶性细胞<br>• 在手术前排除血管瘤病变<br>• 辅助病变诊断，例如，牙源性角化囊肿或成釉细胞瘤 | 相关病史<br>如果病变与系统性疾病有关，包括 Paget 病、纤维组织发育异常、巨细胞病变 | 根据病变大小选择 LCPA 或分段 DPT<br>如果病变较大、扩张且涉及软组织，则需要附加 CBCT 或 MRI |

注：CT，计算机断层扫描；DPT，全景断层摄影；LCPA，长锥形根尖片；M3M，下颌第三磨牙；MRI，磁共振成像；PET，正电子发射断层显像。

表 15-3　美国麻醉师协会健康分类

**分类**

1. 健康良好的患者可以直接进行手术，并能完全康复
2. 健康状况不佳的患者可能会增加护理的复杂性，但是不会影响结果（例如，肝炎、凝血疾病、心内膜炎病史、类固醇、癫痫、精神障碍）
3. 健康状况不佳的患者，或有手术史，可能影响治疗效果（手术复杂化、未控制的糖尿病、免疫抑制）
4. 有明显局部或系统性并发症（遗传性凝血障碍、未控制的局部或全身疾病）和（或）需要同期专科医疗护理（严重免疫抑制、血友病）的患者，手术并发症可能会极其严重
5/6. 与牙科手术无关

表 15-4　医疗状况不佳患者的治疗

| 医 疗 情 况 | 与口腔外科相关的问题 | 建　议 |
|---|---|---|
| 心血管问题 | 高血压：<br>• 出血<br>• 心肌梗死（MI）和卒中风险<br>心绞痛：<br>• 心绞痛发作<br>• MI 风险<br>近期 MI 发作史 | 高血压：<br>• <160/100 mmHg，正常治疗<br>• >160/100 mmHg，术后给予止血药，IV 镇静为佳<br>心绞痛：<br>• 指导患者术前使用硝基舌下喷雾剂，保证氧气有效<br>MI：<br>• 3 个月内——不选择治疗<br>• 6 个月内——不全身麻醉——增加 50％的 MI 复发风险 |
| 心脏缺损/瓣膜置换术/既往心内膜炎/肥厚型心肌病 | 需要预防性抗生素 | • 无抗生素预防<br>• 保持良好口腔卫生<br>• 告知患者复发感染性心内膜炎的风险 |
| 肝病 | • 出血问题<br>• 影响药物代谢<br>• 交叉感染——乙肝、丙肝、丁肝、戊肝<br>• 可能是免疫抑制患者 | 术前：<br>• 与内科医生联系<br>• 肝状态、凝血筛查、FBC、APTT<br>• 给予局部麻醉和镇静需谨慎<br>• 处方药物——确认英国国家处方（BNF）附录 2 关于肝病的内容<br>术后：<br>• 牙槽窝内止血剂<br>• 乙肝免疫，谨防丙肝患者交叉感染 |

（续表）

| 医 疗 情 况 | 与口腔外科相关的问题 | 建 议 |
|---|---|---|
| 肾病 | <ul><li>出血倾向</li><li>处方药物</li><li>透析患者</li><li>可能是免疫抑制患者</li></ul> | 术前：<ul><li>与内科医生联系</li><li>肾状态、FBC、凝血筛查</li><li>检查 BNF 附录 3 中关于引起肾损伤的处方药物</li><li>透析患者要在透析后 1 天进行治疗</li><li>需要预防性抗生素</li></ul>术后：<ul><li>止血措施</li></ul> |
| 糖尿病 | <ul><li>高血糖急症</li><li>愈合延迟和免疫抑制</li><li>HbA1c 优先于种植</li></ul> | 术前：<ul><li>测量血糖水平（<5.0 mmol——口服葡萄糖）</li><li>预约早晨就诊</li><li>HbA1c<6％</li></ul>术后：<ul><li>血糖控制不佳或手术难度大的患者需给予抗生素</li></ul> |
| 癫痫 | <ul><li>压力增加可能导致癫痫发作</li></ul> | <ul><li>检查癫痫发作的频率和表现</li><li>推荐静脉注射有抗惊厥作用镇静剂</li></ul> |
| 止血障碍 | <ul><li>增加术后出血的风险</li></ul> | 血友病 A 和 B 型，血管性假血友病：<ul><li>与血液内科医生/血友病中心建立联系</li><li>Ⅷ因子水平在 50％～75％需要优先处理</li><li>可能需要去氨加压素、氨甲环酸</li><li>院内治疗——可能需要住院</li><li>尽可能避免下牙槽神经阻滞麻醉</li></ul>血小板减少症：<br>术前：<ul><li>与血液内科医生联系</li><li>血小板水平>80×10⁹/L，在医院治疗</li><li>血小板水平<80×10⁹/L 需要输入血小板</li></ul>术后：<ul><li>局部止血措施</li><li>可能需要血小板</li><li>去氨加压素、氨甲环酸</li><li>避免 NSAID</li></ul> |
| 抗凝治疗 | <ul><li>增加患者出血风险——INR 应该<4</li><li>血栓栓塞事件的风险增加</li><li>抗生素和 NSAID 改变华法林药效</li></ul> | 术前：<ul><li>如果 INR>4，就诊血液科门诊</li><li>双重抗血小板治疗患者——住院治疗</li></ul>术后：<ul><li>局部止血措施</li><li>避免 NSAID</li></ul> |
| HIV | <ul><li>病毒载量</li><li>CD4 计数——>200 个细胞/mm 血液可以进行治疗</li><li>注意常见的口腔表现：颈部淋巴结肿大、念珠菌病、毛状白斑、疱疹病毒、乳头状瘤病毒、口腔溃疡、卡波西肉瘤和淋巴瘤。可能需要活检</li><li>中性粒细胞减少症</li><li>由于血小板减少症而有出血倾向</li><li>Ⅳ 镇静——苯二氮䓬类药物活性可以通过 HAART 增强</li></ul> | 术前：<ul><li>病毒载量——<50 病毒 RNA 复制/mm 血液，低传染性可以进行治疗</li><li>CD4 计数——>200 个细胞/mm 血液可以治疗</li><li>FBC、肝功能、凝血筛查</li><li>如果中性粒细胞减少，有感染风险需用抗生素</li></ul>术后：<ul><li>如果有中性粒细胞减少症，可能需用抗生素</li><li>交叉感染风险低，但是如果发生暴露，暴露后预防可能需要长达 4 周</li></ul> |

（续表）

| 医 疗 情 况 | 与口腔外科相关的问题 | 建 议 |
|---|---|---|
| | • ART 是使用抗 HIV 药物治疗 HIV 感染的患者。标准治疗包括至少三种抑制 HIV 复制的药物（通常称为"高活性的 ART"或 HAART） | |
| 恶性肿瘤 | • 恶性扩散可能出现在头颈部区域<br>• 血液系统恶性肿瘤引起血小板减少症（减少血小板）、中性粒细胞减少症（中性粒细胞减少）和贫血，导致出血和感染的风险增加<br>• 乳腺癌、前列腺癌和多发性骨髓瘤患者可能口服或静脉注射双膦酸盐 | 术前：<br>• FBC、凝血筛查<br>• 如果血小板<80×10⁹/L，可能需要输入血小板<br>术后：<br>• 止血措施<br>• 抗生素治疗 |
| 化疗 | • 由于血小板减少症增加出血风险<br>• 由于中性粒细胞减少和免疫抑制增加感染风险<br>• 贫血<br>• 高剂量类固醇患者——地塞米松，有肾上腺危象风险 | 术前：<br>• 如果血小板<80×10⁹/L，需要输入血小板<br>• 如果中性粒细胞<1.5×10⁹/L，预防性使用抗生素<br>• 如果红细胞<8×10⁹/L，全身麻醉和 IV 镇静需慎重<br>• 预防用类固醇——25 mg IV 氢化可的松，如果使用高剂量类固醇 |
| 类固醇 | • 肾上腺皮质危象<br>• 可能导致延迟愈合 | 术前：<br>• >7.5 mg 泼尼松龙，或等效类固醇覆盖需要<br>在局部麻醉或 IV 镇静之前：<br>• 25 mg 氢化可的松，或双剂量类固醇在手术当天使用<br>全身麻醉下步骤：<br>• 术前：25～50 mg IV 氢化可的松<br>• 术后：25～50 mg 氢化可的松 IM，24 小时内每 6 小时 1 次。可能需要抗生素 |
| 镇静 | • 妊娠、重度慢性阻塞性肺疾病和苯二氮䓬类药物过敏的禁忌<br>• 对年龄和镰状细胞病、肝肾疾病、重症肌无力和精神疾病方面应慎重 | • 老年患者——缓慢给予镇静。年龄与咪达唑仑剂量相关，随着年龄增长而减少剂量。超过 70 岁的患者初始剂量应减少（0.3 mg 而不是 2 mg）<br>• 在镰状细胞病患者中，镇静治疗可降低血氧水平，并可能导致镰状细胞危象 |

注：APTT，活化部分凝血酶时间；ART，抗逆转录病毒治疗；FBC，全血细胞计数；HAART，高效抗逆转录病毒疗法；HIV，人类免疫缺陷病毒；IM，肌内注射；INR，国际标准化比值；IV，静脉注射；NSAID，非甾体抗炎药。

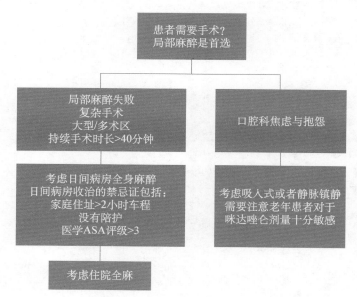

图 15-1　口腔外科麻醉方式的选择。ASA，美国麻醉师协会

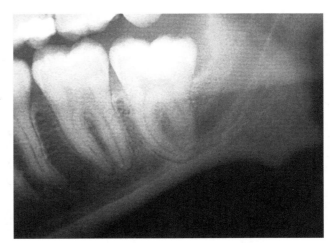

图 15-2　全景片中高风险的下颌第三磨牙根进入下牙槽神经管

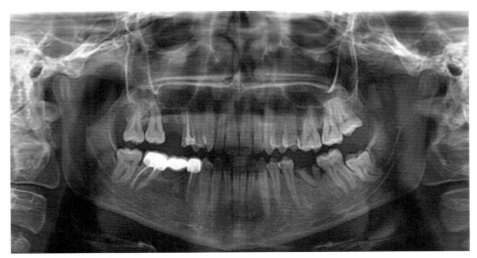

图 15-3　全景片显示牙拔除术相关的难点。左下智齿垂直向阻生，并且牙根接近下牙槽神经管，神经管的硬骨板不可见。右上第一磨牙的根尖接近上颌窦底，拔除时可能会造成口鼻窦瘘。右下第一磨牙残根龋损严重需要拔除。如果右下智齿需要拔除，需要注意避免对邻牙修复体造成损坏。右下第二磨牙或者前磨牙基台的拔除受到固定桥的影响而复杂化

## 同意

第 5 章中所考虑的同意过程是任何外科干预之前的要求。同意，这应该涉及与患者联合决策，是一个过程，使患者意识到手术程序的风险与受益。外科医生的责任是确保患者理解替代治疗方案及其后果。这种双向方式的讨论和协议还允许外科医生确保患者的期望得到适当的管理，并认识到患者是否具有不切实际的期望，这可能阻止手术。

## 第二部分：牙槽外科——常规拔牙术

牙齿拔除或拔牙术是将牙齿从颌骨中取出的外科手术。常规拔除萌出的牙齿不需要额外的软组织或骨组织手术，而部分萌出或阻生的牙齿则不一样（表 15-5 和表 15-6）。

表 15-5　常规拔牙术前准备

| | |
|---|---|
| 治疗计划 | 检查准备治疗是否已完成 |
| 签署知情同意书 | 确认知情同意书有效 |
| 放射影像学 | 提供有关牙槽骨高度、牙周膜宽度、牙根形态、相邻牙修复情况、重要解剖结构、相邻牙根位置和角度的关系 |
| 灭菌手术套装 | 基础手术套装用于剥离黏骨膜瓣和缝合创口 |
| 灭菌冲洗系统 | 在钻头工作中持续冲洗，避免骨头过热 |
| 灭菌铺巾 | 保持合适的手术范围，覆盖患者的衣服和头发 |
| 氯己定含漱 | 术前 0.2% 氯己定溶液含漱 1 分钟，减少口腔细菌。一些临床医生还使用 0.2% 氯己定溶液为周围皮肤消毒。在一些国家使用更严格的屏障方法，如胶黏膜敷料和鼻覆盖 |
| 局部麻醉 | 通常使用含有肾上腺素的局部麻醉剂来产生更深刻的麻醉和止血。常用利多卡因。在下颌骨部位，阿替卡因浸润可能更有效，但不用于下颌阻滞麻醉 |

表 15-6 常规拔牙的手术步骤

| | |
|---|---|
| 患者体位正确 | 一旦体位正确(图 15-4),给予患者眼部防护装置 |
| 使用牙挺松动牙齿 | 紧握牙挺并将中指指向柄部确保最小化伤害发生,也就是器械移位或滑脱 |
| 一旦牙齿被撬动,单牙根牙齿就可能用 Warwick James 或 Couplands 牙挺拔除 | 在拔牙过程中,牙钳在牙齿上应用的关键是在钳喙中紧紧地抓住牙齿,一旦压力被施加到牙根以下,以获得牙釉质-牙本质接合点以下的抓力。一旦建立了这种抓力,需要对患者颌骨进行有力的支撑,以防止不适感,并有助于抵抗主动拔牙手的作用(图 15-5):牙钳喙对牙齿的作用,上直喙用于切牙和尖牙,上弯曲喙部用于前磨牙。上颌磨牙钳(颊侧喙)用于上颌磨牙。 |
| 多根牙需要使用特定牙钳 | 下直根喙用于切牙和尖牙,下磨牙钳用于下磨牙。改良牛角钳也可用于下磨牙。<br><br>强有力向下压力用于扩宽牙周膜。需要各种松动的技巧:<br>• 单根牙可以垂直轴向旋转力<br>• 颊/舌-腭向晃动用于单根-多根牙齿。一些操作者提倡"8 字形"运动用于多根磨牙。一旦有松动,使用慢并且坚实的颊向力完成牙齿的拔除。任何阻力都可能来源于技巧不良、反向牙根形态或密质骨。如果阻力持续存在,或者牙折,进一步拔除需要用牙挺、分根或手术入路来完成 |
| 冲洗位点 | 去除所有残留软组织和骨碎片 |
| 检查牙槽窝 | 确保无软组织或牙骨碎片残留,并检查持续性出血 |
| 使用纱布压迫 | 确保翻瓣复位良好并止血 |
| 给予术后医嘱,口头和书面 | 包括接下来的 24/48 小时内每 4~6 小时口服止痛药,使用氯己定含漱液——10 mL,0.2%氯己定含漱液每天 2 次每次 1 分钟含漱,接下来的几小时内使用冰袋以减轻肿胀,如果再次发生出血,使用无菌纱布压迫止血。患者应该提供联系方式(姓名和个人电话号码)以便在发生事件时联系 |
| 家庭检查:<br>患者应该在手术前同意给医生提供联系电话,这样医生可以在术后 4~6 小时局部麻醉剂消退后和次日打电话 | 常规家庭检查内容包括:<br>• 是否需要止痛药<br>• 是否过度疼痛或肿胀<br>• 是否有感觉异常<br>• 是否持续出血<br>这提供了极佳的服务质量评估和数据审查<br>如果患者感觉不适应尽早安排复诊 |
| 预约复诊 | 术后大约 1 周复查,以去除缝线,检查愈合情况,并处理患者可能有的担忧 |

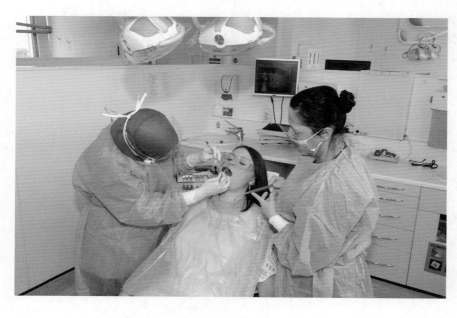

图 15-4 口腔外科患者的正确椅位

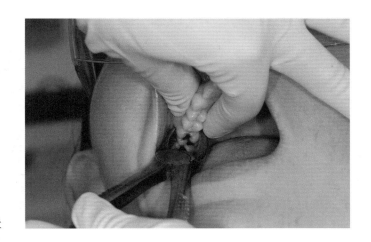

图 15-5　上颌磨牙的拔牙钳放置

## 第三部分：阻生牙或折裂牙的手术治疗

手术入路最常用于智齿——第三磨牙，或用于有神经损伤高风险下的截冠术。手术入路也用于其他阻生牙的拔除，或是暴露牙齿以利于正畸粘接（表 15-7～表 15-9）。

表 15-7　手术拔除阻生和折裂牙根的术前准备

| | |
|---|---|
| 治疗计划 | 检查治疗前准备是否完善 |
| 签署知情同意书 | 确认知情同意书有效 |
| 放射学影像 | 提供有关牙槽骨高度、牙周膜宽度、牙根形态、相邻牙修复情况、重要解剖结构、相邻牙根位置和角度的关系 |
| 手术导板在氯己定溶液中消毒 | 手术导板用于建立近远中和颊舌侧位置，角度和阻生牙根的垂直水平 |
| 灭菌牙科手术拔除器械 | 与手术计划相匹配的完整器械套装（图 15-6） |

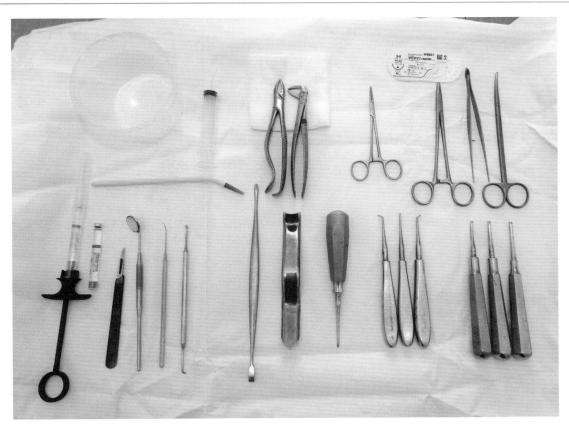

图 15-6　口腔外科工具

（续表）

| | |
|---|---|
| 灭菌手术套装 | 基础手术套装用于剥离黏骨膜瓣并缝合创口 |
| 灭菌冲洗系统 | 在钻头工作时持续冲洗，避免骨过热 |
| 灭菌铺巾 | 保持合适的手术范围，覆盖患者衣服和头发 |
| 抗生素 | 术前抗生素对于减少患者术后感染的证据不足。然而，抗生素仍在患者有系统健康问题时使用，例如控制不佳的糖尿病，或者计划进行的手术可能会由于现存或之前的感染而复杂化 |
| 氯己定含漱液 | 术前使用 0.2% 氯己定含漱液含漱 1 分钟以减少口腔细菌。一些临床医生也使用 0.2% 氯己定溶液进行口周皮肤消毒。在一些国家使用更严格的屏障方法如胶黏膜敷料和鼻覆盖 |
| 术前止痛药 | 没有证据显示需使用术前止痛药。因为利多卡因阻滞麻醉效果持续 4 小时，术前止痛药没有附加作用 |
| 局部麻醉 | 通常使用含有肾上腺素的麻醉剂来产生更深刻的麻醉效果和止血。通常用利多卡因。下颌区域阿替卡因渗透效果更有效，但是不用在下颌阻滞麻醉中 |

表 15-8　阻生牙和折裂牙根的手术拔除步骤

| | |
|---|---|
| 患者体位正确 | 一旦体位正确（图 15-4），给予患者眼部防护装置 |
| 使用牙挺松动牙齿 | 紧握牙挺并将中指指向柄部确保最小化伤害发生，也就是器械移位或滑脱 |
| 一旦折裂牙根松动，使用 Warwick James 或 Coupland 牙挺可能会较容易挺出。阻生牙和折裂牙根，有着多个根尖，可能需要分根。倾向于翻瓣，也会导致患者额外的肿胀和疼痛 | 任何阻力都可能与技术不佳、反向牙根或密质骨有关。如果阻力持续存在或造成牙根折断，可能需要再次挺动，或通过黏膜瓣来增加手术入路 |
| | 牙齿或牙根分割通常使用裂钻和手术钻进行（图 15-7）。在切割期间，钻头必须保持在牙齿结构中以避免不必要的骨切割和损伤邻牙 |
| | 一旦牙齿或牙根分开，需用牙挺或 Warwick James 牙挺来挺出。牙根碎片可以使用根钳或 Mitchell 钳来取出，使用时尽可能避免不必要的骨去除 |
| | 如果牙根或牙根碎片仍然难以挺出，对邻近的牙龈减张可能会暴露足够的颊侧牙根表面，以获得着力点进一步挺出。着力点可以通过裂钻来获得 |
| 翻开双颊侧黏膜瓣 | 如果阻力持续存在，行双侧颊黏膜瓣来获得足够的折裂牙根通路。切口应该使用 15 号刀片 |
| | 通常情况下，正中嵴顶切口的愈合较佳。减张切口增加入路 |
| 去除颊侧骨 | 使用裂钻保守性地去除颊侧骨，以获得足够的空间来使用合适的牙挺挺出牙根片段。如果牙根形状不规则或强直，则可能需要进一步切割牙根 |
| 冲洗位点 | 去除所有残留软组织和骨碎片 |
| 缝合翻瓣 | 使用 40 号 Vicryl 缝线间断缝合 1~2 次 |
| 检查牙槽窝 | 确保无软组织或牙骨碎片残留，并检查持续性出血 |
| 使用纱布敷料压迫 | 确保翻瓣复位良好并止血 |
| 给予术后医嘱，口头和书面 | 包括接下来的 24/48 小时内每 4~6 小时口服止痛药，使用氯己定含漱液——10 mL，0.2% 氯己定含漱液每天 2 次每次 1 分钟含漱，接下来的几小时内使用冰袋以减轻肿胀，如果再次发生出血，使用无菌纱布压迫止血。患者应该提供联系方式（姓名和个人电话号码）以便在发生事件时联系 |
| 家庭检查：<br>患者应该在手术前同意给医生提供联系电话，这样医生可以在术后 4~6 小时局部麻醉剂消退后和次日打电话 | 常规家庭检查内容包括：<br>● 是否需要止痛药<br>● 是否过度疼痛或肿胀<br>● 是否有感觉异常<br>● 是否持续出血<br>这提供了极佳的服务质量评估和数据审查<br>如果患者感觉不适，应尽早安排复诊 |
| 预约复诊 | 术后大约 1 周复查患者，以去除缝线，检查愈合情况，并处理患者可能有的担忧 |

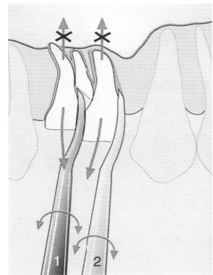
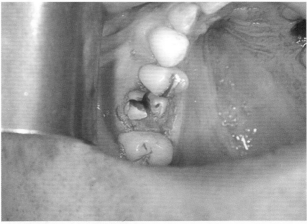
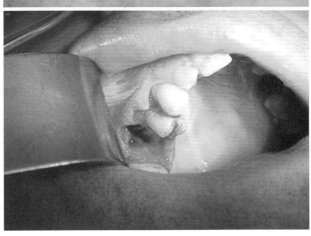

图 15-7　多根牙分根以减少骨去除以及并发症

表 15-9　下颌第三磨牙截冠术步骤

**术前准备**

| | |
|---|---|
| 治疗方案 | 检查准备治疗是否已完成 |
| 签署知情同意书 | 确认知情同意有效,特别告知: |
| | ● 5％干槽症发生率 |
| | ● 2％暂时性舌神经和下牙槽神经损伤 |
| | ● 0.2％永久性舌神经和下牙槽神经损伤 |
| | 如果牙齿跨越下牙槽神经管,损伤下牙槽神经的风险大幅度增加 |
| | 如果必须取出牙齿,风险增加到 20％暂时性和 2％永久性神经损伤 |
| 放射学影像 | 提供有关骨高度、牙周膜宽度、牙根形态、邻牙修复情况、有关的重要解剖结构、邻牙牙根位置和角度等信息(图 15-8a、图 15-9a、图 15-8b 和图 15-9b)<br>CBCT 可用于评估牙齿和下牙槽神经管的关系<br>确保完整评估接近下牙槽神经管牙根情况 |
| 手术导板在氯己定溶液中消毒 | 手术导板用于建立近远中和颊舌向的位置,第三磨牙角度和垂直水平 |
| 灭菌的牙科拔除器械 | 与计划步骤匹配的完整器械套装(图 15-6) |
| 灭菌的手术套件 | 基础手术套件用来剥离黏骨膜瓣和缝合创口 |
| 灭菌的冲洗系统 | 保证钻针工作时持续冲洗,避免骨头过热 |
| 灭菌的铺巾 | 覆盖患者衣物和毛发,维持适当的手术环境 |
| 抗生素 | 术前给予抗生素可减少术后感染的证据不足。然而,如果患者有全身性的健康问题,例如控制不佳的糖尿病,或者计划手术过程由于现有的或先前的感染而复杂的话,抗生素可能需要应用 |

(续表)

| | |
|---|---|
| 氯己定含漱 | 术前使用0.2%氯己定含漱1分钟以减少口腔内细菌。一些临床医生还使用0.2%氯己定作为口周皮肤消毒。一些国家使用更严格的屏障,如胶黏膜敷料和鼻覆盖 |
| 术前镇痛 | 没有证据表明需要术前镇痛。由于利多卡因阻滞效果持续长达4小时,任何术前镇痛没有额外的效果 |
| 局部麻醉 | 通常使用含有肾上腺素的局部麻醉剂溶液来获得更深刻的麻醉和止血。常用麻醉剂为利多卡因。在下颌骨部位,阿替卡因浸润效果更佳,但不用于下牙槽神经阻滞 |
| **手术步骤** | |
| 患者体位调整 | 一旦体位合适(图15-4),给予患者眼部防护装置 |
| 切口 | 使用15号刀片进行切开。正常情况下,嵴顶正中切口愈合更加良好。减张切口成三角形瓣以增加入路,避免进行垂直减张切口或将切口放在邻牙牙根突出面或牙槽窝。通过避免信封瓣,最小化骨暴露。如果不暴露远中骨则难以去除,从而减少术中舌神经的损伤风险(图15-8c和图15-9c) |
| 去除颊侧骨 | 使用裂钻保守去除颊侧骨,在合适的位点获取足量的入路,以允许磨牙冠部挺出(图15-8d和图15-9d) |
| 截冠术 | 裂钻应该伸入髓腔中。切割应该不深,但是在牙齿结构中为"横向",创造足够的空间来容纳一个直的Warwick James牙挺,撬开牙齿的冠部。在切割后(图15-8e和图15-9e),牙冠被挺出或使用Fickling牙钳取出。有时,需要进一步切割牙冠使之能通过三角形翻瓣区。取出第三磨牙时,牙根应该随后被挺出(图15-9f)。在截冠术的操作中,应该探查牙冠切割面确保釉质完全去除(图15-8e)。任何釉质残留都需要使用玫瑰样球钻来仔细去除;注意避免损伤舌神经<br><br>如果牙根在操作过程中移动,则必须要去除。必须告知患者这种可能性。如果必须拔牙,必须非常小心以确保对下牙槽神经的干扰最小。可能需要对牙根多次切割 |
| 冲洗位点 | 去除任何松动组织和骨碎片 |
| 缝合 | 通常使用40号Vicryl缝线进行1次或2次间断缝合 |
| 检查牙槽窝 | 检查是否残留软组织或牙骨碎片,并检查是否持续出血 |
| 使用纱布压迫 | 确保翻瓣复位良好,止血良好 |
| 给予术后医嘱,口头和书面 | 包括接下来的24/48小时中每4～6小时服用止痛药,使用10 mL的0.2%氯己定含漱液每天2次每次1分钟含漱,接下来的几小时内使用冰袋以减少肿胀,如果再次出血则使用无菌纱布压迫。在遇到困难的情况下,患者应该提供详细的联系信息(姓名和个人电话) |
| 家庭检查:<br>患者应该在术前同意提供给医师一个联系电话号码,这样医师可以术后4～6小时当局部麻醉消退时或次日电话回访患者 | 日常家庭检查的问题包括:<br>● 是否需要止痛药<br>● 有任何过度疼痛或肿胀吗<br>● 有任何感觉异常吗<br>● 有持续出现吗<br>这为服务质量和审计数据提供了极好的评估。如果患者感到不适,应提前安排复诊 |
| 复诊预约 | 术后约1周复查患者,以去除缝线,检查愈合情况,并处理患者可能担心的任何问题 |

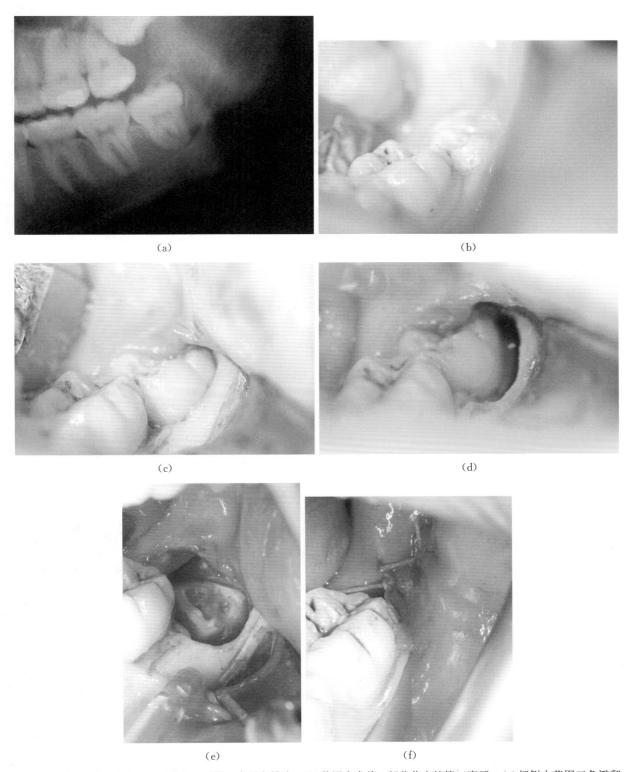

图 15-8 （a)截冠术术前。高风险的左下第三磨牙全景片。(b)截冠术术前。部分萌出的第三磨牙。(c)颊侧小范围三角瓣翻瓣暴露骨面。(d)采用裂钻去除颊侧骨板。(e)截冠后牙髓暴露的剩余牙根，随后进行清除冲洗。(f)初期创口闭合

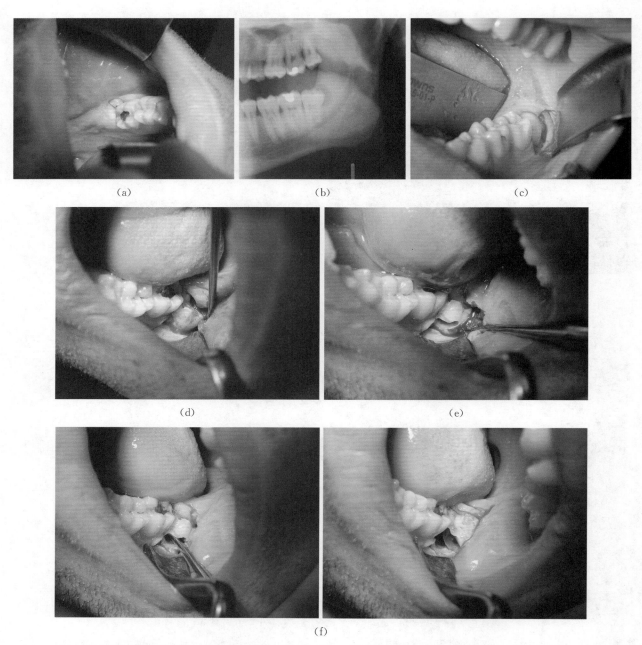

图 15-9 （a）下颌左侧第三磨牙（LL8）。（b）术前全景片。（c）颊侧小切口用于智齿分割。（d）裂钻去除颊侧骨板。（e）分离牙冠和牙根。（f）剥离子去除牙冠。然后拔除牙根

## 第四部分：应用医疗和外科技术治疗急性和慢性口腔颌面部感染

### 医疗技术

　　牙医的抗生素处方继续增加，尽管其他医疗部门明显减少（Palmer et al.，2000；Karki，Holyfield and Thomas，2011）。

　　感染扩散（感染涉及局部解剖间隙，引起呼吸和吞咽困难，全身扩散则导致发热和不适）是口腔科治疗应用抗生素的唯一指标。首先要去除病因（通常是牙齿或坏死的牙髓），如果有脓液则需要引流。感染扩散的标志包括疼痛、肿胀、发热和红斑：

- 全身不适。
- 脱水。
- 淋巴结病（淋巴结引流感染区域）。
- 吞咽困难、说话困难或呼吸困难可能提示舌下、下颌下和（或）咽旁感染。
- 体温升高（正常体温为 37 ℃）——与口腔科感染有关的发热通常升高 2～3 ℃。

预防性抗生素指征很少见：

- NICE——抗生素不用于预防感染性心内膜炎。
- 可能用于治疗药物相关的颌骨坏死、放射性骨坏死和骨髓炎。
- 患者必须有严重的免疫损害，在常规口腔科和（或）口腔外科手术围手术期用抗生素预防感染。
- 口腔颌面外科手术如复杂下颌骨骨折的切开复位内固定、正颌手术、头颈部手术（清创和恶性，颈清）、面部种植体和头颈部手术（污染，清洁污染）等需要给予预防性抗生素。
- 口内骨移植。

口腔科抗菌药物处方指南：

- Cochrane 数据库(2013)。

- 英国国家处方中的口腔科执业者处方。
- FGDP(2012)。
- http://patient. info/health/infective-endocarditis-leaflet。
- NICE(2008)。
- NICE(2015)。
- 苏格兰口腔临床效果计划(2013)。

### 急性感染

持续或反复发作的口腔颌面部感染，包括持续或反复发作干槽症，一直是一个相当值得关注的问题（表 15-10 和表 15-11）（图 15-10）。这意味着在手术部位可能存在牙齿碎片或骨碎片。

表 15-10　急性口腔颌面部感染处理

| 急性局部感染 | ● 评估患者医疗状态是否不佳<br>● 局部淋巴结肿大可能提示感染局部扩散<br>● 确保患者气道通畅，并且能够吞咽。这将提示涉及的组织间隙（图15-10） | ● 明确感染原因<br>● 去除龋齿或部分萌出牙齿的冠周炎（图 15-5）<br>● 如果存在牙周、根尖周或软组织脓肿，拔除牙齿不能引流的话，进行脓液引流<br>● 可能需用抗生素<br>● 儿童可能需要住院（静脉注射抗生素和补液），因为他们有着高代谢率，牙齿感染倾向快速扩散 |
|---|---|---|
| 急性感染扩散 | ● 评估患者医疗状态是否不佳<br>● 使用鼓室数字温度计评估发热<br>● 局部淋巴结肿大可能提示感染局部扩散 | ● 如果患者气道受压和（或）吞咽困难，则要住院治疗<br>● 首先要去除患者的感染源。如果感染局部扩散，局部麻醉效果不佳，还可能导致感染进一步扩散。因此可能需要全身麻醉来进行简单拔牙<br>● 去除感染源仍没有引流脓液的情况下可能需要手术引流脓液<br>● 经典的切口是下颌下口外切口来引流下颌舌下间隙<br>● 手术后恢复应该预防进一步的牙科脓毒症 |

表 15-11　慢性口腔颌面部感染的处理

| 骨髓炎 | ● 确定患者是否容易慢性感染<br>● 位点可能出现或不出现愈合或炎症，有或没有压痛<br>● 淋巴结肿大可能发生，也可能不发生<br>● 红细胞沉淀率可能提高<br>● 症状和体征可能被现有或最近的抗生素治疗所掩盖 | ● 放射影像学不是总能识别出骨隔离症，但是能提示要拔除的残根<br>● 排除颌骨骨折<br>● 如果感染持续超过 2～3 周，或出现其他令人担忧的症状并持续存在，应在局麻下进行早期手术部位探查。神经病变提示感染扩散<br>● 如果在第二次手术后疼痛或其他症状和感染体征持续存在，可开始为期 6 周的克林霉素治疗。然而，必须告知患者可能发生伪膜性结肠炎，并应建议在服用抗生素过程中服用酸奶<br>● 如果有临床指征，继续复诊和手术，直至骨髓炎得以解决。给予止痛剂并指导患者保持良好的口腔卫生<br>● 如果存在脓液且骨感染持续存在，可进行培养和敏感性试验排除真菌和其他罕见的口腔颌面部感染 |
|---|---|---|
| 放射治疗 | ● 放射性骨坏死的风险<br>● 与动脉内膜炎相关的牙关紧闭，在治疗结束 3～6 个月后可能发生<br>● 喷托维林和维生素 E 对放射性骨坏死有较好的治疗效果 | 在治疗开始 3 周前，如有临床指征，需要拔牙<br>术前：<br>● 知情同意书，包括接受放射性骨坏死的风险<br>● 预防性抗生素和使用 0.2％的葡萄糖糖酸氯己定含漱液<br>围手术期： |

（续表）

| | | |
|---|---|---|
| | ● 患者特别容易发生放射性骨坏死的情况：<br>　－ 当患者总辐射剂量超过 60 Gy 时<br>　－ 剂量分数大、分数高<br>　－ 存在牙齿拔除造成的局部创伤<br>　－ 牙周病或存在不良修复体<br>　－ 有免疫缺陷或营养不良的病史 | 使用牙挺和牙周刀进行无创性拔牙<br>术后：<br>● 术后使用抗生素<br>● 尽管有争议，可推荐使用高压氧舱治疗<br>● 密切随访 |
| 双膦酸盐 | ● 双膦酸盐相关性颌骨坏死的风险<br>● 考虑以下风险因素：<br>　－ 牙槽外科手术<br>　－ 上颌或下颌舌面<br>　－ 双膦酸盐类型——静脉给药或口服。静脉注射双膦酸盐比口服更容易发生坏死<br>　－ 使用双膦酸盐的时间——超过 3 年增加 BRONJ 风险<br>　－ 牙周病、义齿造成的创伤<br>　－ 全身因素——糖尿病、类固醇治疗、免疫抑制治疗<br>　－ 社会因素——年龄（老年患者）和吸烟<br>　－ 基因因素<br>● 操作前建议停药至少 3 个月。如果给药时间超过 3 年，并且血清 CTX＜150 pg/mL，停药时间需要咨询内科医生 | 在开始治疗双膦酸盐患者之前应进行口腔科评估<br>术前：<br>● 知情同意书<br>● CTX 检测可预估双膦酸盐患者的颌骨坏死风险。在骨吸收过程中，占主导地位的 1 型胶原降解。在胶原降解过程中，末端肽（CTX）水平＞150 pg/mL 有着较小的颌骨坏死风险——可检测出骨转化的标志物。然而，使用这种检验仍缺乏证据<br>● 一些中心给予预防性抗生素<br>围手术期：<br>● 无创性拔牙<br>术后：<br>● 抗生素处方可在多颗牙齿拔除或范围较广手术后应用；推荐药物种类多样——青霉素 V、阿莫西林、克拉霉素，强力霉素和甲硝唑<br>● 使用氯己定含漱液漱口<br>● 1 周后复诊<br>治疗 BRONJ：<br>● 住院治疗<br>● 暴露骨无症状用氯己定含漱每天 4 次<br>● 暴露骨有症状：建议使用青霉素 V。如果患者对青霉素过敏，则可使用甲硝唑、克林霉素、强力霉素、红霉素或左氧氟沙星<br>● 通常不开展有创治疗<br>● 活动死骨应该在不暴露任何深层骨情况下移除 |

注：BRONJ，双膦酸盐相关性颌骨坏死；CTX，C 末端肽。

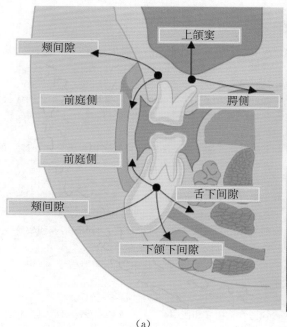
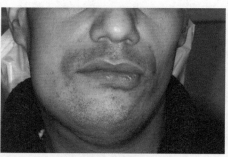
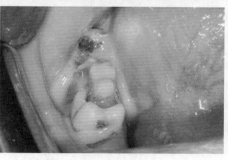

(a) (b)

图 15-10　(a)牙源性感染可能扩散的潜在间隙。(b)急性感染扩散的患者

## 第五部分：颞下颌关节紊乱的治疗，包括功能障碍、关节炎和肌痛

颞下颌关节区自发性疼痛可能由三个主要原因引起。这些情况中最常见的是肌痛（肌肉疼痛），通常发生在年轻人中，与压力有关。爱尔兰皇家外科学院发表了颞下颌关节紊乱病治疗指南（2014）。本文未涉及颞下颌关节创伤（髁突、髁突颈、下颌升支骨折、颞下颌关节积液）或其他相关软组织问题。TMJ 感染极其罕见，通常局限于发展中国家中耳炎的处理不当，常导致颞下颌关节强直。曼彻斯特口腔科学校三分钟 TMJ 检查是评估 TMJ 不适患者最有效的方法，排除由创伤、肿瘤或感染引起（表 15-12～表 15-15）。颞下颌关节的结构如图 15-11 所示。

表 15-12　颞下颌关节三分钟检查（致敬曼彻斯特大学 Stephen Davies 博士）

| | | 右侧 | 左侧 |
|---|---|---|---|
| **触诊是否疼痛** | 侧极 | | |
| | 耳内 | | |
| **是否有响声** | 弹响 | 右侧　左侧　双侧<br>软　　声音大<br>持续　间断<br>开口　闭口　都有<br>周期：早期　中期　末期<br>疼痛　无疼痛<br>单次　多次 | |
| | 如果患者持续弹响，那么患者从下颌前伸颌开口时是否弹响消失 | | |
| | 摩擦音 | 右侧　左侧　双侧<br>疼痛　无疼痛 | |
| **运动范围（mm）** | 侧向 | R ←———————→ L | |
| | 垂直向 | ↓ 舒适<br>↓ 最大值<br>暂时　　　持续 | |

| **肌肉柔软度** | 方法 | 右侧 | 左侧 |
|---|---|---|---|
| **颞肌** | 触诊 | | |
| **咀嚼肌** | 触诊 | | |
| **咬合记录** | | | |
| **骨骼** | | | |
| **角度** | | | |
| **静态咬合** | 在正中关系位是否正中咬合 | | |
| | 如果不是——正中关系是否有早接触<br>粗略：<br>精确：<br>从正中关系到正中咬合的滑动方向：<br>正中咬合自由度： | | |

（续表）

| 动态咬合 | | 右侧 | 左侧 |
|---|---|---|---|
| | 非功能殆干扰 | | |
| | 功能殆干扰 | | |
| | 反殆位置：<br>非功能侧 | | |
| | 功能侧 | | |
| | 尖牙引导殆 | | |
| | 组牙功能殆 | | |

**其他记录**

注：牙齿过度磨耗？磨耗的症状是牙关紧咬或夜磨牙的习惯造成的。

颊侧咬合嵴/舌头边缘扇贝状？可能是副功能造成的。

牙齿/修复体折断？副功能可能造成牙齿或修复体折断。

表 15-13　颞下颌关节相关肌痛的治疗

**诊断**

耳前区疼痛

症状可能包括：

- 大开口疼痛加重
- 如果夜磨牙，在一天的前半天疼痛更重
- 如果牙关紧咬，在一天的后半天疼痛更重
- 肌肉柔软度（不再推荐检查翼肌）
- 关节触诊疼痛
- 非处方止痛药有效（对乙酰氨基酚和 NSAID）

副功能习惯的证据。是否与压力有关

- 肌肉肥大
- 磨耗
- 非典型牙齿磨损
- 有咀嚼口香糖习惯
- 下颌姿势位

放射学影像

- 影像上显示关节病变的情况罕见

恶性病征兆

肿瘤的危险信号

- 无痛性牙关紧闭
- 患者超过 50 岁
- 癌症病史
- 治疗后牙关紧闭加重
- 淋巴结肿大
- 自发性神经病变
- 不对称

**治疗**

- 排除恶性疾病
- 安慰患者这种情况是有自限性的，并且无创治疗就能有效果
- 停止通常与压力有关的不良习惯：停止咀嚼口香糖并参加放松课程。因为不良习惯通常与压力有关，所以推荐压力管理技术
- 练习和心理治疗停止下颌不良姿势位
- 必要时给予止痛药
- 给予硬质、全咬合覆盖殆垫来减少肌肉活动。鼓励患者尽可能经常佩戴殆垫
- 避免不可逆治疗，包括调殆

**复诊**

- 大多数（95％）患者无创治疗是有效的。应该安慰无效的患者并继续治疗

表 15-14　颞下颌功能障碍的处理

| 症状 | 体征 |
|---|---|
| • 耳前区疼痛 | • 开口和(或)闭口弹响(或都有) |
| • 周期性弹响 | • 开、闭口偏斜 |
| • 颌骨僵硬,间断性牙关紧闭 | • 害怕绞锁而不敢大张口 |
| • 可复性开口绞锁 | • 肌肉柔软 |
| • 可复性闭口绞锁 | • 关节区触诊疼痛 |
| • 不可复性开口绞锁 | |
| • 不可复性闭口绞锁 | |
| • 后一种情况通常有反复发作的病史,到 A&E 进行镇静下或不镇静以减少关节盘移位导致的半脱位 | |

| 不良习惯 | 体征 |
|---|---|
| 患者或其伴侣是否知道夜磨牙发生在睡眠中?患者可能也有牙关紧闭的习惯 | • 肌肉肥大 |
| | • 磨耗 |
| | • 非典型牙齿磨耗 |
| | • 已知咀嚼口香糖习惯 |
| | • 下颌姿势位 |

| 放射影像学 | |
|---|---|
| | • 放射影像学提示关节病变的情况很罕见 |
| | • 断层影像(开口和闭口)可显示关节盘移位 |
| | • MRI 具有一定的诊断价值 |

| 恶性病征兆 | |
|---|---|
| | • 无痛性牙关紧闭 |
| | • 尽管治疗,牙关紧闭也加重 |
| | • 神经病变 |
| | • 不对称 |

| 治疗 | |
|---|---|
| | • 排除恶性疾病 |
| | • 安慰患者这种状态是有自限性的并且无创治疗有效 |
| | • 停止通常与压力有关的不良习惯:停止咀嚼口香糖并参加放松课程 |
| | • 参加练习和心理治疗来纠正下颌不良姿势 |
| | • 必要时给予止痛药 |
| | • 给予硬质、全咬合覆盖𬌗垫来减少肌肉活动。鼓励患者尽可能多地佩戴𬌗垫 |

| 复诊 | |
|---|---|
| | 如果发生不可复性的反复绞锁,提示需要做一个简单的手术;例如,关节盘置换、关节结节增高术、关节结节切除术以稳定关节防止由于半脱位导致的反复绞锁 |

表 15-15　颞下颌关节炎的治疗

| 诊断 | 症状 |
|---|---|
| • 耳前区疼痛 | 在老年患者中,可能包括以下症状: |
| • 自发性单侧或双侧 | • 开口疼痛加重最终牙关紧闭 |
| • 与正在发作的关节炎有关 | • 运动时摩擦音 |
| | • 关节区红肿 |
| | • 关节触诊痛 |
| | • 对非处方镇痛药物有反应——对乙酰氨基酚和 NSAID |

（续表）

| | |
|---|---|
| | 在年轻的患者中,近期流感相关的症状可能被认为是活动性关节炎相关症状,通常影响多个关节 |
| **放射学** | |
| | 如果怀疑关节病理性变化,尽管非常罕见,但也需要拍片 |
| **血液学研究** | |
| | • CRP 可作为全身性关节炎炎症的非特异性标志物升高 |
| | • 类风湿性关节炎或 Still 病的 Rh 因子和自身抗体筛查。4/5 的类风湿性关节炎患者类风湿因子测试阳性,但是非类风湿性关节炎患者中 1/20 也有着阳性结果。当疾病开始时,只有 1/2 的类风湿性关节炎患者有着阳性的类风湿因子 |
| | • 另一种抗体测试抗 CCP 也可以用。抗 CCP 阳性人群很可能发展为类风湿性关节炎。并且类风湿因子和抗 CCP 都阳性的人群更可能患有严重的类风湿性关节炎 |
| | • 如果怀疑痛风,检验尿酸水平 |
| **顽固性疾病特征** | |
| | • 无痛性牙关紧闭 |
| | • 治疗后牙关紧闭仍加重 |
| | • 神经病变 |
| | • 不对称 |
| **治疗** | |
| • 骨关节炎抗炎药 | • 排除顽固疾病 |
| • 如果是类风湿性关节炎,转诊到风湿病专家进行全身结缔组织病筛查 | • 安抚患者,疾病是有自限性的,并且可逆性非侵入治疗有效果 |
| • 如果是反应性关节炎,安抚患者,并根据需要给予止痛药 | • 停止通常与压力有关的副功能习惯:停止咀嚼口香糖和参加放松课程 |
| • 痛风,转诊到风湿病专家进行药物治疗 | • 练习和物理疗法避免下颌不良姿势 |
| | • 需要的话给予止痛药 |
| | • 给予硬质、全咬合覆盖𬌗垫以减少肌肉活动。应鼓励患者尽可能长时间地佩戴𬌗垫 |
| **复查评估症状的改善** | |
| | 最有可能复查那些就诊于风湿病专家处治疗全身性关节炎的患者 |

注:CCP,环瓜氨酸肽;CRP,C 反应蛋白,NSAID,非甾体抗炎药。

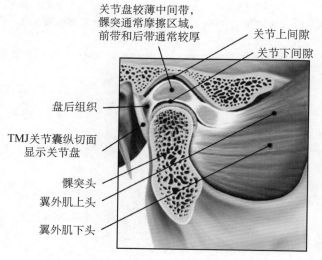

关节盘较薄中间带,髁突通常摩擦区域。前带和后带通常较厚

关节上间隙
关节下间隙

盘后组织

TMJ关节囊纵切面显示关节盘

髁突头

翼外肌上头

翼外肌下头

图 15-11　颞下颌关节(TMJ)结构。来源:BDJ

## 第六部分：口腔手术相关并发症的预防和处理

患者必须了解与手术有关的潜在风险，并且同意手术。许多医生在手术后的第二天给患者打电话，以确保患者舒适并排除可能的神经损伤。与拔牙有关的并发症包括：

- 拔除错误的牙齿。
- 后遗症：
  - 疼痛。
  - 肿胀。
  - 斜视。
  - 牙齿敏感。
  - 牙槽窝。
  - 口臭。
- 并发症：
  - 5％干槽症——最常见的并发症！
  - 舌神经或下牙槽神经损伤（0.2％永久性，2％暂时性；高风险——2％永久性，20％暂时性）。

当出现并发症时，必须按照职责坦诚地告知患者。一些患者安全事故需要具体和及时地报告。

### 手术位置错误

英国 NHS 的《永不发生事件政策与框架》（2015）修订版中调整了与牙医相关的永不发生事件清单，包括以下三个事件：

- 手术位置错误：
  - 对错误的患者或错误的部位进行手术干预，包括（成人）恒牙的错误拔除，即使再次植入。
  - 被认为是外科手术但在手术环境之外进行的操作，例如错误的位点和活组织检查。
- 种植体植入不当。
- 残留异物。

根据严重事件报告框架，事件应在 48 小时内上报到本地风险管理系统（DATIX）和战略执行信息系统（StEIS）。永不发生事件必须向 StEIS 和国家报告与学习系统同时报告，直到开发出新的统一的系统。这些系统还不能被初级护理访问。严重不良事件应该通知护理质量委员会（CQC）。调查这些事件，应该制订一个行动计划并与整个团队共享，以改善服务并降低复发风险。CQC 可以使用不发生事件的信息，连同其他指标一起告知他们的监管过程，并可以采取强制措施。

### 出血

出血是对物理创伤的正常反应。在手术拔牙或软组织手术后的所有出血应进行局部封闭或压迫。在止血之前，患者不应该出院，并给出如何预防出血的指令（避免运动、压力，手术后避免进食很热或很冷的食物或饮料）和出血后如何控制（咬上纱布 5～10 分钟）。早期手术后出血与初始出血控制不良（缝合不充分）或出血性功能障碍（胶原血管问题、血小板功能异常或缺陷或者凝血缺陷）（表 15-16）有关。后期出血（24 小时后）可能与感染有关。

表 15-16　降低拔牙后持续性出血的风险并处理

| 未知倾向性出血 | 病史不完整，或患者不遵从术后医嘱 | • 评估患者的意识和痛苦程度<br>• 检查拔牙窝血凝块（通常部分形成）<br>• 在局部麻醉下，使用肾上腺素，刮除凝血块，检查是否残留任何游离骨或牙根碎片，并取出，挤压拔牙窝以靠近骨折的骨板，放置外科包（羟基纤维素或类似）并缝合创口。可能需要颊侧推进瓣来初步关闭创口<br>• 给予止痛药和抗生素，复查患者拆除缝线，检查愈合情况，进行血液学检查以筛查患者是否有出血性恶血质 |
|---|---|---|
| 凝血障碍 | 增加术后出血风险 | A、B 型血友病，血管性假血病：<br>• 与血液科医生或血友病中心建立联系<br>• Ⅷ因子水平在 50％～75％需要优先治疗<br>• 可能需要表面去氨加压素、氨甲环酸，但缺乏证据支持<br>• 院内治疗——可能需要住院治疗<br>• 尽可能避免 ID 阻塞<br>血小板减少症：<br>术前 |

（续表）

| | | |
|---|---|---|
| | | • 与血液科医生建立联系 |
| | | • 血小板水平＞80×10⁹/L，建议住院治疗 |
| | | • 血小板水平＜80×10⁹/L，需要输入血小板治疗 |
| | | 术后 |
| | | • 局部止血措施 |
| | | • 可能需要血小板 |
| | | • 避免 NSAID |
| 抗凝药 | • 增加患者出血风险：华法林、肝素、阿司匹林、氯吡格雷、双嘧达莫、糖蛋白Ⅱb/Ⅲa抑制剂<br>• 不要停止抗凝治疗，因为这将增加血栓栓塞事件的风险，除非患者的内科医生建议停药<br>• 抗生素和 NSAID 影响华法林作用 | 术前：<br>• INR＜4，可以治疗，如果＞4，转诊到血液科进行治疗<br>• 住院进行双抗血小板疗法<br>术后：<br>• 局部止血措施<br>• 避免 NSAID |

注：INR，国际标准化比值；NASID，非甾体抗炎药。

## 干槽症

齿槽炎或齿槽骨炎是牙槽骨内血凝块破坏的一种并发症，在拔牙后 2～4 天发病。干槽症是临床诊断术语。其特征包括：牙槽骨周围严重的术后疼痛，从拔牙后 3 天开始持续加重，之后牙槽骨内部分或全部血块丧失，伴随或者不伴随口臭。阴性症状包括：无淋巴结肿大、无炎症、无脓液。正如表 15-17 中所列的放射学和抗生素不作为治疗手段。

表 15-17 干槽症的治疗

**术前**

| | |
|---|---|
| 干槽症病史确认 | • 3～12 天之前拔牙<br>• 下颌比上颌更常见<br>• 相关风险因素——避孕药、糖尿病、吸烟、干槽症发病史、手术/拔牙困难<br>• 不发生在儿童 |
| 临床症状 | • 对抗生素或止痛药没有反应的严重顽固性疼痛<br>• 拔牙后 3～10 天内发病<br>• 可能有口臭 |
| 临床体征 | • 空虚的拔牙窝内可能被食物残渣填塞<br>• 无炎症<br>• 无淋巴病变 |

**操作步骤**

| | |
|---|---|
| 检查软组织情况 | 为了确认是否有感染 |
| 告知患者牙槽窝冲洗时会有不适感。不需要局部麻醉 | 用生理盐水冲洗牙槽窝数次。通常，位点中可能有一些出血 |
| 在牙槽窝内放置可吸收抗菌敷料 | 使用阿维戈（碘仿）、白头清漆或碘仿糊剂（BIPP）作为敷料轻轻充填于牙槽窝。这将使凝血块和肉芽组织生长过程得以保护 |
| 复查。一次治疗通常足以冲洗掉食物残渣，去除病因，使创口愈合 | 理想情况下敷料应该在 6～12 小时之后去除<br>干槽症复发的情况罕见。如果复发，或者症状持续存在，最重要的是排除遗留骨隔断和牙齿碎片导致的感染和骨髓炎 |

### 持续疼痛和神经损伤

一些患者在拔除智齿时，三叉神经中口腔颌面部感觉支受到损伤。这将引起神经病理性慢性疼痛，受影响的区域感觉异常并麻木。这些症状通常持续数周或数月，尽管一些案例（低风险智齿 0.02%，高风险智齿 2%）中损伤可能是永久的，因为神经损伤极其严重。对有些人来说这些问题持续存在，而对其他人来说问题暂时存在。神经损伤对日常生活影响显著，例如饮食困难、疼痛。应用外科手术应该尽量减少神经损伤的风险，并且应该在手术前告知患者拔除智齿可能的并发症。

神经损伤的各种外科和药物治疗在文献中有着不同程度的成功。神经感觉缺损的治疗应包括识别神经损伤的机制和持续时间以及患者的相关症状和体征（表 15-18）。

表 15-18  牙科相关神经损伤并发症的处理

| 损 伤 机 制 | 持 续 时 间 | 治 疗 |
| --- | --- | --- |
| 已知或怀疑神经切断 | | 即刻探查 |
| TMS IANI——保留牙根 | <30 小时 | 即刻探查 |
| 种植 | <30 小时 | 去除种植体 |
| 种植 | >30 小时 | 治疗患者 |
| 牙体牙髓治疗 | <30 小时 | 拔牙/超充 |
| 牙体牙髓治疗 | >30 小时 | 治疗患者 |
| TMS IANI——较大神经病变区域，疼痛和无功能 | <3 个月 | 考虑探查 |
| TMS LNI——较大神经病变区域，疼痛和无功能 | <3 个月 | 考虑探查 |
| TMS IANI——较大神经病变区域，疼痛和无功能 | >6 个月 | 治疗患者 |
| TMS LNI——较大神经病变区域，疼痛和无功能 | >6 个月 | 治疗患者 |
| LA，骨质，正颌，其他手术 | | 治疗患者 |

注：IANI，下牙槽神经损伤；LNI，舌神经损伤；TMS，第三磨牙手术；LA，局部麻醉。

最初，局部麻醉、正颌和创伤相关神经损伤的生理学和药理学的非手术治疗是常规的治疗手段。对于已知或可疑的神经损伤可能需要早期手术评估和治疗。创伤后神经病变的治疗选择取决于损伤的机制、持续时间和患者的意愿。治疗选项包括：

- 安慰和复诊。
- 医疗处理。
- 辅导。
- 外科手术（即刻或延迟）。

### 牙齿碎片丢失或移位

应尽一切努力减少牙科器械或牙齿的吸入或吞咽（表 15-19）。例如，橡皮障应在牙体牙髓治疗中常规使用，但不适合拔牙。如果患者可以耐受，全身麻醉或镇静中使用喉咙海绵或包装。牙根碎片移位到邻近的解剖区域是牙齿拔除的一种罕见并发症。必须认识到并告知患者。确认是否吸入或吞食牙齿是必要的。

表 15-19  牙齿或修复体丢失或移位的诊断与处理

| 确认牙齿或牙齿碎片的丢失： | 如果找不到牙齿碎片： |
| --- | --- |
| - 检查口腔<br>- 系统性检查口腔<br>- 牙齿丢失期间患者是否有咳嗽<br>- 患者是否记得吞咽牙齿或碎片 | - 告知患者并安慰<br>- 安排进行胸片检查 |
| 牙齿在胸部：患者可能无症状或呼吸不适 | 如果牙齿在胸部（很可能在右侧主支气管），转诊到心胸专科进行支气管内镜取出牙齿或碎片<br>患者需要安慰，知情同意，并服用抗生素预防肺炎 |
| 牙齿在胃部 | 安慰患者并鼓励其正常饮食，并检查排泄物是否排出牙齿 |

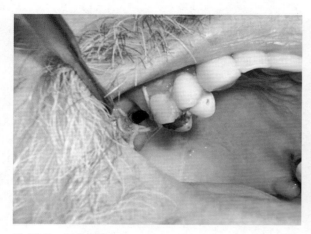

图 15-12　口鼻窦瘘

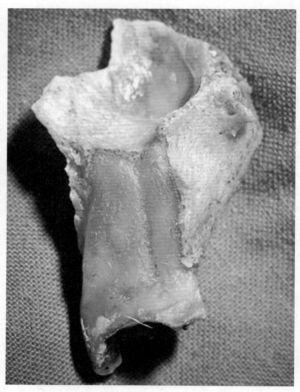

图 15-13　上颌结节骨折

## 口窦相通

80％的上颌后牙拔除后在口腔与上颌窦有直接骨交通[口窦相通(OAC)],但是这些中多数为亚临床(图 15-12)。有着较高 OAC 的情况如下:

- 阻生上颌第三磨牙(手术难度大并邻近上颌窦底)。
- 术中牙根折断。
- 上颌结节骨折。
- 过度用力。

如果发生较大的 OAC,应立刻使用颊侧推进瓣进行修复。建议患者维持良好的口腔卫生,并使用鼻腔解充血药物。复查患者确保伤口愈合。如果创口破裂,可以使用颊脂垫。

## 颌骨骨折

颌骨骨折是一种极其罕见的拔牙并发症,通常发生在高危患者中。所有常规进行复杂的牙槽外科手术的外科医生,都应熟悉牙槽骨和下颌骨骨折的处理(表 15-20)。

上颌结节骨折在上颌磨牙牙根接近窦腔的老年患者中很可能发生(图 15-13)。即刻识别,移除并修复口窦相通,必须告知患者。

表 15-20　拔牙相关颌骨骨折的诊断与治疗

| 确认诊断: | 扩大局部翻瓣并确认骨折 |
|---|---|
| 探查拔牙窝 | 检查折裂的活动性——如果不完全骨折则安慰患者并保守治疗(镇痛、抗生素、软性饮食) |
| 可能是颌骨骨折的高风险(例如较薄的下颌无牙颌、较深的阻生牙或较大侵蚀性病损) | 如果可移动,则需用螺丝和小钢板固定(镇痛、抗生素、软性饮食) |
| 报告事件 | 确认患者的恢复和骨折的愈合 |
| 复查患者 | |

## 参考文献

[1] Cochrane Database (2013) Antibiotics for the prevention of bacterial endocarditis (severe infection or inflammation of the lining of the heart chambers) in dentistry. http://www. cochrane. org/CD003813/ORAL _ antibiotics-for-the-prevention-of-bacterial-endocarditis-severe-infection-or-inflammation-of-the-lining-of-the-heart-chambers-in-dentistry (accessed 29th June 2017).

[2] Dental Practitioners' Formulary in the British National Formulary. http://www. evidence. nhs. uk/formulary/bnf/current/guidance-on-prescribing/prescribing-in-dental-practice (accessed 29th June 2017).

[3] FGDP (2012) Antimicrobial Prescribing for General Dental Practitioners. http://www. fgdp. org. uk/content/publications/antimicrobial-prescribing-for-general-dental-pract. ashx (accessed 29th June 2017).

[4] Karki, A. J., Holyfield, G., Thomas, D. (2011) Dental prescribing in Wales and associated public health issues. British Dental Journal 210: E21.

［5］ Meechan，J. G. （2011） The use of the mandibular infiltration anesthetic technique in adults. Journal of the American Dental Association 142(Suppl 3)：19S-24S.

［6］ NHS England （2015） Revised Never Events Policy and Framework. https://improvement. nhs. uk/uploads/documents/never-evnts-pol-framwrk. pdf （accessed 29th June 2017）.

［7］ NICE （2008） Prophylaxis against infective endocarditis （updated July 2016）. https://www. nice. org. uk/guidance/cg64 （accessed 29th June 2017）.

［8］ NICE （2015） Antimicrobial stewardship：systems and processes for effective antimicrobial medicine use. https://www. nice. org. uk/guidance/ng15 （accessed 29th June 2017）.

［9］ Palmer，N. A. O, Pealing，R.，Ireland，R. S.，Martin，M. V. （2000） A study of prophylactic antibiotic prescribing in National Health Service general dental practice in England. British Dental Journal 189：43-46.

［10］ Royal College of Surgeons (2014) Commissioning Guide：Temporomandibular Joint Disorders. London：Royal College of Surgeons.

［11］ Scottish Dental Clinical Effectiveness Programme （2013） Drug Prescribing for Dentistry：Dental Clinical Guidance，2nd edn.、http://www. sdcep. org. uk/wp-content/uploads/2013/03/Drug _ Prescribing _ for _ Dentistry_2_Web. pdf (accessed 29th June 2017).

# 正畸流程

## Procedures in Orthodontics

*Martyn Cobourne*

# 第16章

## 引言

初级保健口腔科医生需要帮助处于牙列发育期的患者做出正确的检查和诊断，这十分重要。这可以为适时地、准确地转诊到正畸专科提供确切依据。此外，如果正畸患者的矫治装置有任何问题，当地的医生也会成为中转站的第一步，此时就需要该医生能够处理这些问题并提供适当的建议。通常情况下，只需要在患者看到正畸专科医生前，给予适当的建议和安慰即可；但若问题紧急或患者有疼痛不适，则要求当地医生具备足够的专业知识进行应急处理。本章列出了正畸患者检查和转诊的基本原则，以及一些正畸急症的处理对策。

## 正畸检查

### 工具

- 口镜。
- 牙科探针。
- 尺。

| 流　程 | 说　明 |
| --- | --- |
| **病史** | 正畸检查中应包括对患者病史完善的筛查。可在面诊前请患者填写匿名调查问卷以获得相应的信息。如有下列问题请务必注意：<br>● 先天性心脏病<br>● 血液疾病<br>● 儿童恶性肿瘤<br>● 糖尿病<br>● 免疫抑制<br>● 哮喘<br>● 癫痫<br>● 过敏<br>● 传染性疾病<br>● 双膦酸盐的应用史 |
| **口外检查** | 需在姿势头位（患者自然放松时头的位置）对患者进行面部检查，且静息和动态时的面部情况都应检查 |
| 正面观：<br>垂直向关系 | 通常面部垂直向可以被等分为三份：<br>● 面上部（发际线至额底点）<br>● 面中部（额底点至鼻底点）<br>● 面下部（鼻底点至颏下点）<br>面下部可进一步被分为三等份，分别是上唇、下唇、颏部 |
| 正面观：<br>唇部 | 唇部的评估应当包括：<br>● 嘴唇正常闭合：静息时上下唇可接触<br>● 部分唇闭合不全：嘴唇在静息时无法完全闭合，通常是由上颌切牙位异常引起的<br>● 唇闭合不全：在静息状态下嘴唇完全无法闭合，呈开唇露齿状 |

（续）

| 流　　程 | 说　　明 |
|---|---|
| 正面观：<br>上切牙露齿 | 静息状态时上颌切牙牙冠应可露出 3～4 mm，微笑时应可露出 75%～100% 的牙冠 |
| 正面观：<br>横向关系 | 面部正常横向应可分为五等份：<br>● 左耳外至左外眦<br>● 左睑裂<br>● 鼻部<br>● 右睑裂<br>● 右外眦至右耳外<br>应注意牙中线与面中线的相对关系，下颌是否有不对称 |
| 面型分析：<br>前后向 | 在自然姿势头位时，从前额画一条虚拟的与地面垂直的线（零子午线），评估上下颌骨与该线的相对位置关系<br>Ⅰ类：<br>● 上唇应落在此线上<br>● 下唇应在此线后<br>Ⅱ类：<br>● 下颌在上颌后方 4 mm<br>Ⅲ类：<br>● 下颌在上颌前方 2 mm |
| 面型分析：<br>垂直向颌骨位置关系 | 评估上颌平面与下颌平面交汇点和颅骨后份的关系：<br>● 若交汇点与枕部相一致，则为垂直向发育正常<br>● 若交汇在枕部之后，则为垂直向发育不足<br>● 若交汇在枕部之前，则为垂直向发育过度<br>面前部的比例关系也可为颌骨垂直比例关系提供一定的参考，比如说面下 1/3 的比例若明显增加，则颌骨的垂直向比例也会增大，反之亦然 |
| **颞下颌关节** | 颞下颌关节检查时应注意触诊是否有疼痛、摩擦音、偏斜、弹响或张口受限 |
| **口内检查** | 口内检查应重点关注上、下牙列的排列和咬合关系。应嘱患者仰卧于牙椅上，用口镜进行检查。一个全面的口腔健康状况评估应包括口腔卫生状况、是否有需要修复或牙体治疗的牙齿、牙周疾病或明显的牙外伤 |
| 牙列检查 | ● 混合牙列或恒牙列<br>● 牙位记录<br>● 是否有拥挤或散隙（通常标准如下：0～4 mm 拥挤为轻度拥挤，5～8 mm 为中度拥挤，＞9 mm 为重度拥挤）<br>● 牙扭转<br>● 前牙列的唇倾度以及相对牙弓基骨的位置关系<br>● 上颌尖牙的有无和位置<br>● 恒尖牙的转矩<br>● 下颌 Spee 曲线和上颌 Wilson 曲线的深度 |
| 静态咬合 | 嘱患者咬合于牙尖交错位<br>前牙的相对关系可分为：<br>● 1 类：下颌切牙的切端咬于或位于上颌切牙的舌隆突之下<br>● 2 类：下颌切牙的切端咬于或位于上颌切牙的舌隆突之后<br>● 亚类 1：覆盖增大，切牙唇倾或直立<br>● 亚类 2：切牙反𬌗<br>● 3 类：下颌切牙的切端咬于或位于上颌切牙的舌隆突之上<br>需测量并记录前牙的覆盖（正常、正覆盖、反覆盖）<br>需测量并记录前牙的覆𬌗，正常应为 2～4 mm（正常、正覆𬌗、反覆𬌗）<br>其数值三维方向都可能增大或减少。如果前牙没有垂直向的重叠，称之为开𬌗<br>● 闭锁型深覆𬌗：切牙切端咬至对颌黏膜 |

（续）

| 流　程 | 说　明 |
|---|---|
|  | ● 非闭锁型深覆𬌗：前牙覆𬌗加深但上、下切牙无接触，或切牙未触及对颌黏膜<br>应评估上、下颌牙列的中线与面中线以及它们之间的关系<br>颊部牙列的相对关系可以根据第一磨牙和尖牙的相对关系进行分类<br>磨牙关系：<br>● 1类：上颌第一磨牙的近中颊尖咬合于下颌第一磨牙的近中颊沟内<br>● 2类：上颌第一磨牙的近中颊尖咬合于下颌第一磨牙的近中颊沟的近中侧<br>● 3类：上颌第一磨牙的近中颊尖咬合于下颌第一磨牙的近中颊沟的远中侧<br>尖牙关系：<br>● 1类：上颌尖牙正好咬合于下颌尖牙于第一双尖牙的间隙内<br>● 2类：上颌尖牙咬合于下颌尖牙于第一双尖牙的间隙近中<br>● 3类：上颌尖牙咬合于下颌尖牙于第一双尖牙的间隙远中<br>矢状向咬合不调的严重程度可用牙齿单位来描述<br>应逐个象限检查是否存在前牙的反𬌗、后牙的正锁𬌗或反锁𬌗 |
| 功能咬合 | 应注意牙尖交错位与后退接触位的咬合是否一致。侧方运动时应注意检查尖牙保护𬌗与组牙功能𬌗 |
| **小结** | 对临床特征的检查可以帮助我们制作问题列表 |

## 正畸转诊规范

通常情况下在混合牙列的晚期或恒牙列早期可开始正畸治疗。因此适当的正畸专科转诊十分重要，全科医生应负责监控患者的牙列发育，并应在适当的时机根据临床需求进行正畸专科的转诊。

| 在英国正畸治疗有 4 项主导原则： | |
|---|---|
| 医院正畸医疗服务 | 由资深专家带领的医疗团队，针对严重的错颌畸形需开展多学科治疗，以及有其他健康问题的患者<br>● 正畸正颌联合治疗<br>● 正畸修复联合治疗<br>● 正颌口腔外科联合治疗<br>● 复杂的错颌畸形（IOTN4＋5，见后文）<br>● 肢体或心理障碍的患儿，或有其他内科疾病的患儿<br>● 唇腭裂或其他颅面畸形 |
| 社区正畸医疗服务 | 由专业的正畸医生为严重的错颌畸形患者（IOTN4＋5），或有其他健康问题的患者提供医疗服务 |
| 初级保健中专业的正畸医生 | 由专业的正畸医生为少儿和成年患者提供大部分的正畸治疗（IOTN3.6-5，见后文） |
| 正畸特长的全科医生 | 为少儿和成年患者提供常规的正畸治疗（需经正畸专科培训） |
| **常规正畸转诊** | |
| 乳牙早失 | 龋齿或牙外伤造成的乳牙早失，可以影响混合牙列期的牙间隙分配。正畸医生需对间隙保持装置或补偿拔牙方案提供治疗意见：<br>● 平衡拔牙指的是拔除缺牙牙弓内的对侧同名牙，通过保持牙弓对称性来维持牙中线<br>● 代偿拔牙指的是拔除缺牙对颌牙弓的同侧同名牙，以维持上下颌咬合 |
| 恒牙阻萌 | 任何显著的不对称萌出（＞6 个月）都应进行正畸转诊：<br>● 若上颌前部有多生牙，则上颌中切牙可能有萌出障碍<br>● 上颌第一恒磨牙有时会阻生并顶于上颌第二乳磨牙的远中面<br>● 上颌的恒尖牙也易受影响，偏离正常的萌出道而发生阻生。在患儿 10～12 岁时应可于前庭沟扪及未萌尖牙。若无法扪及，则进行正畸转诊<br>● 下颌恒尖牙有时也可发生阻生，少数情况下甚至水平向生长于下颌内 |

| | |
|---|---|
| 覆盖增大 | 如有混合牙列期的覆盖增大(>6 mm),应当进行转诊,转诊时机最好在青春快速增长期之前 |
| 前牙或后牙的反𬌗 | 前牙或后牙的反𬌗并伴有下颌偏斜应转诊 |
| 拥挤 | 牙列拥挤也是需要正畸转诊的指征:<br>● 混合牙列期严重的牙列拥挤应早期进行正畸转诊,以评估是否需要接受序列拔牙治疗<br>● 中度的牙列拥挤可以在恒牙早期进行治疗 |
| **混合牙列早期的转诊** | 虽然大部分的错颌畸形都可以在混合牙列的晚期或恒牙列早期进行调整,但仍有一部分病例需要在混合牙列的早期就进行转诊 |
| 严重的上下颌骨比例失调 | 如出现严重的上下颌骨失调,应进行早期转诊:<br>● 覆盖增大,且伴完全性闭唇不全,以及明显的上颌前突,可能造成前牙咬合创伤<br>● 覆盖增大造成患儿遭受欺凌或孤立应早期转诊<br>● 若有明显的反覆盖并伴有上颌后缩,行前牵引治疗疗效良好,在患儿 8 岁前其治疗效果最好 |
| 严重的下颌错位 | 严重的下颌错位,尤其同时伴有局部下颌后缩或其他咬合功能问题的患儿,需在混合牙列早期就接受治疗 |
| 唇腭裂 | 唇裂伴或不伴腭裂以及单纯腭裂的患儿应在当地的权威机构接受治疗,没有在相应权威机构做治疗的患儿应进行转诊 |
| **成人患者转诊** | 若成人患者表现为错颌畸形并要求治疗的,应被转诊至正颌专家:<br>● 严重的骨不调通常需要正颌正畸的联合治疗 |
| **正畸治疗需求索引** | 正畸治疗需求索引(IOTN)是英国目前使用的有效的可重复的治疗指南。IOTN 由两部分组成:<br>● 口腔健康篇(DHC),根据不同的治疗需求分为 1～5 级<br>● 美学篇,分为 1～10 级 |
| 口腔健康篇<br>第 1 级:无须治疗 | 非常微小的错颌畸形,错位不超过 1 mm |
| 第 2 级:几乎无须治疗 | 2a:覆盖>3.5 mm,但≤6 mm(唇闭合正常)<br>2b:反覆盖>0,但≤1 mm<br>2c:前牙或后牙反𬌗,且后退接触位与牙尖交错位咬合差异≤1 mm<br>2d:牙错位>1 mm,但≤2 mm<br>2f:覆𬌗≥3.5 mm(未咬至牙龈)<br>2g:远中或近中𬌗,不伴有其他异常(≤1/2 单位的咬合不调) |
| 第 3 级:可能需要治疗 | 3a:覆盖增大,>3.5 mm 但≤6 mm(唇闭合不全)<br>3b:反覆盖>1 mm 但≤3.5 mm<br>3c:前牙或后牙反𬌗,且后退接触位与牙尖交错位咬合差异>1 mm 但≤2 mm<br>3d:牙错位>2 mm,但≤4 mm<br>3e:后牙或前牙开𬌗>2 mm,但≤4 mm<br>3f:深覆𬌗加深但未形成闭锁型深覆𬌗,不伴牙龈或腭黏膜损伤 |
| 第 4 级:需要治疗 | 4a:覆盖增大,>6 mm 但≤9 mm<br>4b:反覆盖>3.5 mm 不伴有语言或咀嚼障碍<br>4c:前牙或后牙反𬌗,且后退接触位与牙尖交错位咬合差异>2 mm<br>4d:严重的牙错位>4 mm<br>4e:严重的后牙或前牙开𬌗>4 mm<br>4f:闭锁型深覆𬌗伴有牙龈或腭黏膜损伤<br>4h:小范围的牙发育不全,需修复前正畸或通过正畸治疗关闭间隙以避免修复治疗 |

| 第 4 级：需要治疗 | 4l：后牙反𬌗并伴单个或多个后牙无咬合接触<br>4m：反𬌗＞1 mm 但＜3.5 mm，伴有可见的咀嚼或语言困难<br>4t：不完全萌出的牙齿，倾斜并顶于临牙<br>4x：多生牙 |
|---|---|
| 第 5 级：需要治疗 | 5a：覆盖增大，＞9 mm<br>5h：大范围的牙发育不全需行修复治疗（任何一个象限内大于 1 个牙的缺失都需要修复前的正畸治疗）<br>5i：由于拥挤、错位牙、多生牙、乳牙滞留或其他病理性原因造成的牙齿萌出障碍（除外第三磨牙）<br>5m：反覆盖＞3.5 mm，并主诉有咀嚼和语言障碍<br>5p：唇腭裂<br>5s：低位乳牙 |
| 美学因素<br>通过一系列的 10 张前牙正面彩色照片来判断错颌畸形对美观造成的影响。其评分反映牙列问题影响美观的主观感受 | 现在英国国民医疗服务制度（UK National Health Service，NHS）建议，错颌畸形 IOTN DHC 评分 3 分，AC 评分 6～10 分的患者应接受正畸治疗。错颌畸形 IOTH DHC 评分 4～5 分的患者自动获得正畸治疗资格 |

## 正畸急症

### 工具

- 口镜。
- 探针。
- 细丝钳。
- 粗丝切断钳。

- 末端夹持钳（Weingart 钳）。
- 取带环钳。
- 末端切断钳。
- 直机头。
- 基托磨头。
- 绿胶。
- 正畸保护蜡。

| **可摘式矫治器** | 正畸医生使用可摘式矫治器来实现相对简单的牙齿移动，通常也是固定矫治装置的辅助装置 |
|---|---|
| 矫治器松脱 | 大多数可摘式矫治器在日常使用中会变松。如果患者喜欢在使用时不停地拿上拿下，则矫治器更易松脱<br>● 大多数可摘式矫治器使用箭头卡（Adams 卡）固位，可以用普通的钢丝弯制钳（最好是 Adams 钳）在卡环的转折处轻轻捏紧，就可再次将卡环夹紧<br>少数情况下，卡环可能折断。在这种情况下，即使失去一个卡臂，至少在短期内保持器不至于无法佩戴<br>● 如果卡环的钢丝部分戳出，可以用钢丝剪剪断，其他的卡环仍可固位起到保持器的作用<br>● 或者，将整个卡环从装置上剪断 |
| 基托断裂 | 少数情况下，基托的一部分可能发生断裂。若裂口比较锋利，可用直机头配丙烯酸钻将断裂处基托调磨光滑<br>● 若基托发生更严重的折裂以至于装置无法佩戴，则需送回加工所修改（将装置放回原石膏模型）或重新取模制作 |
| 装置功能部件的变形或折断 | 在使用中一些功能部件可能发生变形，比如推簧和唇弓。通常可用普通的钢丝弯制钳将弯曲部分恢复为正常的形态<br>● 若有更为严重的变形或折断，则需要拆除装置送回给矫正医生进行调整 |

| | |
|---|---|
| 真菌感染 | 糟糕的矫治器卫生状况和不停地佩戴可能引起白色念珠菌的感染，它会造成基托所对应的黏膜感染发红<br>● 更好地清理正畸装置，通常有利于感染的快速缓解<br>● 更加顽固的真菌感染可在抗真菌治疗后得到控制 |
| 保持器 | 通常正畸结束后应佩戴保持器以维持牙齿的位置，同时牙周组织继续完成改建<br>　　可摘式保持器通常由钢丝和丙烯酸树脂组成（Hawley 保持器）或者是真空成形的（压膜保持器）<br>● Hawley 式保持器由于是可摘式装置可能受很多因素影响<br>● 压膜式保持器可能造成局部创伤或溃疡，可以用剪刀进行修剪<br>　　粘固式保持器由多股不锈钢丝或麻花丝通过复合树脂粘于前牙舌侧面<br>● 这种保持器可能会从单颗牙或多颗牙舌面脱落，可以通过局部酸蚀再粘接单方法补救<br>● 如果遇到更严重的损伤，可能需要将原保持器拆除并更换<br>　　一定要注意的是，固定式保持器发生任何严重的折断或将其拆除会对保持效果造成影响，牙齿发生不需要的移动。在这种情况下，或牙齿不需要的移动已经发生，患者应尽快到正畸医生处复诊 |
| 功能矫治器 | 功能矫治器是一组大部分可以摘戴的矫治器，用于纠正发育期患儿颌骨前后向不调<br>● 可摘式功能矫治器通常在基托压力大的区域会造成溃疡。通常使用慢速机头配合丙烯酸钻头调磨基托即可缓解<br>● 其折断和变形的处理方法可参考可摘式矫治器 |
| 固定式功能矫治器 | 也有不少固定式功能矫治器在临床中使用。它们通常由金属管或栓将上颌第一磨牙与下颌前部牙列相连接，以保持下颌持续前伸<br>● 最常见的问题是金属栓的折断或相关附件从牙面上脱落<br>● 这类装置出现问题应到指定正畸医生处就诊。如果患者有严重不适，则应紧急将装置取下 |
| 固定矫治器 | 现今更多地应用固定矫治器。固定矫治器的几个重要组成部分包括：<br>● 托槽<br>● 带环<br>● 弓丝<br>● 结扎丝<br>● 牵引钩<br>● 橡皮筋和橡皮链<br>　　在固定矫治器初戴和每次复诊调整后，患者通常会感到疼痛和不适。这通常和牙齿本身有关，因为牙齿开始移动或是装置对应的软组织发生了溃疡 |
| 正畸分牙圈 | 正畸分牙圈是一个小的橡胶圈（或是小的金属环），通常将其放入磨牙或前磨牙之间以创造间隙利于带环的安装。分牙圈可能会脱落或滑至接触点以下，滑入牙周组织内：<br>● 如果滑脱的分牙圈造成了牙龈或牙周组织感染，可用探针将其去除<br>● 若分牙圈丢失，患者最好提前到正畸医生处复诊 |
| 正畸疼痛 | 通常牙齿疼痛发生在复诊加力之后，疼痛很少持续很多天，服用常规的抗炎镇痛药可很好地缓解疼痛 |
| 溃疡 | ● 局部溃疡常发生在唇部、颊部和舌部，通常都是时间自限性的，可以应用表麻和漱口水缓解<br>● 在发生溃疡的部位所对应的正畸固定装置上涂布正畸保护蜡，可以帮助预防溃疡 |
| 矫正装置松脱 | 固定矫正装置的各个组件，尤其是托槽、后牙带环或舌/腭杆可以脱落或松脱。类似问题通常可在下次复诊时调整和解决<br>● 如果松脱的组件造成不适，可将其拆除或用正畸蜡保护<br>● 如果后牙带环有吞咽的可能，应予以拆除。带环可用玻璃离子水门汀粘接或下次常规复诊时再予处理 |

| | |
|---|---|
| 结扎丝或弓丝脱落 | 少数情况下,辅助结扎丝或正畸弓丝可从装置中脱落<br>• 正畸结扎丝如果没有过度变形,可以重新安装,或者将其拆除至复诊时再处理<br>• 弓丝从后牙颊管中滑脱通常都可用正畸钳回纳<br>• 如果弓丝松脱又无法重新安装,则从最近的连接处剪断。应当心不要留有尖锐的末端<br>通常,对弓丝的处理一定保证不会造成进一步的损伤,如果必要则将整根弓丝拆除 |
| 突出的弓丝 | 在牙齿移动关闭间隙时,或钢丝在矫正装置中滑动,或前次处理未能成功将钢丝末端与托槽剪至齐平,都有可能发生钢丝突出<br>• 突出的部分应使用正畸的末端切断钳仔细修剪,并确保钢丝末端没有被患者吞入或吸入<br>• 如果钢丝发生滑动,还可以用正畸钳将其放回正确的位置<br>• 突出的钢丝末端可以弯一个朝向磨牙颊管的弯曲,但是若没有正畸回弯钳或为镍钛钢丝时,这一操作会比较难。一定要注意的是在弯钢丝末端时不要钳掉磨牙颊管<br>如果没有任何可行的方法,则用正畸保护蜡覆于突出的钢丝表面直到正畸复诊 |
| 辅弓 | 在固定矫治器中会用到很多种辅弓,包括横腭杆、Nance弓、四眼圈簧和上颌快速扩弓装置。通常这些装置都是用玻璃离子水门汀粘固于磨牙上,其也可发生脱落<br>• 这类装置造成的软组织损伤可应用正畸保护蜡<br>• 如有锋利的边缘,可用直机头调磨,用绿胶粘固于表面<br>• 如果装置折断或部分脱落,应重新用玻璃离子水门汀粘固,或者直接去除以避免吞入或吸入<br>这些装置有时可逐渐伸入腭侧黏膜内。在这种情况下,应将伸入黏膜内的正畸钳弯曲,使其远离黏膜或将装置拆除。在比较严重的病例中,可应用局部麻醉 |
| 头帽 | 头帽的应用是为了提供一个额外的支抗来源,其与口内的可摘式或固定式矫治器相连。通常由一个口内金属可拆卸面弓和口外的头帽组成,以提供口外支抗<br>• 我们建议在头帽中至少有2个独立的安全装置:①一个锁扣装置防止面弓突然的脱落。②一个快速脱落的头帽防止弹射伤害<br>• 患者在佩戴头帽中如有任何问题,建议即刻停止佩戴并按照最早的预约时间到正畸医生处复诊 |

## 深入阅读

**正畸检查**

Cobourne, M. T., DiBiase, A. T. (2015) Handbook of Orthodontics, 2nd edn. Edinburgh: Elsevier Health Sciences.

**正畸转诊规范**

Dowsing, P., Sandler, J. (2007) A guide to making appropriate orthodontic referrals. Dental Update 34(8): 487-491.

**正畸急症**

[1] Dowsing, P., Murray, A., Sandler, J. (2015) Emergencies in orthodontics. Part 1: Management of general orthodontic problems as well as common problems with fixed appliances. Dental Update 42(2): 131-134,137-140.

[2] Dowsing, P., Murray, A., Sandler, J. (2015) Emergencies in orthodontics. Part 2: Management of removable appliances, functional appliances and other adjuncts to orthodontic treatment. Dental Update 42(3): 221-224,227-228.

[3] Sodipo, I., Birdsall, J. (2016) Orthodontic first aid for general dental practitioners. Dental Update 43(5): 461-462,465-466,469-471.

# 儿童口腔科诊疗步骤

## Procedures in Paediatric Dentistry

*Sanjeev Sood*

# 第17章

## 引言

儿童口腔科主要涉及儿童口腔的诊疗与预防保健。其重点是：预防牙科保健、疾病的诊断及治疗计划、非药物性行为诱导、牙齿创伤诊疗及其后续管理、特殊儿童及伴其他系统性疾病的儿童的诊疗、使用镇静技术治疗牙科恐惧者、全麻儿童的系统化口腔诊疗。

儿童有权享有可达到的最高标准的健康，并有权享有医疗和康复设施。

联合国儿童权利公约，第24条

龋齿的管理包括儿童患龋风险的评估，理解不同个体水平的疾病进展差异，恰当地评估疾病的进展情况，有针对性地预防并在必要的时候进行治疗。本章着重介绍乳牙龋齿的诊疗管理，其他章将介绍恒牙龋齿的诊疗管理。需要记住，对于乳牙和恒牙来说，很多诊疗技术是相似的。对于其他牙科来说，个体因素并无特殊之处，但是对于儿童口腔科来说，最重要的却是儿童本身而非牙齿。

儿童口腔科临床诊疗过程中会遇到很多挑战。除了这些挑战，需要花费大量的时间、精力和资源来管理儿童群体（表17-1）。

表17-1　儿童诊疗管理的影响因素

| 儿童诊疗常见难题 | 对儿童进行治疗的理由 |
| --- | --- |
| • 儿童行为 | • 预防 |
| • 发育阶段 | • 培养良好的就诊观念 |
|   – 行为 | • 体健 |
|   – 牙齿 | • 缓解疼痛 |
| • 注意力持续时间较短 | • 防止影响恒牙 |
| • 牙体解剖形态不同 | • 防止早萌牙脱落引起不良结果 |
| • 术者操作方法不同 | • 诊疗儿童患者的方法需要实践练习 |
| • 修复方法的选择 | |
| • 要求高的家长 | • 值得这样去做 |
| • 知情同意 | |

提供儿童口腔科诊疗服务时，需要注意以下基本原则，包括：

• 保持乳牙和恒牙没有牙齿疾病。
• 根据儿童患龋风险状态，提供针对性的预防措施，并提供有效证据和指导。
• 减少儿童因牙病或治疗引起的疼痛及焦虑。
• 在乳牙列龋齿早期提供最好诊疗技术控制其发展，使患牙在不出现疼痛的情况下能够维持到自然脱落。
• 为现在和未来树立正确的口腔诊疗观念。

儿童的龋齿如不治疗会对他们的生活产生很大的影响（表17-2）

表17-2　忽视治疗可能出现的不利结果

• 疼痛或化脓
• 乳牙列和恒牙列中新发进展性龋齿的风险加大
• 影响生活质量
• 缺课
• 对家庭有较大的社会影响
• 住院治疗风险加大

何时开始治疗乳牙龋齿是复杂的。因为管理儿童较困难，因此需要综合很多因素。对患者的评估包括完善的临床检查（口内及口外）、口内直视及放射片评估龋坏范围（图17-1）。非常年幼及牙科焦虑的儿童会对口腔检查产生恐惧，不一定能配合所有检查。可以采取渐进式引入等行为管理和改进的方法帮助他们克服障碍。做决定前需要考虑多个因素（图17-2）。

## 放射学评估

考虑到儿童会受到电离辐射的影响，因此必须有足够的临床指征才需要进行放射学诊断。临床仔细检查并辅助放射片诊断。查阅以往的放射片帮助了解病情。放射线的作用不能被过高估计（图17-3）。

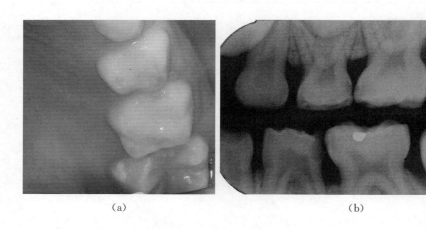

(a)                    (b)

图 17-1　临床（a）和放射学（b）检查龋齿。值得注意的是 64 牙在临床检查中看似无龋，但是通过咬翼片发现其远中发生龋坏，并且可以发现 65 牙早期釉质龋

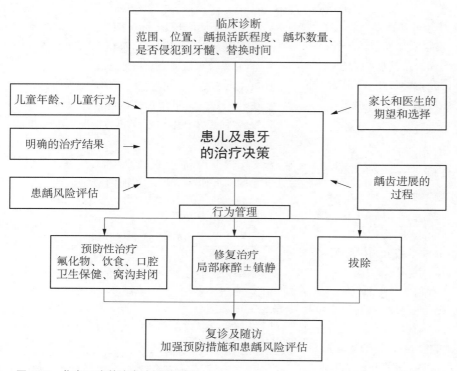

图 17-2　儿童口腔科治疗计划流程图

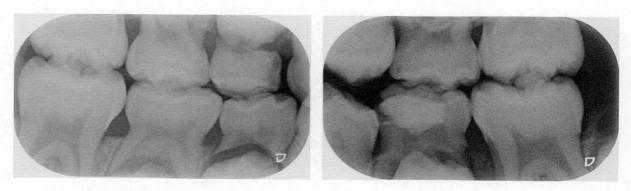

图 17-3　8 岁儿童的左侧和右侧咬翼片，一级

咬翼片的优点包括：

- 可以发现不易察觉的龋坏。
- 咬翼片和口内检查同时进行可以将邻面龋的检出率提高到原来的 2～8 倍。
- 评估龋坏范围。
- 监测龋坏进展情况（根据患者龋齿风险情况决定是否需要重复拍片）。

放射线使用频率和复诊周期取决于儿童患龋风险的评估。对于患龋风险高的儿童，首诊并每 6 个月复查，每次都需要进行咬翼片的检查，直到不再出现新的或进行性龋坏且患龋风险降低为止。极少患龋或者无龋的儿童，复诊时候无须进行咬翼片检查。患龋风险较低的儿童，需要在首诊进行咬翼片检查，之后乳牙列每 12～18 个月，恒牙列大约每 2 年进行咬翼片复查。

一旦决定进行治疗，操作者必须牢记恒牙与乳牙在解剖形态上的区别。很多重要解剖学差异会影响疾病的进展、龋洞形态制备和充填方式的选择。掌握上述知识可以提高治疗成功率，降低失败风险（表 17-3）。

表 17-3　乳牙解剖形态的临床意义

| 乳牙解剖形态 | 临 床 意 义 |
| --- | --- |
| 釉质及牙本质较薄 | • 影响龋洞制备形态<br>• 牙体支持组织较少<br>• 疾病在硬组织内进展更迅速 |
| 髓腔更大：与恒牙相比，乳牙髓腔更大，髓角更高 | • 龋坏进展速度更快，容易累及牙髓<br>• 治疗过程中，更容易出现医源性穿髓 |
| 接触区更大 | • 邻面龋更难发现<br>• 较大的菌斑滞留区和较小的自洁区使得龋坏进展更加迅速<br>• 对邻𬌗面龋坏进行修复时，需要对邻面接触区做适应性调整 |
| 牙冠呈球形 | • 成形片和楔子不易放置 |
| 咀嚼面较窄：颊舌侧牙壁汇聚导致咀嚼面较窄 | • 𬌗面龋洞过度制备会导致薄壁弱尖 |
| 釉柱角度发生改变：牙颈部有 1/3 的釉柱向𬌗平面倾斜 | • 不需要制备龈壁斜面 |
| 髓底较薄，副根管较多 | • 低密度影像和感染常常发生在根分叉处<br>• 临床常见牙龈边缘较高处出现瘘管 |
| 牙根形态：按冠根比看，牙根较长。根分叉角度更大，牙根更平直 | • 乳牙根管治疗较难<br>• 拔牙发生根折风险更大 |
| 继承恒牙的发育 | • 无论是根管治疗还是拔除乳牙，都不应该对继承恒牙造成损害 |

## 治疗计划

治疗计划与上述提及的因素有关。儿童和家长的就诊意愿、龋坏的范围、儿童年龄、乳牙留存大致时间、其他相关症状，都会影响治疗计划。

由此，可以制订出治疗计划和预防管理方法（表 17-4 和表 17-5）。治疗过程需要减少疼痛并进行良好的行为诱导（表 17-6）。包括按象限分次治疗，减少陪同者数量和局部麻醉，进行复杂治疗之前，培养儿童对医生的信任和治疗信心。这些可以通过下述方法获得：治疗初期进行简单操作（例如，窝沟封闭），然后进行复杂操作（例如，复合树脂充填），如果可以，最后拔牙。

表 17-4　患龋高风险因素

| 风险类别 | 患龋风险因素 | | | | | | |
| --- | --- | --- | --- | --- | --- | --- | --- |
| | 临床证据 | 饮食习惯 | 既往史 | 氟化物使用 | 菌斑控制 | 唾液 | 现病史 |
| 高风险 | 新龋坏 | 糖摄入频繁 | 社会剥夺 | 饮用水不含氟 | 无效刷牙 | 低流量 | 罹患其他疾病 |
| | 过早拔除 | 兄弟姐妹患龋率高 | | 不补充氟制剂 | 自我控制较少 | 低缓冲能力 | 残疾 |

（续表）

| 风险类别 | 患龋风险因素 | | | | | | |
|---|---|---|---|---|---|---|---|
| | 临床证据 | 饮食习惯 | 既往史 | 氟化物使用 | 菌斑控制 | 唾液 | 现病史 |
| | 前牙龋坏或已充填 | | 口腔科知识匮乏 | 不使用含氟牙膏 | | 变链菌和乳酸杆菌增多 | 口干症 |
| | 较多已充填牙 | | 不按时复诊 | | | | 长期服用易致龋的药物 |
| | 未进行窝沟封闭 | | 频繁进食零食 | | | | |
| | 正畸佩戴固定矫治器 | | 就诊意愿低 | | | | |
| | 部分义齿 | | | | | | |

表 17-5　预防计划能够提供更好的口腔健康：初级护理指导（2017）。经 Public Health England 许可转载

0～6 岁儿童口腔护理

| | 建议 | 等级 | 专业人士干预 | 等级 |
|---|---|---|---|---|
| 0～3 岁 | • 母乳喂养可以为孩子提供最好的营养 | I | | |
| | • 6 月龄起逐步使用训练杯喝水，1 岁起开始戒奶瓶 | II | | |
| | • 断奶食品或饮料中不要添加糖 | V | | |
| | • 家长/照护人员需要帮助或者监督刷牙 | I | | |
| | • 只要牙齿萌出，就开始使用含氟牙膏刷牙，每天 2 次 | I | | |
| | • 睡前刷牙，另一次刷牙时间均可 | III | | |
| | • 使用含氟牙膏，氟浓度不小于 1 000 mg/L | I | | |
| | • 挤出米粒大小牙膏 | GP√ | | |
| | • 刷牙后吐掉多余泡沫，但不要漱口，让氟浓度维持在较高水平 | III、I | | |
| | • 减少含糖食物和饮料的摄入频率及摄入量 | III | | |
| | • 推荐不含糖药物 | III | | |
| 3～6 岁 | • 使用含氟牙膏刷牙，每天最少 2 次 | I | • 使用氟化物涂布牙面，每年 2 次（2.2% 氟化钠） | I |
| | • 睡前刷牙，另一次刷牙时间均可 | III | | |
| | • 家长/护理人员需要监督刷牙 | I | | |
| | • 使用含氟牙膏，氟浓度不小于 1 000 mg/L | I | | |
| | • 最好使用豌豆粒大小的牙膏 | GP√ | | |
| | • 刷牙后吐掉多余泡沫，但不要漱口，让氟浓度维持在较高水平 | III | | |
| | • 减少含糖食物和饮料的摄入频率及摄入量 | III、I | | |
| | • 推荐不含糖药物 | III | | |
| 0～6 岁需要特别关注的（患龋风险非常高的儿童） | 除了上面的建议，还包括： | | | |
| | • 使用含氟牙膏，氟浓度 1 350～1 500 mg/L | I | • 使用氟化物涂布牙面，每年最少 2 次（2.2% 氟化钠） | I、V |
| | • 牙膏使用量同上 | GP√ | • 复诊间隔缩短 | I |

（续表）

| | 建议 | 等级 | 专业人士干预 | 等级 |
|---|---|---|---|---|
| 0~6 岁需要特别关注的（患龋风险非常高的儿童） | • 如果需要经常或者长期服药，建议使用不含糖药物，降低致龋风险 | GP√ | • 参照饮食平衡指南，调整饮食 | GP√ |
| | | | • 如果需要经常或者长期服药，建议与药剂师或医生沟通，使用不含糖药物，降低致龋风险 | |

7 岁以上儿童及年轻成人预防龋齿措施

| | 建议 | 等级 | 专业人士干预 | 等级 |
|---|---|---|---|---|
| 所有患者 | • 使用含氟牙膏刷牙，每天最少 2 次 | I | • 使用氟化物涂布牙面，每年 2 次（2.2%氟化钠） | I |
| | • 睡前刷牙，另一次刷牙时间均可 | III、I | | |
| | • 使用含氟牙膏，氟浓度 1 350~1 500 mg/L | I | | |
| | • 刷牙后吐掉多余泡沫，但是不要漱口，让氟浓度维持在较高水平 | III | | |
| | • 减少含糖食物和饮料的摄入频率及摄入量 | III、I | | |
| 需要特别关注的 | 除上述之外，还包括： | | | |
| （如：明显的龋活跃状态的、正在进行固定矫正的、口干症、其他诱发龋病的因素，特殊人群） | • 刷牙之外，每日使用含氟漱口水（0.05%氟化钠） | I | • 使用树脂类材料对恒磨牙进行窝沟封闭 | I |
| | | | • 使用氟化物涂布牙面，每年最少 2 次（2.2%氟化钠） | I |
| | | | • 8 岁以上患龋风险大的儿童建议每天使用含氟漱口水 | I |
| | | | • 10 岁以上患龋风险大的儿童建议使用氟浓度 2 800 mg/L 的含氟牙膏 | I |
| | | | • 16 岁以上患龋风险大的儿童建议使用氟浓度 2 800 mg/L 或 5 000 mg/L 的含氟牙膏 | I |
| | | | • 参照饮食平衡指南，调整饮食 | I |

注：GP：全科医生。

表 17-6　行为管理方法

| 告知-示范-照做（TSD） | 正强化 |
|---|---|
| • 向儿童介绍牙科设备和治疗过程的方法<br>适应<br>• 有计划、有次序地介绍环境、医护人员、仪器设备和治疗过程<br>系统化脱敏法<br>• 多次反复地将引起焦虑的事件暴露，使之逐渐适应 | • 反复刺激可以增加行为重复的可能<br>人物模仿<br>• 通过观察和模仿同辈，让儿童学<br>语言控制<br>• 要对语调语气进行回应而不是语句本身<br>加强管理<br>• 通过单手手势对儿童行为进行控制 |

治疗计划分阶段而定：
(1) 去除疼痛。

(2) 稳定。

(3) 预防。

（4）明确的治疗。

（5）拔除无法治疗的患牙。

（6）复查。

## 隔湿

牙科操作过程，尤其是使用对湿度敏感的修复材料，隔湿是非常重要的。大部分儿童口腔科专家使用橡皮障进行隔湿，并且会教授使用方法。很多时候，橡皮障隔湿法操作起来比较困难，因为儿童很难配合医护人员操作。但是一旦可以让儿童有信心并且成功放置（图17-4和图17-5），那么橡皮障的优势就可以显现。

使用橡皮障的优势：

- 保证操作区干净、干燥、无污染。
- 使软组织后缩。
- 保护软组织免受医源性损伤。

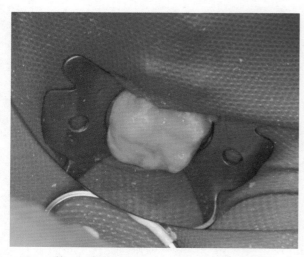

图17-4 第一恒磨牙隔离后，可以获得最佳操作术野

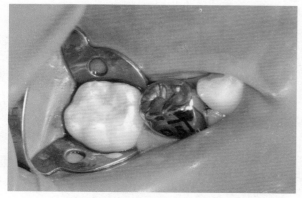

图17-5 使用橡皮障可以按象限进行治疗。一次性将85牙进行复合树脂充填，84牙进行金属预成冠治疗

- 保护软组织免受药物性损伤，如次氯酸钠。
- 保护气道。
- 保证患者保持开口状态。
- 有助于行为管理。
- 有助于牙科材料发挥最佳效果。

## 第一恒磨牙窝沟封闭

窝沟龋的发生率在恒牙后牙可达80%～90%，乳牙后牙可达44%。窝沟封闭是指不损伤牙体组织，将窝沟封闭材料涂布于牙冠咬合面、颊舌面的窝沟点隙，当它流入并渗透窝沟后固化变硬，形成一层保护性的屏障，覆盖在窝沟上，能够阻止致龋菌及酸性代谢产物对牙体的侵蚀，以达到预防窝沟龋的方法。一项Cochrane回顾调查研究显示对儿童及成人进行窝沟封闭后，窝沟龋发生率第一年降低86%，第48～54个月降低57%（Ahovuo-Saloranta et al.，2013）。术后需要定期复查以维持封闭效果。研究显示定期复查可以使窝沟封闭10年以上成功率达到80%～90%。

窝沟封闭是对有患龋风险的窝沟点隙或者有龋坏倾向但尚未形成龋洞的牙面进行封闭，以阻止龋病进展。这取决于对患者患龋风险评估的结果。进行窝沟封闭前要仔细清洁牙面。要保证术牙区域的干燥，建议四手操作。如果牙面不易固位，可以使用粘接材料帮助提高封闭材料留存率。树脂类封闭材料可以获得更好的长期封闭效果，但如果隔湿条件不好，可以使用玻璃离子类封闭材料。

窝沟封闭操作步骤（图17-6）：

- 清洁并干燥牙面：可以使用慢速弯机抛光杯或抛光刷进行牙面清洁，根据需要使用研磨材料处理牙面。
- 隔离牙：干棉球、吹干、吸唾管（无法使用橡皮障的情况下）（图17-6a）。
- 酸蚀牙齿表面（图17-6b）。
- 冲洗15秒。
- 干燥15秒。
- 如果牙面可能被唾液污染，则使用粘接剂处理牙面（图17-6c）：光照。
- 涂布封闭剂：小挖匙或探针可以帮助封闭剂深入窝沟（图17-6d）。光照。
- 立即检查封闭效果，并且长期随访（图17-6e）。

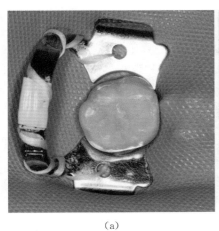 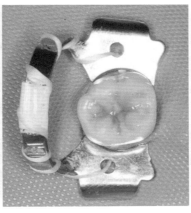 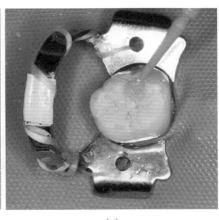

（a）　　　　　　　　　　（b）　　　　　　　　　　（c）

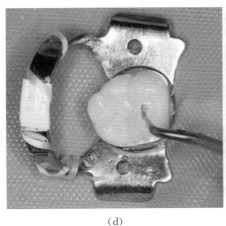 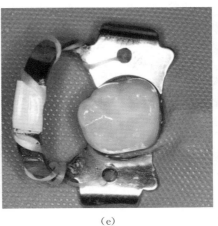

（d）　　　　　　　　　　（e）

图 17-6　窝沟封闭操作步骤

## 乳牙充填术：材料

用于乳牙充填治疗的材料有很多种，每种材料的远期成功率不同。不同情况，选择不同的材料，如隔湿情况、儿童的配合程度、家长的选择和乳牙牙体解剖特点等。这些因素都会影响远期成功率。

### 银汞合金

在过去的 150 年里，银汞合金是后牙最常用的充填材料。但由于其对身体潜在的不良影响、环境污染问题和美观需求，现在使用率较低。

关于口腔科银汞合金安全性的问题，一项全面的回顾性调查（European Commission，2008）得出结论，正确的使用口腔科银汞合金不会影响患者和医务工作者的健康。关于口腔科银汞合金临床效果的问题，大多数 meta 分析、循证医学文献和随机对照试验都认为银汞合金和其他材料临床效果无显著不同。一项系统性回顾性研究表明使用银汞合金充填乳牙𬌗面 7 年后成功率达 85%～96%。因此，充填乳磨牙

邻-𬌗面龋洞时，银汞充填修复体最少要使用 3～4 年，有可能超过 7 年（Canadian Agency for Drugs and Technologies in Health，2012）。

### 复合树脂类

由于良好的粘接强度和美观性能，复合树脂逐渐成为乳牙充填的常用材料。由于其对龋洞固位形和抗力形制备要求降低，因此更多地采取保守治疗。复合树脂对技术敏感性要求更高，其成功率与操作者经验、修复体大小等因素有关。其中一个因素是隔湿，这对儿童口腔科医生是一项挑战。

一篇 meta 分析文献显示，儿童𬌗面和邻-𬌗面龋洞使用复合树脂充填 10 年后，成功率达到 90% 以上，使用橡皮障可以显著增加远期成功率。失败的主要原因是继发龋。

### 树脂改良型玻璃离子水门汀（RMGIC）

一项系统性回顾性研究倾向于使用玻璃离子充填乳牙𬌗面龋洞（Kielbassa et al.，2016）。另外有力

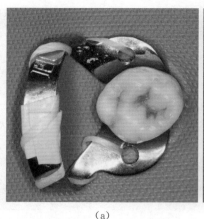
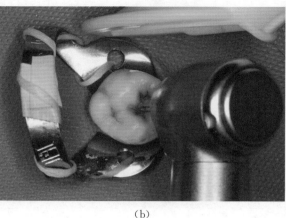

(a)             (b)

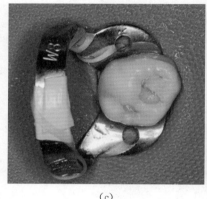
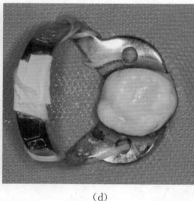
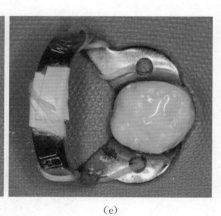

(c)       (d)       (e)

图 17-7　　洽面充填 55 牙。(a)橡皮障隔湿。(b)使用高速手机和碳化钨钢车针 330 去腐。(c)去腐净,边缘嵴保留接触区域。(d)充填。(e)洽面进行窝沟封闭

证据表明洽面龋洞使用 RMGIC 十分有效。RMGIC 的长期保存率与良好的隔湿及使用合适的组织调整剂有关。

## 充填技术：乳磨牙洽面和邻-洽面龋洞(图 17-7)

- 局部麻醉。
- 放置橡皮障(根据需要)。
- 快机去除龋洞表面,建立去腐通路。
- 使用大球钻去腐——注意龋坏深度,防止意外穿髓。
- 二类洞:注意第一乳磨牙的解剖形态。
- 鸠尾狭部:
  - 不穿髓的前提下,制备合适洞深(1.5～2.5 mm)。
  - 不削弱牙尖抗折能力情况下,制备合适宽度(颊舌尖宽度的 1/3～1/2)。
- 术中可以尽量保存邻面釉壁,防止破坏邻牙。术后可以使用手动器械去除。

- 建立龈壁,注意不要超出范围。
- 检查龋坏已经去净。
- 充填。

## 金属预成冠(PMC)

金属预成冠可以根据牙体形态做适应性的调整,并使用粘接材料粘固。它可以根据牙体形态进行修剪、塑形,获得良好的封闭效果和固位效果。在儿童牙科 PMC 已经使用超过 70 年,取得了良好的成功率,其 5 年成功率超过 95％。有文献表明 PMC 效果优于银汞合金,尤其是针对乳磨牙邻-洽面龋损的治疗。PMC 放置后,几乎无须更换并且可以包裹整个牙体组织,预防其他牙面发生龋坏(Innes et al.，2015)。

PMC 适应证包括:

- 广泛性龋齿,尤其是多面龋(图 17-8)。
- 发育性缺陷,如乳牙及恒牙的釉质发育不全、釉质矿化不全等(图 17-9)。
- 乳牙髓病治疗后修复,如牙髓切断术或牙髓摘除术(图 17-10)。

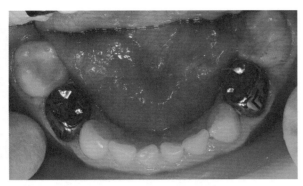

图 17-8　患龋风险高的儿童 74 牙、84 牙进行 PMC 修复

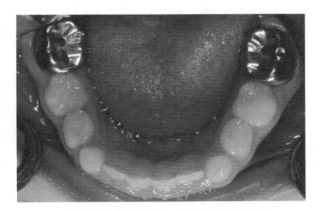

图 17-9　釉质发育不全的 36 牙、46 牙进行 PMC 修复

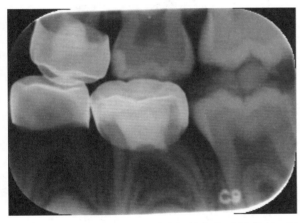

图 17-10　64 牙和 75 牙进行牙髓切断术后 PMC 修复。74 牙进行 PMC 修复

- 镇静或全麻下儿童的龋病治疗。
- 患龋风险高的儿童。
- 牙体折裂后修复。
- 间隙保持器的基牙。
- 夜磨牙患者保护牙体组织。

### "传统"修复技术

　　传统修复技术已被大多数医生所熟知,已经教授多年并用于大多数 PMC 研究。

- 局部麻醉。
- 放置橡皮障(如果需要)。
- 去腐。
- 如果侵犯牙髓,需要适当处理。
- 使用合适锥度的金刚砂车针制备近中和远中邻面。
- 降低边缘嵴——从𬌗面开始一直到邻接区。制备出刃状边缘,不要制备出肩台,否则冠无法固位(可以使用木楔子防止邻牙损伤)。
- 根据𬌗平面形态,降低咬𬌗平面 1~2 mm。
- 点线角圆钝。
- 无须制备舌面,因为它可以辅助固位。
- 选择合适大小的 PMC。
- 从舌侧向颊侧方向试戴。
- 试戴 PMC 时,就位后会感觉到"咯哒"一声。
- 取下 PMC。
- 调拌粘接材料(通常使用玻璃离子水门汀)。
- 粘接 PMC。
- 去除多余粘接材料,使用牙线清洁邻接区。

### "HALL"技术

　　"HALL"技术是指乳磨牙不进行局部麻醉、不进行任何牙体制备、不去腐,将龋坏封闭隔绝起来的方法。文献首次报道是在苏格兰举办的全科医生儿童口腔保健讲座里,一项回顾性研究结果显示 HALL 技术中配合使用 PMC 具有良好的远期成功率(Innes et al.,2006)。HALL 技术理论依据是把龋坏组织完全封闭起来,改变其周围生物膜环境,从而控制了龋坏的进展。临床试验证明 HALL 技术能被大多数儿童、家长及医生所接受,并且切实有效,其 5 年成功率达到 92%(Innes,Evans and Hall,2009)。另外该技术没有使用局部麻醉和牙体制备,因此降低了对邻牙医源性损伤的概率。

　　该技术不适合于所有儿童,临床需要仔细选择适应证。要进行完善的病史和临床检查。主要目的就是检查牙髓活力状态。HALL 技术适合于可逆性牙髓炎(表 17-7)。如果出现不可逆性牙髓炎的症状(表 17-7),则需要进行牙髓摘除术或者拔除。

表 17-7　可逆与不可逆性牙髓炎的症状

| 可逆性牙髓炎 | 不可逆性牙髓炎 |
| --- | --- |
| 短暂刺激痛: | 自发性疼痛,可能伴随: |
| • 服用 OTC 止痛片可以缓解 | • 瘘管 |
| • 刺激或外界摩擦引发疼痛 | • 排除外伤或替牙外的过度松动 |

（续表）

| 可逆性牙髓炎 | 不可逆性牙髓炎 |
|---|---|
| • 去除刺激后缓解 | • 根分叉或根尖放射线低密度影像 <br> • 放射线显示明显的内吸收/外吸收 |

治疗步骤

- 选择需要治疗的牙齿。
- 无症状：无不可逆性牙髓炎的临床症状（图 17-10）。
- E 和 D 之间无间隙（图 17-11）的情况。如何创造间隙：正畸分牙器放置 3~5 天后复诊。
- 在 E 和 D 之间使用牙线放置分牙圈，为 PMC 创造间隙（图 17-12 和图 17-13）。
- 纱布保护气道，患者直坐在椅位上，选择合适

大小的 PMC（粘接前不要把冠压入邻接区，因为不易摘下）。

- PMC（选择合适大小）使用玻璃离子水门汀黏接并且压入（儿童可以咬棉卷，图 17-14）。戴入后牙龈边缘会发白（图 17-15）。
- 完成：用牙线去除多余粘接材料（图 17-16）。咬𬌗较高的情况一周内会适应（图 17-17）。

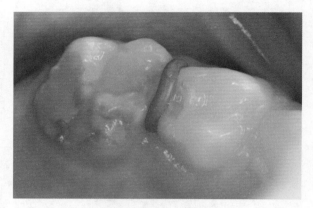

图 17-13　正畸分牙圈在 55 牙和 54 牙之间

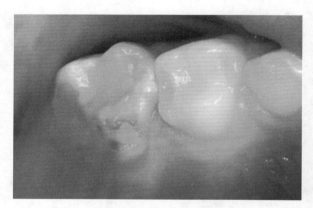

图 17-11　第一乳磨牙发育不全（55 牙）

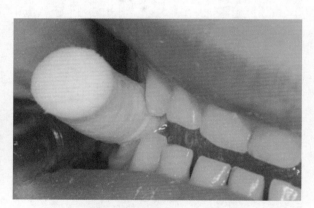

图 17-14　儿童咬棉卷帮助就位

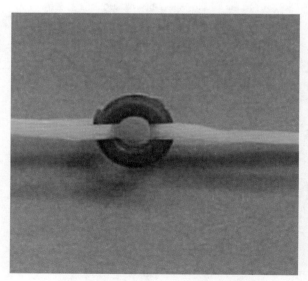

图 17-12　正畸分牙圈，使用牙线将其放置在乳磨牙间

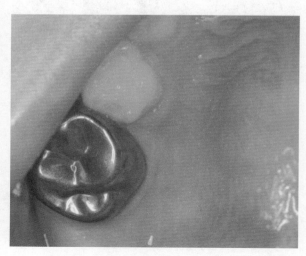

图 17-15　PMC 粘接后，牙龈边缘发白

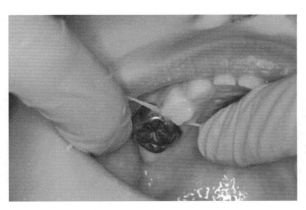

图 17-16　用牙线去除多余粘接剂

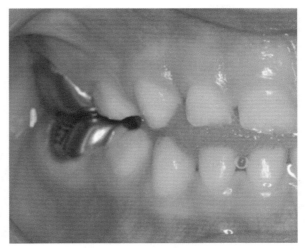

图 17-17　PMC 粘接后，咬骀抬高

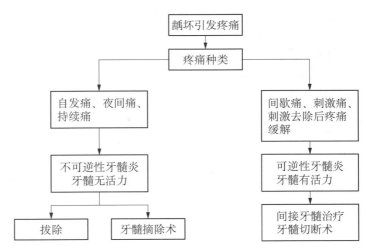

图 17-18　儿童牙齿疼痛处理流程图

流程图：

龋坏引发疼痛 → 疼痛种类

疼痛种类 →（左）自发痛、夜间痛、持续痛 →（右）间歇痛、刺激痛、刺激去除后疼痛缓解

自发痛、夜间痛、持续痛 → 不可逆性牙髓炎 牙髓无活力 → 拔除 / 牙髓摘除术

间歇痛、刺激痛、刺激去除后疼痛缓解 → 可逆性牙髓炎 牙髓有活力 → 间接牙髓治疗 牙髓切断术

## 牙髓治疗

乳牙牙髓治疗的目的是使乳牙保持无痛、无肿胀、周围组织可以愈合的前提下，维持乳牙列完整直到替牙。牙髓治疗前放射片显示未出现牙根内外吸收及影响继承恒牙的情况。采用何种治疗方法取决于牙髓的活力情况（图 17-18 和表 17-5）。需要根据临床检查和放射线检查评估牙髓的活力情况，并且判断出牙髓是否可以自愈（可逆性牙髓炎/不可逆性牙髓炎），最后确定治疗方案。

术前需要考虑以下因素：

- 牙体是否可修复——如果牙体组织无法修复或者修复后无法达到良好的封闭效果，则不适合进行牙髓治疗。
- 牙齿发育情况——如果牙齿即将替换或者已经出现明显的牙根吸收，则不适合进行牙髓治疗。

- 既往史及现病史——某些情况是乳牙牙髓治疗的禁忌证，比如患有全身系统性疾病（严重的心脏病）或者免疫抑制类疾病，发生感染的风险远超过影响儿童身体健康的危险。
- 牙齿存在的重要性——缺牙症或者防止出现潜在的正畸问题，尽量保存乳牙。
- 感染的严重程度和急迫性——如果牙髓治疗无法控制感染，骨及周围组织就无法愈合，或者乳牙牙根存在明显的病理性吸收或面部肿胀，很有可能需要拔除患牙。
- 局部麻醉并放置橡皮障——局部麻醉并配合使用橡皮障会取得更好的远期效果。因此儿童能够配合治疗也是取得治疗成功的关键因素之一。

活髓保存治疗可以分下列三种方法：

- 间接牙髓治疗。
- 直接牙髓治疗。

- 活髓切断术。

## 间接牙髓治疗

适用于龋坏近髓，但临床或放射学检查尚无不可逆性牙髓炎的表现——牙髓尚有潜力自愈且龋损进展程度可控。去腐时，近髓处龋坏组织可以保留。因为一旦去除，会导致穿髓，从而需要进行牙髓切断术。保留部分龋坏组织可以避免髓腔暴露，受感染区域覆盖护髓材料帮助促进牙髓自愈。通常使用衬垫材料，比如 RMGI、玻璃离子水门汀、牙本质粘接材料、氢氧化钙水门汀等覆盖在剩余龋坏组织上促进修复。氢氧化钙水门汀流动性强，抗压性较弱，如果使用它作为衬垫材料，需要在其上再覆盖其他材料。最后使用充填材料封闭牙体组织防渗漏：多面龋坏可以使用 PMC，单面龋坏或者殆面龋坏可以使用树脂。上步是牙髓治疗的最终修复，不应该有临床指征进行二次治疗再次去腐，二次治疗会去除更多的牙体组织并增加患者焦虑。如果术后封闭良好，很多长期研究表明间接盖髓术远期成功率高于牙髓切断术。

## 直接牙髓治疗

龋洞制备或者去腐过程中，如出现针尖大小的穿髓孔时，就需要进行直接牙髓治疗。衬垫材料可以选择氢氧化钙或者 MTA，直接盖在穿髓孔处，促进牙髓愈合。由于间接牙髓治疗成功率较高，因此很多人认为直接牙髓治疗中牙髓同样能够自愈。不幸的是，乳磨牙直接牙髓治疗的成功率较低，因此并不推荐直接盖髓术。类似情况建议进行牙髓切断术。

## 牙髓切断术

适用于乳牙龋坏较深，出现不可逆性牙髓炎的症状或去腐后穿髓的情况。临床操作方法是去除冠髓，保存有活力的根髓（见后文）。有很多药剂可以应用于乳牙牙髓切断术，但是远期成功率较高的是 15.5％硫酸铁或者 MTA。冠髓去除后，将药剂放置于牙髓上，髓腔内使用氧化锌丁香酚水门汀充填，最后使用 PMC 修复牙体，因为 PMC 良好的封闭效果对远期成功率有非常重要的作用。另外根髓应无疼痛、肿胀等临床症状，放射线检查应无病理性根内吸收或外吸收。建议乳磨牙牙髓切断术后每年放射线复查。

**牙髓切断术操作步骤**（图 17-19）

- 局部麻醉并放置橡皮障。
- 高速手机去腐：330 碳化钨钢车针效果较好。
- 揭髓顶：使用慢速手机、无污染的小号玫瑰形车针（4 号）。
- 去除髓室内牙髓：使用慢速手机、无污染的小号玫瑰形车针或锐利的挖匙。
- 盐水冲洗牙髓腔。
- 找到根管口：
  - 下颌乳磨牙一般 2 个（近中和远中）。
  - 上颌乳磨牙一般 3 个（1 个腭侧和 2 个颊侧）。
- 湿棉球按压控制牙髓出血
- 棉球蘸取硫酸铁后放置于髓腔内，然后小毛刷蘸取后涂布 15 秒。如果使用 MTA，用 MTA 或者银汞合金输送器将 MTA 放置在根柱内。
- 使用硫酸铁后，髓腔内放置氧化锌丁香酚水门汀进行充填。
- PMC 修复。
- 嘱咐儿童家长/陪护者，麻药药效褪去后可能出现敏感不适，根据情况可以服用止痛片。

如果发现牙髓无活力，治疗计划则考虑：

- 牙髓摘除术。
- 拔除患牙。

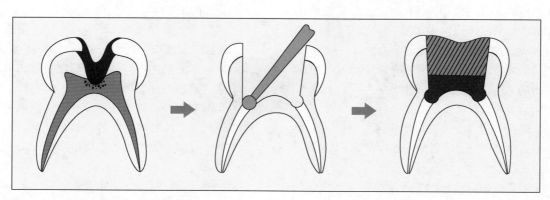

图 17-19　图示牙髓切断术操作步骤

## 牙髓摘除术

又称根管治疗术,适用于乳牙牙髓出现不可逆性感染的情况或因龋坏、外伤等原因导致牙髓坏死的情况。根管需要清理干净并且使用手动挫进行预备。考虑到根管的解剖形态,尽量避免过度预备,否则容易侧穿,根管清理过程需要大量冲洗。如果使用次氯酸钠进行根管冲洗,需要避免超出根尖引起组织损伤。干燥根管后,使用可吸收材料充填根管,比如非加强型氧化锌丁香酚水门汀、碘仿糊剂或者碘仿氢氧化钙糊剂。最后使用 PMC 修复。术后几周内症状得到缓解,6 个月左右放射线检查可见改善。成功的根管充填术后放射线显示根尖没有大面积超充情况。另外,乳牙根管治疗后可以进行正常替牙。

### 牙髓摘除术步骤(图 17-20)

- 术前拍摄咬翼片或者根尖片检查根尖部位。
- 局部麻醉并放置橡皮障。
- 使用慢速手机和无污染的玫瑰型车针或锋利的挖匙去除冠髓。
- 使用盐水冲洗髓腔。
- 找到根管口。
- 使用直探针去除坏死组织。
- 再次使用盐水冲洗髓腔。

- 在根尖点上方 2 mm 范围内进行根管预备,不要超过 35 号。
- 再次使用盐水冲洗髓腔。使用棉球干燥髓腔,使用吸潮纸尖干燥根管。
- 使用输送器将氢氧化钙糊剂或纯氧化锌丁香酚放置在根管的冠端,然后用大号纸尖轻压。
- 将氧化锌丁香酚水门汀置于髓腔,充填。
- PMC 修复。
- 嘱咐儿童家长/陪护者,麻药药效褪去后可能出现敏感不适,根据情况可以服用止痛片。
- 如果患牙症状未缓解或者 3 个月后瘘管未消除,患牙需要拔除。
- 推荐每年拍片复查(图 17-21)。

## 乳前牙修复治疗

乳前牙的治疗是十分具有挑战的。原因是:

- 儿童行为管理:乳前牙龋坏的儿童年龄较小,行为管理不易。
- 牙齿形态及大小:乳前牙非常小,可供粘接的釉质面积少,髓腔相对大。

乳前牙隔湿后进行树脂修复,可以获得良好的美学效果。制备鸠尾可以增加粘接面积。推荐使用 RMGIC

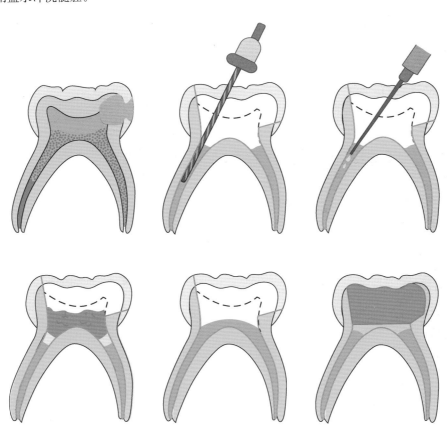

图 17-20　牙髓摘除术操作步骤示意图

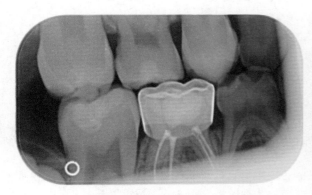

图 17-21 85 牙进行牙髓摘除术后并进行 PMC 术后的放射学影像

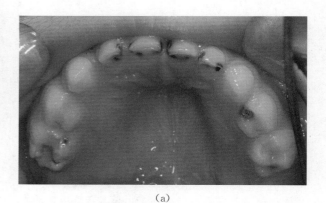

(a)

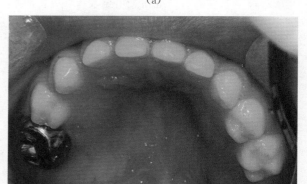

(b)

图 17-22 (a)上颌四个乳前牙发生龋坏。(b)树脂覆盖全部牙面后

习惯会终身受益。

进行修复,因为技术要求比较低并且可以持续释放氟。对于患龋风险高的儿童推荐使用树脂覆盖全部牙面进行修复(图 17-22)。

## 总结

儿童患者口腔科诊疗非常具有挑战性,需要考虑很多因素。如果没有采取有效的预防措施,很多治疗远期成功率较低。在早期建立良好的口腔卫生习惯是非常重要的。通过认真的口腔护理和适时恰当的治疗方法,医生可以帮助乳牙继续使用直到替牙并无须二次治疗。儿童年幼时养成良好的口腔卫生护理

## 参考文献

[1] Ahovuo-Saloranta, A., Forss, H., Walsh, T., et al. (2013) Sealants for preventing dental decay in permanent teeth. http://www. cochrane. org/CD001830/ORAL _ sealants-for-preventing-dental-decay-in-the-permanent-teeth (accessed 21st July 2017).

[2] Canadian Agency for Drugs and Technologies in Health (2012) Composite resin and amalgam dental filling materials: a review of safety, clinical effectiveness and cost-effectiveness. Ottawa: Canadian Agency for Drugs and Technologies in Health. http://www. cadth. ca/ media/pdf/htis/june-2012/RC0358%20Dental%20amalgam% 20Final. pdf (accessed 21st July 2017)

[3] European Commission: Health and Consumer Protection Directorate-General (2008) Scientific Committee on Emerging and Newly Identified Health Risks. The Safety of Dental Amalgam and Alternative Dental Restoration Materials for Patients and Users. Brussels: European Commission: Health and Consumer Protection Directorate-General.

[4] Innes, N.P.T., Evans, D.J.P., Hall N. (2009). The Hall Technique for managing carious primary molars.

Dental Update 36: 472-478.

[5] Innes, N. P., Ricketts, D., Chong, L. Y., Keightley, A.J., Lamont, T., Santamaria, R. M. (2015) Preformed crowns for decayed primary molar teeth. CD005512. http://www. cochrane. org/CD005512/ORAL _ preformed-crowns-managing-decayed-primary-molar-teeth-children (accessed 6th October 1017).

[6] Innes, N.P.T., Stirrups, D.R., Evans, D.J.P., et al. (2006) A novel technique using preformed metal crowns for managing carious primary molars in general practice-a retrospective analysis. British Dental Journal 200(8): 451-454.

[7] Kielbassa, A. M., Glockner, G., Wolgin, M. Glockner, K. (2016) Systematic review of highly viscous glass-ionomer cement/resin coated restorations (Part 1): do they merge Minamata Convention and minimum intervention dentistry? Quintessence International 47: 813-823.

[8] Randall, R.C., Vrijhoef, M.M.A., Wilson, N.H.F. (2000) Efficacy of preformed metal crowns vs amalgam restorations. Journal of the American Dental Association, 131: 337-343.

# 牙周疾病的序列治疗
## Procedures in Periodontics

*Mark Ide and Claire McCarthy*

第 18 章

## 引言

牙周病学是维持牙齿和种植体的牙周支持组织健康的艺术和科学。它不仅对口腔健康至关重要，而且对一般健康和福祉也很重要。

牙周病是一个长期问题。初始治疗通常与其他形式的口腔科治疗同时进行。管控将延伸到患者的整个生命周期，其成功通常依赖于良好的患者依从性和口腔科专业人员彻底仔细的维护治疗。即使在成功完成最终的修复治疗后，维护治疗仍应继续进行（图 18-1）。

## 口腔卫生技术

### 刷牙

刷牙仍然是最重要的牙菌斑去除方法，但它不能从点隙裂沟或正常的齿间区域去除牙菌斑。

### 牙刷的设计

- 材质：优选的材料是尼龙。尼龙硬度更容易控制，因其直径更均一。
- 设计：现代牙刷有很多设计。几乎没有临床证据表明任何一种形状的优越性。回顾历史，一直建议将头部修剪成平坦、整齐且是多层的，所有的刷毛都具有相同的长度。锯齿状的饰边似乎并未更有效。刷毛的末端应该是圆形的。
- 头部长度：大多数患者认为短头更合适，但在临床试验中，它并不比长头更有效。较小的刷头改善了进入口腔区域的通路。较大的刷头在后部区域更难以操纵。建议成人使用长 2.5 cm 的刷头，儿童的长 1.5 cm。
- 硬度：不同等级硬度的刷毛在菌斑去除能力的各种测试结果之间存在一些冲突。通常建议患者使用软-中等强度的刷毛，足以去除牙菌斑。不建议使用硬毛，因为它们可能导致牙齿磨损，尤其是在存在牙龈退缩的部位。

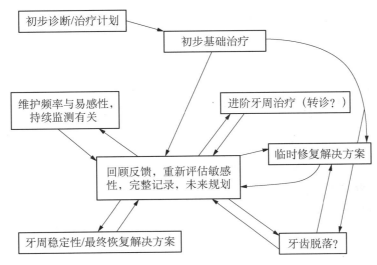

图 18-1　牙周及修复治疗中的护理途径

### 频率

建议每天刷牙 2 次，最重要的是晚上，即临睡前。这是建立良好口腔卫生习惯的有效方法。

### 持续时间

速度和效率存在很大的个体差异。标准是直到清除所有的牙菌斑为止。一般规律是至少刷 2 分钟，理想的是 3 分钟以有效清洁所有牙面。证据表明患者很少刷到这个时间，且经常不到 60 秒。

### 系统覆盖

刷牙应该系统地进行，以确保清洁所有牙面。研究表明，患者倾向于长时间刷颊面。对牙齿的舌面和腭面的清洁则要少得多。

### 方法

除非有证据表明效率低下或组织受损，否则不应改变患者的刷牙方式。如果在没有组织损伤的情况下可清除牙菌斑，则该方法是正确的。

基本上有两种运动：扫动和渗透。在压力作用下，与刷子的运动方向相反，刷毛反转导致渗透运动。渗透到小缝隙的运动总是必不可少的：有时也需要穿入牙龈缝隙。文献中描述了许多不同的技术，但如上所述，如果能够去除菌斑，则该方法是正确的。

#### 改良巴氏刷牙法

改良巴氏刷牙法是被最广泛接受和使用的刷牙技术。该方法要求刷毛指向根尖约 45°，且末端压在牙齿和龈缘上，以使刷毛适应复杂的牙齿-牙龈间隙（图 18-2）。目的是渗透到牙龈缝隙。然后将刷子振动或以小圈（小范围刷动）移动，使得刷毛的末端相对于接触表面微微移动。由于刷毛的柔韧性，与刷子的运动相比，其端部的运动量相对较小。然后将刷子移动到另一个地方，但不需要从牙齿上抬起来。患者应计算每个表面上的刷动次数，以确保刷足够的时间去除菌斑。

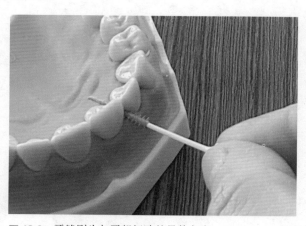

图 18-2　牙缝刷头与牙龈间隙的最佳角度

#### 其他刷牙技术

- 水平颤动法（混合法——扫动，部分渗透）。
- Roll 刷牙法（扫动）。
- Charters（穿透）。
- Stillman（穿透）。

#### 手动刷牙：常见错误

- 刷牙时间不够或不经常刷牙。
- 留有未触及的区域——通常是舌侧和腭侧，因为它们难以进入且无法看到。
- 用力过大，可能导致刷毛变形并使牙齿表面磨损。
- 未将刷毛触及龈缘。

建议每 3 个月更换 1 次牙刷，如果刷毛变形，则提早更换。比如刷毛散开。散开的刷毛是无效的，还可能对软组织造成损害并滋生细菌。

### 电动牙刷

电动牙刷相对于正确的手动牙刷益处有限，但是对于手动效率低的人来说，有额外的好处。包括老年人、残疾人以及手和腕关节有炎症患者。医护人员也发现电动牙刷更易掌控。电动牙刷也可以推荐给依从性差的患者，因为它们被认为比手动更容易且迅速，并可能具有一种激发元素。

有可充电和电池供电的两种产品。使用电池的电动牙刷更便宜，但可能当电池电量低时，效率相抵，因为刷子会逐渐以较慢的速度运行。

必须向患者展示正确的电动牙刷使用方法，因为与手动方法不同。重要的是患者需将刷子放在每个牙面的牙龈边缘 3～5 秒，并让刷子完成工作。若让患者计算每个点花费的秒数，则有助于集中注意力。刷子不能像手动刷牙一样移动，因为这会降低其效率。建议患者经常（隔天）给电动牙刷充电，每 3 个月更换 1 次刷头，或者如果刷毛张开则提早更换。

电动牙刷有两种作用方式。

#### 振动-旋转

- 刷头往返震动并旋转机械运动。
- 许多刷子也会通过内外向的脉冲运动以使牙菌斑松动，然后振动以将其移除。
- 7 600～8 800 转，每分钟 20 000～40 000 次脉动。
- 有多种刷头可满足不同需求——间隙、正畸、牙线、舌清洁、美白。

#### 声波-振动

- 刷头采用扫动并结合高速声波振动。
- 每分钟振动 21 000～31 000 次。
- 振动产生的流体力将牙膏和唾液打成富含氧气的泡沫清洁剂，并结合高速刷牙运动清除牙菌斑。

- 有些患者可能无法忍受刷子的振动作用。

### 牙间菌斑的去除

#### 使用牙线

牙线有含蜡或不含蜡的。如果牙齿之间存在紧密接触,则含蜡牙线更容易使用。在实践中,两者之间几乎没有选择差异。仅在垂直方向使用,不建议年轻患者使用。牙线可以与持线器一起使用。由 PTFE(聚四氟乙烯)制成的牙线非常容易在紧密接触之间滑动。由于该技术难以掌握且被认为是耗时并困难的,因此患者难以实现对牙线的依从性。有效的牙线使用需要出色的手动灵活性。

#### 牙带

牙带就像牙线一样,仅仅是比较宽。可用于清洁例如桥体及任何具有邻间隙的牙齿。

#### 专业牙线

Superfloss 被称为三合一牙线,用于有牙冠、正畸矫治器和桥体的患者。它有一个加强端部用于穿过牙齿之间,一个海绵状部分,用于清除连接体和固定修复体下、桥体下和种植体周围的生物膜,以及用于清洁自然牙邻面的牙线部分。

#### 牙线使用方法(图 18-3)

- 取用 40 cm 的牙线。
- 包绕在中指周围。
- 双手之间留 10 cm。
- 使用示指和拇指引导牙线。
- 对着镜子。
- 在牙接触点之间进行轻柔的左右运动,注意避免引起创伤或不适。
- 轻轻地将牙线从牙齿侧面滑入龈沟。
- 对牙齿施加压力,在牙齿周围以"C"形状从颊侧和舌侧拉住牙线。
- 保持压力并与牙齿接触,沿冠状方向移动,沿途清除牙菌斑。
- 将牙线插回相同的空间,并在相邻的牙齿上重复。

### 其他牙间辅助器材

#### 齿间刷

是像瓶刷一样的小刷子(图 18-4)。有许多宽度,

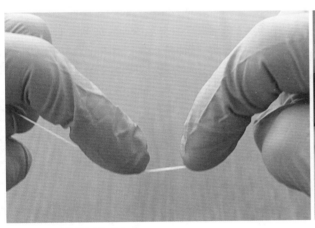

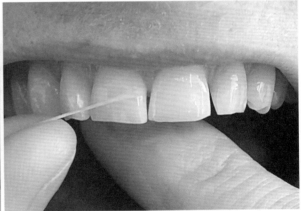

图 18-3　牙线使用方法

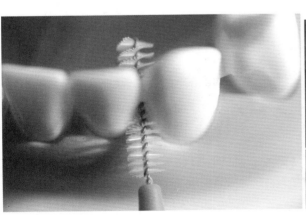

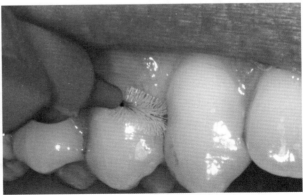

图 18-4　齿间刷的使用

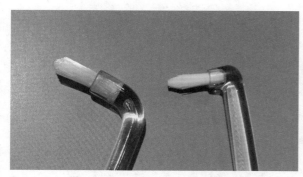

图 18-5　单尖插入式和 403A 单簇毛刷

圆柱形或锥形头。可以手持,例如,迷你齿间刷,或装入手柄。它们用于清洁大多数齿间区域和较宽的空间,如术后产生的塞牙或倾斜或不规则牙齿中出现的小间隙。最适合中度至重度牙周破坏的患者,因为与牙线相比,它们可以从大空间中去除更多的牙菌斑。基于邻间隙的大小和根形态选择刷子尺寸。

### 单簇绒刷

单簇绒刷采用扁平或尖头簇刷毛制造(图 18-5)。单簇绒刷用于在分叉区域中移除牙菌斑,在孤立的牙齿周围和局部牙龈退缩区域。图 18-5 中的单尖端可以通过简单地将手柄弯曲到所需的角度来调整。它也推荐用于单个种植体基台和种植体支持的修复体周围。

## 其他口腔卫生补充剂

### 氯己定葡萄糖酸盐

可以用作需要治疗的急性牙龈炎症患者的化学辅助剂。可用于漱口水和凝胶,由于其强大的亲和性而被认为是金标准。成分为双胍类,具有杀菌和杀菌特性。对于术后或口腔卫生措施受损的患者,是最有效的。它减少了薄膜的形成并改变了细菌与牙齿表面的附着。一般建议是使用 2 周,然后停用。重要的是在用氯己定冲洗后延迟使用含有十二烷基硫酸钠的洁齿剂,因为它会干扰斑块抑制作用。它不适合广泛使用,但有助于管控已有医学上的损害,并易患口腔感染的患者。它有副作用,如染色和改变味觉,因此不建议长期使用。

### 冲牙器

其和其他冲洗装置尚未显示去除牙菌斑的效果,使用时发生的任何牙龈组织改善可能与患者对使用它们产生的口腔卫生兴趣增加有关。但是,它们可用于去除桥体下食物残渣,作为日常刷牙和齿间清洁的辅助手段。

### 牙签

不能去除牙菌斑,但可用于清除食物残渣。建议使用牙签的患者改为使用适当大小的齿间刷,以清除牙菌斑和食物残渣,从而改善牙周健康。

## 行为和系统性的继发因素

牙周病的治疗围绕着:

- 达到良好的口腔卫生和患者一致性,并在约定的时间间隔内予以专业干预。
- 考虑并尽可能控制或消除对牙周健康有不利影响的其他系统性或行为因素。有一系列可能对治疗结果产生不利影响的状态和情况。

### 戒烟

烟草使用对牙周组织有不利影响。它是牙周病发病和进展中最重要的危险因素之一。与非吸烟者相比,吸烟者更容易出现牙周破坏,牙周病风险增加约 6 倍。研究表明,尽管有良好的菌斑控制,但吸烟者对牙周治疗的反应往往较差。研究还表明,与非吸烟者相比,吸烟者在口腔卫生措施上花费的时间更少,因此牙菌斑和结石更多。吸烟者也可能会掩盖临床症状,牙龈出血常常会减少。这是常见于吸烟者的血管收缩和角化增加的结果。所有治疗计划都应包括戒烟,临床医生应在每位患者的管理中发挥积极作用。临床医生应提供建议和支持,并教育吸烟对牙周组织和治疗结果的影响。研究表明,戒烟的患者在戒烟后 3 年内牙周状况会有明显改善。

对吸烟者的管控应包括:

- 详细了解吸烟史。
- 教育吸烟对牙周组织的影响。
- 就持续吸烟对治疗结果的影响提供建议。
- 确定患者是否已准备好戒烟。
- 为后续访问设定可实现的目标。
- 转诊到"戒烟机构"。
- 表达支持性和非评判性。
- 教育患者控制牙菌斑、饮食和龋齿。
- 延迟复杂治疗直至患者减少吸烟或戒烟。

### 糖尿病控制

在患有控制不良的糖尿病的人中,牙周病发展得更快,年龄更小,且程度更严重,范围更广。代谢控制不良会影响牙周组织中的宿主反应。这种相关性在医学界的所有分支中都不是通用的知识,对于口腔科医生来说,告知患者的全科医生和代谢专科团队可能是非常重要的。如果糖尿病状态得到良好控制,糖化血红蛋白(HbA1c)为 7.5% 或更低,牙周治疗则更为成功,并且只有在控制良好的情况下才建议采用复杂程序。活动性牙周病可能有较大的全身性炎症反应,与身体其他部位的其他感染方式相同,进而影响糖尿病控制的难易程度。

对任何其他病例,应对这些患者进行检查和评估。但是,对糖尿病患者的管控需要特别小心:

- 致医疗团队和全科医生的信:牙医应与患者相关的医疗团队联系,以确定患者的控制程度以及是否存在其他相关问题。
- 糖尿病在牙龈疾病病因和进展中的作用应在第一次咨询时讨论,并且应强调良好控制的重要性作为牙龈疾病管理的一个组成部分。应通过询问他们最近的测试结果、确切结果和预期达到的目标,获得患者糖尿病控制的指示(以及他们自己对其状态的意识)。可以通过医疗团队进行验证。
- 在每次预约时检查糖尿病控制的状态是明智的。此举动强调了这一因素的重要性,并确保牙医可以将临床变化与代谢影响联系起来。

### 其他系统因素的影响

#### 传染病

如使用通用交叉感染控制程序的话,则应该意味着传染病对牙周治疗的影响有限。当然,患有晚期 HIV 疾病的患者可能出现坏死性牙周病。这些可以通过如下概述的非手术护理简单地进行管控,但可能需要辅助使用全身性甲硝唑或含有氯己定或聚维酮碘的抗菌漱口水。

#### 过敏

与口腔科操作的其他方面相比,不存在那些与牙周病相关的独特问题会导致更大的影响。可能引发过敏反应的物品很可能是手套、局部麻醉剂以及全身和局部抗菌剂。已报道了对牙膏、漱口水和预防性糊剂(如洗涤剂和调味剂)的组分过敏,可以通过在适当控制的医院环境中进行专门的贴片试验来证实。

#### 黏膜病

一系列黏膜疾病可能涉及牙龈和牙周组织。这些可以从良性病变到导致严重局部组织损伤和炎症反应。这些变化可使患者的口腔卫生清洁变得非常困难,相应地增加维持护理的频率以实现牙周稳定性。病变可能使机械口腔卫生非常不舒适,并且由于患者经历的口腔灼烧感和其他不适,可能无法使用常

用的抗菌制剂(如漱口水)的常规市场销售形态。在使用前可能需要用水稀释这些产品,尽管这对它们的抗微生物效力可能具有相应的不利影响。

### 与其他治疗干预的相互作用和影响

#### 抗凝血药

抗凝剂可能导致牙周手术后出血延长,偶尔也发生于根面平整术后。应在治疗前告知患者该风险并提前给予适当的建议。对应用抗凝药物的患者进行常规手术指导,当局部措施不太有效时,需要增加使用局部抗纤维蛋白溶解剂,如氨甲环酸漱口液。

#### 双膦酸盐

双膦酸盐广泛用于从骨质疏松症到继发性骨恶性肿瘤的各种病症中,以不同的剂量和给药方式。尽管与静脉注射药物相比,口腔并发症的风险似乎较低,但所有手术,包括牙周手术,都应谨慎进行。

#### 心脏手术

尽管针对牙科手术的抗菌预防指南已经发生变化,但是一些现代装置的出现,例如 Amplatzer 封堵器(一种伞形装置,从血管内输送并在心脏内部开放以封闭间隔缺损)仍可能需要口腔科医生与心脏外科医生联络,并确保在放置后内皮细胞完全覆盖这些装置之前的一段时间内延迟治疗或辅助使用抗菌药物。

#### 避孕药

有人建议,长期使用口服避孕药可能会导致边缘骨质流失增加。然而,这一点尚未得到绝大多数研究证实,并且大量数据仅与较旧、较高剂量版本的疗法相关——类似的效果可能不会出现在更现代的疗法中。

#### 放射治疗科

接受放疗的患者可能会经历口腔黏膜炎的不适,这可能会使口腔卫生维护程序变得痛苦且困难。这可能需要在积极治疗阶段增加专业维护护理。虽然化学抗菌辅助剂可能有帮助,但也可能使用起来不舒服。放射治疗可能对牙周护理产生两种长期影响。首先,可能会损害局部愈合并增加手术后骨质疏松症的风险,特别是如果进行骨移除。其次,对头部和颈部的放射治疗可能导致口腔干燥症和相关的斑块形成增加和边缘炎症。关于口干症与边缘性骨质流失相关的数据很少。此外,临床医生必须意识到牙龈组织中存在继发性肿瘤的可能性:在不确定的情况下,如果需要,与专家一起考虑可疑病变的活检是明智的。

### 药物引起的牙龈增生

已涉及几组药物在该问题的病因学中起作用。包括钙通道阻断抗高血压药,例如氨氯地平、苯妥英钠(抗惊厥药)和环孢素(用作免疫抑制剂并且常与抗高血压药联合使用)。这些最好通过在开始服药前提供牙周治疗和良好的口腔卫生护理来管控,但许多患者开始服用这些药物前口腔健康即非最优情况。则可能导致需要进一步治疗。治疗后,这些人应该接受更频繁和全面的维护护理。管控选项包括:

- 改变药物,有时可以安排患者的全科医生改变有问题的药物,特别是如果它损害外观或口腔健康并影响生活质量。牙医应该与医疗同事保持一致。
- 非手术治疗,虽然增生的牙龈组织可能变得非常纤维化,但可以通过非手术治疗达到一定程度的分辨率,尽管这可能需要重复几次以留出足够的时间来获得有利的组织反应,理想情况是与药物的变化相结合。
- 手术治疗,非手术治疗后组织完全萎缩或极度组织增生的表现可能需要手术途径,如下文所述。

### 正畸

预先存在的牙周病和相关的牙齿移动并不等于不能进行之后的牙齿矫正治疗。在开始任何正畸治疗之前,重要的是建立牙周健康和良好的口腔卫生习惯。不这样做可能不仅会导致现有牙周病变的恶化,还会增加牙釉质脱矿和 Frank 龋齿的可能性。除非患者能够维持良好的口腔健康,牙龈炎症、出血和牙周袋深度相应减少,否则将无法进行正畸治疗。

在正畸治疗期间应继续维持治疗。在固定矫治器存在的情况下,良好的口腔卫生甚至更难实现,如果患者是牙周敏感的,则应考虑在每次正畸预约时同时进行的洁治预约。

正畸治疗可能导致局部牙龈退缩,特别是在软组织薄且将牙齿唇侧向从牙周组织向外拉出的情况下。如果包含扩弓治疗以创造空间,则最有可能。在口腔正畸完成后,通过黏膜漱口和移植手术可以管控这些问题。

## 治疗计划

### 患者病史

治疗计划依赖于采集准确和适当的病史记录,如第 6 章所述。应特别强调:

- 患者的问题和疑虑是什么?
- 他们想从治疗中获得什么?
- 以前的口腔科和牙周治疗:做了什么,何时做,由谁做? 是否使用局部麻醉?
- 先前牙齿脱落的原因和时间。
- 目前的口腔卫生习惯。
- 潜在风险因素。
- 牙周问题和早期牙齿脱落的家族史。

应该伴随着完整的修复性评估,包括特殊测试。牙周问题很少孤立地发生,治疗往往具有其他修复意义。

非手术牙周治疗通常作为第一阶段口腔科治疗的一部分,疼痛缓解后,作为疾病稳定的一部分,然后考虑确定性修复选项。可以选择拔牙和临时修复体相结合,而这类修复体可对活动的牙齿起到夹板作用,甚至可使用拔除的牙切除根部后作为临时桥使用。

牙周治疗计划必须根据修复和牙周特征来考虑牙齿的预后。此外,应考虑牙齿作为潜在长期基牙的价值,以及牙齿保留对美学、功能和生活质量的影响。这在个体之间是不同的——一些患者宁愿具有可预测且稳定的长期解决方案,包括大范围拔牙,但其他人可能更愿意尽可能长地保留尽可能多的牙齿并且接受一定程度的活动性和美学妥协。这些决定只能在与患者仔细讨论后,并了解他们对短期和长期问题的感知及治疗目标的理解之后才能做出。

### 诊断、评估与再评估

诊断程序包括所有患者共同的所有常规临床评估,如其他著作详细描述的。可按以下顺序进行:

- 评估所有黏膜和软组织表面。
- 对牙龈组织病理学的认识:肿胀、颜色、一致性、上皮完整性、压痛、上颌窦、脓肿、牙龈退缩。
- 修复性评估:修复、龋齿、折裂和隐裂、牙髓状态。

#### 牙周评估

常规牙周筛查涉及使用 WHO 牙周探针进行的基本牙周检查(BPE)(图 18-6)。该探针具有 0.5 mm 直径的球形尖端,然后是一个窄轴,标记有距离探针尖端 3.5～5.5 mm 的黑带,并且施加的载荷小于 25 g。如果探针配置在 8.5～11.5 mm 有额外的黑带,则标记为 CPITN-C,如果第二个带不存在,则标记为 CPITN-E。

评估围绕所有牙齿进行,但在每个六分象限内都

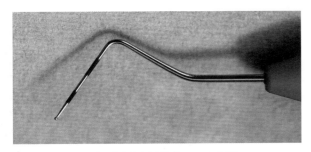

图 18-6　用于基本牙周检查评估的 WHO 探针

进行总结评分。六分象限包含磨牙和前磨牙,或尖牙和切牙。每个六分象限必须至少有两个正常的牙齿——如果只有一颗牙齿存在,它应该被纳入相邻的象限。

　　每个象限的评分都是该象限的最差牙齿得分。定义为:

- 评分 0:没有超过 3 mm 的牙周袋(探头上的彩色带完全可见),没有结石或修复悬突,探诊后无出血。
- 评分 1:没有超过 3 mm 的牙周袋,没有牙结石或修复悬突,但探诊后出血。
- 评分 2:没有超过 3 mm 的口袋,但确定了有结石、修复悬突或其他有局部菌斑存在的特征。
- 评分 3:探头的彩色区域仅部分可见(探测深度大于 3 mm 但小于 6 mm)。
- 评分 4:探头的彩色区域不可见(探测深度大于 6 mm)。

评分*:超过 7+mm 的附着丧失或根分叉受累。

有评分为 4 或*的象限的患者应进一步调查。

在以下情况下可能需要完成牙周评估:

- BPE 评分(可能为 3),4 或*。
- 作为多学科康复病例治疗计划的一部分,或作为种植或成人正畸治疗的预检,特别是有牙周病史的患者。

除上述程序外,完整评估还包括:

- 六点评估探测深度和附着水平,以及探测出血。
- 根分叉受累的临床评估。
- 评估牙齿移动性。
- 评估咬合。
- 在某些情况下,可能需要进一步详细评估牙龈退缩,例如晚期牙龈萎缩。
- 口腔卫生评估。

### 六点法探诊/出血/退缩评估

　　探针:完整牙周袋评估表的首选探针是以下之一:

- Williams 探头:这种钝端直探头应具有 0.5～

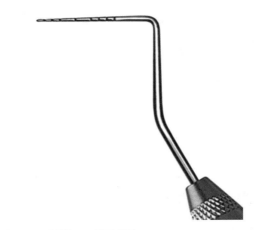

图 18-7　Williams 牙周探针

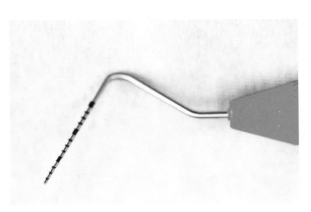

图 18-8　UNC15 牙周探针

0.7 mm 的直径,并有明显的刻度,标记在距尖端 1 mm、2 mm、3 mm、5 mm、7 mm、8 mm、9 mm 和 10 mm 处(图 18-7)。

- UNC-15 探头:这种钝端直探头应具有 0.5～0.7 mm 的直径,并且具有明显的刻度,每 1 mm 标记 1 次,间距为 4～5 mm、9 mm 和 10 mm,以及 14 mm 和 15 mm 标记为黑色条带(图 18-8)。

两种探针以相同的方式使用,以尽可能平行于根表面的方向轻轻插入袋中,最大载荷相当于 15 g。

探测方法:

- 与记录人员确认哪些牙齿存在。包括种植体。
- 确认制图程序的起点位置,例如,远中颊侧右上最后的牙齿。这可以通过以数字化方式记录临床数据的软件包来确定。
- 开始记录,沿着牙弓向中线前进(例如,近中颊侧右上中切牙)。
- 到达中线时,请与助手确认此位置,以最大限度地降低风险或制图错误。然后检查先前探测过的部位并记录每个部位的出血是否存在。

- 从中线继续围绕牙弓,记录探诊深度,并在牙弓末端(例如,左上方的最后一个牙)。重新检查这些区域是否有出血。
- 重复此象限的另一侧。

在评估探诊深度和出血后,应以相同的方式记录牙龈退缩。可以简单地使用牙周探针来测量在釉牙骨质界处和牙龈缘之间的距离,以毫米为单位。颈部修复体的存在可能使这变得困难,如果不存在明显的标志,明智的做法是使用现有的修复边缘来保持一致性。

Miller 分类通常用于更复杂的退缩评估,用作牙周或修复性评估的一部分,其中牙龈退缩和(或)美学是可能的病例,且手术被认为是潜在的治疗选择。

- 第 1 分类:边缘组织退缩,不延伸至膜龈连接处;齿间区域没有牙槽骨丧失(图 18-9)。
- 第 2 分类:边缘组织退缩,延伸至膜龈连接处或超出黏膜龈连接处;齿间区域没有牙周缺失(图 18-10)。

- 第 3 分类:边缘组织退缩,其延伸至黏膜龈连接处或其以外,牙齿区域的骨或软组织丧失或牙齿错位,从而阻止完全根部覆盖(图 18-11)。
- 第 4 分类:边缘组织退缩,延伸至黏膜龈连接处或超出黏膜龈连接处,齿间区域严重的骨或软组织丧失和(或)牙齿错位(图 18-12)。

**多根牙的根分叉病变与评估**

可以使用常规牙周探针评估根分叉,但是局部解剖结构通常使得难以以这种方式准确地评估根分叉病变。在这种情况下,Naber 的分叉探针很有帮助。这种双头探头有弯曲的末端,可以更容易地进入分叉,特别是对于上颌磨牙。在探诊深度和退缩测量之后进行该评估。

根分叉病变分级:

- 1 级:组织水平丧失小于齿宽的 1/3。
- 2 级:组织水平丧失超过齿宽的 1/3 但不能延伸整个齿宽。
- 3 级:组织水平丧失,延伸至整个牙齿宽度,形成"穿通"。

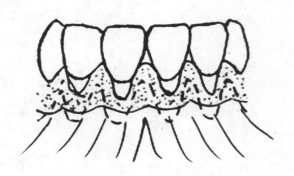

图 18-9 Miller 第 1 分类退缩病变,下中切牙

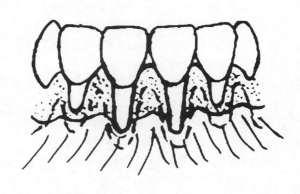

图 18-10 Miller 第 2 分类退缩缺损,下中切牙。第 1 分类缺损,下侧切牙

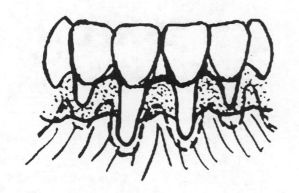

图 18-11 Miller 第 3 分类退缩缺损——邻间隙骨丧失,下颌中切牙

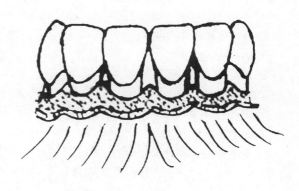

图 18-12 Miller 第 4 分类多牙退缩

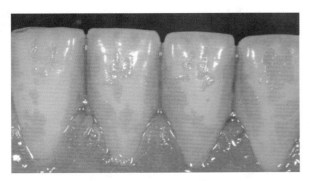

图 18-13　下切牙周围被染色显示的牙菌斑

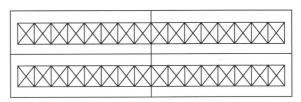

图 18-14　用于口腔卫生临床评估的表格

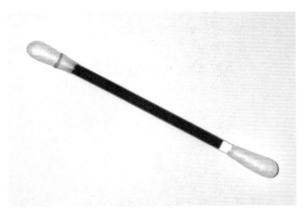

图 18-15　用于染色检查的专用棉签

还有一个可选的 4 级分类,它指的是一个直通分叉,其中分叉是开放的和可进入的。在这个系统中,3 级分类是指通过和通过分叉,其中入口被边缘软组织覆盖,但有完全的附着丧失。

#### 松动度评估

牙齿的松动可能有多种原因,识别和量化移动性非常重要。通常是通过尝试使用 1～2 个单端仪器(即镜子和探针)手柄将牙齿从一侧移动到另一侧(通常是颊部)和垂直移动来实现。

松动度评分为:

- 1 级:超过正常的生理牙齿移动性(0.2 mm),但在水平方向上移动小于 1 mm。
- 2 级:水平方向移动超过 1 mm 但没有垂直松动。
- 3 级:垂直和水平牙齿松动。

#### 口腔卫生评估

可使用可见的菌斑评分来评估口腔卫生。然而,这无法针对口腔卫生教学定制详细的方法,从而最有可能实现最佳结果。口腔卫生评分最好留到临床检查后,包括探查,或使用显示剂,因为它们会改变边缘组织的外观。

使用菌斑染色方案是获得口腔卫生准确评估的首选方式(图 18-13)。有几种方法可以做到这一点。然而,在存在外在染色和钙化沉积物的情况下,使用染色溶液可能会产生误导。在大规模去除这些沉积物后评估正在进行的口腔卫生是最有用的。

菌斑染色评分方法包括一些非常专业的技术,旨在识别菌斑形成率的微小变化和低水平的菌斑形成。这些主要用于临床研究——虽然它们很详细,但通常不适用于日常实践。

更实际的方法是对每颗存在的牙齿使用四点或六点评估,并记录每个部位是否存在染色菌斑,产生百分比菌斑评分(图 18-14)。

方法:

- 向患者说明检查的性质以及目标。告知在检查后可能会对舌背进行一些临时染色,且这对他们来说在当天的剩余时间内不会有问题。
- 在唇部涂抹凡士林屏障,可减少唇部染色。
- 在牙齿上涂抹溶液。也可使用透露的片剂,由患者咀嚼(然后进行冲洗),使用棉签在所有牙齿的牙龈边缘周围涂抹,或使用特殊的预制棉签(图 18-15)。
- 记录每个部位是否存在菌斑,并计算所有菌斑存在的部位的百分比。与患者讨论,并使用该图表识别口腔卫生不足的区域/部位(例如邻接部位),并提供适当的有针对性的改善建议。应给予患者目标,以帮助他们改善家庭护理程序。理想情况下,菌斑评分应小于 10%,但实际目标<25%。

计算公式:

$$\frac{菌斑的部位总数}{可能的部位总数} \times 100 = 菌斑评分百分比$$

#### 特殊测试

第 6 章介绍了用于牙周目的的 X 线片、活力测试和其他特殊测试。

### 牙周再评估

在完成非手术治疗后 8～12 周或手术后 3～4 个月进行重新评估。如果菌斑和出血评分显著降低并且牙周袋深度减少,则治疗成功。如已实现,患者可以转到维护保健。然而,某些局部区域可能具有解剖学特征,会损害初始治疗的良好反应和长期维护的便利性,例如根分叉病变或具有垂直骨丧失的骨袋。如果是这种情况且口腔卫生处于足够高的水平(具有牙菌斑的部位在染色后不超过 10%～15%),则可以考虑手术方法。

### 再评估的标准阶段

- 确认患者自治疗结束后的主诉、问题和变化。这是一个机会,提供积极的增强信息,出血减少、牙龈色调和颜色改善、口气改善,甚至牙齿松动度减少。
- 确认医疗状况,并记录任何变化。如果存在吸烟状况和糖尿病控制等重要的次要因素,请特别注意。
- 开展常规口外和口内黏膜检查。评估边缘牙龈健康状态——颜色、轮廓、组织一致性。
- 记录探诊深度和牙龈退缩,以确定附着水平、牙齿移动和根分叉病变。
- 菌斑染色检查并记录菌斑评分。
- 根据临床需要,进行其他特殊检查,如牙髓活力测试或 X 线片检查。
- 确定探诊深度、出血和附着水平的变化,并与口腔卫生状况相联系。判断宿主和牙面的易感性,进一步的疾病进展或稳定。决定是否:
  - 需要进一步的非手术治疗。
  - 其他本地因素需要管理,例如,修复。
  - 需要牙周手术。
  - 患者可以进入维持治疗阶段。
- 考虑修复和其他治疗方案。

## 基本非手术器械

非手术牙周器械治疗的目的是破坏细菌生物膜并去除龈上和龈下表面的结石沉积物。清创术这一术语现在被广泛用于描述这种类型的治疗。清创是指从牙龈边缘上方和下方的表面移除牙菌斑生物膜和牙结石,而不是故意去除牙骨质。最近的研究结果表明,生物膜松散地黏附在牙根表面,不再需要激进地去除结石和牙骨质来改善临床效果。使用龈下器械治疗称为根面清创术(RSD)。

### 器械类型

#### 手用器械

##### 龈上结石去除技术

对于去除牙结石,在器械面和牙齿表面之间建立正确的角度至关重要。用于去除牙结石的器械面与牙面的夹角最好大于 45°且小于 90°。在可能的情况下,理想的角度在 80°～90°。选择的器械是一个迷你刮治器(图 18-16)。它是一种具有两个切削刃的通用仪器,其工作面与手柄端成 90°角。这使得放置更容易且刀刃与牙面的角度达到 90°。龈上清创术是从牙齿的临床牙冠上机械去除细菌斑块,以及其副产物和斑块保留因子(如牙结石)。当使用压缩空气干燥时,肉眼可见龈上牙石沉积物。

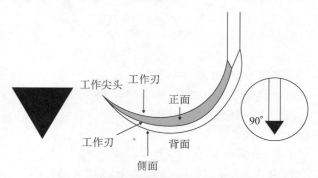

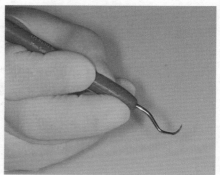

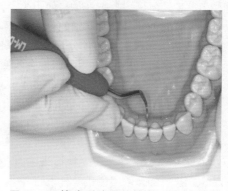

图 18-16 镰式刮治器的特点,手柄和该器械的应用

#### 根面清创技术

RSD 的目的是通过破坏牙菌斑生物膜并去除牙周袋内的牙结石沉积物来产生生物相容的牙根表面。它涉及减少牙周袋中的细菌负荷,并创造一个平滑的根表面,同时保留牙骨质,以促进组织愈合和重新附着。

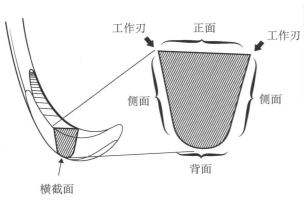
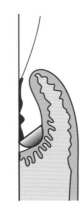
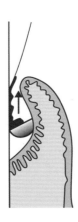

图 18-17　通用刮治器的特征和根表面的应用方法

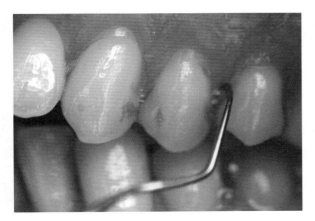

图 18-18　根面的临床应用

该程序应以有条不紊的方式进行,以系统的方式围绕每颗牙齿进行操作(图 18-17)。选择正确的器械也很重要。每次刮治都应该刻意有效。牢固的手指支撑(支点)和改良握笔式对于器械的使用控制至关重要。

器械的运动可分为两个阶段。

(1)使用器械探查:用于确定牙根表面牙垢沉积的程度和位置(图 18-18)。改笔握笔法持器械,用器械细尖轻探以增强触感。专门设计的探测器械 ODU 11/12 Explorer 将通过增加对指尖的触觉敏感度来提高定位细微结石沉积物的能力。

(2)牙结石去除:

- 刀刃顶部定位,直到感觉到牙结石。在这个阶段不要施加压力。
- 将刀刃滑过沉积物,直到感觉器械已通过它。
- 确保端柄与齿面的长轴平行,以确定切削刃的正确角度。
- 施加横向压力接合切削刃,并沿冠状方向移动。
- 短暂放松肌肉,并根据需要在所有部位重复此

过程。

- 使用不同型号刮治器在垂直、水平和倾斜方向上移动器械,以确保每平方毫米的根面已经彻底清除。

需要侧向压力来产生能量以去除结石沉积。为了实现侧向压力,支点的手指必须是直的,以支撑手的重量。将支点的手指用力按压咬合或切牙表面。用示指和拇指在器械手柄上施加压力。这将使切削刃与齿面契合。这种压力应在整个工作行程中保持,以实现结石清除。

### 动力器械

动力刮治装置由发电机组成,该发电机以高频振动的形式将能量输送到手持件,可以在其中插入各种特殊设计的尖端。动力尖端的快速能量振动破坏牙结石并清洁牙周袋的环境。发电机将传输 25 000～29 000 周/秒的振动。真正的超声波装置仅是那些在 20 kHz 以上的频率下工作的装置,其中缩放尖端的振动是由磁致伸缩或压电系统产生的。可使用刮匙、凿形或探针状的尖端。在装置的使用发展期间,发现尖端应该钝化以最小化牙齿表面的刨削,因此与手工器械的尖端相比,旧版本的装置尖端倾向于稍微笨重和钝化。较新型号的超声波设备具有更细长的尖端,可以伸入牙周袋。两种类型使用方法是相似的。

#### 压电清创系统

压电单元使用石英晶体机制。当施加振荡电压时,晶体从其静止位置振荡以产生高频尖端振动。与传统的磁致伸缩单元相比产生的热量更少,因此需要更少的冷却剂。

#### 磁致伸缩清创系统

包括耦合到铁磁金属叠层的工作端,该铁磁金属叠层用于在由手持件内的周围线圈内的电流产生的高频交变磁场中振动。

**作用方式**

- 空穴作用：尖端产生喷雾，数百万个气泡坍塌，释放能量，通过撕裂细菌细胞壁破坏细菌，并帮助去除牙根表面的菌斑和内毒素。

- 声湍流/微流动：通过在振动器械尖端上流动的连续流体流入牙周袋的有限空间内产生的压力。由于牙周袋空间中流体的强大旋流效应，它具有抗菌作用，因为它会破坏和清除龈下病原体。

- 机械动作：振动尖端的动作可以像手工仪器一样有效地去除牙石沉积物。一些研究表明，与手工器械相比，精密薄尖端可以更好地去除牙结石并提供更好的牙周袋内通路，并且在Ⅱ级和Ⅲ级分叉中有效。

- 流体灌洗：由口袋内的连续流体流产生的冲洗能力。冲洗动作可清洗牙周袋中的碎屑、细菌和未附着的菌斑，从而改善器械的视野。流体灌洗已被证明其渗透到袋中的深度等于超声波尖端所达到的深度。

**供电洁治设备技术**

- 首先检查水是否流过手机，然后选择尖端并插入。

- 调整仪器，直到喷出细微的气溶胶喷雾（图18-19）。

- 将功率设置调低，以便去除牙菌斑，中等强度去除结石。中度结石应使用最大功率。超声波不应该用于高功率，因为它会降低尖端的有效性并可能导致细尖端断裂。

- 仪器应以松弛的握笔方式持有，由手指内侧或手指支撑。不应将横向压力施加到超声波尖端，因为这会降低效果。

- 尖端应插入龈沟并平行于牙齿的长轴，类似于牙周探针的定位。建议 0 角度用于去除牙菌斑，15°角度用于牙结石沉积。

- 末端的侧面，凸面和凹面可用于去除牙菌斑和牙结石。不应使用尖端本身，不得垂直于牙齿施加尖端，因为这会损坏表面，导致牙齿槽状/点状缺损。

- 应从最冠方的边缘开始并沿顶端向下进入牙周袋，从而去除牙结石。

- 使用非常轻的压力进行连续运动对于确保有效去除沉积物并避免热过热非常重要。

**超声波仪器的优点**

- 有效辅助手动器械，或替代。

- 类似的治疗反应。

- 减少组织创伤。

- 愈合更快，口袋膨胀更少。

- 对厌氧细菌的冲洗作用。

- 节省时间 20%～50%（取决于临床医生）。

- 清除碎屑，改善视野。

- 减少操作员疲劳——符合人体工程学。

- 有效治疗有根分叉的牙齿。

- 技术更容易掌握，但仍需要相当的技巧和对细节的关注。

- 对患者更友好（取决于患者对噪声、水、振动的耐受性）：如果恐惧，在牙椅的时间更快、更短。

- 通过经验、轻握、改良握笔、无施力、精细锥形尖端，以及使用探针 11/12 检查表面，可以克服触感的丧失。

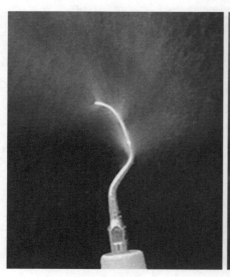
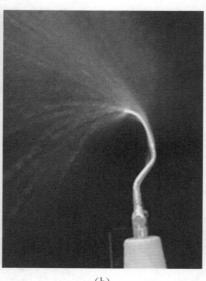

(a)　　　　　　　　　　　(b)

图 18-19　不正确（a）与正确（b）的流体流量和功率设置对尖端冲洗的影响

超声波仪器的禁忌证

不应使用有源设备的情况：

- 金冠。
- 烤瓷。
- 脱矿区域。
- 牙本质敏感的患者。
- 心脏起搏器患者（检查制造商指南——压电仪器通常被认为是安全的）。

**超声清创术**

叩击动作：

- 尖端位于菌斑结石最上缘，倾斜工作端为 15°。
- 尖端针对结石轻微敲击。
- 只需要轻微的压力，因为较重的压力会降低仪器的效率。
- 使用垂直或倾斜的执笔法轻握手机。
- 向下运动，从结石沉积的冠方开始向结合上皮运动。

清扫运动：

- 用于生物膜去除；将工作端平行于表面定位。
- 技巧为像使用橡皮擦般运动，前后轻扫动作。
- 使用短促的、重叠清扫覆盖每个平方毫米的根面。
- 轻柔的压力、握力和可提高超声波仪器的效率。
- 垂直、水平和倾斜运动。
- 从牙龈边缘开始，一直到袋底。

### 去除其他次要因素

　　修复体悬突或不良的边缘可能导致斑块滞留并导致附着丧失。应重新进行修复，以便良好控制菌斑并消除可能形成牙结石的壁架。带有火焰状金刚砂钻头的高速手机可有效地重塑和抛光旧的修复体。临床医生还可以使用牙周锉或超声波仪器来抛光粗糙的汞合金修复体。金刚石涂层钢带对汞合金修复体的邻面抛光是有效的。在制作新修复体时应该小心，尽可能保持龈上边缘，并遵循牙齿的自然轮廓。在放置修复体时，应始终考虑患者执行口腔卫生措施的能力。

## 进阶非手术器械治疗

### 深层、复杂的情况

　　深部复杂部位在晚期牙周破坏患者中较为常见。根部形态使得器械难以进入深部牙周袋。对于这些更复杂的区域，建议使用特定的器械。根表面可能具有发育的沟及凹陷，使得器械难以彻底地进入。具有

狭窄开口的根分叉区域难以到达，并且可能与牙骨质-牙釉质交界处（CEJ）到分叉入口的距离相当远。CEJ 与上颌三分叉磨牙的距离约为 3 mm 近中根、4 mm 颊侧和 5 mm 远中。在下颌磨牙中，到分叉顶部的距离颊侧 3 mm、舌侧 4 mm。考虑到这些因素，建议采用混合方法进行非手术器械治疗。这包括使用专门设计的手持器械和动力尖端的组合来彻底清除牙根表面，因此两种器械的益处将产生良好的临床反应。

**特定部位刮治器的设计特点**

- 设计用于触及难以接近的牙周袋的极端底部，而不会过度膨胀牙龈组织。
- 从根表面去除每个存在的牙结石。
- 长而弯曲的复杂功能性连接部，适合于牙冠和牙周袋。
- 灵活的刀柄，使临床医生能够感受到龈下沉积物。
- 偏置刀片，允许切削刃与根部正确倾斜，而另一侧则与口袋的软组织壁成一定角度。
- 设计用于适应特定牙根表面的柄和工作端。

**工作端的设计特点**

- 背部和尖端是圆形的。
- 横截面是半圆形。
- 单侧切削刃/刀片。
- 刀刃从柄部偏移 70°。
- 刀刃向上和向一侧弯曲，形成一个切削刃。

**特定部位刮治器：简化套件**

使用 Gracey 系列器械对整个牙列进行 RSD，涉及的器械编号（图 18-20）为：

- 5/6 前牙和前磨牙——所有表面。
- 9/10 后牙——颊面和舌面。
- 11/12 后牙——磨牙近中邻面。
- 13/14 后牙——磨牙远中邻面。

迷你 Gracey 系列具有更薄的刀刃，可更平滑地插入，有更长的终端柄，以清洁更深的牙周袋、发育沟槽和狭窄的分叉区域。15/16 和 17/18 器械对于磨牙牙

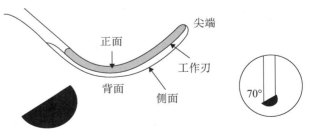

图 18-20　特定部位的 Gracey 刮匙的设计特点

根间的邻面位置是有效的,因为它们具有比标准 11/12 和 13/14 设计更尖锐的柄部。

## 非手术牙周治疗的混合方法

- 结合手用和超声波仪器清除牙根表面。
- 主要目的是去除和破坏龈下生物膜和结石。
- 正确选择仪器:较长的复杂柄,小而锋利、较薄的刀刃,以便在进入受限的区域进入深口袋。
- 超声波仪器在分叉区域最有效,因为它们具有 360°的活动性。长而细的弯曲尖端专门用于这些区域。
- 避免快速、随意的运动,因为这会降低效率并导致操作员疲劳。
- 使用有控制的、刻意的、有目的性的刮治,以有条不紊的方式围绕牙列进行操作。
- 使用重叠的刮治方法,垂直、水平和倾斜运动覆盖整个根面。

### 器械保养

许多手动工具需要磨刀,这应该定期进行,以确保切削刃清晰有效。磨刀意味着:

- 减少刮治次数。
- 减少疲劳。
- 提高患者舒适度。
- 降低牙根表面抛光的风险。
- 在更快的时间内使表面更光滑。
- 降低创伤风险。

钝器械意味着刮治期间的操作失控。

### 根分叉锉

金刚石涂层锉设计用于清洁解剖学上困难区域(如分叉处)的深凹位置。它们采用精细的钻石涂层圆形弯曲头,可在狭窄的深凹表面进行调整。它们清洁并塑造凹陷,去除细小的沉积物并形成光滑的表面。

## 去除色素和抛光

所需设备:

- 慢速手机。
- 一次性橡胶杯。
- 中等颗粒抛光膏或牙膏。
- 吸唾器。
- 纱布。

### 牙冠抛光技术

- 将患者置于仰卧位。上颌牙齿抬头,下颌牙齿低头。

- 牵拉患者的嘴唇和脸颊,并在嘴的右侧放置吸唾器。
- 橡胶杯装满抛光膏并建立支点。用握笔法握住手机。将手机放在示指和拇指之间的"V"形区域。
- 握住橡胶杯,使边缘几乎与牙齿表面接触,但不要接触牙齿表面。启动脚踏板并调节速度,使杯子以缓慢、稳定的速度旋转。
- 将杯子调整到冠的颈 1/3 处,并施加足够的压力使杯子的边缘略微张开。将杯子移入龈沟时要小心。
- 使用轻拍动作,将抛光杯从冠的颈部朝向切缘移动。使用轻度间歇压力。每个表面应花 2~3 秒进行抛光。
- 通过重新定位手机,尽可能将杯子应用于邻间表面。
- 经常用抛光膏重新装满杯子。空杯会产生过多的热量,而不会抛光牙面。使用纸巾或方巾纱布根据需要从杯子中去除多余的唾液。
- 按照程序,让患者彻底漱口以去除研磨颗粒。

# 牙周疾病的基本外科治疗

## 手术的原因

手术是最常用的治疗方法,以促进牙周病患牙的长期维护。手术通过牙周袋的消除,暴露先前隐藏的患病牙根表面,部分通过重新组合硬组织和软组织来实现,以帮助获得自我清洁和专业的口腔卫生。因此,手术很少作为第一线治疗进行,保留用于对初始非手术治疗反应不佳的部位(通常出于解剖学原因或涉及分叉等特征),前提是控制了其他风险,且菌斑评分较低,以证明良好的口腔卫生水平。

## 术前评估

术前评估通常包括:

- 完成所有牙齿的六点探测图、退缩图表和出血记录。
- 评估菌斑评分。
- 评估牙齿松动和咬合。
- 待治疗牙齿的评估或恢复性预后和战略价值,包括需要的活力测试。
- 近期治疗区域的根尖周 X 线摄影。
- 确认病史和控制系统性危险因素。
- 评估患者的合作和耐受手术治疗的能力。
- 评估患者理解和进行适当术后护理的能力。

## 手术适应证

非手术治疗后残余牙周袋的管控与以下相关：

- 存在根分叉。
- 骨内牙周袋/垂直骨缺损。
- 医源性因素，如根部穿孔。
- 拥挤/不利的牙齿位置。

## 不利因素和禁忌证

手术应谨慎进行，必须记录患者对成功率和并发症风险的理解，特别是在吸烟者中。手术不应在高菌斑评分或糖尿病控制不佳的情况下进行。转诊到专科中心有益于双膦酸盐药物史的患者。

## 知情同意和局部镇痛

在进行牙周手术之前必须获得知情的书面同意，如第 5 章所述。局部镇痛应根据治疗区域的位置和神经支配进行。通常涉及：

- 上颌部位：待治疗区域的颊部和腭部浸润镇痛，但在某些情况下，用阿替卡因制剂进行口腔浸润可能是足够的。如果需要麻醉所有腭牙龈边缘组织，则腭大孔和切牙孔的神经阻滞可以获得良好的结果。
- 下颌后部位：给予下牙槽和颊长神经阻滞。可能仅依赖于口腔阿替卡因浸润，但目前尚未广泛实施该技术。由于可能存在神经损伤的风险，不能将阿替卡因用于神经阻滞。
- 下颌前部位：颊侧和舌侧浸润可为这些区域的局部手术提供充分的麻醉。

## 常规手术方法：程序

- 确保充分的局部麻醉。
- 进行初始轮廓切口。这是典型的围绕牙齿颈部的扇形，当切口移动到唇中/中间时，从牙龈边缘移开 1～2 mm，然后当切口接近近端空间时返回牙龈缝隙。切割深度仅为 1～2 mm。轮廓切口通常涉及牙齿有牙周问题和相邻的健康组织——软组织瓣将在健康组织上完成。乳头仍然应该在软组织瓣上，而不是切除。
- 确定垂直松弛切口的必要性。可以位于软组织瓣的一端或两端，并且如果可能需要良好的顶端进入，或者如果预期软组织瓣在外科手术完成时在顶部重新定位，则使用它们。与所有形式的口腔手术一样，切口应考虑局部解剖结构，并旨在保持软组织瓣良好的局部血液供应。
- 返回轮廓切口（通常使用新的锋利的手术刀片）并使切口变薄——遵循初始切口的轮廓但确保刀片切割至骨面。目的是接触骨性牙槽嵴或颊侧面。如果不能达到这一目的，软组织瓣将难以翻开，肉芽组织的去除将更加困难（图 18-21）。
- 使用常规手术技术小心抬高软组织瓣。应该很容易。然而，如果软组织瓣被束缚在下面的肉芽组织上，则可能需要小心地将它们分开。仅将软组织瓣抬高到足以允许进入患病区域，即通常进入牙槽骨嵴，或在某些形式的手术中重新定位软组织瓣组织。这最大限度地减少了对局部骨的创伤以及随后的牙槽骨高度的术后丧失。即使主要在颊侧工作，仍然需要至少部分地提升对侧（舌侧）组织，以获得足够的手术空间来控制牙周炎并避免损伤对侧（舌侧）组织。
- 软组织瓣应该被抬高，留下一圈牙龈/肉芽组织，环绕受累牙齿的颈部，这得益于先前所做的切口变薄。如果这还没有完全达到骨，那么将更难以容易地翻开软组织瓣。现在可以使用尖锐的刮治器从牙齿周围和存在的任何骨下缺陷中去除这种组织（图 18-22）。
- 去除多余软组织后，可以检查根面，并且可以管控任何残留的局部因素（结石、悬突、裂缝、分叉）。根表面应该清除沉积物，理想地使用超声波仪器。这常常显示出进一步需要去除的软组织残余物。
- 检查局部骨解剖，如何关闭软组织瓣。可能需要仔细地移除或削薄骨嵴，或削薄软组织瓣的下侧和乳头（或两者），以允许软组织瓣重新定位，以减少术后出现凹陷的风险，并获得软组织轮廓，遵循下面的骨轮廓，且允许简单有效的自我维护，例如未来使用邻间刷（图 18-23）。硬组织去除可以通过旋转方式（虽然这可能很难接近牙齿）或通过使用手动工具，如凿子。
- 复位软组织并关闭瓣膜。尽管也可以使用垂直褥式缝合线，但可以使用乳突之间的简单间断缝合线（理想为 4/0 或 5/0）来闭合简单的外科手术。在更复杂的情况下，可能会需要使用其他缝合技术，但这些技术超出了本文的范围。缝线不应该过度紧张。缝合线可以是丝、vicryl 或其他可吸收缝线，或 PTFE。在最小入口区域，可以使用 5/0 或 6/0 聚丙烯（"Prolene"）。
- 用浸过生理盐水的纱布轻轻压缩组织，确认止血。
- 提供术后护理和卫生建议。安排在 1 周内进行复查和拆线。

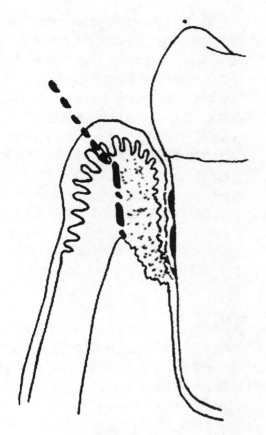

图 18-21　主要(虚线)和次要(虚线/短画线)切口，用于牙周手术治疗伴有骨丢失和根面结石的牙周袋

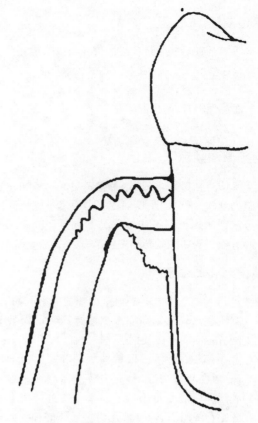

图 18-23　软组织瓣的重新定位以准备缝合

### 纤维嵴：程序

与牙齿相邻的厚的纤维状牙龈组织可能对非手术治疗反应不佳。减薄相邻的牙龈组织可能有助于消除牙周袋。

- 确保充分的局部麻醉。
- 在远离患牙的地方(通常使用 15 或 15c 刀片)做一个顶端切口，如果没有其他牙齿，则以横过牙嵴的"T"形切口结束。延伸牙齿周围的切口。如果计划在局部产生显著的牙龈空隙，则考虑将切口距颊中部/舌侧中部的牙龈边缘 1~2 mm 切开。
- 提升颊侧和舌侧软组织瓣至切口宽度。
- 使用新的锋利的 15/15c 刀片从下方切除软组织瓣(通常是腭，有时是颊)，从软组织瓣下方取出楔形纤维结缔组织。目的是将大约 2 mm 厚的完整结缔组织留在软组织瓣下方。
- 在减薄过程中要小心局部解剖。
- 闭合软组织瓣，间断或褥式缝合，厚度 4/0~6/0。

### 骨下缺损

骨下缺损可以通过尝试用新的硬组织来填充骨

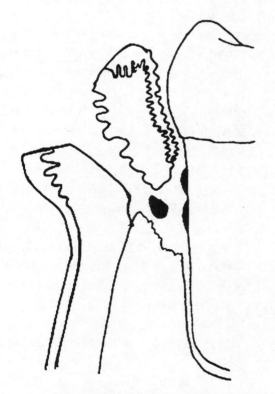

图 18-22　在软组织瓣抬高后使用刮治器去除肉芽组织和牙根表面结石

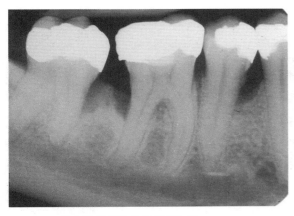

图 18-24　根尖周 X 线片显示骨下缺损

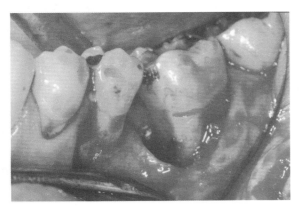

图 18-25　邻面单壁骨缺损

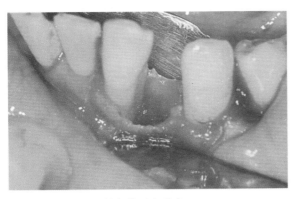

图 18-26　邻面骨下缺损伴两个骨壁

缺损的再生来管理,或者通过切除方法来管理,目的在于通过暴露根表面来打开缺损并促进维护(图 18-24)。

　　这种方法的选择至少部分地是由骨性破坏的模式所驱动的。根据剩余壁的数目分类缺陷,因此在邻面磨牙根部表面:

- 单壁缺损不涉及颊侧和舌侧骨壁(图 18-25)。
- 双壁缺损缺失颊侧或舌侧壁(图 18-26)。
- 完全包含三壁缺损,全部的颊侧、舌侧和近中侧壁缺损。

　　随着存在的骨壁数量和骨缺损深度的增加,与治疗选择相反,更倾向于考虑再生,而不是切除治疗方案。研究表明,更多的墙壁和更陡峭的壁、更窄的缺陷更容易产生骨质填充。再生手术通常由专业牙周病医生进行。

## 牙周疾病的高阶外科治疗

### 根切除和分根

　　该程序可用于保留多根牙其中一根周围有严重骨丧失,或其他一些问题,如牙髓穿孔,但其他牙根有良好支撑(图 18-27)。术前评估与其他形式的手术一样,但特别强调评估根和分叉形态。此外,该程序必须在根管治疗之前或之后迅速进行,因此放射学评估也必须处理这些方面,无论是就当前根充盈的评估而言,还是就根管治疗的容易程度而言。

　　可行的分根术要求,两根部不能在分叉到根尖顶端有任何点融合。

### 根分叉:程序

　　该程序基本上与先前概述的传统手术方法相同。然而,在去除肉芽组织之后,可以使用旋转器械切割相关的根部,旋转器械通常是具有精细金刚石涂覆的高速钻。在抬高根部分叉后,将剩余的牙齿和分叉结

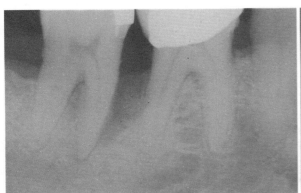
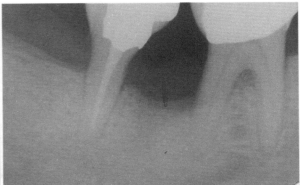

图 18-27　显示右下第二磨牙分根切除,以处理局部骨丧失

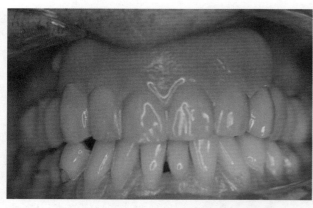
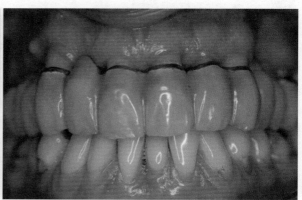

图 18-28　患有稳定性牙周炎患者的常规固定假体,有或没有丙烯酸牙龈贴面

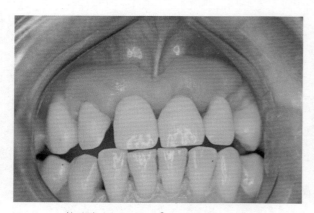

图 18-29　软硅胶(Molloplast ®-B)牙龈贴面

构重新调整并平滑,以便于术后维护。截面内任何暴露的根管充填材料应用水泥或粘接复合材料密封。

　　然后可以缝合该区域并使其愈合——可能需要在几周后重新修复牙齿,因为软组织重塑。如果采取术后 X 线片检查,则更容易。

## 牙龈退缩的处理

　　牙龈退缩可治疗以应对:

- 美观性差(局部颊侧凹陷或"黑色三角形")。
- 牙本质敏感性。
- 软组织改变影响了口腔卫生。

以下技术通常由专业牙周医师进行:

- 龈乳头移植。
- 游离龈移植。
- 结缔组织移植。
- 生长因子及相关技术。

牙龈贴面是简单的丙烯酸或其他柔性假体覆盖物,并且可以是掩饰与水平牙槽骨丢失相关的 Miller Ⅳ类凹陷(图 18-28 和图 18-29)中所见的"黑色三角形"的有用方法。

## 牙龈增生的外科治疗

### 外斜面法

　　外斜切牙龈切除术是治疗牙龈过度生长的"经典"方法。然而,这个过程受到一些限制:

- 它不能有效地治疗下颌骨缺损或分叉病变。
- 可能涉及大面积结缔组织的继发性愈合。
- 它可能与点彩的丧失有关,其中牙龈组织在术前更多自然着色:这可能具有美学意义。
- 它依赖于准确预测膜龈结合位置的能力。

**步骤**

- 确保充分的局部麻醉。
- 在待处理区域的组织表面上标记袋深度/附着水平。
- 在牙齿颈部切口,在牙龈缝隙中,平行于牙齿的长轴,将牙龈与牙齿表面分开。
- 试图保留附着的牙龈,做一个斜切口,冠状角,瞄准袋底,从颊侧和舌侧,从远中开始向近中工作。应该环状去除组织(图 18-30)。
- 邻面刮除组织残留物。
- 平整根面。
- 使用生理纱布压迫有助于减少术后出血。
- 不一定需要牙周敷料/包裹。
- 适用常规术后护理程序。

### 内斜面法

　　另一种方法是使用以前描述的传统和纤维嵴技术的修改。这种方法可能更灵活,并允许在组织轮廓方面进行更多的控制,减少脱色的风险,治疗具有骨下缺陷和分叉的区域,以及避免二次愈合。

**步骤**

- 确保充分的局部麻醉。

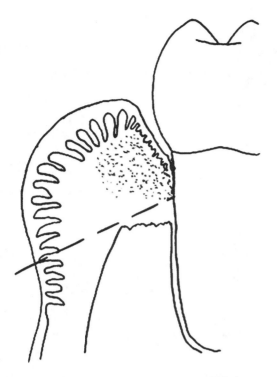

图 18-30 外斜角龈切除术中切口(虚线)的角度

- 在待处理区域的组织表面上标记袋深度/附着水平。
- 进行初始轮廓切口。该切口为镜像口袋深度的标记,然后当切口接近邻面时返回牙龈缝隙。切割深度仅为 1～2 mm。轮廓切口通常涉及牙齿有牙周问题和相邻的健康组织——如果可能的话,在健康组织上完成软组织瓣。乳头仍然应该在软组织瓣上,而不是切除。
- 返回轮廓切口(通常使用新的锋利的手术刀片)并做一个变薄的切口——按照初始切口的轮廓但确保刀片切入骨头。目的是接触骨性牙槽嵴,或颊侧面。如果不能实现这一点,则翻瓣将更难以提升并且更难以去除肉芽组织。此外,这里的治疗目的是减少软组织瓣下面的大块组织,目的是将软组织瓣减薄到 2～3 mm 厚。
- 使用常规手术技术小心抬高软组织瓣。应该很容易。然而,如果软组织瓣被束缚在下面的肉芽组织上,则可能需要小心地将它们分开。仅需将软组织瓣提升到足够远以允许进入患病区域,即通常进入牙槽骨嵴,或允许在某些形式的手术中重新定位翻瓣组织。即使主要在颊侧工作,仍然需要至少部分地提升相反(舌)组织,以获得足够的手术来控制牙周炎并

避免损伤相反(舌)组织。

- 软组织瓣应该被抬高,留下一圈牙龈组织/肉芽组织,围绕着受累牙齿的颈部,通过先前做的薄切口。如果这还没有完全达到骨,那么将更难以容易地提高软组织瓣。现在可以使用尖锐刮匙自牙齿周围的以及存在的任何骨下缺陷中去除该组织。
- 去除多余软组织后,可以检查根面,并且可以管控任何残留的局部因素(结石、悬突、裂缝、分叉)。根表面应该清除沉积物,理想地是使用超声波仪器。这常常显示出进一步需要去除的软组织残余物。
- 检查局部骨骼解剖结构以及将如何关闭翻瓣。可能需要小心地去除或削薄骨嵴,或者小心地进一步减薄软组织瓣和乳头(或两者)的下侧,以便重新定位软组织瓣以降低术后牙周袋的风险,并获得随后的软硬组织轮廓,允许未来简单有效的自我维护。硬组织移除可以通过旋转装置(尽管这可能难以接近牙齿)或通过使用诸如骨凿的手工器械。如果软组织瓣确实需要进一步减薄,则需要新的锋利刀片以获得最佳效果。考虑重塑新的牙龈边缘软组织瓣组织,以实现稳定的无张力组织覆盖。
- 复位组织和闭合软组织瓣。简单的外科手术可以使用简单的龈乳头间间断缝合(理想情况下是 4/0 或 5/0)来闭合,尽管也可以使用垂直褥式缝合。在更复杂的情况下,需要其他缝合技术,但是这些技术不在本文的范围内。缝合线不应过度紧。缝线可以是丝、Vicryl 或其他可吸收缝线或 PTFE。在最小的入口通道区域,可以使用 5/0 或 6/0 的聚丙烯("Prolene")。
- 用浸过生理盐水的纱布轻轻压缩组织,确认止血。
- 提供术后护理和卫生建议,并在术后 1 周安排复查和拆线。

## 冠延长术

### 适应证

冠延长是一种将牙齿的牙龈边缘移动到更根方位置的过程。在下面列出的几种情况下,这可能是一种有效的治疗选择。一般而言,应由经验丰富的外科医生或专科医生进行。该过程可涉及硬组织或软组织改变,或这些的组合。无论基本原理如何,操作者都应该致力于获得令人愉悦的美学效果,与口腔的其余部分和面部解剖结构协调一致。冠延长术可考虑

用于:

- 由于牙龈增生或被动萌出改变,临床牙冠短/牙龈过度显示。
- 创伤或牙齿表面脱落后的短临床牙冠,无论是美观,还是为了便于修复,或两者兼而有之。
- 在美学区进行手术干预和愈合后,实现牙龈对称性。
- 获得手术治疗的途径,如龈下龋和龈下冠边缘,或获得龈下折裂或根部穿孔。

至关重要的是,任何潜在的患者都应完全适应这些程序。完整的恢复性临床检查应包括确定咬合垂直尺寸,如果要计划对短的牙齿进行修复:这可能会影响所需的组织变化的确切程度。同样,X线片对于确定潜在部位的恢复状态和牙槽骨的可用性至关重要。最后,应对牙龈边缘的现状和建议位置进行全面的美学评估。对于外科医生和任何转诊牙医/口腔修复医生之间进行良好沟通至关重要。

### 软组织修饰:步骤

这是对前面概述的内部斜角龈切除术方法的改良。

主要变化是轮廓切口应放置在牙龈边缘的所需最终位置,并且如果要将软组织瓣定位在根尖方部,则更可能需要垂直减张切口。在存在有限的附着龈宽度的情况下,顶端定位可能比组织切除更有利。

应该提升软组织,去除过多的组织并以同样的方式使软组织瓣变薄。这可能需要设计牙齿的颊侧和腭侧,取决于存在的问题的性质。此时,可以评估最终牙龈位置与当前骨嵴的关系。理想情况下,每颗待处理的牙齿周围应相距 2.5～3 mm,软组织瓣厚度不超过 3 mm。

### 硬组织改变:步骤

如果骨嵴与建议的最终牙龈边缘之间的距离小于 2.5～3 mm,则必须在适当的区域移除骨骼。这可以用车针或骨凿等手工器械进行——后者可以提供更准确的结果,减少损伤牙齿的风险,但可能是较慢的方法。一旦硬组织被调整,应该可以在最终所需位置复位软组织瓣并用简单缝合关闭。

## 再生技术

这些技术通常由专业牙周病专科医生进行操作。他们包括:

- 生长因子技术。
- 引导组织再生。
- 组织替代品。

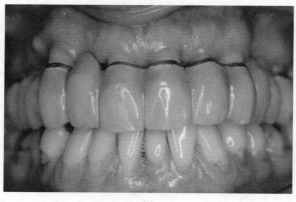

(a)

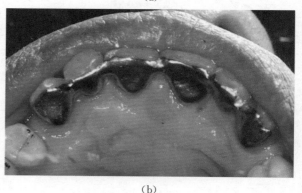

(b)

图 18-31　传统(a)和树脂固位夹板(b)

## 松动牙齿的管控

### 诊断

重要的是要正确识别牙齿松动的原因——并非所有松动的牙齿都有晚期牙周炎。松动可能是根折或牙根吸收后根部支撑丧失的结果。因此,进行全面的临床检查和评估以诊断松动的原因至关重要。

### 治疗方案

- 咬合调整。
- 拔除。
- 固定夹板:这些夹板是传统的联冠或树脂固位的连接单元(图 18-31)。
- 活动夹板。
- 可使用失败牙作为临时桥。临时固定在一起的松动牙齿有时可以转换为在出现问题时通过将根从有问题的牙齿的冠部切开并抬高根部,从而有效地提供临时即刻替换桥。

## 术后护理和保养

术后维护在获得成功的手术结果方面起着重要作用。对于手术后 1～2 周的短期护理,口腔卫生主要限于化学方法,如氯己定漱口水。然而,在这一时间点之后(此时组织应该开始成熟),应该开始使用适当温和的机械方法。患者可能具有扩大的邻面空间,需要检查患者使用的任何邻间刷的正确尺寸,并进一步认识到这些可能在手术后的最初几个月变大。

应在缝合线移除时,至少在手术后 1 个月,最好是手术后 2 个月,检查牙菌斑控制。应在 3 个月时对手术结果进行全面评估。

## 深入阅读

[1] Eaton, K., Ower, P. (eds) (2015) Practical Periodontics. Edinburgh: Churchill Livingstone.

[2] Hughes, F., Seymour, K., Turner, W. (2012) Clinical Problem Solving in Periodontology and Implantology. Edinburgh: Churchill Livingstone.

[3] Lang, N, Lindhe, J. (eds) (2015) Clinical Periodontology and Implant Dentistry. 6th edn. Oxford: Wiley-Blackwell.

[4] Palmer, R., Ide, M., Floyd, P. D. (2014) Clinical Guide to Periodontology. 3rd edn. London: BDJ Books.

[5] The Good Practitioner's Guide, British Society of Periodontology, Version 3, 2016. Available from: https://www.bsperio.org.uk/publications/good_practitioners_guide_2016.pdf? v=3 (accessed 6th July 2017).

# 口腔修复诊疗步骤
## Procedures in Prosthodontics

*Michael Fenlon*

# 第 19 章

## 冠和桥修复体

单个牙的外部固定修复体称之为冠,而桥则是替代多个牙的固定修复体。冠和桥由天然牙或种植体提供固位力,但为了方便本科临床实习的理解,我们这里提及的冠和桥仅包括天然牙支持的固定修复体。

冠替代了天然牙外部的组成部分,主要应用于保存需要广泛修复或破损的天然牙的完整性,包括修复根管治疗后的牙。然而,当活髓牙采用冠修复时,约有 20% 的牙在 5 年后可能失去牙髓活力。因此,冠的牙体预备需要慎重、规范,尤其是年轻患者的牙髓体积较大,其活髓牙预备更需要规范。冠修复的适应证如下:

- 保护根管治疗后的脆弱牙体组织。
- 为冠外修复体、龋坏或磨耗的脆弱牙体结构提供支持。

- 天然牙外形和颜色的改变。
- 现有冠修复体的重新制作。

## 治疗计划

治疗计划是牙体修复成功的基础。其治疗计划的必需步骤包括:

- 完整的治疗史。
- 细致的临床检查。
- 适当的特殊检查。
- 诊断。
- 远期疾病的预防。
- 初步治疗——疾病的稳定。
- 最终治疗方案通常包括冠和桥的修复。

对于固定修复,标准的治疗史和检查中应增加对口内余留牙和存在冠或桥修复牙的特殊检查(表19-1)。

表 19-1　固定修复体的相关口腔检查

**软组织状况**

| | |
|---|---|
| 牙龈生物型 | 牙龈生物型决定着牙龈边缘的厚度和修复体边缘牙龈退缩的敏感性 |
| 唇线 | 如果唇线较高,冠边缘以及冠与牙龈的交界处可能会明显暴露 |
| 基础牙周检查(BPE) | 复杂的修复体需要健康的牙周支持组织。牙周基础检查是确定患者牙周风险的一种筛选工具。如果其记录水平大于3,则需要进一步的全口牙周检查 |

**邻接注意事项**

| | |
|---|---|
| 设计冠和桥时与对颌牙的关系 | 如何与对颌牙接触?修复体在牙尖交错位、侧方和前伸咬合时与对颌牙的接触关系?桥体的厚度是否有足够的空间?对颌牙有无伸长 |
| 桥修复体基牙的修复状态 | 冠、充填治疗等,是否根管治疗 |
| 桥修复体基牙或对颌牙有无磨耗 | 牙齿磨耗可降低临床牙冠高度,导致对增强冠固位力的牙体组织量的减少 |
| 桥修复体基牙的位置 | 固定桥修复时应对倾斜或角度较大的基牙进行评估。其评估需考虑正畸学,或者当桥设计可行时,单端桥或固定和活动联合修复 |
| 牙髓活力测试 | 正常的牙髓活力可提高修复体的寿命和预后效果。牙髓活力的丧失和随之的牙体牙髓治疗减少了可供利用的牙体组织。大量充填修复和根管充填的牙寿命低于活髓牙 |
| 桥修复体基牙的松动度 | 松动的基牙寿命较短 |
| 桥修复体基牙的牙周情况,探诊出血,附着丧失,6 个点位的牙周袋检查 | 桥修复体基牙的牙周情况应健康 |

所有治疗计划应对于现状进行适当的预防和治疗,包括龋齿、牙周问题和牙髓问题。在进行冠和桥修复前,需要先完善相关的充填治疗、桩核修复和其他基础的修复治疗。

## 冠预备步骤

后续的治疗计划、X 线片检查、牙松动度测定、操作前的步骤(表 19-2)和硅橡胶(PVS)的临时牙冠模型都是必需的治疗流程(图 19-1)。对于需要改变牙的排列、形态和咬合关系的某些病例中,诊断蜡型和热塑性模型也是必不可少的。

牙体预备的顺序有赖于个人的选择和训练(表 19-3)。

表 19-2　冠和桥的设计阶段

| 阶　段 | 阶 段 目 标 | 材料和辅助方法 |
| --- | --- | --- |
| 桥设计的选择 | • 桥基牙的评估<br>• 广泛修复的牙齿——传统固定桥修复<br>• 未修复的牙齿——最少预备量的桥修复<br>• 桥设计的选择(悬臂、固定/固定、固定/活动)<br>• 选择诊断蜡型帮助桥设计 | |
| 初印模阶段 | • 精确的牙列工作模型和桥设计的缺牙区印模<br>• 如果是多个冠的设计,牙齿磨耗的研究模型也是需要的(单个冠一般不需要) | 藻酸盐或硅橡胶 |
| 临时冠复合体 | • 使用硅橡胶复合体或热塑性模型制作临时冠 | 硅橡胶 |
| 颌位关系记录 | • 当缺乏明确的牙尖交错位时需要记录。不能使用蜡挤压咬合,它们非常不准确<br>• 水门汀临时冠,当需要时检查咬合和调整 | 使用局部义齿蜡堤<br>临时冠桥水门汀 |
| 初戴阶段 | • 试戴<br>• 完成任何所需要的调整<br>• 清洁和必要时修整就位面<br>• 粘固 | 适合性检查材料<br>咬合纸<br>树脂基质或玻璃离子水门汀 |

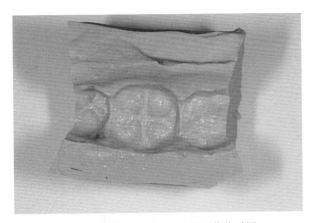

图 19-1　单冠牙体预备,硅橡胶复合物制作临时冠

表 19-3　前牙和后牙烤瓷冠牙体预备步骤

| | |
| --- | --- |
| 切端/咬合面预备量 | 切端/咬合面预备量:定位沟深度 <2 mm |
| 唇颊面预备量 | 颊面牙体预备三条平行定位沟的深度,其中 1 mm 预留给瓷层厚度,0.5 mm 预留给金属层厚度(图 19-2) |

（续表）

| | |
| --- | --- |
| 唇颊面肩领 | 肩领的宽度为 1.5 mm,边缘清晰,以便与瓷和金属合金相匹配<br><br>继续邻面的肩领预备,去除与邻牙的接触关系而不损伤邻面。在进行颊侧和邻面的肩领预备成形时(1.5 mm 宽度),车针在垂直方向应保持恒定不变。冠的大部分固力来自邻面 |
| 邻面和腭侧面预备量 | 完成轴向的牙体预备,包括腭侧面,如果腭侧面设计为金属则需使用斜面车针,使斜面的边缘和邻面的肩领平滑移形。当设计腭侧面为烤瓷面时,使用平头锥形车针沿轴向预备 1.5 mm。整个预备基牙四周的肩领边缘线需连续。车针预备的垂直方向必须与颊面和邻面的垂直方向一致 |
| 舌隆突预备量 | 使用圆形或"美式足球"形状车针钻完成前牙预备,舌隆突预备深度 <1.5 mm,其牙体的预备量取决于冠的设计 |

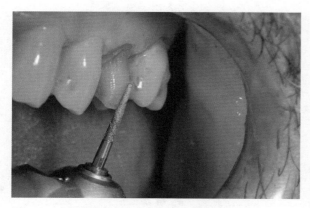

图 19-2　上颌前磨牙全冠的颊侧牙体预备

在牙体预备过程中,过大的切削压力可能会使牙体组织局部快速过热,从而导致牙髓组织的不可逆损伤,因此需要注意避免。牙体切削需要在牙齿和车针之间保持可操控的、较轻的、持续的改变接触来实现,以达到对切削摩擦产生的热量进行最大限度的有效降温。有些作者反对使用深度较深的定位沟,原因在于预备过程中定位沟的底部可能会产生过热的风险。另外一种对于定位沟的选择是应用加聚型硅橡胶覆盖于需预备的基牙和邻牙上。现场混合的加聚型硅橡胶加压成形于预备的基牙和邻牙表面与相邻的牙

龈组织上。当硅橡胶凝固后,取下并进行边缘修整。在牙体预备过程中,使用手术刀片修整硅橡胶模型,并检查预备后的基牙和模型间的间隙。间隙的宽度和轮廓代表着牙体预备的量。

## 软组织的管理

理想的冠和桥都应该具有类似于天然牙突起和外形的龈上边缘线。此预备原则使软组织在预备过程中的损伤减少到最小,可避免排龈线的使用,减少术后牙龈退缩的风险,提高包括全冠美学效果在内的临床效果满意度。然而,许多已有冠修复的基牙存在龈下边缘,也需要纳入预备中。可能的话,龈下边缘的预备应局限于重要的美学区域和已存在龈下边缘的修复体。

在美学区域内,龈下边缘的预备应局限于龈沟内 1 mm 的范围。

当进行龈下边缘的预备时,最大限度地减少对软组织的损伤是很有必要的。因此建议采用扁平的塑料工具来保护可能存在高医源性损伤风险的组织。如果软组织受到创伤,在同时进行印模制取时往往可能达不到完全止血的效果。在这种情况下,有必要延迟到下一次复诊时再制取精确的印模。

## 临时冠(表 19-4)

表 19-4　临时冠的制作步骤

| | |
|---|---|
| 牙体预备前 | 利用基础模型,使用聚乙烯基硅氧烷(PVS)复合体(图 19-1)成形,或者在技工所制作热塑性临时冠。如果需在未预备的基牙上改变临时冠的形状,可在覆盖前,使用诊断蜡型来进行修改。如果计划使用临时固定桥,这种方法也是必不可少的 |
| 用 PVS 复合体制作临时冠 | 在牙体预备完成后,检查 PVS 复合体是否合适,检查覆盖部分的切口表面是否与邻牙相邻接。在代表着牙齿形态的覆盖凹陷部分填充临时冠桥材料。将复合物放入口内并稳定就位,检查是否完全吻合。可观察到有多余的材料溢出。当临时冠桥材料成形后,取下复合体,分离复合体和临时冠,并检查冠的厚度和缺损情况。如果冠的厚度不能满足临床要求,或者包含缺陷,那么需要在进一步的牙体磨除后重新制作 |
| 调整临时冠 | 修整临时冠多余的边缘直到边缘与预备后基牙的边缘相一致,冠的边缘和预备的边缘在水平和垂直方向都不存在差异。在调整期间,应保留冠的边缘和外形。修整边缘后的冠应使用适当的加工系统完成 |
| 临时冠试戴 | 冠试戴和检查:<br>• 边缘适应——水平和垂直方向,确保对牙龈组织产生的不利影响达到最小<br>• 突起的外形——应模拟预备前的牙齿形态,确保对牙龈组织产生的不利影响达到最小<br>• 邻面接触——应保持稳定。这对于防止牙齿的前后移动可能是重要的,会影响最终冠的适合性,使最终冠与邻牙中的一个或两个间无接触,从而导致食物嵌塞<br>• 咬合接触——咬合接触应存在但无高点,防止对颌牙的过度伸长,导致最终冠的修复空间消失。如果临时冠过高,应使用咬合纸来确定早接触位置并消除正中咬合时的早接触。这需要非常谨慎。除了冠的牙尖引导外的异常接触,也应予以消除 |
| 临时冠的粘接 | 临时冠的粘固应使用适当的临时粘接剂。如果粘接时固位正确,则咬合不会发生改变。虽然如此,粘接后仍应重新检查咬合情况,并在需要时进行调整。同时需去除多余的粘接剂,特别是位于邻面和龈下的位置 |

临时冠具有以下重要功能：

- 保护暴露的牙本质：防止患者因预备后牙本质表面暴露于口腔环境中造成的敏感和减少牙髓坏死的风险。
- 保持预备后基牙和邻牙的相对位置，确保最终冠邻面的稳定接触。
- 预防对颌牙的过度伸长——如果出现这种情况，最终冠可能没有修复的空间。
- 恢复外形。
- 桥或冠设计的口内评估。在临时修复阶段频繁的脱粘或断裂表明需要改变修复体的设计。

## 印模制取（表 19-5）

表 19-5　印模制取步骤

| | |
|---|---|
| 检查个别/成品托盘的适合性 | 托盘应与牙齿相适合。根据需要进行调整 |
| 排龈，如临床所示 | 排龈线：单根或双根。先将一根细的排龈线放置于龈下预备处的牙龈，再放一根粗的排龈线，放置 5 分钟。然后彻底湿润排龈线，小心地去除上部（更粗）的排龈线，并小心地用气枪吹干 30 秒 |
| 印模制取 | 提前 5 分钟在托盘上涂布托盘粘接剂。轻体印模材料使用注射器，托盘上放置重体硅橡胶（成品托盘）或中体材料（个别托盘）。应用注射器将轻体印模材料注射于牙龈缝中。用三合一气枪小心地吹气，以促进材料进入牙龈缝隙的深处。在预备的基牙和邻牙上注射剩余的轻体材料。将印模托盘放入口内，在固定的位置保持稳定。取出印模时，需要使用技巧以减少变形 |
| 印模检验 | 仔细清洗和干燥印模。在光线充足的环境中，最好使用放大镜，仔细检查印模。印模应不存在任何缺陷或气泡，包括预备牙的表面和边缘、邻牙的表面和所有牙齿的咬合面。印模材料应延伸至预备后的终止线，显示为窄"裙边"，所有的边缘都应清晰。有缺陷的印模应重新制取。如果有疑问，应灌注印模来进行评价。印模应先消毒，再与相对应的牙弓印模和详细的制作指示一起送至技工所 |

传统的冠和桥需要通过传统的 PVS 印模进行记录。随着"数字化牙科"的出现，传统印模被越来越多地使用口内扫描仪的数字化印模所代替。

## 冠的粘接（表 19-6）

表 19-6　冠粘接步骤

| | |
|---|---|
| 患者复诊前 | • 检查冠与模型的适合性。模型边缘和冠的边缘之间应不存在明显的差异（图 19-3）<br>• 检查模型的损坏或磨损。如果模型损坏，所制作的冠可能不适合预备后的牙<br>• 检查模型上邻牙邻面的磨损情况。如果邻面被损坏，在不调整邻面接触的情况下，冠不太可能直接就位于预备牙上<br>• 对颌模型上检查对颌牙。如果技工所在咬合调整过程中导致对颌牙磨损，则临床上的咬合关系将是不正确的（高） |
| 冠的适合性检查 | • 在去除临时冠和临时粘接剂后，试着就位最终冠。理想情况下，牙冠应该与边缘完全对齐和邻面接触良好<br>• 如果冠没有完全就位，使用适当的适合性检查喷雾来检查冠内部表面的缺陷和邻面接触。根据需要仔细调整<br>• 检查边缘的差异。不利的水平缺陷——冠边缘未延伸到预备牙的边缘，应重新制取印模和重新制作。水平过长应该仔细调整直到与基牙边缘齐平。开放的边缘可能是由于冠就位面的铸造"气泡"或冠边缘的顶端过度伸展造成的。如果可以发现和消除这些误差，形成密合的边缘，则冠可能适合于粘接。如果不是，开放的边缘强烈表明需重新制取印模和重新制作冠<br>• 检查突出的外形轮廓——冠不应压迫牙龈乳头。这种情况发生在最终冠的直径迅速从边缘扩展，而不是遵循天然牙直径的逐渐扩展 |

(续表)

| | |
|---|---|
| 最终冠的咬合检查 | • 在考虑咬合之前,冠应充分而满意地就位<br>• 使用咬合纸来确定牙尖交错位的接触点。这些不应该是早(高)接触点。如果存在过高接触,则应仔细调整,直到牙尖交错位的轻接触。接触不应完全去除。当冠抵触局部活动义齿时,应优先调整义齿<br>• 除非已规划了侧向引导接触,否则应去除在侧向移动(干扰)中冠表面的所有接触。任何经调整的冠边缘或表面都应该抛光,直到所有可见的调整痕迹被消除 |
| 外观评价 | 满足患者期望的良好外观是成功的关键。患者和临床医生均应在粘接前对外观表示满意。如果金属基底冠合适,但外冠的明暗度或外形不可接受,则可以将冠的陶瓷部分重新制作。否则,需重新制取印模和重新制作冠<br>避免粘固患者不喜欢或不确定的冠 |
| 粘接 | • 优先使用封装的自动混合粘接剂来消除分配和混合中的人为误差。精确地按照制造商的说明使用。细微的偏差可能严重损害粘接剂的性能。必须避免唾液污染<br>• 由于粘接层是牙冠表面的薄弱"连接",因此粘接剂应尽量薄<br>• 粘接过程中,冠应处于稳固受力状态以实现完全就位和确保较薄的粘接层<br>• 小心去除所有多余的粘接剂<br>• 检查咬合。尽量最少调整或不调整咬合 |
| 复查 | 1周左右检查戴入或粘固的冠是一个好的习惯。该检查应确定适合性是可接受的,咬合是达到预期的,没有忽略去除多余的粘接剂,特别是邻面和龈下位置,并且患者对临床效果表示满意 |

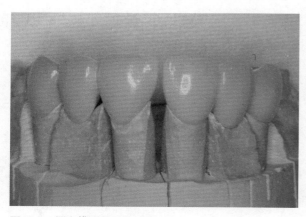

图 19-3　冠和模型是否相匹配

为了能处理冠和桥在粘接过程中遇到的困难,临床医生需要对所有相关的加工步骤有良好的认知。

## 桥

桥包括固位体(附着在基牙/牙齿上的部分)和桥体(附着于固位体上的修复体)。

固位体包括:

• 常规(基牙进行冠的预备,而固位体是包含在桥结构中的冠)。

• 最小限度预备(在釉质内的微小预备或不预备)主要依赖于树脂基质粘接剂来固位。

桥的设计,无论是常规的还是最低限度预备,都可以是:

• 悬臂:一个固位体带有一个桥体。

• 两端固定:一个或多个桥体,每个末端都有固位体,有时固位体位于桥体之间。

• 固定-活动:当基牙的长轴相互不平行,平行的预备会损伤基牙活力时,使用具有传统固位体的桥体和一个"阳性"部件,它在中间固位体远端的沟槽进行就位。

### 最小限度桥的预备

关于最小限度进行桥预备的要求,目前存在一些分歧。一些临床医生做如表 19-7 所述方法的预备,有些则不进行任何预备,而另外一些是根据环境情况和个人喜好选择是否预备。每种方法的临床证据支持都不足且没有对任何特定方法具有倾向性。

表 19-7　最小限度预备桥的特点

| | |
|---|---|
| 支持 | 咬合支持——后部桥基牙的支托和后部桥基牙舌隆突的支托。目前有一些不同的观点存在,某些临床医生倾向于制备与钴铬义齿相似的舌隆突和殆面的支持,而其他医生则认为无须制备 |
| 覆盖 | 覆盖的范围应尽可能最大化,以最大限度地提高树脂的粘接效果。牙釉质层的轴向预备保证了最大的粘接面积,确定了单一的就位方向,减少了凸起的固位翼范围,降低了观测线,并且提供了需要在技工所中移动蜡型所获得的修整线。一些临床医生认为这种预备是不必要的 |

| | （续表） |
|---|---|
| 环抱 | 理想的是，固位翼应该环抱牙齿至少180°。这可以通过将固位翼从靠近楔状隙的斜面延伸到桥体，整体包绕桥体/面部线角。这些临床医生赞同于在远中斜面和桥体/面部线角处制备垂直的相互平行沟。沟的平行长轴逐渐变细，最大深度<1 mm，局限于牙釉质中。据说这可以为技工所提供单一的摘戴方向、保证边缘强度和清晰的终止线 |
| 咬合 | 桥体的咬合仅限于正中位的轻咬合 |

#### 牙髓治疗后的牙

经牙髓治疗后的牙较脆弱。牙髓治疗后的牙与桥修复失败的显著增加有关。因此，在选择桥基牙时，应尽量避免选择这些牙。由于牙体组织的损失与牙根治疗（龋齿、创伤）、牙髓腔开放和根管预备的原因，牙髓治疗后的牙齿往往需要冠修复。根管可以用来支持冠状修复体。桩可以铸造或直接放置。桩由金属或纤维制作而成。桩与核的放置，特别桩与核的粘接，需要严格地控制湿度和精确遵守制造商的使用说明。

#### 冠和下颌切牙

下颌切牙通常不适合冠修复，因为其体积小，颈部逐渐变窄。因此，应尽力避免下颌切牙的冠修复，下颌切牙的修复可通过使用可粘接的复合体、贴面或复合体和贴面的联合应用来达到成功的修复。

## 局部义齿

局部义齿是一种可摘戴的修复体，能替代牙弓中部分缺失的牙齿，但不是所有的牙齿。部分缺牙的患者占英国成年人口的21%，大部分为55岁及以上。在英国，成年人口的无牙颌比例已从1968年的37%下降到目前不足10%，部分缺牙患者的比例随着寿命的延长而增加，而对于每个个体而言，在老年时会留存更多的牙齿。

局部义齿与口腔卫生不良相关，根龋、冠龋的水平会增加，同时也会伴有牙龈炎症程度的增加，特别发生在佩戴有局部义齿牙弓中的牙齿。

### 治疗计划

在进行任何修复治疗前，应制订细致慎重的治疗计划，为每一位患者提供最合适的局部义齿方案，以解决个性化的需要，同时降低对余留牙的风险。

对于局部义齿修复，标准病史和检查步骤应增加对部分牙列和现有义齿特定的病史和检查（表19-8～表19-10）。

表 19-8　局部义齿病史

| 问　题 | 相　关　性 |
|---|---|
| 主诉 | 如果主诉涉及局部义齿的不足和缺陷，这些不足和缺陷没有得到解决，新的义齿可能由于同样的原因而修复失败 |
| 佩戴义齿的治疗史：<br>● 是否有 Sjögren 综合征、抗高血压药、抗抑郁药和控制帕金森病的药物<br>● 是否有神经系统疾病包括（咳嗽变异性哮喘）CVA、帕金森病、痴呆的病史<br>● 是否有糖尿病<br>● 是否有皮肤病和引起口疮的口腔状况<br>● 是否使用二膦酸盐药物<br>● 是否有过量饮酒、吸烟及其他口腔癌危险因素 | 唾液减少影响义齿的佩戴，增加龋齿率<br>神经疾病损害所需成功佩戴义齿的口腔控制能力<br>愈合不良、唾液减少和口腔感染的风险，包括义齿造成的口腔疼痛<br>扁平苔藓、类天疱疮和口腔溃疡可限制义齿的佩戴<br>二膦酸盐增加骨坏死的风险<br>口腔癌风险高，龋齿和牙周病的风险增加 |
| 牙科史：<br>● 牙齿脱落时间<br>● 牙齿脱落原因 | 牙槽骨吸收与拔牙时间有关<br>龋齿和牙周病易感性 |
| 义齿历史：<br>● 义齿修复的年龄和义齿的数量<br>● 局部义齿有无成功修复<br>● 如果有的话，哪种义齿是成功的 | 频繁更换义齿降低修复的成功率——较差预后指标<br>未成功修复的义齿表明预后很差<br>最近没有成功修复的义齿显示较差的预后 |

表 19-9　局部义齿的口腔检查

| | |
|---|---|
| 口腔癌检查 | 由于年龄和习惯,局部义齿患者可能有较高的口腔癌风险 |
| 软组织情况: | |
| • 黏膜疾病和目前状况 | 口腔黏膜慢性疾病影响义齿的佩戴 |
| • 义齿承托区的触诊 | 如果牙槽嵴对触诊敏感,则义齿的负荷会引起不适 |
| 剩余牙槽嵴状况: | |
| • 牙残留物、义齿相关病理是否存在 | 在义齿修复前应排除 |
| • 剩余牙槽嵴的质量 | 较差的牙槽嵴质量可能会影响局部义齿的支持和稳定 |
| • 高系带,突出骨尖的存在 | 不利于成功的义齿佩戴——考虑手术 |
| • 牙弓间隙,对颌牙伸长 | 初始阶段应确认局部义齿修复的空间是否不足 |
| • 上颌或下颌隆突的存在 | 使局部义齿的设计复杂化 |
| 基牙条件: | |
| • 基牙的 X 线片 | 根长、根尖周状况、牙髓状态、骨水平、隐匿龋齿 |
| • 基牙的修复状况 | 冠和修复体存在 |
| • 基牙的活力测试 | 根管治疗后的牙作为基牙的预后较差 |
| • 基牙的松动度 | 牙髓并发症 |
| • 基牙的牙周情况——探诊出血、附着丧失、6 个点位牙周袋测量 | 松动牙作为基牙的预后较差<br>基牙应健康 |
| • 基牙的位置 | Kennedy 分类法 |

表 19-10　义齿的口内检查

| | |
|---|---|
| 外观:<br>• 唇线<br>• 中线<br>• 牙齿外露情况<br>• 天然牙与人工牙的匹配<br>• 卡环是否暴露<br>• 黑三角<br>• 人工牙龈与天然牙龈的匹配 | 患者主要因外观原因而佩戴局部义齿。如果局部义齿的外观不够逼真,患者很难达到满意。常见的缺陷包括:义齿与剩余的天然牙不相匹配,暴露的卡环、由于填倒凹所致义齿与剩余硬组织和软组织间的黑三角,天然牙龈和人工牙龈在颜色和外观的差异。大部分缺陷或多或少因低唇线而减轻 |
| 局部义齿的固位与稳定性:<br>• 义齿在张开或活动时松动吗<br>• 义齿在咀嚼或咬合时是否移动<br>• 卡环是否与倒凹区紧密贴合 | 如果是,建议:<br>• 固位力不足<br>• 支持不足或咬合错误<br>• 义齿设计较差 |
| 咬合:<br>• 天然牙与局部义齿在牙尖交错位的咬合是否与未戴义齿时天然牙在牙尖交错位的咬合一致 | 最常见的原因为不正确的下颌关系导致义齿松动和不适 |
| 义齿伸展:<br>• 边缘是否伸展至唇沟和颊沟的高度和宽度<br>• 下颌部分义齿是否远端延伸至覆盖颊棚区、后磨牙垫和下颌舌骨肌骨窝<br>• 上颌部分义齿的远端是否延伸到翼上颌切迹以及软腭的具有可让性但不可移动的部分<br>• 唇、唇缘可通过唇和面颊部触及吗 | 如果不是,说明边缘伸展不足<br>如果是这样,说明过度伸展 |
| 义齿在口腔外的检查:<br>• 义齿的组成<br>• 卡环和粭支托是否存在<br>• 义齿的磨损<br>• 义齿的卫生状况 | 丙烯酸树脂还是钴铬<br>义齿设计充分性的提示<br>显示义齿是否常规磨损<br>如果义齿表面覆盖沉积物,在制作新义齿前必须注意卫生问题 |

诊断

最重要的是确定目前义齿存在的问题,以及由于错误和难点引起的问题不再重复出现。

治疗方案

治疗计划应规范处理任何需治疗的情况(如龋齿、牙周和牙髓问题),以及临床上提示的安置和更换修复体和冠,包括提供必要的支托位置、引导平面和倒凹。在开始局部义齿修复前,必须完成所有涉及基牙的治疗。

## 局部义齿设计

局部义齿的设计是临床医生的职责,而不能依赖于牙科技师。在局部义齿设计阶段,所有设计局部义齿的临床医生应熟悉和扩展本书所涉及的范围。钴铬局部义齿比丙烯酸树脂局部义齿具有更多优点。

## 相对于局部义齿的其他选择

局部义齿的其他选择,包括如果提供的修复体没有任何益处的话,应考虑不进行修复。除此之外的选择还包括桥修复或种植牙修复。所有的治疗方法都各有优缺点,应根据每名患者的具体情况加以考虑(以患者为中心的治疗)。

## 局部义齿的准备

局部义齿制作的艺术性和科学性较复杂(表 19-11~表 19-20)。

表 19-11　局部义齿修复阶段

| 阶　段 | 阶 段 目 标 | 材料与器具 |
|---|---|---|
| 初印模阶段 | 制取精确的牙齿和缺牙区的初步模型<br>使用咬合蜡堤初步记录颌骨关系阶段<br>生产正确边缘伸展的个别托盘 | 聚乙烯硅氧烷(PVS)硅橡胶和(或)藻酸盐 |
| 颌位关系初步记录阶段 | 准确地关联初步模型<br>检查模型和咬合后,设计满足咬合和患者愿望的局部义齿。设计应包括临床计划的牙体预备 | 蜡堤和氧化锌丁香油印模膏,塑形蜡或 PVS 颌位关系记录材料 |
| 二次印模阶段 | 完成必要的牙体预备<br>制取精确的主要模型<br>制作密合度高、边缘伸展正确的义齿基托 | 传统(个别)托盘<br>轻或中体 PVS 或藻酸盐<br>托盘修整材料:绿色黏棒或 PVS |
| 金属支架试戴阶段 | 完全满足牙体预备的需要<br>确保金属铸造支架不妨碍咬合 | 适合性检测喷剂<br>咬合纸 |
| 颌位关系记录阶段 | 通过修整蜡堤来记录中线和𬌗平面<br>记录牙尖交错位时上下颌骨的位置关系<br>选择牙齿的颜色和形态 | 金属支架上的塑形蜡堤<br>氧化锌丁香油印模膏,塑形蜡或 PVS 颌位记录材料<br>比色与形态比对板 |
| 蜡型试件试戴阶段 | 验证在牙尖交错位时正确的咬合复制<br>确定蜡型是否与患者希望的外形相一致<br>再次检查基托伸展范围 | |
| 初戴阶段 | 验证义齿的固位力和稳定性<br>验证牙尖交错位时正确的咬合再现<br>必要时调整基托的边缘伸展范围<br>确认患者的需要和期望是否得到满足 | 适合性检测工具<br>压力指示膏<br>咬合纸 |
| 复查阶段 | 验证义齿的固位力和稳定性<br>验证牙尖交错位时正确的咬合再现<br>必要时调整基托的边缘伸展范围<br>确认患者的需要和期望是否得到满足<br>义齿卫生指导 | 适合性检测工具<br>压力指示膏<br>咬合纸 |

表 19-12　局部义齿:第一临床阶段——初印模

| 印模托盘的选择 | 如果磨牙缺失,托盘应覆盖最后牙或下颌磨牙后垫和上颌结节<br>上颌托盘应有足够宽度适合上颌结节<br>下颌托盘应足够窄,以适合磨牙后垫内侧 |
|---|---|

（续表）

| | |
|---|---|
| 托盘修整 | 聚硅氧烷(PVS)粘接剂。核桃大小的球形 PVS 硅橡胶印模放入上颌托盘腭部和缺牙区，随后将托盘置于口内。如果成品托盘非常不适合，则需要使用 PVS 硅橡胶来制取全部范围的印模 |
| 托盘放置 | 患者会自然张嘴来协助临床医生操作。然而，当取模时患者处于半张嘴状态，导致托盘放置困难。由于嘴唇的压力易将托盘推出，所以托盘放入口内后应向前牵拉再就位。这是为了确保前牙区位于托盘的正中，引导托盘的唇侧边缘进入唇沟内，再翻下唇部。注意不要将舌头陷入下颌托盘内 |
| 边缘塑形 | 上颌印模：噘嘴、有活力的微笑、下颌的侧向移动。下颌印模：噘嘴、有活力的微笑、外翻下唇、舌舔上唇、大张口 |
| 印模硅橡胶的修整 | 均匀去除与牙接触部分的 2～3 mm PSV 硅橡胶。去除过度伸展的印模材料 |
| 藻酸盐/藻酸盐加衬 | 藻酸盐粘接剂。将藻酸盐均匀放置在硅橡胶托盘内并充填满托盘。将多余的材料放置于边缘处。放入与上述一致的口内位置。如上所述修整边缘 |
| 印模评价 | 良好的印模应呈现正确的伸展范围，卷状的边缘，重现相关的解剖学标志，并具有良好的表面细节 |
| 技工所操作要求 | “请灌注印模，间隔开孔(用于藻酸盐)/间隔非开孔(用于 PVS 印模材料)的个别托盘。请为初步的颌位记录制作蜡堤” |

表 19-13　局部义齿：第二临床阶段——初步颌位关系记录

| | |
|---|---|
| 蜡堤适合性检查 | 蜡堤应与缺牙区相适合，没有不适感。可根据需要进行调整 |
| 调整蜡堤高度 | 一次在口内放置一个蜡堤。消除蜡堤与对颌牙的任何接触<br>如果有另一个，第二个蜡堤重复第一个的操作步骤。然后同时置入两个蜡堤，消除两个蜡堤间的任何接触<br>消除牙与对颌蜡堤间的接触至关重要，因为接触会导致下面的软组织在记录过程中变形。由于软组织是由模型上的牙科石膏来反映，不同的位移将使任何记录都不准确 |
| 牙尖交错位记录 | 在蜡堤的咬合面上切割出能相契合的“V”形沟<br>在口中放入蜡堤。应用已选择的记录材料<br>使患者闭口至牙尖交错位<br>当记录材料成形时取出蜡堤 |
| 验证颌位记录 | 检查有无牙齿穿过记录材料进入对侧的蜡堤<br>使用记录和蜡堤手工连接上、下颌初模型。检查模型上的牙齿与自然牙在牙尖交错位时的接触方式是否一致<br>如果有疑问，重新进行颌位记录 |

表 19-14　局部义齿：第三临床阶段——主印模

| | |
|---|---|
| 牙体预备 | 预备引导平面可去除凸的部分以使牙齿相互平行<br>𬌗支托的预备——呈碟形，3 mm 宽度，1 mm 深度，并避免与对颌咬合接触。如果可能的话，应在现有修复体中预备𬌗支托<br>舌隆突𬌗支托的预备——呈新月形板状，位于釉质层内，4 mm 宽度，1 mm 深度，并且避免影响咬合。支托的底部应与牙齿的长轴成直角。支托应优先放置在完整的修复体中<br>可以通过添加复合材料形成牙面的凸起来实现固位的倒凹<br>可以通过降低平行于就位方向的牙齿外形高点轮廓，来降低观测线 |
| 个性化印模托盘的适合性检查 | 托盘应覆盖整个牙列，或者如果设计末端游离鞍基，应覆盖磨牙后垫、颊棚区、上颌结节、翼上颌切迹和腭小凹<br>托盘应合适并伸展至前庭沟<br>应通过目视托盘和边缘触诊检查延伸范围。应减少明显的过度伸展<br>伸展的部分应通过添加绿色黏蜡来表示 |

**（续表）**

| | |
|---|---|
| 主印模 | 将适当的印模材料粘接剂涂布于印模托盘上，干燥 5～10 分钟<br>5 mm 厚的藻酸盐或轻中体硅橡胶印模材料涂布于托盘的模型制取面，印模材料应延伸越过边缘达到颊舌面。参照表 19-5 中托盘放置的位置说明进行放置 |
| 印模评价 | 良好的印模应包括正确的伸展性、缺牙区的卷状边缘、牙列细节、再现的解剖标志和精细的表面细节。主印模的目的是在主模型中准确地形成义齿承托区，从而制作精确的铸件 |
| 技工所操作要求 | 请在改良耐冲石膏上浇铸印模。请将钴铬支架铸造到所示的设计中（如果需要金属支架），也可以在铸造支架上按要求加入颌位关系记录所需的蜡堤。要求在铸件中加入蜡堤用于咬合关系的记录。对于丙烯酸树脂义齿，只需要应用到蜡堤 |

表 19-15　局部义齿：第四临床阶段——金属支架试戴

| | |
|---|---|
| 检查铸件在主模型上的适合性 | 检查设计是否符合要求<br>确保铸件在模型上贴合良好。如果有摇摆或不合适，成功的机会较小<br>如果主模型的基牙已被破坏或牙齿重新粘固，那么也难以成功<br>检查主模型的基牙和导平面的磨损情况。这些磨损表明铸件可能过度延伸，因此在这些区域对天然牙压迫较紧 |
| 铸件在口内的试戴 | 小心地将铸件放入口中。请勿使用过大的就位力量。如果滑动准确就位，第一阶段就完成了。如果卡住或不能滑动就位，则应将一种显示剂喷涂到铸件的接触面，并尽可能地重新就位。铸件进行反复戴入和取出，调整金属显示剂显示出的那一层。重复直到铸件能合适就位，或变松。如果铸件调整后摆动，那就没有希望就位了 |
| 修整铸件保持无咬合状态 | 铸件就位后，上下颌牙在牙尖交错位进行接触。上下颌牙和金属支架间不应有早接触。应通过咬合纸发现并消除任何早接触 |
| 技工所操作指南 | 请在铸件中加入用于颌位记录的蜡堤 |

表 19-16　部分义齿：第五个临床阶段——确定颌位关系记录。这一阶段通常在金属试件试戴阶段结束时进行，节约患者的一次预约

| | |
|---|---|
| 修整上颌蜡堤 | 确保金属铸件与蜡堤舒适地贴合。如果金属支架没有蜡堤时合适而增加蜡堤后不合适，则寻找蜡堤上阻碍就位的部位并去除<br>如果需要向技工所显示中线、切牙高度、上颌𬌗平面和上颌牙位置，则修整上颌蜡堤前缘<br>消除蜡堤和对颌间的接触。在蜡堤上刻划"V"形槽 |
| 牙尖交错位的记录[a] | 将带有蜡堤的支架放入口内。应用已选择的记录材料<br>使患者达到牙尖交错位。当记录材料成形后，取出蜡堤和支架 |
| 下颌后退关系的记录[b] | 当患者处于下颌后退关系时，记录上颌与下颌蜡堤间的明确关系。这仅在上颌与下颌牙之间没有咬合时是必需的。参考下述全口义齿的操作方法 |
| 选择牙颜色 | 选择符合患者期望的牙颜色。在自然光或彩色校正灯光的最佳条件下选择颜色 |
| 选择牙形状 | 选择符合患者期望的牙形状 |
| 技工所操作指南 | 请使用提供的咬合记录上𬌗架。请为试戴的蜡型排牙。特别说明——中线间隙、不规则排牙等。包括牙颜色和形状 |

注：[a] 牙尖交错位：这是对应牙齿交错最好的位置。
[b] 下颌后缩关系：当下颌骨处于正确的垂直咬合位置时，髁突位于关节窝的最上、最中间位置。它很少与牙尖交错位一致。

表 19-17　局部义齿：第六个临床阶段——试戴

| | |
|---|---|
| 在患者来之前检查蜡型支架以发现潜在的问题 | 是否对称，外观是否美观<br>有无遵循美学的规则<br>当手工排牙时，牙齿的接触均匀吗<br>铸件是否符合模型要求<br>支架上的牙齿有无接触<br>义齿是否经过仔细调整，以满足对颌的天然牙或已降低牙尖高度 |

（续表）

| | |
|---|---|
| 外观检查 | 检查中线与脸部中线是否一致 |
| | 检查上颌殆平面是否平行于瞳孔连线和鼻翼耳屏线 |
| | 检查上、下颌牙齿在休息、说话和微笑时露出的部分 |
| | 人工牙龈缘与天然牙龈缘是否一致 |
| | 检查上唇的唇部支撑和突起 |
| 颌位关系检查 | 确保铸件舒适就位 |
| | 让患者进行咬合。上下颌牙是否均匀接触，或义齿上存在早接触 |
| | 如果义齿和天然牙间存在早接触或开放接触，应去除义齿，并重新记录牙尖交错位置（MIP） |
| 牙位置检查 | 有无反殆？除Ⅲ类外，除非牙齿有移位，否则不应产生反殆 |
| | 上切牙位于切牙乳突前8～10 mm位置。如果不是，切牙放置不当——太前还是太后上唇支撑良好吗 |
| | 切牙是垂直还是略微倾斜？应略微倾斜 |
| 确认患者对外观的接受度 | 患者必须是外观的最终确定者。无论临床医生如何考虑外观，在可能的范围内，应达到患者认可的外观 |

表 19-18　局部义齿：解决试戴时出现的问题

| | |
|---|---|
| 不正确的牙颜色或外形 | 请技工所更换牙颜色和外形 |
| 上颌前牙不正确的位置或外观 | 移动上颌尖牙和切牙（椅旁），以纠正高度、角度和后侧的位置。即使需使用不同形状的人工牙代替，这也会使重新排牙的任务变得更容易 |
| 颌位关系误差 | 去除义齿人工牙，建立一个只缺少相对牙的蜡堤，并重新记录MIP |

表 19-19　局部义齿：第七个临床分期——初戴

| | |
|---|---|
| 在患者到达前检查义齿，以识别在技工所阶段可能出现的潜在问题 | 就位是否与试戴后相同？如果没有，可能需要重新排牙 |
| | 发现丙烯酸树脂在金属支架的表面？如果出现请去除 |
| | 将手工对位模型上的义齿时，牙是否能均匀地接触？如果没有，可能在技工所产生错误 |
| | 牙齿在正确的位置吗？如果没有，可能需要重新排牙 |
| | 丙烯酸树脂的人工牙龈逼真吗？如果没有，可能需要重新制作 |
| | 抛光面表面粗糙吗？如果如此，需要进行抛光 |
| | 发声空间存在吗？如果没有，可能需要增加 |
| | 丙烯酸树脂完整吗？如果没有，丙烯酸树脂可能需要更换 |
| | 边缘是否过度伸展/过度抛光？如果是，则需要调整和重新制作 |
| | 是否有尖锐的边缘或小泡？如果是，必须去除这些 |
| | 铸件的导平面上是否存在丙烯酸树脂？如果是，请去除 |
| | 义齿是否在模型上相互撞击？如果是，调整 |
| 义齿初戴 | 确保义齿可以就位而无不适。如果不是，使用必要的材料并仔细调整，直到义齿完全就位和脱位而没有不适感 |
| | 使用试戴阶段相同的方法检查外观 |
| 检查义齿的固位力 | 固位力：当将义齿加压到位时，义齿是否就位？如果不是，固位力较差 |
| | 卡环可能需要调紧 |
| 检查正确的边缘伸展 | 正确伸展的义齿边缘应填满沟前庭的高度、宽度和深度 |
| | 如果义齿引起面颊或嘴唇的隆起，可以感觉到或观察到，则边缘过度伸展。压力指示膏可应用于边缘以检查是否伸展过度。检查可能会显示在系带、义齿后缘、结节周围、颊棚区和舌下腺周围的过少或过度伸展 |
| 检查颌位关系 | 确保义齿舒适 |
| | 检查患者闭口时是否位于牙尖交错位。如果天然牙稍微分离，则可使用咬合纸来调整义齿。如果误差较大，则需要取出义齿，并重新记录MIP |

**(续表)**

| | |
|---|---|
| 牙位置检查 | 检查人工牙的外观和位置。如果不满意,可能需要改变义齿 |
| 确认患者对容貌的认可 | 牙齿的位置和外观应该由患者在试戴时认可,因此在先前认可的外观上不应该有任何改变。如果在初戴阶段出现问题,则存在严重的问题 |

表 19-20 局部义齿:解决在初戴阶段出现的问题

| | |
|---|---|
| 戴入不适 | 消除锐利的边缘。使用压力指示膏(PIP)去除过度伸展 |
| | 检查卡环压迫软组织。必要时,调整卡环,或重新设计适当的卡环替换 |
| 过度伸展 | 使用 PIP 显示所有边缘,调整 PIP 被擦除的部分 |
| 颌位关系误差 | 使用咬合纸调整小误差。如果误差较大,磨除义齿人工牙,建立蜡堤,重新记录 MIP |
| 牙位置误差 | 去除人工牙,重新在蜡型上进行认可的正确位置的排牙。送回技工所重新制作 |

## 局部义齿佩戴和清洗说明

新的义齿往往会引起一些部位的不适或疼痛。重要的是患者要尝试佩戴新的局部义齿。然而,如果新义齿引起过度的不适,患者应记录不适的经历,然后重新戴上以前的义齿。

除非引起过度的不适,否则患者应在复诊当天戴上新的局部义齿,让所有不适的地方易于发现并被适当地处理。局部义齿不应在夜间佩戴;但是尽管临床建议不需夜间佩戴,许多患者仍在夜间继续佩戴。

义齿应该在半满水的洗涤槽上,使用软毛刷和清洗液一起清洗。不应使用牙膏或义齿软膏,因为其具有腐蚀作用并会损坏义齿表面。义齿应浸泡于专用的义齿清洁剂中,每天浸泡 30 分钟。如果夜间也佩戴义齿,则这个步骤应在早晚各进行 1 次。

## 局部义齿复查

患者应该在佩戴义齿 1 周后进行第一次复查。复查的内容应包括:
- 出现问题的详细病史。
- 仔细检查软组织,特别是指患者所描述的不适区域和靠近义齿边缘的软组织发红区域。
- 压力指示糊剂(PIP)在义齿边缘的应用:必要时戴入、取出和调整。

- 初戴阶段的重复检查。
- 评估患者清洁义齿和牙齿的良好程度。必要时提供口腔和义齿卫生保健的方法。
- 如有其他未解决的问题,需另外预约复查。

## 全口义齿

全口义齿是替代整个牙列的活动修复体。在英国,无牙颌患者约占成年人口的 10%,多数年龄大于 55 岁。无牙颌患者通常即使佩戴正确且合适的义齿,也存在与全口义齿佩戴有关的内疚和不足感,并且遭受咀嚼方面明显的无力感。由于许多无牙颌患者已经丧失天然牙多年,牙槽嵴吸收的增加减弱了全口义齿的潜在功能。在义齿不是最理想的情况下,患者可能会额外遭受语言障碍、外表和社交的不如意。患者往往越来越不愿意接受由佩戴传统全口义齿引起的不可避免的困难。种植体支持式的全口义齿远优于传统全口义齿。

## 治疗计划

为了提供满足无牙颌患者需求和期望的全口义齿,需获得尽可能多的信息,包括患者先前义齿的修复经历。对于全口义齿修复,标准病史和检查步骤应扩大到对无牙颌和已有的全口义齿的病史和检查(表 19-21~表 19-23)。

表 19-21 全口义齿的治疗史

| 问 题 | 相 关 性 |
|---|---|
| 诉求表达 | 如果提出的诉求涉及全口义齿的不足和缺陷,这些不足和缺陷没有解决,新的义齿可能由于同样的原因而修复失败 |

（续表）

| 问　题 | 相　关　性 |
|---|---|
| 与佩戴义齿相关的病史： | |
| • Sjögren综合征、抗高血压药、抗抑郁药和控制帕金森病的药物 | 唾液的减少影响义齿的佩戴，增加患龋率 |
| | 神经状况损害了成功使用义齿所需的口腔条件 |
| • 神经系统疾病包括CVA、帕金森病、痴呆的病史 | 愈合不良、唾液减少和口腔感染的风险，包括义齿口腔疼痛 |
| • 糖尿病 | |
| • 皮肤病和引起口疮的口腔状况 | 天疱疮、扁平苔藓和溃疡可限制义齿的佩戴 |
| • 二膦酸盐药物的使用 | 二膦酸盐增加牙槽骨坏死的风险 |
| • 饮酒过量、吸烟及其他口腔癌危险因素 | 口腔癌风险较高 |
| 牙科史： | |
| • 牙齿什么时候脱落 | 牙槽骨吸收的情况和拔牙时间有关 |
| • 牙齿脱落后有无佩戴义齿 | 牙槽骨吸收可能与义齿佩戴方法有关 |
| • 哪个牙弓是最早缺牙的 | 牙槽骨吸收可能与天然牙对颌的全口义齿有关 |
| 义齿史： | |
| • 义齿使用的年限以及使用过几副义齿 | 频繁的义齿替换与成功率降低相关——预后不良 |
| • 如果存在，哪个义齿是成功的 | 没有成功修复的义齿表明预后很差。缺乏最近成功修复的义齿显示不良的预后 |

表 19-22　全口义齿患者的口腔检查

| 口腔癌检查 | 由于年龄和习惯，全口义齿患者患口腔癌的风险较高 |
|---|---|
| 软组织状况： | |
| • 黏膜疾病和状况 | 口腔黏膜慢性疾病影响义齿的佩戴 |
| • 义齿承托区的触诊 | 如果牙槽嵴对触诊敏感，则义齿负荷会引起不适 |
| 剩余牙槽嵴状况： | |
| • 余留牙或义齿存在相关病理 | 义齿修复前应予以去除 |
| • 上颌剩余牙槽嵴高度和宽度 | 不良的牙槽嵴可能会影响上颌义齿的支撑和稳定性 |
| • 上颌结节增大 | 义齿在上颌结节和磨牙后垫之间的空间不足 |
| • 下颌剩余牙槽嵴高度和宽度 | 低平的牙槽嵴削弱了下颌义齿的支撑和稳定性 |
| • 纤维化的牙槽嵴存在吗 | 较高的口底可能会妨碍舌的活动 |
| • ID管去顶术或颏孔——"U"形颏孔或"电车轨道样"牙槽嵴顶 | 可移位的牙槽嵴导致组织对义齿承重较差 |
| | 较差的预后如疼痛往往是下颌义齿佩戴引起的 |
| • 附着高的系带，明显锐利的牙槽嵴 | 不利于义齿的成功佩戴；考虑手术 |

表 19-23　全口义齿的口内检查

| 外观： | |
|---|---|
| • 上颌牙的大小？长度？宽度？与上唇的关系 | 患者主要由于外观原因而戴全口义齿。如果全口义齿看起来是假的，患者通常不会满意。常见的问题包括人工牙太小、太白，排牙太偏向于腭侧，义齿的中线未与面部中线对齐，切牙、侧切牙和尖牙排列在同一平面，或形成侧向倾斜 |
| • 上颌牙齿颜色 | |
| • 上颌牙突出，唇支撑 | |
| • 对称性？𬌗平面是否水平？脸部和义齿中线是否一致？牙齿排列是否自然 | |
| 上颌全口义齿固位： | |
| • 义齿在张嘴或活动时会自动脱落吗 | 说明固位力相当差 |
| • 当拇指和示指在义齿尖牙区抓住并向下牵拉时的抗移动阻力 | 活动时抵抗脱落较差表示唇或颊侧边缘密闭性能不足 |
| • 当义齿在切牙区抓住并向侧方牵拉时抗移动阻力 | 抗移动阻力差表示包括上颌结节范围内的义齿边缘伸展和封闭效果不佳 |
| • 当义齿在每个尖牙区抓住旋转并侧向拉动时抗移动阻力 | |
| • 发"A-A-A-A-A-A"时，义齿脱落 | |

**（续表）**

| | |
|---|---|
| 下颌义齿的稳定性和固位力： | |
| • 义齿在张嘴时会自发地抬起吗 | 说明人工牙位置或边缘伸展误差 |
| • 张口时下唇向前拉，义齿不再移位 | 说明下前牙的位置不正确——排列太靠前 |
| • 张口时，当舌体活动时义齿一起移动 | 提示舌侧边缘过度伸展 |
| • 义齿仅在大张口时移动 | 提示颊侧边缘过度伸展 |
| 咬合关系： | |
| • 牙尖交错位是否与后退接触位一致（获得患者闭口后位于后退接触关系依靠患者几乎水平的延伸的颈部，使患者舌头舔上颌义齿的后缘，通过示指位于颊侧延伸区，拇指位于下颌骨下方，使下颌义齿的边缘就位来稳定下颌义齿，缘缓慢地进行闭口运动） | 不正确的颌位关系，是最常见的导致义齿松动和义齿不适的原因 |
| 咬合垂直距离（咬合间隙）： | |
| • 最小的说话空间评估——在发"sixsix"时，义齿是否碰触（s 的声音是最小说话空间的声音） | 如果牙齿咬合接触，间隙就不足了 |
| • 使用 Willis 量具测量静息垂直距离（RVD）和咬合垂直距离（OVD） | 如果 RVD-OVD<2 mm，咬合间隙不足；如果 RVD-OVD >4 mm，咬合间隙过大 |
| 义齿伸展范围： | |
| • 边缘是否延伸至唇颊沟的高度和宽度 | 如果不是，说明伸展不足 |
| • 下颌义齿是否覆盖颊棚区，磨牙后垫的 1/2～2/3 区域 | 如果不是，说明伸展不足 |
| • 上颌义齿是否延伸到翼上颌切迹和软腭可移动但不可活动的部分 | 如果不是，说明伸展不足 |
| • 唇颊边缘可否通过唇部和（或）面颊触及 | 如果是，说明结节边缘的伸展不足 |
| • 当口腔几乎闭合和义齿就位时，结节的侧面能否用手指触及 | |
| 口腔外义齿的检查： | |
| • 上颌切牙与切牙乳头的关系 | 切牙的唇面应位于切牙乳头前 8～10 mm |
| • 下颌切牙与唇缘的关系 | 切牙应尽可能位于正确伸展的边缘前方 |
| • 下颌𬌗平面与磨牙后垫前缘的关系 | 磨牙不应低于磨牙后垫的最低点 |
| • 确定牙尖交错位 | 如果缺少，说明新义齿的排牙较差；如果是旧义齿，则说明义齿磨损 |
| • 圆形或刀刃状的唇颊舌侧边缘 | 刀刃状边缘显示边缘伸展的宽度不足 |

### 特殊检查

特殊检查是对需要更换传统全口义齿的无牙颌患者进行局部口腔 X 线片检查，只有在发现或怀疑存在牙齿残留物时，需增加根尖周影像。

### 诊断

重要的是确定现有义齿存在的问题，并明确不再重复那些引起问题的错误和难点。

### 治疗方案

全口义齿的治疗计划应包括对任何需进行治疗的情况采取措施（如义齿相关性口炎、义齿相关溃疡）、正确的手术（如拔除牙根、去除义齿肉芽肿）和纠正现有义齿的缺陷。

### 全口义齿的提供

成功地为患者提供一副全口义齿是一种可实践获得的技能，需要相关口腔和牙齿科学的详细知识，以及有效的患者沟通和管理技术的应用（表 19-24～表 19-33）。

**表 19-24　全口义齿制作的各个阶段**

| 阶　　段 | 阶 段 目 标 | 材料与辅助设备 |
|---|---|---|
| • 初步印模期 | 制作正确伸展的个别托盘 | 成品的无牙颌印模托盘<br>聚硅氧烷（PVS）硅橡胶和（或）藻酸盐 |

（续表）

| 阶　段 | 阶　段　目　标 | 材料与辅助设备 |
|---|---|---|
| ● 二次印模期 | 制作合适的、正确伸展的义齿基托 | 个性化（特殊）托盘<br>复合材料和（或）硬衬材料成形和改良的个别托盘<br>氧化锌丁香油印模材料或轻中体 PVS 印模材料 |
| ● 颌位关系记录阶段 | 检查基托伸展范围<br>确定咬合垂直距离，人工牙的前后位置、中线及𬌗平面的位置和定位<br>记录后退接触关系<br>选择人工牙的颜色和形状 | 塑形蜡，氧化锌丁香油印模材料或 PVS 咬合记录材料 |
| ● 蜡型试戴阶段 | 确定咬合垂直距离，准确复制后退接触关系<br>确定患者的外观期望是否得到解决<br>解决现阶段发现的问题 | |
| ● 试戴阶段 | 验证义齿基托的固位力和稳定性<br>确定咬合垂直距离，准确复制后退接触关系<br>调整基托伸展范围<br>解决现阶段发现的问题 | 适合性检验材料<br>压力指示膏 |
| ● 检查牙咬合记录阶段 | 完善牙尖交错位和后退接触位相一致<br>建立平衡𬌗 | 塑形蜡 |
| ● 复查阶段 | 调整基托伸展范围 | 适合性检验材料<br>压力指示膏 |

表 19-25　全口义齿：第一个临床阶段——初印模

| | |
|---|---|
| 印模托盘的选择 | 托盘应覆盖磨牙后垫/上颌结节<br>上颌托盘应足够宽，以适应上颌结节外缘<br>下颌托盘应足够窄，以适合磨牙后垫内部 |
| 托盘修改 | 应用聚硅氧烷（PVS）硅橡胶粘接剂。将核桃大小的 PVS 印模置于托盘的腭部，延伸至后缘，置于口中。如果成品托盘不匹配，则在整个范围使用 PVS 硅橡胶记录印模 |
| 托盘放置 | 患者会自然张嘴来协助临床医生操作。然而，当取模时患者处于半张嘴状态，导致托盘放置困难。由于嘴唇的压力易将托盘推出，所以托盘放入口内后应向前牵拉再就位。这是为了确保前牙区位于托盘的正中，使唇侧翼缘区能进入唇沟部位，并使唇部回缩 |
| 边框塑形 | 上颌印模：撅嘴唇、有活力的微笑、上颌的侧向偏移<br>下颌印模：撅嘴唇、有活力的微笑、下唇的外翻、舌头舔上唇、大张嘴 |
| 硅橡胶印模的调整 | 从印模接触软组织的所有部分去除 2～3 mm PVS 硅橡胶。去除过度伸展的边缘 |
| 藻酸盐/藻酸盐加衬 | 应用藻酸盐粘接剂。将一层藻酸盐放置在硅橡胶充填物和充满托盘部分。在边缘过量涂布。如上所述放入托盘。如上所述修整边缘 |
| 印模评价 | 良好的印模有圆弧边缘显示正确的伸展，重现解剖标志，并具有良好的表面细节（图 19-4） |
| 技工所操作指南 | 请铸造印模并贴合（氧化锌丁香酚印模材料）/隔开（用于 PVS 印模材料）无孔个别托盘 |

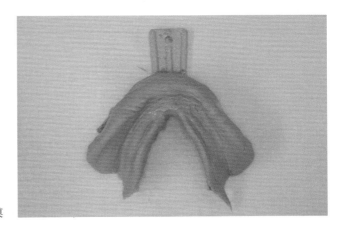

图 19-4　全口义齿：令人满意的下颌初印模

表 19-26　全口义齿：第二个临床阶段——主印模

| | |
|---|---|
| 个别印模托盘的适合性检查 | 托盘应合适并覆盖磨牙后垫、颊棚区、上颌结节、翼上颌切迹和腭小凹<br>托盘应通过目视来检查伸展和触诊来确定边缘。应尽量减少明显的过度伸展现象，并使用硬衬材料或绿色的棒状印模膏进行边缘不足之处的弥补 |
| 托盘边缘修整 | 边缘修整使用边缘整塑技术。氧化锌印模膏混合并放置覆盖过托盘的边缘和后缘（＜3 mm）。材料不应覆盖组织面和牙槽嵴。或者可以使用绿色棒状印模膏。托盘放置和边缘修整详见表 19-5 |
| 检查边缘整塑或使用绿色棒状印模膏获取印模边缘 | 正确的边缘伸展可产生圆弧形的边缘。边缘不足导致形成刃状边缘。托盘边缘在过度伸展的区域显示出来。过度的伸展被修整至托盘延伸突起而影响潜在的圆弧边缘曲线所示的水平。氧化锌印模膏优于其他材料的优点是，其可以任意添加并制取准确前庭沟高度和宽度的印模 |
| 主印模 | 小于 3 mm 厚度的氧化锌印模膏涂布于托盘的表面和边缘。托盘的放置和边缘塑形详见表 19-5<br>或可使用轻或中体硅橡胶印模。该材料适用于不能耐受氧化锌印模膏的患者 |
| 印模评价 | 良好的印模有圆弧边缘显示正确的伸展，重现解剖标志，并具有良好的表面细节（图 19-5 和图 19-6） |
| 技工所操作指南 | "围模。请灌注印模，制作永久性的基托/蜡基托/临时基托，并制作蜡堤来记录下颌关系" |

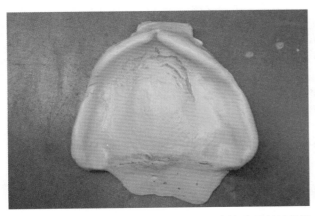

图 19-5　令人满意的氧化锌主印模，重现上颌义齿承托区的相似性

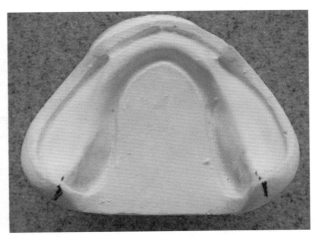

图 19-6　成功的主印模灌制的下颌石膏模型

表 19-27　全口义齿：第三个临床阶段——颌位关系记录

| | |
|---|---|
| 上颌蜡堤修整 | 确保基托舒适就位。如果此阶段感到不适，那么完成的全口义齿也不会舒适<br>目的：显示牙列中线、切牙高度、上颌𬌗平面及上颌牙位置以告知技工所<br>方法：修整唇和颊伸展至牙槽嵴顶前部或侧面约 9 mm 处。修整前部牙槽嵴高度以显示休息时高于唇部 1 mm。通过修整或添加后部蜡堤来建立前部牙槽嵴高度，当从患者的前方观察时，使之平行于瞳孔连线，并平行于鼻翼耳屏线<br>标记中线<br>上唇应在人中部分支撑良好，红色边缘进行修整以保证在唇部无突出 |
| 确定咬合垂直距离（VDO）以建立正确的面部高度 | 让患者端坐在牙椅上，面部垂直和头部无支撑。要求患者轻轻地闭合并上下唇接触。使用 Willis 测量法测量从下颌到鼻的距离<br>在患者舔唇和吞咽后，以及在发音"M"之后进行重复测量。这些方法测量的距离应相近。测量值代表息止𬌗垂直距离（RVD）。咬合垂直高度（OVD——义齿的咬合高度）应低于 RVD 2～4 mm。这是因为有牙的人在休息时，牙齿间有一个小的空间。在发音字母 S 时，"sixsix"和"Mississippi"被广泛应用于测试这个最小的说话空间。请参见表 19-28，各种估计 VDO 方法的比较 |
| 下颌蜡堤修整 | 在正确的下颌后退位的牙弓闭合 OVD 位置上建立上下颌蜡堤的接触。应确保没有义齿末端的早接触，因为这将使任何记录下颌后退关系的尝试失败 |
| 记录下颌后退位置关系（RJR）[a] | 当患者处于下颌后退位置关系时，记录上颌与下颌蜡堤间的关系 |
| 选择牙颜色 | 选择符合患者期望的牙颜色 |
| 选择牙形状 | 选择符合患者期望的牙形状 |
| 面弓转移 | 面弓转移可以在这个阶段完成，将上颌石膏与髁铰链轴和上颌平面关联起来，以使𬌗架上的上颌石膏能够正确定位 |
| 技工所操作指南 | "请用提供的颌关系记录上𬌗架。请在蜡堤上排牙"<br>特殊说明——中线间隙，排牙中的不规则等<br>包括牙颜色和形状 |

注：[a] 下颌后缩关系是当髁突在正确的垂直高度时，位于关节窝的最中间、最上方、最前面的位置，下颌骨相对上颌骨的关系。这个位置能记录下来是因为它是唯一可重复的位置，无牙颌患者没有牙科参考点。

表 19-28　全口义齿：估计咬合垂直高度（VDO）方法的比较

| 方　　法 | 程　　序 | 优势与劣势 |
|---|---|---|
| 重现先前的 VDO | 使用现有的全口义齿或者 Willis 测量法 | 简单但不可靠，重复以前的义齿的错误。仅当旧义齿具有满意的 VDO 时才可使用 |
| 外观 | 修整上颌蜡堤边缘以获得最佳的唇部支撑，并建立咬合平面。修整降低下颌蜡堤的高度直到面下 1/3 达到满意<br>没有颊肌的帮助不能闭唇，意味着 VDO 恢复过高 | 取决于上颌蜡堤的精确修整<br>经验很重要，但有时不可靠；倾向于给予不足的 VDO |
| 最小发声空间法 | 修整上颌蜡堤轮廓。仔细修整下颌蜡堤，以满足与上颌蜡堤匹配。最小的发声空间包括"S"的声音，在上颌和下颌蜡堤间应有约 1 mm 的空间，发声为"sixsix"或"Mississippi"。修整或添加到下颌蜡堤，直到达到最小的发声空间 | 技术敏感性，当蜡堤边过厚时难以达到。当义齿基托无固位力和不稳定时不可靠 |
| 休息位时垂直距离（RVD）法 | 患者直立、静止、头部不支撑和上颌𬌗水平的情况下，上下颌牙之间通常有 1～2 mm 的空间。这个面部高度被称为 RVD。对于无牙颌患者，修整上颌蜡堤边缘，置于口中并测量 RVD。患者通过要求吞咽或说"MMMM"以进入 RVD 位置。咬合垂直高度估计比 RVD 低 2～4 mm | 需要使用分离器或 Willis 测量法重现 RVD 受姿势和上颌蜡堤修整的影响 |

表 19-29　全口义齿：牙颜色和形状的选择

| 方　　法 | 目　　的 | 效　　果 |
|---|---|---|
| 与现有义齿的颜色和形状相匹配 | 复制现有义齿人工牙的大小、形状和外观 | 只要患者对现有义齿的外观感到满意，复制现有的外观是非常有效的 |
| 将色板置于上唇下方以模仿中切牙外观 | 根据患者的外表考虑年龄、肤色和外观，判断或运用经验来选择最符合患者外表的牙颜色。应面向北，在自然或者彩色校正光下选择牙颜色 | 评估正确的牙颜色。这种方法是非常主观的。应该咨询患者，牙色的选择应与患者共同决定 |
| 人工牙形状 | 中切牙平均宽度应为鼻宽度的 1/4 | 老年人鼻子往往不成比例地变大。如以此为指导，倾向于提供老年患者过大的人工牙形状 |

表 19-30　全口义齿：第四个临床阶段——试戴

| | |
|---|---|
| 患者到达前检查蜡型试戴支架（图 19-7 和图 19-8），以识别潜在的问题 | 排牙是否对称，外观是否美观<br>有无遵循美学原则？中线是否一致<br>将义齿进行手工咬合时人工牙齿是否均匀接触<br>基托是否在模型上准确就位<br>义齿的末端是否接触<br>人工牙是否在正确的位置<br>中性区有无慎重考虑<br>下颌咬合面位于磨牙后垫前缘的水平位置 |
| 试戴 | 检查中线是否与脸部中线一致<br>检查上颌𬌗平面平行于瞳孔间线和鼻翼耳屏线<br>检查上下颌人工牙在休息、说话和微笑时的显露部分<br>检查唇部支撑和上前牙突起 |
| 检查颌位关系 | 确保基托舒适就位。如果在这个阶段感到不适，那么完成的义齿将不太舒服。通常使患者在下颌后退关系中闭合，使用先前描述的方法，直到能轻松一致地达到此位置<br>检查患者在牙弓后退的闭合时，人工牙是否能均匀地同时接触，不存在位于牙尖交错位时产生滑动的现象。如果发现义齿的任何滑动或移位，则说明颌位关系不正确。如果未发现滑动，将左、右手第一和第二指轻轻地支撑上颌和下颌义齿的两侧重复进行咬合。如果检测到下颌义齿的任何滑动或移动，那下颌关系仍是不正确的 |
| 检查咬合的垂直距离 | 让患者从 60 数到 70。如果发现上下颌人工牙接触，说明没有息止𬌗间隙<br>当患者垂直位置端坐，试戴咬合时，用 Willis 测量法检查面部垂直高度。这将提供咬合的垂直距离。仅将上颌义齿试戴在口中，使用前一阶段描述的方法，测量休息时的垂直高度。咬合垂直高度应低于休息垂直高度 2～4 mm<br>如果下磨牙高于磨牙后垫的前缘，则咬合垂直距离可能太高 |
| 人工牙位置检查 | 有无反𬌗存在？除非是Ⅲ类关系，否则不应出现反𬌗<br>不应有单侧的反𬌗存在<br>除了牙槽嵴严重吸收的情况，下颌前磨牙和磨牙应位于下颌牙槽嵴顶。如果没有位于牙槽嵴顶，则说明它们没有位于中性区<br>下颌尖牙和切牙是否正确地排列于唇侧边缘？如果不是，它们就没有位于中性区<br>上切牙是否位于切牙乳头前 8～10 mm？如果不是，切牙排列不当——太前部或太后<br>上唇支撑足够吗<br>切牙是垂直的还是略倾斜的？应略倾斜 |
| 确认患者对外表的接受程度 | 患者是外观的最终决定者。无论我们如何看待外表，在可能的范围内，我们必须努力满足患者对外表的要求 |

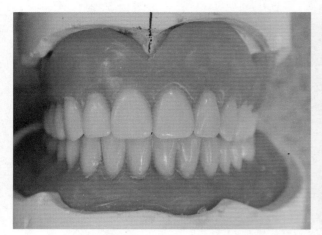

图 19-7 全口义齿试戴的前面观

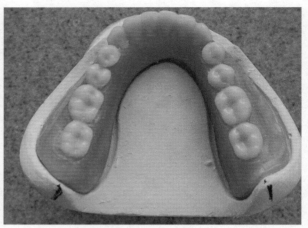

图 19-8 用于试戴的下半口义齿的殆面观

表 19-31 全口义齿：试戴时问题的解决方法

| | |
|---|---|
| 不正确的牙颜色或形状 | 请技工所更换牙颜色和形状 |
| 上颌前牙位置或外观不正确 | 移动上颌尖牙和切牙（椅旁），以调整高度、角度和前后位置。即使需要重新替换不同形状的人工牙，这也易于重新排牙<br>如果上颌殆平面不正确，去除后牙并在正确的平面上建立蜡堤。如果颌位关系正确，则提示后牙的正确排列位置。如果颌位关系错误，这将有助于记录正确的颌位关系 |
| 颌位关系错误 | 去除下颌后牙，并建立蜡堤以满足下颌后退位时蜡堤或者人工牙均匀接触。如果有任何下颌前牙干扰这个过程，去除下前牙，然后重新记录下颌后退位的关系 |
| 咬合的垂直距离错误 | 建立息止位垂直距离。如果误差在 2 mm 内是正确的，请技工所改正误差。如果误差较大，则重新在正确的垂直距离上记录下颌后退位的关系 |
| 人工牙位置检查 | 有无反殆存在？除非是Ⅲ类关系，否则不应出现反殆。不应有单侧的反殆存在<br>除牙槽嵴顶吸收的情况外，下颌前磨牙和磨牙应位于下颌牙槽嵴顶。如果不是，它们就没有排列在中性区<br>下颌尖牙和切牙是否正确地排列于唇侧边缘？如果不是，它们就没有位于中性区<br>上切牙是否位于切牙乳头前 8～10 mm？如果不是，切牙排列不当——太前部或太后<br>上唇支撑足够吗？切牙是垂直的还是略倾斜的？应略倾斜 |
| 检查患者对外表的接受程度 | 患者是外观的最终决定者。无论我们如何看待外表，在可接受的范围内，我们必须设法通过改变人工牙排列、牙的颜色或外形或个性化排牙来使患者获得满意的外观 |

表 19-32 全口义齿：第五个临床阶段——初戴

| | |
|---|---|
| 患者到达前检查义齿，以识别可能出现在加工阶段的潜在问题 | 排牙是否与试戴后相同<br>义齿进行手工咬合对位时，人工牙是否均匀接触<br>义齿的末端是否接触<br>人工牙是否在正确的位置<br>丙烯酸树脂形成的人工牙龈是否与天然牙龈相似<br>抛光面是否粗糙<br>发声空间存在<br>丙烯酸树脂基托是否完整<br>边缘是否正确伸展/抛光？是否有尖锐的边缘或气泡 |

（续表）

| | |
|---|---|
| 义齿初次戴入 | 确保义齿可以戴入而无不适。如果不适，使用压力指示膏，并根据需要进行调整，直到义齿可以戴入和取出而无不适感<br>应用试戴阶段相同的方法检查外观 |
| 上颌义齿固位与稳定性的检查 | 固位力：当压紧到位时，义齿是否完全就位？如果不是，则固位力很差<br>如果在前磨牙区抓住义齿并向下拉动，义齿是否能抵抗移动？如果不能，固位力很差<br>如果将前牙向前拉测试后缘密合性，义齿是否从后腭部脱离<br>稳定性：如果在前磨牙区抓住义齿，施加向前、向后和侧向的压力，义齿是否能抵抗移动？如果不能，那么稳定性很差<br>上颌义齿的固位和稳定性应始终保持良好，抵抗所有方向的移动 |
| 下颌义齿固位与稳定性的检查 | 固位力：当压紧到位时，义齿是否完全就位？如果不是，则固位力很差<br>如果在前磨牙区抓住义齿并向上拉动，义齿是否能抵抗移动？如果不能，固位力很差<br>稳定性：如果在前磨牙区抓住义齿，施加向前、向后和侧向的压力，义齿是否能抵抗移动？如果不能，那么稳定性很差<br>下颌义齿的固位力较差，是由于舌体的活动造成边缘密封性的破坏 |
| 检查边缘的正确伸展 | 许多义齿的固位和稳定性问题与边缘伸展有关。正确义齿边缘伸展应充满前庭沟的高度、宽度和深度。如果义齿边缘过度伸展，可以感觉到或观察到面颊或嘴唇的突起。压力指示器膏可运用于边缘以检查是否过度伸展。检查可显示在边缘、义齿后缘、上颌结节周围、颊棚区和舌下腺区周围的过度伸展或伸展不足。如果能感觉到上颌义齿后缘的硬腭或上颌结节，义齿的边缘伸展就不足。当患者说"AAA"时，软腭与上颌义齿失去接触，则说明后缘过度伸展。如果当义齿就位时能感觉到上颌结节的外缘，则说明其伸展不足 |
| 检查颌位关系 | 确保基托舒适。如果感到不适，患者将无法稳定地在下颌后退位闭合<br>使用试戴阶段相同的方法，检查下颌后退关系是否与牙尖交错位相一致<br>使用试戴阶段相同的方法，检查咬合的垂直距离是否正确<br>正确的下颌位置关系是全口义齿成功的关键 |
| 人工牙位置检查 | 除去牙槽嵴严重吸收的情况外，下颌前磨牙和磨牙应位于下颌牙槽嵴顶。如果不是，它们就不在中性区<br>下颌尖牙和切牙是否正确地排列于唇侧边缘？如果不是，它们就没有位于中性区<br>如果下颌人工牙没有排列在中性区，下颌义齿就会上抬，表明人工牙齿不在中性区——首先需去除任何边缘过度伸展 |
| 确认患者对外观的接受程度 | 虽然患者是外观的最终决定者，但人工牙的位置和外观应该由患者在试戴时认可，因此在先前认可的外观中不应有任何改变。如果在初戴阶段出现问题，则存在严重的潜在问题。如果必须在这个阶段去除人工牙，则可能需重新制作义齿。这强调了确保患者对蜡型支架试戴阶段外观满意的重要性 |

表 19-33　全口义齿：解决在初戴阶段可能出现的问题

| | |
|---|---|
| 戴入不适 | 消除锐利的边缘。使用压力指示器膏（PIP）去除边缘过度伸展 |
| 过度伸展 | 用 PIP 显示所有边缘，调整 PIP 被擦掉的部位 |
| 伸展不足 | 局部添加椅旁加衬材料。如果边缘的不足不局限于一个区域，考虑重新基托印模-氧化锌丁香油压痕膏在义齿组织面涂布薄层并处于咬合位置，直至印模材料成形。义齿基托因过度抛光而损坏，需重新制作 |
| 上颌牙不正确的位置或外观 | 移动上颌尖牙和切牙（椅旁），以纠正高度、角度和后侧位置<br>即使需要重新替换不同形状的人工牙，这也易于重新排牙<br>如果上颌殆平面不正确，去除后牙并在正确的平面上建立蜡堤。如果颌位关系正确，则提示后牙的正确排列位置。如果颌位关系错误，这将有助于记录正确的颌位关系 |

（续表）

| | |
|---|---|
| 颌位关系误差 | 如果误差小于牙尖宽度的一半,则使用检查记录过程(见下文)。如果误差是牙尖宽度的一半或更大,那么去除下颌后牙,并建立蜡堤,以满足上颌人工牙在下颌后退关系中与蜡堤的均匀接触。如果任何下颌前牙干扰这一过程,则也需去除,再次重新记录下颌后退位置关系 |
| 咬合垂直距离误差 | 建立休息位垂直高度(RVD)。如果咬合垂直高度小于 RVD 的 1~5 mm 内,则在下次复诊时继续监测。如果咬合垂直距离与 RVD 之间的差值超出了范围,则在正确的垂直距离上重新记录下颌后退位置关系 |
| 人工牙排列误差 | 去除人工牙,在蜡堤上认可的正确位置重新排牙。返回技工所进行处理 |

## 全口义齿的佩戴和清洗说明

新义齿往往会导致一些不适或疼痛部位。重要的是患者要尝试佩戴新的义齿。然而,如果新义齿造成过多的不适,患者应记录不适之处,并重新佩戴先前的义齿。如果未引起过度的不适,患者应在复诊当天佩戴新义齿,从而能确定不适之处。

义齿最好不要在夜间佩戴。然而,无论牙医提供何种牙科建议,许多患者都会在晚上佩戴全口义齿。义齿应该在半满水的洗涤槽上,使用软毛刷和清洗液一起清洗。不应使用牙膏或义齿软膏,因为其具有腐蚀作用并会损坏义齿表面。全口义齿应浸泡在专用的义齿清洁剂或次氯酸钠溶液中(Milton 消毒液与婴儿瓶消毒液浓度相同),每天 30 分钟,然后在戴入前仔细清洗。如果夜间也佩戴义齿,则这个步骤应在早晚各进行 1 次。

## 全口义齿的复查

患者应在义齿佩戴 1 周后首次复查。本次复查应包括:

- 详细的佩戴历史,以发现问题。
- 仔细检查软组织,特别是患者所描述的不适区域和靠近义齿边缘的软组织发红区域。
- 使用 PIP 检查义齿的边缘,以确定和去除任何过度的边缘伸展。
- 重复初戴阶段检查。

# 特殊人群口腔诊疗步骤
## Procedures in Special Care Dentistry

# 第20章

*Carole Boyle，Mary Burke，Julie Edwards，Ellie Heidari，Joy Lewis，*
*Sukina Moosajee and Najla Nizarali*

## 引言

2003年英国残障和口腔健康协会将特殊人群口腔学科(SCD)定义为：口腔学科的一个分支，旨在为由于身体、智力、药物、情绪、感觉、心理或社会障碍等或复合原因导致无法接受常规口腔诊疗的人群提供口腔预防和治疗服务。SCD致力于提高这些人群的口腔健康水平。它需要一个全面详细的方法来解决这部分人群的问题。

SCD一般针对青少年和成人：儿童交由儿童口腔科处理。

大量有特殊需求的患者催生了本学科的发展。特殊人群的口腔疾病与普通人群类似，但是更多时候，此类患者接受了拔除治疗而非充填治疗。

诊疗中会遇到很多特殊人群并未要求专业医生的治疗。确实，初级治疗时特殊人群选择就近治疗和亲属陪伴具有一定优势。2008年特殊人群口腔学科的建立使人们担忧初级口腔科医生不再为他们提供治疗，而是转诊。这种担忧是不必要的。本章主要目标是帮助并教授愿意为特殊人群提供治疗的医务团队开展治疗的方法。

SCD的原则是以全局的观念处理每位患者，牙齿问题可能只是全身问题的一小部分。最好与相关疾病专家合作成为团队共同制订口腔诊疗方案，包括医务服务人员和社会服务人员。

估计英国境内有8.6万~10.8万残障人士。随着年龄增长，大部分人群会因病致残或需要照顾残障人士。残障人合作组织估计"1/4的人"会出现上述问题。

## 定义

WHO国际疾病分类将缺陷、残障和功能障碍定义为残障和损伤，具体如下：残障是指不论生理或心理上，任何身体结构或功能出现暂时或永久性的缺失或异常。损伤是指功能上的干扰，包括精神(记忆、意识)或感觉、内脏器官(心脏、肾脏)、头部、躯体或四肢。

另一种定义是：以正常人的活动方式或范围为标准，如果受到限制或者不能，则认为损伤。

## 困难

通常认为治疗特殊人群首先面对的问题是身体障碍，但是从更广泛的角度来看，还包括口腔科团队的态度、沟通困难和患者的治疗理念。身体障碍和克服它们的方法在本章稍后介绍。

## 态度

口腔科团队对特殊人群的态度较难改变。有研究表明，在读期间接触过残障人士或学习相关课程的学生毕业后更容易接受。接受过SCD课程的学生可以发现给此类人群治疗的兴趣，为思考方式增加额外的维度，不会只注意到患者牙齿问题，而会考虑患者整体情况。口腔科专业人士也需要进行SCD培训，可以帮助他们更多参与。患者对过往遭遇记忆深刻：也许在孩提时代有过糟糕的就诊经历或者感觉之前牙医不欢迎他们。

## 评估

对于SCD患者而言，除了常规牙科内容外，下列重要因素也需要考虑。

- 环境：焦虑患者对口腔科手术很恐惧。最好在休息室或者办公室进行病史记录。对于某些患者，在口腔科检查之前先与照护人员沟通会更好。或者，对于某些有激进行为的患者，可以检查后让患者离开。在没有患者/护理人员干扰的时候，再进行病史和治疗计划的制订。

- 技术：常用方法对于有焦虑、激进行为或残障患者可能不适用。有时使用牙刷而非口镜进行检查更有效。临床中按压患者可以对口腔检查得更清楚，但有时只有通过镇静和全麻才能进行全面检查和制订治疗计划。

- 放射线检查：口内放射线检查比较难以配合。口外放射线检查如侧斜位片更易配合。
- 现病史和既往史：SCD 患者的病史较复杂。提前准备病史表格。就诊时要求患者携带相关药物列表会有所帮助。
- 其他健康护理人员：要与患者相关的健康护理人员保持沟通以便记录准确详细的病史。作为牙医，获取病史的方式一般是通过患者自述。但是有些患者不愿意透露这些信息，可能由于害羞或者认为这些信息与口腔科治疗无关联。
- 在其他诊所或医院就诊：如果患者有较复杂的病史，可能同时在多家诊所或医院进行治疗。例如，肾透析患者可能需要每周 3～4 天进行透析治疗，因而给予口腔科治疗的时间受到限制。
- 交通：患者就诊乘坐的交通工具十分重要。院内提供的接驳服务十分不可靠，患者经常过早或者过晚到达。依赖他人帮助才能就诊的患者时间选择容易受到限制，乘坐出租车的患者路费较贵。
- 最佳就诊时间：有些患者喜欢早晨就诊，有些喜欢下午就诊。患者如果在日托中心，一般不愿意再来进行口腔科治疗。
- 其他检查：口腔科治疗与其他医疗检查可以同时进行，如验血或听力检测。
- 治疗时间长度：有些患者短时间内更易配合医生操作，长时间开口或保持不动较难。有些患者喜欢每次就诊时间长一些，复诊次数少一些，可能由于诊所距离较远。术前评估时需要和患者确认。
- 看护者：如果患者有看护人员陪同，要了解他们对患者情况的熟悉程度。付费看护者可能对患者有较详细的了解，也有可能陪护人员是首次陪同患者。学习障碍的患者一般会有主要看护人员，他们对患者的信息有详细了解并有助于安排就诊时间和知情同意。

为特殊人群提供口腔科治疗具有挑战性。口腔科团队需要十分灵活并且尽量满足个体需求（以患者为中心）。

## 口腔健康促进

肢体和视觉损伤的特殊人群需要辅助口腔护理方法。

### 预防

预防是维护口腔卫生健康的关键。包括患者、牙医、口腔科专业护理人员、看护人员在内的团队协作的方法可以实现最有效的预防。

### 回访

根据个体情况而定。需要评估口腔疾病发展风险。考虑的因素包括：

- 患者治疗史及服药史。有些治疗或药物会导致口干症和牙龈增生症。
- 患者维护口腔健康的能力。
- 使用氟化物和口腔卫生护理产品。
- 患者饮食情况和任何功能紊乱的行为。

其他个体因素包括唾液分泌量和质，对 SCD 患者的口腔健康有影响。

### 饮食

口腔科团队需要鼓励 SCD 患者填写饮食表，记录每天进食和饮水情况。用来分析时间、糖类摄入量和频率。医生会为某些患者开具高热量能量饮料处方。比如，体重较轻的老年患者、不自主运动的患者、头颈部肿瘤患者等，用来获得和维持体重。包括营养师在内的多学科联合的方法对患者更有益处。SCD 患者和其他患者一样，都建议限制糖摄入量。

### 口腔卫生产品

- 牙膏：成人含氟牙膏推荐最低含氟量为 1 450 mg/L。医生可以开具处方含氟量为 2 800 mg/L 和 5 000 mg/L 的牙膏给患龋高风险的 SCD 患者使用。
- 牙刷：根据患者损伤的情况，牙刷可能需要改形。行动不便的患者可以使用电动牙刷，看护者也更倾向于使用电动牙刷。
- 牙间隙刷：SCD 患者和看护者可能认为牙间隙刷和牙线使用起来有困难，但是推荐使用。
- 氟化物冲洗：推荐使用不含乙醇的含氟冲洗液。冲洗量和次数根据个体需求和配合程度而定，每天（0.05％～0.10％）或每周（0.2％）均可。某些功能运动障碍或吞咽困难的患者可能不能配合冲洗。
- 每次复诊可以涂布氟漆（2.26％）。
- 氟凝胶（0.4％氟化亚锡）可以替代氟漆。
- 氯己定溶液：菌斑控制不佳的患者可以遵循处方使用 0.2％氯己定溶液每天擦拭、冲洗或刷牙。无法吐痰的患者更有用。氯己定溶液的副作用是味觉改变、牙体染色和味道较苦。
- 菌斑显示片或溶液：可以帮助患者和看护人员更好地去除菌斑。
- 照护者可以使用开口器或指套。

## 损伤

全球范围大概有 6.5 亿成年残障人。

- 肢体缺陷残障人中有将近 0.65 亿人使用轮椅。其他上、下肢损伤的残障人，或者影响了手的灵活性或者使用工具辅助步行。关节炎是最常见导致肢体缺陷的原因之一，单单在英国就有 8 万人罹患。
- 有 3.14 亿人罹患视觉损伤，其中有 0.45 亿人失明。
- 有 2.78 亿人罹患不同程度的听力损伤。
- 全球范围聋哑人数量难以统计。欧洲聋哑人数量大约在 15 万人。

## 管理

充足的准备可以使诊所运营更加顺畅，并且能够缓解患者和口腔科团队的焦虑情绪。预约就诊前需要：

- 询问患者或陪护人员他们倾向于何种交流方式。避免使用术语，并且预留充足的时间进行沟通。
- 询问患者的身体情况并找寻便于手术的适应性方法，这些应该遵从残障人健康安全条例。
- 某些患者需要登门口腔服务（见登门口腔部分）。简单的初级处理是需要的，但是登门口腔服务和转诊到二级、三级医院也是必需的。
- 确保院内通路顺畅。尤其是对于使用轮椅和盲杖的患者。
- 只有接受过培训的工作人员才可以辅助患者移动到口腔科治疗椅。如果不熟悉操作，很易出现损伤。
- 患者辅助设备可能需要：
  - 姿势支撑垫。
  - 过床器和转移板。
  - 升降器。
- 其他辅助设备：
  - 轮椅躺椅，供不能转移到牙椅上的患者使用。
  - 折叠椅：可以帮助患者更容易地从轮椅转移到牙椅上，同样适用于使用手杖的患者。
  - 承重椅：能够承重小于 700 kg 的患者。而折叠椅承重量最大 250 kg。
- 移动患者前，需要考虑病史。

患者可能存在呼吸问题、脊柱问题或者换气障碍，因此不能在仰卧位接受治疗。通过询问患者是否可以平躺睡觉，可以得知他们在牙椅平躺的程度。

- 因脑瘫或肌张力障碍等疾病导致不自主运动的患者，需要镇静辅助。这对患者和操作者来说都更加安全。

## 视力障碍

半盲者即使佩戴眼镜也无法辨清 6 m 以内手指数量。全盲者也许能看到略微影像（视觉残留），但即使佩戴眼镜也无法辨清 3 m 以内手指数量。口腔科术前需要评估：

- 语音留言确定预约时间。询问患者倾向何种沟通方式。
- 询问最合适的就诊时间。盲人和导盲犬不一定乐于在高峰时间出行。

治疗当天：

- 患者可以扶着医护的手肘。有些患者习惯使用盲杖或其他辅助设备。
- 提醒患者前方是否有台阶、台阶的数量，指引患者前进方向。这会帮助患者，并且降低绊倒或摔伤的风险。
- 友善地对待导盲犬。询问患者是否需要导盲犬陪护进手术室或者留在候诊室。
- 避免背景强光，因为会对残留视觉造成干扰。
- 信息表字体尽量选择大号（字体＞14）。询问患者需要的字体大小。
- 很多人选择沟通方式是点字法而不是穆恩体。

## 听力障碍

听力障碍分为四级：轻度、中度、重度和极重。轻度是在参与社交生活时，尤其是嘈杂环境存在轻度障碍。中度是在无助听设备帮助下，在参与社会生活方面存在中度障碍。重度和极重近聋更多使用手语用于常规交流。另外，很多听力障碍者可以熟练地使用唇语。术前需要做到：

- 术前咨询患者或看护人员沟通方式是什么。避免使用专业术语，并预留足够时间进行交流，包括可能需要使用点字打印机、点字传真机或微型电脑。
- 确认是否需要"唇语"或手语翻译。
- 确定最合适时间。

需导听犬伴随的听力极重丧失的患者可能不会选择高峰时间出行。

就诊当天：

- 友善地对待导听犬。询问患者是否需要导听犬陪护进手术室或者留在候诊室。
- 准备纸笔，便于交流。
- 操作前要告知患者操作内容。有些牙科设备会干扰助听装置并引起刺耳音。因此，患者可以提前关闭助听装置。

- 与患者沟通时，摘掉口罩或面罩。操作时候只佩戴面罩。

这可以帮助患者读唇语：

- 降低环境噪声。听力轻度丧失的患者可以更清晰地交流。
- 降低说话音调。低沉的声音更容易听清。
- 使用手势，比如可以竖起大拇指意味询问患者是否可以。
- 如果手语翻译在场：
  - 记住医生沟通的对象是患者而不是翻译。
  - 保护患者隐私。
  - 询问患者是否可以讨论病史及治疗细节。

### 盲聋

盲聋是指人的视力和听力不同程度地同时受损的病症，盲聋者使用红白相间的盲杖。盲聋者可以使用多种方式沟通，比如盲聋翻译器、手语字母（例如 Evans）和区块字母。

## 学习障碍

学习障碍指幼儿阶段智力和社交功能受到严重损害的情况。WHO 将其定义为：一种智力发育部分或完全受阻的异常状态。学习障碍是一种诊断，不是一种疾病，更不是身体或精神上的病症。可能由于先天或后天的原因导致。学习障碍发生率占人口总数的 2.5％；英国有 150 万～200 万人患有学习障碍。男性较多见。

三个标准来评定学习障碍：

- 智力损伤。
- 社交或适应性能力损伤。
- 发现较早——出生后即可发现；非继发于损伤或疾病。

使用 IQ（智力商数）可以量化学习障碍。正常人 IQ 值平均为 100。

50～70 为轻度学习障碍：

- 可以交流。
- 拼写和阅读能力受限。
- 可以自我管理，包括刷牙。

35～50 为中度学习障碍：

- 语言沟通能力受限。
- 无法拼写及阅读。
- 自我管理方面需要帮助。

20～35 为严重学习障碍：

- 使用手势/单字沟通。
- 自我管理方面依靠他人。

低于 20 是极重学习障碍：

- 所有需求都要依靠他人。

这项评估并未考虑社交功能和随着年龄增长的改变。针对个体社会环境进行评价是十分重要的。例如，一个轻度学习障碍的人可以独自乘坐公共交通工具外出，但是如果火车发生故障，他就不能找到替代的方法回家。

### 导致学习障碍的原因

轻度学习障碍的人群中，大约有 50％不明原因。严重和极重学习障碍的人群中，大约有 40％是由于染色体异常导致，15％是由于基因因素导致，10％是由于后天获得性因素导致。大约 25％不明原因。

#### 染色体异常

脆性 X 染色体异常是学习障碍最常见的遗传因素，男性发病率约为 1/4 000，女性发病率为 1/（6 000～8 000）。男孩患病会有更严重的表现，大约 1/3 的男孩出现自闭症。

唐氏综合征是由于基因异常导致，常见原因是 21 号染色体异常。导致典型的特殊面容伴临床疾病。最严重的临床疾病是先天性心脏病，需要幼儿早期进行手术。

颚-心-脸症状群新生儿发病率为 1/（3 000～4 000）。人群中发病率为 1/2 000。它是由 q11 区域的 22 号染色体缺失导致，因此又叫 22q11 缺失综合征。临床症状为腭裂、心源性心脏病、典型面容和智力障碍。

#### 获得性因素

胎儿酒精综合征：孕期妇女摄入大量酒精会对发育中的胎儿造成损害，导致发育迟缓、典型面容及认知缓慢。

妊娠前 3 个月风疹感染会损伤发育中的胎儿，引起包括耳聋等问题，甚至引发死亡。如果胎儿幸存，可能出现视网膜病变、心脏畸形和学习障碍。由于大范围推广风疹疫苗预防接种项目，英国风疹发病率显著下降。

### 管理

#### 沟通

这可能是最具挑战性的问题：初诊时很难确定患者理解程度。最好高估患者的能力而不是低估。

大约 60％学习障碍的人可以使用图片、符号和标志进行交流。大约 20％的人没有语言沟通能力，但是乐于交流并期待回应。例如，向患者微笑打招呼，即使患者没有使用语言回应，也会用肢体语言表达欢迎。当与患者家属/陪护人员谈论患者病情时，可以与患者有持续的眼神交流。

### 沟通辅助工具

不同人使用不同的沟通系统，取决于他们所擅长和被传授的方法。轻度学习障碍者可以使用 Makaton 手语、Signalong 软件（使用手语和符号）和 Widgit 软件（写作符号）。严重学习障碍者或有更复杂的需求时，无法使用任何已有方法，则需要依靠他人通过观察和行为表达来翻译。

许多卫生部门制订了"医院通行证"，由患者和陪同人员共同填写。内容包括患者的喜好、日常行为和沟通方式。这个通行证与入院证相近，但提供了更多有用的背景信息。例如，如果患者有特殊喜好，可以作为谈话的切入点。

## 相关病史

- 癫痫：更容易发生在患有学习障碍的人群里。治疗和管理方法与正常人相同。
- 先天性心脏病：唐氏综合征和颚-心-脸症状群常见伴发症。过去，学习障碍者很少接受心脏治疗手术。现在虽然与过去不同，但是两类人群类似的是心脏病仍然是第二常见致死原因。
- 呼吸系统疾病：学习障碍者发病率高于常人。可能由于喂养、呼吸、吞咽困难、癫痫反流和胃食管反流引起。
- 癌症：学习障碍者因癌症引起的死亡发生率低于常人。但随着学习障碍者寿命逐渐延长，癌症致死率显著增加。
- 感觉障碍：学习障碍者中大约有 1/3 的人存在视力障碍，有 40％的人听力障碍。听力障碍可能由于耳垢堆积导致，这一点很容易解决。视力问题可能由于他们很难配合视力检查。
- 心理健康：学习障碍者伴心理疾病的比例，不同研究因方法不同，发病率为 10％～39％。某些疾病学习障碍人群发病率较正常人群高，比如精神分裂症（1.3％～3.7％）、情感障碍（1.2％～6％）和与焦虑相关的神经紊乱（约16.4％）。心理健康问题可能由于生物、心理、发育和社会因素等共同作用导致。

## 知情同意

第 5 章详细介绍。一个重要的原则就是任何成人都不能代替另外一个成人做决定，并且要假定他们都是有能力做出决定。

## 自闭症谱系障碍

自闭症谱系障碍（ASD）是复杂的神经发育紊乱疾病，典型症状包括：

- 社交障碍。
- 语言和非语言交流障碍。
- 重复刻板行为。

孤独症又称自闭症或典型 ASD，是 ASD 的最严重表现。其他情况包括轻度类型（Asperger 综合征）、儿童期分裂障碍和广泛性发育障碍。尽管 ASD 不同类型之间特征和严重程度不同，但是它发生在每个种族及社会经济阶层，影响每个年龄段的人群。估计发病率在 6∶1 000。男性发病率是女性 4 倍。只有30％的患者会同时患有学习障碍，但都会出现与周围人交流困难的情况。

### 管理

预约口腔科就诊前：

- 与家属/陪护人员沟通患者喜好。术前可以安排患者熟悉环境和人员，不进行口腔科治疗。
- 第一次就诊主要目的是减少压力。非常重要的一点就是不要让患者等候。
- 视觉支持：患者的亲属/陪护人员可能希望对手术过程或医护团队拍照。这些都可以编入就诊日程：下一步需要做什么，何时结束。

就诊时：

- 流程固定很重要：理想的情况下，患者应该被相同的工作人员、在同样的时间、同样的地点看到。
- 减少背景噪音，因为会使患者注意力分散并且医生需要提高声音进行沟通。同一时间只能一个人讲话。在触碰患者之前，必须告知患者。
- 使用直接的简洁的语言：自闭症患者只能理解字面意思。例如，不要说："你是否愿意进入手术室？"他们可能回答不。使用简短并且简单的语言。
- 时间指示，让患者知道治疗的时间并可以监测，比如视觉或听觉定时器（例如沙漏、蜂鸣器、手表计时器等）。

### 治疗选择

在足够的时间和耐心下，很多患者可以局部麻醉下进行口腔科治疗。但更严重的患者需要镇静或全麻。

## 临床把控

临床把控是指：当患者行为无法保证接受正常治疗或对自身及周围人群有危险风险时，使用物理控制工具（临床把控）帮助或支持患者接受治疗（British Society for Disability and Oral Health, 2009）。

- 在因患者行为无法控制，影响医生操作及安全时，可以使用临床把控。
- 可用于有学习障碍、自闭症谱系紊乱症、痴呆、心理健康问题、神经退行性疾病、无意识运动和脑损伤等。
- 有些患者通过临床把控可以在局部麻醉下或有意识的镇静下进行操作，无须全麻。
- 临床把控不是为了强制进行口腔科操作，而是在某些情况下辅助操作。
- 临床把控尽量少用，以患者的最大利益为第一考虑要素。
- 口腔科团队成员要进行培训，以便提供高效并安全的临床把控。

何种情况下需要中断：

- 当患者拒绝治疗时，除了中断会对自己和他人造成危险的情况。
- 当患者极度紧张外界环境或者束缚造成疼痛不适。
- 呼吸或者循环障碍，呕吐或痉挛。

如果确定需要使用临床把控，则需要注意：

- 施加方法要与年龄、体重、性别、机体状态相适应。
- 尽量使用最小力量，持续时间尽量短。
- 足够数量训练有素的医护人员在场。
- 不要使用限制性措施，包括颈部束缚。
- 保护患者气道不堵塞，头部不损伤。

### 知情同意

- 有知情同意能力的患者可能需要临床把控来帮助口腔科治疗更安全有效地进行。操作步骤需要详细告知。患者有权在任何时候停止治疗。
- 对于无能力进行知情同意的患者，要以患者最大利益、最小伤害的原则决定是否使用临床把控。所有操作都要符合精神能力行为法则。
- 作为急救措施，需要遵守常用法规，即患者行为显示对自己或周围人产生立即、严重的危害。
- 术前知情同意并签字，包括操作持续时间。

## 癌症

癌症是恶性疾病。危害程度与位置、疾病进展和治疗有关。

- 英国（2014）年发生率超过 356 000 人，并且持续上升（表 20-1）。
- 老年人罹患人数较多。
- 在某年龄段 1/3 的英国人会患病。
- 在英国，乳腺癌、肺癌、结肠癌和前列腺癌占癌症总数的 50%。
- 口腔癌是斯里兰卡、印度、巴基斯坦和孟加拉国男性中最常见的癌症。而在英国发病率只有 3%。
- 随着人口老龄化和寿命延长，越来越多的人要与癌症抗争。

头颈癌是与牙医相关的常见癌症，因为其表征和治疗副作用可以在口腔内最早识别（表 20-2）。

表 20-1　英国癌症发病率（Cancer Research UK，2014）

| 癌 症 种 类 | 发 病 率 |
|---|---|
| 乳腺癌 | 55 222 |
| 前列腺癌 | 46 690 |
| 肺癌 | 46 403 |
| 肠癌 | 41 265 |
| 头颈癌 | 11 449 |

表 20-2　头颈癌参考指南

- 声音嘶哑超过 3 周
- 喉咙不适超过 3 周（尤其是长期抽烟和饮酒的人）
- 吞咽困难
- 头颈部发现肿块超过 3 周
- 口腔黏膜持续溃疡超过 3 周
- 口腔吞咽困难超过 3 周
- 口腔黏膜出现全部红色或者红白相间条纹超过 3 周
- 与牙周疾病无关的、不明原因牙齿移动

## 治疗

肿瘤可以通过手术治疗、化疗、放疗、激素疗法或者几种方法同时应用。治疗方法的选择取决于肿瘤分型、疾病阶段（大小和范围）、患者临床表现和选择。多学科联合诊疗可以提供最佳方案（表 20-3）。

表 20-3 治疗肿瘤方法——优势及弊端

| 治疗方法 | 指征/优势 | 禁忌证/缺点 |
|---|---|---|
| 手术 • 使用微小血管手术进行组织重建,提升手术效果 | • 较小可探及的肿瘤 | • 无法探及的肿瘤 |
| | • 局部淋巴结切除 | • 保存组织十分重要,比如喉 |
| | • 缩小大块肿瘤体积 | • 病情不佳患者 |
| | | • 生理和功能受到影响,易导致畸形 |
| 放疗 • 外照电射束 • 强度可调(定点照射) • 近距放射疗法(体内) | • 不易手术的肿瘤 | • 副作用:黏膜炎、皮肤灼伤、脱发、骨坏死 |
| | • 配合手术和化疗 | • 放射线诱发癌症的风险 |
| | • 优先于骨髓移植的全身性治疗 | |
| | • 缓和疗法 | |
| 化疗 • 杀死快速分裂细胞 • 更新的靶向因子(生物治疗) | • 配合手术和放疗 | • 副作用:骨髓移植、脱发、黏膜炎、胃肠道溃疡、不孕不育 |
| 激素疗法 | • 针对激素敏感性肿瘤,例如乳腺癌和膀胱癌 | • 身体表现取决于荷尔蒙类型 |

治疗肿瘤前建议评估牙齿情况。对于头颈部肿瘤,牙医应该成为多学科联合诊疗团队中的一员,对患者口腔护理和治疗进行监督并对治疗中出现的牙齿问题提供建议。

### 治疗肿瘤前

- 拔除受感染的患牙,对于有严重的牙周疾病并且预后较差的牙,在术前最少 10 天进行处理。
- 口腔健康卫生教育和刮治。
- 根据年龄提供合理的饮食建议和氟化物使用建议。
- 修复治疗:如果时间不充足,进行暂时性修复治疗。调磨锐利牙尖,避免激惹黏膜诱发溃疡。

- 确保义齿不会对黏膜造成刺激,并且给予义齿保养建议。
- 正畸治疗需要中断。
- 3 个月内会自然脱落的乳牙应该拔除。
- 易罹患冠周炎的牙齿需要拔除。

### 治疗癌症期间

为避免感染和出血,口腔科处理尽量推迟,直到肿瘤治疗活跃期结束。经常咨询肿瘤医生。

- 系统化治疗。
- 感染:静脉注射大剂量抗生素。
- 拔除:白细胞和血小板升高的最佳时间是化疗周期之间。需要进行全血检查(表 20-4)。

表 20-4 血细胞水平——牙科治疗前需要注意

| 血细胞 | 正常水平 | 手术标准 | 额外注意 |
|---|---|---|---|
| 血小板 | $(150\sim400)\times10^9$/L | $>30\times10^9$ 下齿槽神经阻滞 | 局部措施:缝合、Surgicel ® 可吸收止血纱布(Ethicon)。如果太低需要输血 |
| | | $>50\times10^9$ 简单单颗牙拔除 | |
| | | $>75\times10^9$ 其他手术 | |
| 中性粒细胞 | $(2\sim7.5)\times10^9$/L | $>1.5\times10^9$ 常规处理 | 避免非必要的接触,降低交叉感染的风险 |
| | | $<1.5\times10^9$ 拔牙前抗生素预防 | |
| 血红蛋白 | 男性 13.5~18 g/dL 女性 11.5~16 g/dL | $>8\times10^9$ 常规处理 | 贫血时防止降低 |
| | | $<8\times10^9$ 避免全麻和镇静 | |

很多抗菌药物会与化疗药物发生反应。推荐拔牙术前静脉注射青霉素 1 g,拔牙术后连续 7 天每天 3 次口服青霉素 500 mg。

### 癌症治疗后

癌症术后,需要进行初级口腔护理,无须特别注意。大部分患者术后可正常生活,无须 SCD。

### 头颈部肿瘤

头颈部区域肿瘤及治疗对口腔护理有重要影响。2/3 的口腔和口咽部肿瘤在晚期需要联合适应性治疗。

#### 放疗对口腔影响

放疗的副作用对牙齿和口腔组织有实质性的影响(表 20-5)。

放疗需要每天进行,持续 4～6 周(总剂量 45～70 Gy)。头部由放疗面罩固定,控制其随意转动(图 20-1)。在过去的 20 年里,使用 CT 扫描可以精准定位并控制电射束。靶向治疗可以更精准地针对肿瘤,避免敏感组织的照射,比如腮腺和颞下颌关节区域。这也降低了口腔干燥综合征和牙关紧闭症发生概率,提高了生活质量。

表 20-5 放疗对口腔影响

| 早 期 | 长 期 |
| --- | --- |
| 黏膜炎 | 龋齿 |
| 口腔干燥综合征 | 牙周疾病 |
| 牙高度敏感 | 放射性骨坏死 |
| 口腔唾液流量改变 | 吞咽困难 |
| 菌群感染 | 听力丧失 |
| 味觉混乱 | |
| 牙关紧闭症 | 在儿童:影响面部发育,造成牙列不齐 |

**黏膜炎**

- 红斑、黏膜溃疡、剧烈疼痛和使人虚弱(图 20-2)。
- 可能影响营养摄入,引发败血症并导致住院。
- 放疗术后 2 周左右出现,并持续 2～6 周。

- 化疗导致的黏膜炎发生在术后 5～8 天,并且持续时间较短。
- 口腔清洁过程十分疼痛;常规牙膏和漱口水刺激性太强,很多患者因此不再清洁口腔。

**唾液**

- 放疗术后 2 天唾液分泌功能就会受到影响。术后 1 周,唾液量会减少 50%～60%。
- 唾液变得黏稠和有泡沫,有时伴发黏液瘤。
- 恢复较慢,常常需要 2 年,并且恢复不全。
- 口干症会引发龋齿和唾液菌群改变。
- 放疗常见副作用是牙齿敏感,可能与唾液量减少有关。
- 口干症导致进食、咀嚼、吞咽、口腔健康维护困难和社交障碍。
- 口干症是颌面部肿瘤放疗术后最常见主诉(95%)。

**味觉**

- 味觉改变是头颈部肿瘤治疗后,尤其是放疗后常见情况。
- 味觉改变的程度、哪种味觉最易受累和持续时间,不同报道差异较大。
- 味觉丧失和扭曲在放射量 20 Gy 的时候开始出现,3～4 周时最严重。6 个月左右逐渐改善,但是可能无法完全恢复。
- 味觉改变影响进食种类和需求,进而影响全身健康和体重的稳定。
- 味觉变化影响生活质量。

**牙关紧闭症**

- 牙关紧闭症通常定义为张口状态上下切牙之间距离小于 20 mm 的情况。
- 肿瘤侵犯肌肉,手术或放疗导致咀嚼肌肉和组织收缩纤维化可引发。

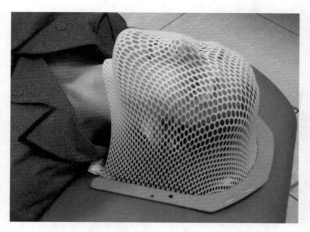

图 20-1 放疗面罩

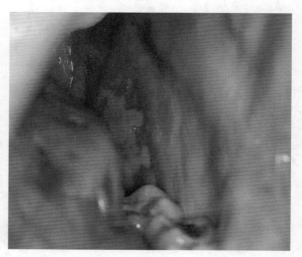

图 20-2 黏膜炎

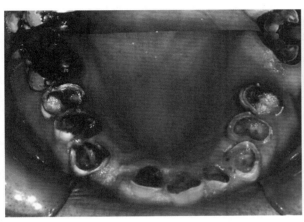
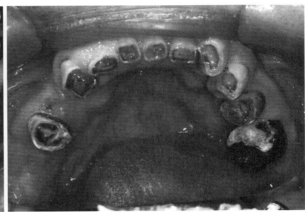

图 20-3　放射性龋

- 可在放疗末期发生或者在放疗结束后数月内发生。
- 影响进食、口腔健康维护、义齿摘戴和专业的口腔操作。
- 受累患者不愿意参与社交饭局,逐渐变得较孤僻,生活质量下降。

#### 龋齿

- "放射性猖獗龋"通常发生在放疗结束后,进展迅速,经常导致牙体折断(图 20-3)。
- 典型症状是发生在切牙切端、尖牙牙尖和牙体的平滑面。
- 普遍认为放疗不会直接导致龋齿,而是由于唾液分泌量减少,缓冲作用降低,外加频繁的糖类摄入和口腔健康环境难以维护、口腔菌群变化而导致的继发性症状。

#### 牙周疾病

- 牙周疾病可因口腔菌群环境改变、口腔干燥症和免疫抑制而加重。
- 有证据表明放疗后附着丧失发生率增加、牙齿动度增加,这是牙体组织对高剂量局部辐射的反应。

#### 口腔卫生保健

- 黏膜炎导致疼痛,因此口腔卫生保健难以进行。
- 长期来看,牙关紧闭症患者很难正常使用牙刷清洁。
- 手术可能引起感觉异常或者局部麻木,导致口腔食物残渣滞留。
- 手术或放疗后出现的吞咽困难会影响口腔正常清洁;擦拭或使用漱口水会增加误吸风险。

#### 放射线骨坏死(ORN)

- ORN 是放疗后严重的并发症。目前理论认为这是骨组织和内皮细胞纤维化过程。

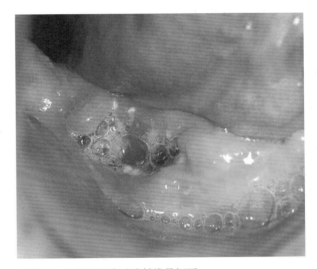

图 20-4　下磨牙拔除后放射线骨坏死

- 局部接受过照射的部位,会出现 3 个月以上的暴露性死骨,暴露的骨组织色黄、粗糙并且引起不适。
- 导致疼痛、水肿、感觉改变、脓性分泌物、皮肤瘘道和骨折(图 20-4)。
- 放射剂量越大,发生 ORN 风险越高。放射剂量超过 60 Gy 会出现 ORN。放射剂量小于 50 Gy 不常见。
- 放疗术后发生 ORN 的风险持续终身。
- 最大的患病风险因素是牙齿拔除。一项超过 30 年的回顾性研究发现拔牙导致 ORN 的概率高达 50%,呈自发性发展。风险因素详见表 20-6。

#### 放疗前拔牙

为了避免 ORN,建议放疗前进行牙拔除术。放疗前牙拔除术的适应证:

表 20-6　ORN 的风险因素

| 全 身 因 素 | 口 内 因 素 |
| --- | --- |
| 高放射剂量 | 放疗后拔牙 |
| 放疗和化疗共同治疗 | 放疗前拔牙,尤其是放疗前 10 天内 |
| 吸烟 | 义齿性创伤,尤其在舌侧嵴之上 |
| 酗酒 | 种植体植入 |
| 放疗强度调整,降低患病风险 | 活组织切片检查 |
|  | 牙周手术 |
|  | 下颌磨牙区域风险大 |

- 牙齿出现疼痛或感染。
- 牙齿治疗后效果较差:大于 5 mm 的深牙周袋和充填后易脱落。

- 可能发生牙关紧闭情况的磨牙或者需要长期摄入糖类食物。
- 可能会萌出的第三磨牙。
- 考虑到牙弓长度缩短,大部分患者会自我控制得很好。在术前检查时,需要制取印模,用来制作上颌骨切除术后的手术封闭装置和敷料板。术前设计修复假体的轮廓。书面提供知情同意书,因为患者很难同时理解所有内容(Macmillan Cancer Support 提供)。

### 术后护理

放疗术后第一年需要每 3 个月复诊 1 次,直到饮食稳定、预防措施令人满意为止(表 20-7)。需要长期进行初级护理,按专家要求进行治疗。

表 20-7　推荐口腔护理方法

| 情　况 | 推 荐 方 法 |
| --- | --- |
| 黏膜炎 | 维护良好的口腔卫生情况<br>使用软毛牙刷<br>调磨锐利牙尖和义齿<br>避免进食硬物、辛辣刺激物及酒精类食品<br>疼痛缓解方法:<br>迪夫兰(盐酸苄达明漱口水 15%)<br>2%利多卡因漱口水<br>全身非甾体抗炎药<br>不推荐氯己定 |
| 口干症 | 咀嚼无糖口香糖刺激分泌<br>唾液刺激片(SST,Medac)<br>替代方案:<br>喝水润湿<br>A. S 人工唾液制剂,商品名 Saliva Orthana(A. S Pharma)<br>Biotène 口腔平衡唾液替代凝胶(GSK Consumer Healthcare)<br>百奥素凝胶(Molar)<br>使用凝胶滋润干燥的嘴唇和黏膜(如:商品名 Oralbalance) |
| 念珠菌感染 | 口腔无糖制霉菌素混悬剂<br>咪康唑口腔凝胶<br>氟康唑 50 mg 胶囊或悬浮液<br>义齿需要使用牙刷清洁,并在氯己定溶液中浸泡 |
| 牙关紧闭症 | 张口训练,早期治疗可以降低严重程度<br>将木楔子置于上下牙列中间,并逐步增加数量<br>TheraBite® 下颌运动康复系统™(Atos Medical)<br>推荐理疗 |
| 龋病预防 | 每天两次 5 000 mg/L 含氟牙膏刷牙(多乐氟® 5 000,高露洁棕榄)<br>选择:1%氟化钠凝胶或 0.4%氟化亚锡凝胶在定制托盘中,每天 10 分钟<br>每天至少 1 次无酒精氟化物漱口水(0.05% NaF)<br>氟漆(2.2%的氟化物)每年 2 次<br>儿童和年轻成人根据年龄选择适合的氟化物 |

（续表）

| 情　况 | 推荐方法 |
|---|---|
| 口腔卫生维护 | 每天刷牙 2 次，使用手动或电动牙刷，外加牙线或牙间隙刷<br>使用软毛牙刷降低疼痛（比如 TePe 特殊护理牙刷）<br>夜间义齿清洗后需要整夜泡在氯己定漱口液中。夜间无须佩戴义齿。封闭器清洗干净后可以整夜佩戴<br>如果不便刷牙，如手术后，推荐使用氯己定漱口液（0.12%～0.2%浓度） |

### 放疗后拔牙

接受辐射的部位应该避免拔牙，尽量采取修复治疗。ORN 发病风险需要告知患者。推荐注意事项如下：

- 熟练的操作者。
- 最小的创伤。
- 抗生素：常规推荐，但是循证有限。
- 2 周后复诊，直到新的上皮形成。
- 如果愈合延迟，要向颌面外科医生会诊，进一步处理。

过去使用的高压氧疗法，预防 ORN 证据不足。戊羟脯氨酸和维生素 E 对于治疗晚期 ORN 疗效确切，并且对于拔牙前预防 ORN 有帮助。牙医需要观察化疗患者术后暴露的骨区域，因为早期干预对愈后较好。及时与口腔颌面外科医生会诊。

### 双膦酸盐类药物

双膦酸盐类药物常用于骨改建。它们对羟基磷灰石有很强的亲和力，并沉积在体内的骨组织，包括上颌骨和下颌骨。一旦沉积在骨面，它们通过抑制破骨细胞的功能、分化和迁移能够有效强化骨质。它们也会引起破骨细胞早期细胞死亡（凋亡）。这样就打破了正常的骨重建的循环，因而增加骨密度。双膦酸盐有多种用途，见表 20-8。

表 20-8　需要双膦酸盐治疗的情况

| |
|---|
| 骨质疏松症 |
| 类固醇性骨质疏松症的预防和治疗 |
| 癌症 |
| 骨转移 |
| 多发性骨髓瘤 |
| 恶性肿瘤导致血钙过多 |
| Paget 骨病 |
| 成骨不全症 |
| 骨纤维结构发育不良 |

给药途径和剂量因情况而异。可以每天/每周口服药物，或者每 4～6 周/每年/偶尔一次性静脉给药。具体方法见表 20-9～表 20-12。

表 20-9　使用双膦酸盐治疗后护理步骤

| 步　骤 | 原　因 |
|---|---|
| 建议患者减少糖类摄入频率，辨别隐性含糖量高的食物，选择健康零食 | 降低患龋风险 |
| 使用含氟量大于 1 350 mg/L 的牙膏。夜间清洁牙齿后可以使用不含酒精的含氟漱口水。如果患者患有口干症，凭处方使用含氟量 5 000 mg/L 的多乐氟（高露洁-棕榄） | 降低患龋风险 |
| 指导患者使用手动或旋转震动型电动牙刷，减少菌斑堆积，降低牙龈炎指数。每天刷牙 2 次，其中 1 次是睡前 | 降低患龋风险和牙周疾病风险 |
| 指导患者每天使用牙线和牙间隙刷 | 降低患龋风险和牙周疾病风险 |
| 建议患者戒烟 | 降低 BONJ 风险、牙周疾病风险和其他系统性疾病风险 |

表 20-10　口服双膦酸盐后护理步骤

| 步　骤 | 原　因 |
|---|---|
| 建议患者定期口腔常规检查。正常口腔科治疗不应该改变或停止 | 重要的是需要确定任何治疗的必要性，并进行 BONJ 风险评估。口服双膦酸盐发生风险较低并且是累积性 |

表 20-11　静脉注射双膦酸盐后护理步骤

| 步　骤 | 原　因 |
|---|---|
| 患者接受双膦酸盐治疗前应该进行口腔检查 | 癌症患者,静脉注射双膦酸盐比口服风险更高。因此,在接受双膦酸盐治疗前进行所有侵入性牙科治疗非常重要 |
| 建议全口牙列放射线检查(例如全景 X 线断层照片)。评估每颗牙齿患龋情况、牙周情况、残留牙根的情况和根尖感染情况 | 评估是否需要治疗,降低未来拔牙概率 |
| 牙列缺失患者需要检查义齿固位情况 | 义齿性创伤会导致 BONJ 的发生 |
| 关注碳水化合物摄入频率和口腔卫生状况。评估患者发生龋病和牙周疾病风险 | 判断牙齿远期情况 |
| 记录详细病史,如有疑问或咨询,联络全科或专科医生 | 某些患者,比如患有前列腺癌和骨折,也许只剩余几个月的生存时间。某些患者接受化疗,影响凝血或愈合。因此进行口腔科治疗前要考虑患者全身情况和预后。生活质量比牙齿更重要 |
| 所有预后不良的牙齿应在静脉注射双膦酸盐之前拔除 | 降低静脉注射治疗后拔牙发生 BONJ 的风险 |
| 患者需要悉知 BONJ 风险和早期症状 | BONJ 可能自发,早期治疗预后较好 |
| 双膦酸盐优势 | 双膦酸盐在治疗肿瘤方面效果显著,不应因其风险而拒绝使用 |
| 避免侵入性口腔科治疗,包括牙拔除术、种植术及牙周手术。对于固位困难的牙根进行治疗,将封闭材料置于齐龈水平代替拔牙 | 牙槽骨手术是 BONJ 发病高风险因素 |

表 20-12　正在接受双膦酸盐治疗的患者需要拔牙时

| 步　骤 | 原　因 |
|---|---|
| 对拟拔牙患者询问病史,是否患有需服用双膦酸盐的疾病,如骨质疏松症。服药史最好由药剂师或医生证明/信件提供 | 有时患者对服药史无意识或认为其不重要。可能出现先前暴露但由于双膦酸盐半衰期较长,现处于 BONJ 高风险状态 |
| 治疗情况、双膦酸盐类型、给药途径和持续时间共同评估 BONJ 的风险 | BONJ 风险增加会影响治疗计划 |
| 通过讨论选择、治疗风险和替代疗法后获得知情同意 | 尽管 BONJ 发生率较低,但患者需要知情同意 |
| 查阅本国及当地指南对使用双膦酸盐并拔牙的患者提供指导 | 目前关于 BONJ 的证据有限,指南各不相同。例如有些地区建议使用抗生素,有些地区则相反。因此查阅本地指南及新的论证很重要 |
| 接受双膦酸盐治疗的高风险患者最好在专科医院治疗,并查阅当地指南 | 专科医院更有经验 |
| 牙医应该在能力范围内操作。对于复杂手术通路的拔牙术进行评估。如有疑问,咨询或转诊专科医生 | 拔牙尽量微创以利于软组织愈合。对于骨组织有暴露倾向的情况,及时缝合非常有益 |
| 定期复查组织愈合情况,如有疑问,及早咨询专科医生 | 小而早期的病变及时处理,预后较佳 |

双膦酸盐主要用于癌症患者管理和预防骨骼相关疾病,如多发性骨髓瘤或其他癌症导致的骨转移,常见有乳腺癌、前列腺癌和肺癌。

### 双膦酸盐相关性颌骨坏死

双膦酸盐相关性颌骨坏死(BONJ)是一种罕见的疾病,定义为无放疗史的情况下,上颌骨或下颌骨出现外露的、无血管的、无愈合死骨的情况持续 8 周以上(American Association of Oral and Maxillofacial Surgeons, 2006)。BONJ 通常与创伤有关,如牙拔除术,但也可自发。很难衡量 BONJ 发病风险,因有较多风险因素和合并症。

## 出血性疾病

当止血或凝血通路出现问题,就会发生出血性疾病,它可以是遗传性或获得性。一旦怀疑患者患有出血性疾病,需要与其家庭医生或者医院相关医生会诊,商讨安全的治疗计划,再进行牙科治疗。

## 获得性出血性疾病

典型的获得性出血性疾病通常由抗凝血治疗引起。抗凝血剂是预防和治疗血栓最常见药物。华法林是最常用的口服抗凝剂,通常使用国际标准化比值(INR)来监测。肝素抑制凝血因子并降低血小板凝集。主要用于预防血栓栓塞和肾透析术中。抗血小板药物通过阻断血小板激活和聚集途径阻断血小板聚集。

## 遗传性出血性疾病

血管性血友病(VWD)是一种常见的由基因缺陷或 Von Willebrand 因子缺乏导致的遗传性出血性疾病。VWD 临床表现是黏膜出血、牙龈出血、鼻腔出血、出血时间延长、小创伤后淤血和女性月经量过多。严重时关节和肌肉出血。

血友病 A 是由于第Ⅷ因子缺乏导致的先天性凝血障碍。血友病 B 是由于第Ⅸ因子缺乏导致的先天性凝血障碍。血友病 A 和 B 的临床表征和严重程度取决于Ⅷ因子和Ⅸ因子的水平。这包括轻度情况使用止血剂后异常出血,重度情况中关节和肌肉自发性出血。

## 治疗指南

- 常规保守和充填治疗进行颊侧、腭侧、龈乳头和牙周膜浸润麻醉时以及修复治疗和龈上刮治时可以不监测 INR 水平,对于遗传性出血性疾病的患者,要减少使用肝素或止血敷料。根管治疗注意避免器械超出根尖孔。

- 牙拔除术、外科手术、下牙槽神经组织和舌侧浸润局麻注射、深牙周袋刮治等需要监测 INR 水平,减少使用肝素。并且术前使用止血辅料。

- 使用华法林后,INR 监测数值低于 4.0 可以进行常规口腔科基础治疗,无须改变抗凝剂使用情况。INR 高于 4.0 的时候,需要与相关医生沟通抗凝治疗方案。

- 减少肝素使用,通常足够逆转抗凝效果。

- 服用单一抗血小板药物的患者可以进行常规基础治疗。局部措施足够控制任何出血倾向。

- 遗传性/获得性出血性疾病的患者伴有下列情况,口腔科治疗前要咨询专科医生:INR 数值不规则或波动、抑制物增多、肝脏损伤、酒精摄入过多、肾功能衰竭、血小板减少、止血功能异常、接受细胞毒性化疗或服用不止一种抗血小板药物。

## 必需设备

- 含有血管收缩剂的局部麻醉剂(除非有相反的指征)。

- 缝合套装,包括持针器、剪刀和组织钳(用于外科手术)。

- 可吸收缝线,如 3.0 Vicryl 缝线(用于外科手术)。

- 可吸收的止血敷料,如氧化再生纤维素(如 Surgicel®)、胶原蛋白海绵(如 Haemocollagen®)或可吸收明胶海绵(例如 Spongostan®),用于拔牙术和外科手术。

- 纱布包(用于外科手术)。

## 术前

| 措　施 | 原　因 |
| --- | --- |
| 向患者解释手术过程及相关风险 | 确保患者理解并知情同意相关风险 |
| 使用华法林的患者,与其临床医生/抗凝诊所确保在 INR>4.0 的前提下,进行拔牙术,术前 72/24 h 监测 INR | 确保在 INR>4.0 的前提下,进行拔牙术、外科手术、下牙槽神经阻滞和舌侧浸润麻醉,深牙周袋刮治 |
| 遗传性出血性疾病的患者,与其综合性医院/血友病治疗中心联络,告知该患者进行口腔科治疗的时间,局部注射麻醉的类型 | 确保已开具合适的止血剂,并在口腔科治疗前合适的时间内使用 |
| 遗传性出血性疾病的患者尽量减少复诊次数 | 预防抑制物增多,理论上降低传播输入性感染的风险 |

## 术中

| 措　施 | 原　因 |
| --- | --- |
| 使用华法林的患者,再次确认 INR 水平和病史 | 确认 INR<4.0,并且没有进行任何影响 INR 数值的事项(如,抗生素、乙醇、圣约翰草、葡萄柚汁) |
| 使用肝素的患者,确认最后摄入时间 | 确保肝素抗凝效果在口腔科治疗前失效 |
| 与患者确认手术过程及给予止血剂(在适当的情况下)并确保术后所需物品准备妥当 | 确保口腔科治疗前合适的时间给予止血剂和任何术后所需物品准备妥当 |
| 小心地放置吸引器、吸唾器和拍片设备。小心地去除印模。使用橡皮障保护口腔黏膜 | 预防术中损伤口腔黏膜继而引发出血 |
| 微创拔牙 | 预防骨及软组织过多出血 |
| 可以使用可吸收止血敷料处理拔牙创口 | 提供机械系网架促进和稳定血凝块形成 |
| 可以使用可吸收线缝合拔牙创口 | 缝合时候尽可能贴近牙龈边缘,达到初期闭合,并且可以防止可吸收止血敷料脱落 |
| 拔牙后让患者坐起来,咬湿纱布至少10分钟 | 压迫止血,促进血凝块形成并稳定 |

## 术后

| 措　施 | 原　因 |
| --- | --- |
| 给予患者口头和书面的详细注意事项 | 指导患者护理拔牙创口方法、促进愈合并将并发症可能减小到最少 |
| 避免使用阿司匹林和非甾体抗炎药用于术后镇痛 | 阿司匹林和非甾体抗炎药会抑制血小板形成,加重出血趋势 |
| 避免使用华法林的患者开具大环内酯类抗生素、唑类抗真菌药和甲硝唑类药物 | 这些药物会和华法林相互作用导致出血增加 |
| 为患者提供口头/纸质紧急联络方式 | 确保一旦出现术后并发症,患者可以联络到相关工作人员 |
| 根据需要,患者到综合医院/抗凝中心复诊 | 遗传性出血性疾病和抑制物,需要长期监测并给予止血剂(Brewer,2008) |
| 术中同时进行详细记录 | 为日后提供参考,以防术后并发症 |

## 问题解决方法

| 问　题 | 原　因 | 预　防 | 结　果 |
| --- | --- | --- | --- |
| 术后未能止血导致出血 | 牙龈撕裂或存在其他出血点 | 微创拔牙技术 | 在良好的光线和抽吸下,检查出血点。局部止血(含血管收缩剂的局麻、可吸收缝线缝合、可吸收止血敷料、湿纱布压迫) |
| | 纤维蛋白溶解。局部止血未达到效果 | 考虑术前使用氨甲环酸(与其医疗团队沟通) | 使用氨甲环酸作为漱口水,或浸湿纱布,压迫止血 |
| | 遗传性出血性疾病。局部止血未达到效果 | 术前详细治疗计划。使用止血剂 | 咨询综合医院/抗凝中心相关医生使用额外的抗凝方法并监测 |
| | 抗凝药物治疗。局部止血未达到效果 | 术前24～72小时监测 INR,查阅病史,确保肝素效果消失 | 与抗凝中心相关医生联络监测 INR 和紧急处理方法 |
| | 抗血小板药物治疗 | 详细治疗计划,微创拔牙技术 | 局部止血措施 |
| | 术后感染 | 认真的无菌操作。遗传性出血性疾病的患者可以术后给予处方抗生素预防后期出血 | 局部止血及抗生素治疗。如无效则联络相关医疗团队协作 |

## 感染控制

牙科操作人员感染控制的原则和实践方法始终遵循"标准化(通用)感染控制预防措施"(第 3 章),涵盖大部分口腔疾病医疗干预措施。很多情况需要附加处理,因为对工作人员或其他患者存在高度风险。

## 结核病

结核病(TB)在特定人群发病风险较高,如流浪者、艾滋病病毒携带者、静脉注射毒品者和免疫系统抑制或功能低下者。

措施和原理

- 书面制订 TB 感控计划是口腔科整体感控政策中不可缺少的一部分。
- 新入职员工应该通过结核菌素试验或已经获得免疫。
- 术前询问病史,对于高风险或疑似患者进行确诊。
- 如发现疑似患者,给予患者防控传播的建议,通知呼吸科专科医生并紧急转诊。
- 患者需要接受积极的指导,提供必要的口罩或纸巾,确保其在咳嗽时捂住口鼻。
- 无论是否使用纸巾,咳嗽后必须洗手。
- 如果确诊,口腔科治疗前需要告知患者所有治疗阶段的信息。
- 避免非必需的口腔科治疗,直到呼吸科医生确认允许。
- 理想情况下,所有例行、非必需的口腔科治疗都应该推迟到患者无感染风险为止。
- 如果需要紧急处理,采取最小的干预措施,比如,缓解疼痛或局部排脓。
- 对于必须介入治疗的 TB 患者,通过公共或患者区域时,应该戴上高效颗粒过滤面罩(HEPA)(通常称为呼吸面罩)。纸巾和手术口罩无法预防 TB 传播。
- 患者抵达医院后,应该远离公共区域。
- 整个环节的最后进行操作。
- 推荐"负压"诊室。治疗室的门应该保持关闭状态,需要时开放。
- 工作人员出入诊室不要影响治疗中的患者。
- 口腔科操作过程中,所有医务人员都必须佩戴 HEPA 面罩。
- 必须穿着一次性手术袍并佩戴全脸面罩。
- 尽量避免使用会产生气溶胶的高速手机及超声洁治器。

- 使用大容量吸引器。吸引装置需要过滤并且和外界通风。
- 推荐使用橡皮障。研究表明使用橡皮障可以降低治疗中气雾感染颗粒总量。
- 术后清洁遵循常规原则。TB 不会因为接触表面或器械发生传播。

结核分枝杆菌伴耐药性肺结核杆菌风险较大,如需要处理,口腔科标准的消毒和灭菌程序(清洗消毒和高压蒸汽灭菌)十分有效。这种情况下必须征求院感专家和(或)呼吸科/结核病团队的意见。如果 3 个月的随访期发现员工出现任何疑似症状,需要立即转诊到职业健康专家或呼吸科专家。

## 大流行性流感

高度传染性的呼吸道系统疾病如大流行性流感很容易通过口腔科治疗过程中产生的气溶胶传播。大流行性流感可以通过接触传播。上述关于 TB 的处理方法同样适用于本疾病,但是有别于 TB 的是,疑似流感患者数量较大。候诊区或公共区域的物品如杂志、书籍或毛绒玩具需要移除。

对于选择性操作,建议联络患者检查确认是否有流感症状,如果有,建议所有选择性操作延后直到症状消失。

个人防护用品脱卸标准化顺序,首先是手套(G),第二是手术衣(A),第三是面罩(M),最后是护目镜(E)(G、A、M、E)。HEPA 过滤口罩(呼吸器)一直佩戴直到患者离开治疗区域。

## 传染性海绵状脑病

传染性海绵状脑病(TSE)是由具有传染性的被感染的异常蛋白(朊病毒)引起的人和动物脑部退行性病变。医源性克-雅脑病(CJD)与组织器官移植(角膜和硬脑膜)、脑垂体生长激素或隐匿在医疗诊断器械中的变异朊病毒有关。朊病毒十分难以从手术器械上清除。TSE 阳性患者术中使用的器械需要额外注意。目前没有证据表明常规口腔科操作和 CJD 传播之间存在关系。但是风险因素包括:

- 有症状患者:临床有疑似症状或正在确诊中。
- 无症状但有风险的(家族性):家族型朊病毒血缘。
- 无症状但有风险的(医源性):有医疗风险的如下。
  - 人脑垂体激素接受者(1986 年前)。
  - 硬脑膜移植术接受者(1992 年前)。
  - 接受输血及器官移植,供者有症状。

### 措施和原因

大多数口腔科操作属于低风险类,但是所有的根管内器械(锉、根管扩孔钻、拔髓器械)应该一次性使用。

大多数口腔充填术、修复术、口腔手术和牙周治疗属于低风险类。标准的消毒和灭菌程序足以胜任,除非有症状的患者。而对于他们建议使用一次性器械。

CJD疑似患者或有阳性诊断的患者需要特殊的消毒灭菌方式,但此举可能会损坏器械。

### 全身麻醉(GA)

如前所述,GA已经广泛用于特殊人群,但是使用GA越来越难。除此之外,GA并不是提供口腔科治疗的理想方法,因为一次完成所有治疗时,时间和设备有限。

### 适应证

进行GA治疗的患者大体上分为三类:

(1)清醒状态下拒绝接受检查的患者和镇静失败的患者。这类群体对口腔科团队提出了挑战,因为必须设计完整的治疗方案,并且配齐所有材料和设备。

(2)镇静状态下可以检查和清洁,但是不能进行口腔科操作的患者。这类患者可以在镇静的情况下进行常规复诊和口腔卫生保健,但是如果需要更复杂治疗则进行GA。

(3)镇静状态下可以检查,但是如果需要大量的处理或者较复杂的操作,如拔除智齿等,则进行GA。这类患者首诊时可以进行镇静下检查并讨论治疗方案。这样能有效利用就诊时间。

### 患者评估

牙医操作前要对患者进行评估

- 记录患者身高、体重、血压等全身健康信息。
- 记录以往GA诊疗细节。
- 如果陪护人员对患者病史不清楚,要询问患者相关医护人员。
- 如果可以,术前拍摄X线片提高治疗准确性。
- 知情同意(见第5章)。

### 要求

#### 手术室

一般情况手术室比口腔科诊室大,因此有空间放置仪器。尽量配备放射设施,以便快速冲洗胶片或数码相片。治疗开始前,所有设备都需要搬进手术室并测试。每样物品至少准备两份,或者有可及时调配的备用设备防止术中故障。

#### 人员需求

口腔科GA治疗团队人员包括:

- 牙医。
- 口腔保健师:辅助可能需要的牙周治疗,如果可以,让患者和看护者看到术前、术后对比,以激发他们维护口腔健康。
- 放射人员:为仰卧位全麻患者拍片。
- 口腔护士:如果可以,配备两名护士,一名负责椅旁辅助,另一名调拌材料。
- 麻醉师。
- 麻醉师助手。
- 临床护士:帮助患者苏醒阶段的护理。

#### GA下处理

- 全面检查:第一步检查龋齿。检查前使用超声洁治器去除菌斑、牙石和食物残渣。根据牙位分区并记录。
- 放射片:口内片最常用。侧方片也可以。但是喉部填塞物的不透明影像会影响效果。
- 充填治疗:同一侧,上下颌同时进行。充填后牙较大龋洞时需要注意,如果侵及牙髓,考虑到未来牙髓坏死和感染的风险,拔除患牙优于直接或间接盖髓术。
- 根管治疗:建议只在前牙进行。
- 手术治疗:充填治疗后进行。局部浸润麻醉可以帮助止血和缓解术后疼痛。
- 恢复和出院:麻醉师负责麻醉后苏醒,尽管可能会委托给复苏工作人员。牙医负责患者出院并将术后护理方法提供给家属或照顾人员。

## 镇静

镇静技术提供了另外一种行为管理方法,并且鼻内给药有益于管理行为异常者。学习障碍者如果能够配合放置导管,可以使用静脉镇静。吸入镇静是一项非常安全的技术,可以用于有轻度学习障碍的儿童和成人(第10章将详细讲述)。

## 口服镇静

口服镇静对于特别不配合的患者有显著优势。30分钟内血浆药浓度可达到峰值,因此口腔科操作一般在服药后15～20分钟后进行。

## 登门口腔科服务

随着预期寿命延长,登门口腔科服务需求逐渐增大。英国残疾和口腔健康协会(BSDH)将登门口腔科服务定义为"无法自身进行,需要他人帮助的服务"。登门口腔科服务可以在不同地点进行,例如日间照管中心、住宅、护理院、社区医院和姑息治疗单位。

### 建立登门口腔科保健服务

- 与口腔健康、健康和社会护理专业人员、护理人员、护理机构和志愿者部门和专员保持联系。这样可以增加有此需求患者的信息,并为更好地服务患者提供帮助。
- 建立合理的转诊途径。只有"真正"有移动困难的患者,才需要接受这种治疗。
- 评估口腔科团队的技能。一个优秀的口腔科团队可以适应不同地点和环境,灵活地开展工作。其他技能表现为"CAMPING":C,沟通;A,自信和预判;M,人工操作;P,计划和时间管控;I,即兴发挥;N,交流联络;G,老年病处理(服药情况、并发症和紧急处理)。
- 提供初级培训和持续的专业培训,以便更好地理解、计划并提供更全面的服务。
- 制订紧急和非紧急的拜访清单。
- 配备 BSDH 推荐的设备和仪器
- 将口腔科工具器械分类成通用工具和辅助工具。BSDH 提供了各类别详细清单。

### 操作安排

去私人住所前需要准备:
- 联系患者。
- 进行环境风险评估,包括:患者详细基本情况,病史,评估患者沟通能力/需求,评估患者知情同意能力,泊车位置详情和距离,进入住所的信息,包括楼梯、电梯和照明,评估手册,服务可行性(电力和供水等情况),任何可能发生危险的细节,宠物和特殊环境,操作后可提供继续护理的详情。

环境风险评估表应该放置在患者病历中,到访前查阅。

到访当天需要进行:
- 联系患者确认预约时间。
- 携带手机并通知同事到访细节(患者信息、预期返回时间、环境风险评估单中标注主要风险),与行为监督人同去。

- 介绍口腔科团队情况,携带可识官方证明。
- 如果患者的陪护人员在场并能提供咨询,注意保护患者隐私。
- 记录最新的医疗、牙科与人文病史。
- 预备足够时间在患者家里寻找最佳工作区域并放置器械。
- 根据总体治疗计划决定预期操作,切记安放患者比较困难,需要预留时间。
- 提供口腔科治疗时要符合当地感染控制政策,与诊所操作相同。
- 提供所有必要的术后指导,包括预防措施等建议。
- 确保所有仪器和设备安全打包,搬出房屋。
- 记录患者临床操作过程和整个到访结果,标注遇到的任何困难。

## 监狱口腔科

- 囚犯数量增加。
- 大部分囚犯是成年男性。
- 监狱内部有不同级别的安全措施。在英国,A级是最高安全级别,D级是最低安全级别。
- 囚犯精神疾病和传染疾病患病水平较高。
- 囚犯患有大量龋齿和牙齿缺失。
- 囚犯常见牙周疾病。
- 不健康饮食、吸烟、酗酒、滥用药物是忽视牙齿健康常见原因。

### 提供监狱口腔科服务

- 了解司法制度、不同监狱设施和不同囚犯类型。收集即将工作的监狱信息。
- 当地羁押中心囚犯流动性比较大,时而过度拥挤。这意味着有很多紧急的牙科需求。
- 与当地政府专员、监狱管理人员和相关健康管理人员联络,探讨口腔科治疗合约和监狱服务规范。探索在监狱内部提供牙科服务的范围和限制条款。
- 与监狱安保部门和其他相关部门保持联系。
- 获得口腔科团队安全许可。
- 组织口腔科团队介绍和培训项目,有助于理解和培训,包括出入监狱有关程序,个人身份识别和安全,器械、药物和仪器的安全,囚犯行为管理。全国监狱口腔科协会(NAPDUK)可以提供丰富的信息和相关专业继续培训内容。
- 进行口腔科手术时,根据监狱与囚犯的类别决定监狱官员是否需要在场。在上述情况下,需要保证患者的隐私。

- 转诊进行二级/三级治疗时,花费昂贵并且涉及安全问题。

## 口腔科团队要求

- 善于适应环境和善于沟通,要坚定、一致、公平地对囚犯进行治疗。这个方法对于满足各种囚犯需求至关重要,尤其是那些患有学习困难和(或)精神健康问题的囚犯。
- 计划和时间管理技巧。典型的是指需要按照监狱常规程序提供治疗。
- 跨学科工作。在监狱为囚犯提供医疗服务最好与其他健康提供者合作进行。囚犯可能表现出不正常的行为,有不可预期的情绪波动,不愿遵循口腔健康建议比如戒烟。因此需要共同协作。
- 特殊专业知识。对毒品、酗酒、药物滥用、慢性系统性疾病、精神健康问题、学习障碍和传染病等知识有所了解。理解机体复原和解毒机制。
- 向监狱当局和囚犯辩护人撰写报告。囚犯可能会意识到他们的合法权益。口腔科团队需要有效沟通并恰当处理囚犯和其辩护人。这样可以减少投诉和其他问题的发生。
- 能够识别和处理口腔颌面部创伤,包括未经治疗的创伤和自残导致的创伤。

## 操作安排

- 对口腔科手术操作环境、净化设备和安保安排进行风险评估。
- 与监狱内健康和社会护理人员联系,建立一套例如能够辨别并优先为易受牙病影响的囚犯进行口腔科治疗的体系。
- 熟悉相关监狱管理规定和程序。
- 建议恰当的转诊和紧急救护通道。分类初检系统可以减少不必要治疗和报告偏倚。
- 将口腔科记录和囚犯医疗记录相关联。为患者提供全面的诊疗,并给医生详细的服药信息和病史。
- 如果囚犯即将出狱,根据情况为他们安排转诊。

## 口腔健康促进

- 确保口腔卫生保健包括在整体保健计划中。囚犯的口腔健康价值观、意识和就诊动机有很大不同。对于很多囚犯来说,不会重点关注口腔健康,尤其是正在接受戒毒项目的囚犯。
- 口腔科医护人员和其他健康医护人员协作,共同促进口腔健康。
- 对吸烟、摄入过量糖类及药物滥用的风险进行宣教。
- 确保分发口腔健康套装,该套装包括临床所需的高含氟量的牙膏。
- 鼓励囚犯减少糖类摄入,促进健康饮食。

## 深入阅读

**引言和损伤**
[1] Boyle, C. A. (2005) Teaching undergraduates Special Care Dentistry. Journal of Oral Health and Disability 6 (2).
[2] Fiske, J., Dickinson, C., Boyle, C., Rafique, S., Burke, M. (2007) Special Care Dentistry. Quintessentials of Dental Practice. London: Quintessence Publishing.
[3] Joint Advisory Committee for Special Care Dentistry (2003) A Case for Need: Proposal for a Speciality in Special Care Dentistry. London: Royal College of Surgeons of England.
[4] National Autistic Society (2017) Dentist: preparing for a visit. http://www.autism.org.uk/living-with-autism/out-and-about/dentist-preparing-to-visit.aspx (accessed 22nd July 2017).
[5] Owens, J., Dyer, T. A., Mistry, K. (2010) People with learning disabilities and specialist services. British Dental Journal 208: 203-205.
**临床把控**
[1] British Society for Disability and Oral Health (2009) Guidelines for 'Clinical Holding' Skills for Dental Services for People Unable to Comply With Routine Oral Health Care. Stirling, C., West M., eds. London: British Society for Disability and Oral Health.
[2] Kupietzky, A. (2004) Strap him down or knock him out: is conscious sedation with restraint an alternative to general anaesthesia? British Dental Journal 196: 133-138.
**癌症**
[1] Cancer Research UK (2014) Cancer incidence statistics. http://www.cancerresearchuk.org/health-professional/cancer-statistics/incidence.
[2] Jawad, H., Hodson, N., Nixon, P. (2015) A review of dental treatment of head and neck cancer patients, before, during and after radiotherapy: Part 1 & 2. British Dental Journal 218: 65-68,69-74.
[3] Kumar, N., Brooke, A., Burke, M. et al. (2012) The oral management of oncology patients requiring radiotherapy, chemotherapy, and/or bone marrow transplantation. https://www.rcseng.ac.uk/dental-faculties/fds/publications-guidelines/clinical-guidelines/(accessed 22nd July 2017).
[4] Macmillan Cancer Support. Head and neck cancers http://www.macmillan.org.uk/information-and-support/head-and-neck-cancers (accessed 22nd July 2017).
[5] Ray-Chaudhuri, A., Shah, K., Porter, R. (2013) The oral management of patients who have received radiotherapy to the head and neck region. British Dental Journal 214: 387-393.
[6] Scully, C., ed. (2010) Oral healthcare of people living with oral cancer. Oral Oncology 46: 399-484.

**双膦酸盐类药物**

American Association of Oral and Maxillofacial Surgeons (2009) Position paper on bisphosphonate-related oteonecrosis of the jaws. 2009 update. http://www. aae. org/uploadedfiles/publications _ and _ research/endodontics _ colleagues _ for _ excellence_ newsletter/bonj _ aaoms _ statement. pdf （accessed 22nd July 2017）.

**出血性疾病**

[1] Brewer，A. ，Correa，M. E. （2006）Guidelines for dental treatment of patients with inherited bleeding disorders. World Federation of Hemophilia Treatment of Hemophilia Monograph Series 40：1-8.

[2] Brewer，A. （2008）Dental management of patients with inhibitors to factor VIII to factor IX. World Federation of Hemophilia Treatment of Hemophilia Monograph Series 45：1-4.

**感染控制**

[1] Cleveland，J. L. ，Robison，V. A. ，Panlilio，A. L. （2009）Tuberculosis epidemiology，diagnosis and infection control recommendations for dental settings. Journal of the American Dental Association 140：1092-1099.

[2] Department of Health （2013）Pandemic influenza：guidance on the delivery of and contract arrangements for primary care dentistry. https://www. gov. uk/guidance/pandemic-flu （accessed 22nd July 2017）.

[3] Scully，C. ，Smith，A. J. ，Bagg，J. （2008）CJD：Update for Dental Staff. Dental Update 35：294-302.

**全身麻醉**

[1] British Society for Disability and Oral Health （2009）The Provision of Oral Health Care Under General Anaesthesia in Special Care Dentistry. A Professional Consensus Document. London：British Society for Disability and Oral Health.

[2] Manley，M. C. G. ，Skelly，A. M. ，Hamilton，A. G. （2000）Dental treatment for people with challenging behaviour：general anaesthesia or sedation. British Dental Journal 188：358-360.

**登门口腔科服务**

British Society for Disability and Oral Health （2009）Guidelines for the delivery of a domiciliary oral healthcare service. http://www. bsdh. org/documents/BSDH _ Domiciliary_Guidelines_August_2009. pdf （accessed 22nd July 2017）.

**监狱口腔科**

National Association of Prison Dentistry. Dental Services Specification. http://www. napduk. org （accessed 22nd July 2017）.

# 急性牙外伤的处理
## Procedures in the Management of Acute Dental Trauma

*Serpil Djemal*，*Sanjeev Sood*，*Ravi Chauhan and Lakshmi Rasaratnam*

# 第 21 章

## 引言

急性牙外伤的处理对任何人来说都十分艰巨且具有挑战性。一开始就做出合理决策有助于避免并发症和慢性后遗症，实现最佳疗效。

虽然直接由受伤导致的损害牙医无法控制，但伤后即刻和复诊时恰当的治疗可以改善外伤牙的预后。

任何人随时都可能发生牙外伤。处理外伤牙可能很复杂，外伤对牙、牙列和患者潜在的影响，包括对生活质量产生的影响有可能持续一生。

和任何临床实践一样，不断的重复和熟悉会增强信心，若只是偶尔碰到，处理一下只会影响临床能力。幸运的是，牙外伤往往不像其他问题一样常见。然而，这就会导致初级口腔科护理中处理急性牙外伤的挑战之一就是保持相应的临床能力。与急诊一样，初始处理对预后即使没有巨大影响，也会影响很大。因此，口腔科治疗团队必须时刻更新急性牙外伤处理基本原则和技能的相关知识。

面临经常出现的意外挑战，有一连串的直接问题需要提问：

- 我要问患者什么问题？
- 我从病史中可以了解到什么
- 我该如何处理损伤？
- 我是否有时间和必要的设备来处理牙外伤？
- 我应该开抗生素吗？
- 我可以将患者转诊给何人？
- 患者何时再来复诊？
- 我可以从哪里获取更多信息？

本章旨在逐步说明急性牙外伤的处理，以实现最佳疗效。

## 我要问患者什么问题

牙外伤通常会在忙碌的一天内突然发生。患者经常会感到焦虑、疼痛，或者休克，而且很想知道受伤的牙齿是否有救。与口腔科学任何内容一样，处理一个刚开始貌似复杂的问题，首先要详细、重点突出地询问病史。

收集基本信息非常重要，因为这有助于指导治疗。要询问的问题包括：

- 患者是否有人陪同？如果有，陪同者是否看到了外伤过程？这对儿童患者来说尤其重要，因为会涉及知情同意的问题。若有人看到了外伤过程，则可以提供比患者自己的回忆更可靠的信息。

- 牙外伤是何时、何地、如何发生的？除了有助于将来法医调查，这些问题的详细答案可能会引出新的问题，比如：受伤后经过了多久——几分钟，几小时，几天，甚至可能更长？是否有土壤或其他污染的可能？是否需要注射破伤风疫苗？

- 是否有意识丧失？如果有，必须考虑头部严重外伤的可能性。若有证据表明头部严重受伤，则应优先处理头部损伤。

- 患者是否有使治疗变复杂的相关病史？

- 以前是否有过创伤史？若外伤牙以前也受过创伤，那该牙的预后顶多是得到保留。

- 是否所有的牙碎片都在？还是有吸入牙碎片的可能性？

- 是否存在非意外伤害的可能性？50%～70%的虐童案件会涉及头部和颈部受伤。头颈部受伤，包括牙外伤在涉及暴力的成人虐待案件中也很常见。

在这些情况下，预先打印好的例行提问可以作为备忘录（表 21-1），会很有帮助。所以按照合理的顺序提出最恰当和最相关的问题，有利于初始治疗阶段采取高效、有用、全面的治疗措施。

所列问题的答案应该可以为医生提供创伤处理所需的基本信息。

表 21-1　例行提问包括的问题

| 问　题 | 询　问　原　因 |
| --- | --- |
| 外伤日期 | 将决定预后 |
| 外伤时间 | 可能影响治疗措施 |
| 发生了什么 | 确定受伤机制 |
| 在哪里发生 | 如果在土壤周围受伤,可能需要注射破伤风疫苗 |
| 是否意识丧失 | 患者是否有头部损伤 |
| 在其他地方施行的急诊处理 | 全面了解已经施行的处理 |
| 病史 | 可能是某些治疗的禁忌证:<br>● 免疫功能低下<br>● 双膦酸盐化疗/放疗<br>● 过敏<br>● 出血情况 |
| 抽烟状况 | 可能影响康复 |
| 咬合干扰 | 可以提示牙的位置可能不正确 |

牙外伤的患者可能已有一段时间或者从来没有看过牙医,因此可能会感到焦虑,这无疑会加剧外伤造成的痛苦。所有患者,尤其是有口腔科恐惧症和焦虑的患者,医生用良好的行为管理技术来减轻其焦虑,并且表现出同情和理解十分重要。此外,陪同者(们)也可能感到不安和激动,为了患者,医生的完全把控很重要。

## 我从病史中可以了解到什么

临床检查应系统、全面、快速、易于操作。外伤管理规范有助于建立临床情境。

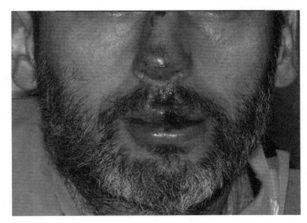

图 21-1　有软组织损伤的成人患者照片

## 临床检查

面部、软组织和牙的检查要温柔,尽量减少患者痛苦。

大多数就诊于普通口腔科诊所的未经治疗的外伤相对较轻微。通常颌面外科处理大的软组织损伤或面部骨折。应注意是否有软组织损伤,包括撕裂伤(即使已经缝合),并标示在面部图片上或者拍摄照片(图 21-1)。

如果怀疑有更严重的损伤,例如双侧眶周瘀斑(熊猫眼征)提示 Le Fort Ⅱ型或Ⅲ型骨折,或有单侧瘀斑和相关体征提示颧骨骨折,则不能匆匆检查,而应仔细检查面部骨骼。应仔细触诊,检查是否有台阶感、颊部是否变平,以及是否有下颌运动受限(图 21-2),必要时应转诊患者。

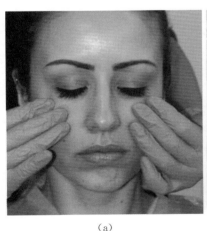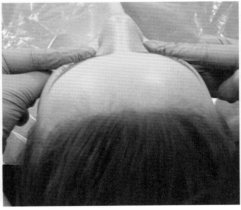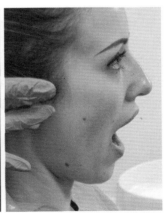

| (a) | (b) | (c) |

图 21-2　(a)触诊台阶感。(b)检查颊部是否扁平。(c)检查下颌运动

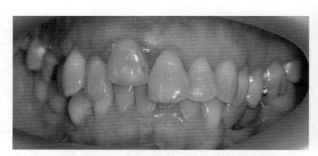

图 21-3　右上 1 移位,牙龈缘改变

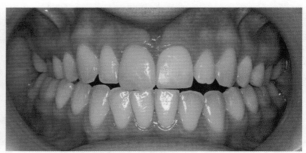

图 21-4　右上 1 移位,咬合明显改变

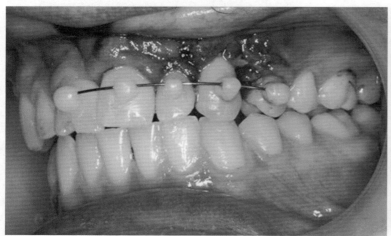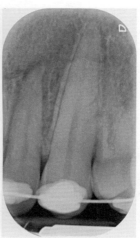

图 21-5　左上 1～4 位置牙槽骨骨折的临床和影像学表现

应完整记录牙列、牙的动度或移位、牙龈边缘位置的变化(图 21-3),或咬合的变化(图 21-4)。

检查牙齿动度时,如果移动单个牙时导致多个牙齿一起移动,则强烈表明有牙槽骨骨折,X 线片上可以见到透射骨折线(图 21-5)。如果看到有血肿(瘀青),那几乎可以肯定有牙槽骨骨折。如果有明显的舌下血肿,则应排除是否有下颌骨骨折。

上述评估通常几分钟内即可完成,而且应该检查口腔的整体状况。要注意患者的口腔卫生状况,是否有牙周病、龋齿和非典型磨损,以及患者的意愿,这些都会影响后续的治疗。

注意观察损伤类型,重要的是不要仅仅关注明显受伤的牙,而遗漏牙根折断和其他损伤。

请记住,若唇部有撕裂伤,且未找到牙碎片,则可能碎片嵌入了嘴唇内。示指和拇指轻柔触诊唇部可有助于确诊(但非常疼痛!),因此后面还会讨论拍摄软组织 X 线片。

### 特殊检查

#### 感觉测试

牙外伤后,受创的牙髓不太可能对感觉测试做出

反应。已有证据表明感觉测试在急性创伤后长达 3 个月的时间内产生假阴性结果,因此作为急性处理的一部分,必须质疑其有效性(Gopikrishna, Pradeep and Venkateshbabu, 2009;Bastos, Goulart and de Souza Côrtes, 2014)。

随后一段时间可能发生牙髓坏死,因此感觉测试在随访过程中非常有用。考虑到患者情绪焦虑且受到外伤,他们可能不愿意做电活力测试或热诊测试。因此作者认为,应将感觉测试推迟,直到患者从急性创伤中恢复过来,然后再获得感觉测试的基线资料。

在进行感觉测试时,要注意邻牙和对颌牙可能也会直接或间接受创,所以也需检测,而不要只检查外伤牙。比较外伤牙和正常牙,也有助于确认是否还有牙髓活力,因为某些检查结果可能因外伤而有所误导。乳牙列的感觉测试不可靠,主要因为儿童患者的反应变幻莫测。

伤后一段时间内,"创伤标记"有利于感觉测试的记录和比较(图 21-6)。

| | 12 | 11 | 21 | 22 |
|---|---|---|---|---|
| 颜色 | | | | |
| 动度 | | | | |
| 是否有窦道 | | | | |
| 叩痛 | | | | |
| 触痛 | | | | |
| 冷诊 | | | | |
| 牙髓电活力测试 | | | | |

图 21-6　创伤标记举例

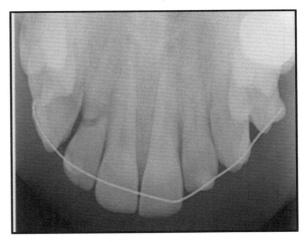

图 21-8　上颌标准咬合片示右上 2 根折

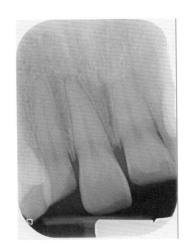

图 21-7　根尖片显示牙周韧带完整，无明显根折，右上 2 和左上 1 部分冠折

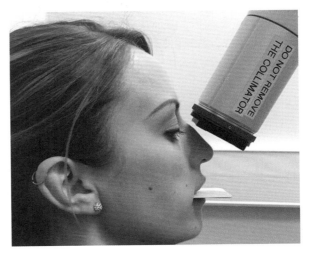

图 21-9　上颌标准咬合片 X 线球管位置

### 影像学检查

**根尖片**　初级牙科护理中常规会应用持片器拍摄根尖周 X 线片。但若有牙齿移位，则很难拍摄，此时需要应用正常技术。放射报告至少应该包括牙周韧带、牙根和骨折部位情况（图 21-7）。

需要观察和记录的方面有：

- 牙周膜增宽，表示牙移位而不是根尖周病变。
- 牙根形态和发育——在儿童患者中，根尖孔是开放还是闭合？牙根发育了多少？这些信息会影响治疗措施，也有助于监测治疗结果。
- 牙髓腔的大小。
- 牙髓和损伤的相对位置。
- 牙槽窝轮廓。
- 牙周间隙的丧失。
- 牙根变短。
- 根折。
- 根管闭锁提示以前可能受过外伤，可进一步询问患者确认。

**上颌标准咬合片**　对确定是否有根折很有帮助（图 21-8）。如图 21-9 所示，将 X 线球管置于上颌中线处。考虑到射线的方向由上至下，作者推荐佩戴甲状腺护罩。上颌咬合片非常适用于儿童，因为操作相对简单，且不使用"令人厌恶的"、难以应用于儿童的持片器。

**软组织 X 线片**　如果有牙折断，但碎片下落不明，伴有唇部撕裂伤，应拍摄软组织 X 线片，照射剂量为正常放射量的 30%～50%，以排除牙碎片嵌入嘴唇的可能性（图 21-10）。

**口腔全景断层图**（dental panoramic tomogram, DPT）当怀疑有下颌骨骨折时，要拍摄 DPT。如果没有 DPT 设备又怀疑有下颌骨骨折，应将患者转诊至最近的颌面外科门诊。

**照片**　照片是记录口外和口内损伤的最佳方式。不仅可以回顾受伤时的表现，还可以显示随时间而产生的逐渐的、微小的变化。若仅视觉评估，则可能无法察觉。

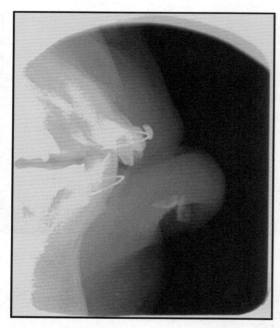

图 21-10 软组织 X 线片显示下唇有牙碎片嵌入

照片是必不可少的基线资料。如果将来需要病例报告,照片也是很重要的。

在征得患者同意后,最理想的是在口腔科门诊拍摄照片。如果就诊不及时,可以要求患者或陪同者在外伤发生后尽快用手机拍摄受伤部位的照片。在口腔科治疗开始之前任何经过同意拍摄的照片都将成为临床记录的一部分,有助于为后续治疗和病例报告提供相关信息。

### 诊断

通过病史、临床检查和特殊检查,应该可以做出诊断(表 21-2 和表 21-3)。单个牙的单一损害很少见,牙外伤通常为多发性的。正确的诊断有助于有效的治疗(表 21-2 和表 21-3)。

表 21-2　牙折断的诊断和定义

| | |
|---|---|
| 牙体损伤 | 牙釉质和牙本质不完全折断 |
| 釉质折断(图 21-12) | 折断局限于牙釉质 |
| 简单冠折(图 21-12) | 牙釉质、牙本质折断,但未暴露牙髓 |
| 复杂冠折(图 21-13) | 牙釉质、牙本质折断且牙髓外露 |
| 简单冠根折 | 牙釉质、牙本质、牙骨质折断,但未露髓 |
| 复杂冠根折(图 21-16) | 牙釉质、牙本质、牙骨质折断且露髓 |
| 根折——根尖/中/近冠(图 21-14) | 牙本质、牙骨质、牙髓折断 |

表 21-3　牙周组织外伤诊断和定义

| | |
|---|---|
| 牙震荡 | 牙周组织损伤,叩诊不适,但牙齿无松动或移位 |
| 不完全脱位 | 牙周组织损伤,叩诊不适,牙齿明显松动,没有牙齿移位 |
| 侧方脱位(图 21-18) | 牙长轴侧向移位(腭侧移位最常见)。牙齿不松动,常伴咬合干扰 |
| 嵌入性脱位(图 21-19) | 牙齿受到轴向挤压力被推入牙槽骨,患牙不松动,比邻牙短 |
| 脱出性脱位(图 21-17) | 牙齿部分脱出牙槽窝,牙齿松动,常伴有咬合干扰 |
| 完全脱出(图 21-20) | 牙齿完全脱出牙槽窝 |

## 治疗

成人和儿童患者刚开始治疗时,都可能会对治疗预后感到焦虑。另外,患者由于害怕影响受伤部位、疼痛或损伤性质,外伤后进食或喝水时会很担忧,甚至无法进食或喝水。因此,在开始治疗前,比较慎重的做法是提供并帮助患者饮用含葡萄糖的饮料。

儿童外伤患者检查和治疗都很难,因为外伤导致的疼痛、行为难以控制,加之对口腔科治疗环境的焦虑,患儿常常配合不佳。这些状况对儿童和父母来说都很痛苦,更不用说口腔科治疗团队的成员了。

治疗乳牙外伤时,最重要的考虑因素之一是乳牙根尖与继承恒牙密切关系。乳牙外伤治疗的关键原则之一为防止对发育中的恒牙造成进一步损伤(如果有的话)。乳牙外伤后可以损伤继承恒牙,但并非总是发生,恒牙的损伤可能来自乳牙的直接创伤,也可由乳牙外伤后发生感染或处理不当造成。对恒牙的影响各种各样,可能是釉质发育不全、钙化不全、牙冠或牙根弯曲,无法萌出或异位萌出等。因此,治疗乳牙外伤时,若怀疑会影响恒牙,最好将乳牙拔除。丰富的关于牙齿发育的知识和对损伤的正确诊断,可以帮助牙医判断外伤对发育中的恒牙胚的潜在影响。

有效的治疗依赖良好的局部麻醉效果,尽管施行局麻时可能使患者更加焦虑。复位牙齿和检查是否有冠根折时,颊侧和腭侧的麻醉非常重要。图 21-11 显示了一种经过试验和测试的无痛局麻方法,后续我们还会讨论。儿童患者必须要注意局麻的剂量和毒性,尤其是多发性外伤患者。

**步骤 A**
应用表面麻醉数分钟。

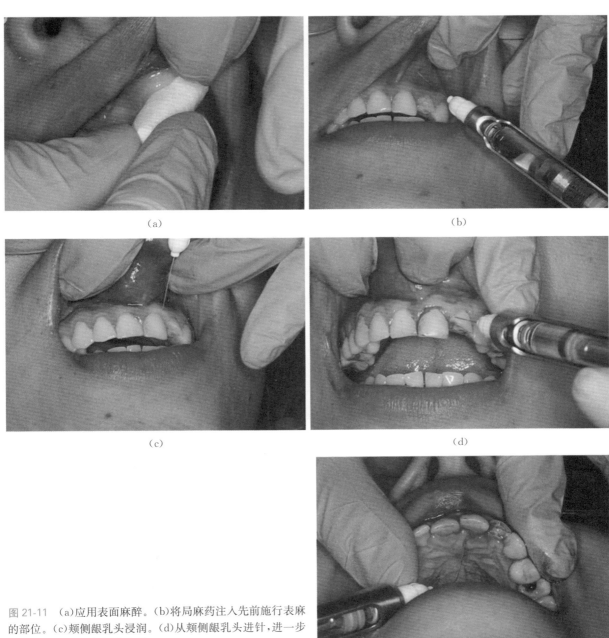

图 21-11 （a）应用表面麻醉。（b）将局麻药注入先前施行表麻的部位。（c）颊侧龈乳头浸润。（d）从颊侧龈乳头进针，进一步麻醉腭侧。（e）腭侧浸润麻醉

**步骤 B**

牵开软组织，暴露前庭沟，并黏膜下注射少量局麻药物；稍微等待后，同一个部位增加进针深度，继续注射局麻药。然后将针头从已注射局麻药的部位向下一个待麻醉牙位移动几毫米。

**步骤 C**

浸润麻醉第一个麻醉牙位的颊侧龈乳头，然后继续浸润麻醉所有外伤牙。

**步骤 D**

从颊侧对准腭侧龈乳头进一步注射局麻药（此时

对应的腭侧牙龈会变白）。

**步骤 E**

腭侧浸润发白的区域。

**简单冠折的治疗——恒牙**

牙折断仅局限于牙釉质和（或）牙本质（图 21-12）治疗相对简单。如果患者拿着牙齿碎片来就诊，且碎片体积较大，则可用复合树脂将其粘接复位。首先清洁牙齿，然后观察是否可轻易将碎片复位。如果可以，则在局麻下，酸蚀牙齿碎片和患牙断面，冲洗、碎

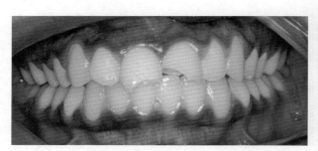

图 21-12 右上 1 牙釉质折断,左上 1 牙本质折断

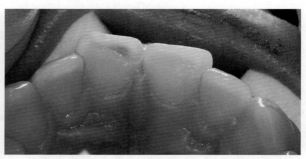

图 21-13 右上 1 复杂冠折

片和断面均涂布粘接剂,光固化后再均匀涂布流动性树脂,复位牙齿碎片,光固化数秒。这样可以部分固化树脂,然后去除多余的树脂材料,在颊侧和腭/舌侧完全固化树脂。

如果碎片无法复位,则可用复合树脂修复。作者认为这与玻璃离子"绷带"暂时性粘接操作时间几乎一样快,而且大部分情况下更喜欢复合树脂修复。除非患者合作性差,无法用树脂修复,才使用玻璃离子"绷带"修复。无论如何,应覆盖牙本质断面,以减少牙本质敏感和牙髓活力丧失的风险。

### 简单冠折的治疗——乳牙

牙釉质和(或)牙本质折断相对容易处理。如果仅牙釉质折断,通常用 Soflex 盘状车针将边缘磨光即可。如果断面暴露牙本质,则可用玻璃离子"绷带"或复合树脂修复(取决于患者的依从性)。应覆盖牙本质断面。

### 复杂冠折的治疗——恒牙

无论外伤多久,暴露牙髓的牙折断(图 21-13)治疗目标都应为保护牙髓。在局麻下,完全隔湿(使用橡皮障最理想)后,用金刚砂小球钻开髓并去除 2～3 mm 牙髓,用小棉球蘸取少量次氯酸钠加压擦拭,以清洁可能有炎症的暴露在表面的牙髓。如果牙髓看起来很健康且无出血,则用氢氧化钙糊剂盖髓,玻璃离子垫底,然后重新粘接复位牙碎片或复合树脂修复牙冠外形。对于年轻恒牙,这种活髓切断术可以诱导根尖发育形成。从长远来看,牙髓有活力、牙根长、牙本质厚的牙更有利。

如果牙髓有出血,使用小球钻再去除 1～2 mm 牙髓,然后轻微施压,若出血仍未停止,说明牙髓可能有慢性炎症,需要摘除。

简单冠折和复杂冠折都应长期随访评估,观察是否有牙髓坏死和(或)根尖周炎。通常若出现两种以上症状(表 21-4),则表明需进行根管治疗。

表 21-4 牙髓坏死和(或)根尖周炎体征和症状
(改编自美国牙髓病学协会,2013)

| 体 征 | 症 状 |
|---|---|
| 牙冠变色 | 自发痛 |
| 叩诊不适 | 咬合痛 |
| 颊侧压痛 | |
| 感觉测试无反应 | |
| 热刺激时剧烈疼痛 | |
| 影像学特征:根尖有透射影或 | |
| 牙周间隙增宽 | |
| 有瘘管 | |

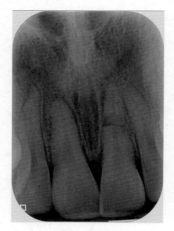

图 21-14 根尖片示有移位的左上 1 根尖 1/3 根折

### 复杂冠折的治疗——乳牙

鉴于损伤的复杂性和患儿难以管理,乳牙复杂冠折的治疗通常选择拔除患牙。若拔除很困难,建议不要"掏根",因为可能会损伤继承恒牙胚。一般来说,残留的牙根会发生生理吸收;然而必须进行随访,直到恒牙萌出。

### 根折治疗——恒牙

根折的处理和患牙预后由折断位置和冠方断片是否有移位决定(图 21-14)。若有移位,则冠方断片

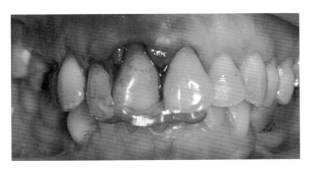

图 21-15 通过正常邻牙和临时殆板固定患牙

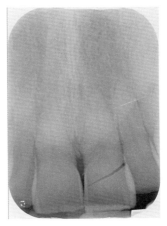

图 21-16 根尖片示左上 1 冠根折

会松动且影响咬合。

如果怀疑有根折,但根尖片显示不明显,则可拍摄上颌咬合片,可以很好地观察是否有根折(图 21-8)。

确诊有根折后,如果冠方断片移位,则应在局麻下复位,并影像学确认。然后,应采取以下步骤。

- 检查咬合,确认没有咬合干扰。
- 如图 21-15 所示,用临时殆板固定患牙。
- 影像学确认患牙是否复位准确。
- 佩戴弹性殆垫 4 周(根尖 1/3 和根中 1/3 根折)。

若近冠 1/3 根折,则应佩戴 4 个月的刚性殆垫。

根折的恒牙治疗后应长期随访,观察是否有牙髓坏死的迹象。如果出现两个以上牙髓坏死的症状,则应对根折线冠方的牙髓进行根管治疗(通常根尖部分仍有牙髓活力)(表 21-4)。

### 根折治疗——乳牙

如果冠方断片无移位,则无须治疗。如果冠方断片有移位,且患者配合良好,则可以重新复位并殆垫固定,否则应拔除冠方断片。

如果已无冠方断片,如上所述,乳牙禁忌"掏根",因为可损伤继承恒牙。应让残留牙根自行生理性吸收。

### 冠根折治疗——恒牙

冠根折(图 21-16)的治疗取决于折断的复杂程度和是否有牙髓暴露。

简单冠根折的患牙,如果有冠方断片,则可用排龈线或电刀处理牙龈,隔湿后重新复位粘接(如前所述)。或者可用复合树脂修复,同样,充分隔湿很重要。

在麻醉前,很难评估冠根折的真实严重程度。在征得患者同意后在局麻下检查很重要,这样才能充分认识到患牙可能无法保存。

即使当患者几年后就成年,可以选择其他治疗方案时,也有多种方法可以用来尝试保存严重折断的患牙。这样将来的治疗计划也会对患者有利,可以让他们有多种选择。牙冠延长术暴露断面,然后冠修复是一种常用方法。

有时需要选择性的根管治疗,以便可以设计桩核冠进行冠修复。这种方法还可以与正畸联合应用,拉出牙根,后续可能还需配合牙冠延长术。

复杂冠根折的患牙,如果可以保存,需要行根管治疗,然后再从以下 6 种治疗方法中选择。

(1)去除断片并修复。

(2)去除牙冠断片,辅以牙冠延长术和修复。

(3)正畸牵引,联合或不联合牙冠延长术和修复。

(4)手术拉出牙根和修复。

(5)保存牙槽骨,不管是否有继承的恒牙。

(6)拔除患牙,不管是否有继承的恒牙。

### 冠根折治疗——乳牙

主要有两种治疗方案来处理乳牙冠根折。

(1)仅去除断片。如果折断仅累及一小部分牙根,且未损伤牙髓,则可以去除断片并修复牙冠。

(2)拔除患牙。如果累及牙髓或患牙明显松动,则建议拔除。但拔除时若留有断根,则不应"掏根"。应随访观察残根情况直到继承恒牙萌出。

### 牙脱位治疗——恒牙

脱位牙看起来比邻牙长(图 21-17),并且由于仅有软组织附着,通常会有松动。如果存在误吸的风险,牙脱位可能导致牙科急症。

若没有气道阻塞风险,牙脱位可以延迟治疗,选择一个方便、时间充裕、有相关仪器设备的时候,以达到最佳治疗效果,提高临床疗效。治疗步骤如下。

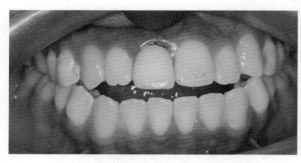

图 21-17　右上 1 脱位

- 在局麻下影像学辅助复位患牙。
- 检查咬合。
- 临时殆板固位(图 21-15)。
- 影像学确认。
- 使用弹性殆板 2 周。

所有牙脱位的患牙,若出现两种以上牙髓坏死的迹象,则应该开始根管治疗。如果根尖孔开放,最好尝试牙髓血管再生。

### 牙脱位治疗——乳牙

牙脱位的治疗方案选择主要取决于移位的程度和患者的配合度。

- 对于轻度脱位(<3 mm),可以重新复位患牙,或者观察是否可以自发重排。
- 严重脱位的乳牙首选拔除患牙。

与其他乳牙外伤一样,建议持续随访,以确保乳牙正常脱落,继承恒牙正常萌出。

### 侧向脱位治疗——恒牙

即使患牙根尖孔未闭,侧向脱位的牙也不需要立即治疗。然而,这类损伤也需尽快治疗。侧向脱位通常伴有一个或多个牙位的牙槽骨骨折(图 21-18)。脱位患牙通常伴有锁结,牙齿不松动。腭侧脱位的患牙通常干扰咬合,患者无法紧密咬合。

影像学辅助的患牙复位应在局麻下进行,首先接触唇侧的根尖锁结,再将牙冠向唇侧移动,然后:

- 检查咬合。
- 临时殆板固定患牙(图 21-15)。
- 影像学确认。
- 应用弹性殆垫 4 周。

若有牙髓坏死迹象,则行根管治疗。

### 侧向脱位治疗——乳牙

在没有任何咬合干扰的情况下,侧向脱位的乳牙可能自发复位。如果患牙有明显移位,则可在局麻下影像学辅助施加压力复位患牙,或者必要时拔除患牙。如果患牙严重唇侧移位,则需要拔除,因为继承恒牙胚可能已经受到影响。如果拔牙过程不当心,可能进一步损伤恒牙胚。复位的患牙应持续随访至自然脱落,或者继承恒牙萌出。

### 牙齿嵌入治疗——恒牙

发生嵌入的患牙预后最差(Filippi, Pohl and Von Arx, 2001)。就诊时,患牙看起来变短,可能误诊为冠折(图 21-19)。

治疗方案包括:

- 自发萌出。这是轻度或中度嵌入的年轻恒牙的治疗方法。
- 正畸牵引。通常建议延期治疗。
- 手术复位。建议用于严重嵌入的患牙(<7 mm)。

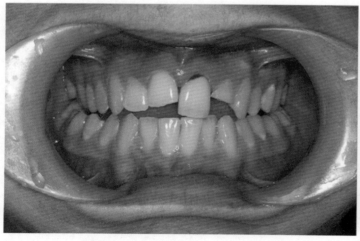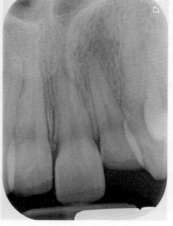

图 21-18　左上 1 侧向脱位及影像学表现

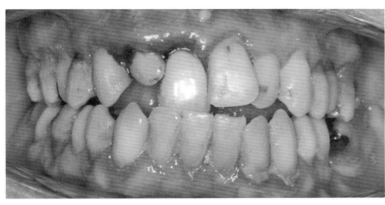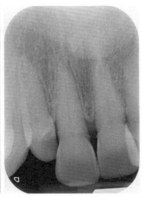

图 21-19　右上 2 嵌入及影像学表现

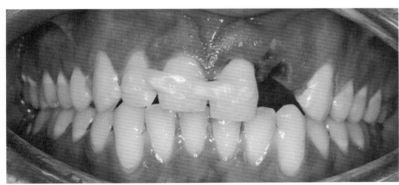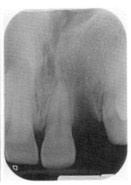

图 21-20　左上 2 脱位及影像学表现

与上述治疗方法相同,首先解除牙齿的嵌顿,然后:

- 影像学辅助复位患牙。
- 检查咬合以确保没有𬌗干扰。
- 临时𬌗板固位(图 21-15)。
- 影像学确认。
- 使用弹性𬌗板 4 周。

### 牙齿嵌入治疗——乳牙

乳牙嵌入可严重影响继承恒牙。治疗方案的选择包括:

- 自发萌出。如果根尖朝向唇侧,或者穿透唇侧骨板,可以让患牙自发再萌出。测量患牙相对于与邻牙的高度,可帮助监控患牙的萌出。
- 如果牙根移位影响到继承恒牙,或者无法再萌出,则拔除患牙。

与其他乳牙外伤一样,如果患牙"再萌出",则持续随访至乳牙正常脱落,或继承恒牙正常萌出。

### 需要急诊立即处理的外伤

唯一需要急诊处理的牙外伤为脱出性脱位和完全脱出,特别是当有误吸患牙的风险时。

### 完全脱出——根尖发育完成的恒牙

理想情况下,完全脱出的患牙(图 21-20)应在受伤后几分钟内再植。当患者再次就诊时,最好是在患牙再植后尽快用以上所述方法进行全面评估,检查牙齿是否准确复位。如果患牙未完全脱出,则局麻下用示指和拇指在根方施压,复位患牙。复位患牙并确认咬合后,用临时𬌗板和邻牙固定患牙,并拍摄 X 线片检查患牙复位情况。𬌗垫佩戴时间总结于表 21-5。

表 21-5　𬌗垫佩戴时间

| 外 伤 类 型 | 佩 戴 时 间 |
| --- | --- |
| 侧向脱位 | 4 周 |
| 脱出性脱位 | 2 周 |
| 嵌入 | 4 周 |
| 完全脱出(口外干燥保存<60 分钟) | 2 周 |
| 完全脱出(口外干燥保存>60 分钟) | 4 周 |
| 根尖 1/3 根折 | 4 周 |
| 根中 1/3 根折 | 4 周 |
| 近冠 1/3 根折 | 4 个月[a] |

注:[a]作者建议使用刚性𬌗垫。

不幸的是,尽管公共卫生计划不断致力于提高人

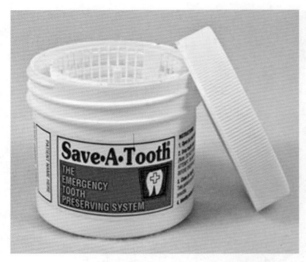

图 21-21　Save-A-Tooth：市售完全脱位牙运输储存液

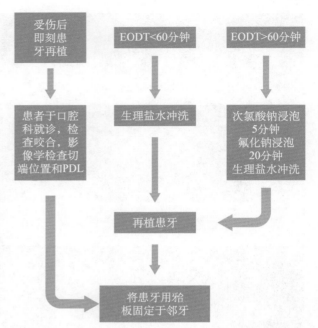

图 21-22　完全脱出牙治疗策略。EODT，口腔外干燥时间；PDL，牙周韧带

们如何处理清洁的脱位牙的认知，仍然有许多外伤患者将脱位的牙"安全"地包裹于纸巾中来就诊，导致受创后幸存的脆弱的牙周韧带细胞最终死亡。此时，禁忌行患牙再植，特别是口腔卫生不佳时（详见后文）。

如果完全脱出患牙没有立即再植，那么运输患牙时的储存液则至关重要（Poi, Sonoda, Martins et al., 2013）。学者们研究了许多储存介质，试图复制牙槽窝环境，提供保持牙周韧带细胞活力的最佳条件。

储存脱位牙的平衡盐溶液制剂已经上市，比如Save-A-Tooth（图 21-21）。如果没有这种储存液，则可用冷牛奶替代。

牙医要有通过电话给患者提供如何即刻处理脱位牙的建议的准备，因为立刻患牙再植预后最好。当医生确认电话是牙齿完全脱位的患者打来的，应该用通俗的语言给出如下建议。

- 检查伤者口腔，确认患牙是恒牙，因为乳牙不应再植。
- 让伤者保持冷静。
- 找到患牙，并捏住牙冠捡起患牙，避免接触牙根——捡。
- 如果患牙污染，则用冷流水短暂（10 秒）冲洗。可以瓶装水冲洗或者让患者将牙舔干净——舔。不应用擦拭的方式清洁牙根表面。
- 让患者用拇指和示指拿住患牙，鼓励并协助患者将患牙放回牙槽窝——插。
- 患牙再植后，让伤者咬住纸巾或毛巾固定患牙。
- 如果无法再植，则如上所述将患牙置于储存液中。
- 建议或者帮助患者立即去牙医处就诊。

再植患牙的预后与其口外干燥的时间（extraoral dry time，EODT）直接相关（Andreasen and Andreasen, 1994）——患牙脱离牙槽窝且干燥保存的时间越长，预后越差（Andreasen and Kristersson, 1981），因为细菌和异物污染会损害牙周韧带细胞活力，从而导致各种形式的牙体吸收。成年患者患牙再植后替代性吸收（牙固连）最常见（Darcey and Qualtrough, 2013）。

治疗方案由 EODT 决定（图 21-22）。应该告知患者牙周韧带干燥时间过长会导致患牙远期预后不佳。

### 完全脱出（根尖发育完成）EODT＜60分钟

- 生理盐水冲洗清洁牙根表面，但不要触碰牙根。
- 局麻下影像学辅助再植患牙。
- 检查咬合。
- 使用透明的可光固化的丙烯酸树脂制作临时殆板固定患牙（图 21-15）。
- 影像学确认患牙位置。
- 佩戴弹性殆垫 2 周。
- 尽快开始根管治疗，最好在 7 天内。

### 完全脱出（根尖发育完成）EODT＞60分钟

- 次氯酸钠浸泡患牙 5 分钟。
- 生理盐水冲洗。
- 0.5% 氟化钠浸泡患牙 20 分钟。
- 若时间充裕，行体外根管治疗。
- 局麻下影像学辅助再植患牙，准备患牙时不要触碰牙根表面。

- 检查咬合。
- 使用透明的可光固化的丙烯酸树脂制作临时
  殆板固定患牙(图 21-15)。
- 影像学确认患牙位置。
- 佩戴弹性殆垫 4 周。
- 尽快开始根管治疗,最好在 7 天内。

除了严重的牙齿嵌入,完全脱出是恒牙唯一需要
尽快根管治疗的牙外伤类型。

### 完全脱出(根尖开放)EODT<60 分钟

- 生理盐水冲洗清洁牙根表面,但不要触碰牙根。
- 局麻下生理盐水冲洗牙槽窝。
- 影像学辅助再植患牙。
- 检查咬合。
- 使用透明的可光固化的丙烯酸树脂制作临时
  殆板固定患牙(图 21-15)。
- 影像学确认患牙位置。
- 佩戴弹性殆垫 2 周。

### 完全脱出(根尖开放)EODT>60 分钟

这种情况下,脱位患牙远期预后极差。由于
EODT 较长,即使患牙保留,也很可能出现牙固连(牙
根的替代性吸收)。

- 用纱布去除附着的无活力的软组织。
- 根管治疗可以在再植前或者之后进行。
- 生理盐水冲洗清洁牙根表面,但不要触碰牙根。
- 局麻下应用生理盐水冲洗牙槽窝。
- 0.5%氟化钠浸泡患牙 20 分钟。
- 影像学辅助再植患牙。
- 检查咬合。
- 使用透明的可光固化的丙烯酸树脂制作临时
  殆板固定患牙(图 21-15)。
- 影像学确认患牙位置。
- 佩戴弹性功能性殆垫 4 周。
- 转诊至专科门诊进行后续多学科联合治疗。

根尖开放的完全脱出患牙有可能会发生牙髓血
管重建;然而,发生炎症性牙根吸收的风险也存在,治
疗时应权衡两者发生的可能性。如果发生炎症性牙
根吸收,儿童患者的进展会非常快。因此,一旦有炎
症性吸收的迹象,要尽快施行根管治疗。

尽管 EODT 时间过长,会影响完全脱出患牙预
后,但如果口腔卫生良好,仍建议再植成熟(根尖闭
合)恒牙。只要再植牙在,牙槽骨就会得到保存,有时
可长达数年。这样之后种植修复替代再植牙时就不
需要骨移植了,特别是对处于生长发育期的患者而言
(Filippi,Pohl 和 Von Arx,2001)。

治疗完全脱位患牙是否要应用抗生素,一直是有
争议的。目前支持应用抗生素的证据有限;然而,许
多临床医生发现应用抗生素可以提高临床疗效
(Trope,2002)。12 岁以上患者应用多西环素(100 mg,
每天两侧,连续 7 天),12 岁以下患者应用青霉素,剂
量根据年龄而定。如果给幼儿应用四环素,则有可能
导致恒牙牙冠变色。

### 完全脱出——乳牙

完全脱出的乳牙无须再植,因为有可能会损伤继
承恒牙。

## 术后注意事项

充分告知患者相关术后建议非常重要,可以帮助
预防并发症的发生,促进愈合。

- 至少 2 周避免接触性运动。
- 进软食 2 周。
- 外伤区域用软毛牙刷仔细清洁口腔卫生。
- 0.1%不含乙醇的葡萄糖氯己定漱口,每天 2
  次,持续 1 周。
- 若有感染或疼痛加重,及时就诊。

## 牙外伤治疗设备和材料

### 基本设备

以下材料和设备用于评估和处理牙外伤(图
21-23)。

- 一次性口腔科检查器械盘。
- 牙髓电活力测试仪和 Endo-frost™。
- 表面麻醉剂。
- 局部麻醉剂。
- 透明光固化丙烯酸树脂(Triad™)(制作临时
  殆板)。
- 018 不锈钢丝和正畸弓丝切断钳。
- 复合树脂。
- 37%磷酸凝胶。
- 粘接剂。
- 光固化灯。
- 金刚砂车针。
- 咬合纸。

### 简易夹板临床制作步骤

殆板可按以下步骤简单高效地完成(图 21-24)。

- 准备复合树脂球(大球和小球)。
- 剪一段适当长度的钢丝,使其可以固定患牙和
  左右各一颗邻牙。

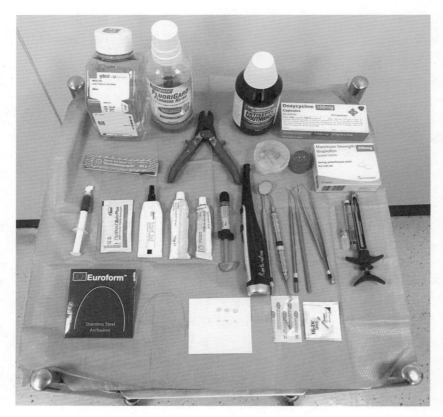

图 21-23 推荐的牙外伤治疗套装

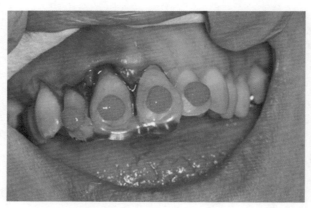

（a）

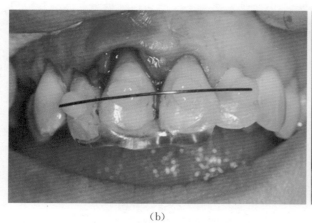

（b）

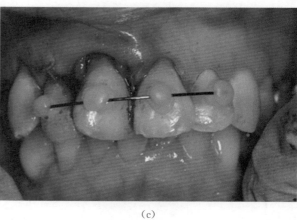

（c）

图 21-24 夹板制作步骤。（a）点状酸蚀牙面。（b）固定 018 不锈钢丝。（c）小树脂球包裹钢丝

- 点状酸蚀牙面以进行夹板固定(图 21-24a)。
- 冲洗并吹干牙面。
- 涂布牙本质粘接剂,光固化。
- 将大复合树脂球置于粘接面上。
- 将钢丝(018 不锈钢丝)置于树脂球上,然后光固化数秒,固定钢丝(图 21-24b)。
- 将小复合树脂球置于大树脂球上,包裹钢丝,然后完全光固化每颗牙上的树脂(图 21-24c)。
- 去除临时𬌗板,检查咬合。

## 患者何时复诊

适当的随访旨在观察愈合情况,并检查是否有感染和牙髓坏死的迹象。牙外伤可能会发生其他并发症,例如远期吸收,早期诊断可以提高疗效。

如果用夹板固定患牙,则要预约时间去除夹板(表 21-6 和表 21-7)。去除夹板时,可以对患牙进行感觉测量,获得基线数据。所有牙外伤详细的复诊时间均可在国际牙外伤协会的网站上找到。

表 21-6　牙折断推荐复诊时间

| 类型 | 复诊时间(从受伤起) | 临床检查[a] | 感觉测试 | X 线片 | 去除夹板 | 照片 |
|---|---|---|---|---|---|---|
| - 简单和复杂冠折 | 3 个月 | √ | √ | √ | | √ |
| | 6 个月 | √ | √ | √ | | √ |
| - 简单和复杂冠根折 | 每年 1 次 | √ | √ | √ | | √ |
| - 根折[b] | 4 周 | √ | √ | √ | √ | √ |
| | 3 个月 | √ | √ | √ | | √ |
| | 6 个月 | √ | √ | √ | | √ |
| | 每年 1 次 | √ | √ | √ | | √ |

注:[a]应该评估牙冠变色、动度、触痛、叩痛、是否有瘘道。
[b]近冠1/3 根折应在 4 个月后去除夹板。

表 21-7　牙周组织外伤推荐复诊时间

| 类型 | 复诊时间(从受伤起) | 临床检查[a] | 感觉测试 | X 线片 | 去除夹板 | 照片 |
|---|---|---|---|---|---|---|
| - 完全脱出 EODT<60 分钟 | 2 周 | √ | √ | | √ | √ |
| - 脱出性脱位 | 6 周 | √ | √ | | | √ |
| | 3 个月 | √ | √ | √ | | √ |
| | 6 个月 | √ | √ | √ | | √ |
| | 每年 1 次 | √ | √ | √ | | √ |
| - 完全脱出 EODT>60 分钟 | 4 周 | √ | √ | | √ | √ |
| - 侧向脱位 | 3 个月 | √ | √ | √ | | √ |
| - 嵌入性脱位 | 6 个月 | √ | √ | √ | | √ |
| | 每年 1 次 | √ | √ | √ | | √ |

注:[a]应该评估叩痛、颊侧压痛、牙冠变色、动度、是否有瘘道。

### 去除夹板

所需要的工具见图 21-25。以下步骤详解见图 21-26。

(1)用金刚砂快速车针去除复合树脂,暴露钢丝(图 21-26a)。

(2)取下钢丝(图 21-26b)。

(3)用碳化钨慢速车针去除剩下的大量复合树脂(图 21-26c)。

(4)使用砂盘抛光(图 21-26d)。

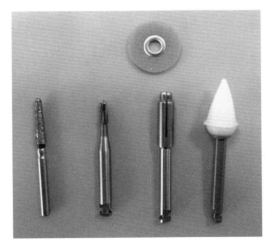

图 21-25　去除夹板工具

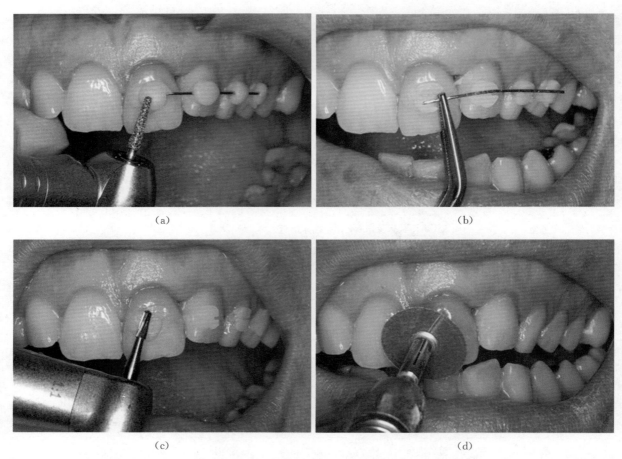

图 21-26 （a）去除表面树脂。（b）去除不锈钢丝。（c）进一步用碳化钨车针磨除树脂。（d）砂盘抛光

## 可以将患者转诊给何人

如果牙外伤范围很大，或者自己的口腔科诊所无法处理牙外伤，则考虑将患者转诊至：

- 对牙外伤有兴趣且有处理经验的同事。
- 牙髓病治疗专家。
- 如果方便的话，转至口腔教学医院。
- 综合性医院的口腔颌面外科。

## 我可以从哪里获得更多信息

进一步的信息可从以下网站获得。

- www. dentaltraumaguide. org。
- www. nhs. uk/conditions/broken-tooth/pages/ introduction. aspx。
- www. dentaltrauma. co. uk。

## 参考文献

[1] American Association of Endodontists （2013） Endodontic Diagnosis. American Association of Endodontists Colleagues for Excellence Newsletter, 2013. https://www.aae.org/ uploadedfiles/publications _ and _ research/newsletters/ endodontics _ colleagues _ for _ excellence _ newsletter/ endodonticdiagnosisfall2013. pdf （accessed 12th July 2017）.

[2] Andreasen, J. O., Andreasen, F. M. （1994） *Textbook and Color Atlas of Traumatic Injuries to the Teeth*, 3rd edn. Copenhagen/St Louis: Munksgaard/CV Mosby.

[3] Andreasen, J. O., Kristersson, L. （1981） The effect of limited drying or removal of the periodontal ligament: periodontal healing after replantation of mature permanent incisors in monkeys. Acta Odontologica Scandinavia

39: 1.

[4] Bastos, J. V., Goulart, E. M., de Souza Côrtes, M. I. （2014） Pulpal response to sensibility tests after traumatic dental injuries in permanent teeth. Dental Traumatology 30: 188-192.

[5] Darcey, J., Qualtrough, A. （2013） Resorption: part 1. Pathology, classification and aetiology. British Dental Journal 214: 439-451.

[6] Filippi, A., Pohl, Y., Von Arx, T. （2001） Decoronation of an ankylosed tooth for preservation of alveolar bone before implant placement. Dental Traumatology 117: 93-95.

[7] Gopikrishna, V., Pradeep, G., Venkateshbabu, N.

(2009) Assessment of pulp vitality: a review. International Journal of Paediatric Dentistry 19: 3-15.

[ 8 ] International Association of Dental Traumatology Dental Trauma Guidlines (2012) https://www. iadt-dentaltrauma. org/1-9%20%20iadt%20guidelines%20combined%20-%20lr%20-%2011-5-2013. pdf (accessed 12th July 2017).

[ 9 ] Poi, W. R., Sonoda, C. K., Martins, C. M., et al. (2013) Storage media for avulsed teeth: a literature review. Brazilian Dental Journal 24: 437-445.

[10] Royal College of Surgeons Faculty of Dental Surgery Clinical Guidelines. https://www. rcseng. ac. uk/dental-faculties/fds/publications-guidelines/clinical-guidelines/

[11] Trope, M. (2002) Root resorption due to dental trauma. Endodontic Topics 1: 79-100.

# 口腔美学流程
## Procedures in Aesthetic Dentistry

*Subir Banerji and Shamir Mehta*

# 第22章

## 引言

前牙美学,包括患者微笑时软硬组织的形态学表现,不同个体对其理想的形态,有各自不同的要求和看法。即便如此,还是应当有一个通用的口腔美学概念为口腔科医生、患者和大众所接受。比如说:

- 没有口腔疾病。
- 要求牙列对称性好、比例合适、协调。
- 牙齿的位置、形状和形态美观。
- 对牙齿颜色、形态变异的评估。

当患者就诊于口腔科医生,寻求前牙美学区治疗时,通常希望提升他们牙齿及面部的美观,此时口腔科医生务必要注意:

- 仔细听取患者的顾虑。
- 采用一个系统的、缜密的相关临床检查和评估方法。
- 对口腔美学的通用概念有清楚的理解。
- 领会不同治疗方法和材料对治疗方案的影响(通常是牙齿的颜色/深浅、大小/形态/比例和位置),以及它们对方案选择的限制。
- 治疗原则应当"以患者利益为先",即做正确的治疗使患者的利益最大化;同时应当遵循"无害原则",即避免任何对患者有害的事。

在拟定口腔科治疗方案时,必须签署有效的知情同意书。可能的治疗计划应当是有条理的、专业的,并在适合的环境下进行,应选择清晰的、精准的、平衡的、合理的、综合的,甚至是有循证基础的治疗方法,并让患者对这些治疗方法的益处和风险有充分的理解,尤其是患者最终选择的治疗方案。

本章概述了前牙美学区评估中的原则和关键阶段,以及常用的改变牙齿形态的相关技术,避免混淆口腔美学的主观概念。

此外,本章还总结了口腔美学一些常用的技巧和方法,以利于达到患者的真实期望,并提供长期的美学和功能稳定性。如果可能的话,应选用"最小化干预原则"的技术和方法。

关于微笑评价和美学重建,许多传统的观念是错误的,它们往往是基于全口义齿的特征而非天然牙列来制订的。

## 微笑评估

### 工具

- 口镜。
- 探针。
- 牙周探针。
- Willis规。
- Fox咬合板。
- 压舌板。
- 数码摄影摄像机。

| 流　　程 | 说　　明 |
|---|---|
| **病史**<br>对患者的所有病史应进行清晰、全面、及时和精确的记录 | 采用隐私医疗病史模板(初诊前完成)更有利于一般情况的筛查 |
| *药物史* | 患者的药物史:<br>- 使其无法坚持频繁的长期的治疗疗程<br>- 考虑其自身条件或药物服用史,可能更换治疗方法<br>- 若有对口腔科材料或产品过敏,应当停止相关治疗 |

（续）

| 流　程 | 说　明 |
|---|---|
| | ● 有助于关注到一些美学问题,如药物引起的牙龈增生。<br>　　有些患者并非先天发育畸形,但对自身外表不满,其美学治疗往往是选择性的。这是一种精神疾病,其特点是过度关注想象中的外表缺陷 |
| *主诉* | 关于美学区的主诉,患者通常所顾虑的是:<br>● 颜色<br>● 位置<br>● 形状<br>　　使用诊前美学评估表,通常可以更好地获得一些重要信息,比如患者对自我容貌的评价,应尽量使用患者自己的语言进行记录 |
| *口腔科和社会行为史* | 应注意:<br>● 患者最近一次口腔科就诊时间和就诊频率<br>● 家庭护理/口腔卫生情况<br>● 对口腔学的态度、过去的经历和希望/目标<br>● 职业<br>● 相关习惯<br>● 饮食喜好 |
| *口外检查*<br>口外检查甚至应包括阴性体征,并做清晰、全面、及时和精确的记录 | 检查应包括:<br>● 颞下颌关节、相关肌肉组织、颈部淋巴结和唾液腺<br>● 面部特征:面部垂直比例、面部对称性、面部轮廓、脸型和宽度<br>● 嘴唇形态和动态情况<br>● 面部皮肤 |
| *颞下颌关节和咀嚼肌* | 应注意检查双侧颞下颌关节的:<br>● 耳屏前或耳道内触诊时的弹性或压痛<br>● 张闭口时下颌是否有不同步或者偏斜<br>● 弹响及弹响阶段:张闭口早期、中期或末期<br>● 摩擦音、破裂音或关节绞锁<br>可使用听诊器帮助检查:<br>　　初诊还应检查相应肌肉(通常包括颞肌、浅表和部分深层咀嚼肌)的弹性、是否有不适或肥大<br>正常的张口度上、下切牙间最少应为 35 mm,侧方运动为 12 mm |
| *面部特征:面部比例——正面观* | 通常患者头部处于自然姿势位时,面部正面观应可分为三份:<br>● 面上 1/3:发际线至眉间水平<br>● 面中 1/3:眉间点至鼻基底部<br>● 面下 1/3:鼻基底部和颏下点之间(图 22-1)<br>　　面部美观比例应是面上、中、下三份等长。其中我们认为面下 1/3 对面容的影响最大,可通过牙齿代偿发生改变 |

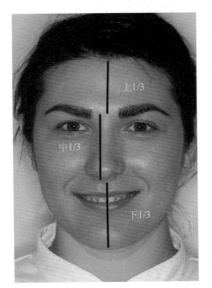

图 22-1　面部正面观:面上、中、下 1/3

（续）

| 流　程 | 说　明 |
| --- | --- |
| *面部特征：面部对称性——正面观* | 面中线（垂直面）和瞳孔连线（水平面）是判断面部不对称水平和程度最常用的参考线（图 22-2）。当面部的垂直和水平参考平面相互垂直，且面中线与牙中线相一致时（偏差不超过 2 mm），此时的面部是和谐美观的。可用一对压舌板或 FOX 咬合板帮助评估<br><br>瞳孔连线还可以帮助评估和描述切缘、龈缘、咬合平面与水平面的关系 |
| *面部轮廓特征：侧面观* | 评估侧面观时，患者头部处于自然姿势头位，通过 Frankfort 平面检查头部是否水平，可以分为 3 种侧貌：<br>● 直面型<br>● 凸面型<br>● 凹面型<br><br>可通过 E 线（鼻尖到颏前点的假想连线）帮助确定面型。当上唇最前点和下唇最前点分别位于 E 线后的 4 mm 和 2 mm 时，被称为是正常侧貌（图 22-3）<br>但正常侧貌这一定义，在不同人种中可能有比较大的差异 |

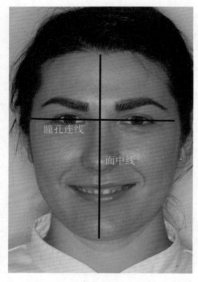

图 22-2　面中线和瞳孔连线

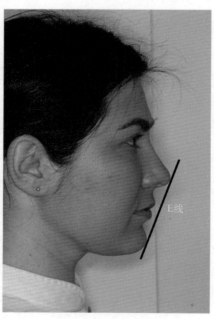

图 22-3　E 线

（续）

| 流　程 | 说　明 |
|---|---|
| *面部特征：脸型和面宽* | 共有 4 种脸型：<br>● 卵圆型<br>● 方型<br>● 尖细型<br>● 方尖型<br>Ahmad 于 2005 年在脸型与性格的相关性研究中，也曾定义四种不同种类的脸型：<br>● 抑郁质——圆满的面型，性格羞怯<br>● 多血质——轮廓清晰，性格上主动、不妥协<br>● 黏液型——宽大的额部，精致的轮廓<br>● 胆汁质——方正的、肌肉清晰的轮廓，伴随着支配型人格<br>我们认为牙齿的形态以及任何修复治疗应当符合这些不同的面型特征<br>面部宽度还可以通过"五眼"进行评估 |
| *唇部/颊部特征——形态和动态* | 形态学的描述应包括厚度（厚、中、薄）、宽度和对称性，通常包括：<br>● 宽的唇部，其笑容也更舒展；微笑时唇部宽度至少为面宽的一半时是美观的<br>● 在微笑区，唇部的形态受上颌中切牙的支配<br>　唇部动态——是指微笑时唇部的移动程度。上唇的静息位置常被用来判断静息时露齿程度。通常情况下：<br>● 30 岁左右露齿 3.0～3.5 mm<br>● 50 岁左右露齿 1.0～1.5 mm<br>● 70 岁左右露齿 0.0～0.5 mm<br>　语音测试时，嘱患者发"F"和"V"的音，此时可帮助确定上切牙切缘与下唇理想的位置关系；通常认为，理想的上切牙平面应当与下唇曲线相协调。可以垂直于面中线来录制患者讲话和微笑时的影像，是记录动态时唇部与牙、牙龈的关系非常好的方法 |
| *面部皮肤* | 面部皮肤可依照以下标准分级：<br>● 色素沉着水平<br>● 泛红的趋势<br>● 治疗后的可能反应<br>Fitzpatrick 皮肤光型分类可以很好地帮助我们制订面部美学计划 |
| **口内检查** | 应包含系统的评估：<br>● 软组织<br>● 牙周组织<br>● 牙体硬组织<br>● 咬合和弓形<br>● 美学区<br>● 缺牙区 |
| *软组织检查* | 应当仔细检查口腔和咽部的软组织是否有任何异常<br>应注意检查是否有吐舌习惯或舌系带附着过高并客观记录 |
| *牙周组织* | 牙周检查是十分重要的检查，首先对患者的整体口腔卫生情况做记录，注意是否有菌斑或牙结石形成，牙龈色形质是否异常，探诊是否敏感、出血，是否有脓肿，牙齿动度以及有无根分叉病变<br>　应进行牙周探诊并记录。牙周基础检查为后续的治疗提供一个良好的起点<br>　当开展复杂的修复治疗或牙周状况不稳定时，应当仔细检查并记录每个牙位 6 个位点的临床附着丧失水平，以及牙周菌斑指数和出血评分，用于评估牙周状况的进展，提供预防性建议和牙周治疗 |
| *牙体硬组织* | 牙体硬组织量表应包括：<br>● 牙列和缺牙<br>● 龋损的位置、范围、深度<br>● 不良修复体（不良修复体特征：边缘不密合，邻接点不良，修复体形态、功能、外观不良）<br>● 牙折断或折裂 |

(续)

| 流　程 | 说　明 |
|---|---|
| 咬合和牙弓形态 | · 牙齿异常磨耗<br>· 牙畸形<br>需检查静态的咬合特征,并注意:<br>· 倾斜、扭转、漂移、拥挤度、散隙、纵裂<br>· 覆𬌗覆盖<br>· 牙弓形态<br>· 牙弓内关系:切牙、尖牙、磨牙段间的关系<br>· 息止颌间隙<br>动态咬合评估应注意:<br>· 牙尖交错位(ICP)<br>· 咬合的稳定性<br>· 定位正中关系位(CR),确定 CR 上牙性接触位点(CRCP),以及在 ICP 和 CRCP 之间是否有滑动<br>· 下颌前伸时的咬合关系——前牙引导𬌗<br>· 下颌侧方运动时的咬合关系——尖牙引导𬌗、组牙功能𬌗<br>· 是否存在任何工作侧/非工作侧的咬合干扰 |
| 美学区/微笑区 | 检查需包括[Mehta, Aulakh and Banerji (2015)]:<br>· 微笑区的形态<br>· 唇齿关系<br>· 牙中线<br>· 牙齿色、形、质<br>· 牙齿大小、形状、对称性和轴倾角<br>· 牙邻接点和黑三角<br>· 牙龈美学 |
| 微笑区形状 | 共有 6 种形状描述:<br>· 直线形<br>· 曲线形<br>· 椭圆形<br>· 弓状形<br>· 长方形<br>· 反向形 |
| 唇齿关系 | 笑线(lipline)的定义是患者微笑或发"E"音时,上唇最下缘与上颌牙/牙龈的位置关系<br>· 低位笑线:上颌前牙仅暴露 75%,无牙龈暴露<br>· 中位笑线:75%～100%临床牙冠暴露,牙龈乳头暴露<br>· 高位笑线:笑线在牙龈水平之上——"露龈笑"(图 22-4) |

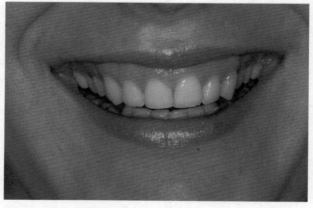

图 22-4　高位笑线:露龈笑

（续）

| 流　程 | 说　明 |
| --- | --- |
| *唇齿关系* | "笑容宽度"——最常见的情况是露出上颌 10 颗牙（笑容延伸至第一磨牙），如果在唇颊黏膜和后牙之间——颊廊留有空隙，并不是一个理想的笑容 |
| | "微笑弧线"（图 22-5）——描述的是上颌切牙切端构成的弧线与下唇弧线的关系。理想状况下，这两条弧线应该是对称的，下唇最上缘弧线的形状应顺应上颌切牙弧线，且位置应较上颌切牙弧线稍低 |
| | 在牙齿有磨耗的病例中，微笑弧线可变为"平直"或"反向"，这种笑容并不美观，而且往往代表了一种"增龄性的改变" |
| *牙中线* | 理想情况下，牙中线应与面中线相一致，若存在 2 mm 以内的偏差尚不明显（图 22-6）。但偏差大于 4 mm 时，则需要正畸治疗介入 |
| | 人群中只有 25％的人，上下牙中线完全一致，轻微的上下牙中线不齐对美观没有影响 |

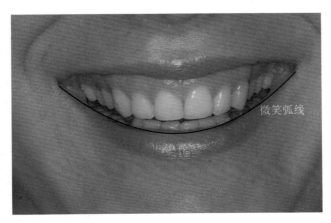

图 22-5　微笑弧线

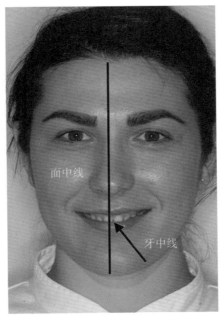

图 22-6　面中线和牙中线并不重合，但偏差在 2 mm 以内

(续)

| 流　程 | 说　明 |
|---|---|
| 牙齿色形质 | 在牙齿颜色评估中应考虑：<br>● 色相——基本颜色<br>● 彩度——基本颜色的饱和度<br>● 明度——基本颜色的明亮度<br>　　每颗牙齿，甚至是同一颗牙齿的不同位置都会呈现不同的颜色（多彩度），我们应当通过与比色板对比后仔细记录。如有口腔疾病、龋齿、死髓牙、牙齿染色和不良修复体，都会影响牙齿的美观<br>　　"更洁白的牙齿"某种程度上意味着更有吸引力，也更年轻。患者的皮肤状况也会影响牙齿颜色的感观<br>　　当我们准备行固定修复时，应注意牙齿不同的质地；如若需要，我们可以模拟不同的牙齿光泽和质地<br>在牙颌面美观中，上颌切牙占有主导地位<br>通常情况下，对上颌切牙形态的描述可分为：<br>● 卵圆形——蛋形的<br>● 正方形——四方形的<br>● 三角形——细长形<br>个体人格和性别与牙齿形态之间具有关联性。牙齿的形态也会随着年龄的改变而改变 |
| 牙齿的大小、比例、形状、对称性和轴倾角 | |
| 牙齿的大小和比例 | 上颌中切牙有如下特征：<br>● 平均高度是 10～11 mm——面高的 1/16<br>● 平均宽度是 8～9 mm<br>● 平均高度-宽度比是 1.2∶1；宽度是高度的 75%<br>　　当我们准备做牙体修复治疗时，这些数值十分具有参考价值（尤其是在磨耗的病例中）。但是，在不同人种中以及左右侧仍然存在变异<br>　　"黄金比例"是建筑和工程设计中为了研究美学与自然而引入的一个数学概念。它所认为的完美比例应为 1∶1.618。依此理论来看上颌切牙，正面观时，上颌中切牙宽度应是侧切牙的 1.618 倍，侧切牙宽度应是尖牙的 1.618 倍<br>因此，依此理论尖牙宽度应为侧切牙宽度的 62%<br>　　然而实际上，在天然牙列中黄金比例并不是普遍存在的。即便如此，在前牙缺失的病例中，我们仍然可以根据此原理来帮助实现微笑区的美学修复 |
| 牙齿形状 | 　　评估上颌中切牙的形状时，应从侧面观察其不同的曲线平面：有 2～3 个不同的曲线平面。同时应记录切牙切端的形态；在做临牙修复时应当与临牙一致<br>　　侧切牙的形态有比较多的变异；包括锥形侧切牙（双侧或单侧）<br>　　上颌尖牙（形状和位置）对微笑时前后牙区域的连续起到转承作用<br>　　评估下颌前牙区时，应特别注意下切牙切缘的形态 |
| 对称性和轴倾度 | 　　在天然牙列中，很少有左右完全对称的情况。而单侧锥形牙或缺牙均会导致不对称的出现。上前牙的轴向倾斜即为向近中倾斜，偏向垂直中线 |
| 邻接区、邻接点和邻间隙 | 　　邻间隙是位于邻接点以下的三角形空隙<br>　　离中线越远中，邻间隙的空间越大<br>　　同样，邻接点越远离中线，其位置越靠近切端且左右对称<br>　　邻接点的定义是：正面观时两个邻牙彼此相接触的区域；邻接点在牙中线两侧左右对称 |
| 牙龈美学 | 　　在理想美观的牙龈中，上颌前牙区龈缘应左右对称，中切牙和尖牙的龈缘水平应较侧切牙更高（大约 1 mm）<br>　　牙齿之间出现"黑三角"通常对美学有很大影响<br>　　注意检查牙龈的生物型——薄龈型、厚龈型、正常型 |

（续）

| 流　程 | 说　明 |
|---|---|
| 牙髓评估 | 牙髓及根尖周的检查应采用以下几种方法：<br>● 临床检查——是否存在可能的牙髓病表征<br>● 放射检查，根据临床需要<br>● 特殊检查<br>　当 1/3 的牙本质暴露于空气中时会出现牙本质敏感；在进行牙齿漂白时，使用水流冲洗有助于缓解牙本质敏感 |
| 缺牙区 | 应注意评估义齿承托区的大小、形状（圆形、扁平形、反折形、刃状形），以及其上覆盖黏膜的一致性和厚度（厚、薄、软、硬、动度）<br>应仔细检查所有的可摘装置 |
| 特殊实验/特殊检查 | 美学区修复时还有一些特殊检查，包括：<br>● 放射检查<br>● 活力及敏感度实验<br>● 彩色照片<br>● 正确上𬌗架的研究模<br>● 诊断蜡型和树脂饰面<br>● Kesling 排牙 |
| 小结 | 罗列所有的临床检查，以得到诊断/鉴别诊断。鉴别诊断会帮助我们制订合理的治疗计划 |

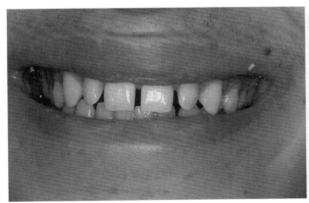
（a）

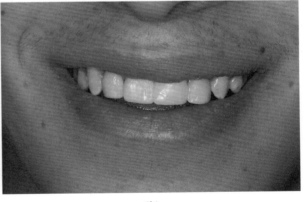
（b）

图 22-7　在患者口内采用非粘接的饰面展示纵隙消除后的外观

## 患者的期望值

为了满足患者对牙齿美学的期望，我们可以采用一些预测技术，比如说"口内饰面"和"dry-and-try 技术"。相关步骤概述请参考下文。

### 直接饰面（图 22-7）

● 选择形状合适的树脂片。隔离并干燥上颌前牙。
● 若需要增加上颌中切牙长度，先用 Michigan O 探诊测量牙齿宽度。将树脂片黏于其中一个上颌中切牙；粗略修正其高度宽度比为 1.2：

1. 上颌中切牙合适的平均宽度是 8～9 mm，平均高度是 10～11 mm。且中切牙高度应为面高的 1/16。静息时上唇位置也可以帮助我们确定其合适的高度。若想缩短牙齿的高度，则用外科标记笔画出合适的高度，注意也应符合以上的比例要求。

● 嘱患者发"F"或"V"音，并注意观察切牙切缘与下唇上缘的位置关系。理想状况下，上切牙切缘的曲线应与下唇上缘相一致。
● 使用压舌板确定上前牙切缘水平与瞳孔水平的位置关系。
● 侧位观时评估上颌中切牙的形态以及鼻唇的

支撑。

- 根据患者不同的年龄、性别、人格特征和肌力指数，修整饰面为卵圆形、方形或尖圆形。
- 对于可能切端缺损的患者，还应特别注意邻接区的位置。理想的邻接区应位于上颌中切牙的切缘 1/3，距牙槽嵴顶 6 mm，以利于牙龈乳头充满邻间隙。
- 在需要改变上颌中切牙宽度的病例中（比如关闭邻间隙），应将树脂加入邻接面。
- 此刻注意观察上牙中线与面中线的关系，偏差不应超过 2 mm。
- 对侧牙重复以上步骤。
- 在处理侧切牙时，应注意其切端高度应在中切牙之上几毫米；其切端曲线应与患者的微笑曲线相一致。
- 上颌前牙的轴倾角相对于面中线应为"近中倾斜"。
- 在需要调整侧切牙宽度的病例中，可应用"黄金比例"的概念做参考，可使用黄金比例尺。
- 再将树脂片黏于上颌尖牙，同样遵循上述原则，并注意左右对称。上颌尖牙的平均高度为 11~13 mm。邻接区（正面观时邻牙相接触的区域）的位置应遵循 50-40-30 原则，即中切牙邻接区占牙冠高度的 50%，中切牙和侧切牙的邻接区占牙冠高度的 40%，侧切牙和尖牙的邻接区占牙冠高度的 30%。
- 检查患者笑容的宽度。如若在颊部以及牙齿之间（颊廊）出现黑色的空间，则影响美观。
- 观察下颌牙列与上颌的关系。可以考虑在下颌中切牙近中面粘接树脂。
- 在简单的病例中，做调磨以适应患者的殆型。
- 向患者展示修复后的变化。我们建议给饰面拍摄高清照片，需要时拍摄视频，评估饰面对患者动态的影响。
- 如果患者表示满意，而你也打算对其行直接树脂修复，则取硅橡胶印模。仔细分割印模，腭侧的部分则发挥了导板的作用，有助于预测并恢复最终的咬合和外观。

### 直接-间接饰面

对于一些复杂的病例，经常涉及咬合关系的改变，这时应用诊断蜡型大有益处。为了给技工正确的指示并按要求进行定制，并达到美学上的要求，仍然要求在 1~2 个牙面上进行直接饰面修复。之后用藻酸盐或硅橡胶取模并拍照。

- 对于需要改变咬合关系的病例，前牙的不同形状可能改变患者现有的前导，这时则需要上颌架并制作诊断蜡型。临床医生必须指定终末咬合位置。这些记录可以有效地帮助技工制作美观与咬合兼顾的"功能诊断蜡型"。
- 当诊断蜡型返回后，小心地制取诊断蜡型的印模，形成阴模。在牙齿表面薄薄涂一层凡士林，向阴模中注入特定颜色和数量的临时冠桥材料，再将阴模准确套回牙齿上，形成"模拟微笑模型"。修整临时冠桥的菲边。在向患者展示之前再仔细评估"模拟微笑模型"。
- 或者还可以为患者提供一个线上的"微笑模拟"，通过计算机的模拟尽可能呈现出最终的修复效果，这样患者可以再次评价或者和家人朋友商议此修复治疗是否合适。
- 诊断蜡型一旦最终确认，就可以用以硅为主的材料进行导板制作。它像一个腭侧导板那样，为树脂的修复预留出准确的形态和空间，或者协助进行贴面或冠修复前的精密牙齿预备。

### 使用数字微笑设计进行间接饰面

随着合适的摄影摄像工具和软件的应用，可以根据生物学的要求（比率和比例），在电脑上设计"微笑"。

- 这项技术还可以展示牙齿排齐的效果（包括轴倾角、覆殆覆盖、扭转以及其他一些正畸治疗效果），也可以通过"牙形态数据库"来进行展示，满足患者的需求，帮助患者和其家人进一步商议决定。此外，还可以展示牙齿颜色的改变。
- 通过这项技术，我们可以得到一个 3D 虚拟的蜡型排牙。
- 通过运用 CAD 软件，可获得一个虚拟的蜡型或临时冠，获得患者的知情同意。

### Kesling 排牙（图 22-8）

这是一种传统的诊断实验方法，通过将复刻模的牙齿逐一分离并重新排列安放到所需位置上，得到治疗计划最终的咬合关系，同样可以帮助和患者进行沟通。

## 微创技术

### 活髓漂白

牙齿美白/漂白技术，是一种氧化反应，通过在牙齿表面应用药物，以改变牙齿结构的光反射或光折射性质，使得牙齿感觉上更"洁白"（Li and Greenwall, 2013）。这种治疗中总是会用到过氧化药物（过氧化

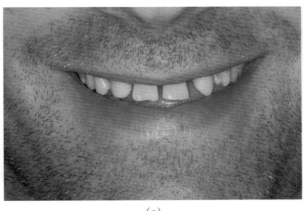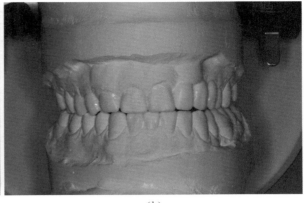

(a)　　　　　　　　　　　　　　　　　(b)

图 22-8　(a, b)在实验室中通过上𬌗架在研究模上完成了该患者的饰面制作；通过牙齿蜡型的移动和再定位获得更加美观的效果

氢/过氧化胺），可以在椅旁操作，也可以让患者使用家庭装，但需要配合个性化托盘。若需行此类治疗，一定注意遵守当地的监管和法律要求，确保治疗是安全有效的。

### 优点/收益

正确使用牙齿美白可带来以下优点（Li and Greenwall，2013）：

- 它可以改善牙齿染色、提亮牙齿光泽，并可以改善整个微笑的美观程度，其结果可测且微创。
- 对患者很安全，没有明显的长期的口腔危害或健康风险（尤其是使用浓度 10% 的过氧化胺类药品）。
- 没有对牙齿釉质硬度/表面形态不良影响的报道（使用浓度 10% 的过氧化胺类药品）。
- 长期应用有效（超过 20 年）。
- 花费相对较低。

### 缺点/风险

有记录的常见的不良反应包括（Li and Greenwall，2013）：

- 乳牙一过性敏感（通常是轻度到中度）。
- 牙龈/黏膜刺激。

还有一些潜在的风险包括：

- 口腔软组织黏膜灼伤和溃疡，被称为"组织漂白"，通常是由操作不当或托盘不合适引起的。
- 关于牙釉质（矿物质流失）和对修复材料的不良影响——但这些仍然大部分未经证实。
- 过氧化氢类药品的中毒，主要是由于其氧自由基对细胞组织造成损伤，尤其是可能吞咽了牙科材料后。应避免对孕期和哺乳期的母亲、治疗期中的癌症患者、已知过敏的患者或存在其他健康问题的患者实施牙齿漂白。

应给患者以下建议：

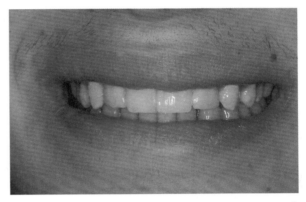

图 22-9　在图 22-7 中该患者的中切牙和侧切牙已经通过直接复合贴面完成美学修复

- 牙齿漂白可能偶发其他不可预测的结果。
- 需要长期的护理（包括附加的治疗）。
- 短期内复发的风险，以及形成暂时性的/原发性的"白斑"。
- 可能需要对美学区再行修复治疗（可能造成修复体颜色与余牙不一致，以及牙体结构完整性的破坏），以及可能需要对无症状、功能良好的修复体甚至其他健康牙进行替换或治疗。

### 直接复合树脂贴面（图 22-9）

适应证包括：

- 折断、颜色异常或扭转的牙。
- 牙齿发育异常（比如锥形侧切牙）。
- 缩窄/关闭间隙。
- 先天的或后天的牙体缺损。
- 腭向位的牙。
- 磨耗的前牙。
- 牙齿改型，比如将尖牙改为侧切牙。
- 需要改变长度或宽度的牙齿。
- 在间接治疗前的处理，以测试患者接受程度。

优点/收益

- 相对于间接修复治疗来说,可以通过最微创的方法对牙齿的颜色、形状进行调整(依据生物学要求)。
- 更易在口内进行调整、修理和抛光。
- 可能一次就诊就可完成,并可能免去技工加工费用;较间接修复更经济;治疗立竿见影。
- 不需要取印模或制作临时修复体。
- 不需要进行界面处理。
- 无须依赖口腔科技师,可以直接在口内进行外形的修饰和颜色的调配。而间接修复中,技师则不得不依赖于摄影记录和牙医的书面说明进行制作。

缺点和风险

- 定位时需要较高的操作技术。
- 椅旁操作时间较长。
- 与陶瓷相比耐磨性较差。
- 与釉瓷相比,光泽度较低。
- 随着使用时间的增加,修复体有变色、染色、碎裂以及折断的趋势。
- 维护要求很高,保持良好的口腔卫生依赖于患者的依从性。

**口腔正畸学**

正畸治疗方面详情请参阅第 16 章。如果美学修复中需要正畸的参与,那么应该考虑转诊到正畸专科医生处进行治疗。

**间接美学修复(图 22-10)**

**瓷贴面**

间接美学修复瓷贴面必须征得知情同意。强烈建议使用诊断蜡型。

适合做贴面的几种瓷材料主要分两大类:

- 长石质瓷。
- 二硅酸锂和白榴石加强型瓷。

需要知道各自的不同点和适应证。

适应证

- 患者不能接受磨除过多牙齿或其他方法不适用于改变牙体变色的。
- 畸形牙、锥形牙、关闭牙间隙、改变牙齿长度和外形等需要修改牙齿形态的,尤其是正畸和树脂粘接不能满足患者需求的。
- 有牙体硬组织较多缺损的,比如严重的冠折、

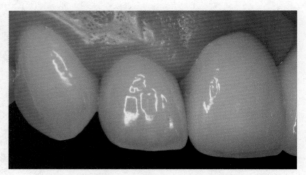

图 22-10　10 年随访:右上侧切牙为长石瓷贴面,右上中切牙为全瓷结合贵金属合金的牙冠

牙釉质腐蚀和磨损,先天或获得性牙体缺损而其他方法不适用的。

禁忌证

- 由于牙釉质量不足或其他因素导致的粘接面不足以提供足够的粘接强度。
- 牙体需要进行较大的局部改变,超过了贴面修复的范畴,并且可能会对口腔健康有不利的影响因素。
- 严重变色的牙齿。
- 已经被严重修复过且脆弱的牙齿。
- 患者有可能导致贴面修复失败的不良习惯或咬合关系。

优点

- 高强度的粘接技术给我们提供了一个比全冠修复更好的保存牙体组织的解决方案。
- 高强度瓷材料的应用加强了剩余牙体组织的抗折性。
- 与树脂贴面相比,瓷贴面的外观更好、颜色稳定,不易变色。
- 减少了悬突的风险,与软组织相容性更好,所以可以提供树脂贴面不可比拟的边缘封闭性。

缺点

- 不能直接在口内对贴面进行制作和抛光。
- 弯曲度低,容易折断和碎裂。
- 可能会磨损对颌牙面。
- 瓷材料和树脂水门汀的热膨胀系数的差别可能会导致边缘微渗漏。
- 需要很高的操作性,对医生临床操作性要求较高。

**经典冠修复**

一般来讲,全冠修复已经较少用于前牙区域的美学修复,除非是其他方法不能适用时,这种情况包括:

- 牙齿本身已经有冠修复,需要进行更换修复体的。
- 牙体剩余组织不能提供充足的粘接面。
- 反复的粘接失败的修复体。
- 前牙区可能需要进行咬合重建等大量的牙体修改。
- 严重的变色、易折或已根管治疗过的牙齿。
- 患者有强烈的欲望进行全冠修复者。

### 优点

总结一下冠修复或替代冠修复的优点包括以下几点:

- 同时修复外形和功能,包括最大化减少可能导致病理改变的斑块、食物沟、牙体与修复体之间的潜在间隙。
- 加强牙体的抗折强度(尤其是较脆易碎的牙齿)。
- 对剩余牙体组织的粘接面和颜色要求低。
- 可以良好地恢复咬合面形态。
- 可以制作金属咬合面比瓷面更光滑。
- 全瓷全冠修复也可以提供非常好的美学修复效果。
- 大量的证据支持全冠修复可以达到很好的长期修复效果。

### 缺点

全冠修复存在一些潜在的缺点(Maglad et al.,2010):

- 在牙备期间或者一个不良的临时修复甚至不良最终修复体,都会对软组织、牙龈、牙周组织造成潜在的医源性创伤。
- 在拆除旧冠和进一步进行牙体预备时,都会磨除比较多(有时是大量)的健康牙体硬组织;烤瓷融附金属冠和全瓷冠需要磨除的牙体量分别是 60%~70%。
- 邻牙和对颌牙不同程度的医源性破坏。
- 反复的试戴修复体对牙髓组织产生的压力以及牙备和冠粘接过程的步骤都可能会对牙髓造成进行性可逆和不可逆的牙髓损伤。在一项研究中显示,全冠修复造成牙髓损伤的概率是 19%。
- 咬合不适的风险。
- 加重对颌牙的磨耗或折断的风险,以及颞下颌关节紊乱的症状。
- 继发龋导致修复体失败。
- 粘接剂失效,修复体脱落。
- 材料并发症:绷瓷或者瓷折裂。
- 牙体折断。
- 如果修复效果不理想,则没有足够的修改空间(除非将修复体拆除)。

不管怎样,关于修复体的长期使用情况,我们应当批判地看待以上问题,目前研究表明,修复体的平均使用寿命为 10~15 年(Scurria et al.,1998)。

## 总结和维护

我们有必要对提供的每一种治疗方式的维护和检测进行详细的讨论,另外良好的家庭护理和坚持预防性原则的重要性再怎么强调也不过分。

### 参考文献

［1］ Ahmad, I. (2005) Anterior dental aesthetics: facial perspective. British Dental Journal 199: 15-21.

［2］ Edelhoff, D., Sorensen, J. (2002) Tooth structure removal associated with various preparation designs for anterior teeth. Journal of Prosthetic Dentistry 87(5): 503-509.

［3］ Li, Y., Greenwall, L. (2013) Safety Issues with tooth whitening using peroxide-based materials. British Dental Journal 215: 29-34.

［4］ Maglad, A, Wassell, R, Barclay, S, Walls, A. (2010) Risk management in clinical practice. Part 3. Crown and bridges. British Dental Journal 209: 115-122.

［5］ Mehta, S.B., Aulakh, R., Banerji, S. (2015) Patient assessment: preparing for a predictable aesthetic outcome. Dental Update 42: 78-86.

［6］ Saunders, W., Saunders, E. (1998) Prevalence of periradicular periodontitis associated with crowned teeth in the adult Scottish subpopulation. British Dental Journal 185: 137-140.

［7］ Scurria, M., Bader, J., Shugars, D. et al. (1998) META analysis of fixed partial denture survival: prostheses and abutments. Journal of Prosthetic Dentistry 79: 459-464.

［8］ Whitworth, J., Walls, G., Wassell, R. (2002) Crowns and extra-coronal restorations: endodontic complications: the pulp, the root-treated tooth and the crown. British Dental Journal 192: 315-327.

### 深入阅读

［1］ Banerji, S., Mehta, S.B., Ho, C.K.C., eds (2017) *Practical Procedures in Aesthetic Dentistry*. Oxford: Wiley-Blackwell.

［2］ Wilson, N.H.F., ed. (2015) *Essentials of Esthetic Dentistry. Principles and Practice of Esthetic Dentistry*, Volume 1 (Series Editor B.J. Millar). Edinburgh: Elsevier.

# 医疗急诊学

## Medical Emergencies

*Kathleen Fan，Syedda Abbas，Shariff Anwar，Nikolas Fanaras，Leandros Vassiliou，Rahul Jayaram，Andrew Ross and Suranjana Lahiri*

第23章

## 引言

紧急医疗事故可以随时随地发生。因此,在口腔科协会"执业范围"2013中指出:"患者任何情况都可能发生晕厥,无论他们是否经过治疗。因此,所有注册执业医师都必须接受包括心肺复苏在内的医疗急诊培训,并且获得最新的资格证明。"每个牙科诊所都有为患者提供有效治疗、保证患者安全的责任和义务(Jevon,2012)。

## 生命链

口腔科手术很少发生突发事件,但很重要的是,心脏停搏后的存活率与复苏的速度相关。生命链(图23-1)描述了心脏停搏后救治的一系列环节(Nolan et al.,2010)。

第一环节表明了识别有心脏停搏风险的患者,并寻求帮助的重要性,以便早期治疗,防止发生心脏停搏。中心环节为施行心肺复苏(cardiopulmonary resuscitation,CPR)和心脏除颤,这是复苏的基础环节。发生在院外的、由心室纤颤导致的心脏停搏,即刻心肺复苏可使存活率提高1倍或2倍。研究表明,每延迟1分钟除颤,会降低出院时心脏停搏的存活率10%～12%(Nolan et al.,2010)。最后一环表明了保存大脑和心脏功能对复苏后生活质量恢复的重要性。

## 医疗风险评估

虽然任何时候任何人都可能发生急症,但某些患者发生的可能性更高。缺血性心脏病死亡率很高,60%的成年冠心病患者死于心脏停搏(Finegold,Asaria and Francis,2001)。鉴别这类以及其他有较高急症发生风险的患者很有必要,因为这样才有可能改良治疗措施,预防急症发生。比如,可以仔细安排糖尿病患者口腔科治疗时间,以免影响进食,发生低血糖;对有缺血性心脏病的患者,要进行焦虑和疼痛管理。

每次患者有任何变化,都需在病史上记录。如果癫痫患者的病史显示患者最近频繁抽搐或者有任何变化,则警示着癫痫发作风险增加。即使已有纸质或电子病史,临床医生亲自检查患者也很重要。

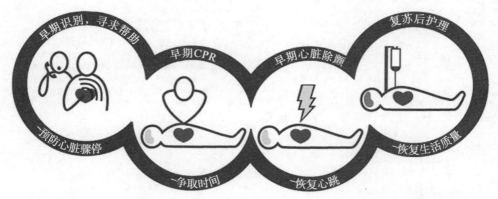

图23-1　生命链。CPR,心肺复苏。来源：King's College Hospital, London。经许可转载：Resuscitation Council (UK)

完成病史采集后，就可以按照生理风险类别将患者分类。最常用的评估系统是 ASA 的分类，最初用于评估患者手术适合度。复苏委员会（英国）[Resuscitation Council（UK）]（2012）建议将 ASA 分类用于辨认治疗期间易于发生急症风险的患者，还可为如何来选择那些通过转诊而能获益的患者提供指导。

ASA 1：正常的健康患者——没有严重的临床合并症，以及重要临床意义的既往史和过去史。

ASA 2：患者有轻度系统性疾病。

ASA 3：患者有重度系统性疾病。

ASA 4：患者有重度系统性疾病且危及生命。

ASA 5：若不手术，估计无法存活的濒死患者。

ASA 6：已宣布脑死亡的患者，因器官捐赠而手术。

有缺血性心脏病、哮喘、癫痫、糖尿病和过敏的患者更容易在口腔科诊所发生医疗急症（根据病情严重程度分属 ASA 2、3 或 4）。

## 团队合作

在处理急症时，团队合作尤为重要。团队内的每个成员都必须对情况十分了解。团队中应有一个决策者（通常是高年资牙医），给团队各成员分配任务，比如取急救包，或者叫救护车。高效的沟通交流至关重要，决策者做出的指示要清晰明确，而团队成员也需听清任务，及时执行。临床工作中要定期模拟医疗急救，这可让团队成员不断练习，扮演好自己的角色。

## 呼叫救护车

口腔科诊所会出现许多需要呼叫救护车的情况。在电话旁边放一张写有诊所地址的卡片会很有帮助。与急诊接线员通话时，告诉他需要救护车。

一旦联系到救护车：

- 告知急症的详细情况以及初步诊断（例如可能是心肌梗死）。
- 患者相关信息（例如，65 岁男性，意识清楚，胸痛，血压，脉搏）。
- 已进行了什么处理（例如，通过面罩给予氧气）。
- 提供准确的地址或方位，以及电话号码。
- 如果可以，请与救助人员保持通话，并听取其提供的重要建议。
- 当救护车快到时，安排人员接待。

- 注意呼叫救护车时的时间（Haas et al.，2010，Jevon，2013）。

## 复苏委员会（英国）标准

复苏委员会（英国）在 2013 年更新了关于初级口腔科护理的标准。

主要建议为：

- 所有初级口腔科护理机构都应制订一套评估患者医疗风险的程序。
- 所有初级口腔科护理机构都应该配备可以立即获得的复苏相关设备。设备清单应全英国统一标准。
- 所有临床操作区域应配备可以立即获得的自动体外除颤器（automated external defibrillator，AED）。
- 每个初级口腔科护理机构都应制订呼救计划，万一发生心肺呼吸停止时呼救（英国为 999）。
- 定期对心肺呼吸暂停急救进行情境模拟训练和教学。
- 口腔科工作人员至少每年更新 1 次复苏相关知识和技能。

## ABCDE 法评估患者

无论如何，最重要的是根据基本生命支持指南恰当地初步评估患者。系统地评估和管理患者至关重要。这可以让临床医生尽可能地保持镇定，避免遗漏重要体征，并提供关键治疗。评估每一步都必不可少，并在出现指征的时候采取即刻措施。然而，只有完成步骤 A、B、C、D、E 后，才进行监测。无论是高年资牙医还是急救人员，都要尽早寻求帮助。

ABCDE 法的原则是在急诊处理时避免遗漏危及生命的陷阱。ABCDE 法的每一步都必不可少，先进行哪一步取决于每个问题导致致命性后果的速度。例如如果 A（airway，气道）有问题，则必须在处理 B（breathing，呼吸）问题之前尽可能解决。因为如果没有打开气道，也就无法成功恢复呼吸。

ABCDE 法应用于急诊医学的所有领域，无论是内科、外科还是创伤，都可用到 ABCDE 法。它在看似一片混乱的境况下提供了条理清晰的处理办法，而且从下文可以看到，ABCDE 法简单易记、易于总结和回想。然而，它并不能替代由熟练的、经验丰富的老师教授的急诊处理专业课程。

**A——气道（airway）**

| 上呼吸道阻塞通常有特征性的表现，但患者可能不能言语 | 上呼吸道阻塞引起的气短应视为急症 |
| --- | --- |
| 观察并聆听气道阻塞的迹象 | • 过敏症/过敏反应或感染可导致软组织肿胀（另见"过敏症"部分）<br>• 反常的胸部和腹部运动<br>• 发绀（晚期体征）<br>• 咕噜声——因为有分泌物<br>• 窒息——异物<br>• 打鼾——意识水平异常（镇静）的患者部分呼吸道阻塞<br>• 喘鸣——吸气时哮鸣音，是上呼吸道受损的诊断病征<br>• 哮鸣音——呼吸时的哮鸣音是由下呼吸道塌陷引起，常见于哮喘或 COPD 患者<br>• 不能言语——全部呼吸道阻塞 |
| 处理 | • 停止口腔科和其他非紧急治疗 |
| 窒息（图 23-2 和图 23-3） | • 可通过头部后仰法/抬头举颏法或双手托颌法打开气道<br>• 视诊口腔和咽部，并去除阻塞物<br>• 酌情应用吸引器或钳子清除碎屑和分泌物<br>• 若有异物阻塞气道，可拍打背部或推挤腹部<br>• 给氧 15 L/min（通过贮气囊）——或最高气流量<br>• 如果气道不易开放、患者可耐受且术者有自信，可考虑使用气道辅助装置（例如口咽/Guedel 通气道） |
| 监测 | • 旨在将氧饱和度保持在 94%～98%<br>• 病情严重或合并呼吸系统疾病的患者可能无法达到这一目标<br>• 继续观察改善/恶化的迹象 |

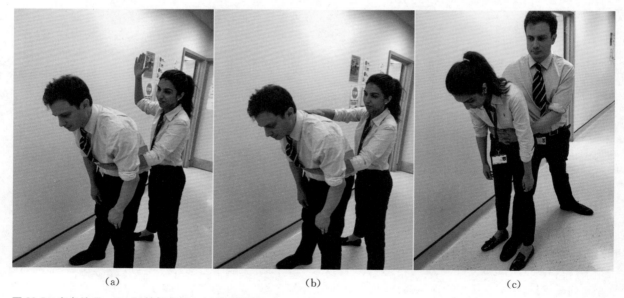

(a)　　　　　　　　　　(b)　　　　　　　　　　(c)

图 23-2　窒息处理。（a，b）拍打背部。（c）推挤腹部

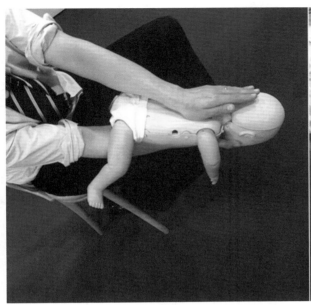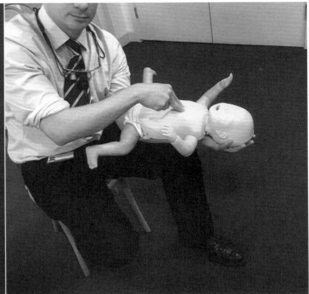

（a）　　　　　　　　　　　　　　　　　　（b）

图 23-3　儿童窒息处理。（a，b)小儿背部拍打。（c)小儿腹部推挤

---

### B——呼吸（breathing）

| | |
|---|---|
| 评估呼吸频率，检查患者是否有呼吸异常。将脸贴近患者口腔，观察患者胸部 | 呼吸频率（respiratory rate，RR）（与年龄有关）——刚开始呼吸的频率增加而后频率降低可能意味着灾难！成人正常频率为 12～20 次/分，虽然儿童呼吸频率每年有变，但一般为 20～30 次/分（1～5 岁） |
| 观察 | • 呼吸急促（RR>20 次/分）通常是呼吸窘迫的第一个体征<br>• 缓慢的 RR 也令人担忧——可能是过度镇静或劳累的体征 |
| | • 异常的呼吸模式<br>• 胸部运动的对称性<br>• 呼吸深度<br>• 异常的胸部和腹部运动。"反常"运动是指尝试吸气和呼气时腹部凹陷和外凸<br>• 使用辅助肌肉——可见肩部、颈部肌肉紧张，肩部需要支撑，例如经常扶住椅子的扶手<br>• 发绀——由于血液循环氧气浓度低导致黏膜颜色变蓝<br>• 听诊时的异常呼吸音包括吸气量不等、吸气量减少和哮鸣音 |
| 处理 | • 继续监测（如果可以，也包括脉搏血氧仪的监测——正常氧分压为 97%～100%），同治疗 A（气道）一样<br>• 如果可能，治疗基础疾病，例如吸入 $\beta_2$ 受体激动剂治疗哮喘<br>• 呼吸衰竭立即 CPR 治疗（请参阅心肺复苏部分） |

### C——循环（circulation）

　　心动过速是严重急性呼吸窘迫最重要的标志之一。本章的部分内容将讨论心源性急症。大部分晕厥为单纯性晕厥和血管迷走神经性晕厥，可通过简单的措施纠正

| 观察和感觉 | • 手和脸的颜色： |
| --- | --- |
| | 　－ 发绀(如上) |
| | 　－ 温度 |
| | 　－ 湿冷 |
| | • 手部冰凉和湿冷可能意味着血压下降导致晕厥 |
| | • 毛细血管再充盈时间： |
| | 　－ 可以通过使劲按压患者甲床(最好保持在心脏水平)5秒，然后释放，计算甲床颜色恢复到原来颜色的时间 |
| | 　－ 如果怀疑有其他原因引起的外周循环较差，该检测也可在胸骨上进行 |
| | 　－ 正常再充盈时间<2秒 |
| | • 脉搏可在手腕(桡侧)、颈部(颈动脉)或腹股沟(股动脉)测量，应评估： |
| | 　－ 速率——与呼吸一样，升高或降低可提示患者的状况 |
| | 　－ 心律——脉搏应该是有规律的。详细了解患者既往史，可以让术者评估发病时患者的异常心律是否是急性的。可快速检查患者左前胸部皮肤下方是否有心脏起搏器或内置心脏除颤器 |
| | 　－ 体积——脉冲体积可用来粗略估计循环量，特别是在不知道正常评估脉搏的参数但知道脉压的情况下 |
| 处理 | • 正式测量血压。血压<90 mmHg表明有休克 |
| | • 尽量让患者平躺，使脑灌注所需的血压最小。如果可以的话，可采用轻微的头低位(血管迷走神经性或单纯性晕厥或过敏性休克导致的低血压) |
| | • 胸痛——使患者坐立，考虑给予三硝酸甘油酯、阿司匹林、氧气，并呼叫救护车 |
| | • 继续气道和呼吸管理 |
| | • 考虑高流量给氧(15 L) |
| | • 与呼吸一样，循环停止是施行心肺复苏的指征 |
| 监测 | • 血压 |
| | • 脉搏 |

### D——神经功能障碍(disability)

| 通常指患者的意识状态以及可能影响意识状态的因素<br>观察和听 | • 响应性用AVPU量表最易衡量，该量表根据以下情况评估意识障碍的严重程度： |
| --- | --- |
| | 　－ 警醒——即没有意识障碍、反应机警的患者 |
| | 　－ 对语言刺激有反应——即患者对声音有反应，比如叫他们的名字 |
| | 　－ 对疼痛刺激有反应——患者仅可被疼痛刺激唤醒，比如胸骨或甲床施压。这代表严重意识丧失 |
| | 　－ 无反应，显然是一种极其令人担忧的意识状态 |
| | • 测量瞳孔大小和对光反应，可提示意识状态或者以前是否使用药物(针尖状瞳孔——包括非法药物的阿片类药物) |
| 处理 | • 回顾用药史以及出现药物相互作用的可能原因，如果可能的话，抵消该作用 |
| | • 测量血糖以排除低血糖可能，若有需要，补充葡萄糖 |
| | • 回顾ABC，排除缺氧或低血压导致意识水平改变 |
| | • 考虑给氧 |
| | • 考虑呼叫救护车 |

| | |
|---|---|
| **E——充分暴露 (exposure)** | |
| 充分暴露患者皮肤是确保没有遗漏体征的唯一方法。患者尊严仅次于健康和安全,暴露应在保障尊严的情况下进行。不应长时间暴露,以免不必要的热量损失 | 如果考虑过敏反应,注意检查荨麻疹 |
| 监测 | 完成 A、B、C、D、E 的评估并最大限度给予相关治疗后,应再次从头开始评估并重复直至患者恢复或者救助人员到达 |

## 学习要点

- ABCDE 法为任何医疗急症提供了结构化、安全的处理方法。
- 一旦有怀疑,可随时用简单安全的方法评估患者情况,并用简单的治疗方式救治生命。
- ABCDE 法还可在非急症的情况下保证患者生命安全。
- 要按 ABCDE 的顺序依次评估,并且每个循环结束后再次重复 ABCDE(当然,不用重新充分暴露)。
- ABCDE 是医护人员交流传达患者病情的通用语。

## 呼吸问题:气短

在社区医院,气短管理包括处理由严重呼吸系统疾病和其他急症导致并发症的患者。既往史可以确定患者是否有慢性呼吸道疾病症状,而这可能改变他们的口腔科治疗计划。例如严重慢性阻塞性肺病或心力衰竭(见后文)需要长期氧气疗法,患此类疾病的患者在口腔科咨询或治疗过程中,气短可能会加重。这些患者应与有急性症状的患者用相同的方式进行评估。

### 整体评估和共同病征

此处概述整体呼吸状况及其处理。如果能获得患者病史,可特别询问是否有哮鸣、咳嗽、胸闷或气短的症状,如果有则进一步详细询问。询问包括以下内容:

- 症状发生的时间(例如早晨或晚上)。
- 其他诱发因素(例如灰尘、花粉、寒冷的天气、压力)。
- 药物反应(例如 NSAID 类药物、阿司匹林、β 受体阻滞剂)。
- 症状持续时间。
- 吸烟史。
- 职业。

- 锻炼耐受度。
- 家族史。

当出现急性气短时,无论情况如何,最重要的是根据基本生命支持指南进行恰当的初步评估。评估的每个步骤都该施行,并根据情况立即采取措施。完成 ABC 评估(见之前所述 ABCDE 法)之后再进行监测。如果术者自觉以所在机构水平无法处理相关情况,应及早寻求帮助,紧急呼叫急诊服务。

#### 哮喘

哮喘是一种阻塞性气道疾病,其特征为:

- 急性、慢性以及慢性炎症急性发作的气道炎症。
- 有呼吸困难和哮鸣音。
- 哮喘的哮鸣音发生于呼气时:这有助于区别哮喘和上呼吸道阻塞/痉挛。

哮喘的定义仍无定论。国际共识认为哮喘为在易感人群中发生的慢性炎症性气道疾病,其性状与广泛但多变的气道阻塞有关,并且多种因素可引起气道反应性增高。哮喘的气道阻塞通常是可逆的,既可自发解除,也可通过治疗解除。英国胸科协会认为诊断哮喘需考虑以下因素:

- 化学或环境诱发因素。
- 过敏性/特应性病史,例如花粉症、湿疹。
- 可呈现大笑或紧张的情绪状态(特别是儿童)。
- 特应性反应或哮喘的家族史(可能是诊断哮喘最有力的证据)。

对于已知患有哮喘的患者,症状严重程度和发生频率以及用药史非常重要。根据患者对药物的依赖程度以及症状的描述,可很好地了解疾病的严重程度,尽管并不是完全准确。

知晓了相关知识,每位患者仍然必须个性化评估。对有气短症状的患者需进行以下评估:

- 询问患者评估其症状。
- 按照上述 ABCDE 法评估 A、B、C。
- 及时高效地检查呼吸系统,包括:
  - 测量呼吸频率和心率(是检查是否有呼吸困难的良好指标,但必须与其他指标一起综合考虑)。

- 监测氧饱和度。
- 如果有可用设备且医生有自信,可听诊是否有异常呼吸音。
- 流量峰值测量是一项简单的测试,在患者知道其平常评分时最有用(如果可用且医生能阐述清楚)。

评估哮喘发作严重程度的具体标准(British Thoracic Society,2008)(2012 年修订):

(1)中度发作。

- 症状加重。
- 呼气流量峰值(peak expiratory flow,PEF)为最佳/预测值的 50%~75%。
- 无严重的发作症状。

(2)急性严重发作。

- 无法完整说完一句话。
- 呼吸频率>25 次/分。
- 心动过速,频率>110 次/分。

- PEF 为最佳/预测值的 33%~50%。

(3)危及生命。

- 严重的哮喘症状+:—。
- 发绀。
- 心动过缓(心率<50 次/分)。
- 精疲力竭、意识水平下降。
- 氧饱和度<92%。
- 胸部听诊无声音。
- PEF<最佳/预测值的 33%。
- 呼吸困难。

*治疗*

应立即停止口腔科或其他非紧急操作,并使患者处于舒适的坐立位,及时应用 ABCDE 法进行评估。去除所有用于治疗的物品,包括牙科印模材料、张口器和橡皮障。必须牢记这些症状可能由哮喘、过敏反应、疼痛或焦虑引起。检查气道是否通畅,然后给予氧气以及其他解除支气管痉挛的处理。

| | |
|---|---|
| 氧气 | • 可通过贮气囊输送 15 L 氧气,然后持续给氧,特别是无法监测氧饱和度的时候 |
| | • 若在医院,应滴定给氧使脉搏血氧饱和度保持在 94%~98%(后面讨论二氧化碳潴留)。但这并不意味着血氧饱和度高于此值时需停止给氧 |
| 支气管扩张剂——下文提供了实用简易的治疗方案,本部分内容概述了英国胸科协会总结的其他潜在管理方法,术者可根据自己的经验和现有资源选择相应的方法 | • 若没有雾化器,则用沙丁胺醇吸入器给患者行 10 次活化(吸)。大容量间隔期会很有帮助,特别是对于儿童。每 10 分钟重复 1 次 |
| | • 刚开始可以吸 2 次,然后每 2 分钟再吸 2 次,最多 10 分钟内吸 2 次。现在可以每 10 分钟连续吸 10 次,而不必每 2 分钟吸 2 次 |
| β受体激动剂(例如沙丁胺醇)通常是阻塞性气道疾病的基本用药。它们与受体结合后会引起: | • 放松支气管平滑肌 |
| | • 减少肥大细胞介质释放 |
| | • 抑制中性粒细胞、嗜酸性粒细胞和淋巴细胞功能性反应 |
| | • 增加黏膜纤毛运输功能 |
| | • 影响血管张力,形成水肿 |
| | • 许多患者会定期使用这些药物 |
| 支气管扩张剂给予的方式由患者病情决定 | • 如上所述,轻度发作可使用吸入器治疗 |
| | • 如果对此存疑,或者患者自觉无法吸入,则可使用间隔器,尤其是儿童 |
| | • 若发作较严重,一线治疗为雾化吸入 2.5 mg 沙丁胺醇(如果可以的话)。即使没有补充氧气也应该这样治疗(大多数雾化器驱动需要 6 L/min 的流量,熟悉各设备的要求很重要)。和后续升级治疗一样,该处理应在救护车或医院中施行 |

| 升级治疗包括： | • 类固醇治疗和异丙托溴铵雾化治疗 |
| --- | --- |
| | • 若怀疑除哮喘中度发作外,还有其他疾病,或者有任何其他问题,应转诊至当地急诊科 |

**观察和进一步处理**

- 哮喘是一种可逆的支气管痉挛。如果无法通过开始的简单措施治愈,则应升级治疗(表 23-1)。转诊至当地急诊科。
- 在等待救援或转院的同时需继续治疗。
- 给予氧气,如果可以的话雾化吸入沙丁胺醇。

- 口服类固醇药物泼尼松龙(住院期间)。
- 雾化吸入异丙托溴铵,但不能连续给药(最多每天 4 次)(住院期间)。
- 假如没不良影响,可"背靠背"(连续)给予沙丁胺醇。

表 23-1　哮喘梯度治疗

| 步　骤 | 成　人 | 5～12 岁儿童 | 2～5 岁幼儿 |
| --- | --- | --- | --- |
| 第一步 | 吸入短效 β 受体激动剂,如按需给予沙丁胺醇 | 吸入短效 β 受体激动剂,如按需给予沙丁胺醇 | 吸入短效 β 受体激动剂,如按需给予沙丁胺醇 |
| 第二步(需要定期预防治疗的患者) | 吸入皮质类固醇药物(200～800 μg),例如倍氯米松 | 吸入皮质类固醇药物(200～400 μg),例如倍氯米松或其他预防性吸入药物 | 吸入皮质类固醇药物,例如倍氯米松或白三烯拮抗药,例如孟鲁司特 |
| 第三步 | 长效 β 受体激动剂＋/－增加剂量吸入类固醇药物(800 μg) | 长效 β 受体激动剂＋/－增加剂量吸入类固醇药物(400 μg) | 结合第二步治疗方法 |
| 第四步 | 增加吸入类固醇药物的剂量(2 000 μg)＋/－加用药物,例如白三烯拮抗剂、β 受体激动片剂或茶碱 | 增加吸入类固醇药物的剂量(800 μg) | |
| 第五步 | 每天服用类固醇药物片剂 | 每天服用类固醇药物片剂 | |

**儿童哮喘**

治疗原则与成人相同(表 23-2)。注意儿童的重要观察指标参数不同:

(1) 2～5 岁:

- 心动过速≥140 次/分
- 呼吸急促≥40 次/分
- 泼尼松龙剂量＝20 mg(住院期间)

(2) ＞5 岁:

- 心动过速≥125 次/分
- 呼吸急促≥30 次/分
- 泼尼松龙剂量＝30～40 mg(住院期间)

表 23-2　儿童哮喘发作治疗(引自 British Thoracic Society,2008)(2012 年修订)

| 氧　气 | 通过紧密贴合面罩 |
| --- | --- |
| 支气管扩张 | • 吸入器或间隔器<br>• 如果没有改善,2 分钟后重复给予 2 次<br>• 后续每次增加 2 次,即 2 次→2 分钟→4 次→2 分钟→6 次……(最多 10 次)<br>• 间隔器可配备在婴儿面罩上<br>• 如果可以,应向急诊科寻求有关雾化器治疗的建议 |
| 类固醇 | • 专家建议(住院期间):2～5 岁儿童服用 20 mg 泼尼松龙;5 岁以上儿童为 30～40 mg<br>• 已接受类固醇维持剂量治疗的患者应额外给予 2 mg/kg 类固醇,最多 60 mg |

### 其他引起呼吸窘迫的疾病

我们着重探讨了哮喘,是因为它是急性气短最常见的病因。其处理方法也几乎适用于所有呼吸气短的情况,包括未确诊的呼吸道疾病。

**慢性阻塞性肺疾病**

英国有 300 万人患有慢性阻塞性肺疾病(chronic obstructive pulmonary disease,COPD)。值得一提的是,患者通常不愿意开始氧疗。世界卫生组织对 COPD 的定义是"以肺气流的慢性阻塞为特征的肺部疾病,可干扰正常呼气且无法完全可逆"。该定义基于 COPD 慢性高碳酸血症的生理反应,可导致氧合水平改变(与 $CO_2$ 水平相反),影响呼吸驱动。令人担忧的是,高流量氧疗虽提高血氧饱和度,却反而会抑制呼吸驱动。该生理反应已经证实,试验表明"过度通气"的患者更易发生酸中毒。目前研究表明,在无血气分析时,应给予 COPD 患者氧气,以使血氧饱和度达到 90%～92%［Resuscitation Council（UK），2012］,确保患者有足够且安全的氧合作用。在初级医疗机构中,这些指南提供了最安全的处理方法。

其他有 $CO_2$ 潴留风险的患者包括慢性重症哮喘、支气管扩张、囊性纤维化、胸壁疾病和神经肌肉疾病。患者可携带带有相关氧疗建议的警示牌。紧急情况下,复苏委员会会建议急性气短患者给予高流量氧气 15 L。

#### COPD 患者发生急性气短

- 立即停止口腔科或其他非紧急治疗,并将患者置于舒适体位(通常为坐立位),并及时评估(ABCDE 法)。
- 检查气道是否通畅。
- 使用脉搏血氧仪控制氧饱和度:如果可能,将其维持在 90%～92%。
- 考虑应用 2 次支气管扩张剂 $\beta_2$ 受体激动剂。
- 使用 AVPU 法监测意识水平。
- 考虑转诊至当地急诊科。
- 等待救援或转院的同时继续治疗。

### 高通气综合征

高通气综合征（hyperventilation syndrome, HVS)指因情绪或身体压力而感到气短,并且症状持续恶化。体征包括:

- 呼吸急促。
- 头晕。
- 眩晕感。
- 视力模糊。
- 刺痛。
- 肌肉僵硬。

这导致了恶性循环,对患者和医生来说都是巨大的痛苦。患者可能曾有相似病史或者恐慌发作史。

可伴有胸痛、感觉异常或特征性的口周刺痛感、视力模糊以及一些非特异性症状。若没有真正的呼吸道疾病病史,也没有例如哮鸣等临床体征,则重点考虑可能为 HVS。若怀疑为 HVS:

- 保持冷静,安慰患者。
- 停止引起焦虑的原因。
- 让患者专心放慢呼吸。
- 带患者到安静的房间以便恢复。
- 经典的"对着纸袋呼吸"可以有效治疗过度通气,但已不再推荐该方法。

### 总结

- 气短是一种常见主诉。
- 应用结构化的基本/高级生命支持方法进行评估。
- 必要时开始治疗。
- 谨慎使用氧疗。
- 如果可以,适当药物治疗。
- 持续重新评估。
- 在监测和监护下转诊至二级医疗/急诊机构。

## 气道管理

及时发现气道阻塞并给予恰当的处理对所有口腔科工作人员来说都是十分必要的。常用方法为看-听-触法。

临床上可通过以下体征诊断部分气道阻塞:

- 吸气喘鸣。
- 汩汩声。
- 哮鸣或喘鸣。

清醒患者的完全气道阻塞临床上可通过呼吸窘迫和"跷跷板"式呼吸来识别,该呼吸方式是由于患者尝试呼吸而导致胸部和腹部运动反常。

### 打开气道的基本操作

| 头部后仰法/抬头举颏法(图 23-4) | |
| --- | --- |
| 一手掌部置于患者额头,另一手手指置于颏下处(颏点),轻轻抬起患者颏部 | 该操作牵拉颈部组织,并牵出舌部,打开气道 |
| 检查气道是否通畅,以确认操作是否成功(看-听-触),检查时间不要超过 10 秒 | 看——胸部和腹部运动<br>听——口鼻处听呼吸道有无气流声<br>触——接触患者口鼻,感觉有无气流 |
| 双手托颌法(图 23-5) | |
| 患者仰卧位 | 这是另一种打开气道的方法,当怀疑患者有颈椎损伤时,推荐使用该法 |

| 立于患者后方 |
| --- |
| 双手拇指分别置于双侧下颌体部,其余四指置于下颌角 |
| 施力托起下颌并使之前移,同时拇指轻微向下旋转使口张开 |
| 检查气道是否通畅,以确认操作是否成功(看-听-触) |

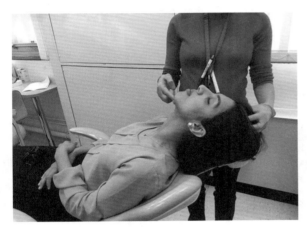

图 23-4 气道管理——头部后仰,抬起颏部

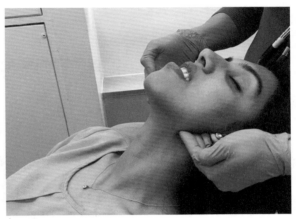

图 23-5 双手托颌法

## 辅助气道基本操作

简单的气道辅助装置可能对维持呼吸道通气至关重要。口咽(Guedel)通气道和鼻咽通气道配合,以基本的操作,可解决软腭和舌根处的上呼吸道阻塞。

### Guedel/口咽通气道使用步骤

| (1) Guedel 通气道适用于意识丧失的患者 | 清醒患者使用可能引起呕吐和喉痉挛 |
| --- | --- |
| (2) 选择合适的型号(成年人最常用 2、3、4 号) 将通气道置于患者面部侧方粗略估计适用型号。从侧面观察时,应使通气道翼缘与切牙相平,咽弯曲部分末端位于下颌角 | 可将通气道贴于面部估计正确的型号。通气管长度应相当于切牙至下颌角的距离(图 23-6) |
| (3) 打开患者口腔:确保没有异物 | 若有需要,吸引器吸净异物 |
| (4) 将 Guedel 通气道凹面朝上插入,在通过软硬腭交界处后逐渐旋转 180° | 一开始通气道的弯曲部分可下压舌部 |
| (5) 插入后应用头部后仰法/抬头举颏法,检查气道是否通畅 | 如果正确放置且吸净分泌物,气道仍不通畅,则气道阻塞的位置可能更靠下 此时可考虑环甲膜切开术 |
| (6) 用球囊面罩给患者通气,评估气体进入和胸部运动情况 | |

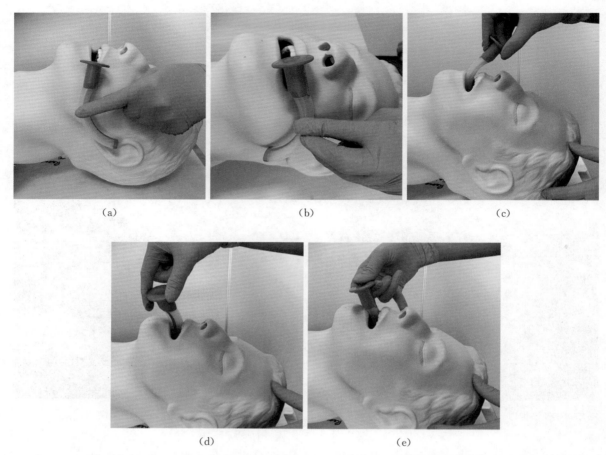

(a)　　　　　　　　　　(b)　　　　　　　　　　(c)

(d)　　　　　　　　　　(e)

图 23-6　Guedel 通气道型号选择和置入。(a)"软组织到软组织"(与耳屏重叠)。(b)"硬组织到硬组织"(切牙到下颌角)

### 鼻咽通气道使用步骤

鼻咽通气道相对柔软且有弹性,是可用于清醒患者的气道辅助装置,尤其是当患者有牙关紧闭时。有一些通气道需要用到穿过翼缘的安全别针,防止置入后管道无意中滑入鼻腔。一般鼻咽通气道鼻端有一个凸出的翼缘,可防止其鼻端掉入鼻腔。

(1) 检查鼻腔是否通畅。一般选择右侧鼻孔。

(2) 选择合适的型号(成人最常用 6 号或 7 号)。型号的数字与通气道内径相对应,单位为毫米。

(3) 用水溶性胶剂润滑通气管非常重要。

(4) 插入通气道,方向与鼻底垂直。一边轻轻旋转,一边顺着下鼻道推送。若感到有阻力,则移除通气管并插入另一侧鼻孔。

(5) 置入后应用头部后仰法/抬头举颏法,检查气道是否通畅。

(6) 如有需要,用球囊面罩给患者通气,评估气体进入和胸部运动情况。

(7) 如果正确放置,气道仍不通畅,则气道阻塞的位置可能更靠下。此时可考虑环甲膜切开术。

### 窒息:异物阻塞气道

异物阻塞(窒息)最常见于进食过程中,但口腔科治疗期间也可发生。当异物进入咽部,患者可立即咳嗽。自发的咳嗽可有效清除异物,如若无效,则需要积极干预(例如拍打背部、挤压胸部、推挤腹部)。

### 窒息处理

窒息的体征:突然发生呼吸窘迫,伴随:

- 咳嗽。
- 呕吐/咕噜声。
- 喘鸣。

---

(1) 站在患者身边/后方(图 23-2a, b)

(2) 使患者前倾

(3) 用掌根在肩胛骨之间拍打背部 5 次　　　　　每次拍打后检查异物是否排出

(4) 如果背部拍打失败,则推挤腹部

| 腹部冲击法/Heimlich 急救法 | |
|---|---|
| 准备：<br>如果患者清醒,使其站立或坐直<br>抢救者站在患者身后(图 23-3c)<br>安慰患者<br>如果患者意识丧失,则使其仰卧于地板上 | 该方法通过强行向上移动患者横膈,增加胸腔压力并使空气迅速从肺部排出,人为制造咳嗽,产生的气流足以驱除上呼吸道内的任何异物。避免在妊娠第三期或者怀疑饱腹状态时施行腹部冲击 |
| 辨认患者的剑状软骨和肚脐<br>步骤:<br>(1) 鼓励患者咳嗽。如果无效则施行腹部冲击法 | |
| (2) 双臂环绕患者腰部 | |
| (3) 一手握拳,拇指放于肚脐与剑状软骨中间的位置 | |
| (4) 另一手捂按在拳头上,在横膈下方用力向里向上挤压,所用力气可使患者双脚离地 | |
| (5) 向上用力推挤 5 次以移除异物,舒缓气道 | 儿童不要用力挤压 |
| (6) 重复以上手法直到异物排出 | |
| (7) 牢牢抱住患者,以防他/她意识丧失 | |
| (8) 如果患者意识丧失,让其躺于地上 | |
| (9) 若尚未呼叫救护车,请呼叫救护车 | |
| (10) 即使有脉搏,也要开始施行 CPR,进行 30 次胸部按压<br>( European Resuscitation Council Guidelines for Resuscitation,2015) | 研究表明,与挤压腹部相比,胸部按压可产生更高的气道压力,因此如果患者无反应或意识丧失,应立即开始胸部按压 |

## 气道阻塞处理流程(图 23-7 和图 23-8)

## 口腔科诊所发生的心脏急症

简单地说,心血管系统是一个有密闭的管道网络的中央泵。心血管系统的功能是有效地、不间断地泵

血,将富含氧气的动脉血运送至组织器官,并带走氧气含量低的静脉血和代谢废物。心脏的功能取决于其收缩力以及收缩的速度和心律。

心脏病是男性和女性死亡的主要原因。因此,识别并有效管理诊所内可能出现的心脏急症对口腔科从业人员来说至关重要;本文将对此进行相关介绍。

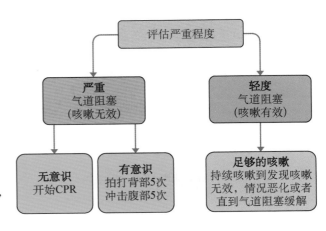

图 23-7　成人窒息处理流程。来源：King's College Hospital, London。经许可转载：Resuscitation Council（UK）

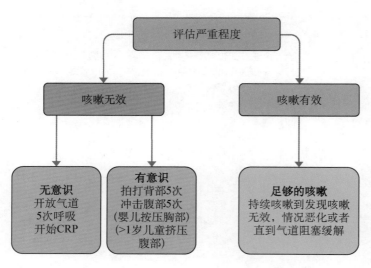

图 23-8 儿童窒息处理流程。来源：King's College Hospital, London。经许可转载：Resuscitation Council（UK）

## 风险评估

| | |
|---|---|
| 风险评估是风险管理的一个组成部分。大多数心脏病患者都可从病史和体格检查中发现端倪，表明他们有发病风险 | 不要治疗陌生人！在开始任何治疗之前了解您的患者十分重要 |
| 除问卷外，还应从患者口述病史和体格检查中获得补充信息 | 患者进入诊间后应立即开始体检 |
| 检查是否有明显的体征，比如：患者的姿势、体型、皮肤颜色、运动耐力、呼吸类型 | |
| 在适当的情况下，采集心率、心律、血压和脉搏血氧饱和度等其他信息 | 特别是在长时间手术和镇静麻醉之前 |
| 需要记录患者使用药物 | 考虑可能的药物相互作用以及某些药物的副作用可能影响口腔科治疗 |
| 心脏急症常见特征包括气短、胸痛、心悸、发绀和突然意识丧失 | 呼吸困难通常是需氧量增加和左心衰竭的体征 |
| 这些患者还可能有血压异常、周围循环不良或中枢循环不良 | 表现为周围性发绀、四肢发冷、精神状态和意识水平异常 |
| 中央性发绀可见于唇部/舌 | 通常是心力衰竭或呼吸系统疾病的体征，或者同时有心肺疾病 |
| 胸痛可能来源于心脏，也可能不是 | 心源性胸痛是由于心肌供血不足（缺血）或心肌细胞死亡（梗死）引起 |
| 排除心脏病因后才可诊断为非心源性胸痛 | 常见的非心源性胸痛病因为呼吸疾病、胃灼热、肌肉骨骼疾病、惊恐发作、焦虑、胸壁疾病 |
| 心悸和突然意识丧失可能是心律失常 | 心律失常指心率或心律异常 |

## 缺血性心脏病

| | |
|---|---|
| 缺血性心脏病是进行性心肌缺血引起的 | 这是因为冠状动脉供血减少，常常由动脉粥样硬化导致 |
| 动脉粥样硬化是指脂质和细胞在血管内壁上沉积 | 然后这会形成血栓，可导致局部血管阻塞，还可能脱落形成栓子，随血流运行 |
| 冠状动脉阻塞可导致心肌缺氧（缺血）或心肌细胞死亡（梗死） | 缺血表现为心绞痛和心肌细胞死亡，如心肌梗死（myocardial infarction, MI） |

## 心绞痛

| | |
|---|---|
| 这是冠心病的症状,其定义为由心肌缺血引起的急性发作的严重胸痛 | 心肌需氧量与供应量不平衡的结果。继发于冠状动脉痉挛或阻塞 |
| 心绞痛有两种亚型:稳定型和不稳定型 | 心绞痛可因运动(爬楼梯)、情绪波动和压力而诱发 |
| 稳定型或劳力性心绞痛表现为胸部中央压迫性胸痛,由劳累诱发,休息后可缓解 | 这些患者通常在静息时无症状 |
| 不稳定型心绞痛可在静息时突然发作,持续时间较长,严重程度或频率可逐渐增加(渐进性心绞痛) | 不稳定型心绞痛的不可预测性表明预后更差,如今与急性冠脉综合征(acute coronary syndrome,ACS)一起纳入心肌梗死的范围 |
| 心绞痛可表现为胸部中央疼痛或不适。通常持续时间不到 15 分钟 | 常常被描述为沉重感、胸部紧绷感、烧灼感或窒息感 |
| 疼痛可辐射至手臂、下颌、颈部、背部或上腹部 | |
| 有时可伴随出现恶心、出汗和呼吸困难的症状 | |
| 疼痛一般在停止运动或诱发因素后 5 分钟内消退,并且在服用三硝酸甘油酯(glyceryl trintrate,GTN)后迅速缓解 | 通常有心绞痛史的患者会携带 GTN 喷雾或片剂。这也应该是诊所内急症处理的重要部分 |
| 不管血流动力学是否稳定,若疼痛时间长、休息或者服用 GTN 后疼痛缓解不明显,则表明是急性冠状动脉综合征(MI 或不稳定型心绞痛) | |

### 紧急处理

| | |
|---|---|
| 安全地停止口腔科操作 | 若患者是首次发作,呼叫救护车 |
| 评估患者气道、呼吸、意识水平 | ABCDE |
| 让患者处于最舒服的姿势 | 一般来说是坐立位 |
| 安慰患者,舌下含服 GTN | |
| 检查是否有血流动力学不稳定的迹象 | 检查患者心率和血压 |

### 进一步护理

| | |
|---|---|
| 应密切监测患者症状 | 如果症状无缓解,再次给予 GTN,若仍无效果,则呼叫救护车。若无过敏,则服用 300 mg 阿司匹林 |
| 比较患者此次症状和之前症状会很有帮助 | 慎重的做法是将其看作严重的情况。若有怀疑,需排除是否为心肌梗死 |

## 急性冠状动脉综合征/心肌梗死

| | |
|---|---|
| 不明原因或新发胸痛,无法通过休息或服用 GTN 缓解 | 常有伴随症状 |
| 疼痛性质与心绞痛相似,但通常更严重,时间更久 | 恶心呕吐、出汗、气短、恐慌 |
| 也可能有血流动力学不稳定。注意偶发性 MI 可能无症状,例如糖尿病患者可发生。胸部中央疼痛。可辐射到手臂、颈部或下颌 | 在口腔科手术时明确诊断是不可能的 |

| | |
|---|---|
| 在未证明不是 MI 之前,都应当作 MI 来处理 | |
| 疼痛持续时间超过 15 分钟或虽然时间少于 15 分钟但反复发作 | 需要通过 12 导联心电图以及检测血液中心肌酶水平是否提高来确诊 |
| 皮肤湿冷,脉搏细弱或不规则,血压下降 | |
| ACS 包括 ST 段抬高、MI(STEMI)、非 ST 段抬高 MI(NSTEMI)和不稳定型心绞痛(UA) | |

### 紧急处理

| | |
|---|---|
| 安全地停止口腔科操作<br>使患者处于舒服的姿势,一般为端坐位<br>立即呼叫救护车 | 给予 300 mg 阿司匹林——研碎或咀嚼<br>如果患者反应迟钝,检查"生命体征"(呼吸和循环),并在心脏停搏或患者无反应时开始 CPR |
| 舌下含服 GTN | |
| 若患者有发绀或意识水平下降,通过面罩给予 15 L 氧气 | |
| 采用 ABC 法给予基本生命支持 | |
| 当救护车到达时,提供相关病史和所用药物等信息 | |

## 心脏停搏/心肺复苏

| | |
|---|---|
| 心脏停搏是由于心脏无法有效收缩而导致血液循环停止 | 排除其他导致意识丧失的病因很重要 |
| 心肺复苏 | CPR 指使心脏停搏的晕厥患者恢复通气和心脏输出的过程(指南经常更新。根据英国复苏委员会的现行指南) |
| 心肌梗死(心脏病发作)与心脏停搏不同,但 MI 是心脏停搏最常见病因 | |
| 心脏停搏的诊断依据为患者对"摇晃和喊叫"没有反应,且没有中枢(颈动脉)脉搏 | 若患者有脉搏,则不是心脏停搏 |
| 院外心脏停搏的生存概率取决于早期识别 | 及时给予心肺复苏和早期除颤等基本生命支持已被证实可以提高生存率 |
| 应早期转入医院并进行心脏除颤和药物治疗等高级生命支持 | |

### 紧急处理

| | |
|---|---|
| 安全模式下停止口腔科操作 | 检查患者反映。摇晃和喊叫:"你还好吗?"如果患者有反应——找出病因。如果患者没有反应,按基本生命支持流程操作(图 23-9 和图 23-10),并拿到自动体外除颤器(automated external defibrillator, AED)后尽快开机,按照说明操作 |
| 无反应的患者:呼叫救援 | |
| 使患者躺平 | 促进静脉回流 |
| 打开气道 | 评估气道:头部后仰,抬起颏部。检查气道是否通畅,考虑吸取分泌物。看、听、触诊是否有正常呼吸 |

| 无法正常呼吸：呼叫救护车，取来 AED | |
|---|---|
| 确认心脏停搏<br>寻求帮助，呼叫救护车 | 没有中枢脉搏的无反应患者 |

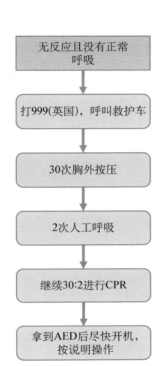

图 23-9 成人基本生命支持[复苏委员会（英国）2015 年指南]。来源：King's College Hospital，London。经许可转载：Resuscitation Council（UK）

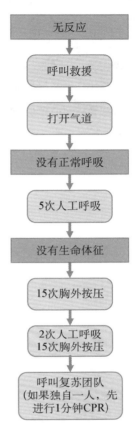

图 23-10 儿童基本生命支持[复苏委员会（英国）2015 年指南]。来源：King's College Hospital，London。经许可转载：Resuscitation Council（UK）

| 及时开始 CPR，并且持续到急救人员到达 | CPR 循环——30 次胸外按压，2 次人工呼吸（可在牙椅上完成）。如果两人进行复苏，胸外按压时即可准备通气，例如将口咽通气道连接至高流量输氧设备。连接 AED 并评估心律：遵循 AED 操作流程 |
|---|---|
| 当急救团队到达后，交给他们处理 | 告知急救人员患者病史，并协助他们安全转移患者 |

**胸外按压**

| 以前指南所述胸外按压的手的位置： | 找到剑状软骨：向上两指即为第一只手的位置 |
|---|---|
| | 按压深度为胸部前后径的 1/3 |
| 现在已更改为： | 手放在胸骨中央，即不包括胸骨柄的真正胸骨中间（胸部中心），无须任何其他测量 |
| | 按压深度为 5～7 cm |
| | 尽量少地中断按压 |
| | 不要触诊脉搏来评估是否按压充分 |

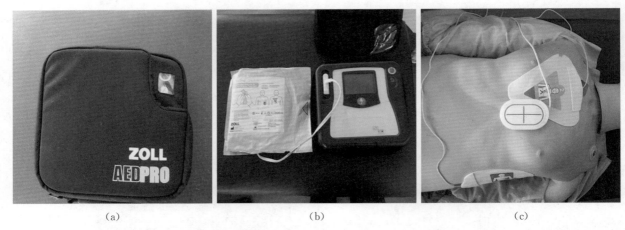

(a)　　　　　　　　　　　　　(b)　　　　　　　　　　　　　(c)

图 23-11　自动体外除颤器。机器说明书所述电极板放置位置。来源：King's College Hospital，London。经许可转载：Resuscitation Council（UK）

最后：

- 仅进行胸外按压的 CPR 是有利的，即根本不进行人工通气。大概在 5 分钟内有效。
- 如果没有急救人员、未经过培训、没有信心或者不愿意进行人工通气，则 CPR 仅进行胸外按压，且不要间断。
- 胸外按压中断很常见，而且与生存率降低相关。

**自动体外除颤器**

AED（图 23-11）是一种便携式设备，可以诊断危及生命的心脏停搏患者的心律失常，并通过电击（冲击）除颤，使心脏恢复有效的节律和心输出量。AED 可在心脏停搏急救时用于诊断，并且操作简单明确，是施行 CPR 的辅助设备，非专业人员经过简单培训即可使用。该设备由中央电子主机以及与其相连的两根引线和电极板组成，可进行 ECG 描记并分析，并向使用者发出明确的声音指示。AED 用于治疗两类高危的心律失常——无脉性室性心动过速（ventricular tachycardia，VT）和心室颤动（ventricular fibrillation，VF）。这两种疾病的心脏电活动产生的心输出量都无法维持生命。如果不治疗，室性心动过速会引起心室颤动，最终心脏搏动停止，发生不可逆的脑损伤，导致死亡。心脏停搏 3～5 分钟即开始出现不可逆的脑和组织损伤。心脏停搏患者复苏成功的关键在于早期识别，然后给予基本生命支持和胸部按压以维持循环，直到进一步有除颤和（或）心脏兴奋药物干预。AED 的应用正逐渐成为 CPR 培训不可或缺的一部分，也应该成为牙医团队生命支持培训的一部分。

## 过敏反应

过敏反应是一种严重的、可危及生命的超敏反应。口腔科诊所相对不常见，但总的发生率在逐渐增加。症状轻微者可仅表现为皮肤瘙痒和皮疹，症状严重者则影响循环或呼吸，危及生命（图 23-12）。

| | |
|---|---|
| 接触过敏原会诱发过敏症，分泌一系列炎症介质作用于全身组织 | 过敏原可以是：<br>- 药物（例如青霉素、阿司匹林、局麻药物、氯己定）<br>- 医药制剂的某一种成分<br>- 乳胶<br>除了临床上的原因，还可能是食物、蜜蜂或黄蜂叮咬。过敏原无须摄入——单纯接触就可能导致过敏反应 |
| IgE 是过敏原刺激后产生的抗体，可导致肥大细胞大量脱颗粒 | 抗体的参与解释了为何重复接触过敏原会导致症状逐渐加重。这是由于相关的抗体一直存在于体内，随时可被活化 |
| 这些抗体可促进炎症介质释放进入血液，作用于毛细血管和其他组织，导致过敏性休克，表现为血压低、气道肿胀缩窄 | 组织胺是该阶段主要释放的炎症介质之一 |
| 临床上最常见的原因为药物（青霉素）使用、接触乳胶手套或橡皮障、氯己定漱口水或治疗环境中有过敏原（临床环境之外昆虫叮咬和食物导致的过敏反应是药物引起的将近 2 倍） | |

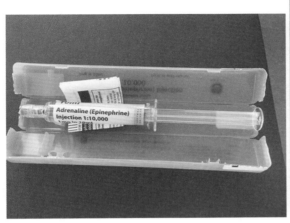
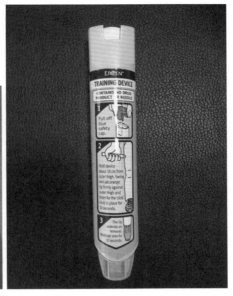

(a)　　　　　　　　　　　　　　　　　(b)

图 23-12　过敏症。(a)载有肾上腺素的注射器。(b)肾上腺素笔

## 风险评估

预防过敏反应的关键在于详细采集过敏史,包括特别询问是否有局麻药物、抗生素和乳胶过敏。

## 症状

做出诊断的速度至关重要。严重的过敏反应从暴露于过敏原到死亡的时间可仅有 5 分钟。及时应用肾上腺素治疗可挽救生命,通常可完全恢复。

| 气道和呼吸 | |
| --- | --- |
| 以下症状表明有严重过敏反应: | |
| ● 气道肿胀,特别是舌或咽 | 这可能非常引人注意 |
| ● 呼吸困难 | 呼吸频率增加导致疲劳 |
| ● 哮鸣 | 呼气时有噪音 |
| ● 喘鸣 | 吸气时的噪音——可能很吃力 |
| ● 声音改变 | |
| 循环 | |
| ● 低血压 | 四肢发冷/湿冷,意识水平降低 |
| ● 心率增加 | 脉搏快速、细弱 |
| ● 痛苦、恐慌 | |
| 其他 | |
| ● 腹痛、腹泻和呕吐 | |
| ● 皮疹或红斑,血管神经性水肿,嘴唇肿胀 | |

## 设备和药物

注意以下所述药物剂量适用于成人(儿童用量参见流程图):

- 氧气治疗(高流量,15 L/min,用带储气囊的面罩,或者是可即刻使用的面罩或袋子)。
- 气道辅助装置——Guedel 通气道(图 23-6)或鼻咽通气道。
- 血氧监测——探头夹于手指测血氧饱和度。
- 血压监测。
- 除颤器＋/－12 导联心电图仪。
- 肾上腺素:肌内注射(intramuscular, IM)500 μg(1:1 000 肾上腺素 0.5 mL)。患者也可使用载药装置(肾上腺素笔,300 μg)。
- 沙丁胺醇(若条件允许,5 mg 雾化吸入)——需要适当的培训。
- 用于静脉(intravenous, IV)通道的套管——如果有的话,需要适当的培训。
- 静脉注射液体:生理盐水(0.9% NaCl 500 mL),Hartmann 液(500 mL 袋装),或琥珀酰明胶(500 mL 袋装)。
- 肌内注射氢化可的松 200 mg 和氯苯那敏 10～20 mg。这两种都不是一线药物,可入院后由护理人员提供。

## 处理

注意以下所述药物剂量适用于成人(儿童用量参见流程图)。

- 停止接触过敏原,立即寻求急诊救援　　　　　　立即移除药物或所接触的过敏原

- 根据过敏反应流程图处理(图 23-13)

- 应用 ABCDE 法评估管理气道和呼吸　　　　看、听、触诊呼吸音——特别是哮鸣或喘鸣。若气道受损,可能需要插管,并且必须寻求专业医疗人员的帮助

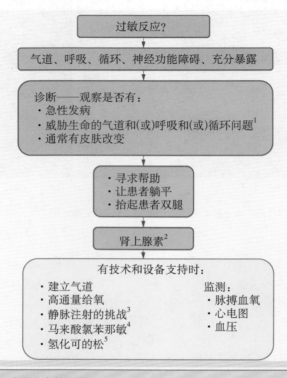

图 23-13　过敏反应处理流程图。来源:King's College Hospital,London。经许可转载:Resuscitation Council(UK)

- 立即高流量给氧(15 L)。尽快安排血氧水平监测/测量

| | |
|---|---|
| ● 确保患者处于舒适体位。如果患者有气道问题或呼吸困难,他们可能更喜欢坐起来,但低血压患者需要躺平并抬高双腿 | 以改善血压 |
| ● 若需要肾上腺素,则 500 μg 肌内注射(1∶1 000 肾上腺素 0.5 mL)——如果没有显著改善,5 分钟后重复注射。严重的过敏反应,危及生命的呼吸道问题,呼吸或循环系统受损。若无改善,5 分钟后重复给予肾上腺素 | 在大腿中 1/3 的前外侧肌内注射肾上腺素 |
| ● 评估并在必要时治疗循环问题:若无脉搏,则开始 CPR (见相应内容)。若设备/经验允许,打开静脉通路 | 检查脉搏,如果可能,评估心率 |

- 观察并记录生命体征

### 补充处理

- 沙丁胺醇(5 mg)。若有哮鸣且条件允许,可通过雾化器给予。
- 氯苯那敏(10 mg IM)。
- 氢化可的松(200 mg IM)。

在初步处理后,患者需在事故和急诊中心进行评估,因为有可能接触到初始过敏原导致过敏反应复发。所有给予患者的药物都必须清晰记录,因为有可能是过敏原。

## 晕厥

晕厥的定义是由短暂的全脑灌注不足引起的短暂意识丧失,其特征为起病迅速、持续时间短、可自行恢复。该疾病非常普遍,据报道为口腔科诊所中最常见的"医疗急症"。晕厥是意识丧失的最常见原因。大多数情况下,晕厥的病因是良性的,然而识别罕见但严重的病例十分重要。晕厥好发人群呈双峰分布,青少年和年轻成人常由反射反应引起,例如血管迷走性晕厥、情景性晕厥。65 岁以上患者则应怀疑心脏病或直立性低血压。

### 病因

口腔科诊所中发生的晕厥病因不同,无论晕厥时间多短,识别和适当的管理都是很重要的。晕厥的病因可细分为以下几种:

- 神经源性/反射性。
- 直立。
- 心源性。

#### 神经源性:反射性晕厥

这是一组疾病,因诱发因素刺激使心血管反射间歇性失调,引起血管扩张和(或)心动过缓,导致动脉血压(blood pressure,BP)和全脑灌注量下降。

- 血管迷走性晕厥(普通晕厥):是最常见的晕厥类型,诱发因素为情绪或站立位,常常伴有自主神经兴奋的先兆症状(出汗、面色苍白、恶心)。这是唯一低血压伴心动过缓而不是心动过速的晕厥类型。
- 情景性晕厥:与某些特定情景相关的反射性晕厥,例如运动后晕厥、排尿性晕厥。
- 颈动脉窦性晕厥:由机械刺激颈动脉窦引起,因此一些临床医生建议不要同时触诊双侧颈部淋巴结。
- 不典型情况:伴有不确定或明显缺乏触发因素的反射性晕厥。

#### 直立性晕厥

这是老年人晕厥的常见原因,常继发于自主神经调节失常、应用血管扩张药物或者血容量不足。自主神经调节失常时,血管收缩不足,所以直立位时血压下降,发生晕厥或晕厥先兆。通常表现为"体位性血压下降",即直立 3 分钟内收缩压降低 20 mmHg,舒张压降低 10 mmHg。

#### 心源性晕厥

心源性晕厥最常见病因为心律失常,但器质性心血管疾病也可引起晕厥。心律失常可能诱发血流动力学损伤,导致心输出量和脑血流量严重不足。

### 血管迷走性晕厥:风险评估

- 对口腔科治疗的恐惧和焦虑:确定病因或相关性可使临床医生避免晕厥发生。
- 疼痛。
- 疲劳。
- 空腹。
- 低血压。

- 有发作史。
- 药物——抗高血压和心脏病药物。这些药物可降低血压或影响心输出量。

## 处理

### 先兆症状

恶心、湿冷出汗、视物模糊、两眼发黑或视力丧失、头晕、耳鸣——由脑灌注不足引起。

### 缺氧阶段

- 意识丧失、面色苍白、出汗。
- 瞳孔扩张、呼吸急促、心动过缓。肌张力丧失和眼球上翻。如果患者没有坐着或躺着,则会摔倒。通常发作短暂,可完全康复。
- 可能伴有肌阵挛性抽搐。真正的原发性癫痫发作抽搐时间长、"脸色发紫"、有咬舌以及意识不清时间长,可据此与继发于血管迷走性晕厥的癫痫发作区分。

### 恢复阶段

- 平躺体位。
- 肤色、脉搏和意识通常几秒内恢复。
- 如果患者无法摔倒或者体位放平,可继发缺氧性癫痫。

### 处理

(1) 停止治疗。

(2) 评估患者(ABC法,确定意识水平)。

(3) 患者仰卧位,头低位并抬起双脚(若患者怀孕则侧卧位)。

(4) 松开衣服,特别是颈部,以增加脑灌注。

(5) 给予氧气 15 L/min。

(6) 监测生命体征:脉搏和血压。心动过缓和低血压表明为反射性晕厥。

(7) 检查血糖水平:区分低血糖引起的意识丧失。

(8) 如果晕厥时间长或症状不典型,请呼叫急诊救援,转入医院。

(9) 继续监测,直到救护车抵达。

(10) 如果患者迅速恢复,继续监测。确认诊断。典型的晕厥时间很短。

## 晕厥评估

病史和检查是评估晕厥最敏感的方法。

(1) 完全意识丧失了吗?

(2) 意识丧失是否发生快、持续时间短?

(3) 恢复是自发的、完全的、没有后遗症的吗?

(4) 姿势张力丧失了吗?

如果四个问题的答案都是"是",那么很有可能发生了晕厥。如果晕厥是在坐立位或平躺时发生的,更可能是心源性的。

如果事后出现意识错乱或者患者受伤,则表明是癫痫发作。

如果晕厥患者已经受伤或者意识没有完全恢复,请根据临床经验进行适当处理。可能有必要将患者转至医院进行进一步评估。

详细记录以下情况很重要。

- 晕厥发生时的情况,患者意识丧失前的体位。
- 先兆症状(例如出汗或感觉温暖/热)。
- 晕厥期间的外观(例如眼睛是睁开的还是闭着的)和皮肤颜色。
- 晕厥期间是否有异常运动(例如肢体抽搐及其持续时间)。
- 任何咬舌情况(记录舌侧缘或舌尖是否被咬伤)。
- 晕厥期间受伤情况(记录位置和严重程度)。
- 晕厥的持续时间(从发生到意识恢复)。
- 恢复期间是否有意识错乱。
- 恢复期间身体一侧无力。

询问一些问题,以鉴别潜在的非晕厥发作的情况(口腔科诊所中意识丧失的可能原因),例如:

- 劳累发作。
- 胸痛。
- 呼吸困难(可能是心绞痛)。
- 腰痛。
- 心悸(可能是心脏病,急性心肌梗死)。
- 严重头痛、局灶性神经功能缺失、复视(可能有栓塞)。
- 共济失调［脑血管意外(cerebrovascular accident,CVA);CVA/短暂性脑缺血发作(transient ischaemic attack,TIA)］。

口腔科诊所中意识丧失的鉴别诊断。

- 癫痫。
- 代谢紊乱(低血糖、缺氧、高通气)。
- 中毒。
- 与药物相关的急症。
- TIA/CVA。
- 急性 MI。
- 肾上腺皮质功能不全。
- 过敏反应。

## 晕厥预防措施

详细的病史、仔细的检查以及对治疗感到忧虑和恐惧的讨论,表明患者更容易发生晕厥。确定晕厥病因是治疗或预防晕厥发作的关键。如果发现患者对治疗感到恐惧和焦虑,那么应用镇静麻醉技术可有助于消除恐惧焦虑。

若患者有直立性低血压,则教育患者从牙椅上慢慢站起,并确保在治疗前充分补液。

## 癫痫和成人癫痫发作管理

癫痫是一种大脑神经元自发的异常放电,导致反复痫性发作的神经系统疾病。癫痫发作时间长(＞5分钟)或者立即复发应立即就医。

### 总论

| | |
|---|---|
| 癫痫的症状差别很大,但通常会有异常运动或抽搐,称为"癫痫发作"。严重的癫痫发作导致意识丧失,而轻微的癫痫发作导致意识水平下降 | 癫痫发作是由于大脑异常放电而导致抽搐(异常的身体运动)或者行为、情绪或意识改变 |
| 一旦确诊癫痫,则可定期服药来控制癫痫发作。增加癫痫发作可能的因素包括未按指示服用药物、睡眠不足、乙醇/药物和感染 | 抗癫痫药包括卡马西平、丙戊酸钠和苯妥英钠 |
| 癫痫患者的最佳管理方式是预防癫痫发作。确保患者在口腔科治疗开始前服用正常剂量的抗惊厥药非常重要,尤其是有感染时 | |
| 在癫痫发作前,患者可能有"前驱症状"——癫痫发作前数小时或数天出现的一系列轻微的早期警示症状。癫痫发作前数秒可能有"先兆":可能看到闪烁的灯光,嗅幻觉或味幻觉,"似曾相识"感,或感到恐惧或喜悦 | 患者不一定意识到这种情况,但朋友或家人可能会注意到患者情绪或行为的微妙变化 |
| "强直阵挛"癫痫发作是口腔科诊所中最需要重视的癫痫类型 | 曾被称为"大发作",是一种全身性的癫痫发作 |
| 突然意识丧失,然后出现四肢强直(强直期)和呼吸停止。进而四肢可能开始不受控制地痉挛(阵挛期)。也可发生尿失禁或咬舌。恢复后会有一段时间疲乏并伴有记忆丧失 | 可观察到嘴唇发紫(中央性发绀)<br>"发作后"期 |

### 轻微癫痫发作

| | |
|---|---|
| 部分性癫痫发作影响大脑特定部位,意识所受影响最小。症状取决于大脑受影响的区域,可能是视觉、运动或感觉 | 这是"局灶性"癫痫发作,可能在会诊时遇到:<br>● 视觉——看到光的幻觉<br>● 运动——特定身体部位的不自主运动<br>● 感觉——令人不快的刺痛或感觉 |
| 一些患者可能会出现短暂停顿或"失神"。可能发生在讲话、阅读或听取信息时。患者通常不会意识到发生了"失神",并好像什么也没发生一样继续之前的行为 | 也被称为"小发作",通常发生于儿童时期的癫痫 |
| 复杂的部分性癫痫发作可影响大部分大脑,通常与前述的"前驱症状"相关。比单纯部分性癫痫发作持续时间长(长达几分钟),可伴有咂嘴、停止活动或节律性抽搐 | 伴有恢复期的错乱感和疲乏感 |

### 严重癫痫发作的体征和症状

| | |
|---|---|
| 患者在癫痫发作前可能有短暂的"先兆" | 患者可能意识不到 |
| 强直期:意识丧失,四肢僵硬伴有发绀,患者可能喊叫或咬舌 | 不必一定有强直期和阵挛期 |

| 阵挛期：四肢抽搐 | |
| --- | --- |
| 可能有尿失禁 | |
| 通常发作持续几分钟。即使抽搐结束，患者仍可能处于昏迷状态 | |
| 在意识恢复后，患者仍感到意识错乱、昏昏欲睡，并且通常不知道自己癫痫发作过 | 定向障碍、失忆症和不适感可能在癫痫发作后持续数小时 |

### 成人强直-阵挛性癫痫发作管理

主要目标是提供急救，防止附近物体对患者造成伤害，并减少癫痫发作的并发症。非专业医生想遏制癫痫发作几乎是不可能的。

| (1) 将所有危险的或可能对患者造成伤害的物品移走 | 此阶段患者的主要威胁是撞到附近物体而受伤 |
| --- | --- |
| (2) 允许患者发作，而不要试图阻止患者抽搐，也不要试图在患者口中放任何东西。松开患者衣领，在头部垫一个垫子 | 有气道阻塞的风险意味着不应将任何物体放入患者口内。咬舌是无法预防的 |
| (3) 高流量给氧 | 通过非再呼吸面罩给予 15 L/min 的氧气。注意发作开始时间 |
| (4) 如果癫痫发作持续＞5 分钟或者快速反复发作，需寻求急诊救援(呼叫救护车)并口服咪达唑仑：<br>● 成人剂量：10 mg<br>● 小儿剂量：＜5 岁＝5 mg；5～10 岁＝7.5 mg；＞10 岁＝10 mg | 此时迫切需要急诊救援。癫痫发作持续时间越长，控制越困难，大脑组织受损的可能性越大 |
| (5) 如果发作停止，则使患者处于复苏体位，并重新评估是否正常呼吸。继续 ABC 法监测。如果没有正常呼吸，则开始复苏 | |
| (6) 检查血糖水平以排除低血糖 | 如果血糖＜3.0 mmol/L 或者临床上怀疑有低血糖，则让患者口服葡萄糖 |
| (7) 癫痫发作消失后，患者可能会感到意识错乱，需要给予支持并向其解释所发生的情况 | 患者需要有人陪伴，直到完全恢复 |
| (8) 若有以下情况则需转院：<br>● 癫痫持续状态<br>● 第一次癫痫发作<br>● 难以监测患者的病情<br>● 癫痫发作期间受伤 | 详情请参阅 NICE 指南(2016) |

### 癫痫持续状态：医疗急症

癫痫持续状态属于医疗急症，其定义为超过 30 分钟的癫痫发作，或者有两次甚至多次连续癫痫发作，且发作之间患者意识没有完全恢复。长时间的癫痫发作可引起缺氧，导致不可逆的脑损伤、肺水肿、肝肾功能衰竭，甚至可能导致死亡。因此该情况需要紧急专业医疗；其管理依赖于静脉注射专门的药物，超出了本章讨论范围。

## 糖尿病

糖尿病是一种代谢紊乱病，其特征为由胰岛素缺乏和(或)外周胰岛素抵抗引起的慢性高血糖。这是可见于口腔科诊所的常见病。低血糖是口腔科诊所最可能遇到的疾病。

糖尿病既可以是原发性的也可是继发性的。原发性糖尿病分为 1 型和 2 型。1 型糖尿病常于年轻时发病(儿童期或青春期)，是由于胰腺 B 细胞发生自身免疫性破坏，而导致完全胰岛素缺乏。患者需要终身胰岛素替代治疗。2 型糖尿病常见于老年人，是由于部分胰岛素缺乏和外周胰岛素抵抗而导致高血糖。

不一定需要胰岛素替代治疗。

继发性糖尿病可由内分泌疾病导致，例如 Cushing 病、胰腺疾病，或药物引起（如皮质类固醇）。

## 临床体征和症状

| | |
|---|---|
| 多尿 | 由于血糖水平升高，超过肾小管再吸收能力，而导致渗透性利尿和多尿 |
| 口渴 | 脱水引起口渴和体重下降 |
| 体重下降 | 胰岛素缺乏还会导致脂肪和肌肉分解，从而导致体重减轻 |
| • 空腹血糖≥6.7 mmol/L 或<br>• 随机血糖≥10 mmol/L | 糖尿病的诊断指标 |
| 糖尿病可出现并发症，例如：<br>• 感染风险增加，如尿路感染、蜂窝织炎、脓肿以及黏膜皮肤念珠菌病。若不及时治疗，感染会导致糖尿病控制不佳，可能发生酮症酸中毒<br>• 其余潜在并发症包括糖尿病视网膜病变和糖尿病神经病变 | 普遍认为感染风险增加与糖尿病患者的多形核白细胞功能障碍有关 |
| 糖尿病的口腔表现包括：<br>• 严重的牙周病和脱水引起的口干燥症<br>• 自主神经病变，导致涎腺肿大<br>• 丝状乳头改变、舌炎<br>• 口腔念珠菌病，特别是当糖尿病控制不良时 | 如果之前未确诊糖尿病，出现这些口腔表现则应怀疑有糖尿病 |
| 严重的糖尿病可发生鼻腔和鼻旁窦毛霉病 | |

## 处理

| | |
|---|---|
| 建议所有糖尿病患者开始健康均衡的饮食 | 避免食用单糖，如葡萄糖和蔗糖 |
| 1 型糖尿病需胰岛素替代疗法 | 每天 2 次或 3 次皮下注射胰岛素 |
| 胰岛素可以是：<br>• 短效（4～6 小时）<br>• 中效（12～24 小时）<br>• 长效（超过 24 小时） | |
| 单纯通过饮食无法控制血糖水平的 2 型糖尿病需口服降糖药： | |
| • 磺酰脲类，如格列齐特 | 增加胰岛素分泌并降低外周胰岛素抵抗 |
| • 双胍类，如二甲双胍 | 增加胃肠道对胰岛素的吸收以及增加胰岛素的敏感性 |
| • α-葡萄糖苷酶抑制剂，如阿卡波糖 | 减缓肠道分解复杂糖的速度 |
| • 噻唑烷二酮（格列酮类） | 增加胰岛素敏感性 |
| • 格列奈类 | 刺激胰岛素分泌 |
| • 其他口服降糖药<br>• 口服降糖药效果不佳者也需注射胰岛素 | |

## 血糖监测

血糖监测(图 23-14)表明了葡萄糖代谢的控制程度。血液采样可取自毛细血管、静脉或动脉。在口腔科诊所,血糖监测主要手指采血。监测和正确使用仪器对避免错误结果至关重要。

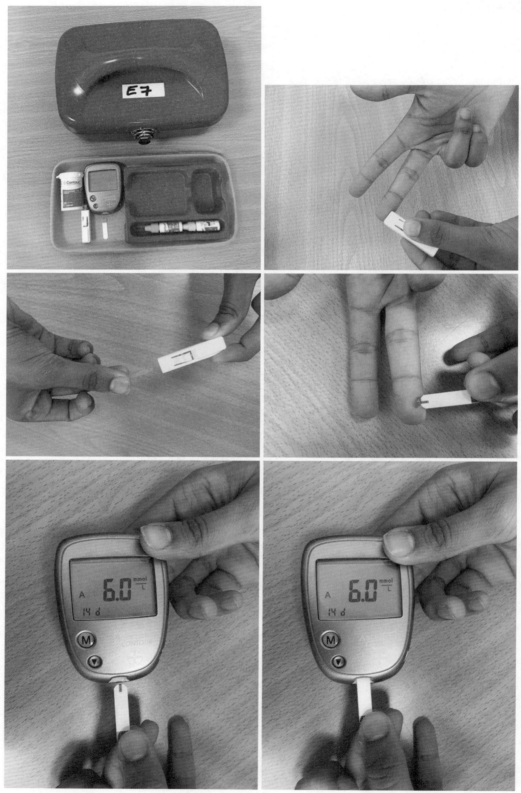

图 23-14 血糖监测

所需设备：

- 血液样本监测仪。
- 试纸。
- 校核液。
- 一次性安全采血针。
- 手套。

步骤

| 行动 | 原因 |
| --- | --- |
| 在使用仪器前检查试纸是否打开且没有暴露在空气中。同时校准仪器和试纸，施行高、低内部质量控制测试 | 根据商家建议，保证结果准确性 |
| 向患者解释操作过程，请患者洗手并保持手部温暖，然后坐下或躺下 | 减轻患者焦虑，确保血样无污染，促进血液流动，并保证患者安全，以防他们感到眩晕 |
| 采血者洗手并戴手套 | 尽量减小交叉感染的风险 |
| 使用一次性采血针在手指侧缘采样。"挤压"手指采集一滴血样，使其可以覆盖试纸 | 一次性采血针可最大限度降低交叉感染风险。手指侧缘疼痛感较轻，更易获得血样 |
| 根据商家建议，将血样滴在试纸上并插入监测仪器 | 保证结果的准确性 |
| 记录测量值 | 保证结果的准确性 |
| 处理尖锐物和废物 | 尽量减小交叉感染的风险 |
| 观察出血情况 | 保证患者安全 |
| 清洁并擦干双手 | 尽量减小交叉感染的风险 |

## 糖尿病急症

### 低血糖

**风险评估**

- 已知有糖尿病史。

- 食物摄入量不足。
- 体重下降。
- 胰岛素摄入过量。
- 剧烈运动。
- 饮酒。

| | |
| --- | --- |
| 糖尿病患者在开始口腔科治疗前需进食，并注射正常剂量的胰岛素或口服降糖药 | 理想情况下，治疗不应影响进食和药物使用。如果禁食，血糖水平可能会低于正常水平（低血糖） |
| 低血糖症血糖浓度 <3.0 mmol/L | 一些患者可能在较高血糖水平时即出现症状 |
| 识别低血糖状态非常重要 | 任何急性晕厥的糖尿病患者都应该认为是低血糖症，除非证实不是如此 |

**症状和体征**

- 出汗。
- 面色苍白。
- 心动过速。
- 嗜睡：注意饮酒可以掩盖低血糖的症状。
- 发出咕噜声。

- 笨拙、不恰当的行为。
- 意识错乱，有侵略性。
- 发作、癫痫发作。
- 意识丧失。

若不及时治疗，患者会昏迷，并可能死亡。应遵循以下流程。

**高血糖管理**

| 行动 | 原因 |
| --- | --- |
| （1）按照 ABCDE 法评估患者。检测血糖浓度确定诊断，若有任何困难或者患者无反应，应立即呼叫救护车 | 确诊并保证患者安全 |

| | |
|---|---|
| (2) 早期患者有意识,且呕吐反射健全,可给予含口服葡萄糖的饮料,例如加糖饮料、葡萄适、可乐(不能是健怡可乐)、加糖或葡萄糖片/凝胶的牛奶。如有需要,可10~15分钟后再次给予。也可口服葡萄糖凝胶/葡聚糖凝胶 | 提高血糖水平,帮助恢复<br>葡萄糖凝胶可迅速由颊黏膜吸收 |
| (3) 在患者出现意识障碍、不配合或者无法安全吞咽等更严重的情况下,应给予胰高血糖素 | 胰高血糖素主要刺激肝脏中糖原分解<br>确保气道通畅并使患者侧卧。如有必要,考虑使用基本通气道。高流量给氧 |
| 成人/儿童>8岁或>25 kg 1 mg 胰高血糖素 IM/SC<br>成人/儿童<8岁或<25 kg 0.5 mg 胰高血糖素 IM/SC | 大腿外侧是安全的注射区域 |
| (4) 胰高血糖素需5~10分钟才起作用,并且必须有足够的葡萄糖储存 | 厌食症或酒精中毒患者效果不佳 |
| (5) 10分钟后检测血糖,确保浓度至少升至5 mmol/L,同时患者精神状态改善 | 保证恢复 |
| (6) 如果患者意识丧失,检查"生命体征"(呼吸和循环),若没有脉搏或呼吸则开始心肺复苏。寻求帮助 | 保持重要器官的功能,直到救援抵达或患者恢复 |
| (7) 在初步治疗后,或者患者清醒并可安全吞咽时,给予葡萄糖。如果可能,应摄入一些富含碳水化合物的食物,比如饼干、三明治或膳食 | 对于已给予胰高血糖素的患者,可以维持血糖水平并补充肝脏的糖原储存 |
| (8) 完全恢复后,患者可在陪护下回家 | 保证患者安全 |
| (9) 应告知患者的医生 | 如有需要,确保进一步随访和治疗 |

## 肾上腺危象

肾上腺危象是一种危及生命的状态,由皮质醇水平不足引起。皮质醇是由肾上腺产生和释放的激素。肾上腺危象虽然在口腔科手术中罕见,却是一个很好的教学主题,因为适当的预防措施可以避免危及生命的情况发生。

肾上腺皮质功能不全的患者在生理压力下可能发生低血压,例如处于口腔科环境中。为预防肾上腺危象,建议有风险的患者暂时增加皮质类固醇药物的剂量,或暂时恢复皮质类固醇治疗。关于确切的类固醇治疗方案尚未达成共识。

### 病因

肾上腺皮质功能不全可以是原发性的,也可以是继发性的。和肾上腺危象相关的激素主要是皮质醇。肾上腺皮质产生三种类固醇激素。

- 糖皮质激素(皮质醇)。
- 盐皮质激素(例如醛固酮)。
- 雄激素。

原发性肾上腺皮质功能不全是肾上腺自身功能障碍,原因包括:

- 自身免疫性疾病(Addison病)。
- 肾上腺出血。
- 感染(例如结核病和HIV感染)。
- 某些代谢紊乱。

继发性肾上腺皮质功能不全是由于外源性类固醇激素抑制下丘脑-垂体-肾上腺轴反馈调节导致的。突然停止外源性类固醇激素治疗可能导致肾上腺危象。突然的压力,例如口腔科治疗或拔牙,可导致肾上腺无法及时反应,进而导致肾上腺危象。

### 风险评估

需要详细采集病史来确定是否有潜在风险。

确认患者有发生急性肾上腺危象的风险后,根据指南(图23-15)施行"类固醇激素覆盖疗法"。

| | |
|---|---|
| 已知的肾上腺疾病,如Addison病 | 患者可携带"类固醇紧急识别卡"<br>患者可能已经被自己的医生告知在感染和创伤性应激时需要类固醇激素替代治疗。患者本身的身体状况可能也需要应用皮质类固醇激素,例如哮喘、慢性阻塞性肺疾病或类风湿性关节炎 |

| 类固醇依赖患者需求持续/肠外类固醇替代 | 手术指南详见：需求 www.addisons.org.uk/surgery | |
| --- | --- | --- |
| 手术类型 | 术前和术中需求（见注意点1, 2） | 术后需求（见注意点6, 8, 9） |
| 时间长、大型手术、术后恢复时间长 例如：开放性心脏手术，大型肠道手术 | 开始麻醉前肌注或静脉注射100 mg氢化可的松（见注意点2, 3, 7） 随后立刻： ■每6小时100 mg肌注或静脉注射或 ■持续输液200 mg/24小时 | 每6小时肌注或静脉注射100 mg氢化可的松或持续输液200 mg/24小时（见注意点3, 4），直到患者可正常进食(离开ITU) 然后48+小时口服剂量加倍 然后逐渐恢复至正常剂量 |
| 大型手术，术后恢复快 例如：剖腹产，关节置换 | 开始麻醉前肌注或静脉注射100 mg氢化可的松（见注意点2, 4, 7） 随后立刻： ■每6小时100 mg肌注或静脉注射或 ■持续输液200 mg/24小时 | 肌注或静脉注射100 mg氢化可的松或24~48小时持续输液200 mg/24小时（见注意点3, 4）（或直到患者可正常进食） 然后24~48小时内口服剂量加倍 然后恢复至正常剂量 |
| 分娩和阴道分娩 | 分娩活跃期开始时肌注或静脉注射100 mg氢化可的松（见注意点4） 随后立刻持续输液200 mg/24小时 或每6小时100 mg肌注或静脉注射，直到分娩结束 | 分娩后24~48小时内口服剂量加倍 若患者情况稳定，则恢复至正常剂量 |
| 小型手术 例如：白内障手术，疝气修复，局麻下腹腔镜手术 | 开始麻醉前肌注100 mg氢化可的松（见注意点6） | 24小时内口服剂量加倍 恢复至正常剂量 |
| 小手术操作 例如：局麻下皮肤痣切除术 | 将该日下次所需剂量药物提前至手术前60分钟服用 | 操作结束60分钟后加用一剂药物 然后恢复至正常剂量 |
| 需要泻药的侵入性肠道手术 例如：结肠镜，钡灌肠术 | 术前一晚住院静脉输液并给予100 mg氢化可的松 手术开始时肌注100 mg氢化可的松（见注意点6） | 24小时内口服剂量加倍 恢复至正常剂量 |
| 其他侵入性操作 例如：内镜，胃镜 | 手术开始时肌注100 mg氢化可的松 | 24小时内口服剂量加倍 恢复至正常剂量 |
| 大型牙科手术 例如：局麻或全麻下牙拔除术 | 麻醉开始前肌注100 mg氢化可的松（见注意点6, 7, 8） | 24小时内口服剂量加倍 恢复至正常剂量 |
| 口腔科手术 例如：局麻下根管治疗 | 术前1小时剂量加倍（高达20 mg氢化可的松） | 24小时内口服剂量加倍 恢复至正常剂量 |
| 小型牙科操作 例如：充填治疗，刮治，抛光 | 将该日下次所需剂量药物提前至手术前60分钟服用 | 若术后出现肾上腺功能减退症状则加用一剂药物 然后恢复至正常剂量 |

注意
1. 良好的做法是将类固醇依赖患者（与胰岛素依赖性糖尿病患者一起）置于首要观察地位，以尽量减少脱水风险。
2. 对任何口服方案，请同时配合静脉注射生理盐水（0.9%生理盐水或等渗溶液），以防脱水，并保持盐皮质激素平衡。例如：如果患者体重>50 kg,则每8小时输液1 000 mL。
3. 连续静脉注射氢化可的松优于每6小时肌注或静脉注射氢化可的松，因为可以更稳定地提供激素。请先100 mg推注，然后再每小时给予8.33 mg，或者每24小时给予200 mg。
4. 分娩活跃期指宫颈扩张>4 cm。
5. 建议对服用CYP3A4促进剂（例如抗惊厥药、利福平和抗真菌药）的类固醇依赖患者应用持续静脉注射替代疗法，以最大限度减小失代偿的风险。
6. 肌注氢化可的松相较于静脉注射的优势在于药效更持久。
7. 请至少10分钟后再推注氢化可的松，以防损伤血管。
8. 注意不能使用醋酸氢化可的松，因为它为微晶结构，释放速度缓慢。请使用100 mg氢化可的松磷酸钠或氢化可的松琥珀酸钠。
9. 所有术后需应用肠外激素替代疗法的患者均需监控电解质和血压。若患者出现低血压、嗜睡或外周循环停止，则立即100 mg氢化可的松肌注或静脉推注。
10. 若术后出现任何并发症，例如发热，则延长恢复正常剂量的时间。
11. 手术开始前，请确保备有可用于复苏的口服和注射氢化可的松制剂。即使是完全激素替代的患者，偶尔也需要术后复苏。
12. 考虑到可能的合并症的潜在药物相互作用，建议所有类固醇依赖患者术前均由麻醉医生进行评估。
13. 已服5 mg泼尼松龙或其他更长效激素的患者有可能发生激素抑制，围手术期应补充激素替代治疗，并采取相关预防措施。

图 23-15 "类固醇激素替代治疗"指南。来源：由 ADSHG 提供，www. addisons. org. uk/surgery

| | |
| --- | --- |
| 可能表现出 Addison 病的临床特征 | 色素沉着，伴有疲劳、恶心、呕吐、肌肉无力、痛性痉挛等非特异性症状 |
| 长期应用类固醇激素 | 确定糖皮质激素的剂量、持续时间、频率和给药途径,例如口服、局部应用或吸入 |
| 压力 | |
| 感染 | |

## 肾上腺功能不全表现

- 虚弱、倦怠、疲劳。
- 厌食。
- 胃肠道症状(恶心、呕吐、便秘、腹痛、腹泻)。
- 渴望盐。

- 体位性眩晕。
- 肌肉或关节疼痛。

- 嗜睡。
- 极度疲劳和虚弱。
- 极端情况下可能说话很困难。
- 可能发生肌肉麻痹。
- 由于高钾血症(钾升高)而发生骨骼肌麻痹。

### 急性肾上腺危象表现

可能表现为:
- 意识错乱、意识丧失或昏迷。

### 管理

| | |
|---|---|
| 任何出现肾上腺皮质功能不全或上述症状的患者,都应停止口腔科治疗 | |
| 如果出现低血压迹象,将患者仰卧并抬起双腿 | 低血压迹象:意识错乱、出汗、湿冷 |
| 按照 ABCDE 法评估患者 | 患者通常有低血压,伴心动过速 |
| 监测生命体征(脉搏、血压、血氧饱和度) | 必要时提供基本生命支持 |
| 呼叫医疗救援(用救护车将患者转院,进一步治疗) | |
| 给氧 | |
| 100 mg 氢化可的松静脉滴注(如果经过充分培训且有该药物)。如果无法静脉滴注则肌内注射 | 由于肾上腺危象发生率很低,氢化可的松不是必备的急救药物。患者可能自己带有氢化可的松。氢化可的松需要进行混合 |
| 如果条件允许且操作者经过充分培训,请开始静脉输液 | 患者很可能有低血压 |
| 转入急诊部门进一步护理 | |

### 口腔科诊所内的急救药物和设备

口腔科诊所和所有临床区域都应配备急救药物,以及气道管理和 AED 相关设备。建议口腔科诊所配备特定的药物和设备,包括:
- 肾上腺素注射液。
- 阿司匹林(可为分散片)。
- 胰高血糖素注射液。

- 三硝酸甘油酯(GTN)喷雾。
- 咪达唑仑 10 mg(口服)。
- 口服葡糖溶液/片剂/凝胶/粉末。
- 氧气。
- 沙丁胺醇气雾吸入装置。

所有急救药物应储存在一起,方便拿取,并保存在专门的恰当的容器中。应尽可能配备载药注射器。

### 药物

| | |
|---|---|
| 肾上腺素注射液(1∶1 000,1 mg/mL) | - 作用:肾上腺素是一种内源性儿茶酚胺,其作用包括促进血管收缩<br>- 适应证:过敏反应<br>- 成人剂量:500 $\mu$g 肾上腺素,即 1∶1 000 肾上腺素 0.5 mL |
| | - 自动注射器制剂(例如肾上腺素笔)300 $\mu$g(0.3 mL,1∶1 000)。通常患者自备。另外还有 500 $\mu$g 的制剂<br>- 小儿剂量:<br>－ 儿童>12 岁:500 $\mu$g(0.5 mL 1∶1 000)<br>－ 儿童 6~12 岁:300 $\mu$g(0.3 mL 1∶1 000)<br>－ 儿童<6 岁:150 $\mu$g(0.15 mL 1∶1 000)<br>- 途径:IM(大腿中 1/3 前外侧) |

| | |
|---|---|
| 阿司匹林分散片(300 mg) | - 作用：拮抗血小板、抑制血栓形成<br>- 适应证：心肌梗死(胸痛与心绞痛相似，但时间较长，GTN 无效或效果不佳)<br>- 剂量：300 mg<br>- 途径：口服、压碎或咀嚼 |
| 胰高血糖素注射液(1 mg) | - 作用：提高血糖水平<br>- 适应证：低血糖，血糖浓度<3 mmol/L。注意，有些患者可能血糖浓度较高时即可出现症状。当患者出现无法配合或无法安全吞咽等严重问题时，给予胰高血糖素<br>- 成人剂量：1 mg<br>- 小儿剂量：<br>　－ 儿童>25 kg：1 mg<br>　－ 儿童<8 岁或<25 kg：500 $\mu$g<br>- 途径：IM |
| 三硝酸甘油酯(GTN)喷雾剂<br>(400 $\mu$g/剂) | - 作用：扩张动脉和静脉，改善心肌灌注。GTN 也可为片剂。<br>- 适应证：心源性胸痛(心绞痛)<br>- 剂量：1～2 次喷雾/1 片<br>- 途径：舌下 |
| 咪达唑仑(10 mg)(口服) | - 作用：癫痫发作时间长或反复发作<br>- 成人剂量：10 mg<br>- 小儿剂量：<br>　－ 儿童>10 岁：10 mg<br>　－ 儿童 5～10 岁：7.5 mg<br>　－ 儿童 1～5 岁：6 mg<br>- 途径：口服 |
| 口服葡糖溶液/片剂/凝胶/粉末 | - 适应证：低血糖，血糖浓度<3 mmol/L。注意，有些患者可能血糖浓度较高时即可出现症状。当发病早期患者合作且呕吐反射健全时，给予口服葡萄糖(10～20 g)。<br>- 途径：口服 |
| 氧气 | - 适应证：缺氧和除通气过度外的所有医疗急症，例如：过敏反应、气短(哮喘/慢性阻塞性肺疾病)、缺血性心脏病(心绞痛/心肌梗死)、癫痫<br>- 剂量：高流量氧气(15 L)<br>- 途径：通过面罩 |
| 沙丁胺醇气雾吸入装置<br>(100 $\mu$g/吸) | - 适应证：哮喘急性发作。伴喘鸣或气短的不严重的过敏症/过敏反应，当作哮喘治疗<br>- 剂量：大容量间隔器最多 10 吸<br>- 途径：吸入 |

### 清醒镇静麻醉下用到的其他药物

| | |
|---|---|
| 氟马西尼 | - 作用：苯二氮䓬类药物(BZD)拮抗剂。可与中枢 BZD 受体结合以拮抗或逆转 BZD 过量时产生的作用<br>- 适应证：BZD 过度镇静，或 BZD 过量<br>- 剂量：15 秒内给予 200 $\mu$g，然后每 60 秒 100 $\mu$g。一般应用剂量为 300～600 $\mu$g。成人最大剂量为 1 mg(英国国家药品处方集)。氟马西尼为短效药，因此可能需要重复应用<br>- 途径：IV |

| 纳洛酮 | • 作用：竞争性阿片类药物拮抗剂。通过竞争性结合体内和大脑内的阿片受体而暂时逆转阿片类药物的作用<br>• 适应证：阿片类药物过量，包括过量应用多剂静脉镇静剂<br>• 途径：一般 IV 给药。还有鼻内给药设备；用于摄入过量娱乐性毒品的患者<br>• 剂量：0.4～2 mg IV，每隔 2～3 分钟重复 1 次，最大剂量为 10 mg。可皮下/肌内注射，但仅在无法静脉输液时使用，因为起效较慢 |
| --- | --- |

### 口腔科诊所医疗急救和复苏设备

复苏委员会（英国）（2013 年，2017 年更新）建议英国全科诊所至少需要配备以下设备：

- 带减压阀和流量计的便携式氧气瓶（D 型）。
- 戴面罩和导管的氧气面罩。
- 基本的口咽通气道（1 号、2 号、3 号和 4 号）。
- 带氧气输送口的口罩。
- 自动充气囊，带氧气贮气囊和导管的面罩装置。
- 多种适合成人和儿童的面罩，可安装在自动充气囊上。
- 有合适吸引导管和管道的便携式吸引装置，例如：Yankauer 吸引器。
- 一次性无菌注射器和针头。
- 用于吸入支气管扩张剂的"间隔器"装置。
- 自动血糖检测装置。
- 自动体外除颤器

## 医疗急救技术和流程

### 肌内注射

这种简单的技术无须静脉通路即可快速输送药物。在某些临床情况下，IM 注射可能挽救生命。

所需设备：

- 标准蓝色针头（25 mm 和 23 G）。
- 合适大小的注射器。
- 药物输送：现在许多药物都预灌注在注射器内，包括肾上腺素。

#### 注射部位

IM 注射的传统部位是大腿上部、臀部或三角肌（图 23-16）。

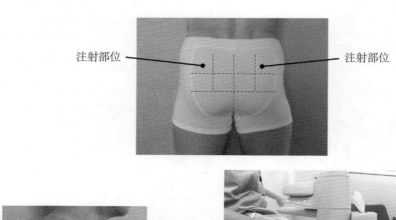

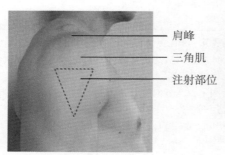

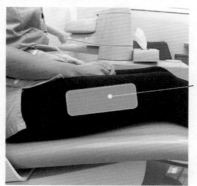

图 23-16　肌内注射部位

- 大腿上部：注射部位为股外侧肌，位于大腿上部外侧。
- 臀部：注射部位为臀大肌，位于臀部上外侧。触诊髂嵴确定该肌肉的上界会有所帮助。注射该部位可减小损伤大血管或坐骨神经的可能性。
- 上臂：注射部位为三角肌——位于上臂的上外侧。

方法：非载药注射器

| 步　骤 | 解　释 |
| --- | --- |
| 检查设备在有效期内且正常运转 | |
| 装载药物且不要接触任何非无菌区域，更换针头准备给药 | 减少注射部位的感染 |
| 排空注射器内的气泡 | |
| 针头没入深度约为长度的 2/3，回抽确认没刺入血管 | 有些药物不适合静脉给药 |
| 推动活塞输送药物，然后抽出针头 | 遵循药物说明书 |
| 安全丢弃尖锐物 | 避免针刺损伤 |

载药注射器可直接用于注射，节省时间。大多数口腔科诊所都有配备载药注射器。

### 肾上腺素自动注射装置
肾上腺素笔有两种规格：
- 成人和 30 kg 以上儿童每剂 300 μg。
- 15～30 kg 儿童每剂 150 μg。

还有一种每剂 500 μg 的自动注射装置。

这些装置的设计使患者可自行注射肾上腺素，以 90°角垂直刺入大腿上部。

### 静脉插管
外周套管装置有许多种类；但都包括装在针刺套管上的有弹性的塑料管这一基本部件，用于导入静脉。使用前应仔细阅读有关外周静脉插管的设备说明书和指南。

#### 步骤
第一步：选择合适的部位，并应用止血带，通常扎于手臂。

第二步：选择合适的静脉，一般向远端观察，最好可见或可触诊到的静脉长度至少相当于插管长度。

第三步：戴上手套，按照指南清洁皮肤，例如酒精擦拭。

第四步：选择合适的套管规格。

第五步：将患者的手臂摆至舒适位置并握住，确保静脉上方的皮肤绷紧。

第六步：告知患者会有"刺痛感"并将套管向上倾斜 30°～45°，顺着静脉向远端瞄准。

第七步：针头一旦进入静脉，会有"第一次闪回"，血液回流入套管的连接器部分。

第八步：此时，减小套管和皮肤之间的角度，使针头沿着血管腔前进少许。

第九步：将针芯从套管中退出，可见"第二次闪回"，血液充盈于针周围的套管内。

第十步：现在保持穿刺针不动，仅推进套管，直至套管全长没入静脉内。

第十一步：松开止血带。

第十二步：取出穿刺针，可能会有血液回流。为避免此情况，可轻轻抬起者手臂和（或）在套管附近的静脉上施压。在套管口和皮肤之间放置无菌纱布。

第十三步：安装胶塞或其他连接装置的端口。

第十四步：用适当的敷料或胶带将套管固定在皮肤上。

第十五步：生理盐水（已确认批次和有效期）"冲洗"套管，确保患者无痛，且套管周围没有液体外渗。

第十六步：在套管上标记日期并记录其插入情况。

### 吸入技术
有多种吸入器和间隔器设备可供选择。

#### 吸入器
沙丁胺醇气雾剂往往是定量吸入器。可按压一次给予一定吸入剂量，或者多次按压达到所需剂量。

第一步：摇晃吸入器，并取下盖子。

第二步：让患者正常呼吸。

第三步：在呼气结束时将吸入器放入口中。

第四步：在吸气开始时压下柱塞并继续缓慢深吸气。

第五步：若能忍住，屏气 10 秒。

第六步：等待 30 秒，必要时重复上述步骤。

#### 间隔器
大容量和小容量间隔器都有——最常用的是小容量间隔器。使用步骤与吸入器相似（图 23-17）。

第一步：摇晃吸入器，并取下盖子。

第二步：将吹嘴放入间隔器。

第三步：在呼气结束时，将所需剂量的气雾按压至间隔器中。

第四步：如前所述，缓慢深吸气至最大通气量，然

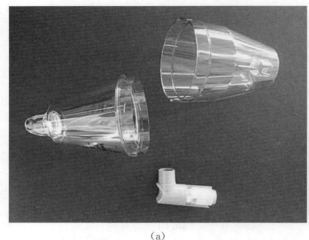

(a)

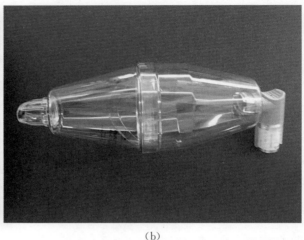

(b)

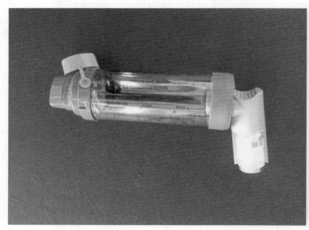

(c)

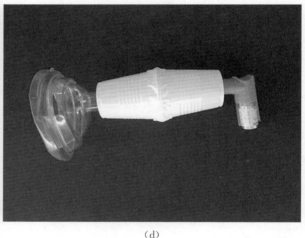

(d)

图 23-17　间隔器使用。(a)同时旋转间隔器的两部分并接入沙丁胺醇吸入器。(b)准备完成的间隔器。(c)另一种间隔器。(d)用两塑料杯自制的紧急间隔器

后屏气。

　　第五步：间隔器内置有哨子，如果有响声说明患者呼吸速度太快。

　　间隔器也可用于幼儿和戴面罩的婴儿，此时步骤略有不同。

　　第一步：准备戴面罩的间隔器，置患者于舒适坐位。

　　第二步：将面罩放在儿童口鼻上，鼓励他们缓慢呼吸。

　　第三步：当呼吸节奏良好、缓慢、稳定时，按压一次吸入器。

　　第四步：移走吸入器之前，让儿童再呼吸 5 次。

　　第五步：酌情重复上述步骤。

### 峰值流量

　　峰值流量是在用力吸气后，尽全力呼气时产生的最高流量。这个简单的指标可用于合理估计哮喘发作的严重程度。

　　第一步：让患者处于站立位或尽可能坐直。

　　第二步：将仪表指针归零。

　　第三步：水平握住仪表。

　　第四步：深吸气后将吹嘴放于嘴唇上，使其紧密贴合。

　　第五步：尽可能用力、最大限度地呼气。

　　第六步：重复两次取最高值。

## 总结

　　本章为口腔科诊所中可能遇到的医疗急症提供了指南和管理方法。指南可因国家/地区而异，也会定期更新。所有口腔科治疗团队人员都必须了解最新的医疗急症管理指南(https://www.resus.org.uk/resuscitation-guidelines/)，并定期模拟处理医疗急症情况。

## 致谢

感谢 Julie Davis 和 Christine Bell 的文秘工作，以及高级复苏师 Roy Ellington、StR 的口腔颌面外科医生 David Chapireau、专业注册医师 Elizabeth Yeung 和外科 CT1 室的 Rabiya Aseem 的供图。

## 参考文献

［1］European Resuscitation Council（2015），Guidelines for resuscitation：https：//cprguidelines. eu/（accessed 23rd July 2017）.

［2］Evidence Evaluation Process（2010）International Consensus on Cardiopulmonary Resuscitation and Emergency Cardiovascular Care Science with Treatment Recommendations. Circulation 122：S283-S290.

［3］Finegold，J. A.，Asaria，P.，Francis，D. P.（2013）Mortality from ischaemic heart disease by country，region and age：statistics from World Health Organization and United Nations. International Journal of Cardiology 169：934-945.

［4］Haas，D. A.（2010）Preparing dental office staff members for emergencies：developing a basic action plan. Journal of the American Dental Association 141（Suppl 1）：8S-13S.

［5］Jevon，P.（2012）Updated guidance on medical emergencies and resuscitation in the dental practice. British Dental Journal 212：41-43.

［6］Jevon，P.（2013）Basic Guide to Medical Emergencies in Dental Practice. Oxford：Wiley-Blackwell.

［7］NICE（2016）Epilepsies：diagnosis and management. https：//www. nice. org. uk/Guidance/CG137（accessed 23rd July 2017）.

［8］Nolan，J. P.，Soar，J.，Zideman，D. A. et al.（2010）European Resuscitation Council Guidelines for Resuscitation 2010，Section 1 Executive Summary. Resuscitation 81：1219-1276.

［9］Resuscitation Council（UK）（2013）Quality standards for cardiopulmonary resuscitation practice and training. https：//www. resus. org. uk/quality-standards/primary-dental-care-quality-standards-for-cpr/（updated May 2017）（accessed 23rd July 2017）.

［10］Resuscitation Council（UK）（2012）Medical emergencies and resuscitation-standards for clinical practice and training for dental practitioners and dental care professionals in general dental practice. A statement from the Resuscitation Council（UK）. July 2012（revised December 2012）.

## 深入阅读

［1］British Thoracic Society（2008）Scottish Intercollegiate Guidelines Network. British Guideline on the Management of Asthma. Thorax 63（Suppl 4）：iv1-iv121. Revised January 2012.

［2］Koster，R. W.，Baubin，M. A.，Caballero，A. et al.（2010）European Resuscitation Council Guidelines for Resuscitation 2010. Section 2. Adult basic life support and use of automated external defibrillators. Resuscitation 81：1277-92.

［3］National Heart，Lung and Blood Institute（1992）International Consensus Report on the Diagnosis and Treatment of Asthma. National Heart，Lung，and Blood Institute，National Institutes of Health. Bethesda，Maryland 20892. Publication no. 92-3091，March 1992. European Respiratory Journal 5：601-641.

# 临床口腔实践的审核

## Audit in Dental Practice

*Jackie Brown，Heather Pitt-Ford，Ellie Heidari and Dominic Flanagan*

# 第24章

## 什么是临床审核

审核本质上是一种工具，我们根据规定的标准衡量患者护理的标准。这使我们能够评估护理质量并在必要时实施变更以便改进。除非不需要改进，否则在重新测量标准以证明改进之前，审核项目是不完整的。应定期在口腔科诊所进行审核，以评估护理标准并进行必要的调整。

### 临床审核的定义

临床审核是质量改进的核心部分，被定义为"质量改进过程，旨在通过系统审查明确标准的护理和变革的实施来改善患者护理和结果"[National Clinical Audit Advisory Group(NCAAG)，2009]。

无论如何，NCAAG 认为临床审核在 NHS 新质量保证框架内的贡献应该是：

- 确定什么是优质护理(通常在指南中描述，基于科学证据和临床经验)。
- 评估提供的护理质量(临床审核、患者体验调查、关键事件调查、定性方法)。
- 提高所提供护理的质量(教育、绩效评估、激励、监管、重新设计、立法)。

NCAAG 还认为，临床审核在新兴的质量保证框架中发挥着非常重要的作用，因为这取决于临床审核所创造的高质量数据。

虽然认识到临床审核是什么，但同样重要的是要认识到它不是什么。在这方面，重要的是要将临床审核与经常混淆的其他两项活动区分开来：研究和服务审查。

- 临床审核旨在评估护理与最佳临床实践一致和(或)实现预期结果的程度。相比之下，研究旨在建立和定义什么是最佳实践。研究通过提供知识来为最佳实践指南提供信息，在提高质量方面发挥着重要作用。
- 临床审核与服务审核不同，服务审核旨在提供服务状态的快照描述，通常在一个地方(尽管可能需要从全国范围来看)并且通常关注的是输入而不是流程或结果。此类评论通常是一次性的，不会重新审核(NCAAG，2009)。

## 审核螺旋

随着新的发展，审核螺旋被描述为临床审核项目的持续发展和演变(Bucknall et al.，1992)。因此，随着医疗保健的不断发展，审核周期永远不会完成(图 24-1)。

审核螺旋：

- 根据规定的标准衡量绩效。是否需要更改？
- 如果是，请执行根本原因分析以确定问题的任何根本原因。
- 制订行动计划并决定实施者。
- 进行更改。
- 重新测量。
- 对新开发项目重复进行必要的调整。

审核因此寻求改善临床实践。

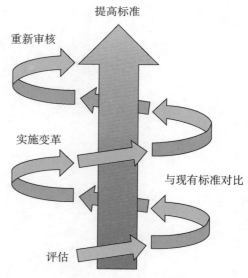

图 24-1　审核螺旋图显示了临床护理标准的上升趋势

## 规划临床审核

### 选择审核

只有在可以实现必要的改进的情况下才能进行审核。因此,在早期阶段让所有利益相关者(包括需要实施变革的员工)和预算持有人参与进来非常重要。必须承诺对调查结果采取行动。

审核应解决:

- 任何不能正常工作的事物。
- 定期进行治疗的结果。
- 风险。
- 投诉。
- 不良事件。
- 法律问题。
- 遵守国家健康和护理卓越研究所(NICE)指南、皇家学院和专业学会制定的指南、当地指南等标准。

### 设计审核

临床审核的设计非常重要。应考虑以下功能。

- 标题应说明目标及您正在测定的内容。
- 确定要衡量的标准。这可能是国家或地方指南或建议。国家指南专为当地使用而定制,因此可以从中制定本地指南。
- 确定要收集的数据源——从中收集数据。
- 确定涉及的人员。
  - 该临床审核项目的牵头人。
  - 涉及的其他人。
  - 需要外部援助。
- 确定所需的材料,例如涉及计算机。

- 确定要收集的数据的任何排除。
- 仅记录有助于实现目标的数据。
- 确定案例数量和时间尺度。
- 选择样品以避免偏差。

### 收集数据

分析数据并确定是否存在问题。问题的原因可能不会立即显而易见。因此,建议进行根本原因分析以找出任何根本原因。

#### 根本原因分析(RCA)

这是一个非常重要的阶段。它涉及发现问题的原因。RCA 对事件进行回顾性审查,以确定:

- 发生了什么事。
- 它是如何发生的。
- 为什么会这样。
- 如何开发解决方案并将其反馈给员工(National Patient Safety Organisation,2011)。

RCA 使用定义的关键分析方法。它可以与一组工作人员一起使用,作为一种有用的调查工具,以确定为什么会发生某些事情,或者为什么会发生一系列近乎未命中的事件。您还可以使用其他方法,如"脑力冲击"或"头脑风暴""五个为什么"和"鱼骨图"来探索和深入探究事故原因(National Patient Safety Organization,2011)。

该分析用于确定变更领域、建议和解决方案,旨在最大限度地减少未来事件的再次发生。

#### 鱼骨图

当存在可能不会立即显而易见的潜在问题时,这可能会有所帮助。它涉及绘制鱼骨的骨架,其上每个脊柱都标有问题原因,如下所示。

**如何做鱼骨图(图 24-2)**

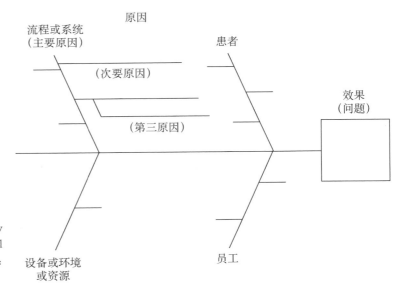

图 24-2　鱼骨图。经 Healthcare Quality Quest 许可转载。(2007)Leading a Clinical Audit Programme. Romsey, Hampshire: Healthcare Quality Quest

（1）画出鱼骨结构。在鱼的头部记录您正在分析的问题、情况或影响。确定此问题可能的主要原因并相应地在图上标记脊柱。确定主要原因的潜在方法是患者、过程或系统、设备、环境、资源、员工或沟通。

（2）对于每个主要原因刺，考虑可能归因于主要原因的那些原因。将您的想法（称为次要原因）作为辅助脊柱附加到相关的主要脊柱。将原因的任何进一步解释（称为三级原因）附加到相关的次要脊柱。

（3）当您完成思考后，决定是否要在潜在原因中设置优先级，或者您是否认为需要调查任何原因。

（4）使用您的结论制定行动计划以解决问题的原因或进一步调查。

（5）您可以使用"自问五次为什么?"或"流程映射"（参见下文）进一步调查。

**问"为什么?"5 次**

问"为什么?"5 次。为什么会出现问题，为什么会这样等，直到发现真正的根本原因。

### 流程映射

制作流程各阶段的图表并分析每个阶段。请记住，可能是系统出现故障而不是如何实施（Healthcare Quality Quest，2007）。

### 实施变更和重新审核

制订了一项行动计划，由具体的指定人员负责确保其实施。

当改变已经实施了适当的时间长度时，请重复测量以显示改进情况。

然后完成第一个审核周期。

定期重复此过程，调整以考虑新的发展。这是审核螺旋。

## 审核模板

这里提供的模板已经起草，以便您可以通过遵循模板中标识和解释的不同阶段来创建自己的审核项目。

在本章下面的内容中，模板已经用于为审核项目提供思路，其中包含如何执行这些的"秘诀"。这些可能被用于制订，或适应，使它们更相关于临床实践。

| | |
|---|---|
| **审核标题** | 清楚地说明您在标题和目标中所测量的内容 |
| *背景* | 为什么这次审核值得做？这是一个当地关注的问题，是否已被确定为一个问题，还是在努力提高质量？<br>考虑一下这次审核的目标——您希望实现什么目标？ |
| **循环** | |
| *标准* | 确定此审核与当前实践相比较的商定或认可的"标准"。理想情况下，该标准是国家或公布的建议或指南，但可能是当地商定的标准或政策 |
| **执行审核** | |
| *识别并收集数据* | • 首先确定谁将收集数据，以及其他人将以任何身份参与此审核项目<br>• 接下来为此审核确定一组患者、病例记录、服务用户、事件或情况——决定如何确定该组<br>• 决定是否要前瞻性或追溯性收集数据<br>• 尽可能使任何与患者有关的信息匿名——您可以为每位患者提供数字或代码而不是使用他们的姓名，并将代码或数字列表保存在信息文件中的安全位置或密码保护文件中 |
| *病例数* | 决定您要审核的案例或项目数量，或者选择执行审核的时间段 |
| *与标准比较* | 您现在已经收集了数据。可以计算达到达成一致的"标准"的程度。应该表示为百分比，例如 64％的"案例"符合标准 |
| *实施变更* | 在这个阶段，您将知道是否存在问题——是否符合标准？如果不符合：首先尝试分析不符合标准的原因。进行根本原因分析；例如，使用上述鱼骨分析原理<br>然后决定需要做出哪些改变，并在合理的时间段内付诸行动 |
| *重新审核* | 这是重要的部分，也是您完成"审核周期"的地方。在完成项目的这个阶段之前，它不是完整的"审核"<br>在实施变更后重复相同的审核。对结果重复做相同的分析。希望您能找到改进！<br>分享结果——其他人可能会从您的发现中受益 |

## 审核理念与秘诀

下面的审核已经提供给"秘诀"和未来审核的想法。它们分为：

- 与患者相关的审核：
- 病历保存审核。
- 患者同意治疗的审核。
- 根尖片质量的审核。
- 在患者注释中记录的放射学评估的审核。
- 未萌出上颌尖牙的审核。
- 对恒牙牙釉质/牙本质牙骨折的应急管理进行审核。
- 对乳牙龋病管理的审核。
- 通过调查患者满意度进行审核。
- 对口腔健康促进咨询的传递进行审核。
- 与实践相关的审核：
- 口腔科诊所的紧急药物审核。
- 关于在一般口腔科诊所中储存和分配药物的审核。
- 对在口腔科中提供基本清醒麻醉技术所必需的设备检查进行审核。
- 审核仪器的清洗和去污。
- 对消毒用器具的审核。
- 对储存和使用消毒器械的审核。
- 审核技工加工所的返件时间。
- 审核患者的等待时间。
- 与员工相关的审核：
- 基本生命支持培训审核。

- 手部卫生审核。
- 审核个人防护设备的使用。
- 审核儿童保护措施培训。

### 与患者相关的审核

#### 病历记录审核

根据一般口腔科诊所（英国）建议（Faculty of General Dental Practice，2009），可以对患者临床记录的以下区域进行准确性和完整性的审核：

（1）记录所有口腔科检查的患者详细信息和人口统计数据的最小数据集。

（2）根据风险状况对患者进行分类：

- 龋齿。
- 牙周失衡。
- 口腔黏膜健康。
- 髓病治疗失败的可能性。

（3）全身病史。

（4）全身和完整的口腔科病史。

（5）影像学书面报告的质量。

（6）诊断和治疗计划的质量和全面性。

（7）记录牙髓问题的原因。

（8）患者比例，根据他们是新患者、召回患者还是参加非计划就诊的患者。

（9）不同口腔健康状况患者的回访间隔。

在此审核中，我们建议您从上面的列表中选择一个或多个区域，以便使用审核进行更仔细的检查。此处包含审核模板的示例，以帮助进行数据收集。

| 审核标题 | 患者记录保存的审核 |
| --- | --- |
| *背景*<br>● 为什么值得做这次审核 | 通过准确、易读、及时性来提高记录质量，提高患者的护理质量<br>这也是必要的法医学和临床治理的原因 |
| **循环** | |
| *标准*<br>● 与此审核相比较的公认"标准"是什么 | 100％的口腔科记录应包含与您选择审核的部分相关的清晰完整的详细信息，例如：患者详细信息或患者的病史<br>这些文件应该写得清楚，理想情况下是黑色墨水（必要时，为了便于复印），由临床医生签署日期和签名（和打印的姓名）〔Department of Health，1999；National Institute for Clinical Excellence，2004；General Dental Council，2005；Faculty of General Dental Practice（UK），（2009）〕 |
| **执行审核** | |
| *识别和收集数据* | 检查患者关于上述部分的记录 |
| *病例数* | 每 2 周的时间查看诊所就诊患者的所有牙科记录中的相关详细信息和最后一项 |
| *与标准比较*<br>● 计算符合标准的程度 | 计算检查的记录数<br>计算所选部分中已完成的记录百分比 |

| 实施变更 | 分析记录与理想合规之间的差异区域——哪里有缺陷 |
| --- | --- |
| ● 确定需要进行哪些更改<br>● 将此付诸实践 | 告知员工。向员工咨询不合规领域<br>培训员工,使他们能够纠正错误 |
| 重新审核<br>● 实施更改后重复相同的审核 | 每 3 个月重复 1 次审核,直至达到＞90％的分数 |

**保存数据模板的记录示例**

| 审核编号 | 口腔科记录号: | | 数据采集日期: |
| --- | --- | --- | --- |
| **第 1 节**<br>个人资料 | (1) 患者全名 | | 是　否 |
| | (2) 出生日期/年龄 | | 是　否 |
| | (3) 联系方式/地址 | | 是　否 |
| | (4) 全科医生的详细情况 | | 是　否 |
| | 评分 | | /4 |
| **第 2 节**<br>口腔科病历 | (5) 更新的病史 | | 是　否 |
| | (6) 诊断 | | 是　否 |
| | (7) 治疗方案 | | 是　否 |
| | (8) 拟议下一次访问的程序/治疗 | | 是　否 |
| | (9) 同意 | | 是　否 |
| | 评分 | | /5 |
| **第 3 节**<br>员工 | (10) 姓名 | | 是　否 |
| | (11) 签名 | | 是　否 |
| | (12) GDC 编号 | | 是　否 |
| | 评分 | | /3 |
| **总体** | (13) 所有条目都清晰可辨 | | 是　否 |
| | (14) 日期 | | 是　否 |
| | (15) 用黑色墨水书写 | | 是　否 |
| | (16) 是否及时 | | 是　否 |
| | 评分<br>总分 | | /4<br>/16 |

## 审核患者知情同意的记录

| **审核标题** | 审核患者知情同意的记录 |
| --- | --- |
| **背景**<br>为什么值得做这次审核 | 治疗需要知情同意,以表明患者理解并同意接受治疗。同意的记录及其协议的任何变更都应记录在患者的注释中 |
| **循环** | |
| **标准**<br>与此审核相比较的公认"标准"是什么 | 所有患者注意事项应包含他们的知情同意记录以及他们收到的信息,由他们自己或由负责任的成年监护人提供。这应该是直接记录在病例中或病例中含有完整同意书<br><br>该实践应符合相关的被认为需要同意程序的当地政策,通常以隐含或书面形式(Care Quality Commission,2010a)给予和记录知情同意书 |

**执行审核**

| | |
|---|---|
| *识别并收集数据* | 回顾性地审查患者注释,以确定在最近的治疗过程开始时所获得的信息和知情同意的记录(暗示或书面)是否存在 |
| *病例数* | 从接受治疗的患者中随机抽取 50 例患者的病历,可随机选择去年的患者 |
| *与标准比较*<br>• 计算满足标准的程度 | • 计算所的记录信息和同意的数量<br>• 与标准(100%)比较并计算符合率 |
| *实施变更*<br>• 确定需要进行哪些更改<br>• 将此付诸实践 | 分析未能符合所有说明要求的情况,以显示给予治疗的信息和获得治疗的同意的记录,并找出失败的原因<br>与所有员工会面,讨论失败的原因<br>制订策略确保可靠地获得同意并记录,并实施此策略 |
| *重新审核*<br>• 实施更改后重复相同的审核 | 在 6 个月内重新审核 |

## 审查根尖周影像质量

| | |
|---|---|
| **审核标题** | 审核根尖片的质量 |
| *背景*<br>• 为什么这次审核值得做 | 提高根尖片的质量,防止不必要的重复 X 线片,增加成本和辐射暴露,并浪费临床时间 |
| **循环** | |
| *标准*<br>• 与此审核相比较的公认"标准"是什么 | 国家推荐的摄片质量标准(Royal College of Radiologists and the National Radiation Protection Board, 1994):<br>1 级=完美的 X 线片,没有技术、定位、曝光或处理的错误<br>2 级=有些故障,但仍然是诊断性的<br>3 级=失败的 X 线片,无诊断价值<br>标准:1 级>70%,2 级<20%,3 级<10% |

**执行审核**

| | |
|---|---|
| *识别并收集数据* | 创建 3 个月内拍摄的所有根尖片的日志。这应该包括:<br>• 拍摄的片子总数<br>• 拍摄的视图类型<br>• 1 级、2 级、3 级片子的数量<br>• 拍摄片子的日期和操作人员<br>• 重拍的片子数量<br>进行片子失败分析——造成 2 级和 3 级胶片故障的原因 |
| *数量* | 所有在 3 个月内拍摄的根尖片 |
| *与标准比较*<br>• 计算满足标准的程度 | • 计算达到 1 级、2 级、3 级的片子百分比<br>• 计算合格 X 线片的百分比 |
| *实施变更*<br>• 确定需要进行哪些更改<br>• 将此付诸实践 | 确定 2 级和 3 级根尖片的最常见原因<br>培训员工使他们能够识别并纠正错误 |
| *重新审核*<br>• 实施更改后重复相同的审核 | 每 6 个月重复 1 次审核 |

## 患者注意事项中记录的放射学评估审核

| 审核标题 | 对患者注意事项中 X 线片放射学评估记录的审核 |
|---|---|
| *背景*<br>● 为什么值得做这次审核 | IRMER 2000 法规要求对所有 X 线片进行评估,并在患者的病例中记录报告。口腔科 X 线片经常在口腔科诊所进行,并应在患者的病例中记录适当的影像学报告 |
| **循环** | |
| *标准*<br>● 与此审核相比较的公认"标准"是什么? | 100%的 X 线片应该在患者的射线照相检查记录中做一个简短的相关放射学报告,在射线照片拍摄后的合理时间内记录,例如,在患者下一次预约时或之前(Department of Health, 2000) |
| **执行审核** | |
| *识别并收集数据* | 回顾性地审查患者注意事项:<br>● 拍摄的射线片(备注类型和日期)<br>● 相关的射线片评估(备注日期) |
| *病例数* | 50 名患者病例记录/口腔科记录 |
| *与标准比较*<br>● 计算满足标准的程度 | 计算在下一次患者预约时或之前记录的 X 线片和放射学报告的备注数量<br>计算符合标准的百分比 |
| *实施变更*<br>● 确定需要进行哪些更改<br>● 将此付诸实践 | 调查和分析未能在患者备注中记录放射性报告的原因,例如,在检查 X 线片时是否无法获得病例记录?怎么可以克服?<br>设计解决方案<br>解决问题并在员工会议上酌情引入新方法 |
| *重新审核*<br>在实施更改后重复相同的审核 | 在 12 个月内重新审核 |

## 上颌未萌出尖牙的检查

| 审核标题 | 上颌阻生尖牙的检查 |
|---|---|
| *背景*<br>● 为什么值得做这次审核 | 本次审查的目的是通过及时诊断,提高对上颌尖牙的管理。上颌恒尖牙通常应在 8～10 岁时在唇侧可触及,并应在 11～13 岁时萌出。如果在 8～10 岁时可在颊侧明确触及尖牙,那么就不需要进一步的行动了<br>若不是这种情况,或者如果尖牙的位置在临床检查中看起来不对称,则应在 10～11 岁时拍摄 X 线片以确定未经治疗的尖牙的存在和位置。这是特别重要的,因为错位的牙齿可能会导致其他牙齿受损。如果检测到异常,应进行适当的转诊(British Orthodontic Society, 2008) |
| **循环** | |
| *标准*<br>● 与此审核相比较的公认"标准"是什么 | 如果在临床上无法检测到尖牙,那么所有受影响的儿童(100%)应在 10～11 岁进行射线照相检查,如全景、根尖片或上颌咬合 X 线片,并在必要时进行适当的转诊<br>在存在与延迟萌出相关的牙齿异常和综合征时会有例外(Husain, Burden and McSherry, 2016) |
| **执行审核** | |
| *识别并收集数据* | 创建所有 10 岁或以上的儿童口腔科患者的日志,其中上颌尖牙在 3 个月内未见,但排除可能延迟萌出的综合征患者。日志应包括: |

| 识别并收集数据 | <ul><li>患者年龄</li><li>尖牙在临床上可否检测到?</li><li>如果没有,是否拍摄了 X 线片?</li><li>是否记录了诊断并在适当时进行了转诊?</li></ul> |
| --- | --- |
| 病例数 | 3 个月内就诊所有年龄较小的患者(年龄 10~11 岁),未见萌出的尖牙 |
| 与标准比较<ul><li>计算满足标准的程度</li></ul> | 计算在此期间就诊的 8~11 岁儿童的数量<br>计算临床未检测到尖牙的就诊儿童数量<br>计算这些患者的数量,这些患者是否已经过调查、诊断、诊断记录正确并且进行了适当的转诊 |
| 实施变更<ul><li>确定需要进行哪些更改</li><li>将此付诸实践</li></ul> | 分析检查和调查未经治疗的尖牙未萌的结果<br>与工作人员讨论并制订策略,确保对所有患者进行适当的检查,确定未经治疗的尖牙存在和位置,并正确记录对尖牙未萌的患者的检查<br>确保所有患有移位尖牙的患者在适当的时间被转诊给正畸医生 |
| 重新审核<ul><li>实施更改后重复相同的审核</li></ul> | 每 2 年重复 1 次审核,以创建审核螺旋 |

## 审核恒牙牙釉质/牙本质牙折的急诊处理

| 审核标题 | 对恒牙牙釉质/牙本质折裂急诊处理的审核 |
| --- | --- |
| 背景<ul><li>为什么值得做这次审核</li></ul> | 紧急处理措施(对于具有牙釉质/牙本质折裂的牙齿)是覆盖暴露的牙本质。如果牙齿碎片可用,可以粘回到牙齿上(Flores et al.,2007)<br>只要牙髓血供保持完整,为防止细菌入侵,炎症变化是短暂的。可以通过有效封闭牙本质来实现;只有在封闭不当的情况下才会发生不可逆的牙髓病变。牙髓的预后很好。长期临床研究显示只要无伴随的牙周损伤且修复有效封闭,牙釉质/牙本质牙折及随后的修复手术的反应非常小(Maguire,Murray and al-Majed,2000;Olsburgh,Jacoby 和 Krejci,2002) |
| **循环** | |
| 标准<ul><li>与此审核相比较的公认"标准"是什么</li></ul> | 这里可以根据可用的服务和设施制订当地标准,这反映了在尽可能短的时间内保护这些牙齿的合理尝试。建议在 3 天内达到治疗目标<br>因此,标准是保证 100% 牙釉质和牙本质折裂的患者在受伤后 3 天内通过复合树脂覆盖修复(Maguire,Murray and al-Majed,2000)<br>如果患者在此时间段内没有参与,则例外 |
| **执行审核** | |
| 识别并收集数据 | 评估所有有恒切牙的牙釉质/牙本质牙折,且仍然保留着牙齿的就诊患者记录。检查受伤日期、就诊日期并计算首次应用保护性修复体的时间间隔。排除在伤后 3 天内不能参与的患者 |
| 病例数 | 所有在 6 个月期间就诊的牙折患者 |
| 与标准比较<ul><li>计算符合标准的程度</li></ul> | 计算在发生牙折的 3 天内接受保护性修复的病例数,并将其折算成百分比 |
| 实施变更<ul><li>确定需要进行哪些更改</li><li>将此付诸实践</li></ul> | 考虑可能妨碍对受创伤的牙齿快速应用保护性修复体的因素。这些因素可能包括紧急情况允许的操作时间和信息缺乏——等候区的广告可能有助于告知患者这些伤害应该及时得到治疗。同样应告知学校 |
| 重新审核<ul><li>实施更改后重复相同的审核</li></ul> | 6 个月后重新审核并继续审核螺旋 |

## 审核乳牙龋病的处理

| | |
|---|---|
| **审核标题** | 对乳牙列龋病管理的审核 |
| *背景*<br>● 为什么值得做这次审核 | 在5岁和8岁儿童中,填充的乳牙会有显著衰退过程的比例明显小于先前的调查<br>应制订严格的预防计划,并对个别患者进行龋病风险评估(参见第9号审核)<br>可恢复的乳牙中活动性龋齿通常应使用修复体进行治疗,适当时使用填充物或预成的金属冠(Fayle, Welbury and Roberts, 2001; Scottish Intercollegiate Guidelines Network, 2003) |
| **循环** | |
| *标准*<br>● 与此审核相比较的公认"标准"是什么 | 审核的目标是:<br>● 在治疗过程结束时,不应留有活动性龋<br>治疗的例外情况是:<br>● 牙齿快要脱落<br>● 不可恢复的牙齿<br>● 低患龋风险患者的早期龋齿可仅使用预防措施<br>● 无法合作的儿童和有医疗并发症的儿童,都可能需要转诊接受专科护理 |
| **执行审核** | |
| *识别并收集数据* | 在指定时间内检查所有儿童患者在治疗结束时的情况<br>由相关负责牙医收集数据<br>前瞻性收集数据<br>在治疗过程结束时记录孩子的乳牙总数和未经治疗的衰退乳牙数量 |
| *病例数* | 所有在3个月内就诊的儿童患者 |
| *与标准比较*<br>● 计算满足标准的程度 | 计算乳牙中有任何未经治疗龋齿的儿童的百分比,允许上述例外情况<br>理想情况下,在每个疗程结束时不应有未经处理的龋齿 |
| *实施变更*<br>● 确定需要进行哪些更改<br>● 将此付诸实践 | 通常应对未经治疗的龋齿进行治疗,无论是恢复性还是预防性治疗。见上述例外情况<br>制订预防计划<br>可能需要将一些患者转诊给专科儿科牙医<br>合理建立回访或提醒制度 |
| *重新审核*<br>● 实施更改后重复相同的审核 | 6个月后重新审核,并作为审核重复螺旋 |

## 通过调查对患者满意度进行审核

| | |
|---|---|
| **审核标题** | 患者满意度调查 |
| *背景*<br>● 为什么要做这次审核 | 与患者沟通和提供信息是优质护理的重要组成部分。该审核有助于获取患者对临床实践中提供的服务意见的信息,并确保满足患者护理和服务标准的目标。这可能有助于减少或预防患者未来的投诉 |
| **循环** | |
| *标准*<br>● 与此审核相比较的公认"标准"是什么 | 参加临床实践的大多数患者(80%)对患者满意度调查(问题3以上)评分为4分或更高的服务表示高度满意(Newsome and Wright, 1999) |

**执行审核**

| | |
|---|---|
| *识别并收集数据* | 所有参加该实践的患者都将获得一份问卷。问卷将由接待员在患者到达时给出 |
| | 接待人员将记录未完成或拒绝参加的原因 |
| | 在可能的情况下,找出拒绝或未能填写调查问卷的理由 |
| | 在接待处应放置盒子,以便患者投递完成的问卷。问卷应匿名化 |
| *病例数* | 所有在 1 个月内就诊的患者 |
| *与标准比较* | 计算提供的问卷数量并计算接受的百分比和返回的百分比 |
| ● 计算满足标准的程度 | 计算满意度得分为 4 分或以上的百分比 |
| | 与标准(80%)比较并计算符合率 |
| *实施变更* | 分析患者满意度差的领域的结果,并尝试找出反馈不佳的原因。考虑在 |
| ● 确定需要进行哪些更改 | "其他建议"回复中提出的评论 |
| ● 将此付诸实践 | 与所有相关工作人员会面,讨论缺点方面的原因 |
| | 制订方法,确保改善患者最不满意的领域 |
| | 培训或重新培训员工,以提高员工沟通技巧 |
| *重新审核* | 在 6 个月内重新审核 |
| ● 实施更改后重复相同的审核 | |

### 患者满意度调查问卷的样本

如果您愿意花几分钟时间填写此调查问卷,我们将不胜感激。我们将使用您提供的信息来帮助改善对患者的护理。您所提供的所有信息都是匿名的。

**患者详细信息**
(请在每个问题的相应方框中打勾)

1. 性别:
    男□   女□
2. 请注明您的年龄组
    0~16□   16~25□   26~45□   46~65□   65+□

**对于您的预约**
(请勾选相应的方框)

3. 在您方便的时间,您对预约过程的满意程度如何?

| 非常不满意 | 相当不满意 | 一般 | 相当满意 | 非常满意 |
|---|---|---|---|---|
| 1 | 2 | 3 | 4 | 5 |
| □ | □ | □ | □ | □ |

**接待处和等候区**
(请在每个问题的相应方框中打勾)

4. 到达时你是否受到接待人员的礼貌待遇?

| 非常不礼貌 | 相当不礼貌 | 一般 | 相当礼貌 | 非常礼貌 |
|---|---|---|---|---|
| 1 | 2 | 3 | 4 | 5 |
| □ | □ | □ | □ | □ |

您想填写关于接待员如何对待您的评论吗?

_____

_____

_____

5. 有足够的座位吗？

| 非常不足 1 | 相当不足 2 | 勉强足够 3 | 相当充足 4 | 完全足够 5 |
|---|---|---|---|---|
| ☐ | ☐ | ☐ | ☐ | ☐ |

6. 您对等候区条件和装饰有何看法？

| 非常不能接受（邋遢或脏）1 | 相当不能接受 2 | 中立（既接受也不接受）3 | 一般接受 4 | 非常接受 5 |
|---|---|---|---|---|
| ☐ | ☐ | ☐ | ☐ | ☐ |

等候区最有待于改善的是什么？
☐更好的装饰
☐背景音乐
☐墙上的图片
☐电视
☐更好的家具
☐更多空间（例如轮椅）
☐最新杂志
☐儿童玩具/书籍
☐不需要改进
☐其他（请注明）_____

**您的预约**
（请在每个问题的相应方框内打勾）
7. 预约的开始是否延迟了？
　是☐　否☐
如果您回答"是"，那么您在等待区等候多久才就诊？

| 不到5分钟 5 | 5~15分钟 4 | 15~30分钟 3 | 30~60分钟 2 | 超过60分钟 1 |
|---|---|---|---|---|
| ☐ | ☐ | ☐ | ☐ | ☐ |

如果您等待的时间超过15分钟，是否有延迟的解释？
是☐　否☐

8. 考虑一下您与口腔科团队的关系，您如何评价以下内容：

| | 非常差 1 | 差 2 | 一般 3 | 好 4 | 非常好 5 | 不适用 |
|---|---|---|---|---|---|---|
| a) 口腔科团队是否仔细聆听你所说的？ | | | | | | |
| b) 口腔科团队是否清楚解释了您口腔科症状的原因？ | | | | | | |
| c) 口腔科团队如何帮助您做出有关口腔科治疗的决定？ | | | | | | |
| d) 口腔科团队在您治疗期间如何让您放松？ | | | | | | |
| e) 您将如何表达您对口腔科团队的信心和信任？ | | | | | | |

任何其他意见

_____

_____

_____

_____

_____

9. 考虑到您接受的治疗,您如何评价以下内容:

| | 非常不同意 1 | 不同意 2 | 不确定 3 | 同意 4 | 非常同意 5 | 不适用 |
|---|---|---|---|---|---|---|
| a) 口腔科团队彻底完成了该治疗 | | | | | | |
| b) 口腔科团队在为我治疗时很温柔 | | | | | | |
| c) 我对口腔科团队的工作感到满意 | | | | | | |
| d) 口腔科团队知道他们在手术过程中做了什么 | | | | | | |

任何其他意见

_____

_____

_____

_____

_____

总体而言
(请勾选相应的方框)

10. 考虑到所有因素,您对我们口腔科诊所的访问满意度如何?

| 非常不满意 1 | 相当不满意 2 | 中立 3 | 相当满意 4 | 非常满意 5 |
|---|---|---|---|---|
| ☐ | ☐ | ☐ | ☐ | ☐ |

感谢您提供对任何方面的其他意见。

_____

_____

_____

_____

_____

感谢您抽出宝贵时间填写此问卷。

### 口腔健康促进建议的宣传审核

| 审核标题 | 审核提供口腔健康促进建议 |
| --- | --- |
| *背景*<br>● 为什么要做这样的审核 | 向患者提供预防性建议是促进口腔健康和预防口腔疾病的重要途径。口腔科团队可以对患者口腔科护理的这一部分进行审核 |
| **循环** | |
| *标准*<br>● 与此审核相比较的公认"标准"是什么 | 至少80％的患者应该接受适当的口腔科保健和预防建议,作为其口腔科护理计划的一部分(National Institute for Clinical Excellence,2004;Watt et al.,2004;Department of Health and the British Association for the Study of Community Dentistry,2009) |
| **执行审核** | |
| *识别并收集数据* | 检查患者的记录,以获取口腔科保健和预防性建议的证据。可生成清单以记录给出的建议类型和给出日期建议<br>提供关于给出的建议类型的进一步细节;可以作为前瞻性审核来完成<br>表24-1中的清单建议了检查建议的方案 |

表 24-1　口腔科保健和预防建议清单

| 审核编号 | 牙科记录编号: | 日期: |
| --- | --- | --- |
| 记录在口腔科记录中<br>第1节 | | 数据采集 |
| 自我护理的有效性 | (1)患者目前的口腔卫生和饮食方案 | 是/否 |
| | (2)口腔健康刷牙的原则 | 是/否 |
| | (3)氟化物 | |
| | a)牙膏 | 是/否 |
| | b)漱口水 | 是/否 |
| 健康饮食建议 | (4)健康饮食建议 | 是/否 |
| | (5)饮食日记(±) | 是/否 N/A |
| 改善牙周健康 | (6)机械牙菌斑控制 | 是/否 |
| | (7)BPE/CPITN | 是/否 |
| | (8)戒烟指南(±) | 是/否 N/A |
| | (9)检查可能影响患者口腔健康的风险因素<br>(NICE指南中的附录G:疾病和疾病风险评估) | 是/否 |
| 总分 | | /7(±)9 |

| 病例数 | 检查过去1个月内就诊患者的所有口腔科记录 |
| --- | --- |
| *与标准比较*<br>● 计算满足标准的程度 | 计算检查的记录数<br>计算显示记录口腔科保健建议的条目的记录百分比 |
| *实施变更*<br>● 确定需要进行哪些更改<br>● 将此付诸实践 | 分析记录与理想合规性之间的差异<br>告知员工<br>向员工咨询不合规的领域<br>培训员工,使他们能够纠正错误 |
| *重新审核*<br>● 实施更改后重复相同的审核 | 在6个月内重新审核 |

## 与实践相关的审核

### 口腔科急诊药品包的审核

| 审核标题 | 审核紧急药物和器械设备包 |
| --- | --- |
| **背景**<br>● 为什么要做这样的审核 | 　为了应对口腔科手术中遇到的任何严重的医疗紧急情况,必须有一套包含紧急药物和设备的急救包。其内容取决于治疗的患者类型和提供的治疗,且可能需要在风险评估后决定。包括:<br>● 三硝酸甘油酯(GTN)喷雾(400 $\mu$g/剂量)<br>● 沙丁胺醇气溶胶吸入器(100 $\mu$g/致动)<br>● 肾上腺素注射液(1∶1 000,1 mg/mL)<br>● 阿司匹林可分散(300 mg)<br>● 胰高血糖素注射液 1 mg<br>● 口服葡萄糖溶液/片剂/凝胶/粉末<br>● 咪达唑仑 10 mg/mL(颊部或鼻内)<br>● 氧气 |
| | 设备可能包括:<br>● 带面管的氧气面罩<br>● 基本的口咽气道组(1 号、2 号、3 号和 4 号)<br>● 口罩带氧气口<br>● 自动充气袋和带有氧气储存器和管道(1 L 大小的袋子)的面罩装置,其中工作人员已经过适当的培训<br>● 多种合适的成人和儿童口罩,可安装在自动充气袋上<br>● 使用适当的吸引器和管道进行便携式吸引,例如 Yankauer 便携式抽吸<br>● 一次性无菌注射器和针头<br>● 吸入性支气管扩张剂的"间隔器"装置<br>● 自动血糖测量装置<br>● 自动体外除颤器<br>设备和药物只能由经过充分培训的工作人员使用(British Dental Association, 2004;National Dental Advisory Committee, 2015) |
| **循环** | |
| **标准**<br>● 与此项审核相比较的商定"标准"是什么 | 　整套应急药品和设备应易于获取,并包含一套特定的药品和附件,这些药品和附件在其有效期内完整、正常,且确保氧气瓶已检查并充分充满。标准是:<br>● 所有药物完成且在有效期内 100%合规<br>● 100%的工作人员知道该位置,并可以获取紧急药物包,并(在适当的情况下)接受使用培训 |
| **执行审核** | |
| **识别并收集数据** | 查看应急包中所有药物的失效日期<br>检查氧气瓶内的液位<br>查看所有附件的存在和工作顺序,例如 Ambu® 包、除颤器<br>评估员工对紧急药物的位置、获取和(在适当情况下)使用的知识 |
| **病例数** | 口腔科诊所的每个应急包<br>每个相关的工作人员 |
| **与标准比较**<br>● 计算满足标准的程度 | 计算超过其有效期的药物百分比<br>计算未完全正常工作的设备百分比<br>计算未经适当培训或不知道紧急药物和设备套件位置的员工百分比<br>将这些数字与标准(100%合规性)进行比较并计算符合率 |

| 实施变更<br>• 确定需要进行哪些更改<br>• 将此付诸实践 | 重新储存已过期的药物,并注意剩余药物的有效期,以备重新储存这些药物<br><br>如有必要,安排氧气瓶重新充电<br>更换或修理任何有故障的设备<br>开展员工培训 |
| --- | --- |
| 重新审核<br>• 实施更改后重复相同的审核 | 在 6 个月内重新审核 |

### 关于药物储存和分配的审核

#### 一般口腔科诊所

护理质量委员会(CQC)要求每个口腔科诊所都有一个存储和分发临床药物的政策。您可以设计自己的政策或采用 BDA 网站上推荐的政策(https://bda. org/advicesheets——建议表 B9)。

此政策应记录以下信息:

• 药物是否存放在口腔科诊所的锁柜中,是否有指定的钥匙扣

• 药物是否根据患者病例中书面处方分发?
• 每份处方都附有药物信息传单吗?
• 所有药物都标有患者姓名、牙医姓名、日期、药品名称、说明和注意事项吗?
• 是否记录了所有处方药以及给予这些药物的人?
• 是否明确说明患者将如何收取药物费用?

可以对策略的任何方面(这里提供了示例)或对整个规章制度的遵从执行更广泛的审核,对实践遵从该规章制度的情况进行审核。

| 审核标题 | 审核患者病例中关于直接由口腔科诊所分发的药物的书面处方 |
| --- | --- |
| 背景<br>• 为什么值得做这次审核 | 该审核将有助于展示良好的做法,并遵守 CQC 关于安全储存和分配及临床直接提供的药物和建议<br>这是一项回顾性审核,用于计算患者病例的百分比,该病例包含牙医直接分发药物时所做的书面处方。这将与实际分发的药物和药物的日志进行比较 |
| 循环 | |
| 标准<br>• 与此审核相比较的公认"标准"是什么 | 当口腔科医生在口腔科诊所直接分发药物时,100% 的患者应记录药物处方(Royal Pharmaceutical Society of Great Britain, 2005;Health and Social Care Act, 2008;Care Quality Commission, 2010b) |
| 执行审核 | |
| 识别并收集数据 | 请查阅该临床机构 3 个月内分发的药物和药物日志<br>确定该机构将其持有的药物直接向他们的患者分发<br>将此数字与库存清单相关联<br>评估这些患者的病例记录,以确定是否已记录处方 |
| 病例数 | 记录所有在 3 个月内接受药物治疗的患者 |
| 与标准比较<br>• 计算满足标准的程度 | 正确记录完成的案例说明的数量<br>与药物日志中记录的接受分发药物的患者数量进行比较<br>计算符合标准的百分比 |
| 实施变更<br>• 确定需要进行哪些更改<br>• 将此付诸实践 | 调查可能妨碍在处方时正确完成患者注意事项的因素,例如:<br>• 处方制订和药物分发时,牙医是否可以获得病例?<br>找出未能完成笔记的任何原因并鼓励改变以防止再次发生,例如:<br>• 临床会议,提醒员工正确完成所有患者(包括急诊患者)的注意事项的重要性<br>• 查看患者病例检索系统 |
| 重新审核<br>• 实施更改后重复相同的审核 | 在 6 个月内重复审核 |

## 审核口腔科中提供基本基础麻醉技术所必需的设备检查

| | |
|---|---|
| **审核标题** | 审核在口腔科中提供基本清醒镇静技术所必需的设备检查 |
| *背景*<br>● 为什么值得做这次审核 | 　　为了确保对接受有意识镇静治疗的患者所提供护理的质量和安全,皇家外科医学院附属口腔医学院和皇家麻醉学院于 2015 年发布了《口腔科护理中清醒麻醉镇静标准》(https://www.rcseng.ac.uk/dental-faculties/fds/publications-guidelines/standards-for-conscious-sedation-in-the-provision-of-dental-care-and-andresreditation/)<br>　　详细介绍了培训、环境、设备和维护的基本和推荐功能、适应证、责任、患者评估、禁忌证、患者准备、同意、后续护理以及吸入和静脉镇静的记录保存<br>　　对本指南的一个或多个方面进行审核将是监测标准和良好遵循标准的极好方法 |
| **循环** | |
| *标准*<br>● 与此审核相比较的公认"标准"是什么 | 　　选择上述引用的指南区域。在决定要审核的指导项目或领域后,选择适当的标准,例如:100％符合的患者评估和选择的方案,或 100％符合的所需设备及其维护<br>　　更多信息和进一步建议也可参阅皇家外科医学院附属口腔医学院和皇家麻醉师学院(2015) |
| **执行审核** | |
| *识别并收集数据* | 　　查阅所有适当的记录,例如:口腔科诊所持有的患者记录和(或)"维护"记录 |
| *病例/项目数* | 　　审查 1 年期间的实践记录 |
| *与标准比较*<br>● 计算满足标准的程度 | 　　计算符合您选择的目标/标准 |
| *实施变更*<br>● 确定需要进行哪些更改<br>● 将此付诸实践 | 　　找出维修和保养设备失败的最常见原因<br>　　在进行任何有意识镇静的口腔科治疗之前,应尽一切努力纠正这种情况 |
| *重新审核*<br>● 实施更改后重复相同的审核 | 　　每 12 个月重复 1 次审核 |

## 可重复使用仪器的清洗与去污审核

　　可重复使用和可灭菌的口腔科器械在灭菌前应无可见污染。在灭菌之前,可以使用以下方法对它们进行清洁和净化。

● 洗涤机/消毒器。
● 超声波清洗器。
● 手动清洁。

可以通过执行审核来评估该过程。

| | |
|---|---|
| **审核标题** | 对灭菌前可重复使用口腔科器械去污效果的审核 |
| *背景*<br>● 为什么值得做这次审核 | 　　如果可重复使用的仪器表面存在残留的微粒污染,则灭菌无效。仪器在进入灭菌过程之前应该没有碎屑和污染物。这是仪器去污过程的功能<br>　　此为一项前瞻性审核,用于计算清洁/去污后无明显污染的仪器百分比 |
| **循环** | |
| *标准*<br>● 与此审核相比较的公认"标准"是什么 | 　　所有可重复使用的仪器在清洁/去污后和灭菌前都应无污染(Department of Health, 2013) |

**执行审核**

| | |
|---|---|
| *识别并收集数据* | 清洁后，在明亮照明和放大倍率下检查所有仪器<br>通过实践中使用的任何方法，在清洁和去污后，创建所有可重复使用仪器目视检查结果的日志。应该包括：<br>• 日期<br>• 仪器<br>• 是否存在可见污染<br>该检查应由一个单独的人员进行，且该人员当时没有清理过这些仪器 |
| *病例数* | 所有在 2 周内清洁完毕的仪器 |
| *与标准比较*<br>• 计算满足标准的程度 | 比较具有残留污染的仪器百分比与标准（100％无污染） |
| *实施变更*<br>• 确定需要进行哪些更改<br>• 将此付诸实践 | 分析结果：<br>• 确定有问题的去污方法的类型（如果在实践中使用多种方法）<br>• 如果可能，确定污染物的类型<br>• 确定所有仪器是否完全打开或拆卸（如果适用）<br>　如果非手动清洁方法有问题，请检查设备的操作参数和功能。如果故障仍然存在，请寻求制造商的建议<br>　如果手动清洁，或者发现特定污染物，请重新评估清洁方法和实践政策。鼓励对清洁和去污政策进行适当的设备维护、培训和（或）更改 |
| *重新审核*<br>• 实施更改后重复相同的审核 | 在 6 个月内重复审核 |

## 消毒器审核

| | |
|---|---|
| **审核标题** | 审核蒸汽灭菌器的使用和维护 |
| *背景*<br>• 为什么值得做这次审核 | HTM01-05 要求对小型蒸汽灭菌设备进行监测和测试。在口腔临床实践中，这些通常是 N 型（非真空）或 B 型（真空）。将采取以下形式：<br>• 制造商对所有新灭菌器的验证和测试<br>• 用户（或操作员）定期测试，可以是每天或每周<br>• 由合格人员（负责维修、测试和维护设备的人员）或服务工程师定期进行的测试，可能是每季度或每年 1 次<br>用户每天和每周对蒸汽消毒器的测试可以是审核的主题。推荐的测试是：<br>• 蒸汽渗透测试（每天）<br>• 自动控制测试（每天）<br>• 漏气测试（每周）<br>• 剩余空气测试（每周） |

**循环**

| | |
|---|---|
| *标准*<br>• 与此审核相比较的公认"标准"是什么 | 100％符合小型消毒器测试时间表（Department of Health, 2013） |

**执行审核**

| | |
|---|---|
| *识别并收集数据* | 查阅灭菌器上进行的临床测试记录，以确定：<br>• 测试是否已完成<br>• 测试结果 |
| *病例数* | 1 周的时间内，在临床实践中对灭菌器的所有测试及其结果的记录 |

| 与标准比较<br>● 计算满足标准的程度 | ● 将所进行的测试次数与 HTM01-05 的理想测试次数(每日和每周)进行比较<br>● 确定测试显示设备性能不合标准的情况<br>● 计算进行测试的合规性 |
| --- | --- |
| 实施变更<br>● 确定需要进行哪些更改<br>● 将此付诸实践 | ● 分析记录或测试中的不足并调查可能的原因<br>● 解决测试频率不足的原因<br>● 在测试显示消毒器性能不足的情况下,进行维护检查 |
| 重新审核<br>● 实施更改后重复相同的审核 | 在 3 个月内重新审核 |

## 储存和使用灭菌器械的审核

| 审核标题 | 储存和使用消毒器具的审核 |
| --- | --- |
| 背景<br>● 为什么要做这次审核 | 灭菌器械可在灭菌当天直接使用或储存以备日后使用。最长存储时间不应超过<br>● 60 天——用于预装袋和真空(B 型和 S 型)高压灭菌器械<br>● 21 天——对于在非真空(N 型)高压灭菌器中灭菌的器械,然后包裹储存<br>此审核评估是否在最长存储时间内使用仪器 |
| **循环** | |
| 标准<br>● 与此审核相比较的公认"标准"是什么 | 100％的无菌器械包应标有灭菌日期和(或)"使用期限"<br>在无菌期结束前,100％可重复使用的灭菌和包装器械应已被使用<br>(Department of Health,2013) |
| **执行审核** | |
| 识别并收集数据 | 在选定的时间检查口腔科手术中的所有包裹和存储的器械:<br>● 计算包裹器械的总数<br>● 与使用的灭菌类型相关<br>● 计算从包装上标记的灭菌日期起经过的时间<br>● 和(或)计数已超过其标记的最长存储时间("使用期限") |
| 数量 | 所有包装灭菌的可重复使用的器械 |
| 与标准比较<br>● 计算满足标准的程度 | 计算已包装和未使用但已经超过其最大存储时间的灭菌器械的百分比<br>比较过期包装的器械的百分比与标准(在到期前应使用 100％) |
| 实施变更<br>● 确定需要进行哪些更改<br>● 将此付诸实践 | 确定过期包器械的数量。找出在安全储存期内未使用这些器械的原因,例如:<br>● 他们是否超出需求?<br>● 储存周转是否首先使用最旧的包装?<br>● 所有包装都准确标注日期了吗?<br>如有必要,制订确保有效时间及有序使用无菌包装的策略<br>如有需要,确保过期包装的重新灭菌 |
| 重新审核<br>● 实施更改后重复相同的审核 | 在约定的间隔(例如 3 个月或 6 个月)后重复此审核 |

## 技工加工所返件时间的审核

| 审核标题 | 技工加工所加工件返回时间 |
| --- | --- |
| 背景<br>● 为什么要做这次审核 | 除了检查加工件是否制作精良之外,另一个值得关注的问题是,加工件不能即时回到临床上,以在患者下一次预约之前给牙医足够的时间检查加工件是否可接受 |

| **循环** | |
| --- | --- |
| *标准*<br>● 与此审核相比较的公认"标准"是什么 | 当地商定的标准可能如下：<br>● 所有加工件应在患者下次预约前一个工作日到达 |
| **执行审核** | |
| *识别并收集数据* | 与牙医一起工作的口腔科护士应记录：<br>● 加工件取制的日期<br>● 加工件日期：<br>　－ 发出（邮寄第一、第二、记录、快递或收集服务）<br>　－ 收集<br>● 加工件到达技工实验室（要求技工实验室在实验室表格上记录）<br>● 加工件返回临床的日期<br>● 患者下次预约的日期<br>● 实验室要求的周转间隔 |
| *病例数* | 在临床上对所有 6 周内的加工件进行审核 |
| *与标准比较*<br>● 计算满足标准的程度 | 计算在患者下次预约前至少一个工作日回到临床上的加工件的百分比<br>分析本次审核中收集的其他信息，可能有助于改进临床安排，例如：该加工件需要多长时间才能到达技工实验室？ |
| *实施变更*<br>● 确定需要进行哪些更改<br>● 将此付诸实践 | 确定是否需要修改有关加工件的临床工作安排。如果是这样，使用上面收集的数据，确定需要更改的地方并实施 |
| *重新审核* | 一旦实施了变更，再重新审核 6 周 |

## 审核患者候诊时间

| **审核标题** | 一般口腔科诊所的患者候诊时间 |
| --- | --- |
| *背景*<br>● 为什么要做这次审核 | 当给定一个特定的预约时间时，患者期望在那个时间点或大约那个时间就诊是合乎情理的。然而，口腔科不是一门精确的艺术，许多因素可能意味着由于不可预见的情况，可能无法严格遵守分配的预约时间。对患者等待时间的审核可能有助于更准确地计划当天的安排，并使患者更加切合实际地了解等待时间 |
| **循环** | |
| *标准*<br>● 与此审核相比较的公认"标准"是什么 | "黄金标准"应该是所有患者在其分配的预约时间，之前或之后的 5 分钟内被召入手术 |
| **执行审核** | |
| *识别并收集数据* | 在打印出的工作排班表上，牙医、治疗师、卫生师或口腔科护士应该记下患者被预约的时间 |
| *病例数* | 所有牙医、治疗师和卫生师的两个工作周或 100 名患者 |
| *与标准比较*<br>● 计算满足标准的程度 | 计算审核中的患者数量<br>计算审核中每位患者进入手术的预约时间和真实就诊时间之间的间隔<br>计算在预约时间的前后 5 分钟之内就诊的患者百分比<br>在可能的情况下，分析延长等待的模式、长度和原因 |

| 实施变更<br>● 确定需要进行哪些更改<br>● 将此付诸实践 | 与所有临床人员讨论调查结果<br>在实践中决定并实施程序的变化,这可改善按时就诊的患者数量 |
|---|---|
| 重新审核 | 在 3 个月内重复审核 |

## 与员工相关的审核

### 基本生命支持人员培训审核(BLS)

| 审核标题 | 审核 BLS 的员工培训 |
|---|---|
| 背景<br>● 为什么要做这次审核 | 基本生命支持(BLS)是口腔科诊所医疗急救管理的重要组成部分。突发性心脏骤停是导致欧洲每年约 70 万人死亡的主要原因(Gill et al. , 2007)<br>BLS 口腔科团队的培训对于提高患者护理质量非常重要,它是护理职责的一部分,对良好的临床实践至关重要,是牙医核心技能的一部分<br>每种做法都应确保:<br>● 员工接受 BLS 的培训和定期更新,以保持适合每个人就业角色的能力水平<br>● 所有员工都知道他们在医疗紧急情况下的作用<br>● 有证据表明在医疗紧急情况管理方面有基于情景的内部团队培训<br>● 所有新员工都将复苏培训作为其入职培训计划的一部分<br>● 每年记录和更新所有员工培训 |
| **循环** | |
| 标准<br>● 与此审核相比较的公认"标准"是什么 | 与患者接触的初级医疗保健团队的所有成员都应接受培训和装备,达到适合其预期作用的水平,以复苏在社区中遭受心肺骤停的患者。最低标准应该是 BLS 的熟练程度<br>理想情况下,所有员工每年应更新 1 次 BLS 培训<br>参考文献:<br>Cardiopulmonary Resuscitation: Standards for Clinical Practice and Training; a joint statement from the Royal College of Anaesthetists, the Royal College of Physicians of London, the Intensive Care Society and the Resuscitation Council (UK), 2008. This statement requires that healthcare professionals receive appropriate BLS training and regular annual updating (Resuscitation Council, 2008; Care Quality Commission, 2010c; Nolan, 2010) |
| **执行审核** | |
| 识别并收集数据 | 查看在临床环境中工作的所有工作人员的培训记录,这些工作人员可能被要求协助管理患者。查看他们最初的 BLS 培训日期和最近的更新 |
| 病例数 | 应审查所有临床工作人员的培训记录,并在实践中支持与患者接触的工作人员 |
| 与标准比较<br>● 计算满足标准的程度 | 计算符合所有员工每年应在 BLS 中更新的标准的百分比 |
| 实施变更<br>● 确定需要进行哪些更改<br>● 将此付诸实践 | 确定未遵守标准的最常见原因(为什么尚未实现 BLS 更新)<br>咨询工作人员以确定原因<br>确保在复苏过程中提供足够的培训和支持,包括对团队进行外部和内部培训,使员工能够纠正错误<br>确定未定期更新培训的工作人员,以及过去 1 年未接受过 BLS 培训或更新的工作人员,安排适当的培训以满足这一要求 |
| 重新审核<br>● 实施更改后重复相同的审核 | 在 12 个月内重新审核 |

## 手部卫生审核

| | |
|---|---|
| **审核标题** | 审核手部卫生 |
| *背景*<br>● 为什么要做这次审核 | 手部卫生、洗手和乙醇凝胶应用,被认为是最有效的控制交叉感染的方法之一。建议这样做是为了消除医护人员从一名患者到另一名患者以及工作人员自己的感染传播 |
| **循环** | |
| *标准*<br>● 与此审核相比较的公认"标准"是什么 | 所有的工作人员都应该有机会接触、了解和遵循卫生保健机构推荐的洗手技术(参见图示指南"http://www. hpa. org. UK/web/HPAwebFile/HPAweb-c/1194947384669"),使用肥皂±酒精凝胶:<br>● 每次新患者接触前后<br>● 治疗前和取下手套后 |
| **执行审核** | |
| *识别并收集数据* | ● 评估是否在每个洗手水槽附近的适当位置张贴洗手技术的海报<br>● 在选定的时间内,如,一个临床时间段,推选一名团队成员,通过直接观察来监测所选成员或工作人员的手部卫生(洗手/凝胶应用技术和频率)<br>● 确认与推荐的洗手技术的任何差异<br>● 计算应该进行洗手/凝胶应用的次数<br>● 计算实际进行洗手/凝胶涂抹的次数 |
| *病例数* | 在选定的时期内推选的一名或多名工作人员,例如:一个临床时间段或一天 |
| *与标准比较*<br>● 计算满足标准的程度 | ● 计算符合洗手海报可用性的百分比<br>● 计算符合洗手机会的百分比<br>● 评估遵守推荐的洗手技术的准确性 |
| *实施变更*<br>● 确定需要进行哪些更改<br>● 将此付诸实践 | 确保洗手时工作人员可以清楚地看到说明洗手的图解海报<br>进行手部卫生方面的培训更新<br>在实践会议上讨论,以突出审核的结果<br>寻求专家帮助确定手洗技术的不足之处(例如手洗前后用手接触接种的凝胶琼脂培养板培养,或在紫外线下观察时使用手工凝胶中的紫外线敏感染料识别不充分清洁的区域)<br>确保所有新员工的手部卫生培训 |
| *重新审核*<br>● 实施更改后重复相同的审核 | 6个月内重复审核 |

## 个人防护设备的使用审核(PPE)

在口腔科手术中容易暴露的过程中,需要个人保护设备来保护工作人员。保护的确切性质将部分取决于程序的性质,尽管在所有程序期间通常都戴保护眼镜。在入职和培训过程中,应向员工介绍PPE的使用原则,并定期更新员工培训,以强化PPE的使用。

| | |
|---|---|
| **审核标题** | 个人防护用品(PPE)的使用审核 |
| *背景*<br>为什么要做这次审核 | PPE要求为参与易暴露程序的口腔科团队的所有成员提供安全的工作环境。它包括手套、塑料围裙、脸和眼睛保护,以及防护服。审核将有助于确认所有员工是否在使用,并因此受益于适当的保护 |
| **循环** | |
| *标准*<br>● 与此审核相比较的公认"标准"是什么 | 在所有相关程序中,所有工作人员都应使用适当的个人防护装备(British Dental Association, 2003; Care Quality Commission, 2010d; Department of Health, 2013) |

**执行审核**

| | |
|---|---|
| *识别并收集数据* | 调查所有参与易受暴露程序的员工,并确定:<br>• 使用 PPE 的员工人数<br>• 他们穿着/使用的 PPE 项目<br>• PPE 存在哪些缺陷 |
| *病例数/项目数* | 所有暴露倾向程序超过 1 天(可延长至 1 周) |
| *与标准比较*<br>• 计算满足标准的程度 | 计算正确佩戴的 PPE 百分比<br>与仔细检查程序应佩戴的 PPE 项目总数进行比较<br>计算符合标准的百分比(100%) |
| *实施变更*<br>• 确定需要进行哪些更改<br>• 将此付诸实践 | 与指定人员讨论审核结果<br>审核并提供任何必要的培训和更新<br>确保必要的 PPE 的可用性 |
| *重新审核*<br>• 实施更改后重复相同的审核 | 每 12 个月重复 1 次审核 |

## 口腔科团队儿童保护培训的审核

| | |
|---|---|
| **审核标题** | 口腔科团队的儿童保护培训 |
| *背景* | 口腔科团队的所有成员都应该了解有关儿童保护的事项,以及在临床实践中可能出现的虐待儿童的情况<br>　虐待可以是身体、情感、性或因疏忽而发生的。牙医团队有专业义务去了解当地保护儿童的程序。如果你怀疑孩子可能因为疏忽或虐待而处于危险之中,请务必遵循这些程序(General Dental Council,2005)<br>　1989 年《联合国儿童权利公约》规定了儿童和 18 岁以下青年的权利。在英格兰和威尔士,由于虐待或忽视,每周有 1～2 名儿童死亡 |

**循环**

| | |
|---|---|
| *标准* | 口腔科团队的所有成员都了解当地的儿童保护程序 |

**执行审核**

| | |
|---|---|
| *识别并收集数据* | 　如果怀疑虐待儿童,实践中指定的牙医应评估自己和与之工作的工作人员是否有当地程序意识的证据。那些没有直接受影响的工作人员属于执业校长的责任 |
| *病例数* | 全体员工 |
| *与标准比较* | 计算符合 GDC 规定标准的员工百分比(如果怀疑虐待儿童,请了解当地程序)<br>　与标准(100%)比较 |
| *实施变更* | 为什么,如果存在的话,那些符合标准的人会有不足之处吗?<br>　确保所有员工都能接触到当地指南所需的文献(General Dental Council,2005)。此外,还有儿童保护和口腔科团队的副本——关于在口腔科实践中保护儿童的介绍(Harris et al.,2006;ISBN:0955225701,http://cpdt.org.uk.fooshy.com/content.aspx? Group＝home&Page＝home_about)应在临床实践中随时可供审查<br>　考虑参加进一步的当地培训或安排基于实践的培训 |
| *重新审核* | 3 个月后随访 |

## 参考文献

[1] British Dental Association (BDA). (2003) BDA advice sheet A12. Infection control in dentistry. London: BDA.

[2] British Dental Association (BDA). (2004) BDA advice sheet A3. Health and safety law for dental practice. London: BDA.

[3] British Orthodontic Society. (2008) Guidelines for referrals for orthodontic treatment. Available from: http://www. chapelroad. co. uk/PDF's/Appendix% 203% 20-% 20Guidelines-for-referrals. pdf (accessed 21st July, 2017).

[4] Bucknall, C. E., Robertson, C., Moran, F., Stevenson, R. D. (1992) Improving management of asthma: closing the loop or progressing along the audit spiral? Quality in Health Care 1: 15-20.

[5] Care Quality Commission. (2010a) Essential standards of quality and safety. Outcome 2: Consent to care and treatment. London: CQC.

[6] Care Quality Commission. (2010b) Essential standards of quality and safety. Outcome 9: Management of medicines. London: CQC.

[7] Care Quality Commission. (2010c) Essential standards of quality and safety. Outcome 4: Care and welfare of people who use services. London: CQC.

[8] Care Quality Commission. (2010d). Essential standards of quality and safety. Outcome 8: Cleanliness and infection control. London: CQC.

[9] Department of Health. (1999) For the Record. Managing Records in NHS Trusts and Health Authorities. HSC 1999/053. London: DH.

[10] Department of Health. (2000) Ionising Radiation (Medical Exposure) Regulations 2000. SI 2000 No1059. London: HMSO.

[11] Department of Health. (2013) Health Technical Memorandum 01-05-Decontamination in primary dental practices. London: DH.

[12] Department of Health and the British Association for the Study of Community Dentistry (2009) Delivering Better Oral Health An evidence-based toolkit for prevention. 2nd edition. London: DH.

[13] Faculty of General Dental Practice (UK). (2009) Clinical Examination and Record Keeping: Good Practice Guidelines. 2nd edition. London: FGDP.

[14] Fayle SA, Welbury RR, Roberts JF (2001) Management of caries in the primary dentition. International Journal of Paediatric Dentistry 11: 153-157.

[15] Flores, M. T., Andersson, L., Andreasen, J. O., et al.; International Association of Dental Traumatology. (2007) Guidelines for the management of traumatic dental injuries. I. Fractures and luxations of permanent teeth. Dental Traumatology 23: 66-71.

[16] General Dental Council. (2005) Standards for Dental Professionals. London: GDC.

[17] Gill, D. S., Gill, S. K., Tredwin, C. J., Naini, F. B. (2007) Adult and paediatric basic life support: an update for the dental team. British Dental Journal 202: 209-212.

[18] Harris, J., Sidebotham, P., Welbury, P., et al. (2006) Child Protection and the Dental Team — an introduction to safeguarding children in dental practice. Available from: http://cpdt. org. uk. fooshy. com/content. aspx? Group=home&Page = home_about (accessed 21st July, 2017).

[19] Health and Social Care Act 2008 (Regulated Activities) Regulations 2010: Regulation 20.

[20] Health Protection Agency. HPA Guidance on Handwashing. Available from: http://www. hpa. org. uk/web/HPAwebFile/ HPAweb_C/1194947384669 (accessed 18th July, 2017).

[21] Healthcare Quality Quest. (2007) Leading a Clinical Audit Programme. Romsey, Hampshire: Healthcare Quality Quest.

[22] Husain, J., Burden, D., McSherry, P. (2016) Management of the Palatally Ectopic Maxillary Canine. (Update of 1997 Guideline written by Burden, D., Harper, C., Mitchell, L., et al.) London: Royal College of Surgeons of England.

[23] Maguire, A., Murray, J. J., al-Majed, I. (2000) A retrospective study of treatment provided in the primary and secondary care services for children attending a dental hospital following complicated crown fracture in the permanent dentition. International Journal of Paediatric Dentistry 10(3): 182-190.

[24] National Dental Advisory Board. (2015). The Scottish Government 2015 'Emergency Drugs and Equipment in Primary Dental Care'.

[25] National Institute for Clinical Excellence. (2004). Dental recall. Recall intervals between routine dental examinations. Clinical guideline 19. London: NICE.

[26] National Patient Safety Organisation. (2011) Managing Clinical Effectiveness. NHS Scotland. Available from: http://www. nrls. npsa. nhs. uk/resources/collections/ root-cause-analysis/(accessed 21st July, 2017).

[27] Newsome, P. R. H., Wright, G. H. (1999) A review of patient satisfaction: 1. Concepts of satisfaction. British Dental Journal 186: 161-165.

[28] Nolan, J. P. (2010) International Consensus on Cardiopulmonary Resuscitation and Emergency Cardiovascular Care Science with Treatment Recommendations (CoSTR). Resuscitation 81: e1-332.

[29] Olsburgh, S., Jacoby, T., Krejci, I. (2002) Crown fractures in the permanent dentition: pulpal and restorative considerations. Dental Traumatology 18: 103-115.

[30] Resuscitation Council. (2008) Quality standards for cardiopulmonary resuscitation and training. London: Resuscitation Council.

[31] Royal College of Radiologists and the National Radiation Protection Board. (1994) Guidelines on Radiology Standards in Primary Dental Care. Report of the Royal College of Radiologists and the National Radiation Protection Board. Documents of the NRPB 5(3).

[32] Royal Pharmaceutical Society of Great Britain. (2005) The safe and secure handling of medicines: a team approach. London: RPSGB.

[33] Scottish Intercollegiate Guidelines Network. (2003) UK National Dental Health Survey 2003. Preventing Dental Caries in Children at High Caries Risk. SIGN.

[34] The Dental Faculties of the Royal Colleges of Surgeons and the Royal College of Anaesthetists. (2015) Standards for conscious sedation in the provision of dental care and accreditation. Avaialble from: https://www. rcseng. ac. uk/dental-faculties/fds/publications-guidelines/standards-for-conscious-sedation-in-the-provision-of-dental-care-and-accreditation/(accessed 21st July, 2017).

[35] Watt, R. G., Harnett, R., Daly, B., et al. (2004) Oral Health Promotion Evaluation Tool kit. London: Stephen Hancocks Ltd.

## 深入阅读

### 规划临床审核

[1] Healthcare Quality Quest. (2007) Leading a Clinical Audit Programme. Romsey, Hampshire: Healthcare Quality Quest.

[2] Royal College of Surgeons of England. (2000) Methodologies for Clinical Audit in Dentistry. London: Faculty of

Dental Surgery

**病历记录审核**

［1］Akram，S.，D'Cruz，L.（2010）Implementing NICE guidelines on recall intervals into general practice. Dental Update 37：454-462.

［2］General Dental Council.（2005）Standards for Dental Professionals. London：GDC.

**通过调查对患者满意度进行审核**

［1］Hakeberg，M.，Heidari，E.，Norinder，M.，Berggren，U.（2000）A Swedish version of the Dental Visit Satisfaction Scale. Acta Odontologica Scandinavica 58（1）：19-24.

［2］Ley，P.（1988）Communicating with Patients. Improving Communication，Satisfaction and Compliance. New York：Chapman and Hall.

**基本生命支持人员培训审核（BLS）**

［1］General Dental Council（GDC）.（2009）Principles of Dental Team Working. Standards for Dental Professionals. London：GDC；pp.10 and 11.

［2］Gill D.S.，Gill S.K.，Trewin C.J.，Naini，F.B.（2007）Adult and paediatric basic life support：an update for the dental team. British Dental Journal 202：209-212.

# 患者关怀和投诉处理程序
## Procedures for the Management of Patient Concerns and Complaints

*Catherine Bryant*

# 第25章

## 引言

口腔医学临床的成功取决于良好的医患关系,而成功的临床口腔医学依赖于向患者提供高质量的口腔科治疗,并保持长期信任关系。然而,口腔科团队无法提供能满足所有患者的完善服务,可能会出现错误和无法预见的情况,如果这些问题及早被发现和及时处理,则可避免相关的不满和投诉。

投诉通常被理解为对不满的表达,其需要适当的回应。当服务明显未能达到预期的标准——迟到或双人预约、遗失技工所试件或不良后果,则应积极管理,并为受影响的患者提供尽早的道歉、解释和解决方案。然而就口腔科团队而言,患者的不满可能没有那么明显,并且在未积极鼓励患者提出的情况下可能并未意识到。当患者对所接受的服务或治疗非常不满时,他们可能会向其负责的牙医或向外部机构,如调解机构或监管机构——口腔科委员会等进行投诉。患者通常会选择最可能产生快速、有意义和令人满意结果的路径。口腔科患者的投诉数量在全世界范围内不断增加。这种上升趋势在英国尤为明显。因此,对于口腔科医生及其团队来说,对可能引起不满因素的理解、如何应对患者投诉的认识,以及如何使用投诉来改善患者服务的意识是必不可少的。

## 风险管理中的抱怨

临床管理是用以描述确保提供给患者的临床服务持续改进和尽可能安全有效构架的术语。其基础原则是通过风险评估和风险管理来优化患者的治疗质量。这些过程被用来最大限度地降低可预防的不良后果的发生。服务使用者提出的投诉是识别临床风险的措施之一,以减少随后出现的患者对治疗的不满和投诉。管理患者不满和投诉的指导强调临床团队的所有成员都需反思和学习这种负面的反馈。因此,只有对员工保持公平和激励,才能记录和传播有

关积极反馈和赞扬特定人员或服务方面的信息。任何此类性质的回应都应转交或至少复制给员工以进入个人档案。打电话或发短信以感谢患者所表达的感激之情通常是很受欢迎的。

全世界范围内,越来越多的口腔临床培训标准的审查和评估中,增加了高质量研究生学习的机会,并越来越强调终身学习和专业的持续性发展,现在越来越多的国家将这种学习转变为强制性。除此之外,类似英国健康与护理国家研究所和美国国家卫生研究院等机构提供免费和无限制访问权限的临床实践出版物,为包括牙医在内的临床实践提供指导。循证实践已被广泛认可为指导临床实践发展的工具,而由Cochrane Collaboration发表的这些系统性综述,正是这方面的核心内容。有趣的是,尽管获得信息的机会增加了,口腔科团队成员的知识和理解也得到了改善,但专业方面的挑战,包括收到的投诉,比以往任何时候都多。这不能与临床标准的变化相联系,也不应认为口腔科服务的质量比以前更差。更复杂的社会学解释已被提出用以解释这方面的问题。

## 为什么患者会投诉

投诉临床服务的患者经常感到这是唯一的方式来获得关注,或接受他们认为有权得到的道歉。其他表达不满或反馈经历的手段往往无法使用。值得关注的是,口腔科投诉常与临床治疗的质量无关,但与患者治疗的环境、人际关系的困难、工作人员的态度、沟通问题以及未满足客户期望的服务有关。通常不应认为贫穷的患者体验会自动导致不满,或一次体验不佳,患者会更不满意。责备的作用非常重要,即使在非常糟糕的经历后,如果患者不认为牙医有责任或该为此受"责备",他们可能仍然对牙医的服务感到满意。不幸的是,一旦患者对口腔科护理专业人员提供的服务不满意,他们往往会对后续服务质量的不足变得越来越敏感,且对进一步不利事件的容忍度也会降

低。最终，这些患者对于护理方面变得过于敏感，以证明他们的不满。临床治疗提出投诉的患者被发现会这么做，因此：

- 了解他们发生了什么，如果并发症发生，治疗过程中可能出现的问题。
- 报告他们希望其关注得到解决，并采取行动补救所发现的问题。他们可能会寻求解释、道歉、进一步的治疗或经济赔偿。
- 确保同样的问题不会再次发生。
- 出于保护他人的责任感。

在任何服务行业，包括口腔科，通常认为大多数不满意的客户（患者）并不抱怨。他们选择了另一个服务提供商，并告诉其他人为什么！因此，投诉的口腔科患者给予了这种严肃的思考，并有时间这样做，因此他们期待着快速而专业的答复。

关于口腔科服务的投诉是由于患者有理由和抱怨的动机。患者可能认为他们有理由抱怨，这是由于存在问题的事件或经历（例如，临床不足、在服务中遇到问题、沟通失败或人际关系困难，如工作人员粗鲁或冷漠）。投诉的动机来自对有问题事件或经历的情感反应，以及对投诉能实现的期望——道歉、解释、预防复发，或得到公正对待。解决投诉的关键是了解其产生的动机。如果申诉者的动机和期望没有充分认知和理解，就不可能产生满意的解决方案。如果收到这些不明确的投诉，那么应与患者进行沟通了解。

## 口腔科护理投诉

在大多数医疗系统中，患者有权对其体验进行投诉，不管其是否合理。牙医和口腔科保健专业人员的专业标准要求将患者的利益放在首位并受到保护。这是一种伦理和专业责任，尊重患者的投诉权，并以有益和及时的方式对此做出回应。良好的沟通技巧，尤其是非语言技巧，能最大限度地减少投诉的风险，是成功处理投诉的基石。良好的非语言沟通技巧的发展在所有专业交流中都是有利的，尤其在处理投诉时更有价值。

应特别注意以下：

- 与患者进行眼神交流，传达一种感兴趣、信任和渴望与他们交流的意愿。
- 表现出兴趣和致力于交流，以表明口腔科护理专业人士正在积极听取和重视患者必要的投诉内容。
- 舒适轻松，使患者感到舒适和受欢迎。
- 以一种平等的方式与患者交流，使他们能够理解，以提高他们的顺从度和满足感。

在初级护理治疗背景下，在医疗服务系统和私人诊所内工作的口腔科医生都提供书面投诉程序，这些是患者可获得的。在不同国家和英国各地的国家卫生服务中心，有关投诉处理的规定有所差异。这些差异主要涉及当地投诉处理的责任、投诉处理的时间尺度，以及如果未能满意解决患者投诉的情况下，可能上报的管理组织。

有关口腔科服务的投诉可由任何成年患者或家庭成员、照顾者或对不能独立控诉的成年人监护的倡导者提出。应慎重对待完全有行为能力患者的朋友或亲属提出的投诉。通常在此情况下，在反馈前应先寻求患者的相关书面许可。父母或对子女负有法律责任的人可能代表孩子进行投诉，但更多的投诉是来自孩子和年轻人对他们护理的不满。

受理相关临床治疗的投诉期限通常由地方和国家政策制订。例如，英国的投诉通常应在正被投诉事件的 6 个月内，或在当发现患者有理由投诉的 6 个月内。因此，通常预计在事件发生后 12 个月内会收到投诉，但在特殊情况下，这一时限可能不适用。对医疗保健提供者的投诉过程通常不会被期望解决疏忽或责任问题，或授予赔偿。

在整个投诉过程中，患者有权：

- 被礼貌地对待。
- 必要时提供支持。
- 告知错误。
- 接受解释和道歉。
- 期待迅速而有效的补救行动。
- 如果对当地处理的方式不满，可向专业机构、监管者或申诉专员提出投诉。

可由口腔科团队的任何成员经口头或书面的形式接收患者或其代表人员的投诉。因此，团队成员必须意识到在工作环境中投诉处理的程序。如有口头投诉，应以书面形式记录，并尽快转交至投诉人。投诉也可以通过卫生服务提供网站、患者咨询和联络小组、初级或二级医疗机构投诉办公室、护理质量委员会或负责口腔护理专业人员登记的监管机构进行登记。一旦收到，管理投诉的目的应是在当地早期地解决问题，而不涉及更高的外部机构。

有效地管理口腔科治疗中出现的投诉是必要的，因为现代医疗服务将患者置于临床服务的设计和交付中心。不满和投诉的解决致使较差的服务被认知、学习和改进，有效地确保了交付给患者的临床服务标准不断提高。无论患者有何问题和动机去投诉，由于原先的处理不当或现阶段的处理不当，进一步投诉是司空见惯的。专业监管机构和公共、私人医疗保健系统期望他们的注册者和成员以不断反思的方式实践，并鼓励临床医生使用投诉来确认他们可改进的临床领域。未能有效管理当地投诉的其他后果包括：

- 口腔科治疗与不良临床结果相关患者的病情进一步恶化；例如，拔牙、植入位置或牙髓治疗后的慢性疼痛的发作，以及受损功能的康复和恢复正常的生活。这与投诉管理不善引起的高压力有关。
- 对从业者和投诉者产生更大的压力。
- 进一步调查耗费更多的工作。
- 长期声誉的损害。
- 向卫生服务监管机构、监察员或登记机构投诉升级，对行为、做法和投诉进行更仔细的审查。
- 患者的风险进一步提高，从而增加诉讼风险。

## 处理好投诉的原则

英国议会和卫生服务监察员指导，"良好的投诉处理原则"（http://www. ombudsman. org. uk/ improving-public-service/ombudsmansprinciples/ principles-of-good-complaint-handling-full）描述了对公共机构处理投诉的期望。然而，这些原则对所有参与提供口腔科服务的投诉管理同样适用：

（1）正确理解：

- 按照法律和有关人员的权利行事。
- 根据当地的投诉政策和指导。
- 使用培训合格和能胜任的员工提供有效的服务。
- 在调查投诉时，根据所有相关的事宜采取合理的决定。

（2）以客户为中心：

- 确保所有患者都能方便地得到服务。
- 告诉投诉者他们所期望的和对他们的期望。
- 乐于助人、迅速、细致地牢记个人情况。

（3）开诚布公：

- 明确政策和程序，确保提供给患者清晰、准确和完整的信息和建议。
- 向投诉人说明做出决定的原因。
- 正确处理信息，尊重患者隐私。
- 保持准确、适当的记录。

（4）公平公正地处理：

- 尊重和礼貌地待人。
- 待人没有歧视或偏见。
- 客观、一致地处理投诉和有问题的患者。
- 确保适当和公平的决策和处理方式。

（5）处理好事件：

- 承认错误并适时道歉。

- 快速有效地纠正错误。
- 实施有效的投诉程序，包括在被投诉时提供公平和适当的补救措施。

（6）寻求持续改进：

- 定期审查投诉政策和程序，确保其有效。
- 要求反馈并使用其来改善服务和表现。
- 确保口腔科团队从投诉中吸取教训，并使用它们来改善服务和表现。

这些原则并不是严格适用于患者投诉管理的检查表，但参考并采纳其深层的主题思想应有助于口腔科护理专业人员对投诉产生合理、公平和适当的回应。

## 管理投诉的阶段

收到投诉后，应以书面形式确认患者的投诉和患者的投诉权。对所提出的问题进行调查后，应向投诉人提供书面答复。快速、早期、当地解决投诉是这个阶段的首要目标。必须告知所涉及的员工，任何支持或培训应确定和处理。临床团队应从错误中吸取教训，并需全面记录投诉过程。

（1）收到投诉：

- 当收到患者或其代表的投诉时，应优雅地接受，使相关人员了解情况。
- 在口腔科执业或部门内负责处理投诉的人员应告知投诉情况。
- 书面投诉，包括电子接收的，应该安全地存储，最好是在"投诉文件"中，而不是在患者的记录中。
- 任何工作人员亲自或电话收到的口头投诉必须以书面形式记录下来，并给患者提供一份复印件。
- 应与申诉人建立后续联系的方式。
- 投诉人应了解当地的投诉政策，并在可能的情况下提供投诉者一份复印件。

（2）投诉的确认：

- 如果可能的话，患者应被告知他们的投诉在同一天已收到，并在 2 或 3 天内确认。在公共部门，这将由上级机构指定。
- 患者应该被告知处理投诉的工作人员姓名，如何联系以进行投诉，何时有空，以及如何联系的方式。
- 确认应包括对他们的投诉如何处理以及过程所处阶段的描述。
- 患者应了解可能的反应时间，这应是尽可能短，但合适地避免患者因晚回应造成的进一步反感。

- 与患者会面,讨论他们的投诉,阐明任何疑惑之处是非常有价值的。
- 在这个阶段,应该考虑申诉人是否易受影响(例如,交流困难或心理健康问题的影响),是否在投诉过程中从外部支持中获益。必要时,可以通过诸如患者咨询和联络服务、社区卫生委员会、独立倡导者和公民咨询办公室等机构来安排这项服务。

（3）投诉调查:

- 应尽快完成对投诉的调查,但其完整情况的全面探究至关重要。此过程不应无必要延长,但也不应是匆忙和不完整的。
- 整个调查过程中,必须确保患者的隐私得到尊重,而投诉人的个人细节不应在处理投诉后谈论。任何与患者的书面交流都应被认定为"保密的"。
- 回应必须是完全的,结果不应预先判断。
- 必须考虑所有参与投诉者的看法。
- 员工的行为是投诉的焦点,必须有助于投诉调查和回应,即使这是令人沮丧的,同事们也应积极或愿意进行调查。
- 在对临床治疗或结果做出投诉时,必须仔细参考临床记录。
- 作为调查投诉的临床记录不得修改或增加。
- 重要的是在调查投诉过程中保留进行会议和讨论的记录。涉及人员应该意识到,并在需要时提供副本。
- 如果在调查期间有不可避免和不可预见的延误,意味着在先前约定的时间尺度内不能向患者提供投诉回应,则应告知患者延迟的解释和时间框架的修订。然而,这不太可能被患者接受,因此应尽可能避免。

（4）回应投诉:

- 患者应该接受通过书面的投诉回应,即使是口头上的。
- 投诉处理的复印件应提供给投诉人。
- 清晰、准确、公正的回应。做出的临床决策或效果不佳的原因应用外行术语解释,尽可能避免使用临床术语。
- 必须确保患者提出的具体问题得到解决。
- 应注意使用语言中的语气和情感;不要防御性。
- 应考虑是否完全是个人的回应,或使用许多口腔科协会成员提供的回复模板是否可取。当使用模板时,应高度重视个性化并解决患者提出的具体问题。口腔科辩护组织慎重反对在投诉管理中使用这种模板,建议采用个人书面方式。

- 如果患者对当地的回应不满意,必须书面告知患者将其投诉升级至适当的卫生保健专员、监管者或监察员的权利。
- 在与投诉者的所有交流中,包括书面答复在内都是必不可少的,口腔科专业人员不会对患者表现出轻蔑、防御、攻击性或对抗性。讽刺语言也要避免使用。如果上级主管部门对申诉的后续审查确定了这一点,后果可能会很严重,因为对职业化的关注正在升温。
- 个体对投诉的回应不应推测投诉者的动机,或未知的讨论或结果。
- 投诉的内容将由患者提出的问题来决定,但主要由口腔科辩护组织建议的总体结构可以缩写为 REACH——识别、共鸣、行动、补偿、诚实("处理投诉")来概括。发表于 Dental Protection: http://www.dentalprotection.org/Default.aspx? DN = 5ef8b2ee-0ae7-463c-9a10-a12c9ecfebb2)。
- 对于完全不满口腔科护理经历和有充分动机投诉的患者应给予认同。必要时患者的悲伤值得表达,但是他们意识到这样做,顾虑就可能得到解决,必要时的服务也会有所改进。
- 共鸣已被认为是解决投诉的关键因素。解决投诉者表达的不满是至关重要的,即使后续的判断未必合理。对患者生气、不安或受挫的事实道歉并不是认为患者受到的服务失败,而是对他们的感受、反思性的实践和专业性的理解。患者从这些反应中清楚地知道他们的担忧已经得到重视和认真对待。
- 收到投诉后所采取的行动、所做的描述、得出的结论、做出的改变、给予的培训、吸取的经验教训、提出的补救措施建议以及避免类似问题再次发生所采取的步骤等在投诉回应中都具有价值。投诉的直接结果为服务的改进,包括积极倾听和承诺以患者为中心的服务。
- 患者寻求或提供的补偿不仅仅是经济补偿。通常患者会为他们所接受的治疗方式或出现的问题寻求道歉。口腔科保健专业人员不应勉强进行道歉;道歉并不是承认有罪。
- 在整个投诉过程中,诚实和透明地确保患者的关注得到解决,更重要的是改善对其他患者的服务。如果投诉没有以公开和专业的方式进行处理,患者不太可能对当地的回应感到满意。因此,投诉升级到更高的权力机构变得可能，即使最初的投诉最终被认为是毫无根据的，在当地处理的失败使投诉变得更为严重，相关人员的专业性可能会受到质疑。

（5）跟进：

- 至关重要的是，在投诉中心的员工，以及涉及处理投诉的人，都能通过个人和专业方面的挑战来支持。调查人员未被胁迫或导致同事怨恨的情况下进行透明调查的方式是必要的。经理和高级职员必须保证情况如此。
- 投诉可能会突出员工需要咨询和进一步发展来满足培训需求，这适用于口腔临床组和非临床组成员。客户服务、沟通和人际交往能力往往是薄弱环节，应予以加强。
- 当发现相关人员的态度和行为与他们的角色不相符并且不可接受时，应意识到他们在口腔科团队的雇佣关系和参与的期望。如有必要，预示需要纪律处分。
- 在投诉调查中确认的服务变化和改进应立即实施。在患者管理和临床实践中有关约定变更的信息应告知全体工作人员。
- 在调查投诉后，必要的变化包括可能需要额外费用、增加人员配备水平或使用更昂贵的临床材料，特别是在财政约束的环境下，可能是不受欢迎的。从长远来看，投诉和后续的经济补偿可能代价高昂。
- 在投诉得到解决后，需要向整个团队汇报其内容和结果，同时确保患者的隐私得到保护。
- 一旦一份投诉文件（包括会议期间的记录、信件和工作人员的陈述）完成后，应国家监管机构要求，其应被安全地与患者的口腔科记录分开储存一段时间。在英国一般是 10 年。

在合同条款下工作的口腔科从业人员，可能需要将收到的投诉数量正式告知相应的责任组织。因此，应保存一个周期的投诉记录。较好的方法为定期检查口腔科诊所内所收到的投诉，确保任何常见的问题被识别和处理，并确认投诉以规定的标准进行管理。大型组织如医院，往往会收到大量的投诉，可以使用编码系统，以协助管理这一过程，并确定表现不佳的领域。

## 麻烦的投诉

麻烦的投诉是一个重复、连续、习惯性和持续性的投诉。这些都需要难以置信的资源集中、压力和挑战去进行管理。处理这类投诉的工作人员需要大量的支持。当一切合理的解决办法都用尽了，那么最终

手段只能把投诉标记为麻烦。一个连续的申诉者，尽管被给予了详尽的回应，但一再提出同样的问题，可能提示某些类型的行为，包括：

- 不管口腔科服务中的具体问题，投诉卫生系统的每一部分。
- 通过联系几个机构和个人寻求关注，通常同时投诉他们的不满。
- 总是重复所有的投诉，连同相关管理事件的历史。
- 通常以冗长而重复的方式回应任何涉及管理投诉人员的来信。
- 坚持认为没有得到足够的回应。
- 关注琐事。
- 使用辱骂或攻击性语言。

当处理麻烦的投诉时，必须考虑为什么患者如此执着。应确认原投诉的所有方面已被彻底调查和发现问题，并且确认患者需要的进一步询问和行动是不正确的。任何新的投诉，可能与以前收到的患者投诉无关，应客观调查。通过适当的手段（信件、电子邮件或电话），限制投诉者与这个团队指定的成员交流，它通常有助于控制与麻烦投诉者的沟通。每周或可能每天都会有一个工作人员与申诉人沟通的规定时间限制。例如，在限制时间内的接听电话可能比工作人员每天接听多个电话的形式更可取。当达成共识时，需及时与患者联系并告知协商的形式。应向申诉人仔细解释他们行为无益的原因，以及他们继续投诉可能造成的后果。这应该书面强调。如果这不能停止持续的投诉，那么工作人员或组织的负责人应该参与决定最后回信的说明，其投诉的回应没有任何补充，而且团队的意见认为没有义务对随后的访问、信件或电话做出回应。患者应意识到，口腔科小组的成员将被支持终止任何此类交流的再次尝试。

## 怎样才能减少患者投诉的数量

当考虑哪些干预措施有助于减少患者的不满和投诉时，口腔科团队应注意一些客户护理的一般原则。如果在一个正负反馈都可以共享使整个团队受益的工作环境中，这样做会变得容易许多。

作为一个整体，口腔科团队可能会考虑一些问题，如在培训期间的下述问题，以确定培训的目标和政策。

- 你的团队是否善于让人们知道其鼓励和欢迎相关的服务评论和反馈？
- 你的团队定期回访客户的体验经历吗？
- 工作和使用相关服务的人员是否清楚，根据收

- 到的意见和反馈做出了哪些改变?
- 如果你的团队中有人被问及投诉过程,他们能解释这个系统并建议如何获取更多的信息和支持?

当鼓励和欢迎反馈时,接受服务的用户可以帮助识别团队中随后可能成为投诉焦点的薄弱环节。这有利于引入患者引导的服务改进,并应加强口腔科护理的交付。从事和提供特别是接待员和护士的一线工作人员技能与知识来识别患者不满的迹象是至关重要的,以便在投诉前能及早在当地解决这些问题。这种客户关怀文化应及早灌输给加入临床或口腔科团队的成员。招聘过程是一个很好的机会来检查个人对患者需求的理解,并评估沟通技巧和专业及同情能力。员工的期望、他们的行为和当地管理患者不满和投诉的政策,应在入职时与所有团队的新成员一起讨论。在员工会议和团队培训活动中,应定期与团队成员分享更新和进一步发展。

无论是由团队的高级成员,还是由外部培训公司来评估口腔科团队中的所有成员都是有益的。由 Dental Protection 出版的《投诉处理方法》可在线获得:http://www.dentalprotection.org/Default.aspx? DN = 5ef8b2ee-0ae7-463c-9a10-a12c9ecfebb2,其中强调,未受制于投诉和法律行动的从业者具有出色的沟通技巧。这些临床医生以礼貌和尊重的方式并在每次就诊时花费更多的时间与患者交流。他们在接待患者时表现出同情心和积极倾听,有温暖、幽默的个性,并反思他们的态度和方式,以加强患者护理。虽然这些特质是第二天性,并且被一些人所保留,但其他人可以通过训练和学习提高他们在这些领域的表现,从而使团队和服务整体受益。

口腔科保健专业人员的宗旨主要是给患者提供高质量的临床服务。然而,口腔科不是一个确切的健康科学,有时,尽管尽了很大的努力,临床治疗效果可能仍然无法达到可接受的标准。这导致口腔科团队和患者的失望和沮丧。这种不利的结果对口腔科团队来说难以控制。它有时会导致患者不满意而愤怒,对不成功治疗付款的责备和敌意。投诉也总是随之而来,使医患关系可能进一步恶化。因此,口腔科医生作为口腔科团队的领导者,制订治疗不良临床后果的策略和技能是至关重要的。鉴于这一技能的好处和避免早日解决大量的投诉,口腔科防务组织对他们的成员提供这方面的培训。

总而言之,可以通过以下方式最小化投诉。

- 配备员工,以识别和反应早期的迹象与报告的关注和不满。
- 关心和尊重患者。
- 为患者提供他们所需要的治疗信息,并让他们参与决策。
- 给予患者在治疗方面的选择。
- 让患者时时了解关于治疗的进度和预期的结果,以及对其口腔健康的影响。
- 用诚实、同情心和敬业精神处理不良后果。

## 如何利用患者的不满和投诉来改善服务

为了不断提高患者的临床服务,牙医和其团队必须在持续的基础上努力获得有意义的反馈。很可能不同的反馈方法会被不同的患者群体所接受。治疗后立即完成的家庭意见卡和反馈表格、电话和邮寄调查、文字或电子邮件的沟通,可以相互交错使用以获取广泛的患者意见。反应的分析可揭示服务中的"盲点",允许在必要时早期识别关注模式和干预目标。口腔科服务的报酬将越来越多地与患者的满意度和服务的获得性联系起来。满足患者的需求,需求和偏好为积极转移的重点,更广泛参与患者相关的服务设计和交付,使口腔科蓬勃发展。

社交媒体在全球的广泛使用有可能给每个人一个公开的声音。它的作用在于改善患者的临床服务体验,现正处于探索中。零售业、服务业和工业部门的商业组织已经接受了这项技术,以及它能为服务提供带来的好处。现在人们意识到,使用数字技术和现代社交媒体可能会让不满的客户与前所未有规模的观众分享他们的抱怨。使用博客、YouTube 和数字图像分享平台来宣传糟糕的服务、失败的公司或不良的商业经验已经对那些发现自己很少有机会补救的组织产生了巨大的影响。

因此,探索诸如 Twitter 和 Facebook 这样的媒体来接收患者反馈的作用对于口腔科实践可能是明智的。这是一种以相对较低价格调查患者意见的方法,并可以使通常不做反馈的患者群体通过其他方式分享他们的观点。全新交互式地获取患者反馈的方法可能有助于减少对不满意患者的需求,以找到他们自己的创新的但潜在破坏性的方式。然而,主持这种通信方式可能是具有挑战性的。

牙医和他们的团队可能需要一段时间才能把接受投诉作为帮助改善服务的宝贵机会而不是威胁。这需要专业的支持、教育和培训。恰当处理的投诉可以改善与患者的关系,产生高水平的满意度、患者的保留和忠诚度。处理不善的投诉会导致在实践中损失患者,声誉受损,将来还会增加更多的投诉风险。

# Daily Book Scanning Log

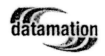

Name: __Anderson Aragrue__  Date: _____ # of Scanners: _____

| BIN # | BOOKS COMPLETED | # OF PAGES | NOTES / EXCEPTIONS |
|---|---|---|---|
| Bin 1 | 38 | 9.526 | Marcel #26 08-29 |
| Bin 2 | 512 | 10.066 | Kleidy Briseño 08-28 #22 |
| Bin 3 | 510 | 8.325 | Kiedy Briseño I 17 - 08-28/29 |
| Bin 4 | | | |
| Bin 5 | | | |
| Bin 6 | | | |
| Bin 7 | | | |
| Bin 8 | | | |
| Bin 9 | | | |
| Bin 10 | | | |
| Bin 11 | | | |
| Bin 12 | | | |
| Bin 13 | | | |
| Bin 14 | | | |
| Bin 15 | | | |
| Bin 16 | | | |
| Bin 17 | | | |
| Bin 18 | | | |
| Bin 19 | | | |
| Bin 20 | | | |
| Bin 21 | | | |
| Bin 22 | | | |
| Bin 23 | | | |
| Bin 24 | | | |
| Bin 25 | | | |
| Bin 26 | | | |
| Bin 27 | | | |
| Bin 28 | | | |
| Bin 29 | | | |
| Bin 30 | | | |
| Bin 31 | | | |
| Bin 32 | | | |
| Bin 33 | | | |
| Bin 34 | | | |
| Bin 35 | | | |
| Bin 36 | | | |
| Bin 37 | | | |
| Bin 38 | | | |
| Bin 39 | | | |
| Bin 40 | | | |

(BOOKS / LIBROS) TOTAL:_____ / 600

(PAGES/PAGINAS) TOTAL:_____

SHIFT:_____  STATION #:_____